炎症・再生医学事典

松島綱治
西脇　徹
････[編集]････

朝倉書店

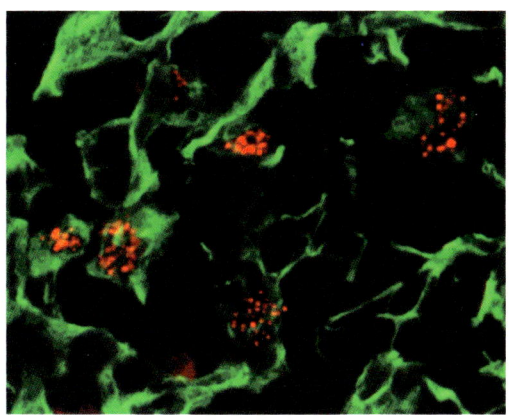

I. A. 50　AIRE
図 1　胸腺髄質上皮細胞に発現する AIRE（p.190 参照）
AIRE は胸腺髄質上皮細胞の核内に nuclear dot として存在する．緑，Keratin 5：赤，AIRE.

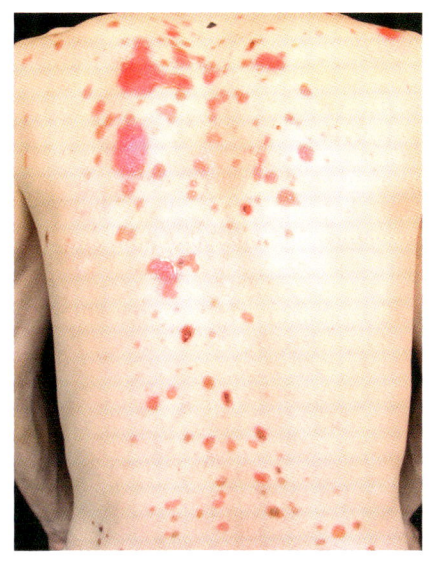

I. B. 2. c　自己免疫性皮膚疾患
図 1　尋常性天疱瘡の臨床像（躯幹）（p. 228 参照）
皮膚に弛緩性水疱およびびらんが多発する．

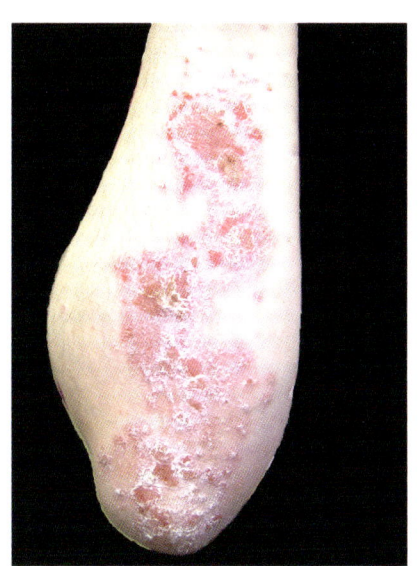

I. B. 2. b　乾癬
図 1　尋常性乾癬（p. 223 参照）
銀白色の鱗屑（剥脱しつつある角層）を伴い浸潤をふれる境界明瞭な紅斑として出現し，次第に大きな紅色局面を形成する．

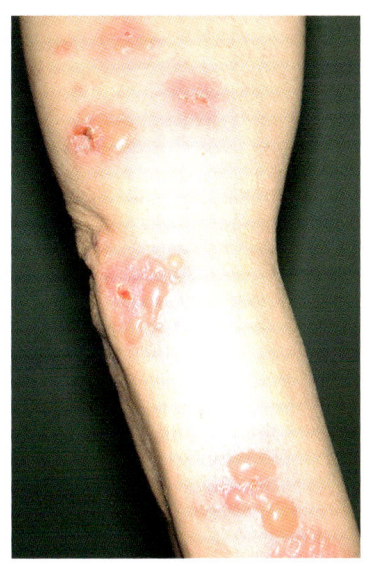

I. B. 2. c　自己免疫性皮膚疾患
図 2　水疱性類天疱瘡の臨床像（上肢）（p. 229 参照）
周囲に紅斑を伴う，大小さまざまの緊満性水疱が多発する．

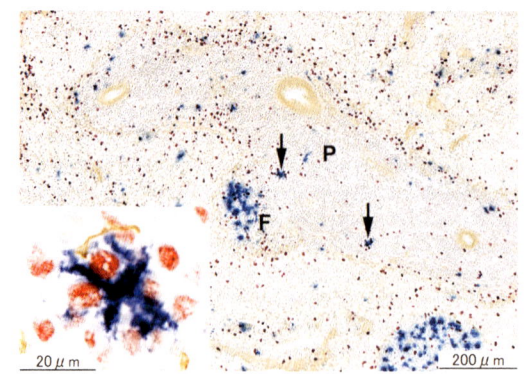

I. C. 11 臓器移植における炎症と自然免疫の役割
図2 ラット肝移植後にレシピエント脾臓T細胞領域に遊走したドナーDCのクラスター形成（矢印）（p. 360 参照）
Inset：レシピエントT細胞がドナーDC（青色）とのクラスター内でアロ抗原直接感作によりブロモデオキシウリジン陽性（赤）となり増殖性応答を開始したところ（文献3より引用）．

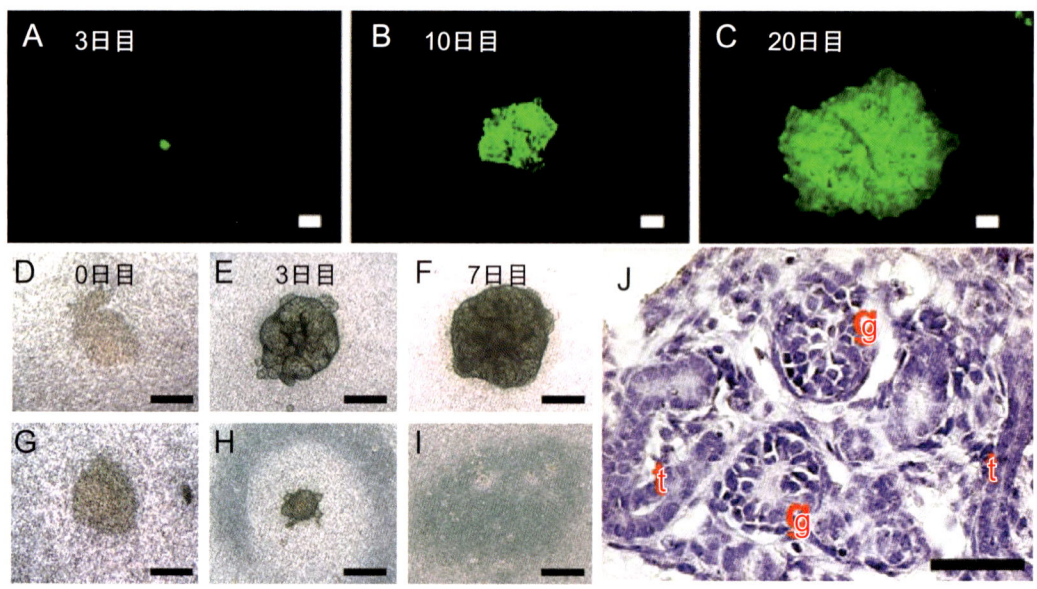

II. B. 12 腎臓
図2 後腎間葉細胞の培養（p. 477 参照）

(A-C) Wnt4を発現する細胞上で後腎間葉細胞を培養すると，1個の細胞からコロニーを形成し多系統への分化を示した．(D-F) Sall1-GFP[high]の細胞群を選別・再凝集させ器官培養すると三次元立体構造を構築した．(G-I) Sall1-GFP[low]細胞群ではこの現象を認めない．(J) Sall1-GFP[high]の細胞群を選別・再凝集させると糸球体様構造と管腔様構造を認める．
g：糸球体様構造，t：管腔様構造．Scale bars：50 μm in A-C, 500 μm in D-I, 25 μm in J.

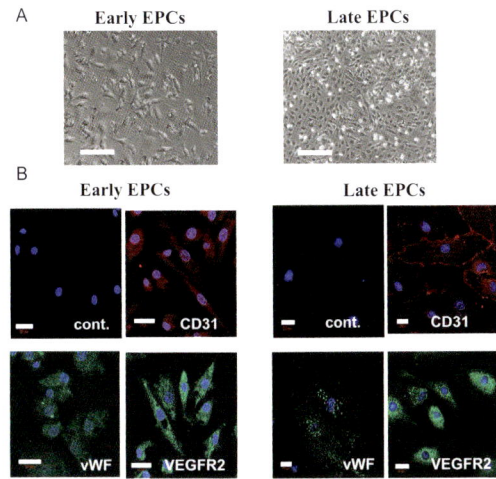

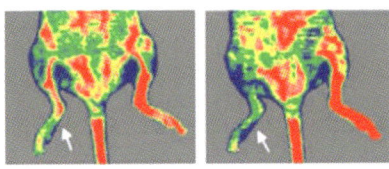

II. C. 2 血管新生
図3 下肢虚血モデルにおけるカテプシンLの重要性[4]
（p. 487 参照）
カテプシンLの阻害薬（Z-FF-FMK）を前もってEPCに処理し，その細胞を作成した下肢虚血モデルに静脈注射し2週間後の血流回復をドップラー法で測定した（矢印が虚血下肢）．

II. C. 2 血管新生
図2 early EPC と late EPC の細胞の形態と細胞マーカーによる染色[1]（p. 485 参照）
ヒト臍帯血から単核球を単離，培養すると，7日目からearly EPC が，13～14日後から late EPC が出現する．それらを単離，培養し，その形態（A），細胞マーカーを組織化学的（B）に調べた．

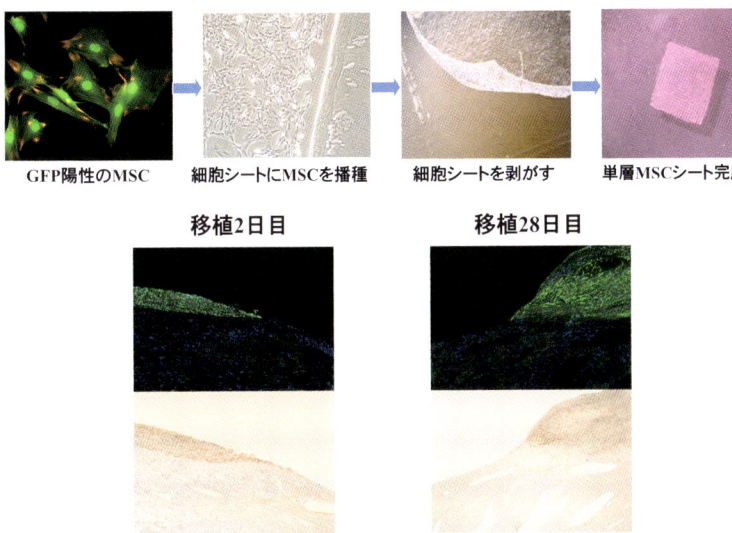

II. D. 3 心臓
図2 単層間葉系幹細胞シートによる心筋様組織再生（p.500 参照）
単層間葉系幹細胞シートは，移植後にシート内に多くの血管網を構築しながら成長し，1ヵ月後には厚い心筋様組織を形成した．

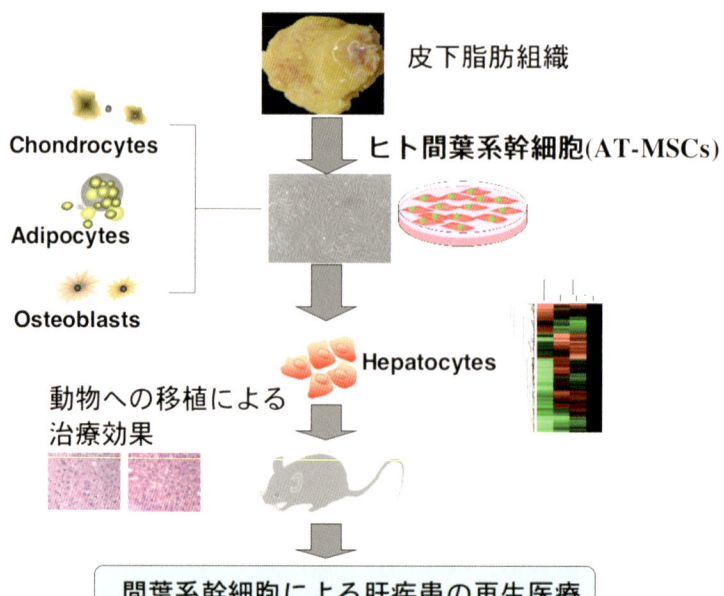

II. D. 4 肝臓

図1 脂肪組織に由来する間葉系幹細胞による肝疾患の再生医療（p.504参照）
ヒトの皮下脂肪組織に存在する間葉系幹細胞（AT-MSCs）は，もともと骨，軟骨，脂肪へと分化する中胚葉系の細胞であり，肝細胞へと分化する可塑性を持つことが明らかとなった．この細胞は，マイクロアレイの解析等から，肝特異的遺伝子発現パターンを示し，さらに肝疾患モデルマウスに移植することで，肝障害を治癒する能力があることもわかってきており，再生医療としての重要な細胞ソースとして期待されている．

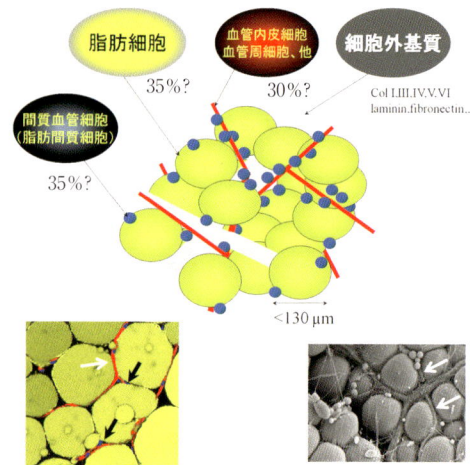

II. D. 5 脂肪組織由来間葉系幹細胞

図1 ヒト正常脂肪組織の構造（p.507参照）
（上段）ヒト脂肪組織の模式図．（下段左）ヒト脂肪組織のwhole mount 染色像．Bodipy［脂肪細胞：黄色］，lectin［血管：赤色］および DAPI［核：青色］．（下段右）ヒト脂肪組織の走査顕微鏡像．

ヒト脂肪組織には脂肪細胞以外の細胞も数多く存在している．脂肪細胞の間に毛細血管（白矢印）が走行しており，毛細血管はすべての脂肪細胞に接触している．脂肪細胞間，毛細血管の周囲に脂肪間質細胞（黒矢印）と思われる細胞が存在する．

はじめに

　昨今，人類を取り巻く環境は，地球温暖化をはじめとする自然環境の変化・新興感染症の台頭・複雑化する社会ストレスなどにより少しずつ様相を変えてきており，それに伴い人間の健康を脅かす疾患群の構成も多様化してきています．したがって，内外環境に対する生体応答機構と疾患発症機序の関係を解き明かすことは，原因不明/難治性疾患の克服・予防医学の実現を目指した現代医学における大きなテーマであり，より集学的な研究の発展が望まれております．

　炎症は，太古より知られる最も基本的な生命現象であり，多くの疾患における中心病態であるとともに生体防御反応の本態であります．近年の炎症・免疫学は分子細胞生物学や生命工学の発展とともに著しく進歩しており，感染症・アレルギー・自己免疫疾患といった代表的な炎症性疾患のみならず，代謝性疾患・変性疾患・悪性新生物などに至る多様な疾患群において，炎症細胞・炎症関連分子の関与する発症メカニズムを徐々に明らかにしてきています．とくに，生体内外のストレス侵襲因子である炎症惹起物質の生体への作用機序，分子レベルでの生体応答・臓器障害とその収束/修復機序，さらなる炎症介在物質とその作用機序，サイトカイン産生・免疫修飾の観点から新たに分類・同定される免疫担当細胞群，さまざまな疾患発症機序の遺伝子レベルでの解明と病態 molecular signature の確立，そして抗体医薬とキナーゼ阻害剤などに代表される炎症疾患の分子標的治療など，近年の研究の進歩は目覚しいものがあります．また，造血幹細胞研究の発展により，最終分化細胞に至る血球系細胞系譜の詳細も徐々に明らかになっており，炎症病態の主役を担う諸細胞群のルーツの解明が炎症免疫学研究に与える貢献は計り知れないものになると思われます．

　一方，組織再生は，生体において機能器官の基本組織構造が炎症などによる障害ののち新生組織に置き換わる現象として古くから知られておりましたが，近年，幹細胞に焦点をあてた細胞生物学の発展によりその詳細なメカニズムが急速に明らかになってきております．従来，不可逆的と考えられていた障害臓器における機能性細胞の欠落を，生体内外の幹細胞操作・導入により補填し，機能回復すなわち疾患克服に導くというコンセプトは，いまだ難治性疾患を多く抱える臨床現場にとってはたいへん魅力的なものであり，研究拡大の原動力になっています．基礎分野においては，幹細胞の基本機能である多分化能・自己複製能・未分化維持能・非対称分裂能などの細胞内シグナル伝達系やエピジェネティックな遺伝子発現制御による調節，幹細胞移植資源としての間葉系幹細胞・人工多能性幹細胞（iPS）の開発，器官固有の組織幹細胞による障害組織再生機構および癌幹細胞・発癌機構との関連などの研究が精力的に行われており，臨床応用分野においては，各種幹細胞の罹患個体への移植検討，組織幹細胞賦活因子の探索，生体外人工臓器の作成など，実地臨床応用の早期実現を目指したプロジェクトが進行しております．これらの研究の発展は，再生医学という新しい学

術体系をより頑強に確立するための基礎を構築していくものと思われます．

　本書では，炎症・免疫学，再生医学における各分野の専門家の先生方にご協力を賜り，トピックと思われる最新の研究成果をテーマごとに読みやすくコンパクトに解説し，各々の読者がその関心の強い項目から読み進めていくことができるように編集いたしました．また，各項目において極力多くの図表を掲載することで，ひと目で理解しやすくなっており，医学・医療関連学部・学科の学生，大学院生，研究者，医療・薬事・保健従事者，厚生行政関係者など幅広い層の方々にご利用いただけるものと自負しております．

　本書において，読者の方々が自由に項目をピックアップし，ひとつの疾患病態を「炎症」「再生」という多角的な観点からより深く理解していただくための一助となれば，編・著者はじめ関係者一同にとって幸いこれに過ぎるものはありません．

　最後に『炎症・再生医学事典』の刊行にあたり，ご尽力いただいた朝倉書店・同編集部の皆様方に，この場を借りて厚く御礼申し上げます．

　　2009 年 4 月

東京大学大学院医学系研究科分子予防医学

松 島 綱 治

西 脇 　 徹

編集者

松　島　綱　治（まつしま　こうじ）東京大学
西　脇　　　徹（にしわき　てつ）東京大学

執筆者 (五十音順)

青　木　淳　賢　東北大学	岩　田　　　誠　徳島文理大学
秋　山　治　彦　東京都精神医学総合研究所	岩　間　厚　志　千葉大学
審　良　静　男　大阪大学	岩　村　千　秋　千葉大学
朝　倉　英　策　金沢大学	
浅　島　　　誠　東京大学	上　住　聡　芳　藤田保健衛生大学
朝　光　かおり　名古屋市立大学	上　田　祐　司　獨協医科大学
東　　　　　健　神戸大学	上　田　　　実　名古屋大学
足　立　雄　一　富山大学	上　出　利　光　北海道大学
吾　妻　安良太　日本医科大学	梅　澤　明　弘　国立成育医療センター研究所
渥　美　和　彦　東京大学名誉教授	
天　谷　雅　行　慶應義塾大学	江　面　陽　一　東京医科歯科大学
綾　部　時　芳　北海道大学	
荒　井　邦　明　金沢大学	大　石　和　徳　大阪大学
新　井　文　用　慶應義塾大学	大　内　淑　代　徳島大学
荒　浪　利　昌　国立精神・神経センター神経研究所	大河原　久　子　赤坂中央クリニック
有　田　　　誠　東京大学	大河内　仁　志　国立国際医療センター研究所
安　東　嗣　修　富山大学	大　槻　剛　巳　川崎医科大学
	大　西　志　保　鈴鹿医療科学大学
石　井　直　人　東北大学	大　宅　宗　一　東京大学
石　井　裕　子　順天堂大学	岡　嶋　裕　志　東京大学
石　亀　晴　道　東京大学	岡　田　保　典　慶應義塾大学
石　川　　　昌　東京大学	岡　野　光　夫　東京女子医科大学
市　川　仁　志　慶應義塾大学	岡　野　栄　之　慶應義塾大学
伊　藤　明　博　東京大学	岡　本　　　尚　名古屋市立大学
伊　藤　靖　典　富山大学	小　川　佳　宏　東京医科歯科大学
稲　葉　カ　ヨ　京都大学	小　沢　洋　子　慶應義塾大学
井　上　秀　二　熊本大学	落　谷　孝　広　国立がんセンター研究所
今中-吉田　恭　子　三重大学	
今　村　隆　寿　熊本大学	垣　見　和　宏　東京大学
岩　倉　洋一郎　東京大学	笠　原　　　忠　慶應義塾大学

加藤　　将	北海道大学	
金子　周一	金沢大学	
可野　邦行	東北大学	
蕪城　俊克	東京大学	
神尾孝一郎	日本医科大学	
川合　眞一	東邦大学	
川内　秀之	島根大学	
河上　　裕	慶應義塾大学	
川尻　剛照	金沢大学	
川西　正祐	鈴鹿医療科学大学	
木曽　真一	大阪大学	
北村　大介	東京理科大学	
清野　　宏	東京大学	
工藤　翔二	結核予防会複十字病院	
熊ノ郷　淳	大阪大学	
栗崎　　晃	産業技術総合研究所	
桑野　和善	東京慈恵会医科大学	
桑原　　篤	東京大学	
小池　隆夫	北海道大学	
合田　亘人	早稲田大学	
古賀　泰裕	東海大学	
後藤由季子	東京大学	
後藤　義幸	東京大学	
小林　美穂	東北大学	
小林　芳郎	東邦大学	
小室　一成	千葉大学/大阪大学	
小安　重夫	慶應義塾大学	
小山　正平	東北大学	
近藤　　亨	理化学研究所	
雑賀司珠也	和歌山県立医科大学	
斉藤　延人	東京大学	
齋藤　　康	千葉大学	
坂井　宣彦	金沢大学	

笹川　　忠	東京女子医科大学	
佐藤　靖史	東北大学	
柴田　岳彦	東邦大学	
澁谷　正史	東京医科歯科大学	
島田　眞路	山梨大学	
〆谷　直人	国際医療福祉大学	
下田　将之	慶應義塾大学	
榛村　重人	慶應義塾大学	
菅波　孝祥	東京医科歯科大学	
菅原　一真	山口大学	
鈴木　友子	国立精神・神経センター神経研究所	
角　　智行	京都大学	
住田　孝之	筑波大学	
住本　英樹	九州大学	
瀬谷　　司	北海道大学	
高倉　伸幸	大阪大学	
高津　聖志	富山県薬事研究所	
高橋伸一郎	東京大学	
高柳　　広	東京医科歯科大学	
瀧　　伸介	信州大学	
竹下　敏一	信州大学	
竹田　和由	順天堂大学	
武田　伸一	国立精神・神経センター神経研究所	
多胡めぐみ	慶應義塾大学	
多田　隼人	金沢大学	
田中　啓二	東京都臨床医学総合研究所	
田中　良哉	産業医科大学	
田邊　　勉	東京医科歯科大学	
谷口　英樹	横浜市立大学	
田畑　泰彦	京都大学	
千葉紗由利	慶應義塾大学	

坪岡 則子	京都大学
坪田 一男	慶應義塾大学
出澤 真理	東北大学
富永 明	高知大学
戸山 芳昭	慶應義塾大学
内藤 眞	新潟大学
永井 重徳	慶應義塾大学
永井 敏雄	千葉大学
中尾 眞二	金沢大学
中辻 憲夫	京都大学
中西 憲司	兵庫医科大学
中村 隆弘	金沢大学
中村 雅也	慶應義塾大学
中谷 直喜	金沢医科大学
永谷 憲歳	ながや内科
中山 俊憲	千葉大学
名越 慈人	慶應義塾大学
西中村 隆一	熊本大学
西村 孝司	北海道大学
西村 泰光	川崎医科大学
西脇 徹	東京大学
丹羽 仁史	理化学研究所
貫和 敏博	東北大学
野田 政樹	東京医科歯科大学
伯野 史彦	東京大学
橋本 真一	東京大学
林 宏明	川崎医科大学
原 章規	金沢大学
原 寿郎	九州大学
菱川 慶一	東京大学
日比 紀文	慶應義塾大学
日比 英晴	名古屋大学
平野 俊夫	大阪大学
福田 恵一	慶應義塾大学
藤田 尚志	京都大学
藤田 禎三	福島県立医科大学
細川 裕之	千葉大学
細堀 昌平	理化学研究所
前田 恵	川崎医科大学
馬嶋 正隆	北里大学
松川 昭博	岡山大学
松郷 誠一	金沢大学
松崎 有未	慶應義塾大学
松島 綱治	東京大学
松田 達志	関西医科大学
松野 健二郎	獨協医科大学
松本 邦夫	金沢大学
松本 満	徳島大学
真鍋 知宏	慶應義塾大学
水島 昇	東京医科歯科大学
水谷 仁	三重大学
三田村 佳典	千葉大学
南 幸太郎	神戸大学
三森 経世	京都大学
宮坂 信之	東京医科歯科大学
宮坂 昌之	大阪大学
宮島 篤	東京大学
宮脇 利男	富山大学
向田 直史	金沢大学
向野 雅彦	慶應義塾大学
村上 誠	東京都臨床医学総合研究所

村上 正晃	大阪大学	
元雄 良治	金沢医科大学	
森田 育男	東京医科歯科大学	
森本 純子	北海道大学	
矢野 聖二	金沢大学	
山岸 正和	金沢大学	
山下 裕司	山口大学	
山下 由起子	University of Michigan	
山田 忠明	金沢大学	
山中 恵一	三重大学	
山中 伸弥	京都大学	
山村 隆	国立精神・神経センター神経研究所	
横田 崇	金沢大学	
横地 祥司	東京大学	
横溝 岳彦	九州大学	
吉開 泰信	九州大学	
吉崎 和幸	大阪大学	
吉田 利通	三重大学	
吉村 昭彦	慶應義塾大学	
吉村 浩太郎	東京大学	
羅 智靖	日本大学	
里宇 明元	慶應義塾大学	
脇田 大功	北海道大学	
和田 隆志	金沢大学	
和田 直樹	金沢大学	
渡邊 武	京都大学	

目　次

I．炎　症

A．炎症メディエーターと細胞……… 2
1. 好中球………………［松川昭博］ 2
2. 好塩基球……………［瀧　伸介］ 6
3. 好酸球………………［富永　明］ 9
4. 肥満細胞（マスト細胞）
　　　　　　　　………［羅　智靖］ 13
5. Th1/Th2 細胞
　　　………［脇田大功，西村孝司］ 18
6. Th17 細胞
　　　………［石亀晴道，岩倉洋一郎］ 21
7. 制御性 T 細胞………［堀　昌平］ 24
8. 細胞傷害性 T リンパ球［垣見和宏］ 28
9. B リンパ球…………［北村大介］ 31
10. NK 細胞……………［竹田和由］ 34
11. NKT 細胞…［岩村千秋，中山俊憲］ 37
12. 樹状細胞……………［稲葉カヨ］ 42
13. 単球・マクロファージ・［内藤　眞］ 46
14. 炎症細胞とアポトーシス
　　　　………［小林芳郎，柴田岳彦］ 51
15. IL-1………［笠原　忠，多胡めぐみ］ 54
16. IL-2…………………［竹下敏一］ 57
17. IL-4…………………［横田　崇］ 60
18. IL-5…………………［高津聖志］ 64
19. IL-6………［村上正晃，平野俊夫］ 68
20. IL-15…………………［吉開泰信］ 72
21. IL-18…………………［中西憲司］ 76
22. IL-21, IL-22, IL-23
　　　………［石亀晴道，岩倉洋一郎］ 80
23. 新しいサイトカイン（IL-27～IL-35）
　　　　　　　　………［橋本真一］ 84
24. インターフェロン……［瀬谷　司］ 88
25. TNFα・リンフォトキシン
　　　　　　　　………［小林芳郎］ 93
26. NF-κB……［朝光かおり，岡本　尚］ 96
27. MAP kinase…………［松田達志］ 100
28. PI3K ……［千葉紗由利，永井重徳，
　　　　　　　　　　　 小安重夫］ 103
29. オステオポンチン
　　　　　　………［森本純子，上出利光］ 106
30. サイトカインシグナル［吉村昭彦］ 109
31. ケモカイン……………［松島綱治］ 114
32. 接着分子………………［宮坂昌之］ 118
33. OX40…………………［石井直人］ 120
34. MMP/ADAM
　　　　　　………［下田将之，岡田保典］ 123
35. プロスタグランジン・トロンボキ
　　　サン・ロイコトリエン
　　　　　　　　………［横溝岳彦］ 127
36. ホスホリパーゼ A_2……［村上　誠］ 133
37. リゾホスファチジン酸
　　　　　　………［可野邦行，青木淳賢］ 138
38. 補　体………………［藤田禎三］ 141
39. フリーラジカル・スカベンジャー
　　　　　　………［和田直樹，松郷誠一］ 145
40. ガスメディエーター（NO・CO・
　　　H_2S）　　　　………［合田亘人］ 150
41. ユビキチンとプロテアソーム
　　　　　　　　………［田中啓二］ 154
42. カリクレイン・キニン系
　　　　　　　　………［今村隆寿］ 157

43. 神経ペプチド……………[馬嶋正隆] 162
44. リポキシン………………[有田　誠] 165
45. セマフォリン………[熊ノ郷　淳] 168
46. Toll 様受容体（TLR），Pattern recognition receptor（PRR）
　　　　………[小山正平，審良静男] 171
47. 細胞質センサー………[藤田尚志] 178
48. 粘膜免疫・腸管フローラ
　　　　………[後藤義幸，清野　宏] 182
49. 自己免疫疾患……………[三森経世] 187
50. AIRE ……………………[松本　満] 190
51. オートファジー…………[水島　昇] 192
52. 組織特異的リンパ球ホーミング
　　　　…………………………[岩田　誠] 195
53. NADPH オキシダーゼ（Nox）ファミリー………[住本英樹] 198
54. 急性期タンパク…………[吉崎和幸] 203

B．炎症疾患……………………………… 208
　1．脳神経…………………………… 208
　　a．虚血性脳疾患（虚血後再灌流傷害）
　　　　………[大宅宗一，伊藤明博，齊藤延人] 208
　　b．アルツハイマー病……[秋山治彦] 211
　　c．多発性硬化症
　　　　…………[荒浪利昌，山村　隆] 216
　2．皮　膚…………………………… 219
　　a．アトピー性皮膚炎……[島田眞路] 219
　　b．乾　癬……[山中恵一，水谷　仁] 223
　　c．自己免疫性皮膚疾患…[天谷雅行] 227
　　d．損傷治癒………………[向田直史] 231
　3．眼……………………………… 234
　　a．炎症性眼疾患（アレルギー・自己免疫）……………[蕪城俊克] 234
　　b．変性疾患（加齢黄斑変性）
　　　　………………………[三田村佳典] 237
　4．耳鼻咽喉 ― アレルギー性鼻炎・副鼻腔炎……………[川内秀之] 240
　5．骨・関節……………………… 243
　　a．関節リウマチ・骨粗鬆症
　　　　…………………………[宮坂信之] 243
　　b．破骨細胞………………[高柳　広] 247
　6．心臓 ― 虚血性心疾患・動脈硬化症………[川尻剛照，多田隼人，山岸正和] 251
　7．呼吸器………………………… 256
　　a．気管支喘息……………[足立雄一，伊藤靖典，宮脇利男] 256
　　b．呼吸器感染症…………[大石和徳] 260
　　c．肺線維症………………[貫和敏博] 263
　　d．びまん性汎細気管支炎
　　　　………[神尾孝一郎，吾妻安良太，工藤翔二] 266
　　e．アスベストーシス
　　　　…………[林　宏明，西村泰光，前田　恵，大槻剛巳] 269
　8．消化管………………………… 272
　　a．*Helicobacter pylori* 感染症
　　　　…………………………[東　　健] 272
　　b．炎症性腸疾患
　　　　…………[市川仁志，日比紀文] 275
　9．肝臓 ― 肝炎・肝硬変
　　　　…………[荒井邦明，金子周一] 278
　10．膵臓 ― 急性・慢性膵炎
　　　　…………[中谷直喜，元雄良治] 281
　11．腎臓 ― 炎症性腎疾患
　　　　…………[原　章規，和田隆志] 285
　12．代　謝………………………… 288
　　a．糖尿病……[菅波孝祥，小川佳宏] 288
　　b．メタボリックシンドローム
　　　　…………………………[齋藤　康] 293
　　c．AA アミロイドーシス[吉崎和幸] 296
　13．血　液………………………… 300
　　a．移植片対宿主病………[中尾眞二] 300
　　b．DIC・凝固異常
　　　　…………[朝倉英策，中尾眞二] 304
　14．全身性自己免疫疾患……………… 308
　　a．SLE……………………[石川　昌] 308

b．抗リン脂質抗体症候群
　　　………………[加藤　将，小池隆夫] 311
　c．自己炎症性症候群………[原　寿郎] 314
　d．シェーグレン症候群……[住田孝之] 317

C．癌・症候・治療・遺伝子……………… 323
　1．がん免疫と免疫療法……[河上　裕] 323
　2．炎症とがん・[川西正祐，大西志保] 328
　3．炎症と血管新生
　　　………………[小林美穂，佐藤靖史] 332
　4．痛　み……………………[田邊　勉] 335
　5．かゆみ（痒み）……………[安東嗣修] 338
　6．抗炎症薬…………………[川合眞一] 341
　7．生物学的製剤……………[田中良哉] 344
　8．癌の分子標的治療………[横地祥司] 348
　9．抗菌ペプチド……………[石井裕子] 353
　10．プロバイオティクス（Pb）
　　　………………………………[古賀泰裕] 356
　11．臓器移植における炎症と自然免疫
　　　の役割…[松野健二郎，上田祐司] 359
　12．炎症マーカー………………[〆谷直人] 363
　13．ヒト型化マウス………[渡邊　武] 367
　14．クロマチンリモデリング
　　　………………[細川裕之，中山俊憲] 371
　15．トランスクリプトーム・[橋本真一] 375

D．線維症…………………………………… 377
　1．Fibrocyte…[坂井宣彦，和田隆志] 377
　2．線維化とサイトカイン
　　　………………………………[雑賀司珠也] 380
　3．組織リモデリング
　　　……[吉田利通，今中-吉田恭子] 384
　4．肺線維症と癌
　　　………………[山田忠明，矢野聖二] 389

II．再生医学

A．幹細胞…………………………………… 394
　1．ES細胞……[角　智行，中辻憲夫] 394
　2．幹細胞の未分化性維持機構
　　　………………………………[丹羽仁史] 398
　3．幹細胞の非対称分裂機構
　　　………………………………[山下由起子] 401
　4．人工多能性幹細胞（iPS細胞）
　　　…………[坪岡則子，山中伸弥] 403
　5．SP（side population）細胞
　　　………………………………[松崎有未] 406
　6．心臓SP細胞
　　　………………[真鍋知宏，福田恵一] 410
　7．腎臓SP細胞………[菱川慶一] 413
　8．骨格筋SP細胞…………[上住聡芳] 416
　9．体性幹細胞とニッチ……[新井文用] 419
　10．癌幹細胞…………………[近藤　亨] 426
　11．造血系癌幹細胞（白血病幹細胞）
　　　………………………………[岩間厚志] 430
　12．上皮-間葉転換…………[桑野和善] 433

B．体性幹細胞と組織修復………………… 437
　1．脳神経
　　　[向野雅彦，名越慈人，中村雅也，
　　　戸山芳昭，里宇明元，岡野栄之] 437
　2．皮　膚……………………[大河内仁志] 442
　3．眼[榛村重人，小沢洋子，坪田一男] 446
　4．耳鼻咽喉…[山下裕司，菅原一真] 450
　5．骨格筋……[鈴木友子，武田伸一] 453
　6．骨・軟骨…[野田政樹，江面陽一] 457
　7．心　臓……[永井敏雄，小室一成] 460
　8．呼吸器……………………[西脇　徹] 464
　9．消化管（腸管）…………[綾部時芳] 467
　10．肝　臓……………………[谷口英樹] 470
　11．膵　臓……………………[南　幸太郎] 473
　12．腎　臓…[井上秀二，西中村隆一] 476

C．血管の再生 ･･････････････････････ **479**
　1．血管発生 ･･････････････[高倉伸幸] 479
　2．血管新生 ･･････････････[森田育男] 484

D．間葉系幹細胞 ････････････････････ **489**
　1．間葉系幹細胞 ･･････････[梅澤明弘] 489
　2．脳神経 ････････････････[出澤真理] 493
　3．心　臓 ････････････････[永谷憲歳] 497
　4．肝　臓 ････････････････[落谷孝広] 503
　5．脂肪組織由来間葉系幹細胞
　　　　　　　　　　　･･････[吉村浩太郎] 507

E．再生誘導因子 ････････････････････ **511**
　1．BMP ･･･････[浅島　誠，栗崎　晃] 511
　2．VEGF ････････････････[澁谷正史] 515
　3．HGF ･･･････[中村隆弘，松本邦夫] 518
　4．Wntシグナル
　　　　　　　　　　[桑原　篤，後藤由季子] 522
　5．線維芽細胞増殖因子（FGF）
　　　　　　　　　　　････[大内淑代] 527
　6．IGF ･･･････[岡嶋裕志，伯野史彦，
　　　　　　　　　　　高橋伸一郎] 532
　7．上皮増殖因子（EGF）[木曽真一] 535
　8．Oncostatin M ････････[宮島　篤] 538

F．再生医療 ･･･････････････････････ **540**
　1．人工臓器 ･･････････････[渥美和彦] 540
　2．細胞シート工学
　　　　　　　････････[笹川　忠，岡野光夫] 544
　3．人工膵島 ･･････････････[大河原久子] 548
　4．ティッシュエンジニアリング
　　　　　　　････････[日比英晴，上田　実] 550
　5．生体工学（バイオマテリアル）
　　　　　　　　　　　････[田畑泰彦] 554

索　引 ････････････････････････････････ 561

I．炎症

A. 炎症メディエーターと細胞

1. 好中球

細胞質に大きな顆粒を持つ白血球を顆粒球（granulocyte）と呼ぶ．顆粒球は多核でその核の形態が多形性を示すため，多核白血球あるいは多形核白血球（polymorphonuclear leukocyte：PMN）とも呼ばれる．中性色素で染まる顆粒を持つ多核白血球を好中球（neutrophil）という．多核白血球には，好中球以外の顆粒球（酸性色素で染まる好酸球，塩基性色素で染まる好塩基球）も含まれるが，好中球が最も多い顆粒球であるため，多核白血球＝好中球の意味で使われる場合も多い．

a. 基本的特徴

好中球は末梢血白血球の60-70%を占める．生理条件下で末梢血中に存在する好中球は終末分化細胞で分裂能を有しない．その寿命は白血球で最も短命であるが，生体に異変が生じた場合に常時対応できるように骨髄で毎分700万個の割合で産生され，1日あたり約10^{11}個の好中球が末梢血中に放出される．末梢血中の好中球は約50%が血中を巡回しており，残りはmarginal poolと呼ばれる各所の微小循環中に存在する．好中球は末梢血中に出現後8-20時間留まり，組織中に浸潤すると1-4日間生きる．好中球は，動く速さ，細胞表面上の糖タンパク，レセプター発現などについて不均一な集団からなっているが，明瞭なサブセットの存在は確立されていない．

好中球の主たる働きは食作用であり，細菌感染などで局所に著しく出現する．解糖系エネルギーによる盛んな運動性と貪食能を有し，生体に微生物の侵入などの異変がおこると直ちに血管内皮細胞間隙を割り込んで血管外へ遊出し，局所に浸潤する（図1）．アメーバ運動により異物を貪食し，ファゴゾーム（phagosome）を形成する．ファゴゾームは細胞質内のリソソーム顆粒と融合してファゴリソソーム（phagolysosome）となり，リソソーム酵素群が貪食空胞内に放出（脱顆粒）され，酸素依存性，酸素非依存性の殺菌機構により異物は消化される．異物を貪食消化した好中球はアポトーシス（apoptosis）に陥り，胞体内の起炎性あるいは免疫原性の物質が周囲組織に漏出する前にマクロファージに貪食され局所から消失する（図1）．アポトーシス好中球は，時に新たに浸潤した好中球によって貪食・消化（共食い現象）される．異物を貪食しなかった好中球は，IL-1，IL-6，TNFα，IFNγの刺激を受けアポトーシス抵抗性となり，一部は所属リンパ節に移動し末梢循環に戻る．

組織中に侵入しない好中球のうち，1日あたり約10^6個の好中球は尿中に排泄される．残りは，口腔，消化管粘膜面，脾臓や肝臓で破壊されると推測されているが，どこでどうやって末梢血中から消失するか詳細は不明である．

b. 好中球の分化・成熟

好中球を含め血球は骨髄に存在する造血幹細胞（hematopoietic stem cell）に由来する．造血幹細胞は，骨髄系幹細胞（myeloid stem cell），骨髄芽球（myeloblast），前骨髄球（promyelocyte），骨髄球（myelocyte），後骨髄球

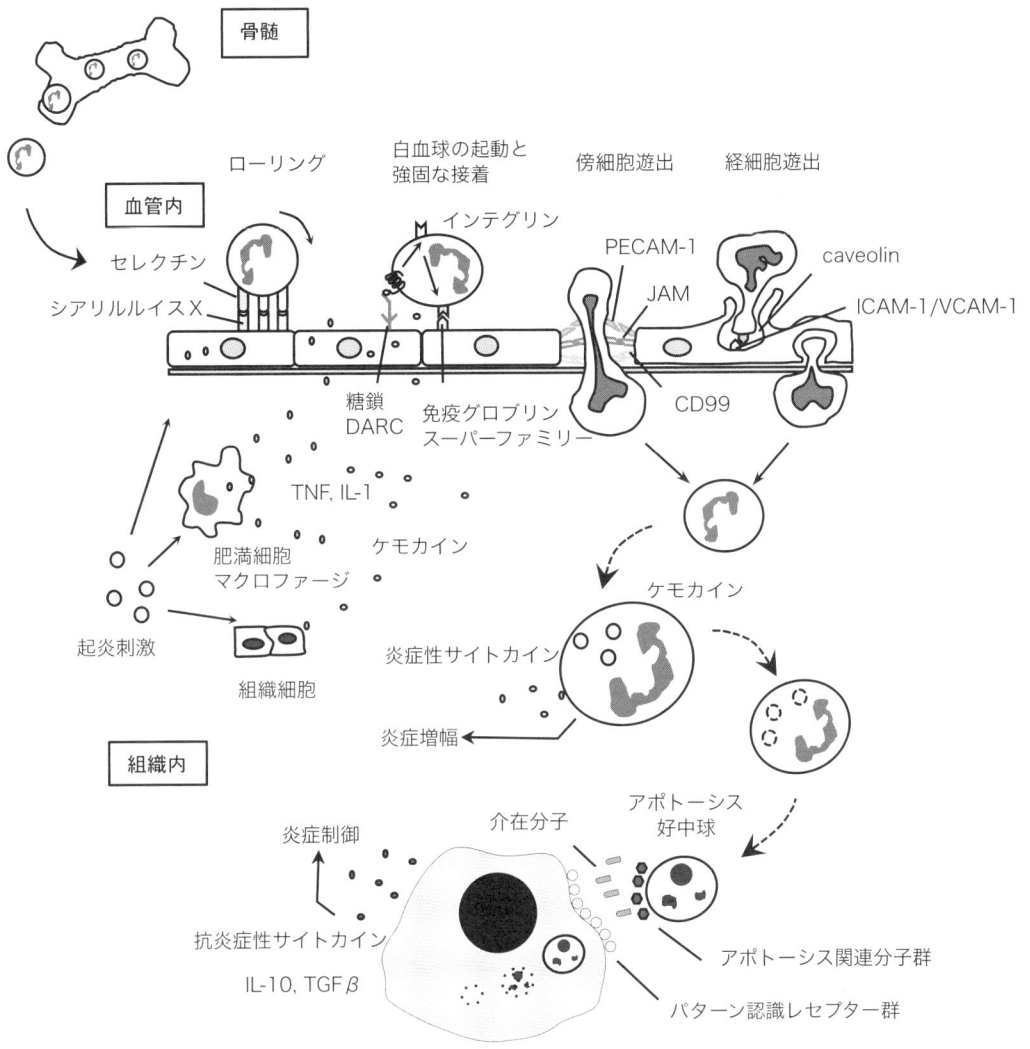

図1　自然免疫における好中球反応の模式図

(metamyelocyte) をへて桿状核球 (stab cell) に分化し，末梢血中へ放出される．顆粒球分化はサイトカインによって調節される．IL-3, IL-6, GM-CSF や SCF は，幹細胞や前駆細胞の分化・増殖に関与し，G-CSF は後期細胞の分化に働く．末梢血中へ出た桿状核球は核が分葉して分葉核球 (segmented cell) となる．桿状核球と分葉核球を好中球と呼ぶ．感染症などの急性炎症では，血流中に幼若な好中球である桿状核球が増え，これを核の左方移動（桿状核球 >15%）という．抗凝固剤の内服や巨赤芽球性貧血（悪性貧血）などで分葉核球が増えた状態を核の右方移動という．

好中球は，その成熟過程で発現する顆粒や表面抗原やタンパクに違いがある．アズール顆粒 (azurophil granule) は前骨髄球の時期までに完成する．前骨髄球が骨髄球に分化するときに，細胞あたりのアズール顆粒数は半減する．特殊顆粒 (specific granule) は骨髄球の時期に形成され，ゼラチナーゼ顆粒 (gelatinase granule) は，骨髄球から成熟顆粒球で出現する．好中球顆粒に含まれる因子を表1に示す．分葉

表1 好中球顆粒内因子

分類	アズール顆粒（一次顆粒）	特殊顆粒（二次顆粒）	ゼラチナーゼ顆粒（三次顆粒）
CD	CD63，CD68	CD11b/CD18 CD11c/CD18 CD15，CD66，CD67	CD11b/CD18 CD11c/CD18 CD67
プロテアーゼ	エラスターゼ カテプシンG プロテアーゼ3	コラゲナーゼ ウロキナーゼ	アルギナーゼ1 ゼラチナーゼ
殺菌性タンパク	殺菌性・透過性亢進タンパク ディフェンシン ミエロペルオキシダーゼ リゾチーム	ハプトグロビン ペントラキシン3 プロディフェンシン ラクトフェリン ラミニン リゾチーム	リゾチーム
その他	グルクロニダーゼ ホスホリパーゼA2 マンノシダーゼ	ホスホリパーゼA2 補体活性化因子	グルクロニダーゼ プラスミノーゲン活性化因子 マンノシダーゼ

表2 好中球の発現するリセプター

リセプター分類	具体例
Toll-likeリセプターと関連分子	TLR1，TLR2，TLR4，TLR6，TLR8，TLR9，TLR10，CD14，MyD88，MD-2，TREM1
サイトカインリセプター	IFNαR1，IFNαR2，IFNγR1，IFNγR2，TNFR1，TNFR2，IL-1R，IL-4R，IL-6R，IL-10R，IL-12R，IL-17R，IL-18R，IL-21R，TGFβR2，GM-CSFR，G-CSFR，TRAIL
ケモカインリセプター*	CXCR1，CXCR2，CXCR4，CX3CR1，CCR1，CCR2，CCR3
その他	C1qR，C3bR，FcR，fMLPR，LIR，scavenger receptor

CD：cluster of differentiation, fMLP：formyl-methionyl-leucyl-phenylalanin, G-CSF：granulocyte colony-stimulating factor, GM-CSF：granulocyte macrophage colony-stimulating factor, IFN：interferon, IL：interleukin, LI：immunoglobulin-like, MyD：myeloid differentiation primary response gene, TGF：transforming growth factor, TL：Toll-like, TNF：tumor necrosis factor, TRAIL：TNF-related apoptosis inducing ligand, TREM：triggering receptor expressed on myeloid cells.
*CXCR1/2/4は骨髄内および末梢血好中球で発現し，炎症局所に滲出すると減少する．CCR1/2/3は末梢血好中球では発現しないが，浸潤好中球で発現する．

核球は分泌小胞（secretory vesicles）を持ち，膜リセプターのリザーバーとして働く．幹細胞にはCD34やHLA-DRの発現がみられ，骨髄芽球はCD13/33/38が陽性で，顆粒球はCD11b/11c/14/18/66/67を発現する．C3bRとFcRは前骨髄球のころからみられ，成熟とともにその発現量は増加する．C1qRは桿状核球から発現し，好中球の成熟とともに増加する．骨髄内の成熟好中球および末梢血中の好中球は，各種のToll-likeリセプター，サイトカインリセプター，ケモカインリセプターを発現し（表2），炎症開始シグナルに直ちに反応する．

c．好中球の新機能

好中球は終末分化細胞として血液中に送り出され，新たなタンパク合成能はない，とされてきた．形態学的にも小胞体やミトコンドリアなどは成熟した好中球ほど少ない．しかし，活性化された好中球はさまざまなサイトカインやケモカインを産生し（表3），炎症反応の増幅や抑制に深く関わる．好中球は自然免疫から獲得免疫への連携に中心的な役割を担う．サイトカイン刺激により活性化された好中球は抗原提示能を有する．樹状細胞は，好中球との直接接触や好中球の産生するTNFαやIL-12により成

表3　好中球の産生するサイトカイン群

分類	具体例
炎症性サイトカイン	IFNα, IFNβ, IFNγ, IL-1α, IL-1β, IL-6, IL-12, IL-18, LTβ, TNFα
抗炎症性サイトカイン	IL-1 receptor antagonist, LIF, TGFβ
CXC ケモカイン	CXCL1, CXCL2, CXCL3, CXCL8, CXCL9, CXCL10, CXCL11
CC ケモカイン	CCL2, CCL3, CCL4, CCL5, CCL18, CCL20
成長因子	G-CSF, GM-CSF, M-CSF, IL-3, SCF
増殖因子	CEMF, LDGF, HGF, TGFα, VEGF
その他	BAFF, FasL, GDF, Oncostatin M

BAFF：B cell activating factor, CEMF：corneal endothelium modulation factor, G-CSF：granulocyte colony-stimulating factor, GDF：granulocyte-derived factor, GM-CSF：granulocyte macrophage colony-stimulating factor, HGF：hepatocyte growth factor, IFN：interferon, IL：interleukin, LDGF：leukocyte-derived growth factor, LIF：leukocyte inhibitory factor, LT：lymphotoxin, M-CSF：macrophage colony-stimulating factor, SCF：stem cell factor, TGF：transforming growth factor, TNF：tumor necrosis factor, VEGF：vascular endothelial growth factor.

表4　好中球の先天的機能異常

疾患	欠損・障害
白血球接着不全症（LAD）I型	CD11/CD18 インテグリンのβ鎖
白血球接着不全症（LAD）II型	シアリルルイス X
好中球特異的顆粒欠損症	好中球特異的顆粒欠損
高IgE反復感染（Job）症候群	走化性低下
Chediak-Higashi 症候群	リソソーム顆粒欠損，脱顆粒障害，遊走障害
慢性肉芽腫性疾患　X染色体性	NADPH オキシダーゼ（膜成分）の欠損
常染色体劣性	NADPH オキシダーゼ（細胞質成分）の欠損
ミエロペルオキシダーゼ欠損症	HOCl 産生の欠損

熟し，Th1反応を誘導する．従来から認識されていた好中球の抗腫瘍免疫効果は，これらの作用により説明できる．

d．好中球と疾患

好中球は異物排除に中心的な役割を果たすため，その機能障害は易感染症の原因となる．最もよくみられるのは，がんの化学療法や放射線療法に伴ってみられる医原性の好中球減少（neutropenia）である．栄養障害，熱傷，糖尿病，白血病，ウイルス感染や敗血症では白血球機能は障害される．白血球の接着，遊走，消化に関わる機能分子の先天的欠損は反復性感染の原因となる（表4）．一方，炎症局所への持続する，あるいは強度の好中球浸潤は，周囲の正常な組織・細胞を傷害する．好中球の持つ，エラスターゼ，コラゲナーゼ，カテプシンなどの中性プロテアーゼは細胞外で酵素活性を発揮し，基底膜や基質タンパク質を溶かして組織損傷，臓器傷害を引き起こす．　　　［松川昭博］

■文献
1) Appelberg R：Neutrophils and intracellular pathogens：beyond phagocytosis and killing. Trends Microbiol 15：87-92, 2007.
2) Borregaard N, Sorensen OE, Theilgaard-Monch K：Neutrophil granules：a library of innate immunity proteins. Trends Immunol 28：340-345, 2007.
3) Luo HR, Loison F：Constitutive neutrophil apoptosis：mechanisms and regulation. Am J Hematol 83：288-295, 2008.
4) Parker LC, Whyte MK, Dower SK, Sabroe I：The expression and roles of Toll-like receptors in the biology of the human neutrophil. J Leukoc Biol 77：886-892, 2005.
5) Zarbock A, Ley K：Mechanisms and consequences of neutrophil interaction with the endothelium. Am J Pathol 172：1-7, 2008.

2. 好塩基球

a. 好塩基球の分化，分布

好塩基球は，早くも1879年に肥満細胞と相前後してPaul Ehrlichによって同定されており，異染性を示す細胞質顆粒を持ち，分葉核を有する白血球である．細胞表面に高親和性のIgE受容体（FcεRI）を発現し肥満細胞と類似性を有するものの，共通の前駆細胞から異なる分化経路をたどって成熟すると考えられ，マウスにおいては骨髄中のLin-CD34$^+$FcεRIα^{hi}c-kit$^-$の表面形質を有する好塩基球に特化した骨髄前駆細胞が報告されている．好塩基球は骨髄で分化し，定常状態では末梢血中に成熟細胞として分布しており，その頻度は0.5〜1%と著しく低い．マウスおよびヒト好塩基球はインターロイキン（IL）-3受容体を発現しており，IL-3の添加により*in vitro*および*in vivo*での好塩基球増殖を誘導することができるが，IL-3欠損マウスの検討ではその分化，成熟にIL-3は必要とされないらしく，むしろIL-3は好塩基球増殖，組織への浸潤，活性化に関与しているようである．好塩基球細胞表面分子の多くは肥満細胞や好酸球と共通であり，好塩基球に特異的で好適なマーカーはほとんどなく，顆粒内成分に対するいくつかの抗体がヒト好塩基球の免疫染色に用いることができるものとして知られているのみである．

最近フローサイトメトリによってFcεRI$^+$CD49b$^+$c-kit$^-$の表現型を示し分葉核を持つ細胞としてマウス好塩基球を同定することが盛んに行われるようになり，好塩基球研究に新展開をもたらしているものの，この細胞がヒト好塩基球とまったく同一の細胞であるのかどうかについては，マウスの好塩基球が古くからヒトにおいて好塩基球を同定するのに用いられてきた形態学的特徴を必ずしも持っているわけではないことから疑義を呈する研究者もいる．これは，好塩基球のみを特異的に欠損する動物モデルが利用できないことに加えて，好塩基球の生体内での機能の研究が十分に進まない理由のひとつである．にもかかわらず，ヒトおよびマウス由来の好塩基球の最近の精力的な研究は，この細胞がアレルギー性炎症のエフェクター細胞であるばかりでなく，誘導相にも関与していることを示唆している．

b. アレルギー性炎症と好塩基球

好塩基球は，肥満細胞と同様にFcεRIの架橋によってヒスタミンなどの化学メディエーターを産生する．産生されるメディエーターの種類についてはかならずしもまったく同様というわけではなく，プロスタグランジン（PG）D2やトリプターゼ（tryptase）の産生が肥満細胞に，そしてロイコトリエンC4が好塩基球に限られているなど差が見られる．喘息患者気管支には好塩基球の浸潤が見られ，アレルゲンによるチャレンジによってその数が増加することが報告され，またIgEに依存的および非依存的な接触皮膚炎やアトピー性皮膚炎の皮膚生検においても好塩基球の浸潤や脱顆粒が観察されている．さらにアレルギー性鼻炎における即時相においてヒスタミンやロイコトリエンを産生するのが肥満細胞であるのに対して，遅発相においてこれらを産生するのは好塩基球ではないかとも考えられている．

マウス好塩基球についても，IgE依存的な好酸球浸潤を伴う慢性炎症モデルに必須であることや，IgE依存的なアナフィラキシー反応には肥満細胞が重要であるのに対して，IgGに依存

的な全身性アナフィラキシーにおいて血小板活性化因子を産生することで好塩基球が必須な役割を果たすことが実験的に示されている．また，その機構は十分に理解されていないが，マウス好塩基球は Th2 誘導能を持つ寄生虫（*Nippostrongylus brasiliensis*）の感染時に，骨髄内で著しい増多を示すとともに肺，肝臓などの臓器に浸潤する．さらに，*N. brasiliensis* 感染やアレルゲンであるパパインは，好塩基球の急速で一時的なリンパ節への浸潤を誘導する．

これらの観察と関連して，ヒト好塩基球は，ケモカイン受容体（CCR1～3, CXCR1, 3, 4）やフォルミル化ペプチド受容体（FPR），CRTH2（chemoattractant receptor-homologous molecule expressed on Th2 cells：PGD2 受容体）を含むさまざまな細胞遊走に関する受容体が発現している．中でも CCR3 は，アレルギー性炎症に伴って上皮や平滑筋細胞によって産生され，好酸球や Th2 細胞の浸潤を招くことで知られているエオタキシン（eotaxin；CCL11）の受容体であり，このケモカインが好塩基球の炎症局所への浸潤機構にも関与していると考えられる．一方，病原体由来のフォルミル化ペプチドや補体の限定分解産物であるアナフィラトキシン（C3a, C5a）をそれぞれ認識して白血球の遊走を導く FPR や C3a 受容体，C5a 受容体をも好塩基球が発現していることは，好塩基球が細菌感染防御，感染時の炎症にも関与していることを示唆している．エオタキシンや IL-3 は好塩基球の移動を促進するだけでなく，FcεRI 架橋，C3a, C5a 刺激によるメディエーターの放出や IL-4，IL-13 などの 2 型サイトカインの産生を増強できる．

c．2 型免疫応答への関与

マウス好塩基球が FcεRI の架橋，IL-3，パパインなどによる刺激に応答して IL-4 や IL-13 を産生すること，ヒトにおいても，フィラリアを始めとする寄生虫感染時に IL-4 を産生する主な細胞が好塩基球であることなどが明

表1 好塩基球に Th2 サイトカインを誘導する主な刺激とその受容体

主として *in vitro* での検討によって，ヒト好塩基球（*のリガンドはマウス好塩基球でのみ検討されている）に IL-4，IL-13 の産生を誘導することが知られているリガンドとその受容体をまとめた．受容体の項に「IgE＋FcεRI」とあるリガンドについては，IgE 依存的に好塩基球の IL-4 産生を誘導することが知られているが，抗原特異的 IgE は必要としない．一方，プロテアーゼ類は，その活性依存的に IL-4 産生を誘導するが，IgE を必要とするか否かはっきりしない．

刺激		受容体
リガンド	由来	
IgE＋抗原	抗原	FcεRI
gp120	ヒト免疫不全ウイルス	IgE＋FcεRI
IPSE/α-1（卵由来糖タンパク）	住血吸虫（*Schistosoma mansoni*）	
？	多包条虫（*Echinococcus multilocularis*）	
レクチン	植物	
パパイン（プロテアーゼ）*		？（直接？）
Der p1（プロテアーゼ）	イエダニ（*Dermatophagoides pteronyssinus*）	？（直接？）
？（プロテアーゼ）	鉤虫（*Necator americanus*）	？（直接？）
アナフィラトキシン	補体成分	C5a 受容体
IL-3	サイトカイン	IL-3 受容体
IL-18*		IL-18 受容体
ペプチドグリカン	細菌	TLR2
？	？	LIR7
？*	？	CD200R3

らかになっており，好塩基球が，寄生虫感染やアレルギーにおける2型免疫応答に関与している可能性が強く示唆されている．*in vitro* での検討によって，住血吸虫卵由来糖タンパクなど（表1参照）がIgE依存的に好塩基球のIL-4産生を誘導することが知られているが，これらの物質はFcεRIに結合したポリクローナルなIgEのおそらく糖鎖部分を架橋するという，いわばスーパー抗原的な働きを持つという点が重要である（時にスーパーアレルゲンとも呼ばれる）．一方，イエダニ抗原などは，IgE非依存的，プロテアーゼ活性依存的にIL-4産生を誘導する．加えて，FcεRIやIL-3以外の受容体，たとえばToll様受容体（TLR）2のペプチドグリカンによる刺激もヒト好塩基球にIL-4（やIL-13）の産生を誘導することが知られている．これらの観察は，好塩基球が自然免疫応答の制御細胞として機能し，Th応答に影響を与えうることを示しており，「どの細胞がTh2細胞分化の開始に必須なIL-4を産生するのか」について，$CD4^+$T細胞自身や好酸球，肥満細胞といった自然免疫系細胞と並んで好塩基球がその有力な候補であることを示している．好塩基球はまたCD40リガンドを発現しており，その産生するIL-4と協調的に働きB細胞のIgEへのクラススイッチを直接誘導しうることも知られている．

これまで，ともすれば肥満細胞の亜型としてしか捉えられず，しかもその頻度が著しく低いためそれほど注目を集めてこなかった好塩基球であるが，比較的研究の進んでいるアレルギー疾患の効果相における機能のみならず，Th1/Th2バランスの制御を介して，寄生虫に対する感染防御，さらにはアレルギー疾患の誘導相にも関与している可能性がある．

〔瀧　伸介〕

■文献
1) Falcone FH, Pritchard DI, Gibbs BF : Do basophils play a role in immunity against parasites? Trends Parasitol 17 : 126-129, 2001.
2) Gibbs, BF : Human basophils as effectors and immunomodulators of allergic inflammation and innate immunity. Clin Exp Med 5 : 43-49, 2005.
3) Marone G, Triggiani M, de Paulis A : Mast cells and basophils : friends as well as foes in bronchial asthma? Trends Immunol 26 : 25-31, 2005.
4) Min B, Paul WE : Basophils and type 2 immunity. Curr Opin Hematol 15 : 59-63, 2008.
5) Tsujimura Y, et al : Basophils play a pivotal role in immunoglobulin-G-mediated but not immunoglobulin-E-mediated systemic anaphylaxis. Immunity 28 : 581-589, 2008.

3. 好酸球

a. 好酸球の発見と好酸球の形態

好酸球は1879年Paul Ehrlichが末梢血のスメアーの染色により，eosin（テトラブロムフルオレセインでギリシア神話の夜明けの女神Eosにちなんで命名された赤っぽいオレンジ色の色素）で染色されたものを"Eosinophil"と名づけたことに由来する．この発見以来，20世紀初頭から好酸球は寄生虫感染とアレルギー性疾患の指標とされてきた[1]．

好酸球は直径が約8〜10 μmの細胞で，ヒトでは2葉に分かれた核を持つ．マウスでは環状の核を持つものが多い．中心部にmajor basic protein（MBP）の結晶構造を持ち，マトリックスにeosinophil cationic protein（ECP），eosinophil peroxidase（EPO），eosinophil-derived neurotoxin（EDN）を含む特異的な2次顆粒と1次顆粒を持つ．2次顆粒が塩基性のタンパク質を多く含むため，酸性色素であるeosinによく染まる（図1）．MBPの結晶構造を持たないサイズが不均一な顆粒が1次顆粒と呼ばれ，喘息時の痰に多く含まれるCharcot-Leydenタンパク質を持つ．また，アラキドン酸を含み，プロスタグランディン，ロイコトリエン合成に必要なシクロオキシゲナーゼ，5-リポキシゲナーゼを含む脂肪体を持つ．好酸球は活性化され，脱顆粒を起こすと試験管内ではアポトーシスを起こすが，炎症の場ではネクローシスを起こすことが観察される．

b. 好酸球の発生・分化

胚性幹細胞を使った実験で，ストローマ細胞とサイトカインを加えると好酸球を効率よく発生させることができる[2]．このとき，IL-3，GM-CSF，eotaxinを前期に，後期にIL-5を加

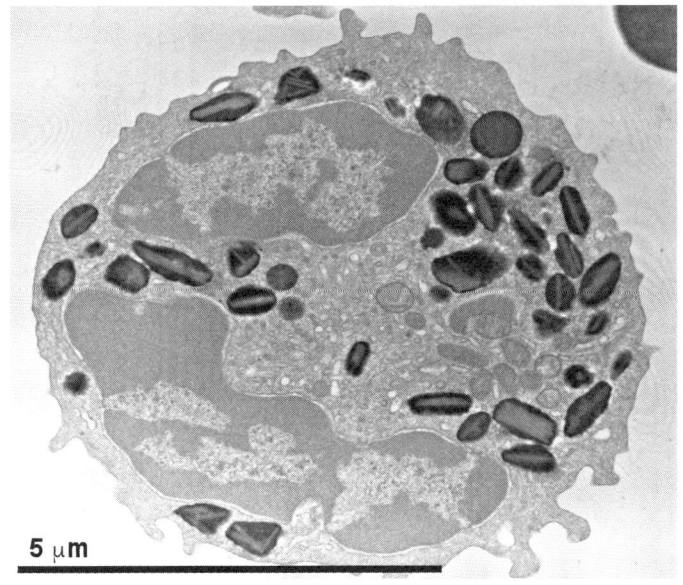

図1　マウス好酸球の電子顕微鏡写真
顆粒内で白い結晶状に見えるのがMBP，マトリックス部分のEPOを染色してある．

表1 好酸球の分化・維持・活性化に関与する分子と受容体

SIGNALS	分化	維持	活性化	受容体/リガンド
IL-3	+	+	±	α (CDw123), β (CDw131)
IL-4	−	−	+	α (CD124), β (CD132)
GM-CSF	+	+	±	α (CD116), β (CDw131)
Eotaxin (CCL11)	+		+	CCR3
IL-5	+	+	±	α (CDw125), β (CDw131)
IFNγ		+	+	α (CD119), IFNγ AF-1
TNFα			+	CD120a, CD120b
NGF		−	+	NGFR
CD40 リガンド		+		CD40
C3a, C5a, fMLP			+	C3aR, CD35, CD88, fMLPR(FPR)
RANTES, MIP-1α, MIP-2, MCP-1,3, 4, IL-8			+	CCR3, CCR1 Primed cells : CXCR1, CXCR2
PAF, LTB4, LTC4			+	PAFR, Cys-LT1 (LTD4), Cys-LT2 (LTC4, LTD4)
フィブロネクチン			+	TLR4
グルココルチコイド			−	Glucocorticoid receptor
FcγRII (CD32)			+	IgG
FcαR (CD89)			+	IgA
FcεRI (CD32 induced by IFNγ)			±	IgE
FcγRIII (CD16 induced by IFNγ)			+	IgG
Galectin-3 (Mac-2)			+	IgE, FcεRI, glycoprotein, Mac-2-BP

表2 好酸球の接着因子

好酸球接着因子	内皮細胞接着因子	リガンド/受容体
Integrin VLA-4 ($α_1β_1$), $α_1β_7$	VCAM-1, MAdCAM-1	フィブロネクチン
Integrin VLA-6 ($α_6β_1$)		ラミニン
LFA-1 (CD11a/CD18)	ICAM-1	フィブリノーゲン
Mac-1 (CD11b/CD18)	ICAM-1	iC3b, ヘパリン
PECAM	PECAM	グリコサミノグリカン/$αvβ3$
PSGL-1 (CD162)	P-selectin (CD62$_P$), E-selectin (CD62$_E$)	
L-selectin (CD62$_L$)	GlyCAM-1, CD34, MAdCAM-1	
CD44		ヒアルロン酸/オステオポンチン

えた場合によりよく発生した(表1).単独のサイトカインでは充分な発生は認められなかった.GATA-1, FOG-1, PU.1, C/EBPα は発生初期から発現しており,IL-3, IL-5 を加えることでこれらの発現は減少し,C/EBPε, IL-5Rα,EPO の発現が増加した.この発生過程で細胞マーカーをみると,未分化な状態からマクロファージマーカーである F4/80 と NK 細胞マーカーである DX5 が顆粒球マーカーの Gr-1 よりも早くから発現しており,好酸球が好中球よりマクロファージや NK 細胞に近い細胞であることを示している.好酸球は,末梢血のみならず,腸管と肺に多く存在している.GATA-1 プロモーターの高親和性 GATA 結合部位を欠失させると好酸球だけが選択的に消失したマウスが作製できる[3].

c. 好酸球の活性化と機能

好酸球は eotaxin, RANTES, MIP, MCP, IFNγ, NGF に反応して活性化される.いったん活性化されると,好酸球はセレクチン,VLA-4, LFA-1, ICAM-3 などを利用して血管内皮に接着し,メタロプロテアーゼを産生し,マトリックスタンパク質を分解して炎症の

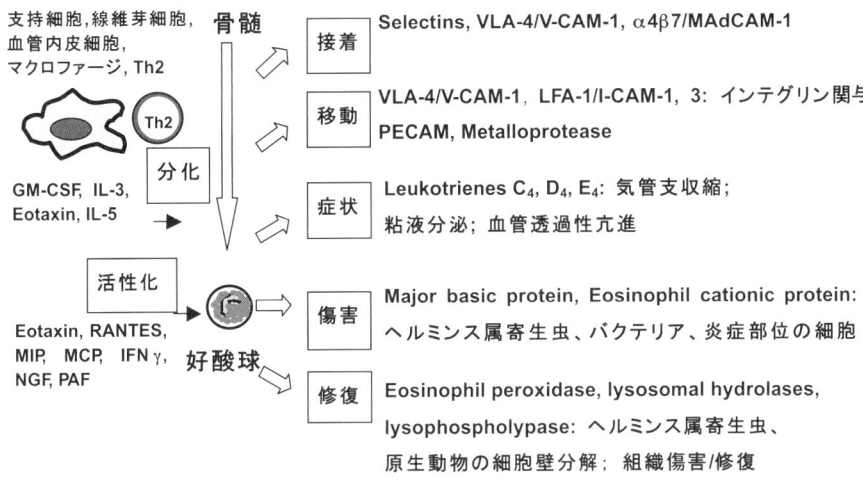

図2 好酸球の分化と活性化

場に移動する（表2）．ロイコトリエン C_4，D_4，E_4 は気管支収縮，粘液分泌，血管透過性を亢進する．好酸球の CD44 も組織中のヒアルロン酸に結合して炎症の場に移動するために必要と考えられる．末梢血好酸球 CD44 はヒアルロン酸結合性を持たず，シアリダーゼによって活性化される．また，ガレクチン-9 はこの結合を阻害し，T リンパ球や好酸球が肺に移動するのを抑制すると考えられる．これが，ガレクチン-9 が気道過敏性を抑制する理由であると報告されている[4]．

好酸球の顆粒内のタンパク質である MBP はヘルミンス属の寄生虫，バクテリア，炎症部位の細胞に傷害を与える．また，好酸球ペルオキシダーゼ（EPO）は寄生虫や原生動物の細胞壁を分解する．また，これらの酵素は炎症部位の組織を傷害するとともにその修復に関与する．ECP，EDN は RNA 分解酵素活性を持ち，寄生虫のみならず，respiratory syncytial virus のような一本鎖 RNA pneumoviruses に傷害を与える（図2）．末梢血好酸球は FcεRI の発現が低く，その機能は不明である．他方，IgG，IgA の FcR を介して活性化刺激が好酸球内に入ること，とくに IgA の刺激が強いことが知られる．また，ヒト，マウスともに好酸球では Toll-like receptor 1，4，7，9，10 が発現している．好酸球は，IL-1，IL-2，IL-3，IL-4，IL-5，IL-6，IL-8，GM-CSF，IL-11，IL-13，IL-16，IL-17，TGFα，TGFβ，RANTES，MIP-1α などを産生し重要な免疫制御機能を担っている．また，抗原提示能力や抗腫瘍効果があることも判明している．抗腫瘍効果は抗 NKG2D 抗体によって阻害されることから，NK 細胞と共通の細胞傷害機構を有すると報告されている[5]．さらに，angiogenin，FGF-2，TNFα，VEGF などを産生することから血管新生を誘導することが予想される．線維芽細胞と平滑筋細胞の増殖をひき起こすヘパリン結合性 EGF を産生することから，気道組織の再構築への関与が考えられる．indoleamine 2, 3-dioxygenase を発現してキヌレニンを産生し，Th1 活性を抑制することも知られる．

d. 疾患における好酸球の役割

喘息において，好酸球は気管支収縮，粘液分泌，炎症部位の細胞障害を起こし，気道過敏性を高めると考えられている．好酸球がほとんどない状態の遺伝子改変マウスの実験から好酸球は気道の組織傷害を起こすだけでなく，TGFβ を産生することにより気道の炎症性傷害の修

復,再構築に働いていると考えられるようになった[3,6,7].TGFβは平滑筋の性質を持つ筋線維芽細胞を増殖させ,コラーゲンを分泌させる.また,好酸球から産生されるPDGFも筋線維芽細胞を増殖させることが知られる.好酸球増多症患者にヒト型抗IL-5抗体を投与したところ,末梢血好酸球が減少し,好酸球活性化を抑制する効果があることが報告されている[8].

[富永 明]

■文献

1) Hawrylowicz CM, MacGlashan DW, Saito H, et al：Effector cells of allergy. In：Holgate ST, Church MK, Lichtenstein LM（eds）：*Allergy* Third Ed, 351-373, Elsevier, Philadelphia, 2006.
2) Hamaguchi-Tsuru E, Nobumoto A, Hirose N, et al：Development and functional analysis of eosinophils from murine embryonic stem cells. Brit J Haematol 124：819-827, 2004.
3) Humbles AA, Lloyd CM, McMillan SJ, et al：A critical role for eosinophils in allergic airways remodeling. Science 305：1776-1779, 2004.
4) Katoh S, Ishii N, Nobumoto A, et al：Galectin-9 inhibits CD44-hyaluronan interaction and suppresses amurine model of allergic asthma. Am J Respir Crit Care Med 176：27-35, 2007.
5) Kataoka S, Konishi Y, Nishio Y, et al：Anti-tumor activity of eosinophils activated by IL-5 and eotaxin against hepatocellular carcinoma. DNA Cell Biol 23：549-560, 2004.
6) Lee JJ, Dimina D, Macias MP, et al：Defining a link with asthma in mice congenitally deficient in eosinophils. Science 305：1773-1776, 2004.
7) Kay AB, Phipps S, Robinson DS：A role for eosinophils in airway remodeling in asthma. Trends Immunol 25：477-482, 2004.
8) Stein ML, Villanueva JM, Buckmeier BK, et al：Anti-IL-5（mepolizumab）therapy reduces eosinophil activation ex vivo and increases IL-5 and IL-5 receptor levels. J Allergy Clin Immunol 121：1473-1483, 2008.

4. 肥満細胞（マスト細胞）

a. マスト細胞の発見

マスト細胞（mast cell, Mast Zellen, 肥満細胞）は，1879年にPaul Ehrlichにより，塩基性色素に強く染まりしかも異染性（metachromasia, メタクロマジー）を示す顆粒を豊富にもつ細胞として同定された．この細胞は炎症部位や腫瘍周囲の血管に富む部位に多数定着している細胞として発見されたが，一方血液中のマスト細胞類似の細胞は好塩基球（basophil）と命名された．その後長い間マスト細胞の機能は不明であったが，1953年にRileyとWestは，マスト細胞がヒスタミンを含有することを発見し，アナフィラキシーとマスト細胞の関連が初めて示された．このアナフィラキシーを代表する（I型）アレルギー反応の科学的解明を目指す実験は，2人の小児科医によるPrausnitz-Küstner反応（P-K反応）が最初であり，この反応が2つの異なる要素からなることが初めて明らかにされた．その1つであるアレルギー患者血清中に存在し，受け身移入が可能な特異的な因子は，1966年に石坂公成によりIgEとして同定された．

一方で皮膚などの末梢組織側の非特異的因子に関しては，1970年代初めに石坂研究室，Metzger研究室において，IgEを結合する標的細胞としてマスト細胞が同定された．その起源については，1977年に北村幸彦によって骨髄であることが明らかにされ，マウスの多分化能血液幹細胞から分化を誘導できることが示された．

b. マスト細胞の起源・分化・分布

前述のようにマスト細胞は多分化能血液幹細胞の子孫であるが，顆粒球や赤血球，血小板は骨髄で分化成熟した後に流血中に出るのに対して，前駆細胞の段階で骨髄を離れ，末梢組織へ浸出した後に分化成熟する．そして分化成熟後も増殖能を保っており，さらに活性化され脱顆粒した後でも増殖し，繰り返しもとの形態と機能を回復する．寿命はマウスの結合組織型マスト細胞（connective tissue type mast cell；CTMC）で数か月，粘膜型マスト細胞（mucosal type mast cell；MMC）で数週に及ぶとされている．

マスト細胞は皮膚，気道粘膜，消化管粘膜など外界に接する臓器組織に多数分布するが，ほとんどすべての臓器に存在し，総数は約10^{12}個にも及ぶと言われている．ヒトマスト細胞は，主として皮膚などの結合組織に存在して，トリプターゼとキマーゼの両者を顆粒内にもつTC型マスト細胞（マウスのCTMCに対応）と，気道，消化管粘膜に存在してトリプターゼのみ保有するT型マスト細胞（マウスのMMCに対応）の2つの亜群に分類される（表1）．マウス骨髄細胞，脾細胞をIL-3存在下に培養すると骨髄培養マスト細胞（BMMC）が得られる．さらにIL-4，IL-10，SCF添加によって相乗的にBMMCは増殖する．IFN-γによって顕著に抑制される．

ヒト臍帯血，末梢血のCD34$^+$細胞（血液幹細胞）をSCFおよびIL-6存在下で100日以上培養すると，ほぼ100％マスト細胞に分化する．この段階ではトリプターゼ陽性（MC$_T$）であるが，さらにIL-4の添加培養で成熟し，キマーゼも発現したTC型マスト細胞（MC$_{TC}$）に分化する．この成熟したマスト細胞も環境を変えると形質転換を起こす．すなわち結合組織型も粘膜組織内に移植すれば粘膜型

表1 ヒトマスト細胞亜群（2型）の特徴
MC_Tは主として免疫系に関与するマスト細胞であり，MC_TCは非免疫系のマスト細胞である．

MC_T	MC_{TC}
免疫系に関与するマスト細胞	非免疫系に関与するマスト細胞
タンパク分解酵素 ・トリプターゼ（tryptase）	タンパク分解酵素 ・トリプターゼ（tryptase） ・キマーゼ（chymase） ・カルボキシペプチダーゼ（carboxypeptidase） ・カテプシンG（cathepsin G）
特徴 ・Th細胞の活性化される部位で増加 ・アレルギー疾患，寄生虫感染で増加 ・AIDSや免疫不全症で減少	特徴 ・線維化をきたす疾患で増加 ・アレルギー疾患や，寄生虫感染で増加なし ・AIDSや免疫不全症で増加なし

に，粘膜型も結合組織内に移植すれば結合組織型に表現型を変える．マスト細胞の分化に重要な転写因子はGATA1とGATA2であることが知られている．

c. アレルギー炎症のコンダクターとしてのマスト細胞

抗原特異的なIgEがマスト細胞上に発現している高親和性IgE受容体（FcεRI）に結合し，対応する多価の特異抗原がIgE/FcεRI複合体を架橋することで細胞内のSrcファミリーなどのチロシンリン酸化酵素群が活性化され，細胞内顆粒に貯えられていたヒスタミンなどが放出され，また細胞膜脂質のアラキドン酸代謝によってロイコトリエン，プロスタグランジンなどが新たに合成・放出される．活性化されたマスト細胞はさらにケモカイン，Th2タイプのサイトカインを産生・放出し，好中球，好塩基球，好酸球，リンパ球などを動員して，局所での炎症反応をさらに増悪・慢性化させる（表2）．

マスト細胞上のFcεRIの発現数はマスト細胞の抗原に対する感受性を規定する要因であり，発現増強に伴ってシグナル強度も増加する．アレルギー炎症局所では，B細胞とマスト細胞がCD40-CD40Lを介して活性化ループ（アレルギーの増悪回路）を形成している（図1）．活性化したマスト細胞が産生するIL-4およびIL-13がB細胞のIgE産生を誘導し，産生されたIgEはマスト細胞上のFcεRI発現量を著しく増強させる．さらに最近のトピックスとして，IgEそのものがマスト細胞のサイトカイン産生を誘導し，生存と増殖を助長することが報告され，活性化ループをさらに増強していることが明らかになった．

d. 自然免疫（innate immunity）におけるマスト細胞

宿主防御におけるマスト細胞の関与を調べた実験は，マスト細胞を欠損するW/W^{v}マウスと正常対照の野生型マウスに急性細菌性腹膜炎を誘発させると，W/W^{v}マウスに有意に高い敗血症死を認めたことに始まる．W/W^{v}マウスではTNF-α産生および好中球浸潤が激減しており，野生型マウスのBMMCをあらかじめW/W^{v}マウスの腹腔内に移入した個体では，正常なTNF-α産生と好中球浸潤により敗血症死を回避できる．これは，マスト細胞が細菌感染に対する宿主防御の実効細胞として機能していることを示す，重要な知見であった．

細菌やウイルスの構成成分に対する直接的な受容体としてToll-like receptors（TLRs）が同定され，マスト細胞は機能的なTLRsを発現していることが報告されている（表3）．グラム陰性菌の細胞壁成分であるリポ多糖（LPS）がTLR4を介してマスト細胞にIL-1β,

表2 マスト細胞が産生・放出するメディエーターとその機能

メディエーター	機能
・顆粒関連	
histamine, serotonin	血管透過性亢進
tryptase, chymase	組織リモデリング, エフェクター細胞走化性亢進
TNF	エフェクター細胞走化性, 血管新生亢進
・脂質由来	
LTB_4, LTC_4, PGD_2, PGE_2	エフェクター細胞走化性亢進, 免疫応答制御
PAF	エフェクター細胞活性化亢進
・サイトカイン	
TNF, IL-1, IL-6	炎症反応の誘導
IL-3, IL-4, IL-5, IL-9, IL-13, IL-15, IL-16	Th2型サイトカイン
IL-12, INF-γ	Th1型サイトカイン
IL-10, TGF-β	炎症反応と血管新生の制御
・ケモカイン	
MCP-1, MIP-1α, MIP-1β, RANTES, MIP-2	エフェクター細胞やDC, T細胞の走化性誘導
MCP-2, MCP-3, LARC	免疫応答の制御
・その他	
NO, SOD	抗菌作用
cathelicidin, β-defensin 1, 2	抗菌作用

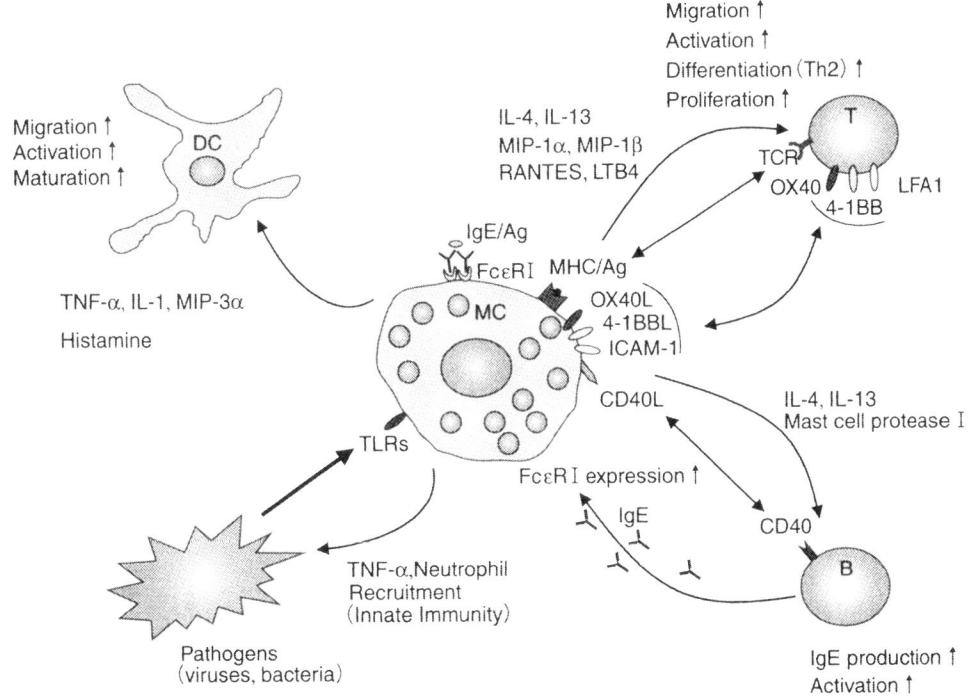

図1 マスト細胞のアレルギー炎症, 自然免疫および獲得免疫機構への関与
CD40-CD40Lの結合により, B細胞と接触型細胞間相互作用（cognate interaction）を行い, 自身の産生するIL-4, IL-13と相俟って局所のIgE産生を増強してアレルギーの増悪回路を形成するばかりではなく, 細菌感染などに対しては好中球浸潤を促し, 自然免疫に関与する. さらに, T細胞の活性化や樹状細胞の走化性・抗原提示能を亢進させることで獲得免疫機構にも関与している. ⟶ はレセプター・リガンドを介した細胞間相互作用を示している.

表3 マスト細胞が発現している主な機能的レセプターとそのリガンド

レセプター	リガンド
・Fc receptors	
FcεRI	IgE
FcγRI, FcγRII, FcγRIII	IgG
・Toll-like receptors	
TLR1	lipopeptide
TLR2	PGN, zymosan
TLR3	2本鎖RNA
TLR4	LPS, RSV（Fタンパク質）
TLR6	PGN, zymosan
TLR7	1本鎖RNA
TLR9	CpG-DNA
・complement receptors	
CR2, CR4, CR5	補体成分
C5aR, C3aR	補体転換産物
・chemokine receptors	
CCR3, CCR5, CXCR4	RANTES, MIP-1α, β, SDF-1

TNF-α, IL-6 および IL-13 などの炎症性サイトカインを誘導することが明らかにされ，またマスト細胞における TLR4 の発現が，急性細菌性腹膜炎により引き起こされる敗血症を生き延びるのに必須であることが示されている．一方，TLR2 は黄色ブドウ球菌などのグラム陽性菌の菌体成分であるペプチドグリカン（PGN）や，マイコプラズマ，酵母のザイモザンなどの受容体になっている．PGN 刺激も LPS 刺激と同様に，マスト細胞に TNF-α, IL-6, IL-4, IL-5 および IL-13 などのサイトカイン産生を誘導するが，LPS 刺激との最も大きな違いは即時相の応答を誘導できる点にある．ヒト臍帯血由来のマスト細胞を用いて，ロイコトリエンや β-hexosaminidase の合成・放出が PGN や Pam3Cys 刺激においてのみ誘導されることが明らかになっている．また最近，マスト細胞が TLR3（リガンド：2本鎖 RNA），TLR7（リガンド：1本鎖 RNA），あるいは TLR9（リガンド：CpG-oligodeoxynucleotides）を発現していることが報告され，これらの TLRs を介して活性化されたマスト細胞は，宿主防御のために炎症性サイトカイン（TNF-α, IL-6）やケモカイン（RANTES, MIP-1α, MIP-2）などを産生していることが明らかにされた．これらの知見から，生体内に侵入してきた病原体に応答したマスト細胞が炎症性サイトカインやケモカインを産生し，好中球などのエフェクター細胞を動員して，感染防御のフロントラインである自然免疫機構の構築に携わっているものと考えられる．

e. マスト細胞の獲得免疫（acquired immunity）への関与

生体内に侵入してきた病原体に対して，自然免疫が誘導されたあとに樹状細胞（CD）による抗原提示や T 細胞，B 細胞の活性化が起こり，いわゆる獲得免疫が機能し始める．上述したようにマスト細胞は，自然免疫機構において好中球などのエフェクター細胞の感染局所への移動に関与しているが，同時に獲得免疫機構にも関わっていることが近年，しだいに明らかになってきた．TLRs を介して活性化されたマスト細胞が合成・放出した TNF-α, IL-1 は未成熟 DC の感染局所への移動と成熟を促し，MIP-3α などのケモカインも DC の局所への遊走を促進させる．さらに，マスト細胞の産生するケモカイン（MIP-1α, MIP-1β, RANTES, LTB$_4$）は，DC だけではなく T 細胞の遊走も促進させることが報告された（図1）．

マスト細胞から産生された histamine が DC 上の主要組織適合抗原 (MHC) class II 分子の発現を，H1 および H2 受容体を介して亢進させ，DC の T 細胞への抗原提示能を増大させていることが明らかになった．マスト細胞自身も MHC 分子を発現しており，MHC class I 分子の発現は肺や皮膚，肝臓に局在する静止状態のヒトマスト細胞で認められ，*in vitro* ではマスト細胞の MHC 分子上に提示された抗原によって，T 細胞の活性化が誘導できることが報告されている．このことは，マスト細胞が MHC class I 分子以外に MHC class II 分子や CD86，OX40L，41BBL，LFA-1，ICAM-1 などの costimulatory 分子を発現しており，局所へと誘導されてきた T 細胞を活性化し，宿主の獲得免疫機構をさらに強化していることを示唆している (図1)．

f. 自己免疫疾患におけるマスト細胞

全身性自己免疫疾患の1つである慢性関節リウマチの炎症反応において，マスト細胞が重要な役割を果たしていることを示す知見が報告されている．K/BxN マウスは RNase ペプチドを認識する TCR を発現する TCR-Tg (トランスジェニックマウス) として作製されたが，この TCR は glucose-6-phosphate isomerase (GPI) ペプチドも認識し，B 細胞に GPI に対する自己抗体を産生させる．その結果，K/BxN マウスは生後3〜4週でヒト慢性関節リウマチ様の病態 (多クローン性 B 細胞活性化，高 IgG 産生) を自然発症し，このマウスから調整した血清や抗 GPI 抗体を正常マウスの足首に投与することで，同様の関節炎を誘導できることが明らかになった．血清投与による関節炎の誘導は，TNF-α，IL-1 産生や好中球の浸潤を伴い，FcRγ，FcγR III 欠損マウス，C5，C5aR 欠損マウスなどで顕著に減少する．これらの知見は，K/BxN マウス血清中に含まれる GPI と抗 GPI 抗体複合体と Fc receptors，complement 成分と complement receptor が何らかの炎症細胞を活性化し，炎症反応および好中球浸潤などを惹起することを示唆しているが，今までその実体に関しては明らかではなかった．その後，マスト細胞を欠損した W/W^v マウスの足首に K/BxN マウスの血清を投与しても関節炎が誘導されないことが報告され，さらに，正常マウスの腹腔内にこの血清を投与すると，腹腔内マスト細胞の脱顆粒が惹起されることが明らかになった．この実験により，関節リウマチにおいて，自己抗体，可溶性因子により惹起される炎症反応を媒介する実効細胞がマスト細胞であることが初めて示された．

おわりに

マスト細胞本来の役割は，おそらく感染防御などの生体にとって生理的で重要な免疫応答を構成するものであり，その敏感で過剰な活性化によりアレルギー反応が惹起され，さらには自己免疫疾患の発症にも関与することが明らかになってきている．

［羅　智靖］

■文献
1) 羅　智靖：アレルギーと IgE-FcεRI-マスト細胞パラダイム．アレルギー 55：101-106, 2006.
2) 羅　智靖：マスト細胞．アレルギー病学 (山本一彦編集), p55-63, 朝倉書店, 東京, 2002.
3) Kinet JP：The high-affinity IgE receptor (FcεRI)：from physiology to pathology. Ann Rev Immunol 17：931-972, 1999.
4) Church MK, Lichtenstein LM, Simon HU et al：Effector cells of allergy. Allergy, 303-324, Mosby, London, 2001.
5) Galli SJ, Grimbaldeston M, Tsai M：Immunomodulatory mast cells：negative, as well as positive, regulators of immunity. Nat Rev Immunol 8：478-486, 2008.

5. Th1/Th2 細胞

a. Th1, Th2 細胞の性状

1986年, Mosmann らによって, ヘルパーT（Th）細胞には2種類のサブセット, すなわちTh1 および Th2 細胞が存在し, それらの産生するサイトカインのバランスによって, 細胞性免疫と体液性免疫の免疫バランス（Th1/Th2 バランス）が巧妙に制御されていることが証明された[1]. Th1 と Th2 細胞は, それぞれがまったく異なるサイトカインを産生する点で分類されたものであり, Th1 細胞は IL-2, IFN-γ, TNF-α を, Th2 細胞は IL-4, IL-5, IL-13 などを産生する. また, Th1 細胞は細胞傷害性T細胞を介した細胞性免疫を, Th2 細胞は抗体産生を主とした体液性免疫を誘導することから, Th1/Th2 バランスは免疫システム制御の中枢的役割を担っていることが明らかになっている.

b. Th1, Th2 細胞の分化

ナイーブ CD4$^+$T 細胞は, 抗原認識によるT細胞受容体刺激を受ける際のサイトカイン環境によって, Th1 細胞あるいは Th2 細胞への分化が調節されている（図1）. 樹状細胞やマクロファージが産生する IL-12 や NK 細胞などが産生する IFN-γ の存在下では, ナイーブ CD4$^+$T 細胞は Th1 細胞へと分化する. このとき, IL-12 は Stat4 を介して IFN-γ 産生を誘導し, IFN-γ は Stat1 を介して Th1 細胞分化のマスターレギュレーターである転写因子, T-bet の発現を促して Th1 細胞への分化が決定づけられている[2]. 一方, Th2 細胞への分化は IL-4 の存在によって規定されている. IL-4 のシグナルが IL-4 受容体を経てナイーブT細胞に伝わると, その下流の転写因子, Stat6 を

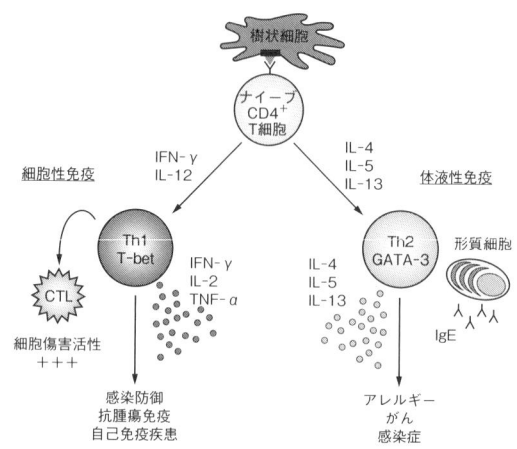

図1 Th1/Th2 細胞の分化と疾患への関与
ナイーブ CD4$^+$T 細胞は, 活性化する際のサイトカイン環境によって Th1, あるいは Th2 細胞へと分化する. Th1/Th2 細胞は相互に制御しあい, 免疫バランスを保つことで恒常性を維持しているが, Th1/Th2 免疫バランスの破綻は多くの免疫関連疾患の原因となる.

介して Th2 細胞分化のマスターレギュレーターである転写因子, GATA-3 の発現を促し, Th2 細胞への分化が決定づけられている[3]. IL-10 は IL-12 の産生を抑制することで, Th2 免疫への偏向を促す因子であると考えられている. また, Th1 細胞の産生する IFN-γ は GATA-3 を, Th2 細胞の産生する IL-4 は IL-12 受容体の発現抑制を介して, 相互にその分化を制御している.

c. Th1, Th2 細胞の疾患への関与

通常, Th1 細胞はがん細胞やウイルス, 細胞内寄生性細菌に感染した細胞の排除を担う細胞性免疫を, Th2 細胞は抗体による中和や寄生虫の排除を担う体液性免疫を制御する中心的な役割を担っていることが, 多くの遺伝子改変マウスを用いた実験モデルで実証されている. たとえば, Th1 細胞分化に必須である IL-12,

IFN-γ,あるいは Stat1, Stat4 欠損マウスでは細胞性免疫が誘導されず,感染感受性となり,逆に Th2 細胞分化に必須な IL-4 や Stat6 を欠損したマウスでは IFN-γ の産生増強が起こり,感染抵抗性となることが明確にされている.すなわち,Th1,Th2 細胞は特定の病原体に対して適した免疫応答を誘導し,相互に制御することで恒常性を維持している.

しかしながら,Th1/Th2 バランスに破綻が生じ,免疫応答がどちらかに過剰に偏向した場合,多くの免疫関連疾患を引き起こすことが明らかとなっている(図1)[4].Th1 免疫に過剰に偏向した場合,細胞傷害活性の増強によってがんや感染症への抵抗性が高まる一方で,同時に自己組織に対する免疫応答が起こりやすい環境となり,自己免疫疾患の原因となりうる.このような Th1 免疫主導の免疫関連疾患として,糖尿病,肝障害,クローン病,移植片対宿主病などがあげられる.一方,Th2 免疫に過剰に偏向した場合,IL-4, IL-10 などのサイトカインにより細胞性免疫の低下を引き起こし,結果としてがんや感染症への感受性が高まる.また,Th2 細胞によって産生される IL-4 は,抗体産生細胞における IgE 産生へのクラススイッチに強く関与しており,Th2 免疫の亢進は IgE 値の上昇を介したアレルギー性疾患(花粉症,喘息,アトピー性皮膚炎など)の原因となる.近年,Th1/Th2 バランスを人為的に制御することが可能なアジュバントが複数報告されており,Th1/Th2 バランスの破綻による免疫関連疾患の治療薬として注目されている.とくに,Toll 様受容体のリガンドは Th1 免疫応答の誘導に適しており,抗腫瘍免疫,感染免疫の増強効果,あるいは Th2 免疫へ偏向した免疫バランスの Th1 免疫への是正などの効果が報告されている.

d. 最近の免疫バランスの動向

これまで,Th1/Th2 バランスの破綻が多くの免疫関連疾患の原因となっていることが非常

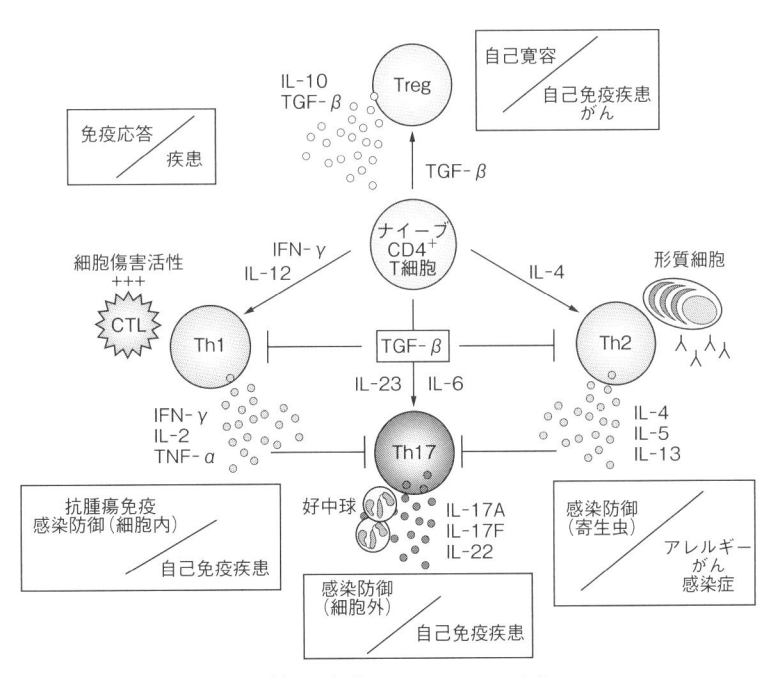

図2 新たな免疫バランスのパラダイム
従来の Th1,Th2 細胞に,Th17 細胞,制御性 T 細胞(Treg)を含めたヘルパー T 細胞による免疫バランスの新たなパラダイムが提唱され,疾患への関与や治療法への応用が研究されている.

に多くの研究によって明らかにされてきた．しかしながら，Th1免疫過剰による自己免疫疾患モデルにおいては，IFN-γの欠損によってその病態が悪化するなど，Th1/Th2バランスだけでは説明しえない点が存在していた．近年，IL-17を産生するTh17細胞が，自己免疫疾患を中心とした炎症性病態の発症に深く関与していることが明らかとされてきた．さらに，免疫抑制能を有する制御性T細胞（Treg）ががんや自己免疫疾患などに関与することが明らかとなっている．すなわち，従来のTh1/Th2バランスに，Th17，Tregを加えたヘルパーT細胞による免疫バランスの新たなパラダイムが提唱されており，免疫バランス制御の解明による各種疾患の原因究明や新規治療法の開発が期待される（図2）[5]．　　　［脇田大功，西村孝司］

■文献

1) Mosmann TR, Cherwinski H, Bond MW, et al：Two type of murine helper T cells clone. I. Definition according to profiles of lymphokine actives and secreted proteins. J Immunol 136：2348-2357, 1986.
2) Szabo SJ, Kim ST, Costa GL, et al：A novel transcription factor, T-bet, directs Th1 lineage commitment. Cell 100：655-669, 2000.
3) Zheng W, Flavell RA：The transcription factor GATA-3 is necessary and sufficient for Th2 cytokine gene expression in CD4 T cells. Cell 89：587-596, 1997.
4) Romagnani S：Lymphokine production by human T cells in disease states. Ann Rev Immunol 12：227-257, 1994.
5) Dong C：Diversification of T-helper-cell lineages：finding the family root of IL-17-producing cells. Nat Rev Immunol 6：329-333, 2006.

6. Th17 細胞

　IL-17（IL-17A）は主に活性化T細胞より産生され，線維芽細胞や上皮細胞，血管内皮細胞，マクロファージなど種々の細胞に作用して，種々の炎症性メディエーターを誘導する炎症性サイトカインであり，IL-17以外に，相同性を持つ6個のファミリー分子（IL-17A～F）からなることが知られている．

　これまでCD4$^+$ヘルパーT細胞は，Th1細胞，およびTh2細胞と呼ばれる2つのサブセットからなることが知られていた．最近，IL-17を産生するT細胞が従来知られていたTh1細胞，あるいはTh2細胞と呼ばれるT細胞サブセットではなく，新たなTh17細胞と呼ばれるサブセットであることがわかってきた．Th17細胞は特徴的にIL-17，IL-17F，IL-21やIL-22を産生し，炎症や感染防御におけるこの細胞集団の役割が大きな注目を集めている．

a. Th17細胞の分化機構

　マウスTh17細胞はTGF-βとIL-6やIL-21によってナイーブCD4$^+$T細胞から分化誘導される（図1）[1]．IL-6はナイーブCD4$^+$T細胞に作用してIL-21の発現を誘導し，IL-21はTGF-βとともにRORγtと呼ばれる転写因子の発現を誘導する．RORγtは核内オーファン受容体であり，STAT3と協調してナイーブT細

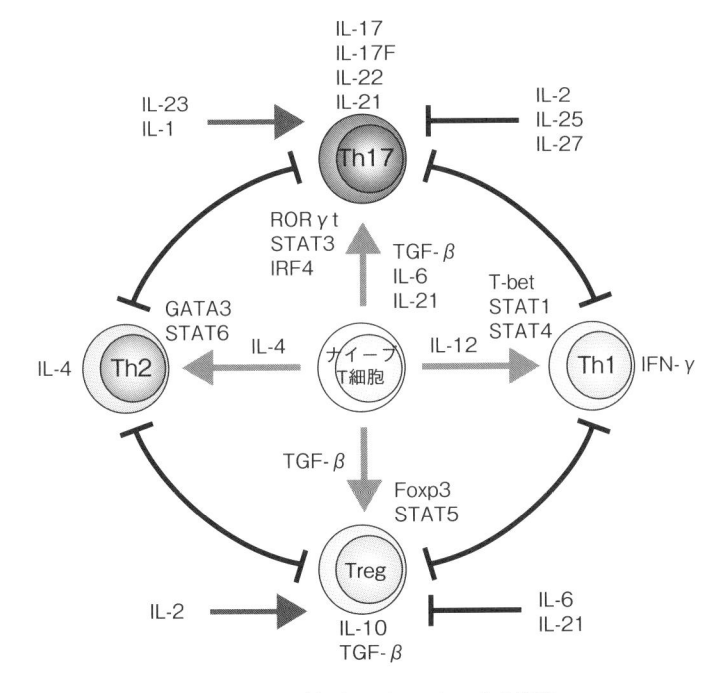

図1　CD4$^+$細胞サブセットの分化機構
ナイーブCD4$^+$T細胞からのTh17細胞分化はTGF-βとIL-6やIL-21によりRORγt，STAT3やIRF4が活性化されることにより誘導される．Th1，Th2，Th17，Treg細胞の分化機構は，転写因子やサイトカインの依存性が異なっており，相互排他的であると考えられている．

胞上にIL-23Rの発現を誘導するとともに，IL-17の発現を誘導する．IL-23はこのようなTh17細胞にコミットした細胞に作用して，さらにRORγt発現を増強しTh17細胞特異的な遺伝子発現に関与すると同時に，これらの細胞の生存，維持にも関与する．STAT3はIL-6によるIL-21の誘導，およびIL-21によるRORγtの誘導，およびRORγtによるIL-17の誘導に関与している．また，IRF4もRORγtを誘導することでTh17細胞の分化を制御している．

T-betやSTAT4，STAT1といったTh1細胞分化に重要である転写因子や，Th2細胞分化に必須であるSTAT6の欠損マウスにおいてもTh17細胞分化に障害は認められない．さらに，anti-IFN-γ抗体やanti-IL-4抗体を添加することにより効率よくTh17細胞が分化してくることから，IFN-γやIL-4はTh17細胞分化をむしろ抑制的に調節していることが明らかとなった．同様に，シグナル伝達にSTAT1を用いるI型IFN，新規IL-12サイトカインファミリーであるIL-27やIL-17ファミリーであるIL-25（IL-17E）もTh17分化を抑制することが明らかとなっている．

TGF-βのTh17細胞分化における重要性は，T細胞でTGF-βを過剰発現させたマウスではIL-17産生が亢進し自己免疫性脳脊髄炎（EAE）が増悪化することや，逆にT細胞上でドミナントネガティブTGF-βRIIを過剰発現させたマウスやT細胞特異的にTGF-βを欠損させたマウスではEAEの発症が抑制されることからも推察される．しかし，ヒトのTh17細胞分化におけるTGF-βの必要性については議論が分かれており，今後の解析が必要である．

一方で，試験管内においてナイーブT細胞をTGF-β単独で処理すると，Th17細胞ではなく抑制性のT細胞サブセットであるTreg細胞が誘導される．IL-6やIL-21はFoxp3の発現を抑制することにより，Treg細胞の分化を阻害するとともに，Th17の分化を促進する．また，IL-2はTreg細胞の分化に必要であるが，IL-2によるSTAT5の活性化はIL-17の発現を抑制することが知られている．IL-2欠損マウスは重篤な自己免疫疾患を発症するが，これはTreg細胞が減少すると同時にTh17細胞の過剰分化が起こるためである可能性が示唆されている．このように，IL-6やIL-2の存在の有無により，まったく正反対の機能を持つ細胞集団の分化が誘導されることはきわめて興味深い．

b. Th17細胞の機能

これまで，関節リウマチや多発性硬化症を代表とした自己免疫疾患はTh1細胞が疾患発症に関与していると考えられていた．しかし，コラーゲン誘導関節炎（CIA）やEAEといったマウス自己免疫疾患モデルにおいて，IL-12 p35，IL-12Rβ2，IFN-γ，STAT1欠損マウスでは症状が増悪化することがわかり，Th1細胞が病態形成に重要であるという考えと一致しなかった．最近，IL-23 p19欠損マウスを用いた解析から，このマウスではTh17細胞が著しく減少し，EAE，CIA，IL-10欠損マウスにおける炎症性大腸炎などの自己免疫疾患の発症が抑制されることがわかり，IL-12ではなくIL-23が自己免疫疾患に重要な役割を果たしていることが明らかとなった（図2）[2]．実際，IL-17を欠損させるとこれらの発症は強く抑制されることから，Th17細胞が自己免疫疾患の発症に中心的な役割を果たしていることが証明された．

また，Th17細胞は生体防御にも重要な役割を果たしていることがわかっている[3]．IL-17はケモカイン産生の誘導を介した好中球遊走に深く関与しており，IL-17R欠損マウスやIL-23 p19欠損マウスでは，*K. pneumoniae*感染において肺感染局所への好中球遊走が障害された結果，感受性が高くなることがわかってい

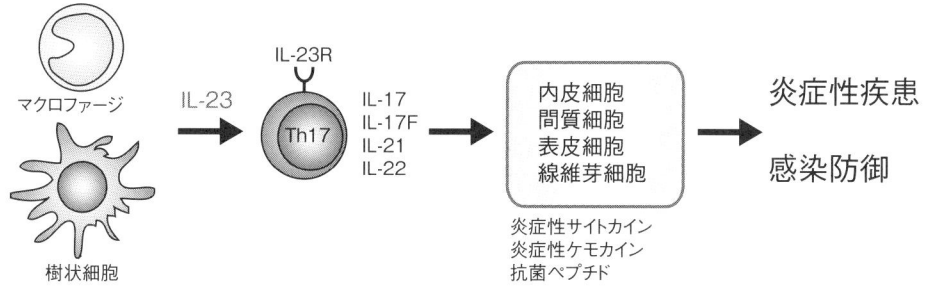

図2 Th17細胞の慢性炎症と感染防御における役割
IL-23の刺激によりTh17細胞から産生されたIL-17, IL-17F, IL-21, IL-22はさまざまな細胞から炎症性メディエーターや抗菌ペプチドを誘導することで，炎症性疾患や感染防御に重要な役割を果たしている．

る．同様に，IL-17R欠損マウスでは，*C. albicans*感染や*T. gondii*感染にも高感受性であることがわかっている（図2）．

おわりに

このように，炎症，自己免疫，感染防御などにおいてTh17細胞はきわめて重要な役割を果たしていると考えられる．今後はTh17細胞の産生するIL-17, IL-17F, IL-21, IL-22といったサイトカインの機能的な相違点や相互作用を解析するとともに，生体が免疫応答を調節するためにどのようにTh17細胞やTh1細胞，Th2細胞，Treg細胞のバランスを制御しているのかについて調べる必要がある．

［石亀晴道，岩倉洋一郎］

■文献
1) Ivanov II, Zhou L, Littman DR : Transcriptional regulation of Th17 cell differentiation. Semin Immunol 19 : 409-417, 2007.
2) McGeachy MJ, Cua DJ : Th17 cell differentiation: the long and winding road. Immunity 28 : 445-453, 2008.
3) Ouyang W, Kolls JK, Zheng Y : The biological functions of T helper 17 cell effector cytokines in inflammation. Immunity 28 : 454-467, 2008.

7. 制御性T細胞

　免疫系は「自己」・「非自己」を識別するシステムであり，「自己」に対する不応答性（免疫寛容）を維持しつつ，感染性微生物や自己由来変異細胞を「非自己」と認識して排除する．免疫系が応答するか否かを決定する免疫寛容ルールを理解することは，免疫学における中心的課題の1つであるばかりでなく，さまざまな病原体に対する免疫応答を強化し，自己免疫やアレルギーといった病的な免疫応答を制御するためにも重要である．Burnetによるクローン選択説の提唱以来，「自己」に対する免疫寛容は自己反応性リンパ球クローンの除去あるいは無能力化という細胞レベルでの不応答性に還元されると永らく考えられてきた．しかしながら，これらの過程は不完全であり，健常個体には自己免疫病を惹起する能力を持った自己反応性T細胞が多数存在する．

　近年，クローン除去を免れた自己反応性T細胞は免疫抑制機能を有した制御性T細胞（regulatory T cells；T_{reg}）と呼ばれるT細胞サブセットによって抑制的に制御されていることが明らかになってきた．そして，制御性T細胞は自己免疫のみならず，アレルギー，炎症，移植片拒絶，感染免疫，腫瘍免疫といったあらゆる免疫反応を抑制する能力を示し，免疫系の恒常性維持に中心的な役割を果たしていることが明らかにされるとともに，これらさまざまな疾患に深く関与していることが示唆されている．制御性T細胞とはその免疫抑制機能によって定義される概念であり，実体としてはさまざまなサブタイプからなるheterogeneousな集団であることが明らかになってきた．現在，制御性T細胞は大きな関心を集めるきわめてホットな研究分野となっており，さまざまな免疫応答の制御における役割，発生・分化と抑制機能のメカニズムに関する研究が目覚しい進展を見せている．

a. 制御性T細胞研究の歴史

　制御性T細胞に関する文献を読むと，$CD4^+$ $Foxp3^+(CD25^+)T_{reg}$，T_r1，Th3などのさまざまな名前を持った細胞が登場し，また"抑制性（サプレッサー）T細胞"，"内在性T_{reg}"，"誘導性T_{reg}"といったさまざまな概念が出てきて，これらはどう違うのか，そもそも"制御性T細胞"とは何なのか，混乱される方も多いであろう．

　制御性T細胞の研究には歴史的にいくつかの起源があるが，端的に言うと制御性T細胞とは「免疫応答を抑制する機能を持ち，免疫寛容を担うT細胞」と定義できる．1971年にGershonらは，外来抗原に対して人為的に誘導した寛容状態をT細胞の移入により他個体に賦与できることを示し，この抗原特異的免疫寛容を賦与する機能を持ったT細胞を"抑制性T細胞（サプレッサーT細胞）"と命名した．したがって，抑制性T細胞とはまず"実体"としてではなく寛容を他個体に賦与するという"機能"によって定義される"概念"であったと言える．1970年代から80年代前半にかけて抑制性T細胞研究は一世を風靡し，免疫抑制現象を説明するために複雑きわまりない抑制カスケードや抑制因子が想定された．しかしながら，当時の研究は抑制現象のメカニズムを分子レベルで説明することができず，抑制性T細胞が単なる"概念"ではなく他のT細胞とは異なった"実体"として存在することを明確に証明することができなかった．またいくつかの鍵となる知見に致

命的な疑いが持たれたこともあり，1980年代後半には"T細胞による免疫抑制"という現象自体が否定的に捉えられるようになった．

そのような否定的な流れのなかで，少数のグループが従来の外来抗原に対する免疫抑制とは異なる実験システムを用いてT細胞による免疫抑制の研究を続けていた．その地道な努力が現在の「制御性T細胞」の再発見につながるのであるが，その1つの源流となったのが西塚と坂倉による1969年の報告である．すなわち，生後3日目の新生仔マウスから胸腺を摘出すると臓器特異的自己免疫疾患が自然発症する．そして，この胸腺摘出マウスに正常な成体のT細胞もしくは胸腺細胞を移入することで自己免疫疾患の発症が阻止できることが示され，正常個体の免疫系には自己反応性T細胞を抑制する活性を持ったT細胞が「生得的に」存在すること，そしてそれらは（生後3日目以降）胸腺において産生されることが示唆された[1]．その後，この自己免疫疾患の発症を阻止する機能を持ったT細胞を他のT細胞から区別することがいくつかのグループにより試みられ，1995年に坂口らによりCD25分子を構成的に発現する少数の$CD4^+$T細胞によりこの機能をよく説明できることが明らかにされた[1]．この生得的自己寛容を担うT細胞は，外来抗原に対する獲得的寛容を担うかつての抑制性T細胞から区別する意味も込めて，「$CD4^+CD25^+$制御性T細胞」と呼ばれるようになり，この発見が触媒となって制御性T細胞研究が急速な勢いで進展した．そして，後述するように，転写因子Foxp3が$CD4^+CD25^+T_{reg}$の特異的分子マーカーでありその「マスター遺伝子」として機能するという発見により，このT_{reg}が他のT細胞とは明確に異なる実体として免疫系に構造化されており，自己寛容の確立・維持に必須の役割を担っていることが明確に証明された．

b．内在性T_{reg}と誘導性T_{reg}

このように，制御性T細胞とは"実体"により定義されてきたわけではなく，免疫応答を抑制する，寛容を賦与するという「機能」によって定義される"概念"であった．これまでにさまざまな免疫寛容モデルにおいて抑制機能を持った制御性T細胞が記述され，さまざまな名称を与えられてきた[2]．それぞれに特異的な分子マーカーの欠如によりそれらの間の実体としての異同，相互関係は不明であったが，少なくとも1つのサブタイプに特異的な分子マーカーFoxp3が発見され，この問題が徐々に明らかにされつつある．そして，制御性T細胞には$Foxp3^+T_{reg}$のみならず実体として異なった複数のサブタイプが存在することがわかってきた．

現在では，制御性T細胞を"内在性T_{reg}"（natural T_{reg}；nT_{reg}）（innate T_{reg}とも呼ばれる）と"誘導性T_{reg}"（inducible Treg；iT_{reg}）（adaptive T_{reg}とも呼ばれる）とに分類することが多い[3]（図1）．"内在性T_{reg}"は自己寛容など生得的寛容モデルにおいて記述されている制御性T細胞で，外部からの人為的な抗原感作とは関係なく個体に自然発生する．このカテゴリーには，上述の$CD4^+CD25^+Foxp3^+T_{reg}$，$CD8\alpha\alpha$ iIELs（intestinal intraepithelial lymphocytes），invariant NKT細胞などが含まれる[2]．一方，"誘導性T_{reg}"は外来性抗原に対する人為的な寛容誘導モデルにおいて記述されているT_{reg}であり，抗原刺激に応じて末梢ナイーブT細胞から抗原特異的に誘導される．このカテゴリーには，たとえばQa-1拘束性$CD8^+T_{reg}$，IL-10を産生しIL-10依存に抑制活性を発揮するT_r1，TGF-βを高産生してTGF-β依存に抑制活性を発揮するT_h3が含まれる．さらに，後述するように末梢ナイーブT細胞からも$Foxp3^+T_{reg}$を誘導できることが最近示され，$Foxp3^+iT_{reg}$と呼ばれ大きな関心を集めている．これら誘導性T_{reg}は人為的な

```
          内在性T_reg                       誘導性T_reg

未成熟         → NKT cells        ナイーブ      → T_r1
胸腺細胞       → Foxp3⁺ T_reg     T細胞         → Foxp3⁺ T_reg
              → CD8αα T cells                 → Qa-1拘束性
                                                 CD8⁺ T_reg
```

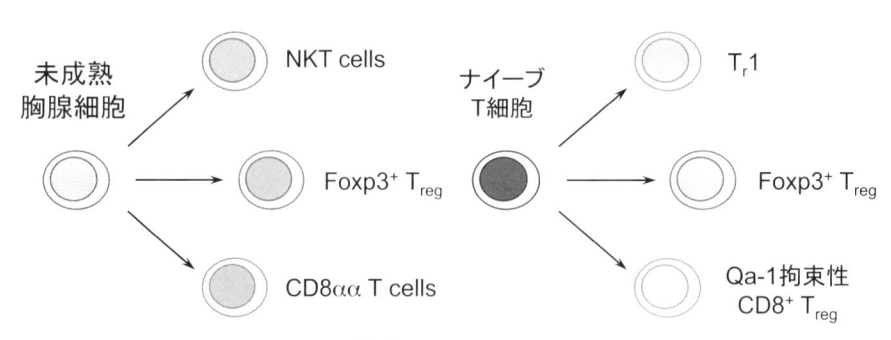

図1 「多様な」制御性 T 細胞群
制御性 T 細胞は，内在性 T_{reg} と誘導性 T_{reg} に便宜的に分類される．前者は免疫系に「自然発生」するもので，主に胸腺において分化し，自己寛容など「生得性」免疫寛容の獲得・維持を担う．後者は抗原刺激により末梢ナイーブ T 細胞から誘導され，抗原特異的な「獲得性」免疫寛容に関与すると考えられている．

抗原刺激により誘導されるという点で概念的にかつての抑制性 T 細胞に近く，抑制性 T 細胞にまつわる現象論はこれらの新たに見出された T_{reg} によって説明されるようになるかもしれない．

このようにこれまでにさまざまな T_{reg} サブセットが記述されてきたが，以下に詳述するように，そのなかでも Foxp3⁺T_{reg} はあらゆる免疫応答に関わっており，免疫応答の抑制的制御において中心的な役割を担っている．

c．Foxp3⁺T_{reg}

上述のように，健常個体には自己免疫病を惹起する病原性 T 細胞と同時にこれらを抑制する T 細胞が共存しており，後者は末梢 CD4⁺T 細胞の約 10% を占める CD25⁺細胞中に局在する．この CD4⁺CD25⁺T_{reg} は自己免疫のみならず，炎症，アレルギー，移植片拒絶反応，感染免疫，腫瘍免疫など，ほとんどの免疫反応を抑制する活性を有し，他の T 細胞とは異なった分子的，機能的性状を示す[1]．すなわち，CD4⁺CD25⁺T 細胞は，① CD25，CTLA-4（cytotoxic T lymphocyte-associated antigen 4），GITR（glucocorticoid-induced tumor necrosis factor receptor-related protein）などのマーカー分子を構成的に発現し，② in vitro で抗原刺激を受けても IL-2（interleukin-2），IL-4，IFN-γ（interferon-γ）などのエフェクターサイトカインを産生せず増殖しないアナジー状態にあるが，③ 他の T 細胞と共培養したときにそのサイトカイン産生と増殖応答を抑制する．

CD4⁺CD25⁺ T_{reg} の自己寛容における重要性を最も明確に証明し，その発生・分化と抑制機能を分子レベルで解析するうえでのブレークスルーをもたらしたのは，その"マスター遺伝子"Foxp3 の発見である．転写因子 Foxp3 は最初 scurfy マウスおよびヒト IPEX（immune dysregulation, polyendocrinopathy, enteropathy, X-linked）症候群患者に発症する致死的な自己免疫性，炎症性，アレルギー性疾患の原因遺伝子として同定された[4]．2003 年に Foxp3 が CD4⁺CD25⁺ T_{reg} 特異的に発現すること，そして CD25 など他の T_{reg} マーカー分子とは異なって活性化によっては誘導されないことが報告され，Foxp3 が T_{reg} 特異的分子マーカーであることが明らかにされた．そして，抑制活性を持たない通常の CD4⁺（CD25⁻）T 細胞に Foxp3 を強制発現させるだけで CD4⁺CD25⁺ T_{reg} と同様の分子的・機能的特徴を賦与でき，また scurfy マウスおよび Foxp3 ノッ

クアウトマウスにおいては CD4$^+$CD25$^+$ T$_{reg}$ が発生・分化しないことが示され，Foxp3 が T$_{reg}$ の発生・分化を司るマスター遺伝子として機能することが明らかにされた．そして，これらマウスに発症する致死的な自己免疫疾患が T$_{reg}$ の欠損によることが示され，Foxp3$^+$ T$_{reg}$ が自己寛容に必須の役割を担っていることが証明された．

T$_{reg}$ は主に胸腺内において機能分化するが，このとき未成熟胸腺細胞が TCR（T cell receptor）を介して胸腺上皮の提示する自己ペプチド・MHC（主要組織適合性抗原）複合体を強く認識することで Foxp3 が誘導されて T$_{reg}$ へ分化すると考えられている．一方，最近の研究により末梢ナイーブ CD4$^+$ T 細胞も TGF（transforming growth factor）-β 存在下で抗原刺激を受けて Foxp3 を発現することが示され，末梢における T$_{reg}$ 分化の可能性が指摘されている．しかしながら，現時点ではこれら"iT$_{reg}$"を胸腺由来 T$_{reg}$ と区別できないため，iT$_{reg}$ が正常個体における Foxp3$^+$ T$_{reg}$ プールにどの程度寄与しているのか不明である．

T$_{reg}$ のマスター遺伝子 Foxp3 の発見は，その発生・分化と機能の分子メカニズムにアプローチするための重要な基盤を与えた．現在，Foxp3 の発現制御機構，そして Foxp3 による T$_{reg}$ 分化と機能の制御機構という，Foxp3 の「上流」と「下流」を解明することが次の研究の焦点となっている．

［堀　昌平］

■文献
1) Sakaguchi S, Ono M, Setoguchi R, et al : Foxp3$^+$ CD25$^+$CD4$^+$ natural regulatory T cells in dominant self-tolerance and autoimmune disease. Immunol Rev 212 : 8-27, 2006.
2) Bach JF : Regulatory T cells under scrutiny. Nat Rev Immunol 3 : 189-198, 2003.
3) Bluestone JA, Abbas AK : Natural versus adaptive regulatory T cells. Nat Rev Immunol 3 : 253-257, 2003.
4) Ziegler SF : FOXP3 : of mice and men. Annu Rev Immunol 24 : 209-226, 2006.

8. 細胞傷害性Tリンパ球

細胞傷害性Tリンパ球（cytotoxic T lymphocyte；CTL）は，CD8陽性のTリンパ球である．$\alpha\beta$鎖T細胞受容体（TCR）を用いて，細胞表面上の主要組織適合抗原（MHC）クラスI分子に提示されたエピトープペプチドを特異的に認識し，その名の通り標的細胞を傷害する，獲得免疫のエフェクター細胞である．

生体は直面する病原体に対して，侵入した病原体の性質に応じて複数の免疫応答システムの中から最も適した免疫応答を選択して誘導するようにプログラムされている．誘導される免疫応答は，病原体と宿主の抗原提示経路の相互作用によって決定づけられる．細胞質内で増殖する微生物（主にウイルス）は，感染細胞内でタンパクを合成する．これらの細胞質内の抗原は，プロテアソームによって分解され，容易にMHCクラスI経路にアクセスする．その結果MHCクラスI拘束性のCD8陽性CTL応答を誘導する．同様に，腫瘍細胞内で過剰に発現するタンパクや変異タンパクがMHCクラスI分子によって細胞表面に提示されていることから，腫瘍に対する生体防御反応もCTLが担っている．

a. CTLのエフェクター作用

CTLは標的細胞にアポトーシスを誘導する細胞傷害作用と，サイトカイン分泌の2つのエフェクター作用を有している．CTLは感染局所に速やかに移動し集積して，感染細胞を標的にエフェクター機能を発現し処理することが可能である．

1) アポトーシスの誘導

CTLは細胞質内に細胞傷害性顆粒（cytotoxic granule）を含んでいる（図1）．CTLは

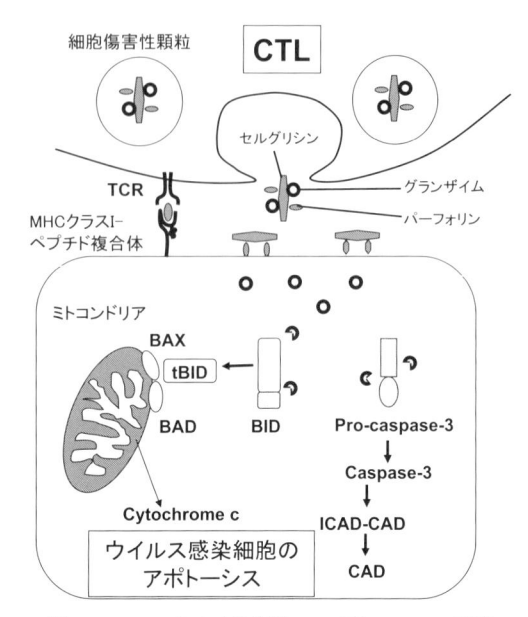

図1 CTLによる感染細胞のアポトーシスの誘導

標的細胞表面上の特異抗原を認識すると，速やかにCa^{2+}依存性に細胞傷害性顆粒を放出し，アポトーシスを誘導する．顆粒に含まれている主な細胞傷害性エフェクタータンパクには，パーフォリン，グランザイム，グラニュリシンがある．パーフォリンは標的細胞の細胞膜に作用し，細胞傷害性顆粒の内容物を細胞質へ運搬する．グランザイムはセリンプロテアーゼで，ヒトでは5種類，マウスでは10種類のグランザイムが存在する．グラニュリシンは，ヒトには存在するがマウスに存在せず，抗菌活性を持ち，高濃度では標的細胞にアポトーシスを誘導することも可能である．

遺伝子ノックアウトを用いた研究から，標的細胞のアポトーシスの誘導に必須であるタンパクはパーフォリンのみであることが明らかであるが，標的細胞を効率よく殺すためにはパーフォリンとグランザイムの両方が必要である．

CTLのT細胞受容体（TCR）がウイルス感染細胞上に提示された抗原を認識すると，TCRは免疫シナプスに凝集し，その細胞質内のITAMモチーフのクロスリンクによりシグナル伝達が開始され，標的細胞に向かって細胞傷害性顆粒が放出される．パーフォリンとグランザイムはセルグリシンというプロテオグリカンと複合体を形成しており，標的細胞に面した細胞膜へ複合体として輸送される．以前は，パーフォリンは標的細胞表面に孔を形成し細胞を溶解する，あるいは，そこからグランザイムが細胞質内に入り標的細胞にアポトーシスを誘導すると考えられていた．最近，メカニズムは明らかではないが，パーフォリンは標的細胞の膜表面に明らかな孔を形成することなく，顆粒の内容物を細胞質内へと導入することが明らかになった．すなわち，グランザイムの標的細胞質内への誘導は，従来考えられていたようにパーフォリンが形成した孔から単純に拡散するのではなく，マンノース-6-P受容体などを介して，あるいはエンドサイトーシスによって多量体複合体の形で導入される．

細胞質内へ導入されたグランザイムは細胞内のBID（BH3-interacting domain death agonist protein）やpro-caspaseといった標的分子に作用する．グランザイムはBIDを切断型のBID（tBID）に開裂し，pro-caspase-3を活性型のcaspaseに分裂する．tBIDはミトコンドリアに作用してcytochrome cを細胞質内へ放出させる．活性型caspase-3は抑制因子のICADに作用して分解し，caspase-activated DNase（CAD）を解き放つ．細胞質内のcytochrome cはアポトーシスを誘導し，CADはDNAを断片化する．

2) サイトカイン分泌

CTLはIFN-γ，TNF-α，LT-α等のサイトカインを分泌し，生体防御反応の重要な役割を担っている．IFN-γには，標的細胞におけるウイルスの複製を抑制する直接作用と，細胞のMHCクラスI分子の発現や抗原提示に関わる分子の発現を増強することによって，CTLによる抗原認識を増強する間接作用がある．さらにIFN-γはマクロファージを活性化し，感染局所にエフェクター細胞とともに抗原提示細胞を呼び寄せる作用を持つ．TNF-αやLT-αもIFN-γと相乗効果でマクロファージを活性化する．アポトーシスに陥った細胞は膜表面が変化し，膜の内面に存在したホスファチジルセリンが細胞表面に出現するため，貪食細胞に認識され，速やかに取り込まれ処理される．このようにCTLはサイトカインを介して他の炎症細胞と連携し細胞内の感染因子の拡散を抑制する．

b. CTLの活性化と分化

急性感染に対するCTL応答は4相に分類される（図2）．

i) expansion期： 抗原特異的なTCRを持つナイーブCTLは，抗原刺激を受けると活発に分裂増殖を開始し，エフェクター機能を獲得しつつ感染局所に速やかに集積する．感染局所において感染細胞を傷害しサイトカインを分泌することによって病原微生物を排除する．特定の抗原に対するCTLの頻度はおよそ1/100,000程度であるが，適切な炎症反応を伴う環境下（サイトカインの存在下）では，抗原特異的なCTLは15-20回程度の細胞分裂を繰り返し50,000倍以上に増殖することが知られている．

ii) contraction期： 大部分のエフェクターCTLはアポトーシスに陥り死滅し，ピーク時の5-10％程度の生き残った細胞がメモリーT細胞へと分化する．

iii) memory期： メモリー維持期においては，IL-7やIL-15等のサイトカインによって緩やかに分裂しながら長期にわたり安定した細胞数が維持される．

iv) recall（二次応答）期： 再感染時には，初回感染における免疫応答（一次応答）と比較

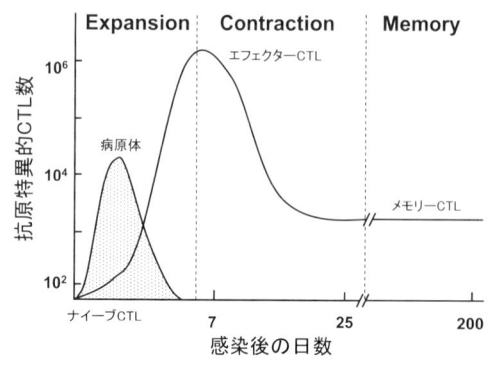

図2 CTLの活性化と分化

して抗原特異的CTLの頻度は増加しており，さらにメモリー細胞はナイーブ細胞より早期に強力に分裂を開始してエフェクター機能を発現することから，速やかに病原微生物を排除して効率よく生体を防御することが可能となる．

ヒトではCD8陽性メモリーCTLがワクチン接種後75年もの間生体内で維持されていたという報告から，一度誘導されるとほぼ生涯にわたり感染防御の役割を担っていると考えられている．エフェクターCTLからメモリーCTLへの分化誘導を制御するメカニズムの解明が，AIDS，肝炎ウイルス，マラリア，結核などの難治性感染症やがんに対する予防や治療法の開発に重要である．　　　　　　　［垣見和宏］

9. Bリンパ球

Bリンパ球（B細胞）は抗体を中心とした液性免疫の中核をなす細胞である．厳密にはB細胞受容体を細胞表面に発現している未熟あるいは成熟B細胞を指すが，前駆細胞であるプロ・プレB細胞や抗体産生細胞（形質/プラズマ細胞）を含めることもある．

a. B細胞の初期分化

ヒトやマウスなどの哺乳動物ではB細胞は胎児期には主に肝臓，生後は骨髄において造血幹細胞から段階的な分化を経て産生される．この初期分化の過程で，B細胞受容体および抗体を構成する免疫グロブリンH鎖およびL鎖のランダムな遺伝子再構成が起こり，H鎖L鎖の可変領域に著しい多様性が形成される．こうしてそれぞれが異なる抗原を特異的に認識する膨大なB細胞レパートリーが形成される．その中には体内の自己抗原に反応するB細胞も多く生まれるはずであるが，そのようなB細胞は骨髄内で受容体再編（receptor editing）によりB細胞受容体の特異性を変えるか，アネルギー（不応答）に陥るか，または，アポトーシスにより除去される（図1左）．これらの機構によりB細胞の中枢性自己寛容が成立する．機能的なB細胞受容体を発現し，かつ，自己反応性のないB細胞は骨髄からリンパ節や脾臓などの末梢リンパ組織へ移動して，そこで成熟する．

b. B細胞の種類

抗原に未感作のB細胞（ナイーブB細胞）のほとんどはIgMとIgDという2つのアイソタイプのB細胞受容体を同時に発現している．そのうち未熟B細胞はIgMを，成熟B細胞はIgDをより強く発現していることで区別できる．ナイーブB細胞が抗原に反応して活性化すると，ヘルパーT細胞からのサイトカインの作用により，B細胞受容体は同じ抗原特異性を維持しつつIgG，IgA，IgEといった別のアイソタイプにクラススイッチする．そしてB細胞はそれらを表面に発現する記憶B細胞か，あるいはそれぞれのクラスの抗体を分泌する形質細胞へと分化する．腸管などの粘膜リンパ組織では大量のIgAが分泌されているが，それはその組織のB細胞がT細胞非依存性に樹状細胞（DC）などの作用によりIgAへクラススイッチすることによる．B細胞受容体以外のB細胞特異的な細胞表面抗原には，B220（CD45R），CD19，CD20，CD22，CD72などがある．このうちB220およびCD19はプロB細胞から形質細胞まで発現しておりB細胞系列のマーカーとして使われる．

通常のB細胞（B-2細胞）とは異なり，CD5（Ly-1）およびMac-1（CD11b/CD18）を発現する特殊なB細胞が腹腔や胸腔に多く存在し，これをB-1細胞という．B-1細胞は胎児期に産生される自己増殖性のB細胞で，血中自然抗体，とくにIgMの主要な産生源である．このIgMは特異性が低く，自己抗原にも弱く結合し，自己免疫の病因に関与すると考えられている．また，脾臓にはCD5陰性のB-1細胞（B-1b）があり，上記のB-1細胞（B-1a）と区別される．

c. B細胞の免疫応答

外部から細菌やウイルスなどの抗原が侵入すると，B細胞受容体によりそれらを特異的に認識した成熟B細胞は，クローン性に活性化し

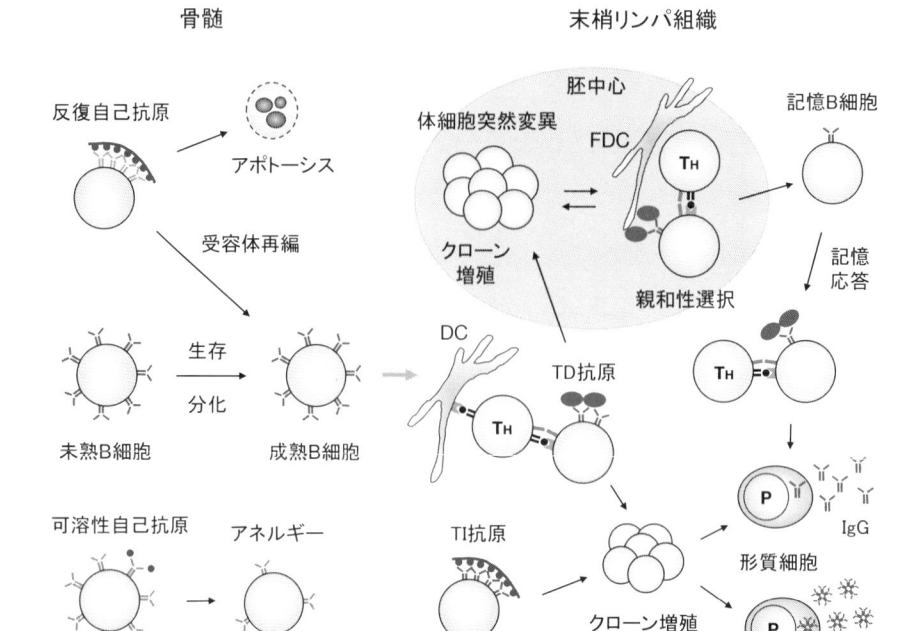

図1 B細胞の中枢性自己寛容と免疫応答
骨髄において自己に反応するB細胞は受容体再編，アネルギー，アポトーシスといった負の選択を受ける（中枢性自己寛容）．末梢リンパ組織で抗原に出会ったB細胞はクローン性に増殖して，形質細胞や記憶B細胞に分化する（詳細は本文参照）．

増殖する．抗原には胸腺依存性と非依存性という2種類がある．細菌性多糖類などのように抗原部位が高度に繰り返すものは胸腺非依存性（TI）抗原と呼ばれ，それのみでB細胞の増殖と抗体産生細胞への分化を誘導する．抗体産生細胞は分化前に発現していたB細胞受容体と（膜貫通・細胞内領域を除いて）同一の抗体を大量に産生する．TI抗原は主にIgMクラスの抗体を短期間産生する短命の形質細胞を誘導する．一方，タンパク質を含む胸腺依存性（TD）抗原はB細胞受容体を介してB細胞内に取り込まれた後，ペプチドに分解されて，クラスⅡ MHC（主要組織適合抗原複合体）と結合し，細胞表面に提示される．T細胞受容体を介してこれを認識したCD4陽性のヘルパーT（TH）細胞は活性化し，CD40リガンドやサイトカインを発現して，B細胞の増殖，クラススイッチ，抗体産生細胞への分化を誘導する．一部のB細胞は脾臓やリンパ節のリンパ濾胞で著しく増殖して胚中心を形成する．胚中心では免疫グロブリン遺伝子V領域に変異が挿入され（体細胞突然変異），その結果，抗原親和性の高くなったB細胞受容体を発現するB細胞が選択され，それらは長命の記憶B細胞か高親和性抗体を産生し続ける長期生存型形質細胞へと分化する（図1右）．記憶B細胞はヒトでは何十年も生存して，同じ抗原が再び侵入すると速やかに形質細胞に分化して抗原高親和性抗体を大量に産生する．一度感染した，または予防接種した病原体にヒトが耐性になるのはこのためである．

d．B細胞と炎症

体内に侵入した細菌やウイルス，またそれらに由来する異物等に対し，自然抗体や免疫応答の結果産生された特異抗体が結合して，抗原抗体複合体を形成する．これがマクロファージ・樹状細胞・NK細胞等の表面のFc受容体に結

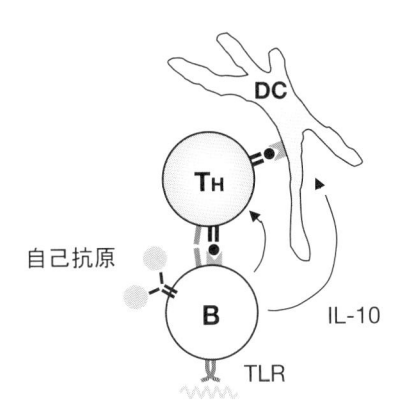

多くの自己免疫疾患において自己抗体が主な病因であることは知られているが，どうしてB細胞の自己寛容が破れて自己抗体が産生されてしまうのかは未だに解明されていない．ヒトの自己免疫疾患において標的臓器の近くに胚中心が形成され，そこに自己特異的なB細胞が存在することや，組織特異的自己抗原が胚中心の濾胞樹状細胞（FDC）上に提示されること，また，自己免疫モデルマウスの多くで突然変異の入った高親和性自己抗体が産生されることなどから，何らかの理由で自己抗原に対し"正常"のT細胞依存性免疫応答が起こっていると考えられる．理由はどうであれ，産生された自己抗体は標的細胞に結合し，あるいは免疫複合体として非特異的に血管壁や腎糸球体に沈着して，補体の活性化，好中球の遊走，Fc受容体を介したマクロファージやNK細胞の活性化を誘導し，組織の傷害と炎症を引き起こす．

このように自己抗体を介して自己免疫の発症・進行を促進する一方で，B細胞が免疫抑制作用を持つことも提唱されている．マウスを用いた多くの自己免疫モデル実験において，自己抗原特異的B細胞がToll様受容体（TLR）やCD40などからの刺激を受けてIL-10を産生し，TH1/TH17細胞や樹状細胞の活性を抑えて病気の進行を抑制することが示されている（図2）．このように自己免疫反応により誘導され，その進展を抑制する「制御性B細胞」ともいうべきB細胞の存在が注目されている．

［北村大介］

図2 IL-10を介したB細胞による自己免疫の抑制
自己免疫モデルマウスにおいて，自己抗原，Toll様受容体（TLR）やCD40からの刺激を受けてIL-10を産生し，TH1/TH17細胞や樹状細胞の活性を抑えて病気の進行を抑制する制御性B細胞の存在が提唱されている．

合すると，これらの細胞は活性化して炎症を誘発するサイトカイン・ケモカインや化学物質を産生する．また，結合した抗原抗体複合体は細胞内に取り込まれ，抗原の一部はクラスIIMHC上に提示され，T細胞を活性化し，新たな炎症を起こす．

このように本来感染防御のために発達したシステムであるにもかかわらず，B細胞による抗体産生の制御は時に異常をきたしさまざまな難病の原因となる．アレルギーにおいては，種々のアレルゲンに特異的なIgEが原因となる．IgEはマスト細胞上のFcεRIに結合しており，それがアレルゲンにより架橋されるとそのシグナルによってマスト細胞は脱顆粒を起こし，ヒスタミンなどの化学メディエーターが放出される．また，IgEの結合によりFcεRIの発現が大きく亢進し，マスト細胞は抗原に対していっそう過敏になることが知られている．一方，IgEによる慢性のアレルギー性炎症には好塩基球が重要な役割を果たす．さらに，急性全身性アレルギーであるアナフィラキシーにはIgE/マスト細胞を介するもの以外に，IgG/好塩基球を介するものがあることが最近示された．

■文献
1) Nandakumar KS, Holmdahl R : Antibody-induced arthritis: disease mechanisms and genes involved at the effector phase of arthritis. Arthritis Res Ther 8 : 223-233, 2006.
2) Fillatreau S, Gray D, Anderton SM : Not always the bad guys: B cells as regulators of autoimmune pathology. Nat Rev Immunol 8 : 391-397, 2008.

10. NK 細胞

a. 定義

抗原による前感作やサイトカイン等による活性化誘導なしに，MHC（主要組織適合遺伝子複合体）非拘束性に，ある種の腫瘍細胞やウイルス感染細胞に対して細胞傷害活性を発揮するリンパ球である．形態的には細胞質内に多くのアズール顆粒を含んだ大顆粒リンパ球（large granular lymphocyte：LGL）である．NK（natural killer）細胞の定義は細胞機能に基づいているため，T細胞レセプターやB細胞レセプターのような，NK細胞にのみ特異的に発現し，その特異的な機能を司る分子は現在まで見出されていない．したがって，ヒトNK細胞を表面抗原で識別する場合には，CD3/T細胞レセプター陰性，CD16陽性，CD56陽性細胞とする場合が多い（厳密にはB細胞レセプターまたはCD19陰性も併用すべきであるが，ヒト末梢血には比率が低いため用いられないことが多い）．マウスNK細胞は，CD3/T細胞レセプター陰性，DX5陽性とされるが，NK1.1を発現するマウスストレインでは，DX5の代わりにNK1.1が用いられることが多い．最近では，NK細胞と樹状細胞の両方の機能を有するIKDC（interferon-producing killer dendritic cell）と呼ばれる細胞の存在が提唱されているが，この細胞と活性化NK細胞の差異に関しては今後の研究の進展により明らかにされると期待される．

b. 分化と機能

NK細胞はT細胞やB細胞とは異なり，リンパ節ではその存在率が低く，末梢血や肝臓および肺の間質に多く分布している．主に骨髄において分化すると考えられており，CD34陽性造血幹細胞から，T細胞/NK細胞の共通前駆細胞，NK前駆細胞（CD122（IL-2レセプターβ）の発現），未熟NK細胞（CD161，NKG2の発現）となり，NK細胞へ分化すると考えられている．

NK細胞の生体内での働きは，ウイルス感染細胞の傷害等によるウイルス感染に対する生体防御，発癌サーベイランス，癌の転移の抑制，および造血系の制御と考えられている．NK細胞を選択的に欠如した患者でのヘルペスウイルス罹患率の高さや，NK細胞活性の低い人での発癌率の高さ等の報告が，これらを裏付けるものである．

NK細胞が標的細胞を傷害する際の主な機構は，パーフォリン/グランザイム系によるネクローシスの誘導であるが，NK細胞に発現するFas L（CD95L）やTNF-related apoptosis-inducing ligand（TARIL）が，それらに対する細胞死誘導レセプターを介してアポトーシスを標的細胞に誘導する機構も，NK細胞の生体での機能に重要であることが報告されている．また，NK細胞はIFN-γやTNFαを産生することが知られており，とくにIFN-γの産生は細胞傷害活性とともに，NK細胞の生体での機能発現において重要であると示唆されている．一方で，主にIL-13を産生するNK細胞の報告もあり，これはNK2細胞として，IFN-γを主に産生するNK1細胞と対比して称されることがある．

c. 活性の制御

NK細胞が実際に標的細胞を認識しパーフォリン/グランザイム系で傷害を起こす際の，標的細胞上の抗原やこれを認識するレセプター

表1 ヒト (H) およびマウス (M) の NK 細胞に発現するおもなレセプター

NK 細胞には NK 細胞レセプターとして分類されるレセプターの他に、T 細胞において補助刺激レセプターとして発現しているレセプター等も活性化レセプターとして発現し、機能している。接着分子もまた NK 細胞に活性化シグナルを与える。いくつかの分子に関しては、そのリガンドは未だに不明である。サイトカインレセプターは除外した。

レセプター	動物種	構造的分類	モチーフ/アダプター	リガンド
接着分子				
CD2 (LFA-2)	H,M	イムノグロブリン様	Proline-rich domain	CD48, CD58 (LFA-3)
CD11a (LFA-1)	H,M	イムノグロブリン様	Src family kinases, PI3K	CD54 (ICAM-1), CD102 (ICAM-2)
CD11b (Mac 1)	H,M	イムノグロブリン様	?	CD54 (ICAM-1)
CD43	H,M	イムノグロブリン様	?	?
CD44	H,M	イムノグロブリン様	?	hyaluronic acid
CD49b (DX5)	M	イムノグロブリン様	?	?
CD56 (N-CAM)	H	イムノグロブリン様	?	?
Lag3	H	イムノグロブリン様	?	HLA Class II
活性化レセプター				
CD16 (FcγRⅢ)	H,M	イムノグロブリン様	ITAM/FcεR	IgG
CD27	H,M	TNF レセプター様	TRAF	CD70
CD28	H,M	イムノグロブリン様	YXXM/PI3K	CD80, CD86
CD69	H,M	C 型レクチン様	?	?
CD226 (DNAM-1)	H	イムノグロブリン様	?	CD112 (Nectin-2), CD155
活性化または抑制性レセプター				
CD244 (2B4)	H,M	SLAM	TXYXXV-I/SAP, Fyn	CD48
活性化 NK 細胞レセプター				
CD94/NKG2C, E	H,M	C 型レクチン様	ITAM/DAP12	HLA-E (H), Qa-1b (M)
CD158 (KIR2DS and KIR3DS)	H	イムノグロブリン様	ITAM/DAP12	HLA Class I
CD161 (NKR-P1A, C)	H,M	C 型レクチン様	?	Clr-g (NKR-P1F)
NKG2D	H,M	C 型レクチン様	YINM/DAP10, PI3K	MICA, MICB, ULBPs (H), Rae 1s (H,M), H60 (M)
Ly49D, H, L, P	M	C 型レクチン様	ITAM/DAP12	MHC Class I, MCMV m157 (Ly49H)
NCR (NKp30, 44, 46)	H,M (NKp46)	イムノグロブリン様	ITAM/FcεR, CD3ζ(H), DAP12	viral hemagglutinins
ILT-1 (Ig-like transcript 1)	H	イムノグロブリン様	ITAM/FcεR, DAP12	?
gp49A	M	C 型レクチン様	ITAM	?
抑制性 NK 細胞レセプター				
CD85 (ILT-2, LIR-1)	H	イムノグロブリン様	ITIM/SHP-1	HLA-A, B, G
CD94/NKG2A, B, F	H,M	C 型レクチン様	ITIM/SHP-1, -2	HLA-E (H), Qa-1b (M)
CD158 (KIR2DL and KIR3DL)	H	イムノグロブリン様	ITIM/DAP12	HLA Class I
CD161	M	C 型レクチン様	ITIM/SHP-1, -2	Clr-b (NKR-P1D)
Ly49 A-C, E-G, I, J, O	M	C 型レクチン様	ITIM/SHP-1, -2	MHC Class I
KLRG1	M	C 型レクチン様	ITIM/SHP-1, -2	?

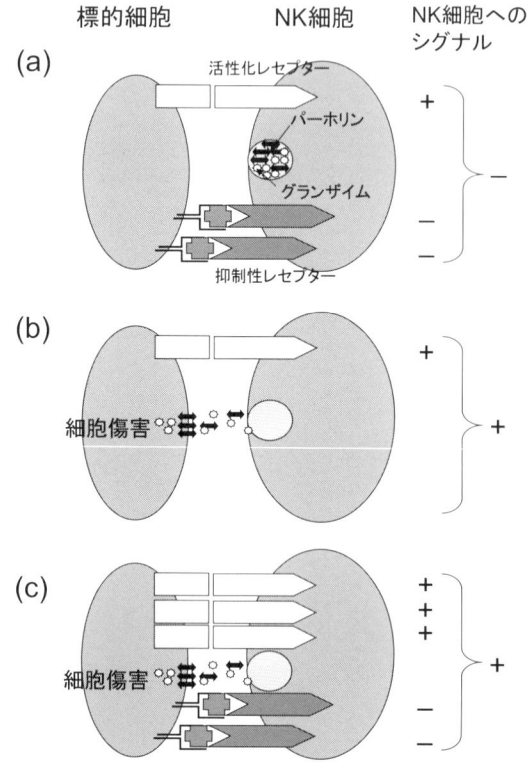

図1 NK細胞の細胞傷害性活性の制御
NK細胞は自己のMHC class I を認識するレセプターを発現しており，正常な細胞に対しては，このレセプターを介した抑制性シグナルが強いことで，この細胞を傷害しない（a）．しかし，ウイルス感染や発癌に伴う変異により，MHC Class I を発現しなくなった異常細胞に対しては，この抑制シグナルの低下による相対的な活性化シグナルの増強により，この異常細胞を傷害する（missing self hypothesis）（b）．また，抑制性シグナルの強度に変化がなくても活性化シグナルが増強されれば，この標的細胞を傷害する（c）．この細胞傷害活性の制御は，おもにパーフォリン/グランザイムによる細胞傷害活性において機能しており，Fas LやTRAILによる細胞傷害活性への関与は少ないと考えられる．

は，標的細胞により異なると考えられており，認識メカニズムの詳細は未だに明らかにされていない．Classical MHC Class I を発現させた標的細胞をNK細胞が傷害しないことから，NK細胞はClassical MHC Class I 抗原を認識し，負のシグナルを受け正常自己細胞を傷害せず，Classical MHC Class I 抗原を欠損した細胞を傷害すると仮説されていた（ミッシングセルフ仮説）．現在では，MHC Class I に属する分子を認識する多くのNK細胞レセプター（C型レクチン様レセプターとイムノグロブリン様レセプター）を含む，NK細胞の機能を制御する多くのレセプターが明らかにされており，NK細胞の機能は複数の機構により制御されていることがわかっている．概説すると，NK細胞の活性は，正のシグナルと負のシグナルのバランスにより制御されている．そして，基本的には自己のClass I 抗原を抑制性レセプターにより認識することで負のシグナルを受け，正常な自己細胞を傷害しないように制御されている．しかし，正のシグナルの増強や，負のシグナルの減少による相対的な正のシグナルの増強により，その標的細胞を傷害する．したがって，MHC Class I とそれに提示される抗原を認識し，特異的に標的細胞を傷害する細胞傷害性CD8T細胞が認識しえない，Class I 抗原の発現が減少した細胞（癌細胞やウイルス感染細胞）をNK細胞が傷害しており，T細胞とNK細胞は相補的に細胞傷害活性細胞として生体で機能していると考えられる．

NK細胞を活性化するおもなサイトカインとしてtype I IFN, IFN-γ, IL-2, IL-12, IL-15, IL-18等が報告されており，さらにIL-15はNK細胞の分化にも重要であると示唆されている．これらのサイトカイン（とくにIL-2やIL-12）により細胞傷害活性やサイトカイン産生が増強されたNK細胞は，活性化NK細胞と呼ぶより，LAK細胞（lymphokine activated killer細胞）と呼ぶのがふさわしいと考えられる．このLAK細胞は，MHC非拘束性のNK細胞本来の性質は保っているものの，NK細胞非感受性の癌細胞をも傷害することが知られており，NK細胞に比べ特異的に活性化シグナルが入りやすい性状となっていると想定される．

［竹田和由］

11. NKT 細胞

a. NKT 細胞とは

NKT 細胞は NK 細胞と T 細胞の両方の機能を合わせ持っており、従来のリンパ球とは異なるサブセットである[1]。リンパ球の中で占める割合は非常に小さいが、腫瘍免疫誘導、感染症に関する生体防御反応、自己免疫疾患やアレルギー疾患の発症など多くの免疫調節に NKT 細胞が関与していることが明らかになっている。また、従来の T 細胞とは機能が大きく異なっていることからも、近年その役割が注目を浴びている。

NKT 細胞は T 細胞の特徴である T 細胞抗原受容体 (T cell receptor:TCR) を発現している。その TCRα 鎖の多様性は非常に限られており、マウスにおいて Vα14 で、またヒトでは Vα24 を発現している (表 1)。さらに限られた Vβ 遺伝子 (マウスの Vβ は Vβ8.2、Vβ7、Vβ2、ヒトでは Vβ11) と会合するため、TCR の可変性は乏しい。このことから invariant NKT (iNKT) と呼ばれる。さらには以下に述べる他の NKT 細胞と対比して Type I NKT 細胞または classical NKT 細胞と呼ばれることもある。NKT 細胞の TCR は主要組織適合遺伝子複合体 (major histcompatibility complex;MHC) クラス I 分子様の CD1d を認識する。iNKT 細胞は糖脂質抗原である α-ガラクトシルセラミド (α-GalCer) などによって活性化され、これが CD1d 分子に拘束されることもわかった。このことは 10-20 個のペプチドをリガンドとする T 細胞とは非常に異なっている。iNKT 細胞に対し、その TCR が多様性を持つ NKT 細胞も存在する[2]。これらは Type II NKT 細胞または Non-classical NKT 細胞と呼ばれている。この NKT 細胞は CD1d に依存しているが、α-GalCer で活性化しないことから他の糖脂質を認識していると考えられている。

b. NKT 細胞を活性化させるリガンド

NKT 細胞を活性化させる糖脂質は親水性のガラクトースと疎水性の 2 本の長鎖脂肪 (スフィンゴシンと脂肪酸) からなるセラミドと結合した物質である (図 1)。現在 NKT 細胞のリガンドとして同定されている糖脂質は合成由来、内因性由来、細菌由来の 3 つに分けることができる[3]。

a) **α-GalCer (KRN7000)** iNKT 細胞を活性化する糖脂質として初めて同定された抗原。海綿から発見された物質であるが、現在では合成されている。α-GalCer により iNKT 細胞を活性化させると、数時間以内に大量の IL-4 と IFN-γ の産生が起こる。また α-GalCer の投与による iNKT 細胞の活性化がアレルギ

表 1 NKT 細胞の特徴

T 細胞が MHC に結合したタンパク質を認識するのに対し、NKT 細胞は CD1d に結合した糖脂質を認識する。T 細胞の TCR は多様であるが、NKT 細胞の TCRα 鎖は Vα14 (マウス) や Vα24 (ヒト) に固定されている。しかし、近年 CD1d に結合した糖脂質を認識し、多様性のある TCR を発現する NKT 細胞の存在も報告されている。

	T 細胞	iNKT 細胞 (classical)	Non-classical NKT 細胞
TCR	多様	V14α または V24α	多様
抗原提示分子	MHC	CD1d	CD1d
抗原	タンパク質	糖脂質	糖脂質 (α-GalCer は除く)

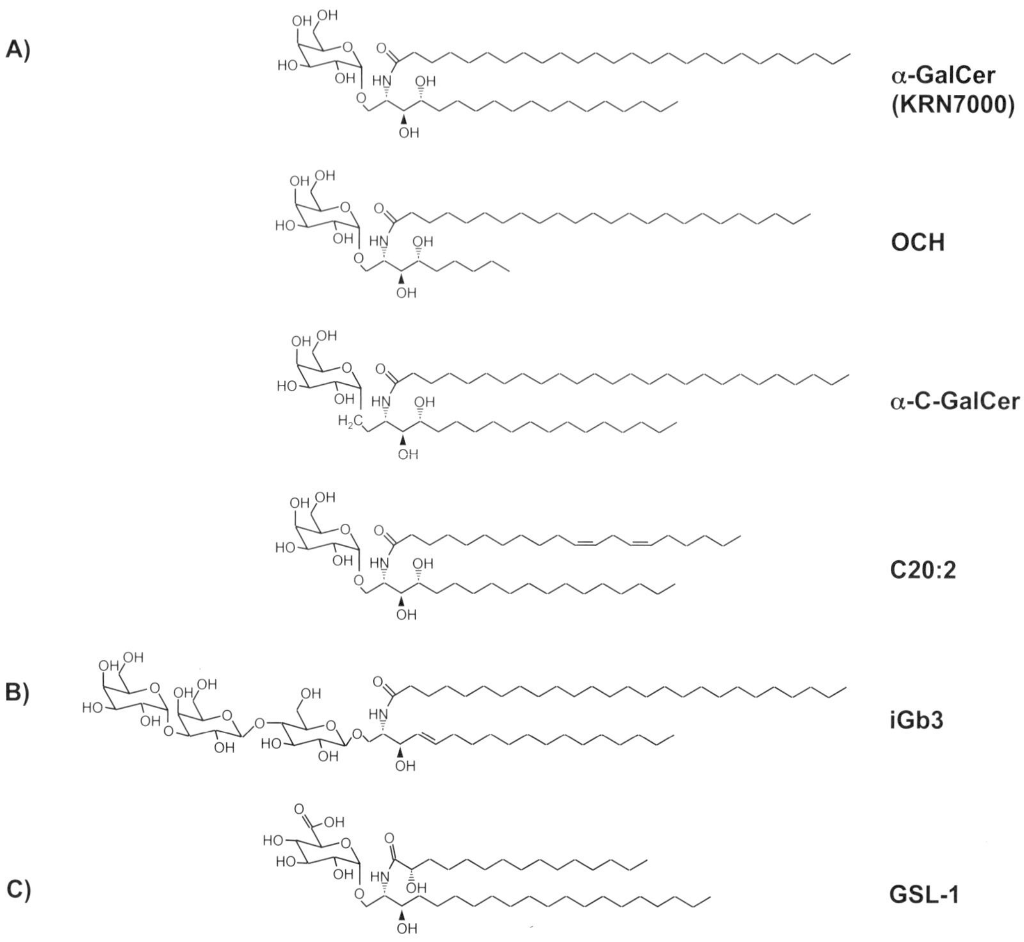

図1 NKT 細胞のリガンドの構造
NKT 細胞のリガンドは糖脂質で，親水性のガラクトースと疎水性の 2 本の長鎖脂肪酸からなるセラミドと結合したものである．A）いずれも合成糖脂質であり，OCH，α-C-GalCer，C20:2 は α-GalCer の変異体である．B）内因性のリガンド．生体内において NKT 細胞を活性化させる物質として注目されている．C) *Sphingomonas* の細胞壁成分に由来するリガンド．

一性気道炎症，自己免疫疾患や感染症の寛解，腫瘍の拒絶を誘導することが数多く報告されている．

b) **OCH** α-GalCer のスフィンゴシン鎖を短縮した合成糖脂質．α-GalCer に比べて IFN-γ の産生は低下するが，IL-4 の産生は維持されることから，iNKT 細胞に Th2 反応を誘導するとされる．これはスフィンゴシン鎖が短いために，CD1d との結合が弱く，TCR 刺激を入れる時間が短くなるためと考えられている．α-GalCer よりも OCH の投与が実験的自己免疫脳脊髄炎（experimental autoimmune encephalomyelitis；EAE），コラーゲン関節炎，大腸炎の抑制能を持つことが報告されている．

c) **α-C-GalCer** α-GalCer のガラクトースとセラミドとを結合させる酸素分子が CH_2 基に置換された合成糖脂質．α-GalCer よりも持続的な IFN-γ と IL-12 産生増加と IL-4 産生減少を誘導することから，iNKT 細胞により強い Th1 反応を誘導することができる．α-GalCer よりも強い抗腫瘍活性や抗マラリア活性を示す．

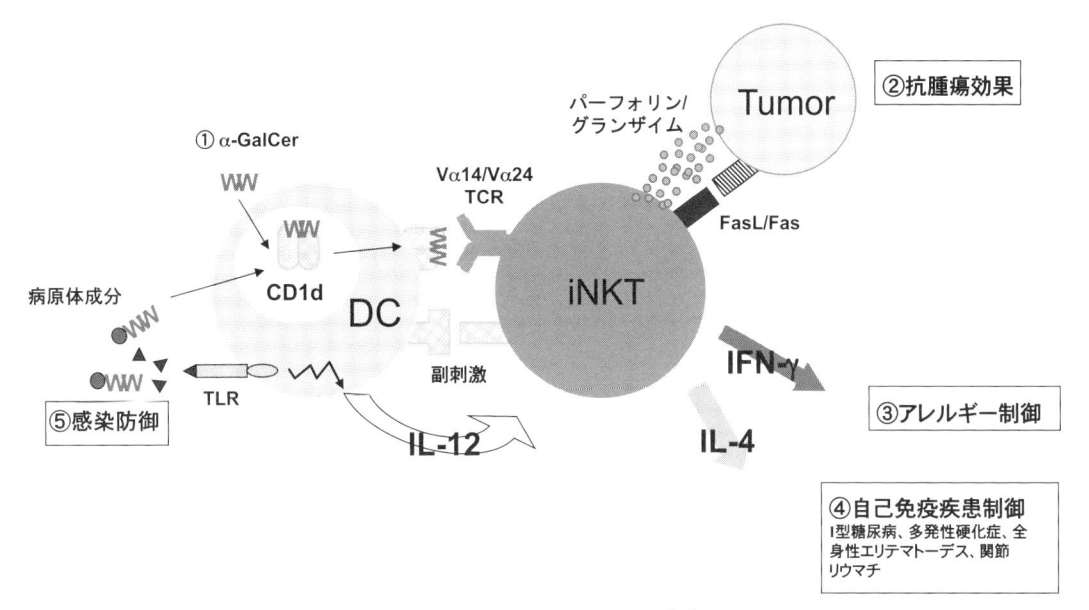

図2 iNKT 細胞の効果発現機構
① α-GalCer が DC 中の CD1d に結合し，細胞表面上に提示される．そして，Vα14 または Vα24TCR により認識され，NKT 細胞が活性化する．②活性化した NKT 細胞はパーフォリン／グランザイムや FasL により抗腫瘍効果を持つ．③，④活性化した NKT 細胞は大量のサイトカインを産生し，アレルギーや自己免疫疾患を制御する．⑤病原体の成分が NKT 細胞のリガンドとして直接 NKT 細胞を活性化させる．または TLR を刺激し，DC から産生される IL-12 が NKT 細胞を活性化する．

d) **C20:2** α-GalCer の脂肪酸のうち2カ所の炭素を2重結合させ，不飽和脂肪酸にした合成糖脂質．OCH と同様に iNKT 細胞の Th2 反応を誘導するが，そのサイトカインの産生誘導能は OCH よりも高い．NOD マウスにおける糖尿病の改善効果もある．

e) **iGb3** 無菌状態で飼育したマウスにおいても iNKT 細胞においてメモリーマーカーである IL-7 レセプター，CD69，CD44，CD122 が陽性であることから，生体内では何らかの自己抗原を認識していると考えられていた．現在は内在性のリガンドとして，isoglobotrihexosyl ceramide 3（iGb3）が有力とされている．iGb4 から iGb3 に分解できないマウスにおいて iNKT 細胞が顕著に減少していることから発見された．iGb3 の iNKT 細胞刺激活性は α-GalCer よりも低い．

f) **GSL-1** Gram 陰性 LPS 陰性の *Sphingomonas* の細胞壁成分であるスフィンゴ糖脂質（glycosphingolipids；GSL）．iNKT 細胞刺激活性は α-GalCer よりも低い．またライム病の病原体である *Borrelia burgdorferi* の細胞壁成分 α-galactosyldiacylglycerol（BbGL）が iNKT 細胞を活性化することも知られている．

c．NKT 細胞の役割

iNKT 細胞は刺激後初期段階でインターフェロン（IFN）-γ とインターロイキン（IL）-4 を同時に産生することができる．また IL-2，TNF-α，IL-5，IL-13，GM-CSF といったサイトカインも産生することができるため，免疫反応を制御する機能も示唆されてきた（図2）[4,5]．

1) NKT 細胞の抗腫瘍活性

また NKT 細胞は標的細胞にアポトーシスを誘導して殺すことができる．NKT 細胞は NK 細胞のように自己 MHC を発現している正常細胞は傷害せず，自己 MHC 分子の発現を欠いた

腫瘍細胞のような異常細胞のみをパーフォリンやグランザイムを産生することにより傷害する．このことから，NKT細胞は腫瘍細胞を殺す抗腫瘍活性を持つことが考えられる．化学発癌剤であるメチルコラントレンをマウスに注射すると，iNKT細胞ノックアウト（KO）マウスでは，肉芽腫の形成が約1ヵ月早く，発癌頻度も4-6倍高い．またB16メラノーマ細胞を脾臓注入による肝転移モデルにおいてα-GalCerを投与すると，顕著な転移抑制が観察された．

2) NKT細胞のアレルギー制御

実験的にアレルギー性気道炎症を誘導する系において，抗原を経鼻投与する直前にα-GalCerを投与することによりiNKT細胞を活性化させると，IFN-γ依存的に気道過敏性や気道炎症が低下することが示された．またα-GalCerで活性化したiNKT細胞は，IFN-γを産生することによりTh2細胞の分化を抑制し，またin vivoでのIgEの産生を抑制し，アレルギー反応を抑えるサプレッサー細胞として機能することが示唆されている．しかし，iNKT KOマウスを用いた研究からアレルギー性気道炎症を起こすにはiNKT細胞の産生するIL-4またはIL-13が必要であることもわかっている．これらの結果から，NKT細胞のアレルギー反応への関与は単純ではなく，アレルギー反応を正にも負にも調整しうる可能性が考えられている．

3) NKT細胞による自己免疫疾患制御

慢性関節リウマチ，全身性エリテマトーデスや多発性硬化症などのいくつかの自己免疫疾患患者においてVα24 NKT細胞の数が減少していることが知られている．またⅠ型糖尿病モデルのNODマウスや全身性エリテマトーデスのモデルであるlprマウスやNZB/NZWF1マウスにおいてもiNKT細胞の数が減少している．さらにα-GalCer投与によりNODマウスのⅠ型糖尿病やlprマウスのLupus発症が改善される．多発性硬化症のモデルであるEAEや慢性関節リウマチのモデルであるコラーゲン関節炎ではα-GalCer投与による改善はあまり見られなかったが，OCH投与による改善は観察されている．これらのことから，iNKTは調節性細胞として自己免疫疾患の発症を制御していると考えられている．

4) NKT細胞による感染防御

NKT細胞はバクテリア，原虫，真菌，ウイルス感染などさまざまな感染症に重要な働きを持っていることがわかっている．iNKT KOマウスでは感染した病原体を排除しにくくなり，一方でα-GalCer投与で病原体を速やかに排除することができることが数多く報告されている．このことからNKT細胞は感染防御に働いていることが示唆されている．近年の研究によりNKT細胞の病原体認識には次の2つメカニズムが考えられている．1つは *Sphingomonas* や *Borrelia burgdorferi* のように，ある種のバクテリアの細胞壁構成成分がNKT細胞のリガンドとなり，直接活性化する．また一方では，樹状細胞（DC）のToll like receptor（TLR）を刺激し，DCから産生されるIL-12が自己の糖脂質を認識する際にNKT細胞をより活性化させていると考えられている．

d．まとめ

iNKT細胞はその集団は小さいながら，免疫制御細胞としての機能を持っている．また種を超えて保存されている細胞であることから，生体にとってきわめて重要な役割を担っていると考えられている．NKT細胞はさまざまな疾患に関与していることが報告されており，NKT細胞の制御が病気の治療や発症予防につながる可能性が示唆されている．今後のさらなるNKT細胞の解析や未知なるリガンドの発見が大きく期待される．　　　［岩村千秋，中山俊憲］

■文献

1) Taniguchi M, Harada M, Kojo S, et al : The regulatory role of Valpha14 NKT cells in innate and acquired immune response. Ann Rev Immunol 21 : 483, 2003.
2) Godfrey DI, MacDonald HR, Kronenberg M, et al : NKT cells: what's in a name? Nat Rev Immunol 4 : 231, 2004.
3) Bendelac A, Savage PB, Teyton L : The biology of NKT cells. Ann Rev Immunol 25 : 297, 2007.
4) Kronenberg M : Toward an understanding of NKT cell biology : progress and paradoxes. Ann Rev Immunol 23 : 877, 2005.
5) Yu KO, Porcelli SA : The diverse functions of CD1d-restricted NKT cells and their potential for immunotherapy. Immunol Lett 100 : 42, 2005.

12. 樹状細胞

　樹状細胞（dendritic cell；DC）はリンパ器官のみならず，末梢非リンパ系組織，輸入リンパや血液など生体に広く分布する骨髄系細胞であり，一般に未熟な DC は末梢組織に分布する．それらは，侵襲性の異物や自己組織の生理的ターンオーバーの過程で生じるアポトーシス細胞などを捕捉し，所属リンパ器官の T 細胞領域へと移動して，取り込んだ物質をその過程で消化分解し MHC 分子に結合させて T 細胞に提示することにより，免疫応答の誘導ならびに末梢免疫寛容の誘導・維持に働いている．しかし，DC はその成熟・活性化の程度や分化経路の異なる多様な細胞により構成される細胞群である（図1）．

a．樹状細胞サブセットと類別の基準

　DC の名称に関して，リンパ系器官のうちとくに T 細胞領域に分布する細胞を指状嵌入細胞（interdigitating cells），非リンパ系組織では間質細胞（interstitial cells），皮膚では表皮ランゲルハンス細胞（LC），真皮では真皮樹状細胞（dermal DC），また，輸入リンパではベ

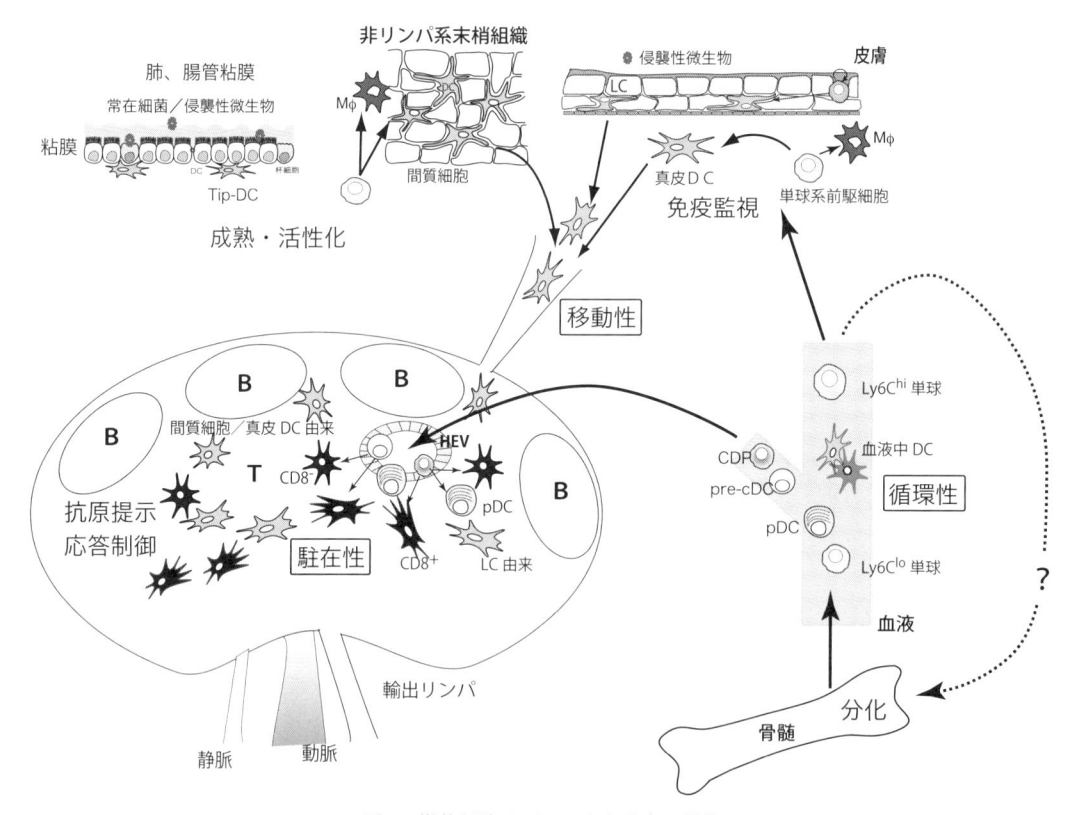

図1　樹状細胞サブセットと分布・機能
生体内には異なる名称が付された表現型も異なる多様な DC が分布しているが，それらは骨髄幹細胞から分化してきた pDC と cDC（CD8$^+$ と CD8$^-$）と呼ばれる大きく 2 群の細胞集団により構成され，免疫応答の始動と制動に働いている．

表1　樹状細胞の類別の視点

サブセットと機能：IFN産生能，貪食能	従来の（conventional）DC，形質細胞様（plasmacytoid）DC
成熟度	前駆（pre-）DC，成熟過程（developed）DC
活性化度	未活性化（unactivated）DC，活性化途中の（maturing）DC，活性化された（activated）DC
ホストの状態	定常状態，炎症状態
細胞の生活史	循環性DC，移動性DC，駐在性DC

ール細胞（veiled cells）と称される．これらは食作用能を有し，単球と近縁の細胞と考えられ，ミエロイド系DCと呼ばれていた．一方，ウイルス感染などに対して多量のI型インターフェロンを産生する形質細胞用の細胞（IFN-producing cells；IPC）が新たに発見され，しかもDC様に形態を変化することからpDC（plasmacytoid DC）と命名されたIPCでは，TCRやBCRの遺伝子再編成も検出され，リンパ球系DCと呼ばれた時期もある．しかし，後述のように分化経路は多様であり，ミエロイド，リンパ球系という名称で扱われることは少なくなっている．IPCはpDCの直近の前駆細胞であり，そのためpre-pDCと表記されることがあり，従来のDCのうち，とくにリンパ組織に分布する細胞はcDC（conventional DC）と称されるようになっている．

DCは表1にあるようにサブセット，分化・成熟・活性化，生活史における移動，ホストの状態などにおいてその性状が異なることから，それらの観点から機能を考える必要がある．

b．生活史

DCは骨髄幹細胞に由来し，生体に広く分布し，その生活史は前駆細胞からの分化とその後の生体内動態そのものである（図1）．リンパ節に存在するDCの多くは，間質細胞や真皮DCに由来するものであり，骨髄の中でDCへの分化の方向が決定された前駆細胞は血行性に末梢非リンパ系組織へと移動した後，炎症応答が誘導された場合だけでなく定常状態においても輸入リンパを経て所属リンパ器官のT細胞領域へと移動し，T細胞に抗原を提示する．炎症応答が惹起されると，皮膚のランゲルハンス細胞，真皮樹状細胞や非リンパ組織の間質細胞はCCR7の発現を上昇させ，輸入リンパ内皮細胞に発現されるCCL21に誘引されてリンパ管に入った後，CCL19の作用でT細胞領域に達する．定常状態において，真皮DCは恒常的に骨髄幹細胞から供給されるが，LCは，表皮中に存在する前駆細胞から供給されている．しかし，炎症応答が誘導されると，LCも骨髄に由来するLy6C陽性の前駆細胞から分化してくる．

他方，定常状態の脾臓やリンパ節では，$CD8^+$ならびに$CD8^-$のcDCとpDCは，骨髄に由来する血液中のDCが血行性に移行するのではなく，未熟な前駆細胞が組織内に入り，増殖を伴ってcDCとpDCへと分化する．これらは，CDP（common DC precursor）あるいはpro-DCと呼ばれる．骨髄中には，マクロファージ（Mφ）ならびにcDCへと分化するミエロイド系の前駆細胞（myeloid DC precursor；MDP）が存在するが，脾臓には，$CD8^+$DCと$CD8^-$DCに増殖を伴わずに分化するpre-DCも少数存在する．しかし，分化過程におけるCDPとMDP相互の関係については明らかではない．

pDCに関しては，末梢血中や末梢リンパ器官だけでなく，骨髄にも存在する．しかし，骨髄中のpDCはLy49Qの発現が低く，IFN産生能も微弱である．末梢血中のpDCが定常状態において直接リンパ器官に移行するのかどうかについての詳細な検討はなされていない．しかし，pDCもCDPに由来することを考えると，血液中のpDCは循環性の細胞であり，炎

症応答時に速やかに所属リンパ節へと移動するのかもしれない．

血液中には，DC の前駆細胞となりうる CD115 陽性単球が存在する．これらはマウスでは，Ly6C$^+$ CCR2$^+$ の未熟な細胞と，マーカーは陰性であるが CX$_3$CR を発現する成熟した単球が存在し，前者は定常状態における粘膜組織や肺に移行して DC へと分化するだけでなく，炎症応答時にリンパ器官へ移行して DC や Mφ へと分化する．後者に関しては，リンパ器官における cDC の前駆細胞としての役割は低いと考えられており，むしろ末梢組織で Mφ へと分化すると推測される．

c．抗原提示と T 細胞活性化

抗原のプロセッシングは DC の成熟・活性化と密接に関連している．MHC クラス II 分子（MHC II）に結合する外来性抗原は，貪食作用，マクロピノシトーシス，クラスリン依存性および非依存性など多様な方法で未熟 DC により取り込まれる．しかし，合成された MHC II は抗原ペプチドを結合する効率は低く，MHC/ペプチド複合体は細胞表面に発現されたとしても，エンドサイトーシスによりライソゾームで分解されてしまう．また，多くの MHC II は未熟 DC のライソゾームに存在するカテプシン S，L の阻害剤であるシスタチン C のために，インバリアント鎖の分解が進まず，そのため表出されることなく分解されてしまうだけでなく，エンドソーム内の pH が比較的高いことから，取り込んだ物質の分解も緩やかである．しかし，活性化刺激を受けると，エンドソーム内の pH を 4.5 近くにまで急激に低下させることにより消化分解酵素の活性を上昇させ，抗原プロセッシング効率を高める．

DC は細胞質内に存在するウイルス由来の分子や，正常なタンパク構造を持ち得なかった DRiPs（defective ribosomal products）などに加えて，エンドソームに取り込んだ外来性抗原をも MHC クラス I 分子（MHC I）に結合させて提示することができる（クロスプレゼンテーション）．いずれの場合も抗原は細胞質内のプロテアソームにより分解されて TAP 依存性に輸送され，その結果生成されたペプチドは粗面小胞体内で MHC I に結合し表出される．

pDC については，cDC に比べて食作用が低く，しかも粗面小胞体内には MHC II は少ない．したがって，cDC のように外来性抗原が MHC II を介して提示される効率は低い．しかし，Fc レセプターを介して取り込まれ免疫複合体に由来する抗原は MHC II を介して提示されうる．また，ウイルス感染時には MHC I を介するクロスプレゼンテーションによる CD8 T 細胞の活性化が誘導される．ただしこの場合のプロセッシング経路は，取り込まれたウイルス由来のペプチドがエンドソームのリサイクリングの過程で MHC I に結合することによる．

cDC のうち，CD8$^+$DC は CD8$^-$DC に比べてクロスプレゼンテーション能が高いが，この違いはそれぞれのサブセットが発現するレクチン受容体の違いとも関連する可能性がある．DEC-205$^+$ である前者では Tap1, Tap2, calreticulin, calnexin, Sec61, ERp57, ERAAP の発現が高く，33D1(DCIR2)$^+$ である後者ではカテプシン C，H，Z，アスパラギンエンドペプチダーゼ（AEP），GILT（gamma-IFN-inducible-lysosomal thiol reductase）や H2-Mβ1 の発現が高いなどの違いが存在する．このような違いに加えて，CD8$^+$DC は主に T 細胞領域に分布しており，活性化により Th1 応答を誘導する．この機能は，IL-12 産生とは関係なく，CD70 の発現によるものである．さらに，CD8$^+$DC は TLR3(Toll-like receptor 3) を発現するが TLR7 を発現しないことから，ssRNA ではなく dsRNA に対する応答に特化していると考えられている．一方，CD8$^-$DC はリンパ節では少ないが，脾臓では cDC の 80 ％近くを占め，主に CCR6/MIP-3α により周縁洞に存

在し，一部は赤脾髄に分布している．これらは，BAFF（B cell-activating factor of the TNF family）を産生して周縁洞B細胞の生存およびT細胞非依存性抗体産生応答に関与している．しかし，LPSやTLRリガンドによって活性化されるとT細胞領域へと移動してT細胞を活性化するが，IL-12が産生されるとTh1を，産生されないとTh2を誘導する．

d. 免疫応答の制御

定常状態のリンパ器官においては，DCは主に免疫寛容の誘導と維持に働いている．とりわけ，T領域に分布する$CD8^+$DCは抗原特異的$CD8^+$T細胞の除去やCD5依存性の$CD4^+$T細胞の不活化を誘導する．同様に胸腺のDCも中枢性免疫寛容の誘導を行う主要な抗原提示細胞であるが，$Foxp3^+$制御性T細胞の誘導にも作用する．とくにヒトでは，ハッスル小体が産生するTSLPの作用を受けたDCは自己抗原に対して高親和性の$CD4^+$T細胞を制御性T細胞へと分化させる．

また，末梢組織においては表皮のヒトLCはICOS-L，B7-H2，IDO（indoleamine-2,3-dioxygenase）を発現しており，所属リンパ節においてIL-10を産生するTr1を誘導する．DCのターンオーバーが速いことが知られる気道や気管支では，Mφが IL-10を産生しているが，DCはICOS-L依存性にTr1を誘導するだけでなく，PGE2，窒素酸化物，TGF-β，IL-10を産生して過剰な免疫応答の誘導を制御している．また，腸管におけるDCは，リステリアやサルモネラ感染で誘導されてきた炎症性単球に由来すると考えられる$CD11b^+CD11c^{low}$の細胞で，常在性細菌からの刺激を受けてiNOS，TNF-αを産生するTip-DCとして作用し，自らIL-10，IL-6，TGF-β，APRIL（a proliferation-inducing ligand），BAFF等を産生し，T細胞依存性ならびに非依存性にIgA産生を誘導する．肝臓のDCでは，$CD8^+$，$CD8^-$のcDCはともにT細胞活性化能が低く，また，pDCもウイルス感染によるI型IFN産生が低い．これは，洞様血管内皮細胞やKupffer細胞がIL-10，TGF-βを産生しており，肝細胞もまたTGF-βの作用でさらにIL-10産生に傾くという組織内環境によるものと考えられる．

他方，TGF-βは末梢組織においてナイーブ$CD4^+$T細胞から$Foxp3^+$制御性T細胞を誘導するが，粘膜系組織中のDCやその所属リンパ器官のDCもまた$Foxp3^+$制御性T細胞を誘導する抗原提示細胞として働いている．

pDCもまた活性化される条件によって，OX40Lを介してTh2を，ICOS-Lを介してTr1を誘導するだけでなく，$Foxp3^+$制御性T細胞の誘導にも働き，さらにIDO産生を介してT細胞のアポトーシスを誘起する．

［稲葉カヨ］

■文献

1) Merad M, Ginhoux F : Dendritic cell genealogy : a new stem or just another branch? Nat Immunol 8 : 1199-1201, 2007.
2) Trombetta ES, Mellman I : Cell biology of antigen processing in vitro and in vivo. Ann Rev Immunol 23 : 975-1028, 2005.
3) Novak N, Bieber T : 2. Dendritic cells as regulators of immunity and tolerance. J Allergy Clin Immunol 121(2 Suppl):S370-374, 2008.

13. 単球・マクロファージ

　マクロファージは白血球の一種で，単細胞を除くすべての動物に存在する貪食能の活発なアメーバ状の細胞であり，取り込んだ物質をライソゾーム内で消化，分解する．マクロファージはメチニコフによってミクロファージ（小食細胞＝現在の好中球）の対語として命名された[1]．別名（大）食細胞，貪食細胞，スカベンジャー．体内に侵入した細菌，ウイルスを捕食・殺菌し，Tリンパ球に抗原提示を行い，Bリンパ球の抗体産生を促す免疫システムの中心的細胞．さらに，種々代謝にも密接に関与する．単球は骨髄で産生され，通常血管外に出てマクロファージに分化する．その他，造血幹細胞から多様な機構によって種々の機能を有する組織マクロファージが分化する．

a. 単球・マクロファージの細胞回転

　成熟哺乳類の骨髄では造血幹細胞は多能性幹細胞から骨髄系幹細胞，単芽球，前単球を経由して単球に分化する．骨髄内で単芽球は1回分裂し，2個の前単球になり，前単球は1回分裂して2個の単球になる．造血幹細胞が単球になるまで約2日を要し，単球の細胞回転は約16.2時間である（図1）．骨髄内の単球は末梢血中に放出され，末梢血中をしばらく循環し，循環中にアポトーシスによって死滅するか，組織に移住する．末梢血中での単球の半減期はヒトでは71.0時間，マウスでは17.4時間である[2]．

b. 単球・マクロファージの形態
1) 単球 (monocyte)

　流血中の白血球の中で3〜8%を占め，いちばん大きい（直径15〜20μm）．核は偏在し，

図1 ヒトとマウスの単球・マクロファージの発生，分化と単球の末梢血および組織内移行と寿命

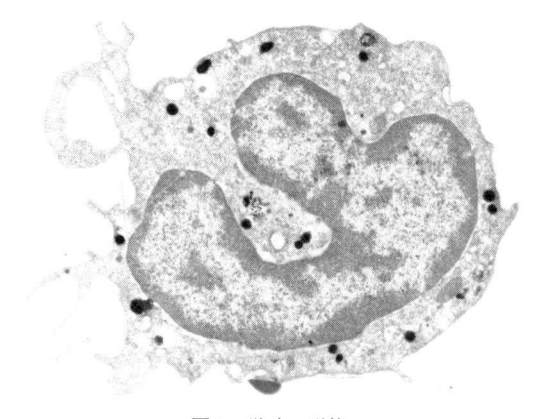

図2 単球の形態

腎型，馬蹄形，ないし分葉状を示す．原形質は豊富で核胞体比は1より小さく，灰青色を呈し，微細なアズール顆粒と時に小空胞がある（図2）．細胞表面に短い微絨毛があり，原形質内のペルオキシダーゼ陽性顆粒はアズール顆粒または1次顆粒（primary granules），ペルオキシダーゼ陰性顆粒は特殊顆粒または2次顆粒（secondary granules）といわれる．前者はライソゾームと考えられる．

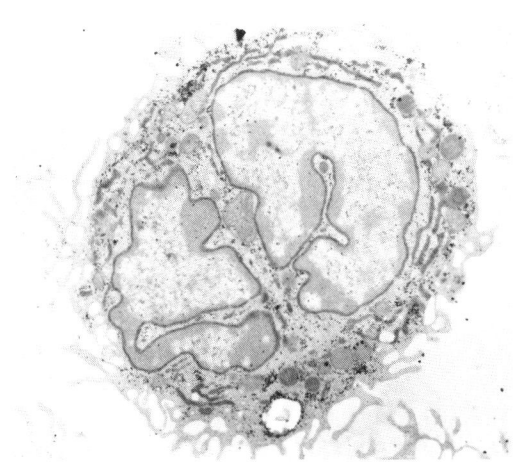

図3 組織（在住）マクロファージ
ラット腹腔マクロファージのペルオキシダーゼ活性．
×5,500．

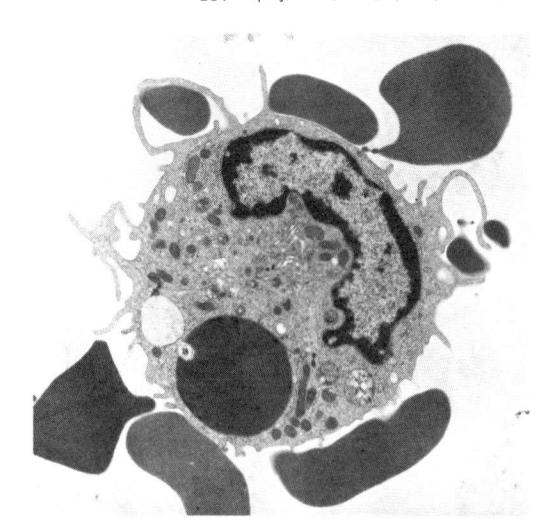

図4 マクロファージの赤血球貪食像

2）マクロファージ（macrophage）

マクロファージは正常組織に定住する組織（在住）マクロファージと炎症刺激によって動員される単球由来の滲出マクロファージとに大別される．前者は粗面小胞体と核周にペルオキシダーゼ活性を発現する（図3）．滲出マクロファージは徐々にペルオキシダーゼ陽性顆粒を失い，ペルオキシダーゼ陰性となる．

マクロファージの細胞表面には多数のヴェール状の襞（lamellipodia, ruffles），糸状突起（filopodia），偽足（pseudopod），細い微絨毛（microvilli）がある．細胞膜直下には5nmのアクチンフィラメント（actin filament）と10nmの中間径フィラメントからなるネットワークがある．偽足は無数のミクロフィラメント（microfilament）とアクチンフィラメントを含む．フィラメントと微小管（microtubules）はマクロファージの運動，取り込みに関わる．小さな物質は飲作用（貪飲, pinocytosis）によって，大きな異物は食作用（貪食, phagocytosis）によって取り込まれる（図4）．細胞質には小胞，ライソゾームが豊富で，取り込んだ異物と癒合する（図5）．

肉芽腫性炎症では大型のマクロファージである類上皮細胞が出現する．類上皮細胞は細胞突

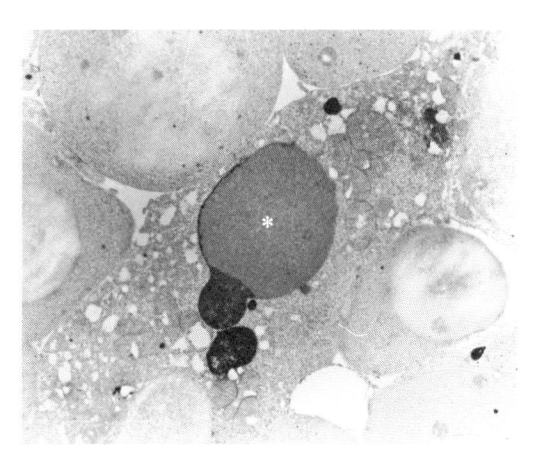

図5 マクロファージのライソゾーム（黒）と取り込んだ赤血球（*）の融合像
電顕的酸性フォスファターゼ染色．

起で互いに噛み合い，その融合によって大型の多核巨細胞が形成される．核がリング状に配列するLanghans型巨細胞や細胞質内に不規則に散在する異物型巨細胞，中心部に集合するTouton型巨細胞などがある[3]．

c．マクロファージの分布

組織には種々のマクロファージが存在する．胸腔，腹腔，関節腔などの体腔にはマクロファージが浮遊している（図3）．滑膜のマクロファージはA細胞と呼ばれる．肺胞マクロファ

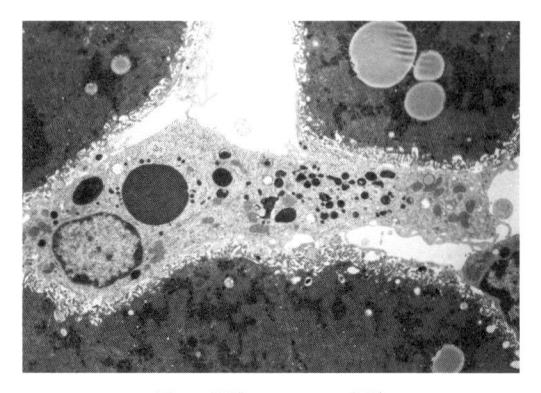

図6 肝臓のKupffer細胞

ージは塵埃細胞とも呼ばれ，肺胞内で肺胞サーファクタントに浮遊してその代謝に関わり，肺胞内に入った微生物，粉塵，細胞破片などを取り込む．

肝臓のKupffer細胞は全身のマクロファージの半数を占め，類洞内皮に固着して門脈血中の物質を取り込む（図6）．モルモットやサルではアポトーシスに陥った腸管上皮は粘膜固有層に落ち，絨毛先端に集積したマクロファージが貪食する．

脾臓の赤脾髄のマクロファージは血球や病原体を貪食処理する．白脾髄周辺の辺縁帯では辺縁洞内側の辺縁メタル好性マクロファージ（marginal metallophilic macrophage）と外側の辺縁帯マクロファージ（marginal zone macrophage）とがある．骨髄のマクロファージは赤芽球島の中心や類洞内外に存在して老廃血球の貪食，処理，造血に関わる．胸腺では皮質，髄質にマクロファージが存在する．皮質を中心として細胞片を貪食したtingible body macrophage（TBM）がある．リンパ節のリンパ洞内に存在するマクロファージはリンパ液によって運ばれてくる物質や病原体を取り込む．リンパ濾胞にはTBMがみられる．

副腎皮質の毛細血管周囲腔には紡錘形マクロファージがある．下垂体前葉，後葉では血管に接して長い突起を有するマクロファージが分布する．甲状腺のマクロファージは間質と甲状腺濾胞外周に存在する．膵ランゲルハンス島，副甲状腺，松果体の毛細血管の周囲にもマクロファージが存在する．

精巣精細管間質のマクロファージはLeydig細胞のテストステロン産生を亢進する．卵巣では卵胞の発達につれてマクロファージは増加する．閉鎖卵胞内や黄体にもマクロファージが多い．子宮内膜上皮は性周期に連動してアポトーシスに陥り，マクロファージはその処理にあたる．胎盤の絨毛間質の空胞を有する大型マクロファージはHofbauer細胞と呼ばれ，胎盤の老廃物の処理に関わる．

皮膚のマクロファージは組織球（histiocyte）とも呼ばれ，真皮の血管周囲に多い．組織球は活発な貪食能を有し，メラニンを貪食したマクロファージはメラノファージ（melanophage），ヘモシデリンを貪食したマクロファージはシデロファージ（siderophage）と称される．皮下組織のマクロファージは脂肪組織の炎症の際，脂肪成分を取り込んで泡沫細胞（lipophage）へ変態する．

中枢神経系のマクロファージは髄膜，脳室，脈絡叢，血管周囲に存在する．ミクログリアはグリア細胞の10-20％を占め，脳白質，灰白質に均等に分布する．骨の破骨細胞は貪食機能はほとんどないが，酸や加水分解酵素を分泌し骨を融解する[3]．

d. 組織マクロファージの多様性とマクロファージ増殖因子

マクロファージコロニー刺激因子（macrophage colony stimulating factor；M-CSF）を欠損する大理石病（op/op）マウスは前破骨細胞から破骨細胞への分化障害による骨吸収不全のため大理石病を発症する．さらに末梢血中に単球がなく，組織マクロファージは種々の程度の減少を示す．このマウスでは樹状細胞に異常はない．顆粒球・マクロファージコロニー刺激因子（granulocyte-macrophage colony stimu-

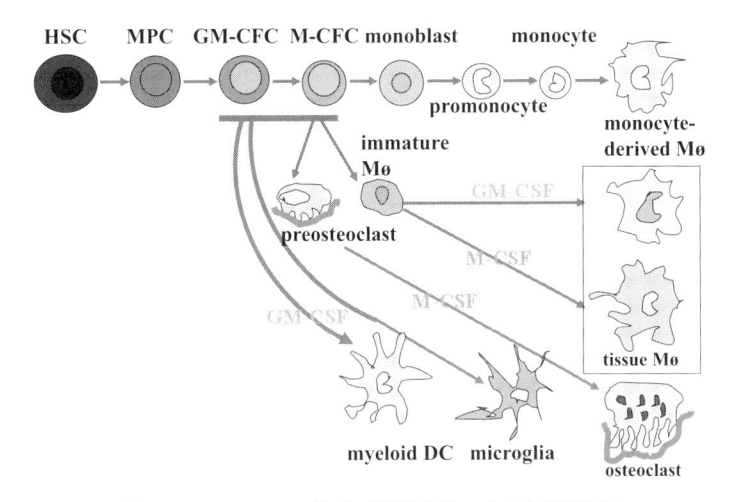

図7 マクロファージおよび類縁細胞の分化と増殖因子
HSC：造血幹細胞，MPC：多能性骨髄系前駆細胞，GM-CFC：顆粒球・マクロファージコロニー形成細胞，M-CFC：マクロファージコロニー形成細胞，promonocyte：前単球，monocyte：単球，monocyte-derived Mφ：単球由来マクロファージ，tissue Mφ：組織マクロファージ，immature Mφ：未熟マクロファージ，preosteoclast：前破骨細胞，osteoclast：破骨細胞，myeloid DC：骨髄性樹状細胞，microglia：ミクログリア．

lating factor；GM-CSF）欠損マウスでは肺胞マクロファージに分化障害やアポトーシスの亢進があり，サーファクタントの分解が障害されて肺胞内に貯留し，肺胞タンパク症を起こす．しかし，肺以外のマクロファージに著変はない．胎生期に単球以前の段階の前駆細胞から分化する未熟マクロファージは増殖因子の作用で種々の組織マクロファージへ分化する．組織マクロファージの分化におけるマクロファージ増殖因子への依存度には差があり，増殖因子の作る微小環境の違いによってさまざまなマクロファージが分化する（図7）．

e．マクロファージの機能と病態
1） 食（貪食）作用
異物分子（リガンド）はマクロファージの受容体と結合し，食作用によって取り込まれて小胞（endosome）に移動し，食胞（phagosome）に取り込まれてリガンドと受容体は離れてリガンドのみがライソゾームと融合する．受容体は通常，細胞膜上にリサイクルし，リガンドはライソゾーム中の加水分解酵素により分解される．また，マクロファージはサイトカイン，凝固因子，補体成分，血漿タンパク，脂質，酵素など種々の生理活性物質を産生し，分泌する分泌細胞でもある．

2） 殺菌作用
マクロファージは病原体を取り込み，また殺菌物質を分泌して殺菌を行うとともに，抗原提示と抗体の産生を促す．マクロファージ自体は強い殺菌作用を持っているが，その内部には抗体やその他の免疫による攻撃が到達しないため，病原体が感染したマクロファージはかえって病原体を保存して，病原性の発揮に関与する．たとえば，食胞に取り込まれたリステリア菌は毒素のlysteriolysin-Oを産生してライソゾームへの融合を阻止し，殺菌を逃れるとともに細胞外へ逃避する．結核菌やHIVは，マクロファージ内に長期に潜伏感染し，長時間経過後に重篤な病状が現れる．

3） 脂質代謝
血管壁に変性コレステロールが蓄積すると血

液中の単球が侵入してマクロファージに分化し,スカベンジャー受容体を介して取り込み,コレステロールが細胞内に脂肪滴として蓄積して泡沫細胞が形成される.血管壁に泡沫細胞が集積してアテローム斑が形成されることは動脈硬化の初期病変である.

4) 活性化

種々の刺激によってマクロファージの分泌,貪食能が亢進し,微生物や腫瘍細胞に対する強力な殺傷作用を発揮するようになることをマクロファージの活性化といい,このようなマクロファージを活性化マクロファージと呼ぶ.マクロファージ活性化を調節する因子としてIFN-γ,IL-1,M-CSF,TNF-α,LPS,血小板活性化因子などが知られている.

5) 抗原提示

マクロファージは抗原を摂取して分解・断片化し,細胞内にあるクラスII組織適合性抗原(MHC-II)と結合させ,細胞表面に表出させる.これをマクロファージによる抗原提示と呼ぶ.ヘルパーT細胞の表面のCD4とT細胞受容体(T-cell receptor;TCR)がマクロファージのMHC-IIおよびマクロファージに提示された抗原と結合することによって,ヘルパーT細胞が活性化される.活性化ヘルパーT細胞はマクロファージをリンフォカイン,とくにIFN-γによって活性化する.さらにT細胞が認識する抗原を認識するB細胞を活性化させて抗体産生細胞へ分化させる. ［内藤　眞］

■文献

1) Tauber AI, Chernyak L : Metchnikoff and a theory of medicine. J R Soc Med 82: 699-701, 1989.
2) Van Furth R : Origin and turnover of moncoytes and macrophages. In: Cell Kinetics of the Inflammatory Reaction (Iverson OH, ed), 125-150, Springer Verlag, Berlin, 1989.
3) 高橋　潔,内藤　眞,竹屋元裕:生命を支えるマクロファージ.文光堂,東京,2001.

14. 炎症細胞とアポトーシス

　生体内ではおびただしい数の細胞がアポトーシスによって死滅している．しかしアポトーシスが盛んに起こっている胸腺でさえ，フリーのアポトーシス細胞はほとんど検出されず，組織化学的に調べるとマクロファージに取り込まれた状態で検出される．したがってアポトーシスに陥った細胞は初期の段階で速やかにマクロファージなどの貪食細胞によって貪食除去されているはずである．ただしこのことは初期アポトーシス細胞が，細胞膜が無傷でない，いわゆる後期アポトーシス（または二次的ネクローシス）細胞に比べて速やかに貪食されるということを意味するわけではない．実際に調べたところ後期アポトーシス細胞のほうが速やかに貪食されていた．アポトーシスを起こすと，多くの場合，元来細胞膜内側に局在していたホスファチジルセリン（PS）が細胞膜の外側に表出され，これがマクロファージによって認識される．マクロファージは必ずしもアポトーシス細胞の近傍にいるとは限らないが，アポトーシス細胞がリゾホスファチジルコリンやスフィンゴシン1リン酸を放出して単球やマクロファージを呼び寄せることが知られている．

　マクロファージは，組織に常在するタイプと，炎症に際して血中から単球が組織に浸潤して分化するタイプに大きく分類される．また組織マクロファージにはさまざまな亜集団が知られている．マクロファージはTim-4やBAI-1を介して直接的に，またはMFG-E8やThrombospondin-1やAnnexin-1などの橋渡し分子を介して間接的に，アポトーシス細胞上のPSを認識する．これらの認識分子のあるものはマクロファージの亜集団によって使い分けられているようである．なお未熟樹状細胞はマクロファージと同様アポトーシス細胞を貪食するが，その能力はマクロファージに比べると劣っている．また好中球は一般的にはアポトーシス細胞を貪食しないとされているが，場合によっては貪食するようである．その他たとえば腎臓のメサンギウム細胞もアポトーシス細胞を貪食することが知られている．

　細菌感染や組織損傷によって急性の炎症が惹

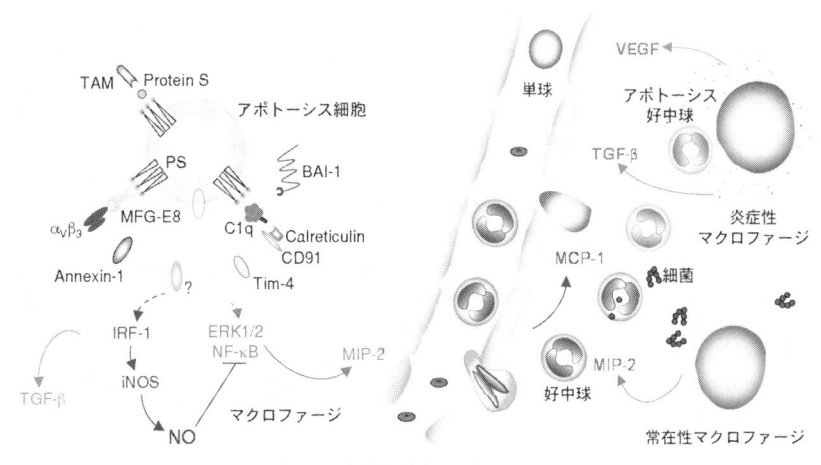

図1　炎症細胞とアポトーシス

起されると，ヒトではケモカインの1つIL-8（CXCL8）などが産生されて，好中球が浸潤し，それに続いて別のケモカインMCP-1（CCL2）などが産生されて単球が浸潤する．浸潤した単球はその後，炎症性マクロファージへと分化する．やがてこの炎症応答は，細菌が殺菌除去されたり組織損傷が修復されたりして，終息する．好中球の浸潤は一過性であり，いったん浸潤した好中球は役目を終えるとアポトーシスを起こして死滅する．その後速やかに単球または炎症性マクロファージによって貪食除去される．ただしヒト末梢血由来の単球はアポトーシス細胞を貪食せず，マクロファージに分化して初めて貪食できるようになる．アポトーシス好中球を貪食したマクロファージからはTGF-β1やVEGFが産生され，組織修復に向かう．

細菌感染モデルや免疫複合体による糸球体腎炎モデルでは炎症に伴って浸潤した好中球のアポトーシスが検出されている．しかしチオグリコレート培地や死細胞をマウス腹腔に投与して起こした（無菌的）腹膜炎ではほとんどアポトーシス好中球は検出されない．これにはアポトーシスを起こすや否や好中球がマクロファージによって貪食されている可能性もあるが，浸潤した好中球が再び血流あるいはリンパ管を介して移動する可能性もある．血流を介する移動を支持する報告が実際にあるので，炎症の終息にアポトーシス好中球の貪食除去がどれほど寄与しているのかはそれぞれ詳しい検討が必要であろう．

ヒト末梢血好中球は定常状態では6〜12時間の寿命しかない．寿命を終えた好中球は寿命を終えたその他の細胞と同様アポトーシスによって死滅する．しかし炎症条件下では好中球のアポトーシスはむしろ抑制される．これにより寿命が伸びて，抗菌作用などをより長く発揮できるのであろう．*in vitro*で調べた結果によれば，IL-8が好中球のアポトーシスを阻害するかどうかについては諸説あるものの，その他のサイトカイン（たとえばGM-CSFやIL-6）がアポトーシスを抑制するという報告や，IL-1βやTNF-αによって血管内皮を通過させられた好中球はアポトーシスが著しく抑制されるという報告がある．

アポトーシス細胞が速やかに貪食除去されないと，後期アポトーシスへとアポトーシスの段階が進み，好中球の浸潤を特徴とする炎症応答を惹起する場合がある．一方初期アポトーシス細胞が貪食されたとき炎症応答が起こらないのは一般にTGF-βによるとされてきた．実際に初期アポトーシス好中球，後期アポトーシス好中球，好中球溶解物をそれぞれマクロファージと共培養すると，初期と，それよりも効果は弱いが後期とでTGF-βが産生されるのに対し，溶解物とでは産生されず，逆にMIP-2（マウスにおける好中球特異的ケモカインの1つ）は溶解物と，それよりも効果は弱いが後期とで産生されるのに対し，初期とでは産生されない．しかしTGF-βはアポトーシス細胞との共培養によるMIP-2産生の抑制には関わっていない．これに対し，初期アポトーシス細胞とマクロファージを共培養したときにだけ多量の一酸化窒素（NO）が産生されるが，このNOはNF-κBやERK1/2の活性化の抑制を介してアポトーシス細胞との共培養によるMIP-2の産生を抑制する．さらに，マウスに低線量のX線を照射し胸腺に初期アポトーシスを誘導すると，アポトーシス細胞の貪食に伴いマクロファージからNOが産生されるが，このときの胸腺におけるMIP-2産生量や浸潤好中球数は，野生型マウスよりiNOS（inducible NO synthase）遺伝子欠損マウスのほうが有意に多い．これまでのTGF-βの抗炎症効果は，その大半が*in vitro*でリポ多糖刺激したマクロファージを用いて示されていることをあわせ考えると，生理的環境でのアポトーシスが炎症を伴わないのはおもにNOによっているのに対し，炎症時に炎

症巣へ浸潤した好中球のアポトーシスがさらなる炎症を伴わないのはおもに TGF-β による可能性がある．ただし後者にも NO が関係している可能性はまだ残されている．一般に NO は，生体の至る所でさまざまな細胞から産生され，抗菌，血管拡張，抗腫瘍作用，神経伝達，炎症などさまざまな作用や応答に関わるが，とくに炎症に関しては，NO と活性酸素が反応して生じる窒素酸化物が組織傷害をひき起こす一方，NO は炎症巣への好中球浸潤を抑制するので，条件によって正にも負にも制御するのであろう．NO は濃度によって炎症性サイトカインの産生を促進または抑制するが，後期アポトーシス細胞や溶解物との共培養により産生される少量の NO は初期アポトーシス細胞との共培養により産生される多量の NO と異なり，MIP-2 産生を促進する．このようにマクロファージは貪食するアポトーシス細胞の段階あるいは死細胞の種類により NO の産生量を変え，MIP-2 産生を正または負に制御しているようである．

［小林芳郎，柴田岳彦］

■文献

1) Serhan CN, Savill J : Resolution of inflammation: the beginning programs the end. Nat Immunol 6 : 1191-1197, 2005.
2) Shibata T, Nagata K, Kobayashi Y : Cutting edge : A critical role of nitric oxide in preventing inflammation upon apoptotic cell clearance. J Immunol 179 : 3407-3411, 2007.
3) Huynh M-LN, Fadok VA, Henson PM : Phosphatidylserine-dependent ingestion of apoptotic cells promotes TGF-β1 scretion and the resolution of inflammation. J Clin Invest 109 : 41-50, 2002.
4) Krysko DV, Vandenabeele P : From regulation of dying cell engulfment to development of anti-cancer therapy. Cell Death Differentiation 15 : 29-38, 2008.

15. IL-1

a. IL-1 の機能および分子構造

IL-1 は炎症や感染防御に重要な役割を果たす炎症性サイトカインである．以前から内因性発熱因子（endogenous pyrogen；EP）やリンパ球活性化因子（lymphocyte activating factor；LAF），破骨細胞活性化因子（osteoclast activating factor；OAF）などとして知られていたタンパク分子が，Lomedico ら（1984）や Furutani ら（1985）により cDNA クローニングされて，これらが同一の IL-1 分子であることが示された．IL-1 は TNFα や IL-6 と同様に，多様な生物活性を持つサイトカインである．IL-1 はマクロファージや単球，滑膜表層細胞，ケラチノサイト，NK 細胞などからリポポリサッカライド（LPS）などの刺激により産生される．IL-1 によって活性化された滑膜細胞，血管内皮細胞，リンパ球などが，種々のサイトカインや炎症性メディエーターを発現することにより，血管透過性の亢進，発熱，あるいは種々の炎症性細胞の浸潤を引き起こす．また，IL-1 は滑膜細胞の増殖を促進するとともに，メタロプロテアーゼやコラゲナーゼ，破骨細胞分化因子（RANKL）の発現を誘導し，骨，軟骨破壊に関与していることも知られている[1,2]．

IL-1 には，異なる遺伝子に由来する IL-1α および IL-1β の 2 種類が存在する．ともにシグナルペプチド配列を持たない 271 および 269 アミノ酸からなる 31kDa の前駆体として産生され，それぞれカルパインあるいはカスパーゼ 1（IL-1β converting enzyme；ICE）によるプロセッシングを受け，159 および 153 アミノ酸からなる成熟型分子になる．IL-1α と IL-1β のアミノ酸レベルでの相同性は 27％ であるが，類似の高次構造を有しており，同一の受容体に結合する．IL-1α は前駆体でも十分な活性を持つのに対し，IL-1β は成熟型のみが生物活性を示す．また，他の IL-1 ファミリーとして，IL-1 レセプターアンタゴニスト（IL-1ra）が知られている．IL-1ra は，IL-1α および IL-1β とそれぞれ 19％，26％ の相同性を有しており，IL-1 受容体に結合するがそれ自身活性を持たないため，IL-1 の作用を調節していると考えられている．実際，多くの炎症性疾患や感染症で，血中あるいは病変局所での IL-1ra 濃度の上昇が報告されている．また，関節リウマチ，敗血症ショックなどで IL-1ra 投与による病態の改善が報告されており，治療薬としても注目されている[1-3]．近年，IL-1 と構造上ホモロジーの高いサイトカインとして，IL-18，IL1F5，IL1F6，IL1F7，IL1F8，IL1F9，IL1F10，IL-33 などが同定されており，IL-1 スーパーファミリーを形成している[4]．

b. IL-1 受容体の構造

IL-1 の生物活性は，その標的細胞上に存在する特異的な受容体に結合することにより発揮される．IL-1 受容体には，分子量 80kDa のタイプⅠレセプター（IL-1RⅠ）および分子量 68kDa のタイプⅡレセプター（IL-1RⅡ）がある．ともに免疫グロブリンスーパーファミリーに属し，細胞外領域と膜貫通領域，細胞内領域から成る（図1）．IL-1RⅠ と IL-1RⅡ の相同性は細胞外領域で 28％ であり，膜貫通領域の構造は類似している．しかし，IL-1RⅡ は細胞内領域が欠損しており，シグナル伝達能を持たない．IL-1RⅠ は多様な細胞において発現が認められるが，IL-1RⅡ は B 細胞，単球，好中球，

骨髄細胞に限られているという特徴を持つ．また正常細胞における発現数はIL-1RI, IL-1RIIともにきわめて少なく，1つの細胞上に10〜200個程度であるとされる．

c．IL-1のシグナル伝達機構

IL-1がIL-1RIに結合すると，IL-1RIにIL-1レセプターアクセサリータンパク質（IL-1RAcP）が会合し，受容体複合体を形成する．アダプター分子MyD88を介してセリン・スレオニンキナーゼであるIRAK（IL-1 receptor associated kinase）が活性化される．活性化されたIRAKにより，TRAF6（TNF receptor associated factor 6）は，MAPKKKファミリーであるTAK1（TGF-β activated kinase 1）およびその活性化因子TAB1, TAB2（TAK1 binding protein）と複合体を形成する．TAK1を介して，JNK/p38が活性化され，転写因子AP-1の活性化が誘導される．同時に，TAK1はNIK（NF-κB inducing kin-

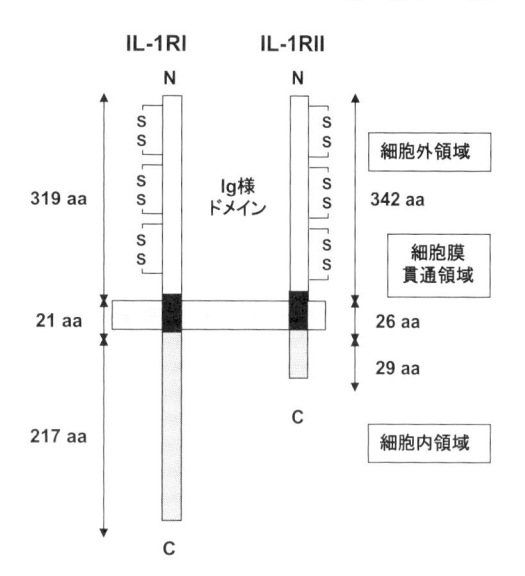

図1　IL-Iレセプター（マウス）の構造

ase）およびIKK複合体（IKKα，IKKβ，IKKγ）を活性化し，IκBのリン酸化を誘導する．リン酸化されたIκBが分解することにより，NF-κBは核内へ移行する．最終的にIL-1のシグナルが核に到達し，AP-1やNF-κBの

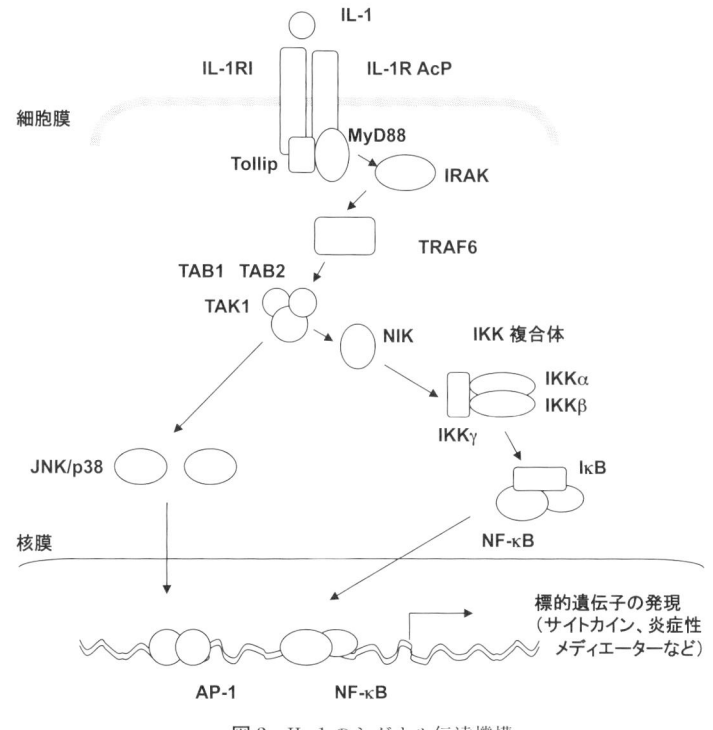

図2　IL-1のシグナル伝達機構

活性化が誘導されると,他のサイトカイン(IL-6, IL-8, MCP-1 など)や炎症性メディエーター(シクロオキシゲナーゼ2 [COX-2] など)の発現誘導が生じ,生体内では免疫系の活性化および炎症反応が引き起こされる[5, 6](図2).

d. IL-1α, IL-1β, IL-1ra 遺伝子欠損マウスの性状

IL-1α, IL-1β 欠損マウスでは,ともに造血系,免疫,炎症系などにとくに異常はみられず,正常に発育する.ただし,テルペンによって炎症を誘導すると,IL-1β 欠損マウスでは発熱誘導や COX-2 産生が低下するが,IL-1α 欠損マウスでは変化せず,炎症誘導においては IL-1β の方が強く関与する[2].LPS によるショック誘導では,いずれの欠損マウスでも野生型マウスと大差はみられない.また,遅延型アレルギー反応の誘導においても,IL-1β 欠損マウスや IL-1β/IL-1α 欠損マウスにおいては低反応性であるが,IL-1α 欠損マウスでは低下はみられない[7].逆に,IL-1ra 欠損マウスでは,高反応を示す.すなわち,遅延型アレルギーにおいても IL-1α ではなく,IL-1β の関与が示されている.　　　　　　　　　　[笠原　忠,多胡めぐみ]

■文献

1) Dinarello CA : Biologic basis for interleukin-1 in disease. Blood 87 (6) : 2095-2147, 1996 (Review).
2) Dinarello CA : In Cytokine Reference (Oppenheim JJ, Feldman M, eds), 307-318, Academic Press, 2001.
3) Kalliolias GD, Liossis SN : The future of the IL-1 receptor antagonist anakinra : from rheumatoid arthritis to adult-onset Still's disease and systemic-onset juvenile idiopathic arthritis. Expert Opin Investig Drugs 17 (3) : 349-359, 2008 (Review).
4) Dinarello CA : An IL-1 family member requires caspase-1 processing and signals through the ST2 receptor. Immunity 23 (5) : 461-462, 2005.
5) Kuno K, Matsushima K : The IL-1 receptor signaling pathway. J Leukoc Biol 56 (5) : 542-547, 1994 (Review).
6) Bradley JR, Pober JS : Tumor necrosis factor receptor-associated factors (TRAFs). Oncogene 20 (44) : 6482-6491, 2001 (Review).
7) Nambu A, Nakae S, Iwakura Y : IL-1β, but not IL-1alpha, is required for antigen-specific T cell activation and the induction of local inflammation in the delayed-type hypersensitivity responses. Int Immunol 18 (5) : 701-712, 2006.

16. IL-2

a. IL-2 と IL-2 受容体

IL-2 は 1976 年 Morgan らによって，PHA 刺激したヒト末梢血リンパ球の培養上清中に T 細胞の増殖を促進する活性因子（T cell growth factor；TCGF）として見出された．主な産生細胞は CD4$^+$T 細胞ならびに CD8$^+$T 細胞である．1983 年，谷口らにより遺伝子単離された IL-2 は，アミノ酸 153 個のペプチドで，N 末のシグナル配列（アミノ酸 20 個）が切り取られて 133 個の成熟ペプチド（分子量 15,420）となる．ヒト染色体上の位置は 4q26-28 である．

IL-2 受容体の構造解析は，サイトカイン受容体の中でも早い時期から着手されている．IL-2 の結合親和性により，高親和性，中親和性，低親和性受容体に分けられるが，この親和性の違いは，α 鎖（CD25），β 鎖（CD122），γ 鎖（CD132）の 3 つの受容体サブユニットが遺伝子単離されてようやく明らかになった．ヒト染色体上の位置は α 鎖（10p14-15），β 鎖（22q13.1），γ 鎖（Xq13.1）である．1984 年遺伝子単離された分子量 55kDa の IL-2 受容体を細胞に発現させたところ，低親和性受容体のみが見られること，また，細胞内領域がアミノ酸 13 個とシグナル伝達を担うには短いことから，第二の受容体の存在が想定された．生化学的解析により，分子量 75kDa の第二受容体が同定され，55kDa の受容体が α 鎖，75kDa の受容体が β 鎖と呼ばれることになる．1989 年，β 鎖が遺伝子単離され，リンパ球に発現させると，中親和性ならびに高親和性受容体が構築された．しかし，線維芽細胞に発現させた β 鎖は IL-2 結合能がなく，さらに α 鎖と β 鎖を組み合わせても高親和性受容体を構築できないことから，第三の受容体，γ 鎖の存在が示唆された．1992 年，分子量 64kDa の γ 鎖が遺伝子単離され，線維芽細胞に β 鎖とともに発現させると中親和性受容体が構築され，また，α 鎖，β 鎖とともに発現させると高親和性受容体が構築されて，IL-2 受容体サブユニット構造と親和性の問題は完結した[1]．

b. IL-2 と重症複合免疫不全症

IL-2 または IL-2 受容体サブユニットを欠失した患者やノックアウトマウスは，その生体内における機能について重要な示唆を与えてくれる．IL-2 産生不全の患者は T，B 細胞数は正常であったが，機能しておらず，重症複合免疫不全症（severe combined immunodeficiency；SCID）を呈している．この患者は IL-2 の投与により，感染症に対する抵抗力が改善する．1993 年に報告された IL-2 ノックアウトマウス（IL-2$^{-/-}$マウス）は，T，B 細胞数は正常であったが，生後 9 週で約 50％が死滅する．一方，生き残ったマウスはヒトとは異なり，異常な T，B 細胞の活性化が見られ，血清中の IgG1 ならびに IgE は高値を示し，炎症性腸炎となった．同年，X 連鎖重症複合免疫不全症（X-linked severe combined immunodeficiency；XSCID）の原因遺伝子が IL-2 受容体 γ 鎖であると判明した．XSCID 患者では B 細胞数は正常であるが，T 細胞はほとんどないか，もしくは欠失している．さらに，natural killer（NK）の細胞障害活性もない．したがって，IL-2 作用の機能不全により，ヒトは SCID を発症すると考えられた．一方，IL-2 産生不全と XSCID の病態の不一致，とくに T 細胞の有無は，パラドックスとして受け止められ，次

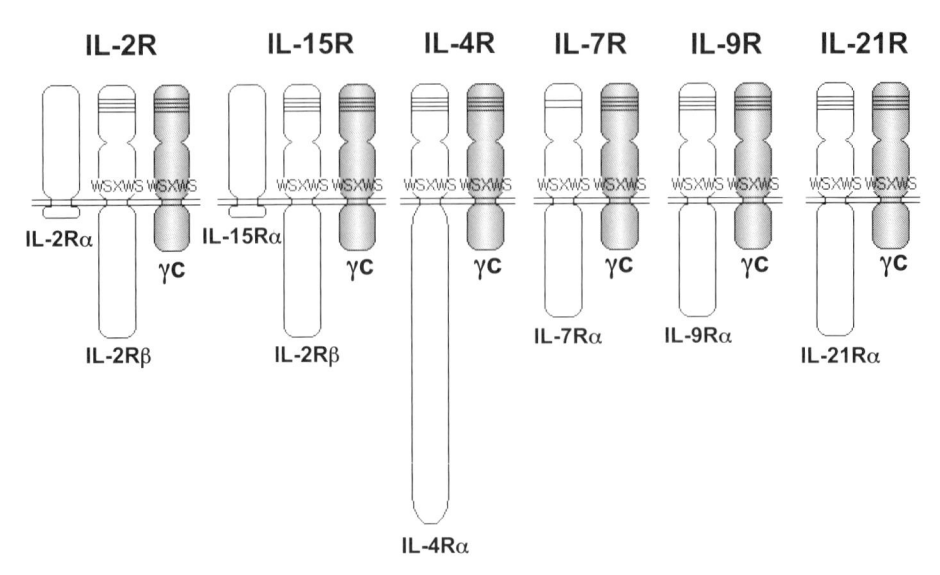

図1 γc鎖を共有するサイトカイン受容体
γc鎖はIL-2受容体のみならず他の受容体サブユニットとしても働く．IL-2受容体ならびにIL-15受容体ではβ鎖の共有がある．この図以外に，IL-4受容体α鎖とIL-13受容体α1鎖の組み合わせによりIL-4, IL-13の双方と結合することができる．IL-7受容体α鎖はthymic stroma-derived lymphoprotein (TSLP) 受容体のサブユニットでもある．この場合，新規タンパク質であるγc様鎖 (TSLP受容体) を必要とする．

に述べる予想外の展開の中で解かれた．IL-4はIgMからIgEへのクラススイッチに関わるサイトカインである．IL-2にこの作用はない．ところが1994年，IL-2受容体γ鎖はIL-4受容体のサブユニットとして機能することが報告された．その後，γ鎖はIL-7, IL-9, IL-15, IL-21の受容体サブユニットとして働いていることが明らかにされた（図1）．とくに，IL-7はT細胞の発生に必須であり，IL-15はNK細胞の発生分化に必須のサイトカインである．このような背景からγ鎖は，common γ鎖（γc鎖）とも呼ばれる[1]．

c．IL-2と自己免疫疾患

1995年，IL-2受容体β鎖$^{-/-}$マウスならびにα鎖$^{-/-}$マウスにおいても，T, B細胞の異常な活性化が観察された．β鎖$^{-/-}$マウスはT, B細胞とも正常に発生するが，その後，血清IgG1, IgEの上昇，抗赤血球抗体による貧血を呈し，生後12週で死滅した．しかし炎症性腸炎は認められない．なお，NK細胞は欠失している．α鎖$^{-/-}$マウスもまたT, B細胞の発生は正常である．血清IgG1, IgG2a, IgG2b, IgAの上昇があり，8-20週に約25％が貧血により死亡する．12-16週マウスの多くが炎症性腸炎となった．1997年にヒトのα鎖欠失患者が報告され，T細胞の組織浸潤と組織炎症が観察されている．したがって，ノックアウトマウスとヒトα鎖欠失の所見は，自己免疫疾患を表し，IL-2が自己免疫症に対して抑制的に働くことを示している．なお，IL-2$^{-/-}$マウスを無菌室で飼育すると，炎症性腸炎の発症が遅れることから，感染症がこの腸炎の引き金になると推察される．炎症性自己免疫疾患の抑制にCD4$^+$CD25$^+$制御性T細胞が重要な役割を果たしている[2]．この制御性T細胞の発生分化にIL-2が必須であることがわかってきた．IL-2$^{-/-}$マウス，α鎖$^{-/-}$マウス，β鎖$^{-/-}$マウスでは制御性T細胞は50％もしくはそれ以下に減少していた．なお，IL-2$^{-/-}$IL-15$^{-/-}$ダブルノックアウトマウス

は制御性T細胞がほとんどない.

1949年に樹立されたscurfyマウスはX連鎖型劣性変異で致死的な自己免疫疾患を引き起こす. 2001年に原因遺伝子, FoxP3が同定され, 転写因子であることがわかった. さらに2003年, FoxP3が制御性T細胞分化に必須であることが明らかにされた[2]. $CD4^+CD25^+$胸腺細胞はIL-2刺激によりFoxP3が発現誘導されて, $CD4^+CD25^+$制御性T細胞へと分化する. IL-15もFoxP3を発現誘導するが, IL-2より高濃度のIL-15を必要とする. IL-2シグナルを核に伝える転写因子, Stat5a, Stat5bのダブルノックアウトマウスは, 制御性T細胞を欠失している. しかし, Stat5を活性化するIL-7は, $CD4^+CD25^+$胸腺細胞においてFoxP3を誘導できないことから, 制御性T細胞の分化にはStat5に加えて他の細胞内因子が必要なのだろう.

IL-2受容体 γc 鎖欠失はT細胞がなくSCIDとなり, 一方, IL-2, IL-2受容体 α 鎖, β 鎖の各々の欠失ではT細胞は存在するが, 制御性T細胞の分化が妨げられ炎症性自己免疫疾患となる. 他方, ヒトのXSCIDは近年, レトロウイルスベクターに組み込んだ γc 鎖を血液幹細胞に導入することにより, 完治できることが示された. しかし, 初期の治療において, 11名中2名, ウイルスベクターが原因の白血病が発生した. この解決策は未だ示されていない. 基礎研究も含めて, さらなる改善が必要とされる分野である.

［竹下敏一］

■文献

1) Sugamura K, Asao H, Kondo M, et al : The interleukin-2 receptor gamma chain : its role in the multiple cytokine receptor complexes and T cell development in XSCID. Ann Rev Immunol 14 : 179-205, 1996.
2) Sakaguchi S : Naturally arising CD4(+)regulatory T cells for immunologic self-tolerance and negative control of immune responses. Ann Rev Immunol 22 : 531-562, 2004.

17. IL-4

インターロイキンは，免疫システムの細胞によって分泌されるサイトカインである．IL-4は，in vitroにおいてB細胞およびT細胞の増殖と分化に影響を与えることが知られている．B細胞においては，IL-4はMHCクラスIIおよび低親和性IgEレセプターであるCD23の発現を誘導する．IL-4は，さらにLPS-処理されたB細胞において，IgEおよびIgG1へのアイソタイプスイッチを誘導する．in vitroにおいて，IL-4は胸腺細胞，Th2ヘルパーT細胞，肥満細胞，マクロファージ，そして造血前駆細胞の増殖と分化を促進し，CTL応答を増強することが知られている．IL-4は，おもに肥満細胞とTh2細胞から産生される．ある種の病原微生物に応答する抗体産生および遅延型過敏反応に関係するTh2細胞は，IL-4, IL-5, IL-10などによって特徴付けられるサイトカインを分泌する．

a. タンパク質の性質

IL-4は，129アミノ酸残基からなる前駆体として合成される．その前駆体には，24アミノ酸残基からなる疎水的なシグナル配列を含む．IL-4は，2個のアルギニン残基（38番目および105番目）においてグリコシル化され，ジスルフィド結合に関与する6個のシステイン残基を持つ．ジスルフィド結合は，生物学的活性に必須である．マウスおよびヒトIL-4タンパク質は，91-128番目の部位で相同性が低い．

b. 遺伝子構造

ヒトIL-4遺伝子は，4個のエクソンを持ち，その長さは約15.6kbであり，染色体5q23-31に位置している．マウス遺伝子は，染色体11番にマップされる．IL-4遺伝子は他の造血因子（GM-CSF, IL-3, IL-5, IL-13）の近傍に存在する．IL-4およびIL-5遺伝子間の距離は約102kbである（図1）．

c. 受容体

IL-4の生物学的活性は，標的細胞表面に発現（100-5000コピー/細胞）している特異的受容体（Kd=20-100pM）を介して仲介される．IL-4受容体（IL-4Rα）はサイトカイン受容体ファミリーを構成する特徴的な細胞外領域を持ち，CDw124という名前を与えられている．マウスIL-4受容体cDNAは，1個の膜貫通領域を持ち，シグナル配列を含む810アミノ酸を

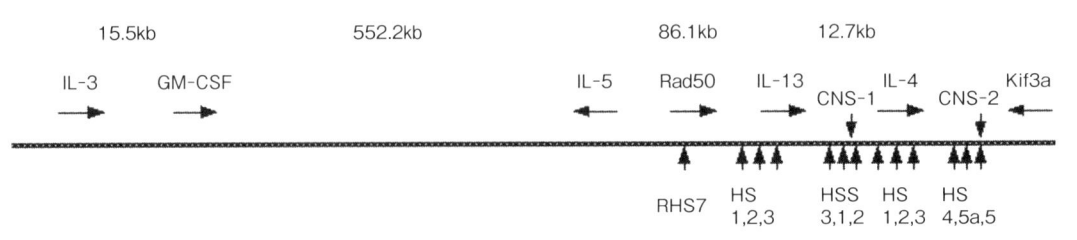

図1 マウス染色体11番に存在するサイトカイン遺伝子クラスター
数字は各サイトカイン遺伝子間の距離をkbで示したものである．DNase I 高感受性領域を上向きの矢印（HSおよびHSS）で，高度に配列が保存されている領域を下向きの矢印（CNS-1およびCNS-2）で示した．これらのHS領域はヒストンのアセチル化，メチル化といったクロマチン制御が起こることにより，分化が決定される．RHS7は，Th2サイトカイン遺伝子クラスターを包括的に制御するlocus control region（LCR）として同定された．

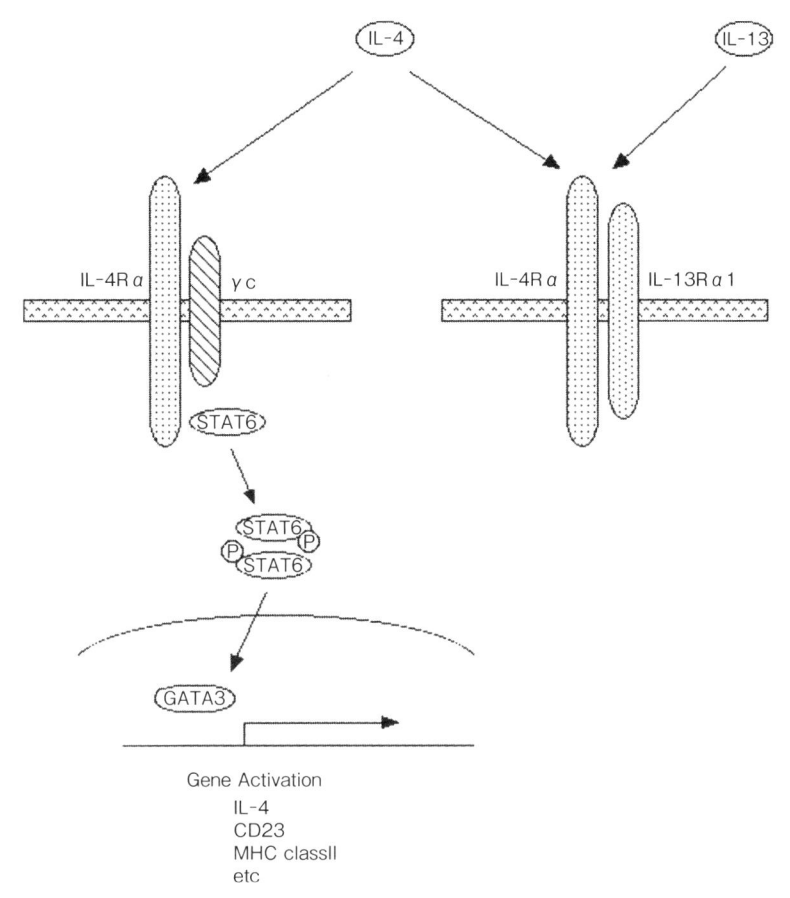

図2 IL-4受容体とシグナル伝達
IL-4とIL-13はIL-4Rαを共有する．また，γcは，IL-4とIL-2，IL-7，IL-9，IL-15，IL-21のレセプターにおいて共有される．IL-4の刺激はPI-3キナーゼ-IRS系とJAK-STAT系を介して伝達される．この図では，JAK-STAT系を示している．

コードしている．この受容体は553アミノ酸からなる大きな細胞内領域を持つ．ヒト受容体は，207アミノ酸からなる細胞外領域，24アミノ酸の膜貫通領域，および569アミノ酸からなる細胞内領域を持つ．

IL-4受容体は，IL-2受容体を構成するシグナリング成分であるγc鎖を共有することが示されている．このγc鎖は，IL-4R，IL-2R，IL-7R，IL-9R，IL-15R，IL-21Rの共通の構成成分であり，その遺伝子座はX染色体上に位置している．IL-4Rαとγcからなる受容体はI型IL-4受容体と呼ばれるのに対し，IL-4RαとIL-13Rαからなる受容体はII型IL-4受容体と呼ばれている．どちらのIL-4受容体もSTAT6を介して，そのシグナルが伝達される．II型IL-4受容体は，IL-4だけでなくIL-13とも特異的に結合し，そのシグナルが伝達される．

d．IL-4シグナル伝達

IL-4のシグナル伝達系として，PI-3キナーゼ系と，JAK-STAT系の2つの経路が報告されている．前者は，主として細胞の増殖誘導に関与するシグナルを伝達し，後者はB細胞上のCD23発現，クラスII抗原発現，IgG1やIgEへのクラススイッチ誘導など，B細胞の活性化に関与するシグナルを伝達する．

IL-4RとIL-4との結合により，IL-4Rに結

表1 IL-4の別名

IaIF	MHCクラスII（Ia）誘導因子
BCDF-ε	B細胞分化因子ε
BCDF-γ	B細胞分化因子γ
BCGFγ	B細胞増殖因子γ
BCGFI	B細胞増殖因子1
BSF-1	B細胞刺激因子1
BSFp1	B細胞刺激因子p1
EL4-BCGF	EL4 B細胞増殖因子
HCGF	ホジキン細胞増殖因子
IgE-enhancing factor	IgE促進因子
IgG1-enhancing factor	IgG1促進因子
IgG1-induction factor	IgG1誘導因子
MCGF-2	肥満細胞増殖因子2
MFF	マクロファージ融合因子
TCGF-2	T細胞増殖因子
THCGF	胸腺細胞増殖因子

IL-4は，当初，その活性に基づきさまざまな名称で呼ばれていた．cDNAクローニングによりこれらの活性が，単一の分子であるIL-4によることが明らかとなった．

合したチロシンリン酸化酵素（JAK）が活性化されると，IRS-2（insulin receptor substrate-2）がリン酸化される．リン酸化されたIRS-2は，PI-3キナーゼのp85サブユニットに結合し，これを活性化し，細胞内シグナル伝達を誘導する．

JAK/STAT系を介するシグナルは，IL-4の機能を発現するうえでの必須のシグナルである．IL-4がIL-4Rに結合すると，IL-4Rα鎖に結合したJAK1とγcに結合したJAK3が活性化される．その結果，IL-4Rα鎖上の578番目と606番目のチロシン残基がリン酸化される．これらのリン酸化されたチロシン残基がドッキング部位となり，SH2部位を介してSTAT6がリクルートされる．結合したSTAT6はそのチロシン残基がリン酸化される．リン酸化されたSTAT6は，受容体からフリーになり，SH2部位を介して二量体を形成し核内に移行する．核に移行したリン酸化STAT6は，GATA3の遠位プロモーターのSTAT認識配列に結合し，さらにはGATA3自身が近位プロモーターに結合することにより，その発現を誘導する．このようなプロセスでIL-4は，IL-4シグナルを核内にもたらす（図2）．

e．IL-4産生細胞

IL-4は主に活性化されたTh2型CD4$^+$細胞によって産生される．Th2細胞は，B細胞に対して最も生物学的に活性のあるヘルパー細胞であり，IL-4だけでなく，IL-5やIL-6も産生する．他に，肥満細胞，好塩基球，好酸球もIL-4を産生する．また，NKT細胞，あるいはナイーブCD4陽性T細胞もIL-4を産生する．

f．IL-4の生物学的活性

IL-4の生物学的活性は種特異的である．すなわち，マウスIL-4は，ヒト細胞に対しては不活性であり，ヒトIL-4は，マウス細胞に対しては不活性である．IL-4はリンパ球細胞などに働き，さまざまな活性を持つ．その活性に基づき，さまざまな名称で呼ばれていた（表1）．cDNAクローニングによって，これらの活性が単一の分子であるIL-4によって引き起こされることが明らかになった．IL-4は，活性化B細胞の増殖と分化を促進し，静止期B細胞に作用して，クラスII MHC抗原，IL-2Rβ，IL-4R，CD40そして低親和性IgE受容体（CD23）の発現を増強させる．IL-4は，活性化B細胞に作用して，IgEとIgG1の産生を促進し，IgM，IgG3，IgG2a，IgG2bの産生を阻害する．このIL-4によって誘導されるB細胞のクラススイッチは，IFN-γによって阻害される．

CD4$^+$T細胞は，サイトカインの産生パターンから，IL-2，IFN-γやTNF-βを産生するTh1型細胞と，IL-4，IL-5，IL-10そしてIL-13を産生するTh2型細胞，さらにその前駆細胞と考えられるTh0型細胞とに大別される．Th1型細胞は，細胞性免疫に関与し，細菌や原虫を貪食したマクロファージにIFN-γを作用させて，細胞内寄生性病原体を死滅させる作用がある．一方，Th2型細胞は，液性免

疫に関与し，IL-4，IL-5，IL-10，IL-13などのサイトカインを産生して，B細胞の増殖と分化を誘導する．また，アレルギー性炎症を誘導する．ナイーブCD4$^+$T細胞は，IL-4の存在下で抗原刺激を受けるとTh2型細胞に，また，IL-12の存在下で抗原刺激を受けるとTh1型細胞に分化誘導される．IL-12は主にマクロファージから産生される．T細胞はIL-12とIL-18で刺激を受けるか，Th1細胞に分化したあと，同じ抗原刺激を受けると，IFN-γを産生する．IFN-γの産生が起こると，マクロファージはIFN-γの作用を受けて，いっそうIL-12の産生を増強するようになる．また，IFN-γはTh1細胞特異的な転写因子であるT-bet（T-box expressed in T cells）を誘導する．T-betは自分自身の発現を増強するとともに，IFN-γの転写を増強するので，いっそうTh1への分化が増強される．さらに，IRF1/IRF2を誘導し，これがIL-4の転写調節領域に結合してIL-4の転写を抑制する．このようなプロセスでTh1の誘導が起こる．一方，Th2の誘導の場合，CD4$^+$T細胞から産生されたIL-4の作用で，STAT6が活性化される．次に，STAT6はGATA3の発現を誘導する．GATA3はTh2サイトカイン群の発現を誘導するとともに，IL-4特異的転写因子であるc-Mafを誘導する．このようなプロセスで，IL-4はTh2を誘導する．

IL-4トランスジェニックマウスは，アレルゲン投与あるいは寄生虫感染などの処置がなくても，その血清IgEレベルは高値である．逆に，IL-4ノックアウトマウスあるいはIL-4Rノックアウトマウスに線虫を感染させてもIgE産生誘導は起こらなかった．これらのデータは，IL-4が生体におけるIgE産生に必須であることを示唆する．

g．臨床応用

IL-4は，モノサイトからIL-1，IL-6そしてTNF-αなど，あるいはT細胞からTNFなどの炎症性サイトカインの産生を抑制するので，炎症性あるいは自己免疫疾患の治療に臨床的な重要性がある．また，IL-4は，固形癌や血液系統そして免疫疾患の治療に有用である．

［横田　崇］

■文献
1) Paul WE, Ohara J : B-cell stimulatory factor-1/interleukin 4. Ann Rev Immunol 5 : 429-459, 1987.
2) Yokota T, Arai N, de Vries J, et al : Molecular biology of interleukin 4 and interleukin 5 genes and biology of their products that stimulate B cells, T cells and hemopoietic cells. Immunol Rev 102 : 137-187, 1988.
3) Arai K, Lee F, Miyajima A, et al : Cytokines : coordinators of immune and inflammatory responses. Ann Rev Biochem 59 : 783-836, 1990.
4) Miyajima A, Kitamura T, Harada N, et al : Cytokine receptors and signal transduction. Ann Rev Immunol 10 : 295-331, 1992.
5) Nelms K, Keegan AD, Zamorano J, et al : The IL-4 receptor: signaling mechanisms and biologic functions. Ann Rev Imuunol 17 : 701-738, 1999.
6) Ansel KM, Djuretic I, Tanasa B, Rao A : Regulation of Th2 differentiation and Il4 locus accessibility. Ann Rev Immunol 24 : 607-656, 2006.

18. IL-5

IL-5はB細胞の増殖やホメオスターシス,抗体産生への成熟・分化を制御するのみならず,好酸球や好塩基球の増殖や分化も制御し炎症反応にも関与する.

a. IL-5研究の事始め

1970年代の初め,筆者らは結核菌で免疫したマウスのリンパ球をツベルクリン(PPD)刺激すると,マウスの活性化B細胞を抗体産生細胞に分化させる液性因子が産生されることを見出した.同じ頃,活性化されたB細胞に作用し抗体産生を増強させる抗原非特異的なT細胞因子が報告されT細胞代替因子(T cell-replacing factor;TRF)と名づけられた.我々の活性因子の性状もTRFと類似していたためその構造と機能を解析した.TRFの産生にはPPD特異的な感作T細胞とAPC間のMHC拘束性の相互作用が必須であるが,TRFは抗原非特異性,MHC非拘束性にB細胞に作用する.TRFの同定と構造解析は困難を極め,TRFがIL-5として認定されるまで,研究を始めてから13年の歳月を費やした.

1980年,我々は構成的にTRF/IL-5を産生するT細胞ハイブリドーマ株(B151K12)を樹立するとともに,TRF/IL-5に応答してIgM産生細胞に分化するマウスB白血病細胞BCL1を見出した.B151K12の培養上清より精製したTRF/IL-5を免疫原に用いてラット抗マウスTRF/IL-5単クローン抗体(TB13,NC17)を作出した.抗TRF/IL-5抗体カラムを用いて精製したTRF/IL-5は約46kDaであり,還元により23-26kDaになったことより,TRF/IL-5は2量体であると結論した.アフィニティ精製したTRF/IL-5のN-末端の27アミノ酸残基配列を決定したが,それはIL-5 cDNAより類推される分泌型IL-5のアミノ酸配列と完全に一致した.

b. IL-5をコードする遺伝子と構造

Kinashiらはマウス株化T細胞のcDNAライブラリーを用いて,TRFをコードするcDNAクローンを単離し全塩基配列を決定した.組み替えTRFがB細胞,好酸球,T細胞に多彩な作用を示したので,TRFをIL-5と呼ぶことを提唱した.マウスIL-5(mIL-5)cDNAは疎水性に富むN-末端20アミノ酸を含む133アミノ酸残基をコードする.分泌型IL-5は113アミノ酸残基より成る分子量12,449の弱酸性糖タンパク質と推測した.hIL-5 cDNAはN-末端側19個の疎水性アミノ酸を含む134アミノ酸残基をコードできる.マウスIgA増強因子(IgA-EF),好酸球コロニー刺激因子(Eo-CSF),ヒト好酸球分化因子(EDF)のcDNAも単離されたが,その構造は我々の単離したIL-5 cDNAのそれと同じであった.IL-5の染色体遺伝子はハプロイドあたり1コピー存在し,4個のエクソンと3個のイントロンから構成される.ヒトIL-5遺伝子は5番染色体上に,マウスIL-5遺伝子は第11染色体上にマップされ,GM-CSF,IL-3,IL-4,M-CSF,M-CSF受容体,IRF-1転写因子遺伝子の近傍に位置する.

マウスIL-5 mRNAは活性化されたT細胞に発現するが,結核菌感染,ウイルス感染,寄生虫感染,アレルゲンにより増強される.Th細胞はリンホカインの産生パターンによりTh1とTh2細胞に分類されるが,IL-5はTh2細胞により産生される.マスト細胞や好酸球も

至適な刺激を受けると IL-5 mRNA を発現するが，マクロファージ，骨髄単球性細胞，B 細胞は発現しない．マウスの脾臓，肺臓，小腸に存在する非造血系細胞も構成的に IL-5 mRNA を発現している．パイエル板に存在する CD4$^-$c-kit$^-$CD3ε^-IL-2Rα^+細胞は IL-2 や TLR リガンド刺激により大量の IL-5 を産生する．

ヒト IL-5 は CD4$^+$CD25$^+$CD45RO$^+$T 細胞により産生される．ヒト末梢血 T 細胞は IL-2 刺激により多量の IL-5 を産生するが，炎症局所に浸潤している活性化されたヒト好酸球も IL-5 を産生する．マスト細胞はアレルゲン/IgE 複合体刺激やカルシウムイオノフォア刺激に対応して IL-5 を産生する．健常人の血清中に hIL-5 は検出できないが，好酸球増多症患者の約 40% に 500-1000pg/ml の IL-5 が検出される．

マウス IL-5 mRNA をカエルの卵母細胞内で翻訳させると 45-50kDa の分子が分泌され活性を示すが，還元アルキル化により 25-30kDa に移動し活性を失う．ツニカマイシン存在下に卵母細胞内で翻訳させると約 27kDa の活性型 IL-5 分子が産生される．IL-5 活性は我々の作出した抗 IL-5 抗体により完全に消失する．以上より，分泌型 IL-5 は結合 N-型糖鎖を含む糖タンパク質であり，糖鎖そのものは生物活性に関与しないことがわかる．ヒト IL-5 の結晶化構造の解析から，IL-5 は 2 量体を形成することにより初めて 4 つの α ヘリックスと β シートよりなる 2 つの対称的で安定なドメイン構造を形成できる．IL-5 は C-末端で IL-5R の IL-5 結合サブユニット（IL-5Rα 鎖）と結合し，N-末端でシグナル伝達分子（IL-5Rβ 鎖）に結合する．理論的には IL-5 は IL-5Rα 鎖および IL-5Rβ 鎖の結合部位を 2ヵ所ずつ持っていることになるが，IL-5 は 1 分子の IL-5Rα 鎖と結合する．

c．IL-5 レセプター（IL-5R）とシグナル伝達

IL-5 は細胞上の IL-5 特異的な受容体（IL-5R）に結合する．放射標識 IL-5 を用いた結合試験や化学架橋実験により，1）標的細胞上には高親和性と低親和性の 2 種類の IL-5R が存在する，2）IL-5 シグナルは高親和性 IL-5R を介して伝達される，3）高親和性 IL-5R は約 60kDa（IL-5Rα）と約 130kDa（IL-5Rβ）の異なるタンパク質の複合体であることが明らかになった．

我々はマウス IL-5Rα を認識する単クローン抗体（H7 と T21）を作出し，それを用いてマウス IL-5Rα の cDNA を単離した．ヒト末梢血好酸球の cDNA ライブラリーよりヒト IL-5Rα cDNA を単離した．IL-5Rα には膜結合型と分泌型の 2 種類存在し，IL-5 応答細胞は両方の IL-5Rα を発現している．

IL-5Rα の細胞外ドメインにはサイトカインレセプタースーパーファミリーに存在する N-末端ドメインの 4 個のシステイン残基と C-末端ドメインの WSXWS モチーフが保存されている．IL-5Rα の細胞内ドメインにチロシンキナーゼやプロテインキナーゼのカタリチックドメインは存在しない．細胞膜貫通部の直下にプロリン残基に富むアミノ酸配列が保存されており，そのモチーフは GM-CSFRα，IL-3Rα，ラットプロラクチンやヒト成長ホルモンレセプターでも保存されている．

IL-5Rα を発現させた COS 細胞は 60kDa の低親和性 IL-5R を発現するが IL-5 に応答しない．IL-3 依存性に増殖する造血系株化細胞に IL-5Rα を発現させると，高親和性 IL-5R が再構築され IL-5 に応答して増殖する．IL-3R のシグナル伝達分子である IL-3Rβ を IL-5Rα と共発現させると高親和性 IL-5R を再構築できる．マウス IL-3Rβ は GM-CSFRβ 鎖としても機能し，ヒト IL-3R や GM-CSFR の β 鎖も IL-5Rβ として機能するので，IL-5Rβ，

IL-3Rβ，GM-CSFRβ は共有（common）β 鎖（βc）と呼ばれるようになった．βc は IL-5 との結合性を示さないが，IL-5 と IL-5Rα の存在下に高親和性 IL-5R を構成し IL-5 シグナルを伝達する．IL-3，IL-5，GM-CSF が好酸球に類似の作用を示すのはシグナル伝達分子として共通の βc を利用しているからである．IL-5Rα の細胞内ドメインを欠失したミュータントは βc と高親和性 IL-5R を再構築できるが IL-5 シグナルを伝達できない．IL-5Rα の細胞内領域，とりわけ IL-5Rα 細胞内領域のプロリン領域とその近傍領域がシグナル伝達に必須である．

IL-5 刺激後一過性の細胞内タンパク質のリン酸化が起こる．このリン酸化は IL-5 のシグナル伝達に必須である．IL-5 刺激により βc のみならず SH2/SH3 ドメインを持つシグナル伝達分子 Vav，Shc，HS1，PI-3 キナーゼのチロシンリン酸化が起こる．また，Vav や Shc のリン酸化を介して Ras → Raf → MAP キナーゼ経路が活性化され，c-fos，c-jun，c-myc の発現増強が起こる．チロシン残基のリン酸化やプロトオンコジーンの発現にも IL-5Rα の細胞内ドメインが必須である．

IL-5 刺激のない状態で IL-5Rα と βc に JAK2 と JAK1 がそれぞれ構成的に会合しているが，IL-5Rα と βc は複合体を形成していない．IL-5 刺激により IL-5Rα/βc 複合体が形成され，JAK2 と JAK1 が活性化され，βc，シグナル伝達因子や転写因子 STAT5 のチロシンリン酸化が起こる．リン酸化された STAT5 は 2 量体を形成し核内へ移行して標的遺伝子の転写を促進する．IL-5 刺激により JAK2 の活性化がまず起こり，引き続き JAK1 のリン酸化と活性化，βc や STAT5 のチロシンリン酸化が誘導される．Ras と下流のシグナル系の活性化も JAK2 の活性化に依存する．IL-5 刺激により惹起される JAK キナーゼや STAT5 の活性化に連動して，SOCS3 が活性化される．SOCS3 は JAK2/STAT5 系の活性化経路を遮断して，IL-5 シグナルを停止させる．

ブルトンキナーゼ（Btk）は B 細胞の発生と分化に必須のチロシンキナーゼであり，XLA の原因遺伝子である．マウスの B-1 細胞を IL-5 刺激すると Btk が活性化されるのに，Btk 変異 B 細胞では IL-5 による活性化が起こらないことから，B 細胞における IL-5 シグナル伝達に Btk が必須であることがわかる．

d．IL-5 による免疫と炎症制御

IL-5 は自然免疫と獲得免疫を制御するサイトカインとして知られている．IL-5Rα 欠損マウスでは腸管粘膜 IgA 値の低下，B-1 細胞の減少と自然抗体産生の低下が見られる．IL-5 は獲得免疫の主体である活性化 B-2 細胞に作用し AID の発現を促し，μ 鎖から γ1 鎖への IgH クラススイッチ組換えを促進する．また，B 細胞の分化に必須の Blimp-1 の発現増強を介して IgG1 産生を増強する．このように IL-5 は自然免疫および獲得免疫における液性免疫の制御に関与する．

IL-5 はヒト好酸球の増殖と分化の促進，生存の延長，炎症関連分子の遊離を促進する．喘息患者の炎症局所で IL-5 産生が亢進し，血中 IL-5 も高値となる．好酸球は TGF-β1 を産生しアレルギー炎症局所における線維化と組織修復に重要な役割を果たすが，IL-5 は好酸球による TGF-β1 産生を亢進し，組織の線維化を促し，炎症局所の組織の気道の肥厚をもたらす．IL-5 や IL-5Rα 欠損マウスでは好酸球依存性の気道過敏性が著明に減弱している．

喘息モデル動物に抗 IL-5 抗体や抗 IL-5Rα 抗体を投与すると末梢血中の好酸球のみならず組織に浸潤した好酸球も完全に殺傷できる．ヒト型化抗ヒト IL-5 抗体（Mepolizumab）を用いた好酸球増多症治療を目指した前臨床試験がなされた．ヒト型化抗 IL-5 抗体の投与により血中および喀痰中のアレルゲン誘発好酸球増多は正常レベルにまで改善するが，炎症組織中や

骨髄中の好酸球は半減するのみで，喘息治療効果は期待されたほどでなかった．特発性好酸球増多症候群（HES）患者への Mepolizumab 投与の臨床試験によると，抗 IL-5 抗体を投与することにより併用するステロイドの量を減らすことができるという．炎症性食道炎患者や好酸球性大腸炎患者に Mepolizumab を投与すると症状が改善されるとの報告もある．今後，喘息患者における抗 IL-5Rα 抗体の治療効果が注意深く検索されると思われる． ［高津聖志］

■文献

1) 高津聖志：IL-5 ものがたり．感染・免疫・炎症 35：612-616, 35：228-244, 36：42-59, 2005-2006.
2) 高津聖志：アレルギー炎症と好酸球：IL-5 の関与とその謎．アレルギー 54：48-52, 2005.
3) 高津聖志：アレルギー炎症と免疫応答-サイトカインの役割．アレルギー 54：1245-1249, 2005.
4) Takatsu K：Interleukin-5 and its receptor：From genes to diseases. 1-157, Springer-Verlag, New York, 1995.
5) Takatsu K, Nakajima H：IL-5 and eosinophilia. Curr Opin Immunol 20：253-263, 2008.

19. IL-6

インターロイキン6（IL-6）は，平野，岸本らによってB細胞株からIgM産生を誘導するT細胞由来の因子として1986年にクローニングされたサイトカイン分子である．その後の解析で，IL-6は免疫系のみならず，造血系，骨組織系，神経系などのさまざまな生理学的な現象に関与する多機能性のサイトカインであることが明らかとなった．具体的には，肝細胞に働きCRP等の急性期タンパクを発現させたり，発熱中枢に働き体温を上昇させたり，腎臓のメサンギウム細胞に過剰に働くと腎炎を引き起こす，骨髄の未分化細胞に働くと血小板を産生する巨核球を増やす，神経細胞の軸索をのばす，破骨細胞の活性化を誘導する，T細胞を生存させる等の多彩な機能である．また，最近では，CD4陽性T細胞の新しいサブセットであるTh17細胞の分化にIL-6が関わっていることが証明されている（「I.A.6. Th17細胞」の項参照）．

IL-6の遺伝子は，これまでに，ヒトをはじめ，マウス，ラット，ブタ，ウサギ，ニワトリなどのさまざまな脊椎動物にて同定されている．ヒトのIL-6前駆体分子は212アミノ酸からなり，糖鎖などの翻訳後修飾を受ける．最終的に，細胞外への分泌のためにシグナルペプチドが切断され，成熟型の185アミノ酸からなるIL-6となる．結晶構造解析からIL-6は，4本のαヘリックスから構成されており，典型的なサイトカインの構造を持つ長鎖サイトカインファミリーの一員であることがわかった．生体内におけるIL-6は，活性化T細胞やB細胞，線維芽細胞，単球，内皮細胞，メサンギウム細胞などのさまざまな細胞により産生される．また，樹状細胞やマクロファージは細胞表面のToll様受容体を介してリポポリサッカライド（LPS）等の刺激を受けるとIL-6を大量に分泌する．このIL-6の発現調節はIL-6遺伝子の上流領域に存在するNFκB，AP1，C/EBPβ等の転写因子によっている．

IL-6の信号を受け取る細胞の表面には，IL-6の受容体が存在する．IL-6の受容体はIL-6と結合できる"IL-6受容体"とIL-6-IL-6受容体複合体と会合して細胞内に信号を伝える"gp130"の2つの分子から形成される（図1）．IL-6受容体はその細胞外領域に免疫グロブリン様ドメインとサイトカイン結合領域を持つ．細胞内領域は82アミノ酸と，その短さのために，IL-6-IL-6受容体複合体が会合する信号伝達分子の存在が示唆されていた．実験的にその細胞内領域はIL-6信号依存性の信号伝達には関与しないことが証明されている．しかし，IL-6受容体の細胞膜領域の直下に存在するYSLGモチーフおよび2量体ロイシン用のLIモチーフがIL-6受容体の極性を持つ細胞での分布の不均一性に関与していることが知られている．

IL-6-IL-6受容体複合体と会合する分子gp130の遺伝子が単離された．gp130分子はIL-6受容体と同様に免疫グロブリン様ドメインとサイトカイン結合領域を持ち，さらに，3つのフィブロネクチンタイプⅢドメインを細胞外領域に有していた．IL-6刺激導入後，gp130分子がSDSに抵抗性の2量体を形成すること，gp130分子の細胞膜領域直下のBox1およびBox2と呼ばれる部位にJAKキナーゼが会合して活性化することがわかった．これらのBox1およびBox2領域は多くのサイトカインの受容体にて保存されてJAKキナーゼが会合

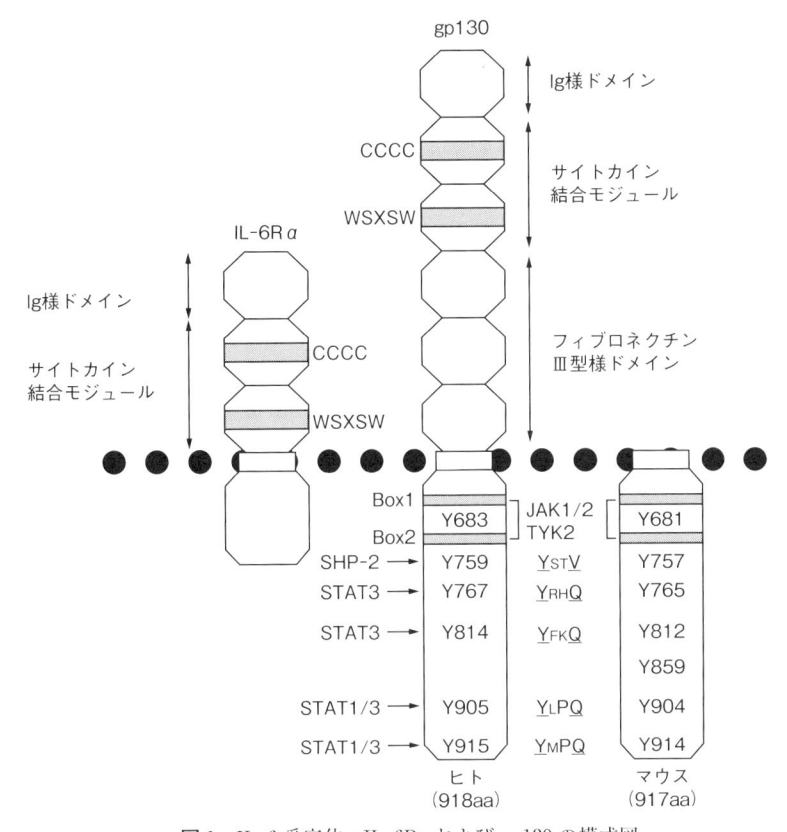

図1 IL-6受容体：IL-6Rαおよびgp130の模式図
IL-6Rαおよびgp130ともにサイトカイン結合モジュールに典型的なCCCCモチーフおよびWSXSWモチーフ（アルファベットはアミノ酸を示す）を含む．アミかけの個所は細胞膜を示し，それ以下は細胞質領域を表す．チロシン残基の位置はN末端のアミノ酸を1としたときの数字．

する部位として知られている．IL-6によって活性化されたJAKキナーゼはgp130分子の細胞内領域に存在するチロシン残基をリン酸化する．カルボキシ末端側に存在する4つのYxxQモチーフは，JAKキナーゼにてリン酸化された後，STAT3分子が結合する．さらに，gp130分子に結合したSTAT3分子は，JAKキナーゼにてリン酸化を受け活性化して，2量体を形成して核に移動してさまざまな炎症性分子の転写，翻訳を増強する転写因子として機能する．さらに，759番目のチロシン残基はSHP2分子と結合してGAB，PI3キナーゼの動員を介してERKの活性化が生じる．それぞれIL-6刺激後のSTAT3およびERKの標的分子

としてpim1, pim2, tff3, gp130, socs1, socs3およびegr1, tff1等が知られている．転写因子STAT3の活性化によってIL-6信号のネガティブフィードバックとして知られるSOCS3が転写翻訳され，gp130分子の759番目のチロシン残基に結合してJAKキナーゼの活性化を抑制しIL-6信号を収束する[1,2]（図2）．

IL-6の細胞への信号伝達分子としてgp130分子が同定されたが，このgp130分子は他のサイトカインの受容体複合体にも含まれ，かつ，信号伝達分子として機能することがわかってきた．これまでに，IL-11, IL-27, オンコスタチンM, CNTF, CT-1, CLC等がgp130を信号伝達分子として用いており，IL-6ファミ

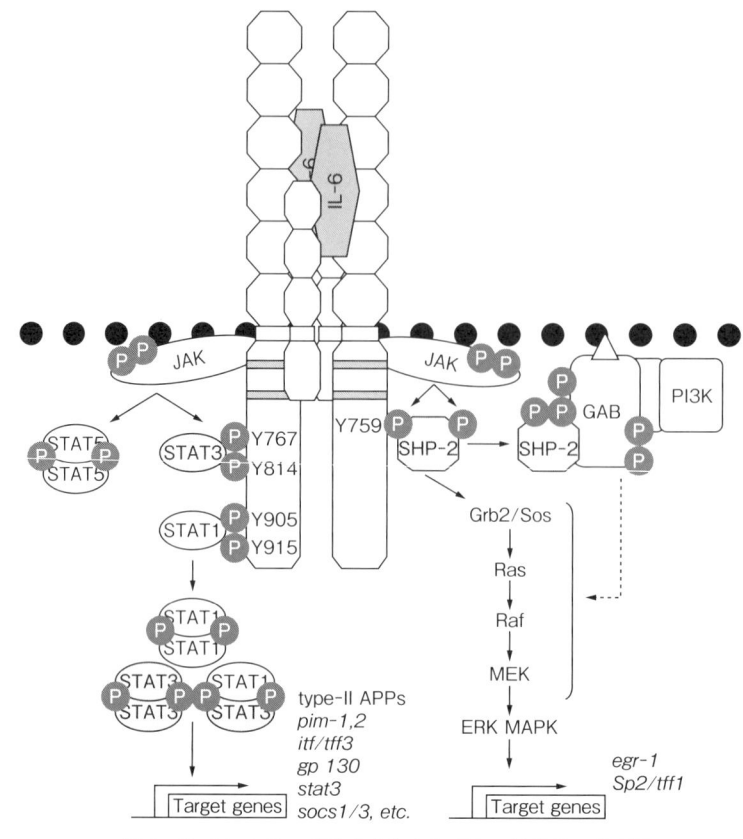

図2 IL-6 による gp130 を介したシグナル伝達系の模式図
便宜上 YxxQ/STAT3 カスケードを gp130 の左側に，Y759/SHP-2/ERK MAPK カスケードを右側に表している．図中の P はリン酸化チロシンを表している．

リーサイトカインまたは gp130 ファミリーサイトカインと呼ばれている[3]．

　gp130 分子のノックインマウスによって，IL-6 信号と病態との関連の解明が進んだ．4 つの YxxQ モチーフを FxxQ に置換した IL-6 依存性の STAT3 信号が欠損したマウスは胎生の非常に早い段階で死亡することがわかった．さらに，759 番目のチロシンをフェニルアラニンに置換したマウスでは，IL-6 依存性の STAT3 信号が異常に亢進して，生後 1 年ほどでヒトのリウマチに非常によく似た関節炎を発症した．その後の解析で，生体内での IL-6 依存性の STAT3 信号の亢進が線維芽細胞等の非免疫組織に生じると IL-7 を過剰に産生して，Th17 細胞を含むメモリー・活性化表現型の CD4$^+$T 細胞が恒常的に分裂して関節炎を発症することが判明している[4]．

　実際に，IL-6 信号を遮断するヒト型の抗 IL-6 受容体抗体によって関節リウマチおよび若年性突発性関節炎に優れた成績をあげている．関節炎以外の IL-6 関連疾患としては，キャッスルマン病，多発性骨髄腫，全身性エリテマトーデス，クローン病，間質性肺炎，IgA 腎症等がある[5]．　　　　［村上正晃，平野俊夫］

■文献
1) Hirano T : Interleukin 6 and its receptor : ten years later. Int Rev Immunol 16 : 249-284, 1998.
2) Kamimura D, Ishihara K, Hirano T : IL-6 signal transduction and its physiological roles : the

signal orchestration model. Rev Physiol Biochem Pharmacol 149：1-38, 2003.
3) Murakami M, Kamimura D, Hirano T：New IL-6（gp130）family cytokine members, CLC/NNT1/BSF3 and IL-27. Growth Factors 2004：2, 2004.
4) Atsumi T, et al：A point mutation of Tyr-759 in interleukin 6 family cytokine receptor subunit gp130 causes autoimmune arthritis. J Exp Med 196：979-990, 2002.
5) 西本憲弘，平野俊夫（編）：IL-6 Bench to Bedside. メディカルレビュー, 2007.

20. IL-15

インターロイキン15（IL-15）は，IL-2, 3, 4, 6, 21と同様に4α-helix bundle 構造をもつサイトカインである．マウス，ヒトともにアミノ酸114個，15-17kDaの糖タンパク質で，2つのジスルフィド結合部位と2つのN-linked glycosylationサイトが存在する．1994年，GrabsteinらImmunexグループはT細胞腫瘍株CTLLの増殖能を指標に，サルの腎臓上皮細胞株CV-1/EBNAサルIL-15を，Waldmannら NIH のグループは human T cell lymphotropic virus type 1（HTLV-1）感染T細胞株 HuT-102からヒトIL-15遺伝子をクローニングすることに成功した[1]．IL-15遺伝子はヒトで4q31，マウスで8番の染色体中央部に位置し，34kb以上に広がる．マウス，ヒトともに8個のエクソンと7個のイントロンからなる．エクソン1, 2, 3は5'非翻訳領域（UTR），エクソン3, 4, 5はリーダーペプチドをコードし，エクソン5, 6, 7, 8がIL-15成熟タンパク，エクソン8が3'UTRをコードする（図1）．

a．IL-15産生とその調節機構

IL-15 mRNAは胎盤，骨格筋，腎臓，肺，心臓，線維芽細胞，など種々の組織に構成的に発現しており，リポ多糖体（LPS）とγインターフェロン（IFN-γ）で活性化されたマクロファージ/樹状細胞，微生物が感染した上皮細胞でその発現が上昇する．一方，T細胞，B細胞などのリンパ球系細胞では，静止期のみならず，活性化でもその発現は見られない．タンパク質としての産生はマクロファージ，樹状細胞，腸管上皮細胞，筋肉などで報告が見られる．

IL-15の転写活性には5'上流プロモーター領域に隣接するNFκBとIRF結合領域にそれぞれP50とP65のヘテロダイマーとIRF-1またはIRF-3が結合することが必要である．IL-15 mRNAはいろいろな臓器/組織に発現が認められるが，そのタンパク質への翻訳は厳しく制御されている．制御機構の1つとして，5'-UTRによる制御がある．IL-15 mRNAの5'-UTRはヒトで352bpと非常に長く，5'-UTRには開始コドンに加えて，ヒトで12個のAUGが存在している．これらのAUGはmRNAキャップ信号へのリボゾーム結合を阻害することによって，また内部翻訳開始部位との競合や翻訳レプレッサーの結合によって翻訳を抑制する．2番目はシグナルペプチドによる制御である．IL-15のシグナルペプチドはマウス，ヒトともに非常に長く，48個のアミノ酸からなる．リーダーペプチドによる翻訳制御の機序は不明であるが，40S開始複合体が開始コドンを認識するための共通配列（哺乳類ではKozak配列）の不完全さや翻訳レプレッサーによる翻訳開始阻害，さらにelongationやtranslocationの阻害に関与している．3番目の翻訳制御機構としてIL-15タンパクC末端部をコードするsequenceがcis-elementとして働いていると考えられる．通常のシグナルペプチドは成熟タンパク質を小胞体から細胞質，核，細胞膜へ輸送するのに重要な役割を担う．IL-15前駆タンパク質にはそのプロセッシングによって3種類の輸送経路がある．1つはプロセッシングを受けなかった場合で，前駆タンパク質は細胞質内にとどまり，糖鎖はつかず，degradateされる．2番目は小胞体に入り，N-glycosylationを受けて，29番目アミノ酸で切断される部分にプ

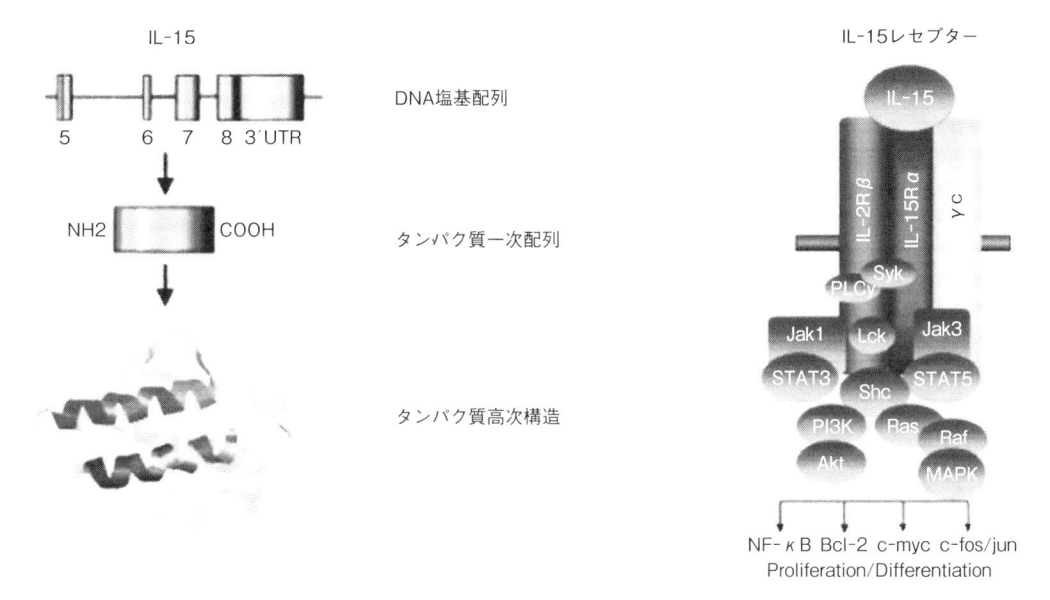

図1 IL-15とレセプター

IL-15遺伝子は8個のエクソンと7個のイントロンからなる．エクソン1, 2, 3は5'非翻訳領域（UTR），エクソン3, 4, 5はリーダーペプチドをコードし，エクソン5, 6, 7, 8がIL-15成熟タンパク，エクソン8が3'UTRをコードする．タンパク質はα-helix bundle構造をとる．レセプターは固有のレセプターIL-15RαとIR-2Rαと共通なレセプターIL-2Rβ鎖/γc鎖から構成される．

ロセッシングされる．このタンパクは分泌されないので，細胞質でdegradateされたか，さらなるプロセッシングを受けて分泌されたかと考えられる．最後は小胞体に入り，2ヵ所のN糖鎖の付加を受けて通常のプロセッシングで分泌される場合である．translocationの速度の遅さもIL-15産生制御に関与している．

alternative splicingで長いエクソン5をもつマウスIL-15 mRNAアイソフォームは開始コドンが下流にずれるために22個のアミノ酸からなる短いリーダーペプチドをコードする．この短いリーダーペプチド領域には疎水性アミノ酸が認められず，細胞内にとどまっており，細胞外には分泌されない．

b．受容体

IL-15のレセプターは固有のIL-15RαとIL-2Rβ鎖/γc鎖から構成される．IL-15RαはN末端を細胞表面に発現するI型膜タンパク質であり，ヒトでは32個のアミノ酸からなるシグナルペプチド，173個のアミノ酸からなる細胞外ドメイン，21個のアミノ酸からなる細胞膜貫通領域，37個のアミノ酸からなる細胞内領域からなる[2]．多数のO-linked, N-linked glycosylationサイトをもつ．IL-15Rαはsushiドメインをもち，IL-15Rαは単独でIL-15に対して高親和性（$Ka = 10^{-11}M^{-1}$）を示す．IL-15のシグナル伝達にはIL-2Rβ鎖/γc鎖が主な役割を担うが，IL-15Rαは長い細胞内ドメイン（37個）をもっており，Sykなどのチロシンキナーゼが結合して，IL-15Rα自身シグナル伝達に関与していると考えられる．

IL-15Rα mRNAにはalternating splicingによって，エクソン2, 3欠損，エクソン7のsplicing siteの変異など8個のアイソフォームが存在する．エクソン2の欠損型ではsushiドメインが失われ，IL-15との結合性が失われる．IL-15Rαには核内移行シグナル（NLS）が存在しており，その分布は細胞表面のみならず，核膜や核内にも認められる．IL-15Rα m-

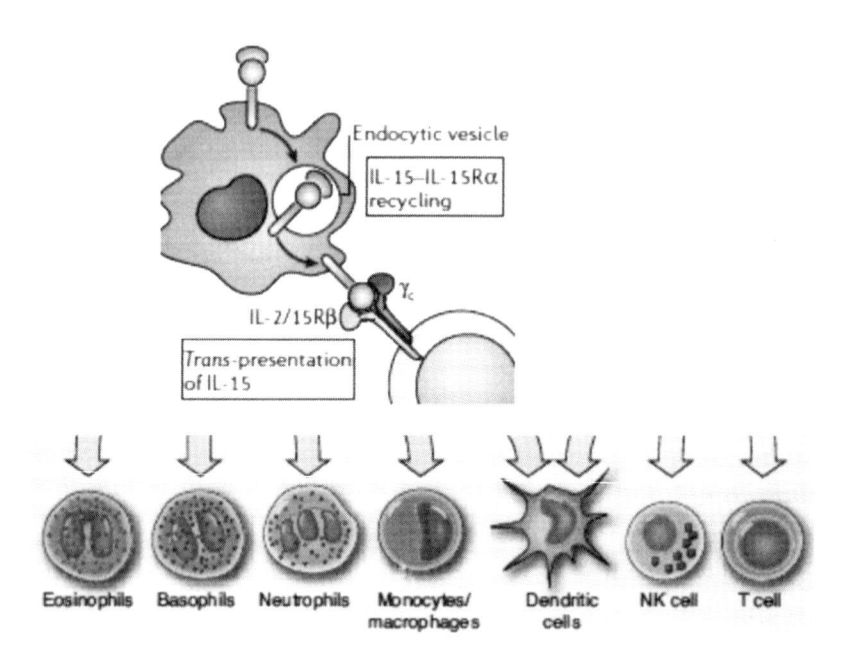

図2　IL-15の生理活性
ストローマ細胞，上皮細胞，マクロファージなどの non T cell から産生される IL-15 は IL-15Rα 陽性の樹状細胞からトランスプレゼンテーションされて，NK 細胞，NKT 細胞，腸管上皮間 T リンパ球，表皮内樹状 T 細胞の増殖維持に働くとともに，メモリー CD8 T 細胞の homeostatic proliferation を誘導する．また顆粒球（好中球，好酸球，マスト細胞）に抗アポトーシス作用を示す．

RNA の発現は肝臓，心臓，脾臓，肺，骨格筋，活性化血管内皮細胞など幅広く認められ，タンパクレベルでは活性化 T 細胞，B 細胞，マクロファージ/樹状細胞，骨髄ストローマ細胞に検出される．マスト細胞には，alternating splicing によるアイソフォームの IL-15Rα が発現されている．

IL-15Rcomplex からのシグナル伝達はおもに IL-2Rβ と γc 鎖が担う．IL-2Rβ 鎖の細胞内ドメインに Jak1，γ 鎖には Jak3 が会合しており，それぞれ STAT 3 と STAT 5 のリン酸化を行う．さらに src 関連チロシンキナーゼ（Lck，Syk，Shc）の活性化によって Bcl-2，c-myc の誘導，Ras/Raf/MAPK の経路から Jnk/fos の活性化が起こる．マスト細胞では Jak2/STAT5，tyk2/STAT6 の活性化が起こる[2]．

c．IL-15の生理活性

IL-15 は好中球に対しては Syk 依存性に貪食能を高めるとともに，抗アポトーシス作用を示す．好酸球に対しても抗アポトーシス作用を示す．マスト細胞に対しては Bcl-xl の誘導と抗アポトーシス作用を示すとともに IL-4 産生を誘導する．マクロファージ/樹状細胞は IL-15R と IL-15 を両方発現しており，オートクラインの刺激で，CD86，CD40，MHC クラスⅡの発現が上昇する．また少量の IL-15 を IL-15Rα で細胞表面に保持して近傍のリンパ球へ提示する．これを transpresentation と呼ぶ．

IL-15 は NK 細胞や自然記憶 T 細胞の分化維持に重要である．自然記憶 T 細胞とは CD44high CD122high のメモリー形質を示し，その胸腺内分化は骨髄細胞と IL-15 に依存しているが TEC キナーゼに非依存性である．自然記憶リンパ球には，CD8α α 型腸管上皮間リン

パ球や表皮のγδ型T細胞，MHCクラスIb拘束性CD8 T細胞，一部のNK1.1陽性CD4 T細胞がある．抗原非存在下でサイトカインだけでエフェクター機能を示し，また抗原に反応して増殖なしにエフェクター機能を発現することから自然免疫と獲得免疫との橋渡し的役割を担うと考えられる．CD1拘束性NKT細胞は，IL-15およびIL-15RαKOマウスにおいて，その減少が顕著ではなく，その機能も正常である．

通常のnaïve型，CD4，CD8 T細胞の両方の増殖，維持因子としてはIL-7が主な役割を担っているが，抗原で誘導されたメモリーCD8 T細胞の増殖，維持にIL-15は重要な役割を担っている（図2）．　　　　　　〔吉開泰信〕

■文献

1) Waldmann TA, Tagaya Y：The multifaceted regulation of interleukin-15 expression and the role of this cytokine in NK cell differentiation and host response to intracellular pathogens. Ann Rev Immunol 17：19-49, 1999.
2) Fehniger TA, Caligiuri MA：Interleukin 15：biology and relevance to human disease. Blood 97：14-32, 2001.
3) Waldmann TA：The biology of interleukin-2 and interleukin-15：implications for cancer therapy and vaccine design. Nat Rev Immunol 8：595-601, 2006.
4) Budagian V, Bulanova E, Paus R, Bulfone-Paus S：IL-15/IL-15 receptor biology：a guided tour through an expanding universe. Cytokine Growth Factor Rev 4：259-280, 2006.
5) Berg LJ：Signalling through TEC kinases regulates conventional versus innate CD8(+)T-cell development. Nat Rev Immunol 6：479-485, 2007.

21. IL-18

発見当初は IFN-γ 誘導因子と呼ばれたが，その後，多様な生理活性を有することが明らかとなり（図1），さらに，受容体も新規であることから，インターロイキン 18（IL-18）と呼ばれている[1]．

a. IL-18 の産生・分泌

IL-18 の分子量は 18kDa で，マウスでは 192 個の，ヒトでは 193 個のアミノ酸で構成されている．24kDa の生物活性のない IL-18 前駆体として産生され，LPS 等の刺激を受けたマクロファージや樹状細胞内で活性化された，システイン・プロテアーゼのカスパーゼ 1 の作用で活性型に変換後，細胞外に分泌される．カスパーゼ 1 自体も前駆体（pro-caspase-1）で産生され，inflammasome 内で活性型のカスパーゼ 1 となる．LPS 等の刺激によって NALP3（cryopyrin），ASC，pro-caspase-1 等が集合して NALP3 inflammasome が作られる．活性化されたカスパーゼ 1 は，その基質となる IL-1β，IL-18，IL-33 の前駆体に作用して，これらを活性型に変換し細胞外に分泌させる．細胞内ではカスパーゼ 1 の作用で，一方細胞外では proteinase-3 の作用で IL-18 前駆体は活性

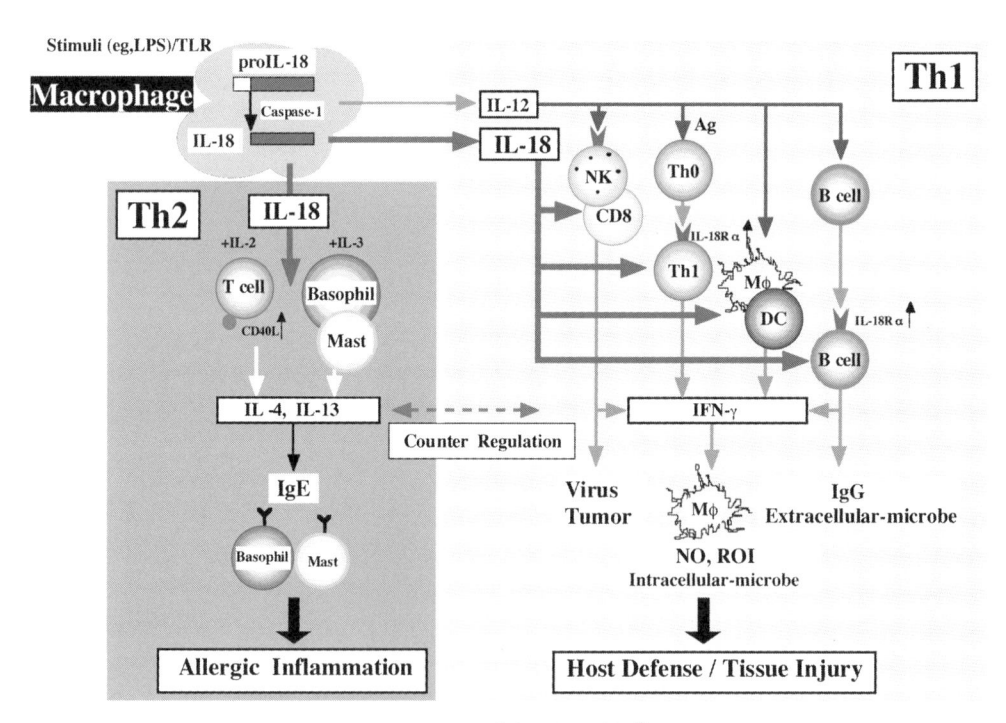

図1　IL-18 の多彩な生理活性[1]

IL-18 は Th1，Th2 両応答を活性化する．IL-18 は IL-12 と共同して，さまざまな細胞から IFN-γ の産生を誘導する．したがって，適度な IL-12 と IL-18 の産生誘導は，IFN-γ 産生を介して細胞内感染病原体の排除にあたる．しかし IL-12 と IL-8 の産生が過剰だと組織破壊が起こり，炎症性疾患が起こる．一方 IL-18 は，IL-12 の非存在下で，T 細胞や好塩基球，肥満細胞に働き，Th2 サイトカインの産生を誘導するため，アレルギー性炎症を誘導する．

型となる．

b. IL-18の受容体とシグナル伝達系

IL-1RとIL-18Rの細胞内ドメインは，Toll like receptor（TLR）の細胞内ドメインと相同性が非常に高く，TLR/IL-1R（TIR）ファミリーを構成する．IL-18Rは，IL-18を結合するα鎖（IL-18Rα）とシグナル伝達に必要なβ鎖（IL-18Rβ）から構成される．IL-18が受容体に結合すると，IL-18RのTIRドメインを介してアダプター分子のMyD88と会合する．次に，MyD88を介して，IL-1R-associated kinase-1（IRAK1）が会合する．IRAK1はリン酸化され活性化されると，次にTNFR-associated factor 6（TRAF6）と会合しこの分子を活性化する．順次シグナルは細胞内に伝達され，NF-κBの活性化とc-Jun terminal kinase（JNK）/p38 mitogen-activated protein kinase（MAPK）経路を介して転写因子activator protein 1（AP-1）が誘導され，IL-18のシグナルは核内に伝達される．

c. IL-18によるIFN-γの産生増強と炎症性疾患

IL-18RはNK細胞，NKT細胞，Th1細胞などで発現されるが，樹状細胞，マクロファージ，好中球などでも発現される．NK細胞とNKT細胞は恒常的にIL-18Rを発現する．一方，$CD4^+$T細胞，B細胞，樹状細胞などでは，IL-12で刺激されるとIL-18Rが誘導される．抗原とIL-12刺激で誘導されるTh1細胞はIL-18Rを発現する．一方，抗原とIL-4で誘導されるTh2細胞はIL-33Rを発現する．したがって，IL-18R発現とIL-33R発現は，それぞれTh1細胞あるいはTh2細胞マーカーとなる．

ヘルパーT細胞はTh1細胞に分化することでIFN-γ産生能を獲得する．Th1細胞は抗原で再刺激されるとIFN-γを産生する．シクロスポリンA（CsA）を共存させると，抗原刺激シグナルを担うNFAT（nuclear factor of activated T cells）の誘導が阻害され，IFN-γ産生は抑制される．一方，IL-18によるT細胞あるいはB細胞からのIFN-γ産生誘導は抗原刺激が不要である．IL-18はIL-12が共存すると，抗原刺激の有無にかかわらずTh1細胞，ナイーブT細胞，B細胞，NK細胞，NKT細胞，樹状細胞など，さまざまな細胞に作用して強力にIFN-γの産生を誘導する．したがって，CsAを共存させてもIFN-γ産生は抑制されない．IL-12とIL-18の相乗効果は，IL-12の作用でSTAT4が，IL-18の作用でNF-κBが活性化され，これらの転写因子が相乗的にIFN-γの転写を誘導するからである．

IL-12とIL-18をマウスに投与すると大量のIFN-γを誘導できる．さらに，寄生虫を感染させたマウスにこれらのサイトカインを同時に投与すると，Th2細胞の誘導が抑制され，一方，Th1細胞の誘導が増強される．したがって，*Leishmania major*のような細胞内寄生体の排除に，IL-18はIL-12の共存下で防御効果を発揮する．また，*Nippostrongylus brasiliensis*に感染したマウスにIL-12とIL-18を投与すると，IgE産生を抑制できる．やはり，Th2細胞の誘導が阻止され，Th1細胞が誘導されるからである．

*P. acnes*を1週間前に投与したマウスに少量のLPSを投与すると広範な肝障害が誘導される．LPS刺激を受けた肝臓のクッパー細胞が，IL-12とIL-18を産生し，これらのサイトカインが肝組織内でNK細胞，Th1細胞等に作用してFasリガンドを誘導すると，構成的にFasを発現する肝細胞がアポトーシスに陥る．IL-18はまた，急性移植片対宿主病（acute graft versus host disease；aGVHD）の増悪に関わっている．このように，IL-18は生体防御上重要であるが，その過剰な産生は致死的な臓器傷害を誘導する．

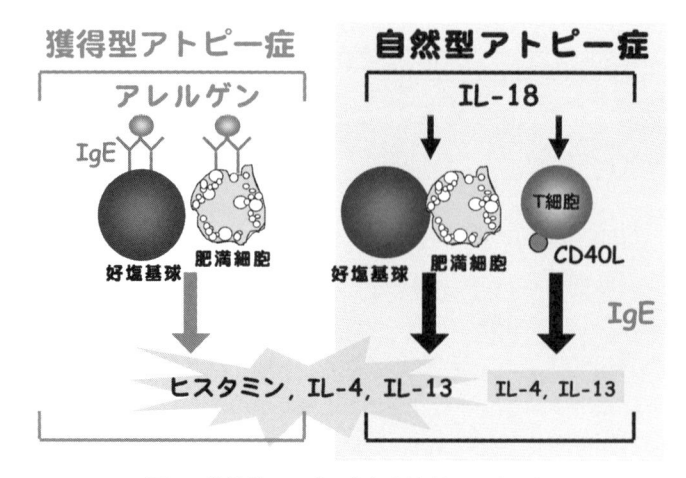

図2 獲得型アトピー症と自然型アトピー症

アレルゲンはIgE分子を架橋することで，肥満細胞や好塩基球を活性化する．一方，IL-18はIL-3の存在下でこれらの細胞を直接活性化してIL-4, IL-13, ヒスタミン等の産生を誘導してアトピーを誘導する．このようなアトピーを自然型アトピーと呼ぶことができる．

d．IL-18によるアレルギー性炎症の誘導

IL-18が強力なIFN-γ誘導活性を発揮するのはIL-12が共存した場合である．IL-2が共存した場合，IL-18はNK細胞を刺激してIL-13の産生を，またNKT細胞（NK1.1$^+$CD4$^+$T細胞）を刺激してIL-4とIL-13の産生を誘導する．さらに，IL-3の存在下で肥満細胞あるいは好塩基球を刺激して，大量のTh2サイトカインを誘導する（図2）[2]．したがって，IL-18はIL-12の共存下で抗アレルギー作用を発揮するが，IL-12の非共存下でTh2サイトカイン産生を誘導しアレルギー性炎症を誘導する．IL-2とIL-18をマウスに投与すると多クローン性のIgE産生が誘導される[3]．また，IL-2とIL-18を経鼻的に投与すると気管支喘息が誘導される．すなわち，IL-18の作用でT細胞がIL-4とIL-13を産生することが原因で起こる．遺伝子改変技術を用いて皮膚表皮でIL-18を人為的に過剰発現させると，IL-18過剰発現マウスは生後早期から耳介・顔面を中心に慢性掻痒性皮膚炎を発症する．病変皮膚組織では著しいマスト細胞の集積が認められる．このようなマウスは同時に高IgE血症を呈するが，人為的にIL-4シグナル伝達に必須の

STAT6を欠損させたSTAT6欠損IL-18過剰発現マウスを作製すると，IgEは産生されないにもかかわらず，掻痒性皮膚炎は改善しなかった[3,4]．すなわち，IL-18はアレルゲンとIgEの関与なしにアトピー性皮膚炎を発症させる．このような，アトピー性皮膚炎を，アレルゲンとIgEが原因で起こる獲得型アトピー性皮膚炎と区別して，自然型アトピー性皮膚炎と呼ぶことができる[4]．

e．IL-18で誘導されたsuper Th1細胞が原因で起こるアレルギー性炎症

最近発見されたIL-18の重要な機能の1つは，抗原刺激を受けたTh1細胞をIL-2とIL-18で刺激することで，IFN-γの産生の増強とともに，新たにIL-3, IL-9, IL-13, GM-CSF等のTh2サイトカイン，IL-8等のケモカインの産生を誘導することである．このようなIL-2とIL-18で刺激されたTh1細胞はsuper Th1細胞と呼ばれ，IgE非依存性のアレルギー性炎症を誘導する．抗原特異的Th1細胞を体内に有するマウスに，抗原＋IL-18を経鼻的に投与すると，気道過敏性亢進，気道の好酸球増多，気道周囲の線維化など，気管支喘息類似の

病変を誘導できる．刺激を受けた Th1 細胞は，IFN-γ を産生して気道過敏性亢進を，IL-13 を作用させて好酸球浸潤と気道周囲の線維化を誘導する．また，黄色ブドウ球菌感染が原因で増悪するアトピー性皮膚炎でも，super Th1 細胞が誘導されることが，動物実験から示唆されている[4,5]．

f．IL-18 と代謝病

IL-18 欠損マウスは，生後 16 週頃から異常な過食となり，肥満，脂質異常，動脈硬化，インスリン抵抗性の糖尿病を発症する．メタボリック・シンドロームの発症を阻止する因子の可能性が示唆される．一方，尿酸結晶を貪食したマクロファージでは，カスパーゼ 1 の活性化が起こり IL-1 と IL-18 の産生が起こり，痛風炎症が誘導される． ［中西憲司］

■文献

1) Nakanishi K, Yoshimoto T, Tsutsui, H, Okamura H：Interleukin-18 regulates both Th1 and Th2 responses．Ann Rev Immunol 19：423-474, 2001.
2) Yoshimoto T, Tsutsui H, Tominaga, K, et al：IL-18, although antiallergic when administered with IL-12, stimulates IL-4 and histamine release by basophils．Proc Natl Acad Sci USA 96：13962-13966, 1999.
3) Yoshimoto T, Mizutani H, Tsutsui H：IL-18 induction of IgE: dependence on CD4[+] T cells, IL-4 and STAT6．Nat Immunol 1：132-137, 2000.
4) Tsutsui H, Yoshimoto T, Hayashi, N：Induction of allergic inflammation by interleukin-18 in experimental animal models．Immunol Rev 202：115-138, 2004.
5) Terada M, Tsutsui H, Imai Y：Contribution of interleukin-18 to atopic dermatitis-like skin inflammation induced by *Staphylococcus aureus* product in mice．Proc Natl Acad Sci USA 103：8816-8821, 2006.

22. IL-21, IL-22, IL-23

a. IL-21

IL-21はIL-2, IL-4やIL-15と高い相同性を有するクラスIサイトカインであり，活性化CD4$^+$T細胞，NKT細胞，濾胞ヘルパーT細胞から産生される．IL-21RはT細胞，B細胞，NK細胞，樹状細胞，マクロファージや上皮細胞に発現しており，他のクラスIサイトカインの共通受容体であるγc鎖とヘテロ2量体を形成し，主にSTAT3を活性化してその生理作用を発揮する．

1) IL-21の機能

IL-21はTh1細胞とTh2細胞のどちらからも産生されるが，その分化機構には必須ではないことがわかっている．最近，IL-21がTh17細胞に強く発現しており，Th17細胞の分化に重要な役割を果たしていることが明らかとなった（図1）[1]．ナイーブCD4$^+$T細胞からのTh17細胞分化はTGF-βとIL-6により誘導されるが，IL-6により産生されるIL-21がSTAT3依存的にTh17細胞からIL-21, IL-17やIL-23Rを誘導し，Th17細胞の自己増殖因子として働いていることがわかった．さらに，IL-21はIL-6と同様にTreg細胞の分化を負に制御しており，IL-21はTGF-βによるナイーブCD4$^+$T細胞からのFoxp3$^+$Treg細胞の分化誘導を阻害し，逆にRORγt発現を亢進させることでTh17細胞を誘導する．このように，IL-21はTh17細胞とTreg細胞の分化を調節している重要なサイトカインであると考えられている．

この他にもIL-21は多彩な機能を有しており，T細胞，B細胞，NK細胞の増殖や分化に関与していることがわかっている．IL-21はB細胞に作用してプラズマ細胞への分化を誘導し

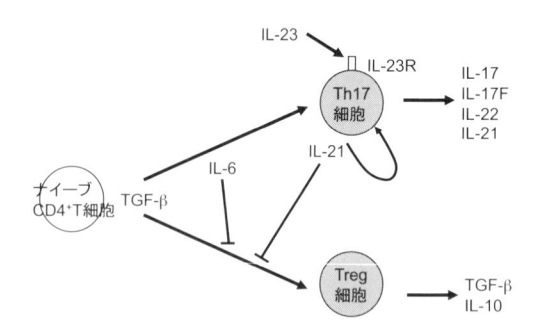

図1 Th17細胞分化におけるIL-21の作用
IL-21はIL-6よりTh17細胞から誘導され，Th17細胞の自己増殖因子として作用する．また，IL-21はTreg細胞の分化を抑制する．

IgMやIgG産生を促進させるが，IgE産生に対しては抑制的に機能する．IL-21はCD8$^+$T細胞やNK細胞の機能を亢進させることで細胞性免疫にも深く関与しており，CD8$^+$T細胞やNK細胞からのIFN-γ産生を誘導する．また，IL-15と相乗的にCD8$^+$T細胞やNK細胞からの増殖や活性化を促進する．

2) IL-21と疾患

IL-21はTh17細胞の分化に重要な役割を果たしていることから，多発性硬化症などの自己免疫疾患の発症に関与していると考えられている．しかし，IL-21シグナルの欠損により自己免疫性脳脊髄炎（EAE）の発症が抑制されるという報告と，Th17細胞の分化やEAEの発症にはほとんど影響を与えないという報告があり，今後，生体内におけるIL-21とTh17細胞の関係について詳細な解析が必要である．また，IL-21は抗体産生を促進する作用があることから全身性エリテマトーデスなどにおいて自己抗体の産生に関係していることが示唆されている．さらに，I型糖尿病モデルであるNODマウスではIL-21が過剰に産生されており，

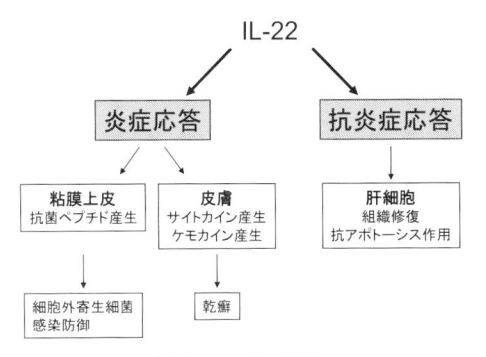

図2 IL-22の作用
IL-22は疾患や標的細胞の違いにより炎症性と抗炎症性のどちらの作用も有している.

IL-21はCD8$^+$T細胞のホメオスタティック増殖を促進することで病態形成に関与していると考えられている. 一方で, IL-21はCD8$^+$T細胞やNK細胞の機能を活性化させることによる強力な抗がん作用を有しており, 新たな治療薬として注目されている.

b. IL-22

IL-22はIL-10ファミリーサイトカイン(IL-10, IL-19, IL-20, IL-24, IL-26, IL-28, IL-29)の1つであり, 主に活性化T細胞, NK細胞, NKT細胞から産生される. 受容体はIL-22RとIL-10と共通の受容体であるIL-10R2とのヘテロ2量体であり, 主にSTAT3やMAPキナーゼを介して作用する. IL-10R2は構成的に発現しているのに対し, IL-22Rは免疫系細胞ではなく非造血系細胞に発現している. また, IL-22Rの細胞内ドメインと細胞膜貫通ドメインが欠損したIL-22結合タンパク質が存在することがわかっており, IL-22の作用を抑制していると考えられている.

1) IL-22の機能

IL-22は表皮細胞や上皮細胞といった非免疫系細胞から炎症性サイトカイン, ケモカイン, 急性タンパク質を誘導する. また, β-defensinやS100ファミリータンパク質, Regファミリータンパク質といった抗菌ペプチドも誘導する. IL-22Rは免疫系細胞には発現していないことから, これら細胞に対する作用は間接的であると考えられている.

IL-22はTh1細胞から産生されると考えられていたが, 最近, Th17細胞から主に産生されることが報告された[2]. IL-22の誘導機構はIL-17とは異なっており, IL-17はTGF-βとIL-6によりナイーブCD4$^+$T細胞から産生されるが, IL-22の産生にはTGF-βは必要ではなく, むしろ抑制的に作用する. また, IL-6やIL-23単独でもIL-22は誘導されるが, IL-23によるIL-22の誘導はIL-6非依存的である. IL-22はIL-23によりCD4$^+$T細胞からだけでなく, CD8$^+$T細胞や$\gamma\delta$T細胞, 樹状細胞やNK細胞からも誘導される.

IL-22は抑制性サイトカインであるIL-10と受容体サブユニットを共有していることから抗炎症作用も有している. IL-22は肝細胞に対しては組織修復作用があり, 肝細胞の成長や生存を亢進させることで肝臓障害を防いでいる.

2) IL-22と疾患

マウス乾癬モデルにおいて, IL-22 KOマウスや抗IL-22抗体投与によりIL-22シグナルを阻害することで皮膚の肥厚や炎症が抑制されることから, IL-22は乾癬などの炎症性疾患の発症に関与していると考えられている. 一方で, IL-22 KOマウスではコンカナバニンA誘導肝炎が悪化することや, 炎症性大腸炎モデルにおいてIL-22を腸管局所で過剰発現させることにより炎症応答が抑制されるという報告があることから, IL-22は疾患や標的細胞の違いにより炎症性と抗炎症性のどちらの作用も有していると考えられる(図2). また, マウスにおいてIL-22シグナルを阻害することにより, 粘膜上皮からのサイトカイン, ケモカイン, 抗菌ペプチド産生が低下し, *K. pneumoniae*感染や*C. rodentium*感染の感受性が亢進することが報告されている.

今後，各疾患における IL-22 の産生機構やシグナル伝達機構を解析することで，IL-22 がどのように炎症性作用と抗炎症性作用といった多彩な機能を発揮しているのかが明らかになると思われる．

c. IL-23

IL-23 は p19 と p40 からなるヘテロ 2 量体で機能するサイトカインであり，IL-12（p35 と p40 からなる）とサブユニットを共有している．一方，受容体も IL-12 とサブユニットを共有しており，IL-23R と IL-12Rβ1 のヘテロ 2 量体からなる．現在，同じく p28 と EBI3 のヘテロ 2 量体からなる IL-27 を加えて，IL-12 サイトカインファミリーと呼ばれている．近年，IL-12 は IFN-γ 産生に代表される Th1 細胞応答を調節するのに対して，IL-23 は IL-17，IL-17F，IL-21，IL-22 を特徴的に産生する Th17 細胞と密接に関与し，炎症性疾患の病態形成にきわめて重要な役割を担っているサイトカインであることが明らかとなった．

1) IL-23 の機能

IL-23 は主に活性化した単球や樹状細胞，マクロファージから産生される．一方，受容体である IL-23R は，T 細胞，NK 細胞，単球や樹状細胞などに発現しており，IL-23 の刺激により TNF などの炎症メディエーターの発現を誘導し，炎症を惹起する．下流の細胞内シグナル伝達分子としては，主に STAT3 と STAT4 を用いると考えられている．また，当初，IL-23 は Th17 細胞の分化・誘導に必須のサイトカインとされていたが，Th17 細胞の分化・誘導には TGF-β と IL-6 が重要であることが報告された．興味深いことに，試験管内で IL-23 により誘導した Th17 細胞は EAE を誘導できるが，TGF-β と IL-6 で誘導した Th17 細胞は抑制性サイトカインである IL-10 も同時に産生し EAE の病態形成能を持っていないことがわかり，生体内の Th17 細胞の機能は IL-23 に大きく依存していると考えられている（図3）[3]．

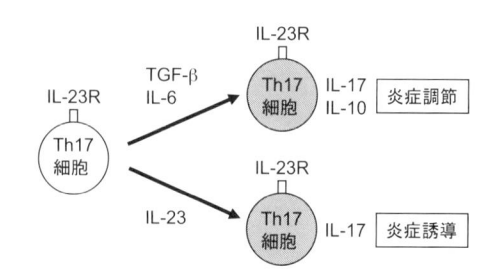

図3 Th17 細胞の機能における TGF-β/IL-6 と IL-23 の作用
TGF-β/IL-6 により誘導した Th17 細胞は IL-17 だけでなく IL-10 も産生し，十分な炎症誘導能を有していない．一方，IL-23 により誘導した IL-23 は IL-17 のみを産生し，炎症誘導能を持っている．

さまざまな刺激により抗原提示細胞（APC）から IL-23 産生が誘導されることが明らかとなってきている．病原体構成成分であるペプチドグリカンやザイモザンで刺激した APC からは，IL-12 はほとんど産生されずに IL-23，IL-6 や IL-1 が選択的に産生され，これらの APC は Th1 細胞ではなく Th17 細胞を優先的に誘導することがわかっている．

2) IL-23 と疾患

遺伝子欠損マウスを用いた解析から，IL-23 は関節炎や EAE，大腸炎，乾癬に代表される皮膚炎などの炎症性疾患の病態形成にきわめて重要な役割を担っており，IL-23 の欠損により Th17 細胞の機能が障害されることによりこれらの発症が抑制されることが明らかになっている．また，ヒトにおいて IL-23R の配列変異が炎症性腸疾患の発症に関連していることもわかっており，これらの疾患の治療の標的分子として中和抗体などの利用が期待されている．一方で，IL-23 欠損マウスは *K. pneumoniae* や *C. rodentium* などの細胞外寄生細菌の感染防御に重要な役割を担っていることも報告されている．

今後，IL-23 がどのように Th17 細胞やその他の細胞の機能を調節しているかについての分子メカニズムを明らかにすることで，炎症性疾

患や細菌感染の新たな治療法の開発につながることが期待される．　　［石亀晴道，岩倉洋一郎］

■文献
1) Spolski R, Leonard WJ：Interleukin-21：basic biology and implications for cancer and autoimmunity. Ann Rev Immunol 26：57-79, 2008.
2) Ouyang W, Kolls JK, Zheng Y：The biological functions of T helper 17 cell effector cytokines in inflammation. Immunity 28：454-467, 2008.
3) McGeachy MJ, Cua DJ：Th17 cell differentiation：the long and winding road. Immunity 28：445-453, 2008.

23. 新しいサイトカイン （IL-27〜IL-35）

新たに単離されたサイトカインは以前クローニングされた分子の類似物であり，それぞれTh1, Th2細胞の形成，および疾患に深く関与していると考えられる．主な集団としてIL-10サイトカインファミリーとIL-6/IL-12サイトカインファミリーが新規遺伝子の中で大きなクラスターを形成し，また，そのレセプターについても研究が進んでいる．

a．IL-27

IL-27はIL-12のp28とEBI3分子とがヘテロ2量体を形成している分子である[1]．p28はIL-23のサブユニットであるp19と同様，IL-6ヘリカルサイトカインファミリーの1つで，4本ヘリックスバンドル構造を持つ．ヒトでは243，マウスでは234アミノ酸からなるタンパク質で，ヒトとマウスは73％の相同性がある．p28は主に単球・マクロファージ，活性化した樹状細胞から発現している．一方，EBI3はEBウイルスで形質転換されたBリンパ芽球細胞株の培養上清中に見いだされた分子量約33kDaの分子であり，一次構造はIL-6受容体の細胞外領域に高い相同性を示し，IL-12 p40に近い分子と考えられている．EBI3は胎盤，活性化樹状細胞，単球，Th0細胞に発現している．また，最近EBI3とIL-12のp35がヘテロ2量体を形成している分子（IL-35）が制御性T細胞から発現しT細胞の増殖を抑制すると報告されている[2]．

IL-27は，IL-6受容体複合体の1つであるgp130とWSX-1受容体のヘテロ2量体の受容体複合体を介して作用する（図1a）．WSX-1はclass Iサイトカイン受容体に属し，IL-12Rβ2と構造的にも近い分子である．その細胞外領域にはWSXWSモチーフという特徴的なアミノ酸配列を持っている．WSX-1の発現は胸腺，脾臓，末梢血リンパ球，リンパ組織で検出され，とくにナイーブT細胞，NK細胞で発現が高いが，マスト細胞，単球/マクロファージ，樹状細胞，活性化T細胞でも発現が認められる．

IL-27はIL-23がメモリーT細胞の増殖を誘導するのとは異なり，ナイーブT細胞を選択的に増殖させる．また，IL-12と相乗的に作用してIFN-γ産生Th1細胞への分化誘導を増強する．さらにIL-27はIL-2とIL-12で培養

表1 新規サイトカインとそのレセプター

interleukin	human chromosome	subunit	family or homology	receptor
IL-27	19 (EBI3)	p28/EBI3	IL-6/IL-12	WSX-1/gp130
IL-28A or B (IFN-λ2 or IFN-λ3)	9		type I interferon/IL-10	IL-28R/IL-10RB
IL-29 (IFN-λ1)	9		type I interferon/IL-10	IL-28R/IL-10RB
IL-30 (p28)	16 (p28)		IL-6/IL-12	
IL-31	12		IL-6/IL-12	IL-31RA/oncostatin MR
IL-32 (NK4)	16			
IL-33	9		IL-1 superfamily	sST2 or ST2L
IL-34	16			CSF-1R
IL-35	3 (p35)	p35/EBI3	IL-6/IL-12	

R：receptor

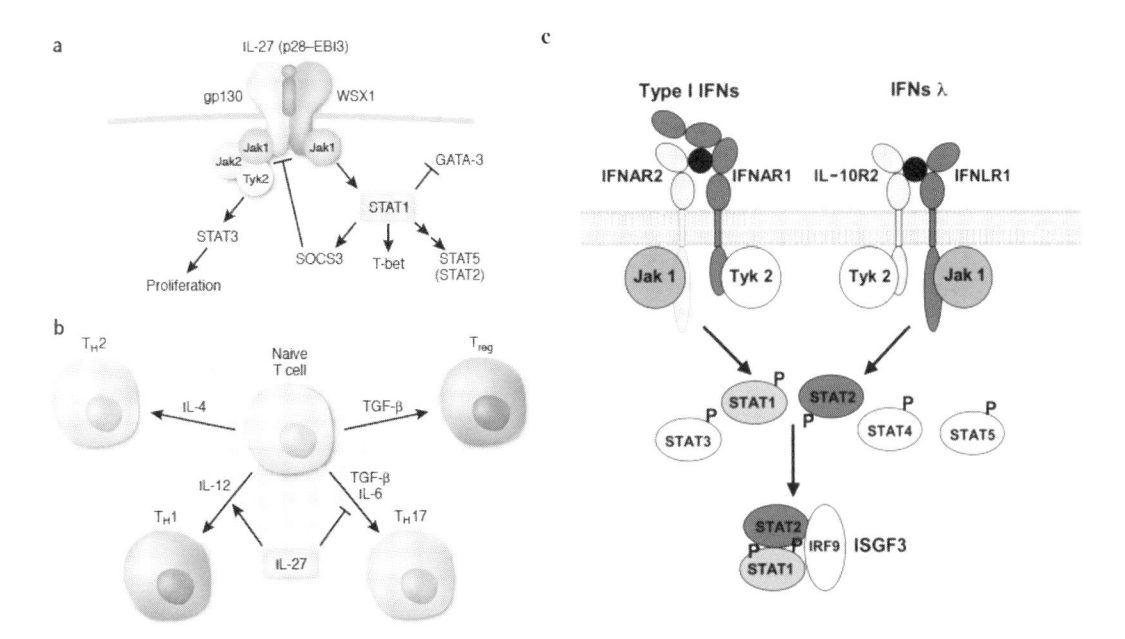

図1 IL-27によるCD4⁺T細胞分化の調節とIFNsλ（IL-28, 29）受容体によるシグナル伝達経路
(a) IL-27とその受容体構成．IL-27受容体の刺激はJakキナーゼを通してSTATを活性化し，その標的遺伝子発現を調節する．(b) IL-27はCD4T細胞からのTh1誘導を促進しTh17細胞の産生を抑制する．文献3を引用．(c) I型IFNと同様IFNsλにより活性化されるJak/STATシグナル伝達経路．文献5を引用．

したNK細胞からのIFN-γ産生を増加させる．最近の研究でIL-27/WSX-1のシグナル伝達は免疫刺激および免疫抑制の観点からサイトカイン産生に寄与する正のシグナルとサイトカイン産生を抑制する負のシグナルが存在することが明らかとなっている．IL-27は，Jak1/STAT1の活性化を通してT-betとIL-12Rβ2を誘導する．加えて，Th2特異的な転写因子GATA3の発現を抑制する．また，IL-27はTh17細胞の産生を抑制することも報告されている（図1b）[3]．

b．IL-28，IL-29

KotenkoらはIL-10やtype I IFNなどのclass II cytokine receptorリガンドのファミリーメンバーの新たな分子としてゲノム情報からスクリーニングし，IL-28，IL-29と名付けた[4]．また，同時に他のグループも同様の分子を同定しこれらをIFNλ1（IL-29），IFNλ2（IL-28A），IFNλ3（IL-28B）と名付けた．IL-28AとIL-28Bはアミノ酸レベルで96％相同性があり，IL-28AとIL-29はアミノ酸レベルで81％，IL-10に対しては11-13％，IFN-αとIL-22に対しては15-19％の相同性がある．Type I IFNファミリーは通常chromosome 9にクラスターを形成しているが，IL-28，IL-29はchromosome 19に位置する．IL-28，IL-29は血液，脳，肺，卵巣，膵臓，胎盤，前立腺，精巣などの多様な組織での発現が認められ，type I IFNと同様，単球，単球由来樹状細胞をpolyIC，encephalomyocarditis virusなどで刺激したときに産生される．また，HepG2細胞株を用いた実験でEMCVの感染に対する抗ウイルス作用やHeLaS3，HT29，A549などの細胞株でのMHC class Iの発現増加作用が確認されている．

IL-28A，IL-28B，IL-29のレセプターもリガンド同様にコンピュータスクリーニングによってclass II cytokine receptorファミリーに類似した配列を持った遺伝子として同定された．

IL-28, IL-29 は IL-28Rα（CRF2-12）/IL-10Rβ のヘテロ2量体を形成するレセプターに結合する[5]．IL-28Rα の転写産物のサイズは主に 4.5kb で膵臓，甲状腺，筋肉，心臓，前立腺，精巣などの組織，細胞株（HeLaS3, SW480, A549），血液系の細胞株（HL-60, K-562, MOLT-4, Raji）に発現している．リガンドの結合は IL-28Rα（CRF2-12）/IL-10Rβ から Jak-STAT系を介してシグナルを伝える（図1c）．

今後，これらのリガンドによる特異性を明らかにすることで，副作用の軽減などを含めた疾患に対する治療効果の質がいっそう高まると期待される．

c．IL-30

IL-27 のヘテロ2量体の1つである p28 分子が IL-30 と名付けられている．

d．IL-31

IL-31 は，主に活性化された Th2 細胞により産生されるサイトカインである[6]．IL-31 は活性化された単球，上皮細胞とケラチノサイトの上で発現している IL-31RA とオンコスタチン受容体のヘテロ2量体の受容体を通して作用する．IL31RA は gp 30 受容体と類似していて，STAT3 と STAT5 を活性化する．IL-31 は，T 細胞性免疫応答で重要であり，炎症と退行性皮膚病に関係しており，皮膚 γ/δT 細胞の免疫学的な役割を調べる有用なツールと考えられる．

e．IL-32

IL-32 は，免疫組織で高い発現が観察される炎症性サイトカインであり，本来 NK cell transcript 4（NK4）と命名されていた[7]．IL-32 は，主にマイトジェンで活性化されたリンパ球，IFN-γ 活性化上皮細胞および IL-12, IL-18, IL-32 で活性化された NK 細胞，また IL-18 導入細胞により産生される．IL-32 は，リンパ球を除いたいくつかの細胞に作用し TNF-α, IL-8 と MIP-2 のような炎症誘発性のサイトカインの産生を促進する．たとえば，IL-32 で末梢血単核球を処置することにより，TNF, IL-1, IL-1β, IL-6 の産生を誘導する．この産生は，IL-32 による NF-κB と p38 MAPK の活性化を介するものであり，IL-32 は自然免疫応答の重要なエフェクターとして作用する．IL-32 はまたケモカインである IL-8 と MIP-2 を誘導し多核白血球の食作用や殺菌能力を増加させる．加えて，IL-32 が多核白血球や単球にある顆粒セリンプロテアーゼであるプロテアーゼ3（PR3）に結合し作用し，血管炎と関節リウマチ（RA）などとも関連していると考えられている．

さらに，IL-32 はヒト PBMCs からの炎症で重要であるプロスタグランジン（PG）E2 産生を誘導する．PGE2 が RA と関連があることから，IL-32 が RA で軟骨と骨の破壊に関連していると考えられる．さらに，IL-32 によって誘導された PGE2 によりマイトジェン反応，クローン増殖，リンパ球細胞毒性と多形核白血球の分泌反応が減少し，細胞性免疫抑制というフィードバック機構を示す．

このように IL-32 は，免疫応答に関して非常に重要な分子であり，IL-32 の抑制は，疾患（たとえば RA, 骨関節炎，結晶性の関節炎，脊椎関節症，軟組織リウマチと他の全身性結合織疾患）で，広く有用と考えられている．

f．IL-33

IL-33 は，IL-1β と IL-18 を含む IL-1 ファミリーのメンバーとして同定された[8]．IL-1β と IL-18 同様，IL-33 は強い免疫調節性機能を持つ．しかしながら，主に Th1-関連反応を促進する IL-1β と IL-18 とは異なり，IL-33 は主に Th2 サイトカイン（IL-5 と IL-13）の産生を誘導して，血清免疫グロブリンの濃度を上昇

させる．一方，IL-33の受容体は，T1，DER4またはFitとして知られているオーファンレセプターST2である．ST2遺伝子は，ST2タンパク質の膜貫通型（ST2L）とIL-33のデコイ受容体として作用する可溶性型（sST2）の2つのアイソフォームをコードしている．ST2LはTh2の上で選択的に発現され，自然免疫と獲得免疫を抑制する．ST2も，肥満細胞，マクロファージと線維芽細胞の上で発現される．

g．IL-34

最近，Linらは骨髄細胞からのマクロファージを分化誘導する分子を同定し，IL-34と名付けた[9]．このIL-34受容体は同様にマクロファージの分化増殖に関与することが知られているCSF-1の受容体である．　　　　［橋本真一］

■文献

1) Parham C, et al：A receptor for the heterodimeric cytokine IL-23 is composed of IL-12Rbeta1 and a novel cytokine receptor subunit, IL-23R. J Immunol 168：5699-5708, 2002.
2) Collison LW, et al：The inhibitory cytokine IL-35 contributes to regulatory T-cell function. Nature 450：566-569, 2007.
3) Colgan J, Rothman P：All in the family：IL-27 suppression of T(H)-17 cells. Nat Immunol 7：899-901, 2006.
4) Kotenko SV, et al：IFN-lambdas mediate antiviral protection through a distinct class II cytokine receptor complex. Nat Immunol 4：69-77, 2003.
5) Uze G, Monneron D：IL-28 and IL-29：newcomers to the interferon family. Biochimie 89：729-734, 2007.
6) Dillon SR, et al：Interleukin 31, a cytokine produced by activated T cells, induces dermatitis in mice. Nat Immunol 5：752-760, 2004.
7) Conti P, Youinou P, Theoharides TC：Modulation of autoimmunity by the latest interleukins（with special emphasis on IL-32）. Autoimmun Rev 6：131-137, 2007.
8) Schmitz J, et al：IL-33, an interleukin-1-like cytokine that signals via the IL-1 receptor-related protein ST2 and induces T helper type 2-associated cytokines. Immunity 23：479-490, 2005.
9) Lin H, et al：Discovery of a cytokine and its receptor by functional screening of the extracellular proteome. Science 320：807-811, 2008.

24. インターフェロン

インターフェロン（IFN）は構造・機能の相違からⅠ型，Ⅱ型に分類される．Ⅰ型はIFN-α，IFN-β，Ⅱ型はIFN-γに代表される．この他にIFN-μ，-κ，-τ，-ω，-λ（IL-28/29）などを含む．IFNの主要な役割は抗ウイルス作用と細胞間伝達因子として免疫細胞を活性化することである．Ⅰ型IFNの転写調節因子はNF-κB，AP-1など複数あるが，重要なものはinterferon regulatory factor（IRF）ファミリーを形成する．一方，ウイルス感染からIFN産生に至る細胞応答の解明は21世紀に入ってToll-like receptor（TLR）のウイルス成分認識機構とシグナル系の研究が進み，このTLR経路とIRF/IFNの活性化経路が結びついたため大きく前進した．さらに細胞内にウイルス核酸のセンサー分子（RIG-I-like helicase；RLH）が同定され，細胞のウイルス検知から排除シグナルへの仕組みがようやく解明されつつある．また，IFN-γは単球，マクロファージ（Mφ）を含む免疫細胞の活性化因子として機能同定され解析が進んでいる．本項ではこの研究経過を尊重してIFN-α，-β，-γを主に総説する．

a．Ⅰ型IFN

ヒトIFN-α，IFN-βの構造遺伝子は第9染色体（9p21）にクラスターを作る．マウスの相同部位は第14染色体にある．IFN-α/βにはintronが存在しない．ヒトIFN-βの遺伝子は1つだがIFN-αは14個以上ある．IFN-β promoterには4つのpositive regulatory domains（PRDs）があり，3種の転写因子がここに結合してpromoterを活性化する（図1）．interferon regulatory factor（IRF）familyのうちIRF-3とIRF-7は，主にPRD1/PRD3

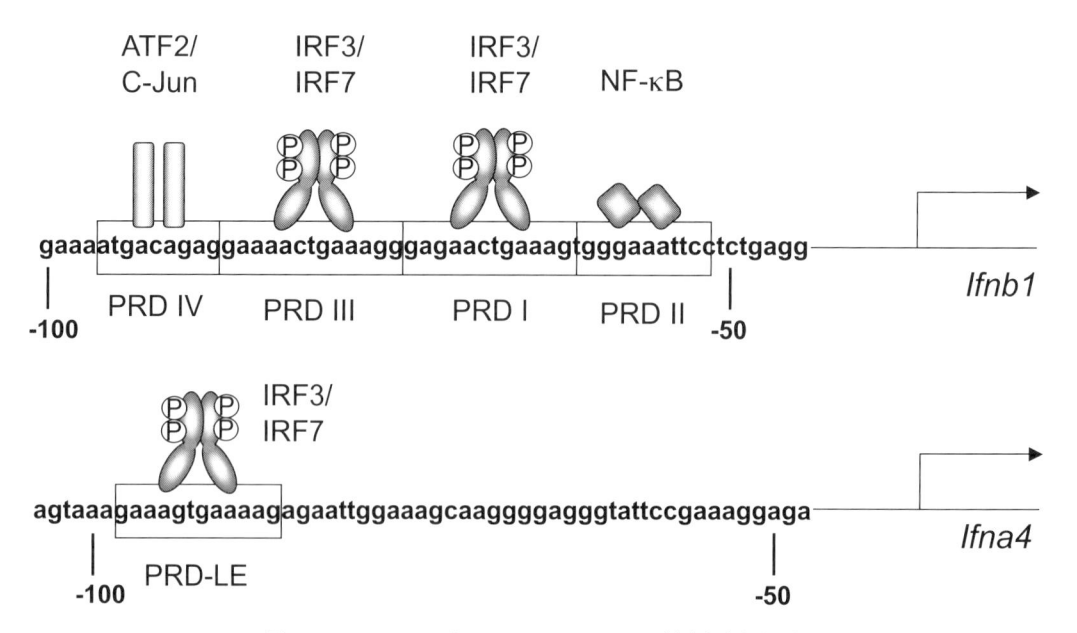

図1　マウスIFN-βとIFN-α4のpromoter領域と転写因子

(IFN-stimulated response element；ISRE）に結合する．NF-κB は PRD2 に付き，c-Jun/activated transcription factor-2（ATF-2）は heterodimer を形成して PRD4（c-AMP-responsive element；CRE）に付く．すべての転写因子はリン酸化を受けて核移行し，転写活性を増強する．IFN-α の個々の promoter は独立に活性化を受けるがすべての promoter が IRF-3, IRF-5, IRF-7 の結合部位を持つ．しかし，IFN-β の promoter と異なり，NF-κB, c-Jun/ATF-2 の結合部位は持たない．IFN-β とヒト IFN-α1（マウスでは IFN-α4）の promoter は類似しており，IRF-3 が誘導因子として機能する．他の IFN-α 遺伝子は IRF-3/7 か STAT1/2/IRF-9 が誘導因子となる．すなわち IFN-β と一部の IFN-α が IFN 誘導の最初の引き金になる．IRF-3 は多くの細胞で恒常的に産生され，リン酸化されると核移行する．ウイルス感染がリン酸化と重合化を促進し，CREB-binding protein（CBP）と p300 の複合体形成を促進する．2つの kinase, IKKε と TBK1 が IRF-3 の活性化に関与する（図2）．

ヒト IFN-β の proform は 187 個のアミノ酸からなり，アミノ酸 23 個のシグナルペプチドを持つ分泌型タンパク質である（accession No NP002167）．分子量は約2万で糖鎖修飾を受ける．ヒト IFN-α は 189 個のアミノ酸の proform, 166 個の分泌タンパクである（accession No AAA52713）．糖鎖修飾を受けない．IFN-α と -β は約 40％ の相同性を持つ．IFN-α/β は加熱（56℃, 30分），酸処理（pH 2）に安定である．

TypeⅠ IFN のレセプターは IFNAR1 と IFNAR2.2 からなる heterodimer である．IFNAR2.2 には RACK1 をアダプターとして STAT1, STAT2, Jak1 が結合しており，IFNAR1 には Tyk2 が会合している．IFN-α/β は IFNAR1 のリン酸化を誘導し，この時 STAT3, PI3K（p85 subunit）をリクルートする．Tyk2 には STAT5 が結合するので，複数の STAT 群が IFN シグナルに関与する．ISGF3 はリン酸化された STAT1/2 と IRF-9 が3量体を形成した因子で ISRE を介して IFN 転写を強く促進する．多くの IFN-inducible genes もこのとき誘導される．担当細胞の IFN 応答として MxA, oligo A synthetase（OAS）系と RNase L の活性化がある．これによりウイルスのゲノム/mRNA は分解・不活化される．p53 も IFN-α/β の下流で発現誘導され，IFN 系と p53 の修復・抗アポトーシス系ががんやウイルス感染時に連携することが判明した．免疫応答への関与は抗原提示の促進，NK 活性化などがある．

b. ウイルス感染によるⅠ型 IFN 分泌の機序

ウイルスにはウイルス特有の成分があり，宿主のパターン認識レセプターにはウイルス RNA/DNA を認識して IFN を誘導するものがある．現在同定されている IFN 誘導性のレセプターとして，細胞質外に Toll-like receptor（TLR），細胞質内に CARD-helicase 型のレセプター（RLH）と PKR がある（図2）．これ以外に DNA を認識する細胞質内レセプターが存在するとの傍証がある．これらのレセプターが IFN を誘導する経路は分子レベルで解明されつつある（図2）．ウイルス成分ではタンパクと核酸がパターン認識レセプターのリガンドになる．PolyI:C はウイルス特有の核酸 double-stranded（ds）RNA を模して使われる．ウイルス核酸を認識する TLR として TLR3, TLR7, TLR8, TLR9 が知られている．TLR3 は dsRNA と polyI:C を認識する．TLR7, 8 はある種の ssRNA とキノリン誘導体を認識する．TLR9 は非メチル化 CpG DNA を認識する．TLR は細胞内ドメインでアダプター分子（MyD88, TRIF/TICAM-1）と結合する．TLR3 は TRIF を，TLR7/9 は MyD88 をアダ

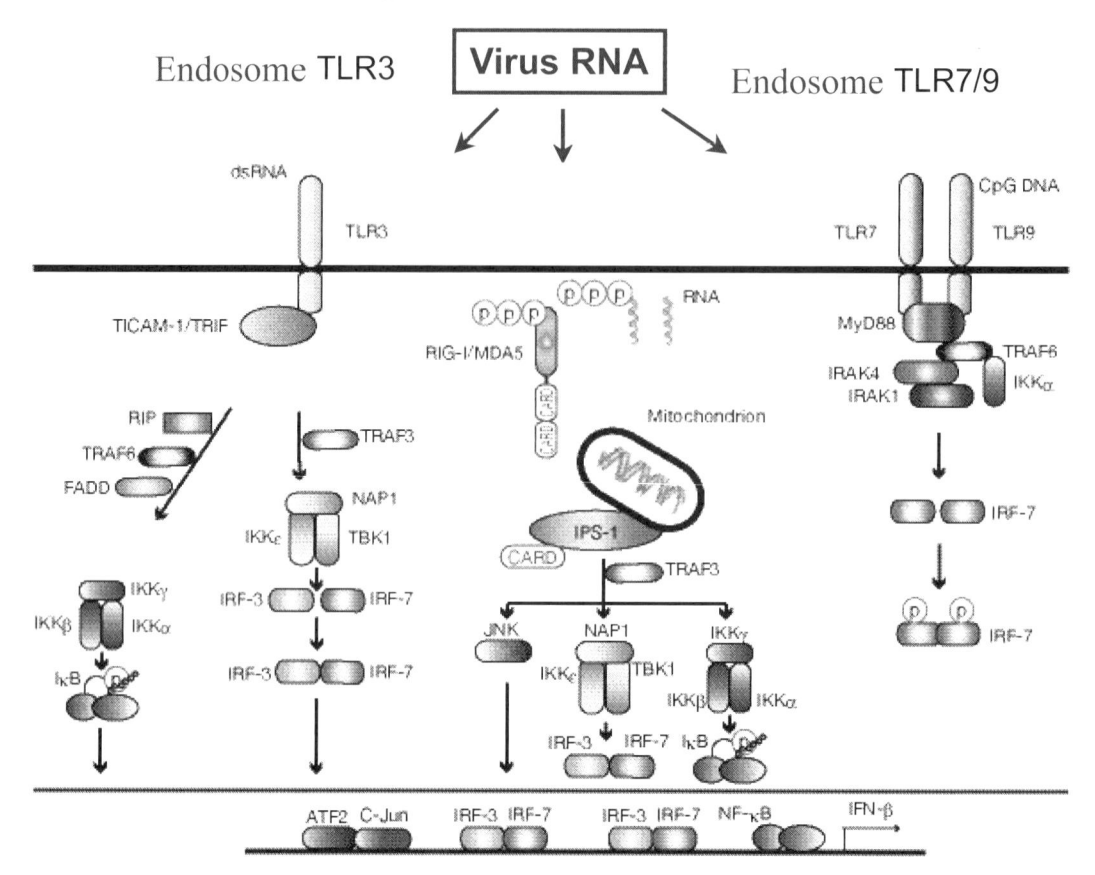

図2 細胞質，細胞膜の核酸センサーとシグナル経路

プターに選択する．RLH には RIG-I，MDA5 がある（図2）．RIG-I はウイルス RNA のパターン，dsRNA と 5′-triphosphate を認識する．MDA5 は polyI:C とピコルナウイルスの dsRNA を認識する．RIG-I/MDA5 はアダプター分子，MAVS/IPS-1 と結合してシグナルを伝える．IPS-1 はミトコンドリアに局在する．

IFN 発現誘導のシグナルはアダプター分子が virus-activated kinase（VAK）の複合体（IKKε，TBK1）を活性化するという経路である（図2）．VAK は転写因子の IRF-3 を活性化（958 Ser のリン酸化）し，CBP300 とともに IFN-β promoter に働いて IFN-β を誘導する．TRIF，IPS-1 ともに VAK を活性化し，共通の経路で I 型 IFN を誘導する．IFN 産生誘導機構の概略が明らかになるとともにウイルスによる巧みな IFN 系の阻害機構も判明してきた．多くのウイルスはこの IFN 誘導経路を阻害する因子を発現し，宿主細胞の攻撃を逃れる．ウイルスの IFN 阻害因子には大別して IRF-3 活性化の阻害因子と Jak/STAT 系の阻害因子がある．

c．II 型 IFN

IFN-γ の構造遺伝子はヒト第 12 染色体（12q24.1），マウス第 10 染色体にある．IFN-γ 遺伝子は 4 つの exon と 3 つの intron から成る．IFN-γ は転写調節と転写後調節で制御される．正と負の調節部位は IFN-γ 遺伝子の 5′-領域と第 1 intron にあり，多数の転写因子を結合する．これらの因子は協調的に機能して IFN-γ を発現誘導する．

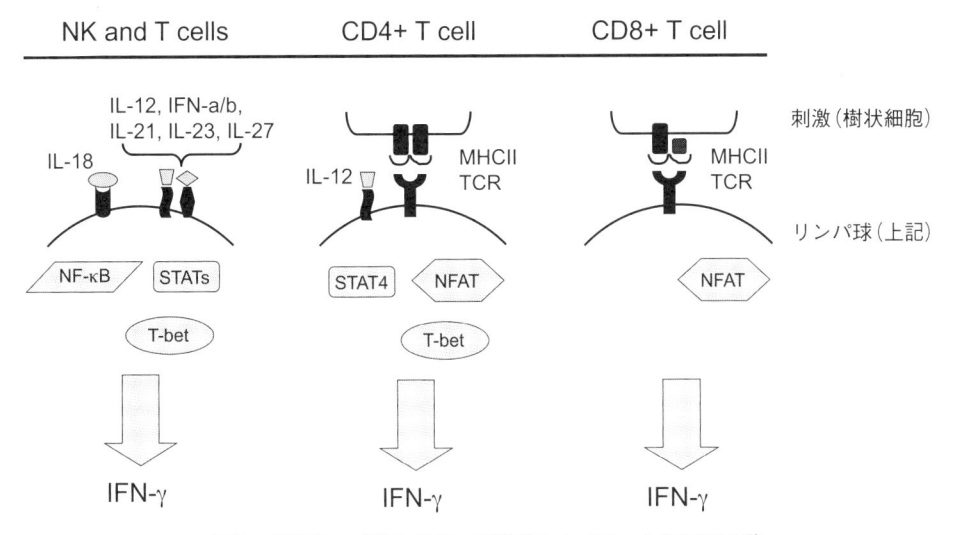

図3 各種リンパ球のIFN-γ誘導性レセプターと転写因子群

　IFN-γの転写因子にはNF-κB, NFAT, STAT, T-bet, GATA-3などがある（図3）．NF-κBは多様な活性化を受ける．NF-κBのIFN-γ誘導効果は間接的に発揮され，IL-12, 18などを介するものと理解されている．Th1細胞がIL-18依存性にIFN-γを発現するのにNF-κBは必須である．NFATはCa依存性の転写因子でTCRによるIFN-γのT細胞応答をNF-κBとともに増幅する．一方，STAT結合部位がIFN-γ promoterにあり，STAT4とSTAT1が付く．STAT4はIL-12またはIFN-α/βを介して活性化する．STAT4はNKのウイルス依存性のIFN-γ誘導に参加する．T-betとGATA-3はTh0をTh1, Th2活性型T細胞に分化する転写因子である．T-betはIFN-γを，GATA-3はIL-4を発現誘導する．これらはIFN-γのpromoterも制御する．T-bet KOマウスの解析からT-betはNKとCD4 T細胞においてIFN-γ誘導に関与することが判明した．CD8 T細胞のIFN-γ誘導には関与しない．なお，転写後のIFN-γの調節機構もin vivoで大切だが機構的にわかっていない．

　ヒトIFN-γのproformは166個のアミノ酸からなり，シグナルペプチド（20アミノ酸）を持つ分泌型（146個のアミノ酸）のタンパク質である（accession No NM000619）．IFN-β同様糖鎖修飾を受けて分子量は約2万である．IFN-γはIFN-α/βと一次構造上の相同性がない．IFN-γの物理化学的性質は加熱（56℃, 30分），酸処理（pH2）で失活する．

　IFN-γのレセプターはIFN-γRαとIFN-γRβからなり，Jak1/Jak2/STAT1を介して活性化シグナルを伝える．

d．IFN-γ産生誘導機構

　IFN-γは微生物の侵入で直接誘導されるサイトカインではなく，自然-獲得免疫の細胞間応答に関与するサイトカインである．活性化CD4 T細胞とNK/NKT細胞が主なIFN-γ産生細胞である（図3）．CD8 T細胞も感染時IFN-γを発現する場合がある．自然免疫のIFN-γ誘導性サイトカインはIL-18とIFN-α/βといえる．その誘導は抗原提示樹状細胞（APC）または初期誘導のサイトカインによって2次的にもたらされる．したがってIFN-γの誘導経路は本質的にIFN-α/βの誘導経路と異なる．この他にIFN-γを産生誘導せ

しめるサイトカインとしてIL-1, 2, 12, 15, 21, 23, 27, TNF-αが報告されている. IL 12はIL-2, TNF-α, IL-18と共同で大量のIFN-γを誘導する. IL-12とIL-18の協調効果はIL-12がSTAT4を活性化し, IL-18がNF-κBとAP-1を活性化することによる.

IL-23とIL-27はIL-12 familyのメンバーでp40を共有するheterodimer分子である. IL-23, IL-27はIL-12と同様IFN-γを誘導する. IL-23はメモリーT, Th17の誘導に与り, IL-27はnaïve CD4 T細胞のIFN-γ誘導能(Th1シフト)を高める.

T細胞上ではサイトカインレセプターの他にTCRもIFN-γの発現誘導に関与する. TCRはT細胞上で樹状細胞のMHCに提示された抗原ペプチドを認識する. これは活性化刺激となり, IFN-γ誘導に連なる. IFN-γ誘導に際してTCRとサイトカインレセプターが取る経路は異なるとされる. さらにTCRのIFN-γ経路はCD4とCD8 T細胞で副刺激分子も転写因子も異なる. NK細胞は表面の接着分子にリガンドが結合してIFN-γが誘導される.

［瀬谷　司］

25. TNFα・リンフォトキシン

　TNFαとlymphotoxin (LT) はTNFファミリーのプロトタイプである．これらは元来マウスL929細胞などある種の癌細胞に対して細胞毒性を有する分泌タンパク質として同定された．作用の類似性からLTは当初TNFβと命名されたが，後にLTのユニークな作用が見出されてからLTαと再命名された．TNF/TNFレセプターファミリーは現在40以上のメンバー，20以上のペアからなる．TNFファミリーはCD95L (FasL) のようにⅡ型膜タンパク質（アミノ末端が細胞質側にある）の3量体として存在するものがほとんどであるのに対し，TNFαは，膜タンパク質の3量体としても，メタロプロテアーゼによって切断されて可溶性となって3量体として存在しても，いずれも活性があり，一方LTαは分泌のためのシグナルペプチドを有し，その3量体は可溶性分子としてだけ存在する．ただしLTαは膜に存在するLTβとヘテロ3量体（LTα1β2またはLTα2β1, ただし後者は微少成分）を形成して膜型としても存在する．LTβはTNFαと異なりプロテアーゼによって切断されて可溶性とならないので，これらヘテロ3量体は膜にとどまり続ける．従来これらのリガンドはおもにリンパ球や単球で刺激されて初めて産生されると考えられてきたが，最近の研究から，未刺激マウスのリンパ組織内のリンパ球などで構成的に発現していることが判明している．

　TNFレセプターはⅠ型膜タンパク質で，リガンドと同様3量体として存在する．TNFαのレセプターはTNFR1とTNFR2で，LTα3のレセプターはTNFR1とTNFR2とHVEM (herpes virus entry mediator) であるのに対し，LTα1β2のレセプターはLTβRで，LTα2β1のレセプターはTNFR1とTNFR2とLTβR（ただしLTβRに対する親和性は低い）である．TNFR1はさまざまな細胞に発現しているのに対し，TNFR2はT細胞やB細胞では誘導的に，単球では構成的に発現している．一方LTβRはT細胞やB細胞やNK細胞には発現しておらず，線維芽細胞，上皮細胞，単球，樹状細胞などに構成的に発現している．これによりリンパ球表面上のLTα1β2は周囲のstromal細胞や実質細胞にLTβRを介して一方向的に細胞接着を介してシグナルを伝達することになる．

　TNFR1を介した刺激が加わると，細胞にはアポトーシスを起こすシグナルとアポトーシスに陥るのを妨げるシグナルとが入る．TNFR1はdeath domain (DD) を有しており，リガンドがレセプターに結合すると，細胞内のアダプター分子 TNFR-associated DD protein (TRADD) がレセプターのDDに会合する．TRADDはreceptor interacting protein (RIP) とFAS-associated death domain protein (FADD) とprocaspase 8との間で複合体を形成する．これによりcaspase 8の活性化が起こると，活性化されたcaspase 8がcaspase 3の活性化を起こし，細胞にアポトーシスをもたらす．TRADDはまたTNFR-associated factor (TRAF) の1つTRAF2とRIPとの間で複合体を形成し，NF-κBを活性化する．NF-κBにはRelA, RelB, c-Rel, NF-κB1, NF-κB2の5つのメンバーがあり，NF-κB1/relAは未刺激の細胞ではIκBと結合した状態で細胞質に存在しているが，TNFR1を介した刺激が加わると，IκB kinase (IKK) がIκBをリン酸化してIκBのユビキチン化とそれに続くIκBのプ

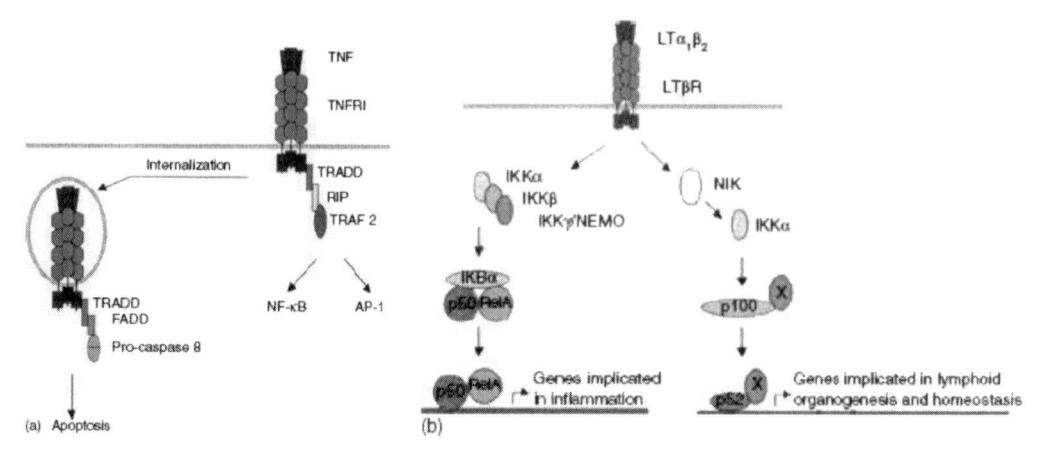

図1 TNFα-リンフォトキシンのシグナル伝達機構

ロテアソームによる分解をもたらし，結果 NF-κB1/relA 2量体が遊離して，核へと移行する（NF-κB1の活性化）．この NF-κB1/relA 2量体に依存して発現するタンパク質の1つ，FLICE（procaspase 8）inhibitory protein（FLIP），が FADD と procaspase 8 との複合体形成を阻害することにより，細胞がアポトーシスに陥るのを妨げる．そのためタンパク合成が阻害されると FLIP が発現されず，細胞は TNFα や LTα3 によってアポトーシスに陥る．NF-κB はまた炎症に関わる多くの遺伝子発現を制御する．

一方 TNFR2 と LTβR は DD を有しておらず，リガンドがレセプターに結合すると，TRAF を介して NF-κB を活性化する．LTβR は NF-κB1 だけでなく NF-κB2 の活性化ももたらす．この場合の NF-κB2 前駆体の活性化（プロセシング）は NF-κB-inducing kinase（NIK）と IKKα に依存していて IKKβ や IKKγ に依存しない．

LTαβ，LTβR は2次リンパ組織の中のパイエル板とリンパ節の形成に深く関わる．これには LTαβ を発現する inducer 細胞と LTβR を発現する embryonic stroma organizer 細胞の少なくとも2種の細胞が関わる．一方別の2次リンパ組織である脾臓の場合，臓器の形成そのものは LTαβ と LTβR に依存しないが，脾臓の微小環境の発達にはリンパ球と stromal 細胞の間での LTαβ と LTβR を介した組織形成ケモカイン産生回路が関係する．たとえば LTβR を発現する stromal 細胞は CXCL13 という B 細胞に対するケモカインを産生していて，これが CXCR5 陽性 B 細胞での LTαβ 発現を誘導すると，LTαβ が LTβR を介してさらに CXCL13 の産生を促進する．同様の回路は，stromal 細胞からの CCL19，CCL21 という T 細胞に対するケモカインの産生や粘膜細胞からの CCL20 というリンパ球に対するケモカインの産生にも見られる．

TNFα，LTα3，TNFR1 は骨髄前駆細胞から樹状細胞が分化するのに必要であるのに対し，LTαβ，LTβR は樹状細胞が2次リンパ組織に集合する上で必要である．TNF と LT はその他にも NK 細胞，NKT 細胞，T 細胞，B 細胞の分化に関わる．TNFα，LTα3，TNFR1 は細菌感染防御に深く関わるが，ある種のウイルスの感染防御にはほとんど関わらない．

TNF と LT はまた IFNβ 依存的にサイトメガロウイルス（CMV）の複製を阻害するのに対し，CMV は IFNβ 応答を阻害する．このことは，抗 TNF 抗体（Infliximab）がヒト関節リウマチ，クローン病に有効であるのに多発性

硬化症（multiple sclerosis：MS）はかえって悪化すること，MSの動物モデル（実験的アレルギー性脳炎）ではTNF阻害剤は有効であることを説明するかもしれない．MSにHHV6（ヒトヘルペスウイルス6）が関係する可能性が指摘されているので，MSにはIFNβが有効であるのに関節リウマチとクローン病には有効でないのであろう． ［小林芳郎］

■文献
1) Ware CF：Network communications：Lymphotoxins, LIGHT, and TNF. Ann Rev Immunol 23：787-819, 2005.
2) Hehlgans T, Pfeffer K：The intriguing biology of the tumor necrosis factor/tumor necrosis factor receptor superfamily：players, rules and the games. Immunology 115：1-20, 2005.

26. NF-κB

　NF-κB（nuclear factor κB）は，1986 年に Sen と Baltimore によって免疫グロブリン κ 鎖の遺伝子のエンハンサーに結合する因子として最初に同定され，新たな核内因子として命名された転写因子である[1]．その後の生化学的な解析から，NF-κB は p65 : p50 からなるヘテロ 2 量体であることが明らかになった．現在では癌原産物 Rel と相同性を持つ分子が NF-κB ファミリーとして同定され，それらの分子がホモもしくはヘテロ 2 量体を形成し，転写因子として機能することが示されている[2]．構造的には p53 と類似の特徴的な β-バレル構造を持ち，突出したループの先端にある Cys 残基が亜鉛イオンをはさんで DNA 上の G 塩基と結合する．この Cys を介した DNA との結合は酸化還元反応に感受性が高く，redox-active Cysteine と呼ばれる．

　NF-κB によって発現誘導される遺伝子は，サイトカイン（TNFα, IL-6 等）やケモカイン（RANTES 等），MHC 分子，インターフェロン，破骨細胞分化因子 RANKL，細胞周期制御因子（Cyclin D1 等），アポトーシス抑制因子（Bcl-XL 等），細胞接着分子（E-selectin 等），ウイルス（HIV-1 等）など多岐にわたり，NF-κB はそれらの発現制御を通してさまざまな生命現象に関与する．また，興味深いことに NF-κB ファミリーとその阻害因子 IκB ファミリーも一部 NF-κB の制御下にあり，NF-κB は自らの活性を自ら制御するといういわば auto-feed back 的に作用する特徴を持つ．NF-κB の恒常的な活性化がみられる疾患として，関節リウマチ，腎炎，炎症性腸疾患（クローン病，潰瘍性大腸炎など）や，癌および白血病などがあげられるが[3]，詳細なメカニズムはまだわかっていない．

a. NF-κB・IκB ファミリー，IKK（図 1）

　NF-κB ファミリーは，N 末に DNA 結合や 2 量体形成に関与する Rel ホモロジードメイン（RHD）を持つ転写因子群の総称であり，哺乳類では p65（Rel A），c-Rel，Rel B，p50/p105，p52/p110 の 5 種類の分子が知られている．p65（Rel A），c-Rel，Rel B は C 末に転写活性化ドメイン（TAD）を持ち，転写の活性化を行うことができるが，p50，p52 はそれぞれ p105 と p100 からプロテアソーム依存性にプロセッシングを受けて形成され，TAD を持たないため転写活性化に対して抑制的に働く場合もある．NF-κB は互いにホモあるいはヘテロ 2 量体を形成し，未刺激時には阻害作用タンパクである IκB，もしくはアンキリンリピートを持ち抑制作用を持つ p100，p105 と結合し細胞質に局在している．NF-κB 複合体は，p50 : p65（Rel A），p50 : c-Rel，p100 : Rel B の組み合わせがあるが，細胞内でよく形成されているのは p50 : p65（Rel A）である．IκB もアンキリンリピートを持つ IκB ファミリーを形成しており，IκBα，IκBβ，IκBε，IκBζ，BCL-3 などが同定されている．活性化刺激を受けると阻害タンパクのリン酸化が起こり，遊離された NF-κB は核内に移行し，遺伝子プロモーター上の κB コンセンサス配列（5′-GGGRNWYYCC-3′：N, 任意の塩基；R, プリン；W, アデニンかチミジン；Y, ピリミジン）に結合する．NF-κB が阻害タンパクから外れる際には，IKK（IκB kinase）複合体による阻害タンパクのリン酸化が必要である．IKK 複合体は，触媒サブユニットであり互いに相同性が高い IKKα と

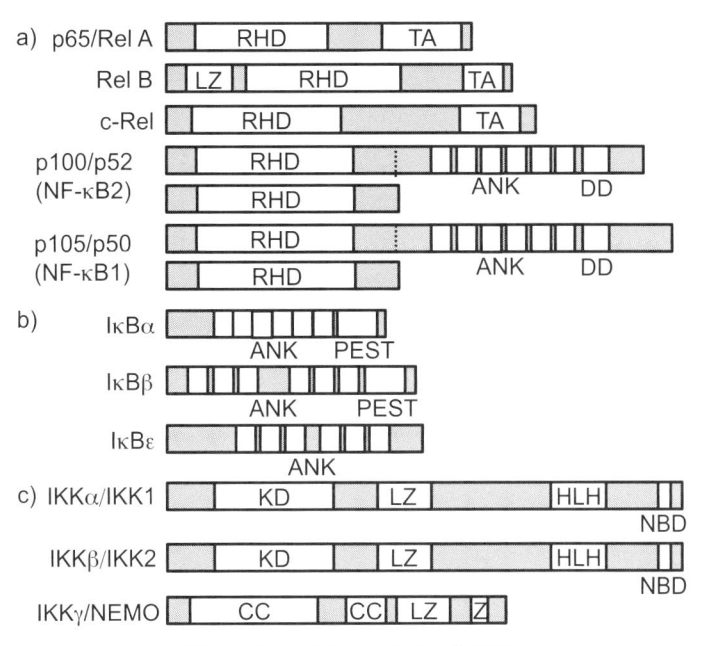

図1 NF-κB/IκBファミリーとIKKs
a) NF-κBファミリー，b) IκBファミリー，c) IKK複合体
RHD：Relホモロジードメイン，TA：転写活性化ドメイン，LZ：ロイシンジッパードメイン，ANK：アンキリンリピート，DD：デスドメイン，PEST：PEST配列，KD：キナーゼドメイン，HLH：ヘリックス・ループ・ヘリックスドメイン，NBD：NEMO結合ドメイン，CC：コイルドコイルドメイン，Z：Znフィンガードメイン．
p100/p52とp105/p50の中央の破線は上流からの刺激後タンパクの切断が起こる部位を示す．

IKKβ，調節サブユニットであるIKKγで構成されている．

b．NF-κB活性化機構（図2）

NF-κB活性化機構は，主に（1）IKKα/β活性化を伴う古典的経路，（2）IKKαホモ2量体の活性化を伴う非古典的経路の2つの経路に分類することができる．

（1）古典的経路（classical or canonical pathway）

本経路は，TNF，IL-1のレセプターであるTNFR，IL-1Rや病原体認識のレセプターTLR（Toll-like receptor），RANKのリガンドであるRANKLからNF-κB活性化へと至る経路である．炎症・免疫反応のみならず，アポトーシスや細胞増殖，HIVなどのウイルス増殖などに広く関与する．活性化刺激により，レセプター近傍に存在するRIPやTRAFなどのアダプター分子から TAB-TAK などのリン酸化酵素が活性化され，IKK複合体（IKKα/β/γ）が活性化される．このシグナル伝達には，リン酸化だけではなくTRAF6などによるタンパク分解に関与しないK63型のユビキチン化が関与し，ユビキチン化されたRIP，TRAF6，IKKγがIKK活性化を誘導する．活性化型となったIKK複合体によりリン酸化されたIκBは，β-TrCPによりタンパク分解を誘導するK48型のユビキチン化を受けプロテアソームにて分解され，p65/p50が核内に移行し標的遺伝子の活性化を行う．本経路においては，de novoのタンパク合成が必要でないため，外界からの刺激に対し速やかにNF-κBを核移行・標的遺伝子の転写活性化を行うことができることが知られている．

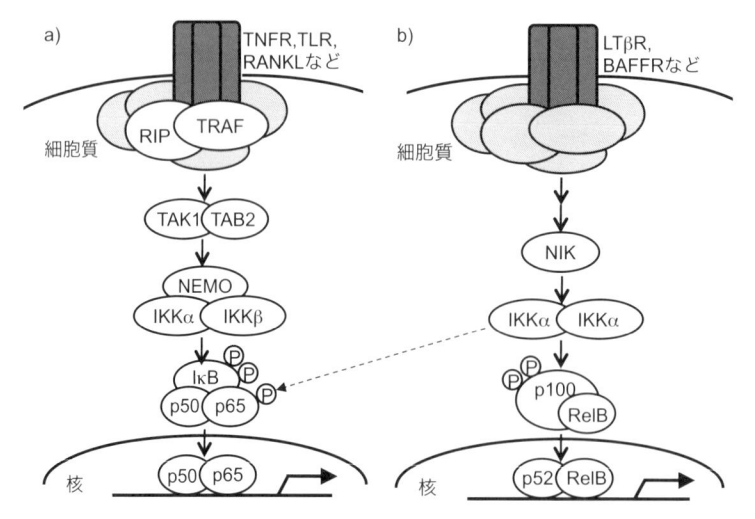

図2　NF-κB活性化経路

a) 古典的経路，b) 非古典的経路．両者の間にはクロストークもあり，IKKαからp65に向けてSer 536リン酸化シグナルが存在する．この他にもp65のSer 276のPKAによる活性化など他のシグナル伝達系とのクロストークがある．

(2) 非古典的経路（alternative or noncanonical pathway）

本経路は古典的経路よりも遅れて明らかにされた経路であり，TNFレセプタースーパーファミリーに属するLT（lymphotoxin）βRやCD40，BAFFRなどから，最終的にはp52/Rel Bの活性化へと至る経路である．B細胞の成熟分化や二次リンパ組織の形成などに必須の経路であるが，HTLV-1やEBウイルス感染でも本経路の活性化が起こっていることから癌化との関連も示唆されている．上記刺激によりNIK依存性にIKKαホモ2量体が活性化されるが，このIKK複合体形成にIKKβ，IKKγは関与しない．活性化型となったIKKαホモ2量体はp100をリン酸化し，リン酸化されたp100はβ-TrCPによりK48型のユビキチン化を受け，プロテアソームによる部分分解によりp52が生じ，p52/Rel Bが核移行し標的遺伝子の転写活性化を行う．本経路においてはde novoのタンパク合成を必要とするため，刺激後NF-κBが緩やかに活性化されること，また活性化状態が長期間持続することが知られている．これ以外に，IKKαからp65のSer 536のリン酸化を介して古典的経路とクロスリンクする．また，最近IKKαを介するNF-κB活性化経路が，自己免疫疾患の発症に重要な役割をもつことが明らかになった．

c. ノックアウトマウスの表現型と個々の因子の生物学的作用

NF-κBファミリーに属する遺伝子のノックアウトマウスが多数作成され，表現型が調べられているが，しばしば胎生致死となることから発生期での積極的な役割が明らかにされた．p65（Rel A）もしくはIKKβノックアウトでは発生15-16日頃に肝臓の広汎な壊死を伴って胎内で死亡する．しかし，同時にTNFαやTNFRの遺伝子がノックアウトされているとこの表現型が起こらないことから，TNFシグナルが肝臓の発生に必須であることがわかった．また，この結果からNF-κBがアポトーシス抑制に強く関連していることが明らかにされた．他方，IKKαノックアウトでは二次リンパ装置の発生不全と皮膚形成不全が起こるが致死的とはならない．p50ノックアウトでは，Bリンパ球による液性免疫機能の欠損があり免疫グ

ロブリンの産生量が著明に減少する．他方，p52ノックアウトではリンパ濾胞や脾臓およびパイエル板でのBリンパ球よりなる領域の発生不全が起こる．Rel Bは構成的なNF-κB活性化に関与していることが多いが，その遺伝子ノックアウトマウスでは胸腺や脾臓などでのNF-κB活性が低下しているにもかかわらず，多臓器への炎症細胞の浸潤が観察される．c-Relノックアウトでは液性免疫不全が起こり，末梢リンパ球全般の反応性の低下が起こっている．これらの結果は，あくまで発生期を介する作用であり，成熟後の生物学的作用については未知であるものも残っている．

［朝光かおり，岡本　尚］

■文献
1) Sen R, Baltimore D：Cell 46：705-716, 1986.
2) Hayden MS, Ghosh S：Cell 132：344-362, 2008.
3) Okamoto T, et al：Curr Pharm Des 13：443-462, 2007.

27. MAP kinase

a. MAPKの活性調節

MAP kinase（mitogen-activated protein kinase；以下MAPK）は，酵母から植物・高等動物に至るまで広く真核生物に保存されたセリン/スレオニンキナーゼであり，活性化に伴って核内へと移行することから，細胞外のシグナルを核内へと伝える鍵分子として機能しているものと考えられている．哺乳類においては，古典的MAPKとも呼ばれるERK1・ERK2サブファミリー，ストレス活性化キナーゼ（stress-activated protein kinase；SAPK）と総称されることもあるJNK1・JNK2・JNK3サブファミリーならびにp38α・p38β・p38γ・p38δサブファミリー，さらに最近になって急速に解析の進んでいるERK5サブファミリーの，4つの主要なMAPKサブファミリーの存在が知られている．なお，ERK5はC末端側に転写活性化領域を併せ持つ特異な構造を有しており，他のファミリー分子に比べて分子量が大きくなっていることからBig MAPK（BMK）の別名を持つ．

MAPKの活性化には，キナーゼサブドメインVIIとVIIIの間に存在する活性化ループのスレオニンとチロシンの両方の残基のリン酸化が必須であるが，その配列は各々のサブファミリーによって微妙に異なっている．すなわち，スレオニン-グルタミン酸-チロシン（一文字アミノ酸コードでTEY，以下同様）の配列がリン酸化を受けるERK1/2ならびにERK5に対し，JNKサブファミリーはスレオニン-プロリン-チロシン（TPY）が，またp38サブファミリーはスレオニン-グリシン-チロシン（TGY）

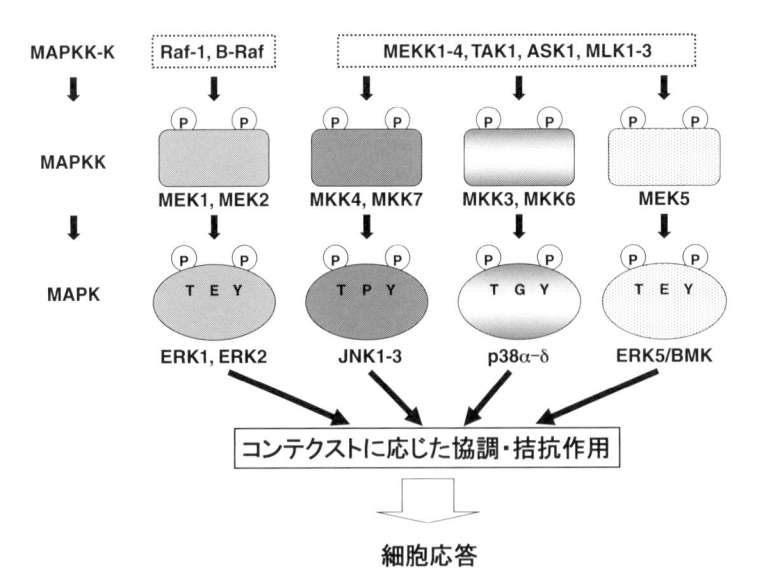

図1 MAPKカスケード
哺乳類における主要なMAPKカスケードを示す．アポトーシスの誘導過程でみられる拮抗作用に加え，炎症性サイトカインの生産過程では協調作用が認められるなど，各カスケード間の相互作用が細胞応答の多様性をもたらしている．

がそれぞれリン酸化を受ける．この活性化ループのリン酸化とMAPKの活性化とが1対1に対応することから，現在では，各々の配列に特異的なリン酸化抗体を利用してMAPKの活性化状態を評価することが一般的となっている．MAPKの活性化ループのリン酸化を担うのは，セリン/スレオニン/チロシンキナーゼに属するMAPKKであり，ERK1/2の活性化にはMEK1・MEK2が，JNKサブファミリーにはMKK4・MKK7，p38サブファミリーにはMKK3・MKK6，ERK5サブファミリーの活性化にはMEK5が各々関与している．一方，MAPKKの活性化にはMAPKK-Kと呼ばれるセリン/スレオニンキナーゼが関与しており，これらMAPKK-K→MAPKK→MAPKからなるシグナル伝達モジュールは，とくにMAPKカスケードと呼ばれている．MAPKK-Kとしては，ERK1/2の活性化に関与する癌原遺伝子c-Raf-1や，JNK・p38の活性化に関与するTAK1やASK1が知られているが，細胞外シグナルに応じてMAPKK-Kの使い分けがなされるなど，その全貌は未だ明らかになっていない．ごく最近，スタンフォード大学のCrabtreeのグループによって，胸腺におけるT細胞分化の過程で，calcineurin-NFAT経路がERK1/2の活性化の閾値を規定しているとの報告がなされた．この報告は，古典的MAPKカスケードの活性制御機構にまったく新しい制御ポイントが存在することを強く示唆しており，その分子基盤の解明が待たれる．

癌原遺伝子であるc-Raf-1の下流に位置することから想像されるように，古典的MAPKカスケードの持続的な活性化は細胞の癌化へと繋がる．他のMAPKファミリーについても同様であり，細胞には何重にもわたってMAPKファミリーの不活性化機構が備えられている．中でも中心的な役割を担っているのは，MAPKホスファターゼ（MAPK phosphatase；MKP）と呼ばれる一連の分子であり，活性化ループのスレオニンとチロシンの両残基からの脱リン酸化反応を媒介する．興味深いことに，MKPの多くはMAPK自身により発現制御や活性制御を受けており，MAPK経路の負のフィードバック制御に関与するものと考えられている．

b．MAPKの機能

MAPKファミリーはその基質特異性からプロリン指向性キナーゼ（proline-directed protein kinase）とも呼ばれ，標的分子のセリン-プロリンもしくはスレオニン-プロリンという配列を認識しリン酸化することが知られている．上述したように，MAPKファミリーは活性化に伴い核内へと移行することから，種々の転写制御因子の活性調節に関与しているものと考えられている．実際，ごく最近の理化学研究・免疫アレルギー科学総合研究センターの分化制御研究グループの解析結果は，B細胞分化過程における古典的MAPKカスケードによる転写制御の重要性を浮き彫りにしている．彼らはERK1とERK2の両者を欠失させた個体の解析を行い，骨髄内でのB細胞分化のうちproB細胞からpreB細胞への分化・増殖過程が著しく抑制されていることを見出した．その後の解析から，古典的MAPKカスケードの活性化が，Elk1やCREBといった転写因子の活性化を通じてc-MycやMEF2ファミリーの発現を促すことで，B細胞の分化・増殖過程に必要十分の役割を果たしていることが明らかにされている．古典的MAPKカスケードに限らず，JNKサブファミリーがその名の由来ともなったc-Junのリン酸化・活性化に関与するのを筆頭に，p38やERK5も種々の転写因子の活性制御を担っていることが明らかにされている．

UV照射や抗癌剤の投与により細胞にアポトーシスが誘導される過程では，JNK経路が重要な働きを担うことが知られているが，その作

用の少なくとも一部はJNKによる14-3-3のリン酸化によることが示されている．生理的な条件下では，14-3-3分子はアポトーシスの実行過程で重要な役割を担うBaxと結合しその作用を抑制している．しかし，種々のストレス刺激によりJNK経路が強く活性化された場合には，14-3-3分子のリン酸化によってBaxとの会合がキャンセルされるため，フリーとなったBaxがアポトーシスを引き起こすものと考えられている．逆に，古典的MAPK経路の活性化は，アポトーシスの実行役であるBimのリン酸化を介してBim分子のユビキチン化とそれに引き続くタンパク質分解を引き起こし，結果としてアポトーシスを抑制する．さらに，ごく最近の解析からは，古典的MAPK経路が，ADAM17（別名 TNFα-converting enzyme；TACE）の細胞内局在の制御を介してCD62L（L-selectin）のダウンレギュレーションを調節していることも明らかにされつつある．p38サブファミリーは，MAPKAP kinase-2（MK2）と呼ばれるキナーゼの活性化を介してTNFα等のサイトカインmRNAの安定性の制御を行うことが知られるほか，ごく最近の解析からはWntシグナルの下流で必須の役割を担うGSK3βの活性調節を介して，Wnt経路とのクロストークを行っている可能性も示唆されている．MAPKは，細胞の置かれた環境や受け取るシグナルの質的・量的な差異によって標的分子の使い分けを行っていると考えられており，この標的分子の使い分けの分子機構の解明が，MAPKファミリー間に見られる協調作用・拮抗作用の本体の解明と併せて，今後の大きな課題となっている． ［松田達志］

■文献

1) Anderson P：Post-transcriptional control of cytokine production. Nat Immunol 9：353-359, 2008.
2) Liu Y, Shepherd EG, Nelin LD：MAPK phsophatases-regulating the immune response. Nat Rev Immunol 7：202-212, 2007.
3) Nishimoto S, Nishida E：MAPK signaling：ERK5 versus ERK1/2. EMBO Rep 7：782-786, 2006.

28. PI3K

a. PI3K ファミリー

細胞表面に発現しているレセプターが，特異的なシグナルを細胞内に伝達することで，細胞内では生理活性物質分泌の制御，免疫応答，細胞の機能変化，遺伝子の転写調節，アポトーシスなど多様な応答が起こる．これらシグナル伝達に関与する分子の1つに，phosphatidyl inositol 3-kinase（PI3K）がある．PI3K は phosphatidyl inositol（PI）のイノシトール環3位の水酸基をリン酸化する脂質キナーゼである．PI は3,4,5位にイノシトール部位を持ち，動物の臓器や細胞に広く発現している酸性グリセロリン脂質である．PI3K によって PI がリン酸化されると，PI(3)P, PI(3,4)P2, PI(3,4,5)P3 が生じる．これらがセカンドメッセンジャーとしてエフェクター分子の FYVE ドメイン，PX ドメイン，PH ドメインに結合してシグナルが下流へと伝達され，細胞応答が誘導される．

PI3K は，基質および特異性によって I A, I B, II, III 型の4種に分類されている．I A 型 PI3K は，ホルモンや増殖因子などのさまざまな細胞表面レセプターからプロテインチロシンキナーゼあるいは GAB2 を介して活性化されるヘテロ2量体で，触媒サブユニット（p110α, p110β, p110δ）と，p85 ファミリーと呼ばれる調節サブユニット（p85α, p55α, p50α, p85β, p55γ）からなる．このレセプター刺激によってチロシンキナーゼが活性化されると，調節サブユニットの SH2 ドメインと触媒サブユニットが結合する．これら構造変化の結果として，調節サブユニットの抑制作用が低下し，p110 は安定して酵素活性を上昇させる．I B 型 PI3K は，触媒サブユニット p110γ と2種の調節サブユニット（p101, p84）でヘテロ2量体を形成し，主にケモカインなどのレセプターである G protein-coupled receptor（GPCR）と会合している．レセプターとリガンドの結合刺激によって，Gαβγ から解離した Gβγ が p110γ を活性化する．II 型 PI3K には3種の異なる遺伝子産物（C2α, C2β, C2γ）が知られており，基質の PI や PI(4)P から PI(3)P か PI(3,4)P2 を産生する．III 型 PI3K は Vps34p と Vps15p のヘテロ2量体として存在し，PI のみを基質に PI(3)P を産生する．

b. PI3K の活性化

PI3K の活性化は細胞や細胞膜上の受容体の種類によりさまざまである．たとえば，免疫細胞の I A 型 PI3K を活性化させる刺激としては，JNK（c-Jun N 末端キナーゼ）を介した IL-2 シグナル，T 細胞上の補助受容体 CD28 や B 細胞の CD19，チロシンキナーゼ活性を持つサイトカインレセプター，TLR などの抗原認識に関わるレセプターが知られている．また，チロシンキナーゼ活性のない TLR や TNFR ファミリーの1つである CD40 といった樹状細胞の活性化に関連する分子も PI3K を活性化する．一方，I B 型 PI3K は GPCR の下流で活性化され，PI(3,4,5)P3 とその脱リン酸化産物の PI(3,4)P2 が PH ドメインを有する複数のエフェクターに結合して受容体下流のシグナルを調節する．I B 型 PI3K を活性化するリガンドのほとんどは，免疫系や血管内膜で複数の細胞を調節して，損傷や感染に対する応答に関与する．II 型，III 型の活性化機構については解明されていない．

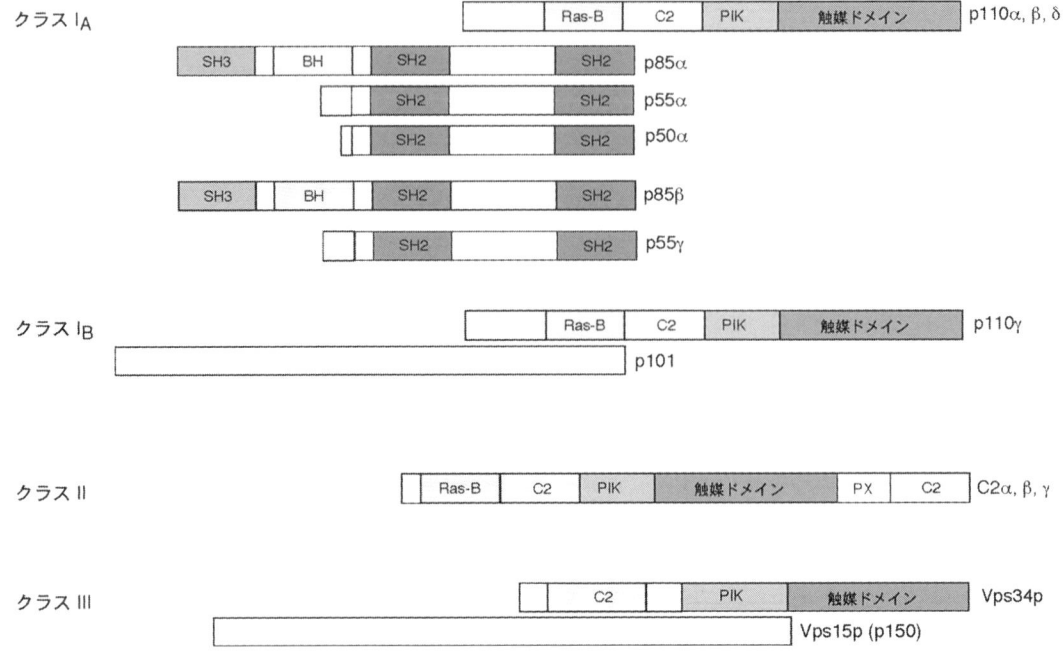

図1 PI3K ファミリー（文献1より改変引用）

PIK ドメインは脂質のリン酸化酵素に特有のヘリックス構造を持ち，触媒ドメインとC2ドメインを結んでいる．C2 ドメインはリン脂質に結合する性質を持つが PI3K における機能は不明である．触媒サブユニットの中にはRas結合ドメイン（Ras-B）を介してRasに結合するものもある．

c. 免疫系における PI3K の役割

生体に微生物などの異物が侵入すると，生体防御と異物排除のために免疫応答が開始される．感染初期には自然免疫系が発動して貪食・殺菌を行い，NK 細胞や γδT 細胞による早期誘導免疫を経て，T 細胞や B 細胞による獲得免疫系へと移行する．細胞内に侵入した細菌を排除するこの経路には，多種の免疫細胞が関与している．免疫細胞の PI3K の機能や役割については，さまざまな遺伝子改変マウスを用いた解析が行われている．

自然免疫を主に担う細胞として，マクロファージや樹状細胞などの貪食細胞や好中球が挙げられる．これら細胞は，IL-12 などの炎症性サイトカインや補体といった液性因子とともに，早期に感染体の排除を試みる．TLR シグナルを介したマクロファージや樹状細胞からの IL-12 産生は，PI3K によって mRNA レベルで負に制御されている．実際，ⅠA 型の p85α ノックアウト（KO）マウスの樹状細胞では，TLR リガンド刺激による IL-12 産生が上昇する．また，貪食時の細胞膜や細胞骨格の再構成にも PI3K が関与しており，p85α/p85β の二重欠損細胞の解析から，貪食細胞の小胞形成にはⅠA 型 PI3K が必須であることが明らかになっている．食胞とリソソームの融合にはⅢ型 PI3K が重要である．p110γ KO マウスでは，感染部位へのマクロファージや好中球の遊走と浸潤に障害がみられる．貪食細胞内の殺菌には活性酸素が関与しており，好中球での生成にはⅢ型 PI3K 産物 PI(3)P の関与が知られている．さらに p110γ KO マウスの解析から，p110γ が好中球遊走に関与する可能性が指摘されている．自然免疫において重要な役割を果たしている肥満細胞が，p85α KO マウスの腸管では消失していることが知られており，急性腹膜炎モデルにおいて FcεRI を介するシグナルに影響はないものの，細菌除去の欠陥がみられる．一

方で，同じⅠA型のp110δ KOマウスの肥満細胞は，その分化に必須の分子であるSCF（幹細胞因子）を介する肥満細胞の増殖・接着・浸潤能が阻害され，FcεRIを介するシグナルにも障害がみられる．さらにⅠB型であるp110γ KOマウスでも，GPCRにより増幅されるFcεRIを介した脱顆粒が著しく阻害される．このように，肥満細胞の分化や機能はPI3Kによって制御されている．

液性免疫を担うB細胞のⅠA型PI3Kは，主にp85α/p110δからなっており，p110γ KOマウスやp110δ/p110γ二重欠損マウスのB細胞機能は正常である．しかし，p110δキナーゼ欠損マウスでは，骨髄B細胞分化障害およびB細胞やT細胞の抗原刺激における活性化障害がみられる．また，ⅠA型PI3K欠損B細胞にはケモカインに対する走化性に障害があることから，B細胞のケモカイン受容体下流のPI3Kは，主にⅠA型PI3Kであると考えられている．一方，T細胞ではPI3Kの機能は大きく異なる．同じくⅠA型PI3Kは主にp85α/p110δからなるが，ⅠA型PI3K変異マウスではT細胞分化の機能障害がみられず，p85α変異マウスやp110δ変異マウスにおいてもTh1/Th2分化への影響はみられない．しかしp85α KOマウスでの胸腺内T細胞分化障害が確認されており，ⅠB型PI3K変異マウスではそれに加えて一部のケモカインに対するT細胞の反応性が低下することから，TCR下流とケモカイン受容体下流双方のシグナルが障害されていると考えられている．さらにp110δ/p110γ二重欠損マウスでも，胸腺内分化の障害が確認されている．

このようにPI3Kは，さまざまな細胞で多くの刺激によって活性化され，細胞分化，機能発現や免疫応答に関与して生体応答を制御している．さまざまなモデルマウスの解析から，多くの炎症病態発症へのPI3Kの関与も知られており，過去の研究結果やさらなる解析を基にPI3K経路を標的とした新たな治療法や薬剤の開発が期待されている．

［千葉紗由利，永井重徳，小安重夫］

■文献

1) Koyasu S : The role of PI3K in immune cells. Nat Immunol 4 : 313-319, 2003.
2) 永井重徳，小安重夫：自然免疫における phosphoinositide 3-kinase（PI3K）の役割．炎症と免疫 14 : 237-242, 2006.
3) Fukao T, et al : PI3K-mediated negative feedback regulation of IL-12 production in DCs. Nat Immunol 5 : 875-881, 2003.
4) Fumiko S : The p85α regulatory subunit of class IA phosphoinositide 3-kinase regulates β-selection in thymocyte development. J Immunol 178 : 1349-1356, 2007.

29. オステオポンチン

　生体内でオステオポンチン（Opn）は細胞外マトリックスタンパク質として，さらにはサイトカインとして機能することで免疫反応をダイナミックに制御している．本稿では最新の知見も含め，サイトカインとしてのOpnの機能を中心に紹介する．

a. Th1型免疫応答誘導因子としてのOpn

　生体にとってTh1型免疫応答の誘導は，細胞内寄生性病原体感染から身を守るための重要な生体防御反応である．Th1型免疫応答は病原体感染のみならず種々の自己免疫疾患の発症にも深く関与している．これまで *Mycobacterium bovis* BCG感染に対する防御免疫応答がOpn欠損マウスでは弱いことが報告されていたが，OpnがTh1型免疫応答を誘導する重要なサイトカインであるということは，多発性硬化症のマウスモデルである実験的アレルギー脳脊髄炎（EAE）を用いた研究より明らかとなった[1]．Opn欠損マウスではmyelin oligodendrocyte glycoprotein（MOG）ペプチドにより誘発されるEAEの臨床スコアが野生型マウスと比べると明らかに軽度であり，これはOpn欠損によるMOG特異的T細胞の増殖低下，マクロファージからのIL-12およびIFN-γの産生低下とIL-10の産生増強に起因していることが報告された．このOpnによるIL-12の産生促進は$α_v$インテグリンを介して，IL-10の産生抑制はCD44を介して制御されていると考えられている．EAEの病態形成には自己反応性CD4$^+$T細胞が関与していることはよく知られている．Aktシグナルの下流に存在する転写因子Foxo3aはBimなどのanti-survival genesの発現を制御しているが，リン酸化を受けることでその転写活性は抑制される．近年新たにOpnがFoxo3aのリン酸化およびNF-κBの活性化を制御することで活性化自己反応性CD4$^+$T細胞の生存を促進し，EAEの慢性化に深く関与していることも明らかとなっている[2]．現在ではOpnは重要なTh1型免疫応答誘導因子として捉えられている．

b. 樹状細胞遊走におけるOpnの機能とTh2型疾患への関与

　樹状細胞（DC）は強力な抗原提示細胞であり，T細胞とともに細胞性免疫応答誘導において中心的役割を果たしている．局所で抗原を取り込んだDCは活性化しリンパ節へと移動する．リンパ節でDCはナイーブT細胞に抗原を提示するため，このリンパ節へのDCの移動は獲得免疫応答を開始するための重要な過程である．これまでOpnはLangerhans細胞のリンパ節への移動を促すことにより，allergic contact hypersensitivity反応の誘発に関与していると考えられていた[3]．しかしながらheat-killed *Listeria monocytogenes*（HKLM）をrecombinant Opnとともに皮下投与すると，驚いたことにDCのリンパ節への移動はHKLM単独で投与した時よりも減少することが報告された．これはOpnがリンパ節への移動に重要なDC上のCCR7の発現を抑制するためと考えられている．最近このOpnによるDCのリンパ節への移動の制御がTh2型疾患であるallergic asthma発症において重要な役割を担っていることが報告された[4]．airway hypersensitivityにおいて，抗原感作時ではOpnはTh2型免疫応答を抑制するplasmacytoid DC（pDC）の局所リンパ節への移動を抑

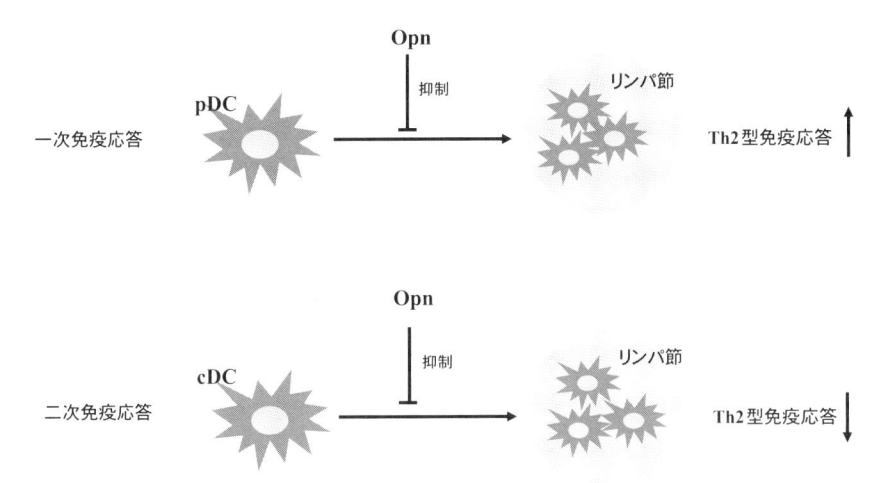

図1 OpnによるDCのリンパ節への移動の制御

airway hypersensitivityにおいて一次免疫応答（抗原感作）時には，OpnはpDCの局所リンパ節への移動を抑制する．pDCはTh2型免疫応答を抑制すると考えられており，pDCのリンパ節への移動抑制は結果としてTh2型免疫応答を促進することになる．さらに二次免疫応答（抗原チャレンジ）時には，OpnはcDCの局所リンパ節への移動を抑制する．cDCはTh2型免疫応答を促進すると考えられており，cDCのリンパ節への移動抑制は結果としてTh2型免疫応答を抑制する．

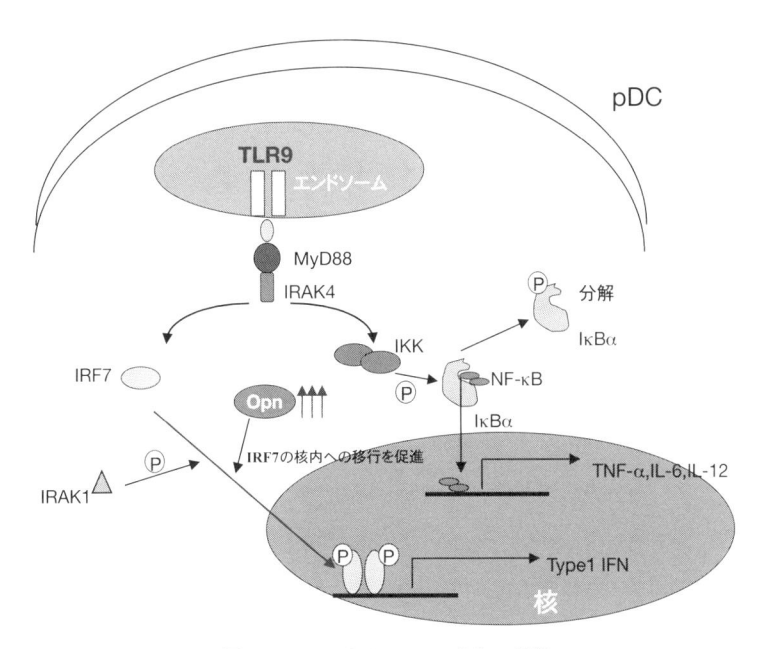

図2 OpnによるIFN-α産生の制御

pDCにおいてTLR9を介した刺激はMyD88/IRAK複合体を介して2つの経路に分けられる．1つめはNF-κB依存的なTNF-α，IL-6，IL-12などのサイトカイン産生の経路である．2つめはIRF-7を介したType-1 IFN（IFN-α，IFN-β）産生の経路である．TLR9からの刺激が伝わるとpDC内でOpnの発現が誘導される．細胞内OpnはMyD88と共局在しており，IRF-7の核内への移行を促進することでIFN-αの産生を制御していると考えられている．

制することでTh2型免疫応答を促進している．その一方で抗原チャレンジ時ではOpnはTh2型免疫応答を促進するconventional DC（cDC）の局所リンパ節への移動を抑制することでTh2型免疫応答を抑制している．つまりOpnは一次および二次免疫応答時に異なるタイプのDCのリンパ節への移動を抑制することによりTh2型疾患の発症を制御していると考えられている（図1）．このようにOpnは一方ではDCのリンパ節への移動を促進し，また一方ではその移動を抑制している．現在のところこの機序に関しては不明な点が多いが，この解明はTh2型疾患の治療への糸口となるであろう．

c．IFN-α産生制御因子としてのOpn

自然免疫応答においてDCは，さまざまな病原体をToll-like receptorを用いて認識しtype-1 IFN（IFN-α, β）を産生することで，ウイルス感染などの防御免疫反応において重要な役割を果たしている．DCは，上述したように表面抗原の発現からpDCとcDCに大別され，pDCはTLR7（1本鎖RNAを認識）およびTLR9（非メチル化CpG DNAモチーフを認識）を選択的に発現しており，これらの刺激により大量のIFN-αを産生する．このpDCからのIFN-α産生に分泌型Opnではなく細胞内Opn（Opn-i）が関与していることが明らかとなった[5]．TLR9からpDCに刺激が入るとpDC内で著しいOpnの発現が誘導される．これはLPSを用いたTLR4からの刺激では認められないためにTLR9特異的であると考えられる．pDC内で発現誘導されたOpn-iはアダプター分子であるMyD88と共局在しており，IRF-7の核内への移行を促進する結果，IFN-αの産生を制御していると示唆されており，自然免疫応答におけるOpnの新たな機能が注目されている（図2）．

d．おわりに

Opnは炎症性疾患および自己免疫疾患など難治性疾患の発症に深く関わっており，いくつかの疾患ではOpnが治療ターゲットとして捉えられている．しかしながら生体におけるOpnの機能は非常に多様であり複雑に他の因子と絡み合っている．今後のさらなるOpnの機能解析が種々の疾患の治療戦略の糸口となることを期待する． ［森本純子，上出利光］

■文献

1) Ashkar S, et al：Eta-1 (osteopontin)：an early component of Type 1 (cell-mediated) immunity. Science 287：860-864, 2000.
2) Hur EM, et al：Osteopontin-induced relapse and progression of autoimmune brain disease through enhanced survival of activated T cells. Nat Immunol 8 (1)：74-83, 2007.
3) Weiss JM, et al：Osteopontin is involved in the initiation of cutaneous contact hypersensitivity by inducing langerhans and dendritic cell migration to lymph nodes. J Exp Med 194 (9)：1219-1229, 2001.
4) Xanthou G, et al：Osteopontin has a crucial role in allergic airway disease through regulation of dendritic cell subsets. Nat Med 13 (5)：570-578, 2007.
5) Shinohara M, et al：Osteopontin expression is essential for interferon-a production by plasmacytoid dendritic cells. Nat Immunol 7 (5)：498-506, 2006.

30. サイトカインシグナル

a. サイトカイン受容体とシグナル伝達

サイトカイン全体に共通する性質としては，一般的に以下のことが考えられる．

1) きわめて微量で効果を発揮する．多くは必要に応じて生産され，反応が終了すれば産生も止まる．さらにさまざまなレベルでフィードバック調節をうける．

2) 1種類のサイトカインは，複数の多様な機能を示す（機能の多様性）．

3) 複数のサイトカインが同じ機能を示す（機能の重複性）．

4) サイトカイン間での相互依存性（サイトカインネットワーク機構）が存在する．サイトカインが別のサイトカインを誘導したり，反応によっては複数のサイトカインが相乗効果を示したり，逆に抑制しあうことがある．

b. 受容体とシグナルの分類

サイトカインの作用を受容体のシグナル伝達の観点で分類すると，以下のように分けられる．

(1) 古典的な受容体型チロシンキナーゼ（増殖因子型受容体）：幹細胞因子（SCF），マクロファージ-コロニー刺激因子（M-CSF），血管内皮細胞増殖因子（VEGF）などの受容体で細胞内にチロシンキナーゼドメインを持つもの．シグナルとしてはRas-ERK経路，PI3キナーゼ経路，PLCγ経路など広範な情報伝達経路が活性化される．

(2) インターロイキン（IL），インターフェロン（IFN），エリスロポエチン（EPO）などの免疫制御因子，造血因子，成長ホルモン，レプチンなど狭義のサイトカインの受容体でJAK型チロシンキナーゼが非共有結合で会合するもの．この場合の主なシグナルはSTAT (signal transducer and activator of transcription) 転写因子およびRas-ERK経路である．

(3) IL-1やTNFの受容体のようにTRAFなどのアダプター分子群を介してIKKを活性化し，転写因子NF-κBを活性化するタイプ（IL-1/TNF受容体）．p38およびJNKも活性化されATF2などの転写因子が活性化される．サイトカインではないがToll-like-receptorもそのシグナル経路は似ている．TNFではFADDを介してカスパーゼ経路も活性化される．

(4) TGFβ受容体はセリンスレオニンキナーゼドメインを有し，Smad転写因子を活性化する．

(5) ケモカイン受容体は3量体Gタンパク質を活性化し，cAMP，細胞内カルシウム，PI3キナーゼ，Rho，Rac経路などを介して細胞運動，形態変化，インテグリンの活性化など細胞機能を調節する．

c. サイトカイン受容体ファミリー

狭義のサイトカインの受容体遺伝子は発現クローニングにより次々に単離され，これらが大きなファミリー（クラス1サイトカイン受容体ファミリー）を形成することが明らかとなった（図1）．このファミリーの特徴の1つは細胞外領域にあり，約210アミノ酸からなるペプチドが多数のβシートを形成し，大きく2つの樽型の構造をとる．また4個のシステインとTrp-Ser-（任意のアミノ酸）-Trp-Ser配列からなるWSXWSモチーフがよく保存されている．インターフェロンやIL-10受容体にはこのようなモチーフは存在しないが，進化的にはサ

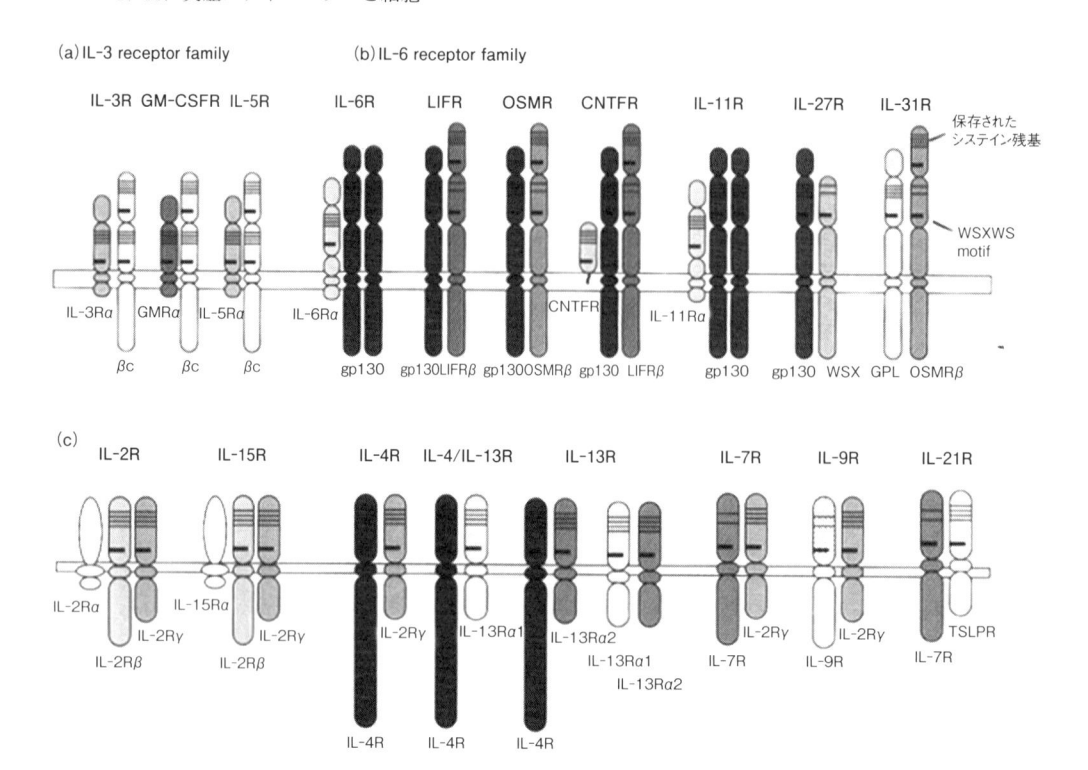

(a) IL-3 receptor family (b) IL-6 receptor family

図1 サイトカイン受容体の分類

イトカイン受容体に近いと考えられ，クラスⅡサイトカイン受容体ファミリーと呼ばれる．

このクラス1ファミリーに属する受容体の重要な特徴は，複数のサブユニットにより高親和性受容体を形成し，かつ異なるリガンドに対して1つのサブユニットが共有される場合があるという点である（図1）．共有されるサブユニットによってサイトカイン受容体は図1のように大きく3つのサブグループに分けられる．まずIL-3，IL-5，GM-CSF受容体は単独でリガンドに低親和性に結合するα鎖とそれ自身ではリガンドに対する結合能を持たないβ鎖により高親和性受容体を形成する．この場合β鎖は同一のものが共有される（図1a）．類似の現象はIL-6，IL-11，LIF，IL-27受容体などにおいても認められる．IL-6はIL-6受容体α鎖とgp130（IL-6とは直接結合しない）とで高親和性受容体を形成する．はじめにIL-6とIL-6αが結合し次にgp130と会合してヘテロ6量体を形成する．IL-27はgp130とWSX1のヘテロオリゴマーに会合する（図1b）．IL-12やIL-23受容体も構造的にgp130に類似している．IL-2，IL-4，IL-7，IL-9，IL-15，IL-21受容体はIL-2受容体γ鎖を共有する（図1c）．IL-13受容体はIL-13受容体α鎖とIL-4受容体α鎖から構成される．その他IL-10ファミリーの受容体でもサブユニットの重複が見られる．

以上がヘテロオリゴマー形成によって活性化するのに対し，G-CSF受容体，EPO受容体，成長ホルモン受容体などは1種類の分子のホモダイマー化によって活性化される．インターロイキンのように重複した生物活性を有するサイトカイン群は受容体の片方の鎖を共有することでそれらの作用の重複性を生む．また複雑なサブユニット構造をとることは，より複雑で巧妙な受容体の発現制御を可能にしている．たとえばIL-3，IL-5，GM-CSF受容体の共通のβ鎖

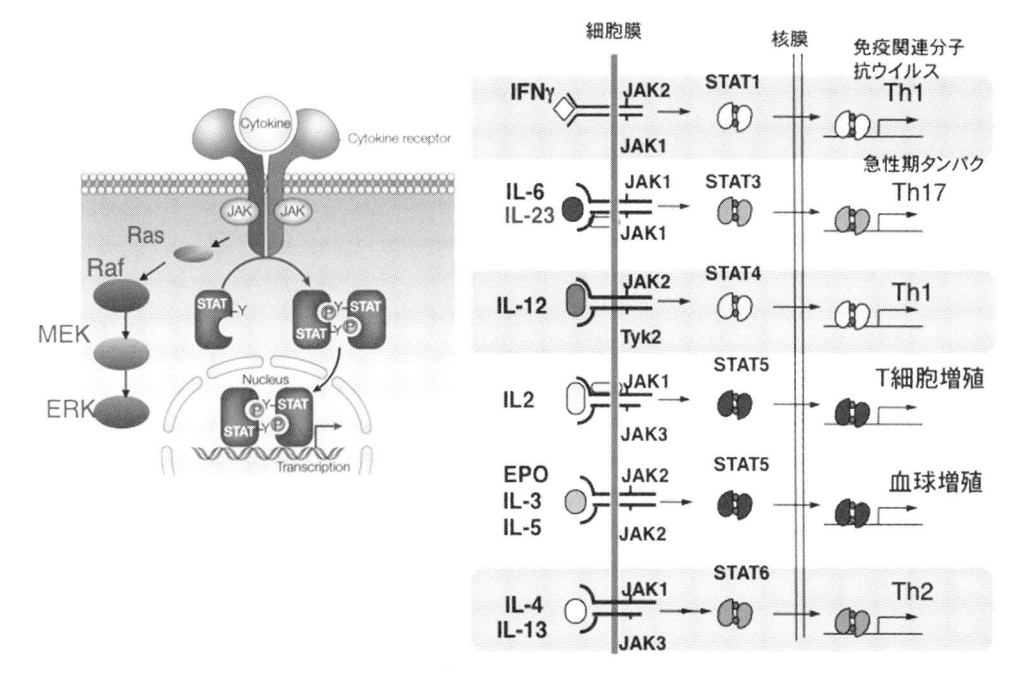

図2 サイトカインのシグナルとJAK/STAT経路

は比較的広範囲の細胞に発現しているが，α鎖は系統特異的に発現しており細胞特異性が規定される．

d. 受容体とJAK

サイトカイン受容体のシグナル伝達に関与する細胞内ドメインにはBOX1，2と呼ばれる各種サイトカイン受容体で保存されている配列が存在しJAK型非受容体型チロシンキナーゼが会合する．JAK型チロシンキナーゼとしてJAK1，JAK2，JAK3とTyk2の4種類が知られている．サイトカイン受容体によって結合するJAK型チロシンキナーゼが決まっている（図2）．

JAK型チロシンキナーゼは分子量約130キロダルトンの非受容体型チロシンキナーゼでC末端部分にチロシンキナーゼ領域（JH1），それに隣接して疑似キナーゼ様領域（JH2），N末端側にJAKファミリー内で相同性の高い領域（JH3-JH7）が認められる（図3）．JAK1，JAK2，Tyk2は広範な組織，細胞に発現されているがJAK3の発現はリンパ球などに限定されている．JAK3はIL-2受容体γ鎖に会合しその情報を伝える．IL-2受容体γ鎖の変異と同じく，常染色体遺伝性SCID患者のなかにはJAK3の突然変異がいくつか報告されている．

JAKは受容体の重合に伴って接近しお互いをリン酸化しあうことで活性化される．これは受容体型チロシンキナーゼで一般化された活性化のメカニズムと同じである．JAKの最も近傍に存在する基質は受容体自身である．受容体のチロシン残基がさまざまな細胞内情報伝達分子を呼び込む．情報伝達分子の多くはSH2ドメインやPTBドメインといったリン酸化チロシンを含む配列を認識するモジュールを持っている．これらの分子は受容体に結合した後，JAKによってリン酸化をうけ，活性化されてさらに下流に情報を伝える．たとえばgp130の場合，STAT3はC末端に近い4つのYXXQモチーフにリクルートされ，膜直下のY759にはSHP-2とSOCS3（suppressor of cy-

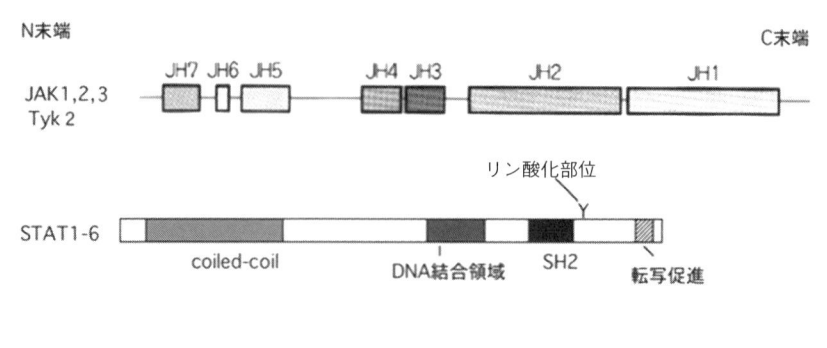

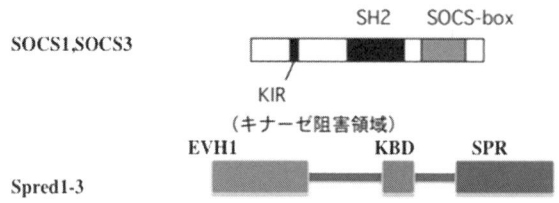

図3 シグナルに関係する分子の構造
KIR：JAK キナーゼ阻害領域.

tokine signaling）が会合する．SHP-2 は Gab-Grb2-Ras-ERK 経路を活性化する．SOCS3 は負の制御因子である．このようにさまざまなチロシン残基を起点として多くのシグナル経路が活性化される．これがサイトカインの持つ作用の多様性の原因の1つとなっている．

e．STAT

JAK 下流には STAT と呼ばれる転写因子が存在し，遺伝子発現の調節を直接担っている（図2）．STAT は SH2 ドメインとリン酸化されるチロシン残基，ロイシンジッパー，ヘリックス-ループ-ヘリックスを持つ特徴的なタンパク質である（図3）．JAK によって C 末端がチロシンリン酸化されると SH2 ドメインを介してダイマーを形成し核へ移行する．STAT は6種類知られておりサイトカインによってどの STAT が主に活性化されるか決まっている（図2）．IFNα/β は STAT1，STAT2 のヘテロダイマー，IFNγ は STAT1 のホモダイマーを誘導する．STAT3 は IL-6 関連サイトカイン，G-CSF，レプチンさらに IL-10 でも活性化される．また STAT5 はプロラクチン，EPO，IL-2，IL-3，GM-CSF など多彩なサイトカインによって活性化される．STAT6 は IL-4 によって，STAT4 は IL-12 によって活性化される．

STAT は転写因子であり，その標的遺伝子はそれぞれのサイトカインの生理機能を反映するものである．たとえば IFNγ によって活性化される STAT1 は免疫系に関与する分子や抗ウイルス分子を誘導し，IL-6 で活性化される STAT3 は肝臓での急性タンパクを誘導する．STAT3 や STAT5 は多くの場合細胞増殖に重要な遺伝子（myc，cyclin D，cdk4，bcl-XL など）を発現誘導する．

f．STAT とヘルパー T 細胞の分化

ヘルパー T 細胞（Th）の分化にはサイトカインが不可欠であるが，それぞれの STAT によってどの Th 分化を誘導するか決まっている（図2）．IL-12-STAT4，IFNγ-STAT1 は Th1 に，IL-4-STAT6 は Th2 に IL-6，IL-21，IL-23-STAT3 は Th17 に，IL-2-STAT5 は Treg（Foxp3 陽性抑制性 T 細胞）の分化や維

持に必要である．

g．Ras-ERK 経路

サイトカインのもう1つの代表的な下流の経路は Ras-ERK 経路である．とくに造血因子の主要な作用は細胞の増殖と抗アポトーシスであるが，ともに Ras-ERK 経路や Ras を介した PI3 キナーゼや S6 キナーゼによって伝達される．G-CSF による好中球産生では STAT3 は SOCS3 を誘導するためにむしろ抑制的に働き，ERK 経路が重要とされる．IL-3, IL-5 も同様に Ras 経路が増殖刺激に必須と考えられている．

h．サイトカインシグナルの負の制御

サイトカインのシグナルを調節するメカニズムはすでにいくつか知られている．SHP チロシンフォスファターゼ，MAP キナーゼフォスファターゼ（MKP），Cbl によるシグナル分子の分解などがあるが，サイトカイン特異性は少ない．サイトカイン刺激によって誘導される CIS/SOCS ファミリーはサイトカインに特異性が高い．現在8種類の分子が存在するが，サイトカインに特異性が高いのは CIS, SOCS1, SOCS2, SOCS3 である．CIS は STAT5 に特異性が高く抑制する．また SOCS1 は IFNγ-STAT1 のネガティブフィードバック調節因子として働く．T 細胞では IL-2 や IL-4 も抑制する．SOCS3 は gp130 類似の受容体に会合して JAK を抑制するために，IL-6, IL-23, レプチン，G-CSF などを抑制する．したがって STAT3 に特異性が高い．図3に SOCS1, SOCS3 の共通構造を示す．

Ras 経路の負の制御は GAP をはじめ多数存在するが，サイトカインに特徴的な調節因子は少ない．最近 Ras-ERK 系の負の制御因子として Spred が発見され注目を集めている．Spred（Sprouty-related protein with EVH-1 domain）は N 末端に EVH-1 ドメインを，C 末端に Sprouty と相同性のある Sprouty（SPR）ドメインを持っている（図3）．Spred 1 は神経線維腫症の原因遺伝子であるが，骨髄細胞にも発現しており，IL-3 によるマスト細胞の増殖や IL-5 による好酸球の増殖を Ras-ERK 経路特異的に負に制御している．Spred は Ras と恒常的に結合しており，Ras/Spred/Raf-1 複合体上での Raf-1 のリン酸化を抑制している．

［吉村昭彦］

31. ケモカイン

　ケモカインはさまざまな白血球サブセットに対して細胞走化性（chemotaxis）作用を有するポリペプチド（タンパク質）性生理活性物質である．免疫分野で精力的に研究されているサイトカインに属する．ケモカインのプロトタイプである好中球遊走因子，インターロイキン8（IL-8，CXCL8）と単球走化性・活性化因子MCAF/MCP-1（CCL2）は，1987から1989年に米国国立がん研究所（National Cancer Institute : NCI），NIH（Frederick, MD, USA）において吉村貞三と松島綱治らにより精製，遺伝子クローニングされた[1,2]．その後，多数のケモカインがシグナルトラップ法やゲノムデータベース情報に基づき同定され，現在では40に及ぶ大きなファミリーを形成する．ケモカイン受容体としてはMurphy[3]とHolmes[4]らによりヒトIL-8受容体CXCR1とCXCR2が最初にcDNAクローニングされ，ケモカイン受容体はG-タンパク会合性（多くはGαi）の7回細胞膜貫通型のGPCRに属することが判明した．現在，20のケモカイン受容体が同定されている（図1）．ケモカインは好中球，マクロファージ，好酸球などの炎症細胞の組織浸潤を制御するのみならず，獲得免疫応答に関わる樹状細胞やT/Bリンパ球サブセットの移動・組織浸潤も制御することが判明している．また，生理的条件下における免疫組織形成に必須の分子群であることも明らかになってきている[5]．さらに，ケモカインは血管新生[6]や造血反応[7]にも関与し，ケモカイン受容体CCR5とCXCR4はHIV（human immunodeficiency virus）のマクロファージ，CD4Tリンパ球への感染co-receptorであることもわかり[8]，ケモカイン研究は大きな拡がりをみせている．

a. 炎症・免疫反応に伴う白血球浸潤とケモカイン

　生体へのさまざまな侵襲に伴う炎症・免疫反応時には，侵襲を受けた組織への特異的白血球の浸潤が起こる．たとえば皮膚に病原性微生物感染が起こるとまず，感染局所において急性炎症が惹起される．その主役はCXCR1/2陽性好中球でありCXCL8（IL-8）などのケモカインにより組織浸潤する[9]．白血球が浸潤する場所は後毛細管細静脈（post-capillary venule）であり，さまざまな炎症メディエーター，サイトカイン，ニューロペプチド，脂質因子PAF/LTB4，補体成分などが作用し，血管の拡張（血流量），血管の透過性の変化などをもたらす．またICAM-1などの細胞接着因子の発現を誘導する．好中球が侵襲物を処理できず炎症が遷延化するとともに浸潤細胞はマクロファージに置き換わる．CCR2$^+$ CD14^{high} CD16^{negative}（マウスではCCR2$^+$ CX$_3$CR1^{low} Ly6C$^+$）の血液循環単球がケモカインCCL2（MCP-1）やCCL7（MCP-3）などに反応し組織浸潤する[10]．一方，侵入微生物は組織に常在する樹状細胞（dendritic cells ; DCs，皮膚では表皮のLangerhans細胞，真皮のdermal DCs）により病原微生物のpathogen-associated molecular pattern（PAMP）がpattern-recognition receptorsを通して認識され，抗原の貪食，酵素分解を受けた後，組織適合抗原MHC class I，IIに抗原ペプチドとして提示される．このとき，同時にDCsは活性化・成熟化を受けケモカイン受容体CCR7陽性となり，リンパ管内皮細胞に恒常的に発現する

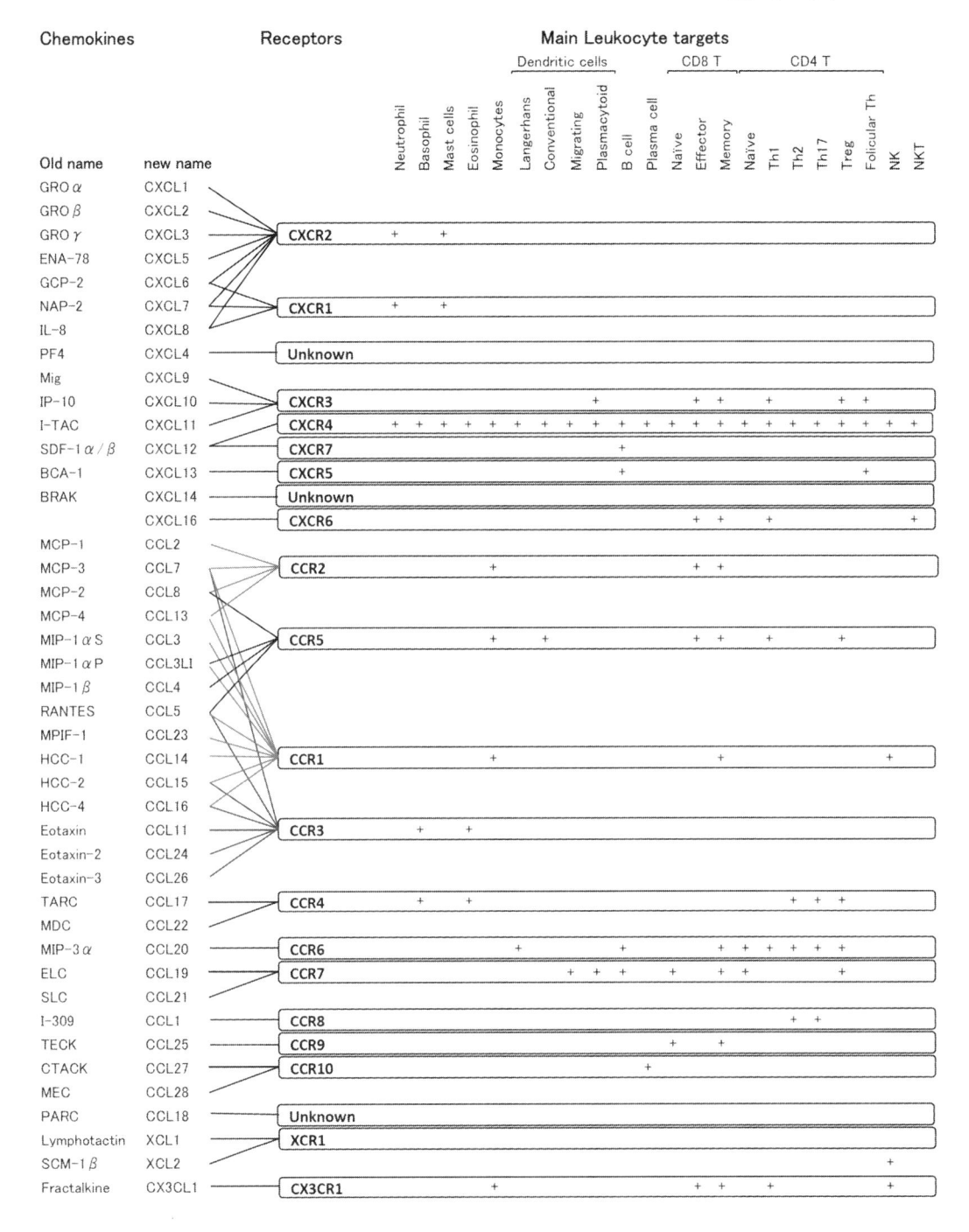

図1 ケモカインスーパーファミリーの細胞特異性

CCR7のリガンド，ケモカインCCL21（SLC）により所属リンパ節の傍皮質領域（Tリンパ球領域）に移動しナイーブTリンパ球を抗原特異的に活性化する．血中から炎症性にmye-loid DCsが組織浸潤しさらなる抗原提示細胞として組織より所属リンパ節に動員されるとともに，$CXCR3^+$ plasmacytoid DCsはリンパ節の傍皮質領域に存在する高内皮細静脈（high endothelial venule）を通して直接Tリンパ球領域に動員され抗原提示細胞としてのmyeloid DCsをヘルプする．CD8α$^-$のmyeloid DCsは主にCD4Tリンパ球のヘルパーTリンパ球への分化・活性化に，CD8α$^+$のmyeloid/conventional DCsはCD8Tリンパ球のCTLへの分化・活性化をもたらす．

　CD4ヘルプを受けないでできたCD8メモリーは，同一抗原に対する二次応答においてpoorな反応しか示すことができずactivation induced-cell deathを起こしてしまうとされている．それゆえ，所属リンパ節での適切なCD4ヘルパーTリンパ球とDCsならびにCD8Tリンパ球のクラスター形成が重要である．これを支える機序として，活性化DCsとCD4Tリンパ球がケモカインCCL3/4（MIP-1α/β）を産生してCD8Tリンパ球をリクルートするとされている[11]．さらに，CCL5（RANTES）はDCsとTリンパ球間に形成されるimmunological synapseに放出されCCR5を介してTリンパ球を活性化する[12]．

　Bリンパ球の抗原特異的活性化も所属リンパ節で起こる．抗原をキャリーするDCsによるBリンパ球の活性化はいわゆるT/B borderで起こるとされ，活性化されたCXCR5$^+$Bリンパ球はB細胞濾胞に移動しgerminal centerが形成される．germinal centerではCXCR5$^+$ヘルパーTリンパ球（follicular helper T）のもとBリンパ球はclass-switchingを起こし，抗体産生細胞としてのlong-lived plasma cellsに分化し，CXCR4依存的に骨髄へ移動，CXCR4のリガンドCXCL12（SDF-1）産生間質細胞に保持され長期にわたり抗体を産生する[13]．

b．ケモカインとエフェクター・メモリーT細胞の組織指向性

　メモリーT細胞は，最初に感作されたところに戻る組織指向性がある．血液循環するα4β7 integrin$^+$CCR9$^+$Tリンパ球は腸管に，CLA$^+$CCR4$^+$Tリンパ球は皮膚に移行する．α4β7 integrinのリガンドはMAdCAM-1で，CLAはE-セレクチン，P-セレクチンのリガンドとなる．最近，岩田らによりvitamin A代謝産物レチノイン酸がTリンパ球の表面上にCCR9とα4β7 integrinを選択的に誘導し，腸管固有層由来ならびに腸間膜リンパ節由来DCsがレチノイン酸代謝酵素（retinal dehydrogenases；RALDHs）を発現することを発見した[14]．一方，Butcherらは，vitamin D$_3$がCCR10を誘導し，IL-12がさらにこれを亢進することを見いだした．皮膚DCsは活性化vitamin D$_3$産生に必要な25-hydroxylasesと1α-hydroxylaseを選択的に発現するという[15]．

c．ケモカインを標的とした抗炎症剤・免疫制御剤開発

　ケモカイン・ケモカイン受容体を標的として特異的白血球サブセットの組織浸潤・移動を制御する，従来の薬剤とはまったく異なる機序を持つ抗炎症剤・免疫制御剤の開発が期待されている．現在，CXCR1/2，CCR1，CCR2，CCR3，CCR4，CCR5，CCR9などの低分子化合物やヒト型化抗体の臨床治験が進行中である．また，CCR5拮抗剤が既にHIV感染者治療に用いられている．

［松島綱治］

■文献

1) Yoshimura T, Matsushima K, Tanaka S, et al：Purification of a human monocyte-derived neutrophil chemotactic factor that has peptide sequence similarity to other host defense cytokines. Proc Natl Acad Sci USA 84：9233-9237, 1987.
2) Matsushima K, Morishita K, Yoshimura T, et al：Molecular cloning of a human monocyte-derived neutrophil chemotactic factor （MDNCF） and the induction of MDNCF mRNA by interleukin 1 and tumor necrosis factor. J Exp Med 167：1883-1893, 1988.
3) Murphy PM, Tiffany HL：Cloning of complementary DNA encoding a functional human interleu-

kin-8 receptor. Science 253：1280-1283, 1991.
4) Holmes WE, Lee J, Kuang WJ, et al：Structure and functional expression of a human interleukin-8 receptor. Science 253：1278-1280, 1991.
5) Forster R, et al：A putative chemokine receptor, BLR1, directs B cell migration to defined lymphoid organs and specific anatomic compartments of the spleen. Cell 87：1037-1047, 1996.
6) Strieter RM, et al：CXC chemokines in angiogenesis. Cytokine Growth Factor 16：593-609, 2005.
7) Nagasawa T, et al：Defects of B-cell lymphopoiesis and bone-marrow myelopoiesis in mice lacking the CXC chemokine PBSF/SDF-1. Nature 382：635-638, 1996.
8) Tsibris AM, et al：Chemokine antagonists as therapeutics: focus on HIV-1. Ann Rev Med 58：445-459, 2007.
9) Harada A, et al：Essential involvement of interleukin-8 (IL-8) in acute inflammation. J Leukoc Biol 56：559-564, 1994.
10) Geissmann F, et al：Blood monocytes consist of two principal subsets with distinct migratory properties. Immunity 19：71-82, 2003.
11) Janssen EM, et al：$CD4^+$ T cells are required for secondary expansion and memory in $CD8^+$ T lymphocytes. Nature 421：852-856, 2003.
12) Molon B, et al：T cell costimulation by chemokine receptors. Nat Immunol 6：465-471, 2005.
13) Okada T, Cyster JG：B cell migration and interactions in the early phase of antibody responses. Curr Opin Immunol 18：278-285, 2006.
14) Iwata M, Hirakiyama A, Eshima Y, et al：Retinoic acid imprints gut-homing specificity on T cells. Immunity 21：527-538, 2004.
15) Sigmundsdottir H, Pan J, Debes GF, et al：DCs metabolize sunlight-induced vitamin D3 to 'program' T cell attraction to the epidermal chemokine CCL27. Nat Immunol 8：285-293, 2007.

32. 接着分子

　細胞接着に関与する分子の総称．正しくは細胞接着分子だが，接着分子とよばれることが多い．接着因子といわれることもあるが，これに対応する英語はなく，接着分子（adhesion molecule）が正しい和訳語である．接着分子の多くは，細胞膜を貫通する糖タンパク質である．以下に示すように，その構造別に分類されることが多い．細胞内では細胞骨格と結合することが多く，細胞シグナル伝達分子と会合して細胞内にシグナルを伝達する．構造分類のまとめを表1で示し，個々のファミリーについては，以下に少し詳しく述べる．

a．カドヘリン・ファミリー

　カルシウムイオン依存的に細胞間接着を媒介する接着分子の一群で，ホモフィリックな結合を示す（自分と同じ分子に結合する）．細胞外ドメインにカドヘリンモチーフとよばれる特有な反復配列を持つ．カドヘリンには，P-カドヘリン（胎盤），N-カドヘリン（神経系），E-カドヘリン（上皮細胞），VE-カドヘリン（血管内皮細胞）など組織特異的に発現するものが多く，カドヘリン・ファミリーを形成する．カドヘリンの細胞内ドメインにはαカテニン，βカテニン，γカテニンなどの分子が会合し，カテニンはさらにアクチンなどの細胞骨格に結合して，カドヘリンの接着性を制御する．

b．インテグリン・ファミリー

　α鎖，β鎖が非共有結合により結合したヘテロ2量体の膜貫通型糖タンパク質で，生体にとって最も重要な接着分子の一群．現在まで16種のα鎖，8種のβ鎖が報告され，これらの組み合わせにより20種を越える$\alpha\beta$複合体が存在する．それぞれ，細胞外ドメイン，膜貫通ドメイン，細胞内ドメインからなる．インテグリンは活性化シグナルを受けることによりα鎖，β鎖上に立体構造の変化が起こり，リガンドに

表1　接着分子の構造分類

ファミリー	主な分子	特徴
カドヘリン・ファミリー	E-カドヘリン，N-カドヘリン，VE-カドヘリン	カルシウムイオン依存的にホモフィリックな結合を示す．
インテグリン・ファミリー	$\beta1$インテグリン（VLA-1〜VLA-6），$\beta2$インテグリン（LFA-1，Mac-1），$\beta3$インテグリン	非共有結合したα鎖とβ鎖からなるヘテロ2量体．2価イオン依存性，温度依存性に結合．活性化を受けることにより，リガンド結合能を獲得する．
免疫グロブリン・ファミリー	ICAM-1〜3，VCAM-1，CD31，CTLA-4，MAdCAM-1	約100個のアミノ酸残基からなるIgループを細胞外領域に1個以上持つ．
セレクチン・ファミリー	L-セレクチン，E-セレクチン，P-セレクチン	N末端にレクチンドメインを持ち，糖鎖リガンドを認識する．
シアロムチン・ファミリー	GlyCAM-1，CD34，PSGL-1，podocalyxin，nepmucin	コアタンパク質上にムチン様糖鎖を持ち，セレクチンのリガンドとなりうる．

対する結合能を獲得する．β鎖の構造により，サブファミリーに分けられ，β1 インテグリン・ファミリーに属する分子は主に細胞外基質をリガンドとして認識する接着分子である．β2 インテグリン・ファミリーに属する分子は白血球に選択的に発現し，血管内皮細胞上の分子（ICAM-1，ICAM-2，VCAM-1 など）と結合することにより，白血球の血管外移動を司る．

c．免疫グロブリン・スーパーファミリー

細胞表面分子で，その細胞外領域に免疫グロブリン様ループ（Ig ループ）を持つものの総称．免疫グロブリン様ループはアミノ酸約 100 個からなり，免疫グロブリンに存在するループ様の構造．このファミリーに属する分子として，CD3，CD4，CD8，MHC 分子など多くのものが知られる．発生的に共通の祖先遺伝子からできてきたと考えられている．

d．セレクチン・ファミリー

カルシウムイオン依存的に糖鎖を認識する C-タイプレクチン・ドメインを N 末端に持つ一群の糖タンパク質性接着分子．L-セレクチンは白血球，P-セレクチンは血小板，活性化血管内皮細胞，E-セレクチンは活性化血管内皮細胞に発現し，いずれも血管内皮細胞上での白血球のローリングを媒介し，白血球の血管外移動に重要な役割を果たす．セレクチンが結合する糖鎖構造として主なものはシアリルルイス X であり，L-セレクチンの場合にはとくに硫酸化シアリルルイス X に結合する．L-セレクチンはリンパ球を含むほとんどすべての白血球表面に発現し，この分子が欠損するとリンパ節へのリンパ球ホーミングは著しく減少する．

e．シアロムチン・ファミリー

ムチン様糖鎖修飾を持つ糖タンパク質性接着分子の一群で，細胞表面に発現してセレクチン・リガンドとして機能する．細胞外ドメインは強い O 型糖鎖修飾を受け，これらの糖鎖の非還元末端にはシアル酸修飾とともにシアリルルイス X 構造が存在する．L-セレクチンとの結合の場合にはこのような構造が硫酸化を受けることが重要である．セレクチン・ファミリー分子は一般に，この糖鎖部分を認識してシアロムチン・ファミリー分子と結合する．代表的なシアロムチンとして，PSGL-1，CD34，GlyCAM-1，nepmucin などがある．

［宮坂昌之］

33. OX40

　OX40 リガンド（OX40L）遺伝子の特定の SNP ハプロタイプが心筋梗塞（粥状動脈硬化症）や全身性エリテマトーデス発症のリスク因子であることが報告され，ヒト自己免疫・炎症性疾患発症における OX40-OX40L 系の関与が注目されている．動物モデルにおいても，OX40 シグナルを過剰にした OX40L 遺伝子導入（-Tg）マウスが自己免疫機序の炎症性腸疾患を自然発症する．これらの知見から，OX40 シグナルの自己免疫・炎症性疾患発症への強い関与が示唆される．本稿では，OX40 シグナルを介した T 細胞依存的炎症反応の免疫学機序を概説し，OX40-OX40L 系を標的とした免疫療法の可能性について論じる．

a. OX40 と OX40 リガンド

　活性化 T 細胞上に一過性に発現する OX40（CD134）は TNF 受容体スーパーファミリーに属する T 細胞補助シグナル分子である．そのリガンドの OX40L は TNF スーパーファミリーに属するⅡ型受容体で，活性化 B 細胞，成熟樹状細胞，炎症部位の血管内皮細胞などに発現する．OX40 と OX40L の結合は主に T 細胞への抗原提示時に生じると考えられ，その結合によって T 細胞内 NFκB 活性化が惹起され細胞死が抑制される．OX40 および OX40L の遺伝子欠損マウスの解析では，CD4 陽性 T 細胞の炎症部位への浸潤が障害され，CD4 陽性記憶 T 細胞数が減少するが，CD8 陽性 T 細胞の細胞傷害活性やウイルスに対する抗体産生には明らかな異常が認められない．これらの知見により OX40 は主に CD4 陽性 T 細胞機能に関与すると考えられる．一方，OX40-OX40L 系は自己免疫・炎症反応惹起と密接に関連しており，多くの疾患の炎症局所に OX40 発現 T 細胞と OX40L 発現細胞の共局在が認められる[1]．

b. 炎症反応と OX40

　OX40-OX40L 系の機能として，1）制御性 T 細胞機能抑制，2）CD4 陽性エフェクター記憶 T 細胞産生の促進の 2 つが知られており，両者ともに炎症反応とは密接に関連する（図1）．

1）T 細胞免疫寛容破綻と OX40 シグナル

　Foxp3 陽性 CD4 陽性 制御性 T 細胞（Treg 細胞）は末梢 T 細胞免疫寛容の維持に必須の細胞であり，自己免疫・炎症性疾患における機能異常が注目されている．一方，Treg 細胞の免疫寛容維持作用が glucocorticoid-induced TNF receptor（GITR）からのシグナルにより障害されることが以前より知られていた．筆者らは，OX40 系と GITR 系が，リガンドと受容体それぞれの遺伝子同士が同一の遺伝子座に接して存在する進化的類縁分子であることに着眼した．すなわち，OX40 シグナルが GITR と同様な機能を有すると考え，OX40 シグナルの Treg 細胞機能に与える影響について解析を行った．その結果，in vitro OX40 刺激により Treg 細胞による免疫抑制効果が完全に解除された．さらに，in vivo での Treg 細胞機能と OX40 シグナルとの関連を検討した．リンパ球欠損（RAG2-KO）マウスに Treg 細胞を取り除いた CD4 陽性 T 細胞を移入すると炎症性腸疾患を発症するが，Treg 細胞を共移入すると腸炎発症が完全に抑制される．ところが，OX40L を過剰に発現したリンパ球欠損マウス（OX40L-Tg/Rag2 欠損マウス）では，Treg 細胞を共移入しても腸炎発症はまったく抑制できなかった．すなわち過剰な OX40-OX40L 結

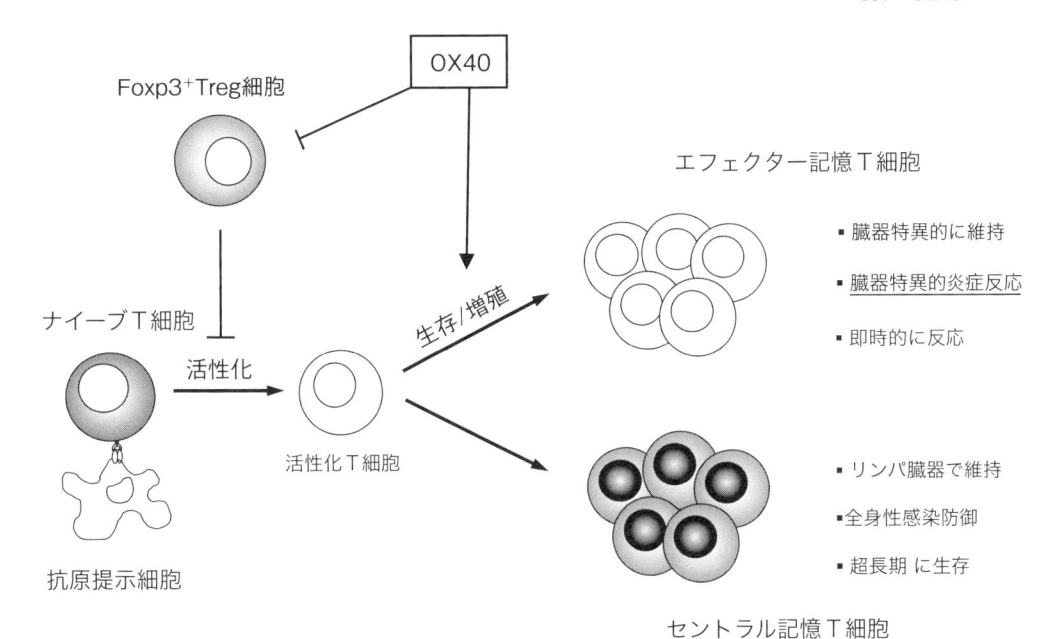

図1 炎症反応とOX40
何らかの機序により，T細胞に過剰なOX40シグナルが供与されると，制御性T細胞（Treg細胞）の免疫抑制機能が障害され末梢免疫寛容が破綻する．さらに，OX40シグナルはCD4陽性エフェクター記憶T細胞産生を促進することにより臓器特異的炎症反応を遷延化させる．

合によりin vivoにおいてもTreg細胞機能が破綻することが示された[2]．

同様の結果がイタリアのグループからも示され，OX40シグナルによる自己免疫・炎症性疾患発症機序の1つとして，Treg細胞依存性免疫寛容破綻への関与が示唆された．さらに最近，LiらはTGFβによって誘導される誘導性Treg細胞分化がOX40シグナルにより阻害されることを見出した．野生型マウス由来抗原提示細胞存在下では正常に分化するTreg細胞がOX40L-Tgマウス由来の抗原提示細胞存在下ではまったくその分化が起こらず，対照的にOX40L欠損抗原提示細胞存在下ではTreg細胞分化が2倍以上促進された[3]．

以上の知見より，OX40シグナルがTreg細胞の機能と分化を抑制することにより自己免疫・炎症反応に促進的に作用することが明らかになった．一方，OX40シグナルの阻害が誘導性Treg細胞の分化を促進したことから，人為

的OX40シグナル阻害によりTreg細胞依存的免疫寛容を誘導できる可能性が示唆された．

2）エフェクター記憶T細胞産生とOX40

記憶T細胞はその生体内分布と役割から，エフェクター記憶T細胞（effector memory T：T_{EM}細胞）とセントラル記憶T細胞（central memory T：T_{CM}細胞）の2種に大別される．T_{EM}細胞は個々の臓器特異的に維持され，抗原再曝露に対して迅速に反応し即座にエフェクター機能を発揮する．したがってT_{EM}細胞は正常な感染防御反応を司るだけでなく，関節リウマチなどの臓器特異的な炎症反応に直接的に関与すると考えられている．一方，T_{CM}細胞は二次リンパ組織で維持され，抗原再曝露に対する反応は緩徐で，エフェクターサイトカイン産生能は低い．しかし，T_{EM}細胞よりも超長期的に生存可能であり，全身性の免疫反応に関与する．

筆者らは，OX40欠損マウスおよびOX40L

遺伝子導入(OX40L-Tg)マウスにおける2種のCD4陽性記憶T細胞分画についての解析を行った．その結果，OX40欠損マウスでは，CD4陽性T_{EM}細胞数が減少し，とくに肺や腸管などの臓器ではその細胞数が激減することがわかった．逆にOX40L-TgマウスではCD4陽性T_{EM}細胞数がすべての臓器で著増していた．さらに，抗原特異的な記憶T細胞産生におけるOX40の役割を明らかにするために，Ova特異的TCR遺伝子導入(OT-Ⅱ)OX40欠損マウス由来のCD4陽性T細胞を用いて記憶T細胞への分化を解析した．その結果，OX40の有無にかかわらずT_{CM}細胞はほぼ正常に分化し維持されるが，OX40欠損マウス由来のCD4陽性T_{EM}前駆細胞は生体内で消滅し，まったく記憶T細胞に分化できないことが明らかになった[4]．

以上の知見より，OX40シグナルはCD4陽性T_{EM}細胞の産生・生存に寄与することにより，局所感染におけるT細胞エフェクター機能を増強する一方，自己免疫・炎症性疾患などの異常免疫反応においては炎症反応を遷延化する作用を有すると考えられる．

c. OX40-OX40L系を標的とした疾患治療の可能性

人為的なOX40シグナルの阻害は，マウスにおける種々の自己免疫・炎症性疾患モデルできわめて有効な治療法であり，とくに炎症性腸疾患とGVHDではほぼすべての実験モデルにおいて劇的な治療効果を示す[1]．その治療コンセプトの最大の特徴は，OX40シグナル阻害が，抗原特異的な炎症性T細胞(T_{EM}細胞)機能のみを抑制し，抗体産生や細胞性免疫に関わる記憶T(T_{CM})細胞機能にほとんど影響することなしに自己免疫・炎症反応を抑制できる点である．すなわち従来の免疫抑制療法でみられるような易感染性や発癌といった重篤な免疫不全の副作用を生じることなしに疾患の治療が可能となる．他方，OX40シグナル阻害が制御性T細胞誘導を強く促進することが明らかとなり，人為的なOX40シグナル制御により制御性T細胞依存的免疫寛容が再誘導される可能性が示唆された．したがって，OX40シグナルの阻害はT細胞依存的炎症反応を抑制できるだけでなく，免疫寛容を再誘導することにより自己免疫・炎症性疾患の根治治療にも有効であると考えられる．以上の知見はOX40が免疫疾患治療においてきわめて有望な分子標的であることを示唆する．

［石井直人］

■文献

1) Sugamura K, Ishii N, Weinberg AD: Therapeutic targeting of the effector T cell costimulatory molecule OX40. Nat Rev Immunol 4: 420-431, 2004.
2) Takeda I, Ine S, Killeen N, et al: Distinct roles for the OX40-OX40L interaction in regulatory and non-regulatory T cells. J Immunol 172: 3580-3589, 2004.
3) Vu MD, Xiao X, Gao W, et al: OX40 costimulation turns off FOXP3$^+$ T_{REGS}. Blood 110: 2511-2519, 2007.
4) Soroosh P, Ine S, Sugamura K, Ishii N: Differential requirements for OX40 signals on generation of effector and central memory CD4$^+$T cells. J Immunol 179: 5014-5023, 2007.

34. MMP/ADAM

　マトリックスメタロプロテアーゼ（matrix metalloproteinase；MMP）は，多種類の細胞外マトリックス（extracellular matrix；ECM）分解活性を持つメタロプロテアーゼからなる遺伝子ファミリーで，関節疾患や癌など多くの病的組織で過剰発現し，ECM 分解に中心的な役割を果たすと考えられている．一方，ADAM（a disintegrin and metalloproteinase）分子は，MMP と類似の活性ドメインを有する MMP 近縁遺伝子ファミリーで，近年注目されている．MMP はオタマジャクシの尻尾の退縮時のコラーゲン分解酵素として発見された酵素であるが，ADAM は毒蛇が持つ毒素に類似した構造を有する酵素として研究されてきた．これまでの研究から，MMP 分子は ECM 成分の代謝酵素と位置づけられているのに対し，ADAM 分子の主作用は細胞膜タンパクのシェディングにあると考えられている．しかし，基質特異性は

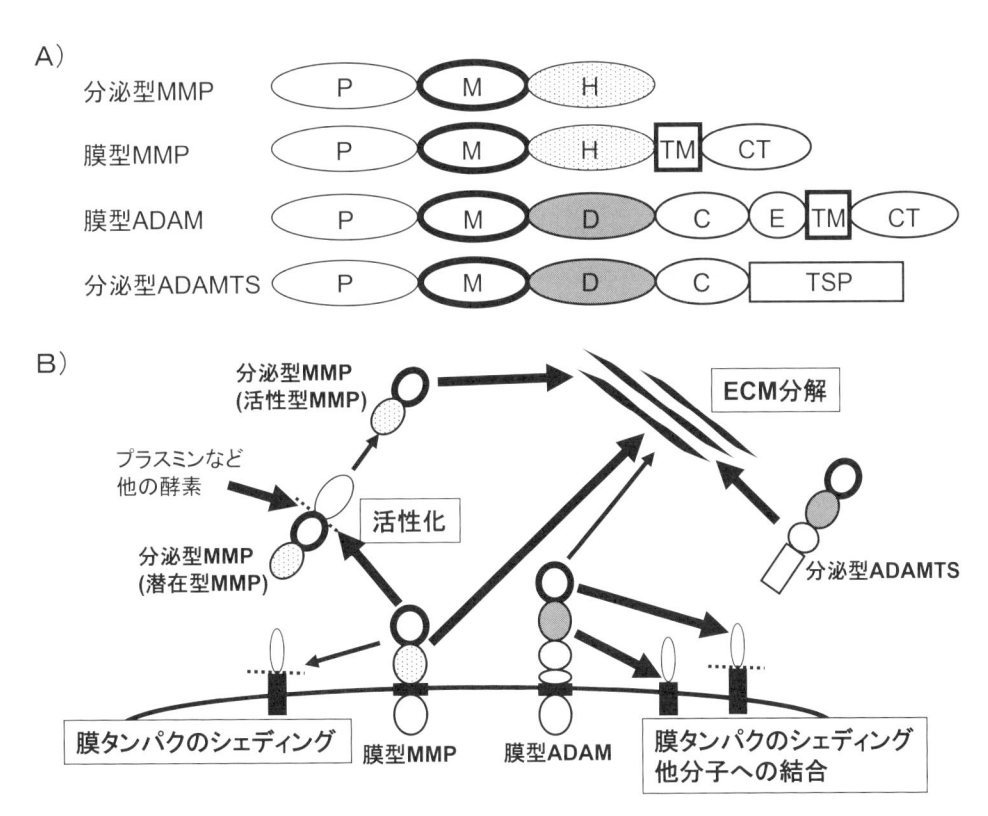

図1　MMP および ADAM 分子のドメイン構造と機能
A) MMP と ADAM はそれぞれ分泌型と膜型に分類できる．P, プロペプチドドメイン；M, 活性ドメイン；H, ヘモペキシン様ドメイン；TM, 膜貫通ドメイン；CT, 細胞質内ドメイン；D, ディスインテグリンドメイン；C, システインリッチドメイン；E, EGF 様ドメイン；TSP, スロンボスポンジンドメイン．
B) 膜型 MMP や活性化した分泌型 MMP は主として ECM 分子の分解に関与する．一方，ADAM 分子の主な作用は，細胞膜タンパクのシェディングや細胞-ECM 結合調節にあると考えられる．しかし，両分子には共通した機能も多い．

表1 ヒト MMP/ADAM の種類

構造	分類	酵素名および MMP/ADAM 番号
分泌型 MMP	コラゲナーゼ群	組織コラゲナーゼ（MMP-1），好中球コラゲナーゼ（MMP-8），コラゲナーゼ-3（MMP-13）
	ゼラチナーゼ群	ゼラチナーゼ A（MMP-2），ゼラチナーゼ B（MMP-9）
	ストロムライシン群	ストロムライシン-1（MMP-3），ストロムライシン-2（MMP-10）
	マトリライシン群	マトリライシン-1（MMP-7），マトリライシン-2（MMP-26）
	フューリン活性化型群	ストロムライシン-3（MMP-11），エピライシン（MMP-28）
	その他の群	メタロエラスターゼ（MMP-12），RASI-1（MMP-19），MMP-21，MMP-27
膜型 MMP	I 型膜貫通型群	MT1-MMP（MMP-14），MT2-MMP（MMP-15），MT3-MMP（MMP-16），MT5-MMP（MMP-24）
	GPI アンカー型群	MT4-MMP（MMP-17），MT6-MMP（MMP-25）
	II 型膜貫通型群	MMP-23
膜型 ADAM	酵素型	MS2（ADAM8），Meltrin-γ（ADAM9），Kuzbanian（ADAM10），Meltrin-α（ADAM12），Metargidin（ADAM15），TACE（ADAM17），Meltrin-β（ADAM19），ADAM20，ADAM21，ADAM28，ADAM30，ADAM33
	非酵素型	Fertilin-α（ADAM1），Fertilin-β（ADAM2），ADAM3，ADAM4，ADAM5，ADAM6，ADAM7，ADAM11，ADAM13，ADAM14，ADAM16，ADAM18，ADAM22，ADAM23，Testase-1（ADAM24），Testase-2（ADAM25），Testase-3（ADAM26），ADAM29，ADAM32，Testase-4（ADAM34）
分泌型 ADAMTS	Hyalectanases	ADAMTS1，aggrecanase-1（ADAMTS4），aggrecanase-2（ADAMTS5），METH-2（ADAMTS8），ADAMTS9，ADAMTS15，ADAMTS20
	von Willebrand factor cleaving protease	ADAMTS13
	Pro-collagen N-peptidases	ADAMTS2，ADAMTS3，ADAMTS14
	Unknown function	ADAMTS6，ADAMTS7，ADAMTS10，ADAMTS12，ADAMTS16，ADAMTS17，ADAMTS18，ADAMTS19

一部で共通しており，両遺伝子ファミリーの機能には重複があると推定される．

a. MMP 遺伝子ファミリー

MMP はプロペプチドドメイン，活性ドメインおよびヘモペキシン様ドメインの3つの基本領域から構成される（図1A）．MMP の活性中心には Zn^{2+} を有し，メタロプロテアーゼ群の clan MB（metzincins）に分類されている．ヒトでは23種類の MMP 分子が同定されており，分泌型と膜型に大別される．分泌型 MMP は，構造的特徴と基質特異性により，コラゲナーゼ，ゼラチナーゼ，ストロムライシン，マトリライシン，フューリン活性化型，その他の各 MMP に亜分類されている．膜型 MMP は，I 型膜貫通型，II 型膜貫通型に加え，glycosyl-phosphatidylinositol（GPI）アンカー型の MMP からなる（表1）．

MMP は潜在型酵素（proMMP）として産生され，プロペプチドドメインの切断により活性型 MMP に変換される．活性化後は tissue inhibitor of metalloproteinases（TIMPs）によって，1：1のモル比で活性が阻害される．したがって，生体内での MMP の作用は，局所での遺伝子発現・産生に加えて，proMMP の活性化と TIMP との量的バランスによって決定される．細胞外に分泌された多くの proMMP はプラスミンなどのセリンプロテアーゼにより活性化されるほか，一部の MMP（フューリン活性化型 MMP と膜型 MMP）は，細胞内プロ

セシング酵素であるフューリンにより細胞内で活性化されることが明らかとなっている．一方，細胞膜上に発現した MT1-MMP は TIMP-2 を介して proMMP-2 を活性化することや[1]，proMMP-7 が細胞膜上の CD151 と結合し何らかの因子によって活性化される機構が明らかとなっている．これらのデータは，癌細胞の浸潤・転移に重要な MMP-2 と MMP-7 がいずれも細胞膜表面で活性化されることを示しており興味深い[2]．

MMP は ECM 分子の分解を介して関節疾患や癌細胞浸潤などに関わることが知られているが，近年，増殖因子，サイトカイン，ケモカインや種々の受容体などの非 ECM 分子の分解活性を有することも報告されている．とくに膜型増殖因子などの膜タンパクの場合には細胞膜直上の細胞外ドメインが MMP により切断され，可溶型分子へと変換（シェディング）されることが明らかとなっている．このようなシェディングは ADAM 分子の主たる機能と考えられているが，一部の MMP 分子にも同様な活性が認められることから，生体内での両遺伝子ファミリーの役割分担の解明は重要な課題となっている．

b. ADAM 遺伝子ファミリー

ADAM は，膜型 ADAM と分泌型 ADAMTS（ADAM with thrombospondin motifs）に大別される（表 1）．膜型 ADAM は，現在までに 30 種をこえる分子がクローニングされているが，活性ドメインの構造から酵素型 ADAM と非酵素型 ADAM に分類され，酵素型 ADAM は蛇毒メタロプロテアーゼとディスインテグリンの相同なドメインを有することを特徴とする（図 1A）．活性ドメインは，MMP と同様に HEXGHXXGXXHD 配列を有し，3 個のヒスチジン残基に Zn^{2+} が配位することで活性中心を形成している．多くの酵素型 ADAM には RX[R/K]R 配列があり，フューリン様プロテアーゼによって活性を受け，細胞膜表面で作用する．一方，ディスインテグリンドメインはインテグリンの潜在的なリガンドであり，ADAM15 では RGD 配列によりインテグリン $α_vβ_3$ と結合するほか，ADAM9, 12, 28 は RGD 非依存性にインテグリン分子と結合することが報告されている．

膜型 ADAM に含まれる主要な分子としては，受精に関与する ADAM1（Fertilin-$α$）のほか，ADAM12, 19, 9（Meltrin-$α$, $β$, $γ$），ADAM10（Kuzbanian），ADAM17（TACE），ADAM28 が挙げられる．ADAM17 は tumor necrosis factor-$α$ のみならず transforming growth factor-$α$ などの膜型成長因子や L-selectin, $β$-amyloid precursor protein のプロセシングにも関与し，眼瞼や毛囊，小腸上皮や肺上皮の生理的な形態形成に重要な役割を果たすと考えられている．一方，ADAM12 はヒトグリオーマ細胞の増殖に関与するほか，ADAM28 はヒト肺癌や乳癌細胞の増殖やリンパ節転移に関与することが明らかとなり，癌細胞増殖・浸潤における ADAM 分子の役割も注目されている[3]．分泌型 ADAMTS は主に ECM 代謝に関わり，ADAMTS1, 4, 5, 8, 9, 15 によるアグリカンの分解や ADAMTS2, 3 によるプロコラーゲンの N-プロペプチドの切断が知られている．また，ADAMTS13 は von Willebrand factor を分解し，本遺伝子の突然変異や抗体形成により血栓性血小板減少性紫斑病が発症するとされている．

c. おわりに

MMP は主として ECM 分子の分解に関わり，ADAM は非 ECM 分子のシェディングや細胞-ECM 間の接着調節作用が中心的な機能と一般的には考えられている（図 1B）．MMP/ADAM 分子は異なる遺伝子ファミリーに属するが，これらはいずれも細胞外や細胞膜表面に存在する ECM や非 ECM 分子の代謝を

介して，組織内微小環境の調節に関わる重要な分子である． ［下田将之，岡田保典］

■文献
1) Sato H, Takino T, Okada Y, et al：A matrix metalloproteinase expressed on the surface of invasive tumor cells. Nature 370：61-65, 1994.
2) Shiomi T, Okada Y：MT1-MMP and MMP-7 in invasion and metastasis of human cancers. Cancer Metastasis Rev 22：145-152, 2003.
3) Mochizuki S, Okada Y：ADAMs in cancer cell proliferation and progression. Cancer Sci. 98：621-628, 2007.

35. プロスタグランジン・トロンボキサン・ロイコトリエン

a. 研究の歴史

1930年頃に，ヒト精液中に存在する「子宮収縮物質」（後にプロスタグランジン E_2, PGE_2 であることがわかった）が発見された．当時は前立腺（prostate）で産生される物質であると考えられたため，1933年に prostaglandin と命名された．1950年代に，スウェーデン・カロリンスカ研究所のサムエルソンらによってさまざまな PG の構造が決定され，その前駆物質が20個の炭素からなり，4つの不飽和結合を有するアラキドン酸であることが見いだされた．医療分野での大きな発見は，1970年のイギリスのヴェインによるアスピリンの PG 産生阻害の発見であり，発熱や痛みに PG が関与していることが明らかとなった．1974年にサムエルソンらによってトロンボキサン A_2，1979年にロイコトリエンが発見され，構造決定がなされた．これらの業績によって，サムエルソン，ヴェインらは1982年にノーベル医学生理学賞を受賞した．

これらのアラキドン酸由来の生理活性脂質は，炭素数が20個（ラテン語で eicosa は 20 を意味する）であることから，エイコサノイドと総称されている[1]．さまざまな薬理学的解析によって各エイコサノイドの機能が明らかとなるとともに，タンパク質精製の技術の進歩を受けて，エイコサノイド産生酵素の精製と cDNA クローニングが行われ，ついで，各受

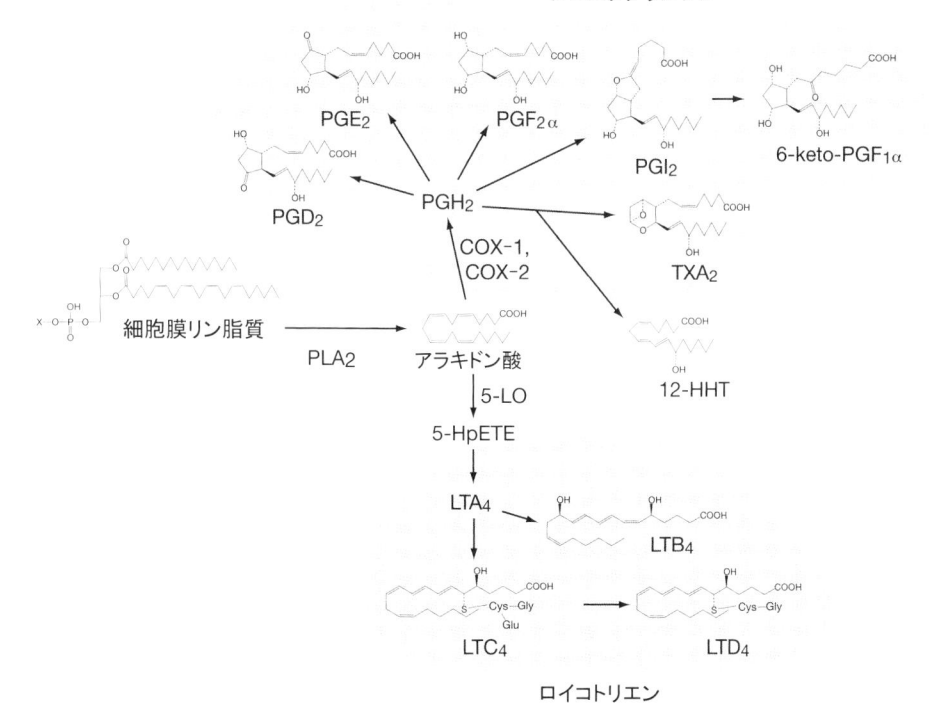

図1 エイコサノイドの産生経路

容体の単離と遺伝子欠損マウスの作製・解析を通じて、エイコサノイドの生理作用、病態生理作用が続々と明らかになっている。多くの産生酵素阻害剤、受容体拮抗薬が臨床医学の現場で使用されていることもエイコサノイドの大きな特徴である。

b. エイコサノイドの産生経路（図1）

エイコサノイド産生は細胞膜リン脂質からのアラキドン酸の切り出しに始まる。哺乳動物細胞では、アラキドン酸などの不飽和脂肪酸はリン脂質のグリセロール骨格のsn-2位に存在する。このアラキドン酸を加水分解によって切り出す酵素がホスホリパーゼA_2であり、細胞質型、分泌型などさまざまな分子種が存在し、細胞によってその発現量や種類が異なっている。中でもμM程度のカルシウムで活性化される細胞質型ホスホリパーゼ$A_2\alpha$（$cPLA_2\alpha$）が最も重要なアラキドン酸切り出し酵素だと考えられている。

細胞内に切り出されたアラキドン酸は、いくつかの酸素添加酵素によって酸化される。多くの細胞に恒常的に発現するシクロオキシゲナーゼ1（COX-1）と、炎症時の細胞や癌細胞などで誘導される酵素シクロオキシゲナーゼ2（COX-2）はいずれもシクロオキシゲナーゼ活性とペルオキシゲナーゼ活性を有し、アラキドン酸からPGH_2を産生する。PGH_2は生物活性がない中間帯と考えられ、それぞれ特異的な合成酵素によってPGD_2, E_2, $F_{2\alpha}$, I_2, トロンボキサンA_2（TxA_2）に変換される。アスピリンに代表されるNSAIDs（非ステロイド消炎鎮痛剤）はCOXを阻害することですべてのPGの産生を抑制し、解熱作用、鎮痛作用を発揮する。好中球やマクロファージには5-リポキシゲナーゼ（5-LO）が多く発現しており、アラキドン酸の5位に酸素付加を行い、5-ヒドロペルオキシエイコサペンタエン酸（5-HpETE）を経て、生物活性のないロイコトリエンA_4（LTA_4）を生成する。この反応には5-リポキシゲナーゼ活性化タンパク質（FLAP）と呼ばれる膜3回貫通型タンパク質の存在が必要であるが、その詳細な分子メカニズムは未だに不明である。白血球（leukocytes）で産生され、構造上共役した3つの二重結合（triene）を有することからロイコトリエンと命名された。LTA_4に水分子が付加されるとLTB_4、グルタチオンが付加されるとLTC_4が産生される。LTC_4特異的輸送体により細胞外に運び出され、ペプチダーゼによってLTD_4, LTE_4へ代謝される。強力な平滑筋収縮作用で知られるSRS-A（slow reactive substance of anaphylaxis）の本体はLTC_4, D_4, E_4の混合物である。

c. エイコサノイドの生理作用（表1, 2）

現在までに同定されているエイコサノイドの受容体は一部の例外を除いて、すべてGタンパク質共役型受容体である（15-deoxy PGJ_2のみが、核内受容体であるPPARを活性化し、転写調節を行っていると考えられている）。エイコサノイドの生理作用は、受容体同定以前から薬理学的な実験からその一部がわかっていたが、受容体サブタイプと関連付けた生理作用は、遺伝子欠損マウスを用いた解析から明らかになりつつある[2]。その代表例を表1, 2にまとめたが、ヒトでの作用も考慮に入れ、重要と思われるものを以下に列記する。

冒頭でも述べたようにPGE_2と$PGF_{2\alpha}$は子宮筋収縮作用が有名であるが、PGE_2は主として妊娠中期の、$PGF_{2\alpha}$は妊娠末期の子宮収縮作用が顕著であり、ともに臨床医学の現場でアゴニストが陣痛促進薬として使用されている。またPGE_2はEP4受容体を介して、分娩直後の児の動脈管閉鎖に重要な役割を果たしている。これらを総合的に判断して、ヒトでは妊娠末期のNSAIDs投与が禁忌とされている。

PGE_2はEP3受容体を活性化することで炎症

表1 エイコサノイド受容体の分子特性

受容体	リガンド結合の強さ	特異的作動薬（遮断薬）	細胞内情報伝達（Gタンパク質）	ヒト遺伝子座
DP1	PGD$_2$=BW245C > STA$_2$> E, F, I	BW245C (BW868C)	AC 促進 (Gs)	14q21.3
DP2 (CRTH2)	15R-methyl PGD$_2$> PGD$_2$> E, F	15-methyl PGD$_2$ (BAY-u3405)	Ca^{2+}動員, 化学走化性 (Gi)	11q12
EP1	PGE$_2$> iloprost > PGE$_1$≫F, D	ONO-DI-004 (ONO-8713)	Ca^{2+}動員 (?)	19q13.1
EP2	PGE$_2$=PGE$_1$> butaprost≫D, F	ONO-AEI-259 (−)	AC 促進 (Gs)	14q22
EP3	PGE$_2$=PGE$_1$> iloprost≫D, F	ONO-AE-248 (ONO-AE3-240)	AC 抑制 (Gi), Rho 活性化	1p31.2
EP4	PGE$_2$=PGE$_1$≫D, F, I	ONO-AEI-329 (ONO-AE3-208)	AC 促進 (Gs)	5p13.1
FP	PGF$_{2α}$> PGD$_2$> STA2 > E > I	Fluprostenol (−)	PLC 促進 (Gq)	1p31.1
IP	Cicaprost > iloprost > E$_1$> D, E$_2$, T	Iloprostenol (−)	AC 促進 (Gs), PLC 促進 (Gq)	19q13.3
TP	S-145 > STA2 > U46619 > D, E, F	STA2 (S-145)	PLC 促進 (Gq), AC 抑制 (Gi)	19p13.3
BLT1	LTB$_4$> 20-OH-LTB$_4$≫12(R)HETE	U75302 (CP105696, ZK158252 など)	AC 抑制, 化学走化性 (Gi), PLC 促進 (Gi, Gq)	14q11.2-q12
BLT2 (12-HHT R)	12-HHT > LTB$_4$ > 12(R)HETE, 15(R)HETE	L047 (−)	AC 抑制, 化学走化性 (Gi), PLC 促進 (Gi, Gq)	14q11.2-q12
CysLT1	LTD$_4$> LTC$_4$≫LTE$_4$	(MK571, BAY-u9773, Montelukast, Pranlukast)	AC 抑制, Ca^{2+}動員 (Gi)	Xq13.2-21.1
CysLT2	LTC$_4$=LTD$_4$≫LTE$_4$		AC 抑制, Ca^{2+}動員 (Gi)	13q14.12-q21.1
GPR17 (CysLT3)	LTD$_4$> LTC$_4$	UDP-glucose (Montelukast, Pranlukast, BAY-u9773)	AC 抑制 (Gi), Ca^{2+}動員 (?)	2q21

表2 エイコサノイド受容体欠損マウスの主な表現型

受容体	表現型
DP1	卵白アルブミン誘発性喘息におけるアレルギー応答の減弱,制御性 T 細胞の活性化を介した Th2 型免疫抑制作用
DP2 (CRTH2)	皮膚炎応答の減弱
EP1	ストレス負荷時攻撃性の亢進
EP2	排卵・受精の障害, Apc 変異マウスにおけるポリープ形成の減少
EP3	発熱応答の消失, 卵白アルブミン誘発性喘息におけるアレルギー応答の亢進
EP4	動脈管開存による新生児死亡, PGE_2 による骨形成作用の消失, デキストラン硫酸誘発性大腸炎における粘膜保護機能の低下と免疫応答の亢進
FP	黄体退縮不全による分娩消失
IP	血栓傾向, 炎症性浮腫と酢酸ライジング応答(痛み応答)の減弱, コラーゲン誘発関節炎の減弱
TP	適応免疫応答の亢進
BLT1	卵白アルブミン誘発性喘息におけるアレルギー応答の減弱, 適応免疫応答の減弱, エフェクター T 細胞の遊走の低下
BLT2	報告なし
CysLT1	ブレオマイシン誘発性肺線維症の悪化
CysLT2	ブレオマイシン誘発性肺線維症の軽症化
GPR17 (CysLT3)	報告なし

時の発熱を引き起こす. TxA_2 は血小板を活性化し凝集を促進することに加え, 血管平滑筋の収縮を引き起こし, 止血に重要な役割を演じている. 逆に PGI_2（プロスタサイクリンとも呼ばれる）は, 血小板凝集抑制と血管平滑筋の弛緩を引き起こし, TxA_2 と拮抗する作用を有している. TxA_2 合成酵素阻害薬は抗高血圧治療薬として広く用いられており, プロスタサイクリンは原発性肺高血圧症の唯一の治療薬として使用されている. PGD_2 に対しては, 他の PG 受容体と類似した一次配列を有する DP1 受容体と, 白血球走化性因子の受容体に相同性の高い DP2（CRTH2 とも呼ばれる）受容体が同定されており, 両者ともに免疫・炎症反応に関係していることが示唆されているが, 詳細は不明である.

LTB_4 は古くから好中球の強力な走化性因子として知られ, 細菌感染部位や炎症部位に好中球を遊走させる. 高親和性の LTB_4 受容体 BLT1 は, Th1 あるいは Th2 型に分化した T 細胞にも発現し, T 細胞の遊走を介して免疫反応を促進的にコントロールしていることがわかってきた. 低親和性の LTB_4 受容体と考えられてきた BLT2 には LTB_4 よりも高親和性のリガンドが存在することが明らかとなり, 最近われわれは生体内 BLT2 リガンドとして 12-HHT（12-hydroxyheptadeca 5, 8, 10-trienoic acid）を同定した[3]. 12-HHT は, TxA_2 が産生される際に生じる生物活性のない不飽和脂肪酸であると考えられていたが, BLT2 の活性化を介して何らかの生理作用を発揮している可能性が高いと考えられる. LTC_4, D_4 は CysLT1 受容体を介して, 気管支平滑筋の収縮作用と血管透過性の亢進を引き起こし, 気管支喘息やアナフィラキシーを促進する因子として知られている. CysLT1 拮抗薬は, 日本の製薬会社が世界に先駆けて開発し, 気管支喘息, アレルギー性鼻炎の治療薬として使用されている. LTC_4, D_4 には, CysLT2 と呼ばれる受容体が同定されているが, 生体内での CysLT2 の役割は明らかになっていない[4].

d. 新しい抗炎症脂質：リポキシンとレゾルビン

上述したように, アスピリンに代表される NSAIDs の作用機序は, シクロオキシゲナーゼ

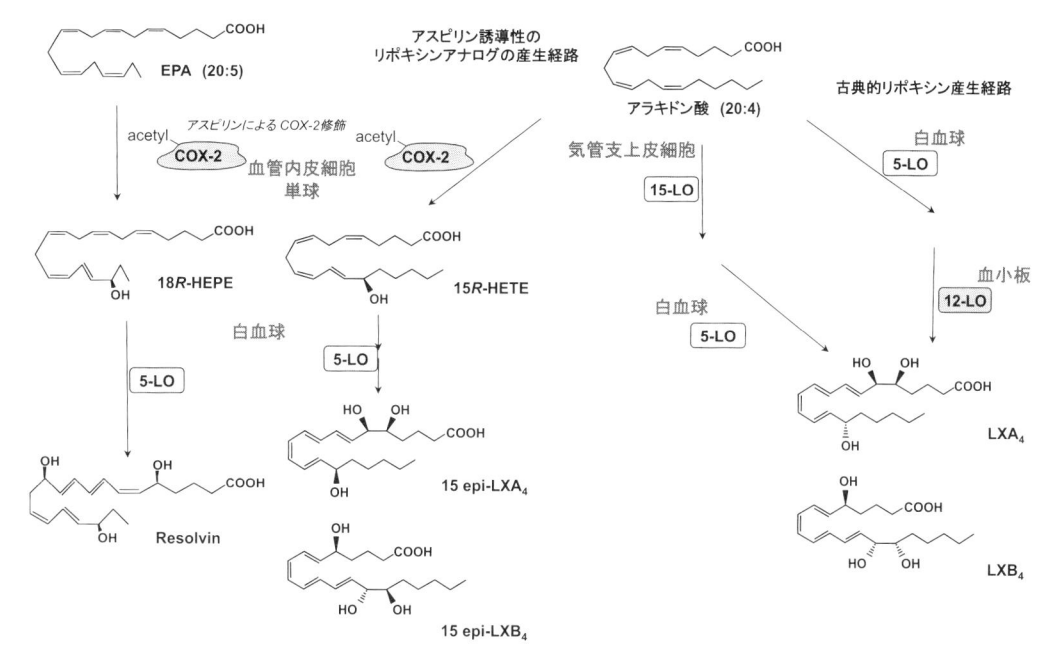

図2 アスピリン誘導性のリポキシンアナログの産生経路

阻害によりすべての PG の産生が減少すること，中でも，発熱作用を有する PGE$_2$ の産生を低下させることにある．しかしながら，近年，アスピリンは PGE$_2$ の産生を低下させるのみならず，同時に抗炎症作用を有する脂質メディエーターを産生するという報告がなされ注目されている（図2）．白血球や気管支上皮細胞に存在するいくつかのリポキシゲナーゼの作用によってリポキシン（LXA$_4$）が作られることはわかっていたが，産生量も少なく生体内での半減期が短いこともあって，あまり注目されてこなかった．ところが，アスピリンによってアセチル化修飾を受けて不活性化されると考えられていた COX にペルオキシダーゼ活性が残っており，アラキドン酸の 15 位をヒドロペルオキシ化すること，その後 5-LOX が作用することで，半減期の長い 15-epi-LXA$_4$ が生成することが明らかとなった．この 15-epi-LXA$_4$ は aspirin-triggered Lipoxin（ATL）とも呼ばれ，生体に投与すると強力な好中球の遊走阻害や，抗炎症作用を発揮することがわかっており，生体が産生する抗炎症脂質として注目されている．

魚油に多く含まれ，アラキドン酸よりも不飽和度の高いエイコサペンタエン酸（EPA）は，古くからその抗炎症作用が知られており，魚中心の食事が動脈硬化を予防する理由の1つと考えられている．EPA はアラキドン酸と同様に COX の基質となり，PG 類縁物質へと変換されるが，アラキドン酸よりも二重結合が1つ多い PG 類（PGE$_3$ や TxA$_3$）は，PGE$_2$ や TxA$_2$ と比較して生理活性が弱いことが，EPA の抗炎症作用の理由と考えられてきた．ところが，アスピリン存在下では，EPA から図2に示した Resolvin と呼ばれる ω3 系列の抗炎症脂質が産生されることもわかり，EPA の抗炎症作用の新たなメカニズムとして注目される[5]．ATL や Resolvin が強力な抗炎症作用を有することは，世界中の多数の研究者によって確認されているが，その分子メカニズムには不明の点が多く，今後の研究の発展が期待されるところである．

e. 将来への展望

PGやLTに関してはその産生経路や受容体の分子同定がほぼ終了したため,今後は,さまざまな疾患における産生酵素阻害薬や,受容体アゴニスト,受容体拮抗薬の効果の検証と臨床応用が進んでいくものと思われる.一方,最近発見されたBLT2リガンド12-HHTや,抗炎症脂質ATL,Resolvinに関しては,その生体内での役割や標的分子の解明が注目されるところである.　　　　　　　　　　［横溝岳彦］

■文献

1) Samuelsson B : Leukotrienes: mediators of immediate hypersensitivity reactions and inflammation. Science 220 : 568-575, 1983.
2) Matsuoka T, Narumiya S : Prostaglandin receptor signaling in disease. Sci World J 7 : 1329-1347, 2007.
3) Okuno T, Iizuka Y, Okazaki H, et al : 12(S)-Hydroxyheptadeca-5Z, 8E, 10E-trienoic acid is a natural ligand for leukotriene B4 receptor 2. J Exp Med 205 : 759-766, 2008.
4) Brink C, Dahlen SE, Drazen J, et al : International Union of Pharmacology XXXVII. Nomenclature for leukotriene and lipoxin receptors. Pharmacol Rev 55 : 195-227, 2003.
5) Serhan CN, Chiang N, Van Dyke TE : Resolving inflammation : dual anti-inflammatory and pro-resolution lipid mediators. Nat Rev Immunol 8 : 349-361, 2008.

36. ホスホリパーゼ A_2

グリセロリン脂質のsn-2位のアシル結合を加水分解し,遊離脂肪酸とリゾリン脂質を生成する酵素の総称.PLA_2と略す.哺乳動物からは20種類以上の分子種が同定されており,構造上の特徴から,分泌性 PLA_2($sPLA_2$)群,細胞質型 PLA_2($cPLA_2$)群,Ca^{2+}非依存性 PLA_2(iPLA2)群,血小板活性化因子(PAF)アセチルヒドラーゼ(PAF-AH)群,リソソーム型 PLA_2 群などに大別される.各酵素の特徴を表1に示す.

a. $sPLA_2$ 群

$sPLA_2$ 群は活性中心にヒスチジン(His-Asp dyad)を持つ低分子量 PLA_2 の総称で,ウイルス,真菌,植物,動物まで広く存在する.活性発現にはmM濃度の Ca^{2+} を必要とし,リン脂質から脂肪酸を比較的非選択的に遊離する.主に分子内ジスルフィド結合の位置,N末端のプロペプチドの有無,およびC末端の延長配列の違いから亜群に分類され,哺乳動物では11種の分子種が同定されている.このうちヘビ毒 PLA_2 に類縁のタイプが最も多く(IB,IIA,IIC,IID,IIE,IIF,V,Xの8種),この他にハチ毒 PLA_2 と類似したIII型と,独特の構造を持つXII型(A,Bの2種)が存在する.各分子種はグリセロリン脂質の極性基に対する親和性の違いから異なる基質特異性を示し,また発現している組織や細胞が異なることから,それぞれが固有の機能を持つものと推定されている.

$sPLA_2$ の機能としては,アラキドン酸代謝物やリゾリン脂質性メディエーターの産生の亢進に加えて,食物消化,血漿リポタンパク質粒子の修飾,肺サーファクタントの分解,微生物に対する感染防御などが提唱されている.IB型は膵臓分泌液に含まれ,トリプシンによりN末端プロペプチドが除かれて活性化し,食餌中のリン脂質の消化に関わると考えられている.IIA型は炎症時に強く誘導される酵素で,一般に「炎症性 $sPLA_2$」として知られる.その主要な機能は細菌膜を破壊することによる生体防御と考えられるが,リウマチ関節炎など本酵素の局所濃度がきわめて高くなった状況では,細胞のアラキドン酸遊離を促進する場合もあり得る.

多くのマウス系統ではIIA型 $sPLA_2$ の遺伝子に自然変異があり,まったく発現していない.IIC型はげっ歯類の精巣に発現しているが,ヒトでは偽遺伝子である.IID,IIE型はIIA型と相同性が高いが,酵素活性が低い.このうちIID型は二次リンパ組織に高発現していることから,何らかの免疫応答に関わることが予想される.IIF型は表皮に強く発現しており,皮膚の恒常性に関与しているものと考えられる.V型はマクロファージのアラキドン酸遊離ならびにファゴサイトーシスに部分的に関わることが欠損マウスの解析から明らかとなっている.また,欠損マウスでは抗原曝露による気道過敏性の軽減が見られ,逆に過剰発現マウスでは肺サーファクタントの過剰分解による致死的な肺障害が生じる.X型はN末端プロペプチドの切断により活性化し,細胞からアラキドン酸を遊離する作用が最も強い.欠損マウスでは喘息モデルが顕著に軽減する.III型はハチ毒 PLA_2 と相同性が高く,N末端とC末端に固有のドメインを持つが,限定分解により除かれて成熟酵素に変換される.この酵素の欠損マウスは生殖障害やアレルギー応答の軽減など,いく

表1 哺乳動物で同定されている PLA_2 分子種の特徴

サブグループ	分子種	別名	酵素活性	Ca^{2+}要求性	活性中心	特徴	関与する生命現象
$sPLA_2$	IB	膵臓型 $sPLA_2$	PLA_2 (PE>PC)	mM	His-Asp	N末端プロペプチドの切断により活性化、膵液中に分泌	食餌中リン脂質消化
	IIA	炎症性 $sPLA_2$	PLA_2 (PG, PE, PS)	mM	His-Asp	ヒトでは炎症刺激により強い誘導、マウスでは系統により小腸に限局または全く発現しない	細菌感染防御
	IIC		PLA_2 (弱い)	mM	His-Asp	ヒトでは偽遺伝子	
	IID		PLA_2 (弱い)	mM	His-Asp	二次リンパ組織に分布	
	IIE		PLA_2 (弱い)	mM	His-Asp		
	IIF		PLA_2 (PE>PC)	mM	His-Asp	表皮に分布	
	III		PLA_2 (PE>PC)	mM	His-Asp	ハチ毒 PLA_2 と類似、N末とC末に固有のドメイン	精子運動性、アレルギー、生活習慣病
	V		PLA_2 (PE=PC)	mM	His-Asp		マクロファージのアラキドン酸代謝の一部、肺障害、動脈硬化
	X		PLA_2 (PE>PC)	mM	His-Asp	N末端プロペプチドの切断により活性化、$sPLA_2$群のうち細胞膜リン脂質を切る活性が最も強力	喘息、動脈硬化
	XIIA		PLA_2 (PE=PC)	mM	His-Asp	カエルではRossyと呼ばれる分子と同一	
	XIIB		活性なし	—	Leu-Asp	活性中心のHisがLeuに置換しているため活性がない	
$cPLA_2$	α (IVA)		PLA_2 (アラキドン酸選択的)	μM	Ser	MAPキナーゼによるリン酸化を受ける、Ca^{2+}依存的にゴルジ膜に移行	アラキドン酸代謝物が関わるさまざまな生命現象
	β (IVB)		PLA_2 (弱い)	μM	Ser	N末端にJmjCドメイン	
	γ (IVC)		PLA_2、リゾホスホリパーゼ、トランスアシラーゼ	なし	Ser	C2ドメインがなく、構成的に小胞体膜に結合	
	δ (IVD)		PLA_2	μM	Ser		
	ε (IVE)		PLA_2	μM	Ser	リソソーム膜に局在	
	η (IVF)		PLA_2	μM	Ser		

表1 つづき

サブグループ	分子種	別名	酵素活性	Ca^{2+}要求性	活性中心	特徴	関与する生命現象
iPLA$_2$	β (VIA)	PNPLA9	PLA$_2$, アシルCoAヒドロラーゼ	なし	Ser	カルモジュリンによって酵素活性が阻害される、遺伝性神経変性疾患の原因遺伝子	インスリン分泌、精子機能、アポトーシス、Ca^{2+}チャネルの開口、神経変性など
	γ (VIB)	PNPLA8	PLA$_1$, PLA$_2$	なし	Ser	ミトコンドリアとペルオキシソームに局在、基質によりPLA$_1$またはPLA$_2$活性を示す	ミトコンドリア機能
	δ	PNPLA6	リゾホスホリパーゼ	なし	Ser	中枢神経系の小胞体膜に局在	神経変性、胎盤形成
	δ2	PNPLA7	リゾホスホリパーゼ	なし	Ser	末梢組織の小胞体膜に局在	
	ε	PNPLA3	リパーゼ、トランスアシラーゼ	なし	Ser	脂肪細胞に発現	
	ε2	PNPLA5	?	なし	Ser		
	ζ	PNPLA2	トリグリセリドリパーゼ	なし	Ser	別名脂肪細胞トリグリセリドリパーゼ、遺伝性中性脂質蓄積症の原因遺伝子	脂肪細胞のトリグリセリド分解
	η	PNPLA4	リパーゼ、トランスアシラーゼ	なし	Ser		
	θ	PNPLA1	?	なし	Ser	第1エキソンを欠落したバリアントが主フォーム	
PAF-AH	VIIA	plasma PAF-AH	PAF, 酸化リン脂質脱アシル化酵素	なし	Ser	血漿中でリポタンパク質に結合	血漿中PAF、酸化リン脂質の消去、動脈硬化
	VIIB	PAF-AH-II	PAF, 酸化リン脂質脱アシル化酵素	なし	Ser	酸化ストレス下で膜に移行	肝臓の酸化ストレス防御
	VIIIA	PAF-AH-Iα1	PAF脱アセチル化酵素	なし	Ser	α1, α2, βの3量体を形成	精子形成
	VIIIB	PAF-AH-Iα2	PAF脱アセチル化酵素	なし	Ser	βサブユニットは先天性脳異常の原因遺伝子	
リソソーム型PLA$_2$	XV	LPLA$_2$	PLA$_2$, 1-O-アシルセラミド合成酵素	なし	Ser	肺胞マクロファージに発現	肺サーファクタントの新陳代謝
	aiPLA$_2$	チオレドキシン6	PLA$_2$	なし	Ser	II型肺胞上皮細胞に発現	肺サーファクタントの新陳代謝

つかの興味深い表現型を示す．また，Ⅲ，Ⅴ，Ⅹ型 sPLA$_2$ はリポタンパク質のリン脂質を分解する活性が強く，動脈硬化との関連が指摘されている．XII 型は他の sPLA$_2$ との相同性が低く，酵素活性が弱い（XIIA）か，まったくない（XIIB）．いくつかの sPLA$_2$ はリガンドとして PLA$_2$ 受容体に結合することが報告されているが，その意義は sPLA$_2$ 依存的なシグナル伝達経路を活性化することよりも，むしろ sPLA$_2$ のクリアランス（不活性化）を担っているものと思われる．このほか，植物の sPLA$_2$ は XI 型，真菌の sPLA$_2$ は XIII 型，ウイルスの sPLA$_2$ は XIV 型に分類される．

b. cPLA$_2$ 群

cPLA$_2$ 群は Ⅳ型 PLA$_2$ とも呼ばれ，α-ζ の 6 種類を含む．C 末端側のセリンを活性中心とする触媒領域と N 末端側の C2 ドメインを特徴とする．cPLA$_2$ 群のうち最も解析が進んでいる cPLA$_2\alpha$ はアラキドン酸代謝反応の始動に必須であり，細胞の活性化に伴う細胞質 Ca^{2+} 濃度の μM レベルの上昇に呼応して C2 ドメイン依存的にゴルジ体膜，小胞体膜，核膜に移行し，アラキドン酸を選択的に遊離する．また，MAP キナーゼによりリン酸化を受けることにより膜との結合時間が延長し，酵素活性が上昇する．

cPLA$_2\alpha$ 欠損マウスではエイコサノイド産生が低下する結果，炎症反応の軽減，血液凝固の遅延，受精卵着床障害，分娩異常，消化管異常，アレルギー性気道過敏症や肺線維症の軽減などのさまざまな表現型が見られる．cPLA$_2\beta$，δ，ε，ζ は同一遺伝子座にコードされており，互いに近縁である．cPLA$_2\alpha$ 以外の分子種はアラキドン酸選択性を示さず，その細胞内機能は不明である．cPLA$_2\gamma$ は cPLA$_2$ 群の中で例外的に C2 ドメインを持たず，小胞体膜に構成的に結合している．この酵素は強いリゾホスホリパーゼ活性と CoA 非依存性トランスアシラーゼ活性を示すことから，PLA$_2$ として機能するよりはむしろこれらの活性を通じてリン脂質の再構築に関わる可能性が高い．

c. iPLA$_2$ 群

iPLA$_2$ 群は Ⅵ型 PLA$_2$ とも呼ばれ，分子進化的には cPLA$_2$ 群と共通の祖先遺伝子から派生したと考えられる．構造上の特徴として，セリンを活性中心とするリパーゼ共通配列と，その近傍に ATP 結合配列を持つ．酵素活性に Ca^{2+} を必要とせず，脂肪酸選択性を示さない．iPLA$_2\beta$-η の 6 種の分子種が報告されているが，このうち PLA$_2$ 活性を持つものは β，γ の 2 種で，δ はリゾホスホリパーゼ，ε，ζ，η はリパーゼである．

iPLA$_2\beta$ は細胞質に存在し，N 末端のアンキリン反復配列を介してオリゴマーを形成する．主に膜脂質の再構成に関わると考えられてきたが，iPLA$_2\beta$ 欠損マウスの解析から，インスリン分泌，Ca^{2+} チャネルの開口の調節，アポトーシス，精子運動能，神経変性など多彩な生命現象に関わることが明らかとなってきた．iPLA$_2\gamma$ はミトコンドリアとペルオキシソームに分布し，欠損マウスはミトコンドリアでの脂肪酸 β 酸化の低下に起因すると思われる矮小化，筋力低下などの表現型を示す．iPLA$_2\delta$ は中枢神経に分布し，欠損マウスは胎盤異常，神経変性を生じる．iPLA$_2\zeta$ は脂肪細胞の主要なトリグリセリドリパーゼであり，その欠損マウスは全身に中性脂質蓄積症を発症する．哺乳動物のゲノム上には，あと 3 種類の iPLA$_2$ 様分子がコードされているので（ここでは便宜上 $\delta2$，$\varepsilon2$，θ と呼ぶ），iPLA$_2$ 分子種の総数は 9 種類である．

上述したように，iPLA$_2$ 群のいくつかの分子種は必ずしもリン脂質を標的基質とするわけではないので，最近ではポテトの類縁酵素 patatin（iPLA$_2\alpha$）にちなんで，新たに PNPLA（patatin-like phospholipase）という名称が提

唱されている．

d. PAF-AH 群

PAF-AH は PAF あるいは酸化リン脂質に特異性を持つ特殊な PLA_2 の一群である．I型 PAF-AH は脳および精巣に強く発現しており，α1（ⅧA型）とα2（ⅧB型）のホモあるいはヘテロ2量体，または酵素活性を持たないβサブユニットを含む3量体として存在する．I型 PAF-AH 欠損マウスの精巣は対照マウスに比べて著しく小さく，精子形成に障害が生じる．Ⅱ型 PAF-AH（ⅦB型）はほぼすべての組織で発現しているが，その中でも腎臓および肝臓に強く発現している．この酵素の欠損マウスでは肝臓の酸化ストレス障害が遅延することから，生理的な基質は PAF ではなく酸化リン脂質であると考えられる．血漿中にはⅡ型 PAF-AH と相同性が高い分泌性の PAF-AH（ⅦA型）が存在し，血液中 PAF あるいは酸化リン脂質を消去することによりアレルギーや動脈硬化に防御的に働くといわれてきた．しかしながら，最近の特異的阻害剤を用いた動物実験や数々の臨床的証拠により，PAF-AH（ⅦA型）は動脈硬化の増悪因子であることが判明している．

e. リソソーム型 PLA_2 群

リソソーム型 PLA_2 は2種類存在する．$LPLA_2$（ⅩⅤ型）はウシ脳から精製された 1-O-アシルセラミド合成酵素と同一であり，Ca^{2+} 非依存性の PLA_2 活性とアシル基転移活性を持つ．この酵素の欠損マウスでは，肺胞マクロファージおよび腹腔マクロファージにおいてリン脂質の貯留がみられる．もう1つの酵素 $aiPLA_2$ はチオレドキシン6と同一で，本酵素の欠損マウスでは肺胞細胞における肺サーファクタントの構成的な分解が障害される．したがって，両リソソーム型 PLA_2 が肺サーファクタントのリン脂質の生理的な新陳代謝に重要な働きを持っているものと考えられる．

〔村上 誠〕

37. リゾホスファチジン酸

a. LPAの特徴（図1）

リゾホスファチジン酸（LPA）は細胞増殖性・運動性の亢進，抗アポトーシス作用，神経突起の退縮など多彩な作用を示す生理活性脂質である．LPAなどの生理活性脂質は一過的に産生され，消去されることからリゾリン脂質メディエーターとも呼ばれる．歴史的には1978年に血圧変動作用を示す脂質として同定された．LPAの構造は，グリセロール骨格に1本の脂肪酸とリン酸が結合するという単純なものであるが，結合する脂肪酸の種類（リノール酸，アラキドン酸，パルミチン酸など）や位置（sn-1位およびsn-2位）によってさまざまなLPA分子種が存在する．生体内においては血清中に数μM程度の濃度で存在するが，血漿中での濃度は数十nMと低い．またLPAは精液や卵胞液中にも存在するほか，組織傷害時や炎症の初期過程において，活性化された血小板から多量に放出され，創傷治癒を促進すると考えられている．

b. LPA受容体とその機能（表1）

LPAの多彩な生理作用は主に細胞膜上のLPA特異的Gタンパク質共役型受容体（GPCR）を介して発揮される．これまでにLPA受容体はLPA$_1$/EDG2/vzg-1，LPA$_2$/EDG4，

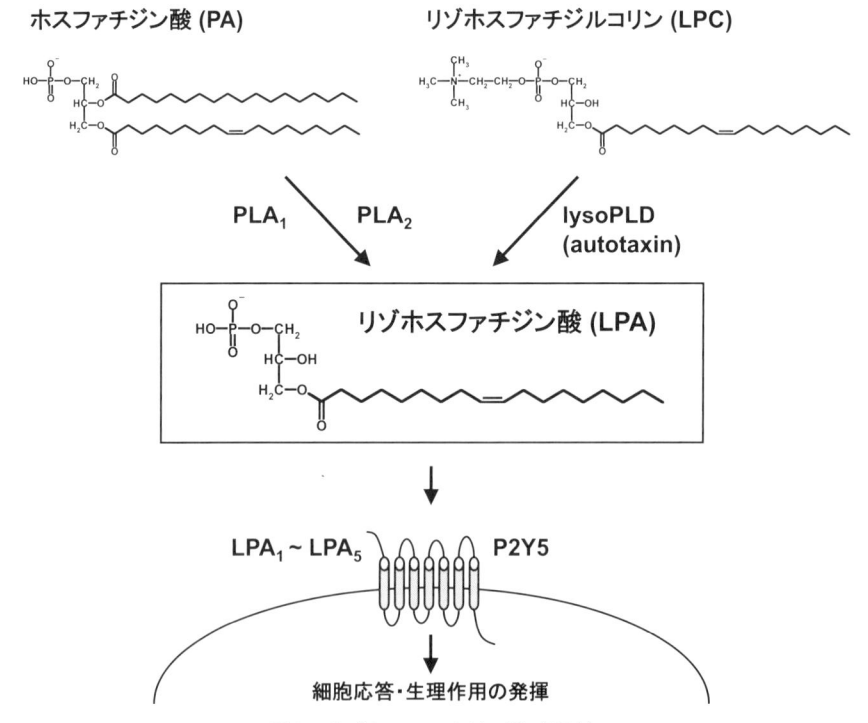

図1 リゾホスファチジン酸（LPA）
LPAは主にPAあるいはLPCを基質として生成される，最も単純な構造の脂質である．メディエーター分子として，細胞膜上のLPA特異的なGPCRを介して多彩な生理作用を発揮する．

表1 LPA受容体

現時点でLPA受容体はGPCRが6つに加えて,核内受容体PPARγが報告されている.
それぞれの発現パターンや細胞内シグナル伝達に加えて,個体における役割についても徐々に明らかになりつつある.

受容体名	主な発現部位	共役するGタンパク質	細胞内シグナル	生体内での機能
LPA_1	脳, 肺, 腸, 精巣	G_i, G_q, $G_{12/13}$	cAMP抑制, Ca^{2+}増加, ERK, Akt, Rho活性化	脳神経系の発達・嗅覚
LPA_2	脾臓, 胸腺, 腎臓, 精巣	G_i, G_q, $G_{12/13}$	cAMP抑制, Ca^{2+}増加, ERK, Akt, Rho活性化	腸管上皮細胞の抗アポトーシス
LPA_3	肺, 腎臓, 精巣, 子宮, 卵巣	G_i, G_q	cAMP抑制, Ca^{2+}増加	受精卵の着床・配置制御
LPA_4	卵巣, 骨格筋	G_i, G_s, G_q, $G_{12/13}$	cAMP増加, Ca^{2+}増加, Rho活性化	?
LPA_5	心臓, 小腸, 結腸	G_q, $G_{12/13}$	cAMP増加, Ca^{2+}増加	?
P2Y5	ユビキタス	?	cAMP増加?	毛髪の形成
PPARγ	ユビキタス	—		新生内膜形成

LPA_3/EDG7, LPA_4/GPR23/P2Y9, LPA_5/GPR92の5種類が同定されているが,最近,オーファンGPCRであるP2Y5がLPA受容体であるという報告がなされた.またGPCRのみならず,核内受容体であるPPARγもLPAをリガンドとしてさまざまな転写因子の活性を制御する.

$LPA_{1\sim3}$はEDG(endothelial differentiation gene)ファミリーに属しており,互いに50%以上の相同性があるほか,同じEDGファミリーであるS1P受容体とも35%程度の相同性を示す.一方で$LPA_{4\sim5}$,P2Y5は核酸受容体と相同性が高く,前述のEDGファミリーとの構造相関は認められない.

これらLPA受容体は主に$G_{i/o}$,G_q,$G_{12/13}$のGタンパク質を介してcAMPの低下,Ca^{2+}濃度の上昇,そしてRho/ROCK経路によるアクチン再編成などさまざまな細胞内シグナルを伝達する.LPA_1およびLPA_2はこの3つのGタンパク質すべてと共役するが,LPA_3と$G_{12/13}$の共役は確認されていない.一方でLPA_4およびLPA_5はリガンド刺激によってCa^{2+}の動員に加え,cAMPの上昇が認められる.

受容体ノックアウト(KO)マウスおよびヒト遺伝病の解析から,生体内における各LPA受容体の機能も徐々に明らかになりつつある.LPA_1は脳などの神経系に発現が高く,KOマウスは脳の形態形成に異常が認められ,神経細胞数も減少する.また神経障害時に産生されたLPAによるミエリンの脱髄は,LPA_1を介して誘導される.LPA_3は子宮の上皮細胞を含む生殖器系に強い発現が認められ,受精卵の着床,配列制御に重要な役割を担っている.一方,ごく最近同定されたP2Y5はその遺伝子変異が先天性貧毛症の原因となることが明らかにされており,生体内において毛髪の形成に関わっていることが予想される.

c. LPAの産生系(図2)

LPAは少なくとも2つの経路で産生されるものと考えられている.まず1つはホスファチジン酸(PA)を基質とする経路であり,もう1つはリゾリン脂質から変換される経路である.このうち細胞から産生されるLPAは主に前者のPAの分解による経路が考えられている.PAのアシル基の加水分解に働く酵素とし

て，sn-1位に作用するPLA$_1$，sn-2位に作用するPLA$_2$が存在する．とくにPLA$_1$に関しては，PAを特異的に認識し，効率よくLPAを産生させる酵素として，PA特異的PLA$_1$（PA-PLA$_1$）が知られている．PA-PLA$_1$は膵リパーゼファミリーに属する分泌型酵素であり，PA-PLA$_1α$/LIPHとPA-PLA$_1β$/LIPIの2つのアイソザイムがある．両酵素の基質認識は厳密になされており，他のリン脂質（ホスファチジルコリンやホスファチジルセリン等）には酵素活性をまったく示さない．生体内における役割は明らかではないが，PA-PLA$_1α$に関しては，その遺伝的な変異患者が貧毛症を発症することから，先に述べたP2Y5と合わせて毛髪形成に関与している可能性がある．

一方で体液中，とくに血清，血漿中においてはリゾリン脂質の分解による寄与が大きい．これまでにリン脂質の組成解析から，主に血中のLPAは，リゾホスファチジルコリン（LPC）から，リゾホスホリパーゼD（lysoPLD）によるホスホジエステル結合の加水分解作用によって産生されることが明らかとなっている．基質となるLPCは通常状態でも血中に数百μMという高濃度で存在しているため，LPAの産生の亢進はlysoPLDの発現レベルに依存すると考えられる．

lysoPLDは，ヒトメラノーマ細胞培養上清中より単離されたオートタキシン（ATX）と同一分子である．ATXはさまざまな癌組織で発現が亢進しており，ATXによって産生されたLPAが癌細胞の増殖性・運動性を亢進させ，癌の浸潤や転移を誘導する．構造的にATXはENPP（ecto-nucleotide pyrophosphatase/phosphodiesterase）ファミリーに属する（ATX = ENPP2）．このファミリーに属するENPP1やENPP3といった分子はATPなど核酸のピロリン酸結合に対して活性が強いが，一方でATXはリン脂質に対して特異性を有している．ATX KOマウスは血管形成不全により胎生致死となることから，生体内におけるATXの役割として，血管構造の維持に重要である可能性が示唆される．

［可野邦行，青木淳賢］

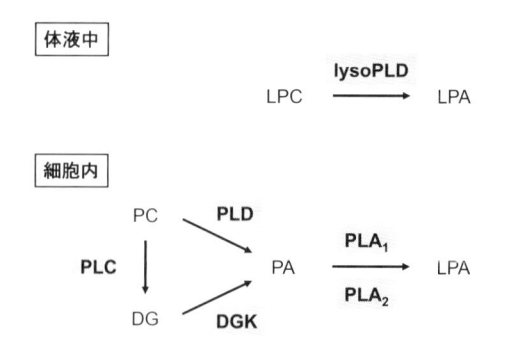

図2 LPA産生酵素
LPAはPCあるいはDGより産生されたPAに対しPLAが作用することで産生される．またLPCを主な基質としてlysoPLDの作用で産生される経路も存在し，前者は細胞内，後者は体液中における主要経路である．

38. 補 体

a. 補体系の概略

　補体とは，一群のタンパクの総称で，生体に侵入した微生物を排除するための重要なエフェクターとして生体防御に機能している．補体は，約30種以上の血清タンパク質と膜タンパク質によって構成され，補体系を形成している．補体系は，生体に病原体が侵入すると，それを認識し，一連の連鎖的な活性化反応の結果，病原体を処理し，最終的に破壊する．補体系は，認識機構と反応開始後第3成分(C3)が限定分解に至るまでの補体活性化経路と病原体を破壊する後半の膜傷害複合体（membrane attack complex；MAC）から構成される．補体活性化経路は，古典的経路とレクチン経路と第二経路が知られている．

　補体系は，抗体を認識分子として機能する古典的経路が先に発見されたため，抗体を補うという意味で補体と名付けられた．最近初期免疫における補体の重要性が明らかになりつつある．侵入した病原体に対する自然抗体が存在すると，自然抗体はIgM抗体なので古典的経路を活性化する．自然抗体がない場合でも，パターン認識分子として補体系タンパクのマンノース結合レクチンとフィコリンが，微生物上の糖鎖を認識してレクチン経路を活性化する．いずれの経路が活性化されても，活性化された補体第3成分(C3b)が，侵入した病原微生物上に結合する（オプソニン化）．この補体活性化に伴い，アナフィラトキシンと呼ばれる補体フラグメントができ，炎症を引き起こす（炎症のメディエーターの放出）．アナフィラトキシンのなかでC5aは，走化性因子としての活性を持ち，食細胞を平時のリザーバーである血管から，感染局所に動員させる．動員された食細胞は，補

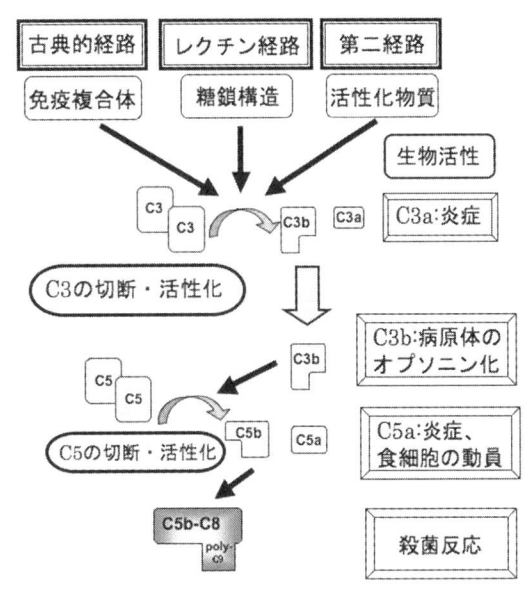

図1　補体活性化経路と生体内での働き
補体経路の活性化によりC3の切断が起こると種々の生物活性が現れ，炎症を引き起こし，生体を防御する．

体レセプターを介して微生物を貪食し（オプソニン反応），処理する．さらに，補体後半成分のC5b-C9は，膜傷害複合体（MAC）として，生体内に侵入した微生物を殺すことができる（殺菌作用）．このように生体に侵入した病原体は処理されるが，その後に，C3フラグメント(C3d)の結合した抗原に対する抗体産生が増強することが明らかになり，補体系はアジュバントとしても機能する．IgG抗体が産生されると古典的経路が活性化され，IgG抗体とC3によってオプソニン化された病原体は，食細胞上のFcレセプターと補体レセプターの共同作用により，速やかに処理される．このような補体活性化経路と生体内での働きを図1に示した．

b. 補体活性化経路と膜傷害複合体の形成

1) 古典的経路

古典的経路は，抗体が認識分子として機能し，生体に侵入した微生物上の抗原を認識し，活性化される．C1分子は，C1qとC1rとC1sが結合した複合体で，C1q分子は免疫グロブリンへの認識と結合をつかさどっている．ヒトにおいては，C1qはIgM，IgG1とIgG3に強く結合し，IgG2には弱く，IgG4と他の免疫グロブリンには結合できない．C1の酵素活性は，酵素前駆体として存在するC1rとC1sの活性化によって生じる．C1sはC4とC2を分解し，新たな分子集合体C4b2aを形成する．この複合体がC3分解酵素と呼ばれC3をC3bとC3aに分解する．C3を限定分解する酵素活性はC2aに存在する．C3の分解すなわち活性化によって，C3aが放出されアナフィラトキシンとして炎症を引き起こす．一方，C3bは侵入した微生物上に結合しオプソニンとして機能する．C3分子は，C4分子と同様に分子内にチオエステル部位を持ち，C3分解酵素によってC3a断片が切断されると，エステル交換反応を起こして細胞膜上の水酸基やアミノ基に結合する．食細胞上の補体レセプターはC3分子が結合した微生物を認識し貪食する．

2) レクチン経路

レクチン経路は，自然免疫に働く新たに発見された活性化経路であり，多くの微生物を認識し，獲得免疫が働くまでの感染の初期に重要な役割を果たす．レクチン経路の認識分子として，MBLとフィコリンが知られており，いずれも古典的経路のC1qと同様にコラーゲン様構造を持つ特徴があり，機能的にも，ともにレクチンとして異物を多価認識するという点でも類似している．MBLは分子量32kDのサブユニットからなり，主としてコラーゲン様ドメインと糖鎖認識ドメイン（CRD）から構成される．一方，フィコリンはコラーゲン様ドメインとフィブリノーゲン様ドメインを持つタンパク質のファミリーである．

これらの生体防御レクチンは，自然免疫の認識分子として機能している．自然免疫において生体に侵入した病原体を非自己と認識する機構は，パターン認識と呼ばれ，微生物上に保存されているpathogen-associated molecular patterns（PAMPs）に対する認識機構であると考えられている．このようなパターン認識分子として補体系タンパクのMBLとフィコリンが存在する．MBLは，CRDを介してピラノース環3，4位に水酸基を持つ糖を認識する．このことは，CRDの認識ポケットに合致する糖，すなわち，主としてマンノースとGlcNAcを認識し，生体内に多く存在するガラクトースやシアル酸を認識することはない．もう1つの機構は，MBLが多くのCRDを介して糖鎖を多価認識し，結合力（avidity）を増している点である．したがって，同じ糖鎖であっても，生体内の糖鎖に結合せず，微生物上に多く連続的に存在する糖鎖，すなわち，PAMPsには結合し，自己と非自己を識別している．

レクチン経路は，C1r/C1s様のセリンプロテアーゼ，MASP（MBL-associated serine protease）を介して活性化されると考えられている．MASPは，血清中では1本鎖の未活性型の形態をしてレクチンと結合しており，MBLやフィコリンがリガンドに結合すると，2本鎖の活性型に変換する．MASPには，MASP-1, 2, 3とMASP-2と一部相同なsMAPが知られており，活性型のMASP-2が古典的経路のC1sと同様にC4とC2を分解し，C3分解酵素を生成する（図2）．MBL-MASP複合体は，C1複合体と機能的にも類似しているが，その詳細な活性化機構は，まだ不明な点が多い．補体レクチン経路の重要性は，MBL欠損症患者の易感染性で知ることができる．

3) 第二経路と増幅経路

第二経路の活性化機構は，古典的経路やレクチン経路と異なり，認識機構を持たず，C3分

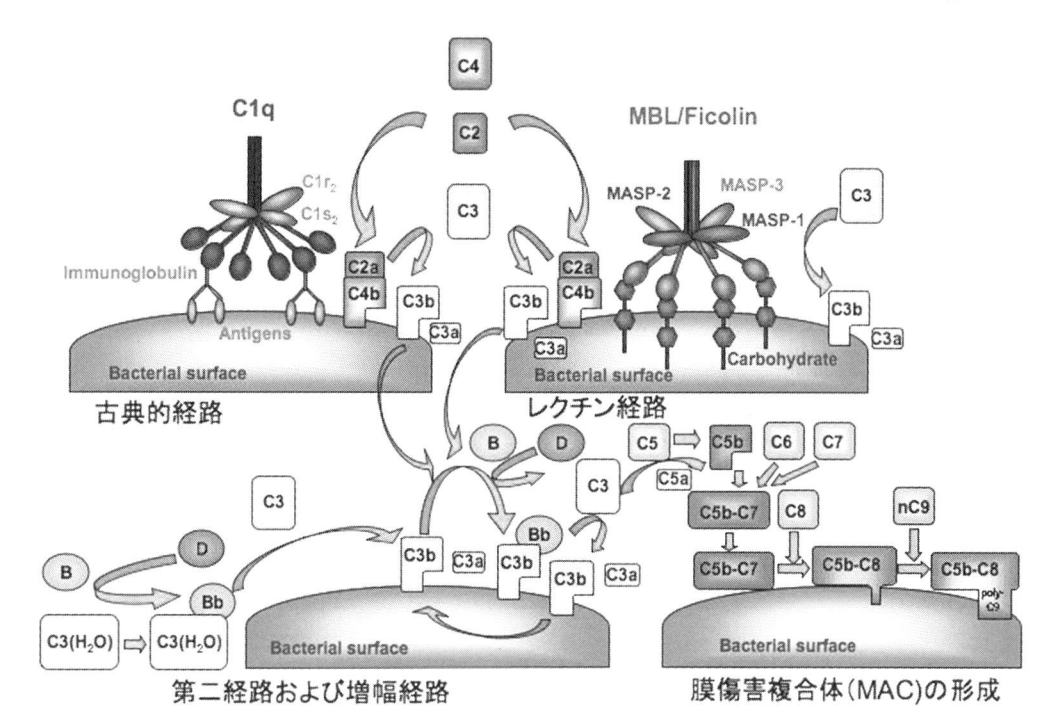

図2 補体活性化経路の分子機構
補体タンパクは主として肝臓で産生分泌される血清タンパクで，生体内では酵素前駆体，チモーゲン（zymogen）として存在する．補体活性化に伴い，活性型の酵素となり，順次反応を起こす．このようなカスケード反応は，補体系に特有であり，遺伝子重複とエクソンシャフリングの結果生じたと考えられている．補体活性化経路と膜傷害複合体の分子機構を示す．

子の特異的な性質が関与している．レクチン経路が発見されるまでは，自然免疫に働くと考えられていたが，現在では，増幅経路としての働きが大きいと考えられている．第二経路はC3,B因子（B），D因子（D），プロパジン（P），H因子（H），I因子（I）によって構成されている．C3は分子内にチオエステルを持つという特異的構造に関連して活性化される．活性化されたC3bは，通常，血中の制御因子，H因子とI因子によって不活化されるが，第二経路の活性化物質である微生物の細胞表層の多糖類などに結合すると，これら制御因子の反応を受けず，さらにB因子とD因子が反応して，細胞膜上に第二経路のC3分解酵素，C3bBb複合体が形成される．このように第二経路のC3分解酵素は，細胞膜上に結合したC3bによって形成されるので，古典的経路とレクチン経路が活性化されても同様の反応が起こり，増幅経路として機能する（図2）．

4) C5の活性化と膜傷害複合体の形成

C5は，C4，C3と同族の分子であるが，分子内にチオエステル基を持たない．C3分解酵素によって活性化されたC3bが，古典的経路では，C4b2a複合体にさらにエステル結合し，C4b2a3b複合体となる．第二経路の場合には，C3b上にさらにC3bが結合し，C3bBbC3b複合体ができる．これらの3分子複合体が，C5分解酵素で，小さなC5aフラグメントと大きなC5bに切断する．C5aは最も強いアナフィラトキシンであり，食細胞に対する走化性因子としても働き，炎症を引き起こす．この大きなC5b断片は，C6と結合すると，C5b6複合体となり，C7と反応性を獲得し，C5b67複合体となる．この複合体は疎水的な構造を持ち，両親

媒となり，初めて膜に結合することができる．C5b67複合体はついでC8を結合すると，細胞膜に陥入し，C9分子の重合を促進し，膜傷害複合体（MAC）と呼ばれる円筒上構造体を形成し，細胞膜を傷害する（殺菌作用）（図1, 2）．

c. 炎症のメディエーターとしての補体フラグメント

生体内に病原微生物が侵入し補体が活性化されるとC3bが微生物表面に結合するとともに，C3aとC5aが生成される．C3a, C5aは，アナフィラトキシンと呼ばれ，ともにC末端にArgを持ち，炎症のメディエーターとして働く．アナフィラトキシンは，それぞれのレセプターを介して，マスト細胞からヒスタミン等の炎症のメディエーターを遊離させ，毛細血管の透過性の亢進，平滑筋の収縮等の生理的作用を示し，局所に炎症を発来させる．C5aは，走化性因子（chemotactic factor）と呼ばれる白血球を引き寄せる活性も保持している．C5aは周囲に拡散し血管に到達すると，血管内皮細胞表面に接着因子であるセレクチンが発現するようになり，好中球は細胞表面にセレクチンリガンドを発現し，ローリング現象を起こす．ついで，白血球インテグリンファミリーの接着因子の働きにより血管内皮に接着し，血管透過性の亢進によって内皮細胞間を通って血管外に出てくる．C5aの濃度勾配に向かって好中球が移動し，ついには標識された細菌の存在する部位に到達して補体レセプターを介して貪食を行う．このような補体フラグメントの活性は，特異的なレセプターを介して発現する．C3aレセプター，C5aレセプターはともに7回細胞膜を貫通するGタンパク結合のレセプターで，ロドプシン（rhodopsin）ファミリーに属する．C5aレセプターの欠損マウスの解析により，C5aの最も重要な働きは，貪食のための好中球の活性化にあると考えられている．

［藤田禎三］

■文献
1) Walport MJ：Complement. First of two parts. N Engl J Med 344：1058-1066, 2001；Second of two parts. N Engl J Med 344：1140-1144, 2001.
2) Fujita T：Evolution of the lectin-complement pathway and its role in innate immunity. Nature Rev Immunol 2：346-353, 2002.

39. フリーラジカル・スカベンジャー

a. フリーラジカル

通常，生体分子を含む多くの有機化合物の電子は対をなして分子軌道を占有し（一重項状態），エネルギーの最も低い状態（基底状態）で存在する．一方，電子対から電子が1つ奪われた場合や，空の軌道に電子が1つ与えられた場合には不対電子が生じる（二重項状態）．不対電子を持つ分子をラジカルと総称し，これは語源である"radicis（植物などの根）"から想像できるように「きわめて反応性に富む」分子種である．近年，ラジカルのような短寿命の活性種が多くの生理的役割を担うことが明らかになってきた[1]．身近な例では酸素分子は基底状態が三重項のビラジカルであり，鉄や銅などの金属イオンや血管拡張因子であるニトロキシルラジカル（NO·）も不対電子を有している．人間を含む好気性生物は細胞内のミトコンドリアにおいて酸素分子を活性化してエネルギーを効率よく産生するシステムを手に入れたが，その過程で副生する過剰に発生したフリーラジカル種を含む活性酸素種（広義，活性窒素種を含む）による酸化ストレスが生体の恒常性に影響する可能性が指摘されている（図1）．ラジカル種は生命の維持に伴う要因（内的要因）以外に，たばこ・紫外線・放射線・オゾン・環境汚染物質などの外的要因によっても発生する．生体組織への損傷（酸化ダメージ）が蓄積すると，癌・動脈硬化・神経疾患などさまざまな疾病の

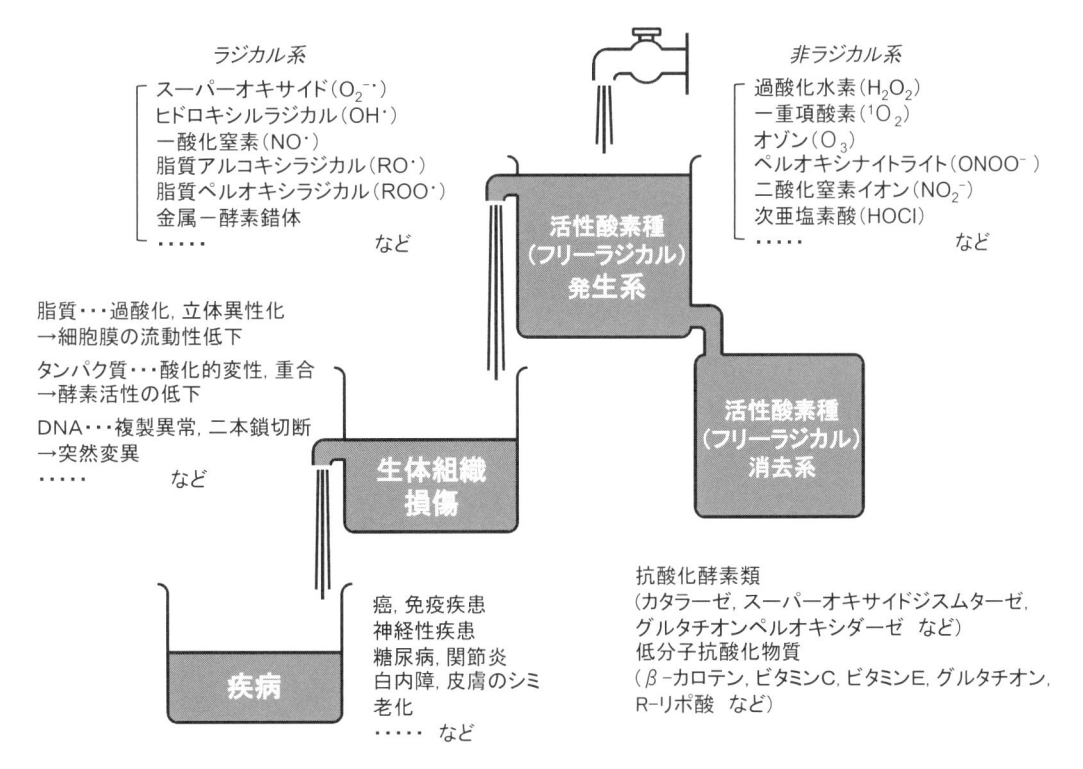

図1 生体における活性酸素の発生・消去系（疾病との関連）

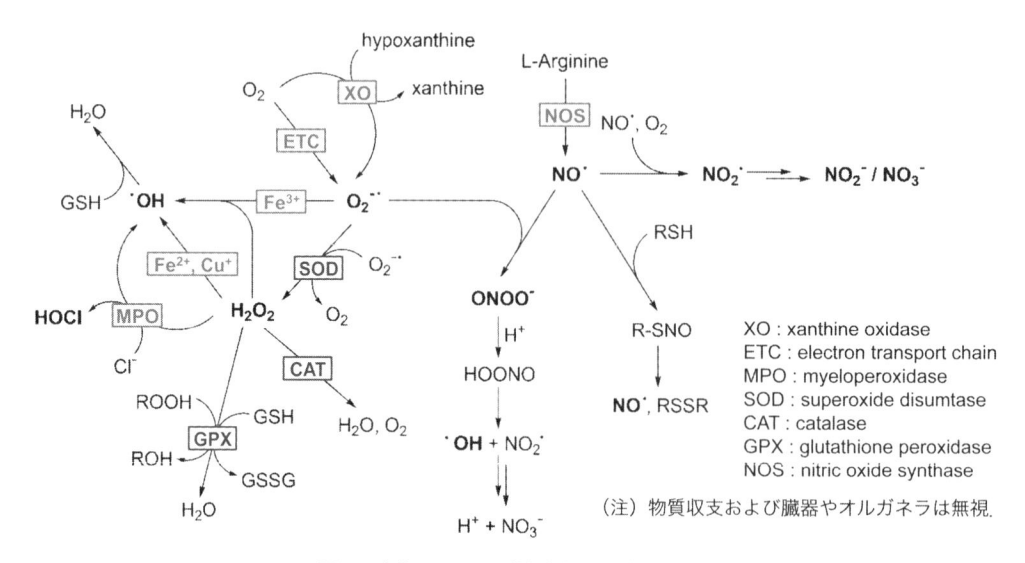

図2 生体における活性酸素発生系と消去系

活性酸素種は細胞内シグナル伝達にも深く関与し，生物の生存に欠かせないことが明らかである．生体は過剰に発生した活性酸素種を各種抗酸化系により消去するシステムを有している．

XO : xanthine oxidase
ETC : electron transport chain
MPO : myeloperoxidase
SOD : superoxide disumtase
CAT : catalase
GPX : glutathione peroxidase
NOS : nitric oxide synthase

（注）物質収支および臓器やオルガネラは無視．

原因となる．このようなフリーラジカル種に加えて過酸化水素・一重項酸素・脂質過酸化物などの酸化力のある酸素から派生する化学種を活性酸素種（reactive oxygen species；ROS）と呼び，それらの活性を消去するものを抗酸化物質と総称する．

細胞膜を構成するリン脂質・糖脂質・コレステロールなどの脂質骨格中の2つの二重結合に挟まれたメチレン（CH_2）結合（ダブルアリル位）はフリーラジカルによって水素原子が引き抜かれて反応性に富む脂質ラジカル（炭素ラジカル）を生成し，酸素分子と容易に不均化して脂質ペルオキシラジカルを与える．このラジカルは新たに脂質から水素原子を引き抜いて脂質ヒドロペルオキサイド（R-OOH）となり，同時に脂質ラジカルを再生する．このような連鎖的な酸化反応により細胞膜の流動性が損なわれ，動脈硬化などの疾病の原因となる．タンパク質中のヒスチジン，トリプトファン，メチオニン，シスチン，チロシン残基は活性酸素によって酸化されやすく，酸化されるとタンパク質の機能が損なわれる．β-アミロイドタンパク等の異常コンフォメーションによる線維化および沈着はアルツハイマー病などの神経疾患の原因と考えられている．核酸塩基の中ではグアニンが最も酸化されやすく，その酸化体（8-オキソグアニン）はDNAの酸化損傷の指標として利用される[2]．グアニンは酸化されるとシトシンの他にアデニンとも塩基対を形成することから，DNAの複製異常（点突然変異）を引き起こし，変異タンパク質の産生・テロメア異常・癌化などの原因となりうる．染色体DNAよりもミトコンドリアDNAは酸化損傷を受けやすく，老化の一因とも考えられている．

b．フリーラジカル・スカベンジャー

フリーラジカル・スカベンジャーはフリーラジカルを消去して生体組織の酸化損傷を防ぐ酵素群や低分子化合物の総称である．ミトコンドリアでのエネルギー産生過程で発生するスーパーオキサイド（O_2^-）は抗酸化酵素であるスーパーオキサイドジスムターゼ（SOD）によって不均化されて過酸化水素（H_2O_2）となり，さらにカタラーゼによって酸素と水に分解され

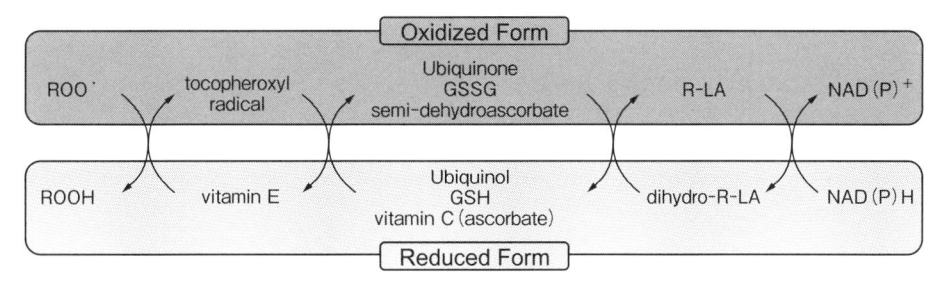

図3 細胞（生体）における抗酸化ネットワーク
生体内に存在する低分子抗酸化物質はフリーラジカル種と反応して酸化型（不活性型）へと変化するが，より酸化電位の低い（酸化されやすい）抗酸化物質によって還元型（活性型）へ再生される．

て無害化される．H_2O_2 は還元型金属イオンである Fe^{2+} や Cu^+ イオン等と反応して非常に酸化力の強いヒドロキシルラジカル（$OH^·$）を生成するが，細胞内に高濃度で存在するグルタチオン（GSH）によって消去される．また H_2O_2 はミエロペルオキシダーゼにより次亜塩素酸（HOCl）に変換される．H_2O_2 や過酸化脂質（ROOH）はグルタチオンペルオキシダーゼ（GPX）により GSH を電子供与基質とする触媒作用により無害な水に変換される．一酸化窒素（$NO^·$）は活性酸素産生の抑制・不活性化・脂質酸化抑制などの抗酸化作用がある一方で，スーパーオキサイドとの素早い反応によって非常に酸化力の強いペルオキシナイトライトイオン（$ONOO^-$）を与える（図2）．

ビタミン類は体内で合成されないため食事などで摂取する必要がある．水溶性ビタミンであるビタミンC（アスコルビン酸塩）は親水的環境において各種フリーラジカルを消去する．一方，ビタミンE（トコフェロール）は疎水性であり，（ビタミンCが溶けない）脂質二分子膜などの疎水的環境においてラジカル消去剤として機能する．他にも尿酸，ユビキノール（還元型ユビキノン），R-リポ酸（R-LA）などのラジカルスカベンジャーは細胞内において，酸化ストレスから生体組織を防御している．直接的なラジカル消去作用の他に，他の抗酸化剤の再生などを通して全身のレドックス状態を維持す

ることも抗酸化物質の重要な役割と考えられている．ビタミンEは細胞膜での脂質過酸化反応においてラジカル種と反応してトコフェロキシルラジカルになるが，膜外のビタミンCなどによって還元されてビタミンEが再生する．同様に，R-リポ酸は酸化型グルタチオンを還元型に戻すことができるので，細胞内グルタチオン量（細胞の抗酸化力）の維持に関与していると考えられる（図3，抗酸化ネットワーク）．以上の事実から，フリーラジカル・スカベンジャーの活性は，①フリーラジカルの直接消去能力，②他の抗酸化剤との相乗作用，③他の抗酸化剤の再生能力，④金属イオンに対するキレート能力，⑤遺伝子発現に与える影響などを考慮し，総合的に評価しなければならない[3]．

食品に含まれるポリフェノール類は分子骨格中にフェノール性水酸基を複数個有する化合物群の総称であり，近年注目されている抗酸化物質である．その中でもとくに，カテキン，タンニン，アントシアニンなどのフラボノイド類は代表的なポリフェノール類である．カテキンは茶やワインなどに含まれ，タンニンは主にそれらが重合した渋み成分であり，アントシアニンはぶどうなどのフルーツなどに含まれる色素成分である．他にも，野菜に多く含まれる β-カロテンやリコピンなどのカロテノイド類，葉酸などがラジカル消去能を有しており，これらの抗酸化物質を摂取することで生体の抗酸化レベ

表1 代表的なフリーラジカル種の検出法

フリーラジカル種は一般的に短寿命であり，直接観測が難しいことからさまざまな間接的検出法が開発された．非ラジカル性の活性酸素種に対しても検出法は多岐にわたる[4]．

フリーラジカル	測定原理	検出法
スーパーオキサイド O_2^-	シトクロムCの還元	$A_{550}\uparrow$
	NBTの還元	$A_{560}\uparrow$
	TNMの還元	$A_{350}\uparrow$
	エピネフリンの酸化	$A_{480}\uparrow$
	ラクトペルオキシダーゼ-O_2^-複合体形成	$A_{546}\uparrow$ or $A_{588}\uparrow$
	乳酸脱水素酵素-NADHの酸化	$A_{340}\downarrow$
	亜硫酸の酸化	O_2消費量
	ルミノールの化学発光	$FL_{460}\uparrow$
	スピントラッピング（EPR）	DMPO adduct など
ヒドロキシルラジカル $OH\cdot$	ルミノールの化学発光	$FL_{460}\uparrow$
	スピントラッピング（EPR）	DMPO adduct など
ニトロキシルラジカル $NO\cdot$	電極法	Current
	スピントラッピング（EPR）	ヘモグロビン-NO

ルの維持・向上をはかることができると考えられている．

c．フリーラジカルの検出と分析，消去活性の評価

フリーラジカル・スカベンジャーの活性評価は in vitro ではガルビノキシルラジカルなどの安定有機ラジカルの消去過程を紫外-可視吸光度計で直接追跡する方法が簡便であるが，実際のフリーラジカル消去活性の評価においてはラジカル種に応じて適切な間接的な分析法を用いなければならない（表1）[4]．検出法を分類すると，吸光度法・蛍光法・酵素法・電子常磁性共鳴（EPR）法・電極法などがある．それぞれの測定法には特性や測定限界があることから，（正確な評価のためには）ラジカル種の発生状況に応じた適切な選択が求められる．

吸光度法では，フリーラジカルをその種類に応じて選んだ化合物と反応させ，反応物の減少，あるいは生成物の増加を吸光度で調べることで定量することができる．吸光度法は装置が安価であることから最も汎用的な手法であるが，副反応やベースライン変化など測定に際して注意すべき点もある．フリーラジカルと反応する蛍光分子を用いて間接的に検出する蛍光法は高感度であり in vivo に適用可能な検出法であるが，吸光度法と同様に副反応の有無や生体内分布特性などによって変動することに常に注意すべきである．とくに，in vivo のような複雑系での検出には注意を要する．ラジカル分子を直接検出できる EPR は非常に有用な手法である．反応性が高く寿命の短いヒドロキシルラジカルなどのラジカル種はスピントラッピング法により検出・定量が可能となる．しかし，装置が吸光度計に比べると特殊であることが難点である．一酸化窒素などのラジカル種は電極法で検出可能で，比較的高感度であるが，装置が非常に特殊である．また，これらの測定法を液体カラムクロマトグラフィー（LC）などの分離技術と組み合わせることでフリーラジカル反応生成物の分離と定量が可能となり，フリーラジカル反応の反応速度論的解析も可能となる．また，生成物を単離し核磁気共鳴分光法（NMR）などを用いた構造解析と併用することでより詳しい解析が行われる．

ラジカル活性種の in vivo におけるモニタリングでは，現在 L-バンド EPR 法や蛍光プローブ法などが有力であるが，生体への取り込み効率や分散性の向上・空間分解能の向上・時間分解能の向上・検出感度の向上，代謝産物の影響

の軽減化など多くの課題が残されている．今後，生体内で発生もしくは消去されたラジカル種を細胞レベルでリアルタイム追跡する手法のさらなる開発が望まれる．

［和田直樹，松郷誠一］

■文献
1) 中野稔,浅田浩二,大柳善彦（編）：活性酸素―生物での生成・消去・作用の分子機構―（新装版），共立出版，東京，1993.
2) 二木悦雄,野口範子,内田浩二（編）：酸化ストレスマーカー．学会出版センター，東京，2005.
3) Matsugo S, Mizuno M, Konishi T : Free radical generating and scavenging compounds as a new type of drug. Curr Med Chem 2 (4) : 763-790, 1995.
4) 谷口直之（監）：活性酸素実験プロトコール．秀潤社，東京，1994.

40. ガスメディエーター（NO・CO・H₂S）

生体内で産生・利用される一酸化窒素（NO），一酸化炭素（CO）や硫化水素（H₂S）などのガス分子は，30年ほど前までは細胞毒性を示す環境汚染物質としてしか認知されていなかったが，NOが血管内皮細胞由来の冠動脈弛緩因子として作用することが発見されて以降，さまざまな生理学的あるいは病態生理学的な生体応答における重要なシグナル分子として大きな関心が寄せられている．

a. 哺乳類における生体内ガス分子産生システム（図1）

NOは，NADPHの存在下でアルギニンを基質として酸素添加反応によりシトルリンとともに生じるガス分子である．この反応を触媒するNO合成酵素（NOS）には，異なる遺伝子にコードされる3種類のアイソフォーム，神経型NOS（nNOS, NOS-1），誘導型NOS（iNOS, NOS-2）と血管内皮細胞型NOS（eNOS, NOS-3）が存在する．nNOSとiNOSは細胞質に局在し，eNOSは膜結合型酵素として存在する．また，eNOSとnNOSは恒常的に発現しており，その活性はCa^{2+}/カルモジュリン依存性を示し細胞内Ca^{2+}濃度の上昇により増強する．一方，iNOSはもともとカルモジュリンと複合体を形成しているためCa^{2+}依存性を示さず，その発現はマクロファージ，肝実質細胞，平滑筋細胞などさまざまな細胞種において，LPSやサイトカイン刺激により転写レベルでの誘導が掛かる．NOSは，活性中心にヘムを持ち，FAD，FMNおよびテトラヒドロビオプテリン（BH4）と会合体を形成しホモ2量体として働く．NADPHからの電子は，FAD，FMNを介してヘムへ輸送され，BH4が補酵素として作用することでアルギニンを酸化する．しかし，NOSはNO合成系として働くのみならず，動脈硬化などのある特定の疾患群において，アルギニンやBH4の不足，NOSのリン酸化修飾やシャペロンタンパク質であるhsp90の低下などが起きると，NADPHからの電子を酸素に供給してスーパーオキサイド（O_2^-）を生じることが報告されている．

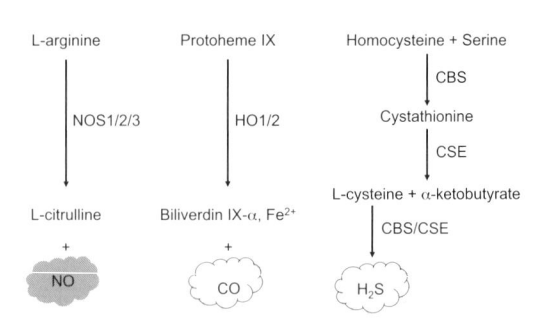

図1　生体内ガス分子産生システム

生体内で生じるCOの主な生成源は，ヘムオキシゲナーゼ（HO）によるヘムの酸化反応である．HOはヘムタンパク質の補欠分子族であるプロトヘムIXを基質とし，NADPH存在下で酸素添加反応を実行し，CO，鉄およびビリベルジンを生じる．この還元当量の受け渡しにはNADPH:シトクロムP-450リダクターゼが不可欠である．哺乳類のHOには，LPS，低酸素，活性酸素，紫外線やCdなどの重金属をはじめとするさまざまなストレス応答で誘導されるHO-1と，恒常的に発現する構成型のHO-2が知られている．両者とも小胞体に結合した膜結合型酵素である．また，HO-1はヘモグロビン由来のヘム分解が恒常的に起こっている脾臓や肝臓などのマクロファージに，HO-2は精巣，肝実質細胞，血管内皮細胞や脳に生理的な発現が認められる．また，近年，3番目のアイ

ソザイムである HO-3 が脳をはじめ多くの組織において発現することが報告されたが，HO-2 ノックアウトマウスを用いた知見から HO-3 は HO-2 の pseudogene であること，また前述の 2 つの HO と比較してほとんどヘム分解能を示さないことから，その生物学的意義についてははっきりしていない．

NO，CO に並び近年その生理活性に注目されている H_2S は，NO や CO と比較して生理的条件下において高濃度（脳内：50-160μM，血管内：10-100μM）に存在するシステインの代謝過程で生じるガス分子である．H_2S の産生には，脳および肝臓に豊富に発現しているシスタチオニン β-シンターゼ（CBS）と肝臓，腎臓および血管系に高発現するシスタチオニン γ-リアーゼ（CSE）の 2 種類のピリドキサルリン酸要求性酵素が関与している．CBS は，ホモシステインとセリンからシステイン合成経路の中間体であるシスタチオニンを産生する酵素である．この酵素はこの反応以外にシステインとチオール化合物との反応も触媒し，その過程で H_2S を産生する．CBS 活性は，nNOS および eNOS 同様，Ca^{2+}/カルモジュリン依存性を示し，細胞内 Ca^{2+} 濃度により調節される．つまり，nNOS あるいは eNOS と CBS をともに発現する細胞内では，細胞内 Ca^{2+} の上昇により NO と H_2S の 2 つのガス分子を同時に産生することになる．また，肝臓内 CBS はグルカゴンや細胞内 cAMP を増加させる刺激により発現亢進が，逆にインスリン刺激により低下することが報告されている．一方，CSE はシスタチオニンをシステインに代謝する酵素であるが，この反応以外にシステインをピルビン酸に代謝する際にアンモニアと H_2S を産生する．CSE は，LPS 刺激により，また I 型糖尿病や膵炎で発現亢進が認められる．

b. 生体内ガス分子の生物作用について

過剰量の NO，CO および H_2S は，共通してミトコンドリア呼吸鎖の複合体Ⅳであるシトクローム c オキシダーゼ（COX）に対して強い親和性を示すことで細胞毒性を発揮する．しかし，近年，生体内で産生されるこれらのガス分子は，より低濃度でヘムタンパク質などの金属含有タンパク質と相互作用することで多様な生物機能を発揮することが報告されている．また，これらガス分子生成酵素の時間的・空間的発現様式の違いにより，それぞれのガス分子は異なる生物作用を発揮することも知られている．

c. NO の生物作用

NO は不対電子を持つ反応性に富んだラジカル分子で，生体内では 1 秒以下と寿命が短い．しかし，NO はそのサイズの小ささと脂溶性のため，細胞膜を酸素や二酸化炭素と同様自由に通過し拡散する性質を持つ．NO の最も重要な生物作用は，1987 年に報告された血管弛緩因子としての機能である．それ以降現在に至るまで，NO は，血小板や白血球の血管内皮細胞への接着抑制，細胞増殖制御，アポトーシス，老化，神経伝達物質分泌，免疫応答などのさまざまな制御に関与していることが報告されている．

これら多様な NO の生物作用の一部は，可溶性グアニル酸シクラーゼ（sGC）の活性化を介して説明されている．sGC は，α と β の 2 つのサブユニットからなるヘテロ 2 量体酵素で，β サブユニットにはヘムを含有する．NO がヘムと結合することで，構造変化が誘導され sGC は活性化し GTP を cGMP へ変換する．細胞内 cGMP 上昇は，cGMP 依存性のセリン/スレオニンキナーゼ，カチオンチャネルや phosphodiesterase の活性を調節することで，血管平滑筋の弛緩，血小板凝集抑制，血管平滑筋細胞の細胞増殖制御，神経機能の制御に関与している．

一方，NO は O_2^- との相互作用により細胞内

酸化ストレスを制御することで，sGC 非依存性に多様な生物作用も示す．炎症巣などで見られる NO と O_2^- 産生が同時に増加する状況では，NO と O_2^- の反応は非常に早く非酵素的に進み，強力な酸化剤である $ONOO^-$（peroxynitrite）を生じる．生じた peroxynitrite は，ヘムタンパク質や Fe-S クラスター含有タンパク質の金属イオン，特定のタンパク質のシステイン残基，脂質や核酸の酸化反応を促進し，また一方である種のタンパク質内チロシン残基のニトロシル化も惹起する．また，NO 自身もカスパーゼ，フォスファターゼ，HIF-1 や $NF\kappa B$ などの転写因子，JNK（Jun N-terminal kinase）や ASK1（apoptosis signal-regulating kinase）などのシグナル伝達分子など数多くの分子をニトロシル化することで機能修飾を行う．一方で，NO が O_2^- を消去することで逆に酸化ストレスを軽減することも報告されており，NO の生物作用発現は NO の局所有効濃度と NO を取り巻く分子環境に大きく依存すると考えられている．

d．CO の生物作用

CO は無色無臭のガス分子で，NO と異なりフリーラジカルでなく生体内では比較的安定に存在する．生体内で生じる 80％ 以上の CO はヘムオキシゲナーゼ反応由来で，残りは脂質の過酸化反応や薬物代謝系で生じる．生体内ではヘモグロビンや COX をはじめ，2 価鉄（還元鉄）を含有するほぼすべてのヘムタンパク質と結合しそのタンパク質機能を調節する．ミオグロビン，sGC，iNOS，シトクローム P-450，カタラーゼや CBS も CO 結合タンパク質として挙げられる．

CO の生物作用は NO と類似しており，sGC の活性化による cGMP 産生を介した血管平滑筋弛緩作用や血小板凝集抑制作用を示す．しかし，後述するように，この CO 単独による sGC の活性化は NO と比較して非常に弱く，CO 結合時に 5 配位構造を取らせうる合成化合物 YC-1 と類似した機能を持つ内因性低分子が生体内に存在すると考えられている．一方，CO は cGMP 非依存性経路を介して，血管平滑筋細胞の増殖抑制や細胞死を抑制する機能も示す．さらに IL-6，TNFα，IL-1β や MIP-1α などの炎症性サイトカインの発現抑制と IL-10 などの抗炎症性サイトカインの発現亢進を介して抗炎症作用を発揮する．これらの CO の機能発現は，p38MAPK の活性化，ERK1/2 あるいは JNK1/2 の不活化を介していると考えられるが，CO による調節機構については結晶構造解析の結果を待たなければいけない．

e．H_2S の生物作用

H_2S は無色で可燃性のガスで，腐った卵臭を発する．H_2S も脂溶性が高く，細胞膜を自由に通過できる．生体内における H_2S の最も重要な生物機能の 1 つは，ミトコンドリア呼吸鎖の電子受容体として機能する Fe-S クラスターの S 原子の供給源としての機能である．一方，ガス分子としての H_2S 自体には，cGMP 非依存性の血管弛緩因子として機能することが報告されている．H_2S によるこの機能発現は，血管平滑筋の K_{ATP} チャネルの直接的な活性化による細胞膜の過分極が関与していると考えられているが，CSE 阻害剤投与では血圧変動がまったく認められないことから，生理的な血圧調節に内因性に生成される H_2S が関与しているか否かはまだ結論に至っていない．

さらに，H_2S が血管収縮作用を示す報告も散見され，血管系への H_2S の機能は状況により相反する機能を示すと考えられている．また，H_2S は CBS が恒常的に発現している中枢神経系において，記憶・学習に係わる長期増強現象（long term potentiation）において重要な NMDA（N-methyl-D-aspartate）受容体の活性化を強めることが報告されている．また，H_2S は抗酸化作用を有し酸化ストレスによる神

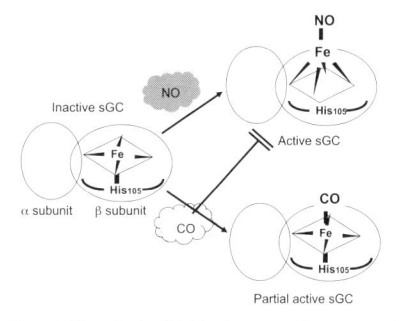

図2 ガス分子による可溶性グアニル酸シクラーゼの活性化機構
NOとCOは，単独では可溶性グアニル酸シクラーゼをそれぞれ活性化できるが，共存するとCOはNOによる可溶性グアニル酸シクラーゼの活性化を阻害する．

経細胞障害に対して保護作用を示すことも知られている．この作用は，細胞内還元型グルタチオン濃度増加あるいはO_2^-のスカベンジャー酵素であるSODの発現亢進に起因していると考えられている．

f. ガス分子間相互作用を介したガス分子の生物機能発現調節

生体内で同一のあるいは非常に近隣の細胞において同時に2種以上ガス分子が生じる状況下では，ガス分子間相互作用がガス分子の機能発現に大きな影響を及ぼすことが明らかになりつつある．最も興味をひく知見として，sGC活性化に対するNOとCO間の相互作用が挙げられる．NOはsGCのヘム鉄に結合すると，鉄原子が遠位側に変位して酵素分子のβサブユニットにある近位ヒスチジンの配位結合が切れ5配位型となり100倍以上のcGMP産生が起きる．一方，COもヘム鉄に配位するものの，配位後も6配位構造を維持するためにcGMP産生は数倍程度に抑えられる（図2）．しかし，この2つのガス分子が同一のsGCに作用した場合には，相加的あるいは相乗的にsGCを活性化するのではなく，それぞれのガス分子の局所濃度がsGC活性の重要な決定因子として働くことになる．たとえば，炎症巣で認められるiNOSとHO-1の誘導はNOとCOの2つのガス分子の局所濃度を上昇させるが，このような状況下では高濃度のCOはNOによるsGC活性化を抑制することになる．また，COはNOSとも結合することでNOS活性を抑制し，結果的にはNOによるsGCの活性化をさらに抑制する．逆に，NOS誘導が掛からずNOが低濃度しか存在しない場合には，COは単独でsGCを活性化することになる．一方，低酸素環境下ではiNOSもHO-1も発現誘導が認められるが，iNOSと比較してHO-1の酸素親和性が数倍以上高いため，極端に酸素利用が限られる状況下ではNO合成が阻害され，結果的にCOによるsGCの活性化が起きる可能性がある．近年，NOがCSE発現亢進を介してH_2S産生を活性化する一方，H_2SがHO-1発現を介したCO産生によりiNOS活性を阻害することでNOの産生を抑制することも報告されており，これらの知見は生体内のガス分子産生が絶妙なバランスの上に成り立つことで生体内ホメオスターシスを維持していることを強く示唆していると考えられる．

今後，ガス分子の新しい標的タンパク質の同定とその制御メカニズムの解明が進むことで，生体機能制御機構におけるガス分子の重要性を解明する"ガスバイオロジー"研究がさらに発展していくと確信している． ［合田亘人］

■文献
1) Pacher P, Beckman JS, Liaudet L: Nitric oxide and peroxynitrite in health and disease. Physiol Rev 87 (1) : 315-424, 2007.
2) Ryter SW, Alam J, Choi AM: Heme oxygenase-1/carbon monoxide: from basic science to therapeutic applications. Physiol Rev 86 (2) : 583-650, 2006.
3) Li L, Moore PK : Putative biological roles of hydrogen sulfide in health and disease: a breath of not so fresh air? Trends Pharmacol Sci 29 (2) : 84-90, 2008.
4) Suematsu M : Gas biology: how do the gases conduct protein function in vivo? Seikagaku 74 (11) : 1317-1328, 2002.

41. ユビキチンとプロテアソーム

a. ユビキチン

ユビキチンは76個のアミノ酸からなる熱安定性の小さなタンパク質である．不思議なことに，ユビキチンは大小2つのリボソームサブユニットを構成するリボソームタンパク質との融合遺伝子として存在するが，発見から四半世紀が経過する今日においても，その生物学的役割は不明である．加えてユビキチンは多数のユビキチンがタンデムに連結したポリユビキチン遺伝子としても存在する．一度の転写・翻訳で多数のユビキチンを合成することができるポリユビキチン遺伝子は，熱ショック応答遺伝子でもあることから，真核生物は環境ストレスに曝されたとき必要とする多量のユビキチンを迅速に合成することができるように巧妙な遺伝子発現システムを獲得している．ポリユビキチン遺伝子を欠失したマウスは胎生致死になるので，ユビキチンは個体発生において必須である．

ユビキチンは活性化酵素（E1）・結合酵素（E2）・リガーゼ（E3）から構成された複合酵素系によって標的タンパク質に共有結合する翻訳後修飾分子である（図1）．ユビキチン分子には7個のリジン残基（K6, K11, K27, K29, K33, K48, K63）が存在し，それらす

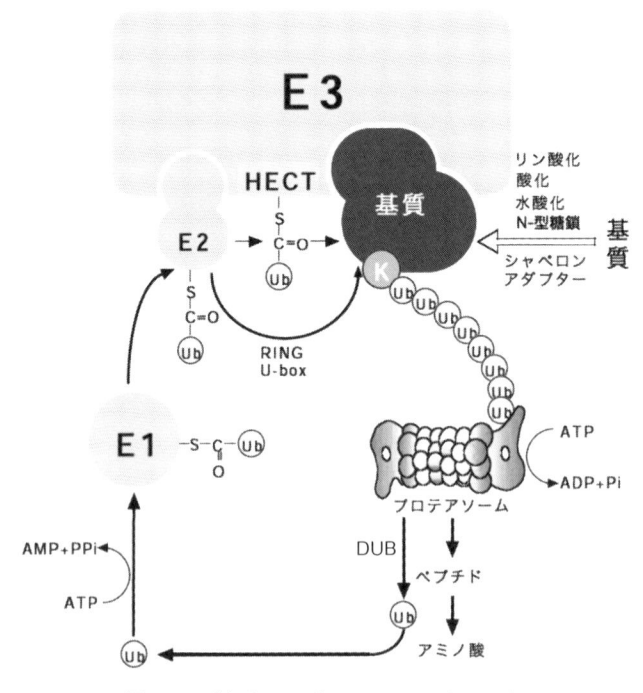

図1 ユビキチン・プロテアソームシステム
Ub：ユビキチン，E1：Ub活性化酵素，E2：Ub結合酵素，E3：Ubリガーゼ，DUB：脱ユビキチン酵素．基質がE3（HECT型，RING型，U-box型が存在）に識別されるためのシグナルは，図示したように多彩である（その他の詳細は本文参照）．

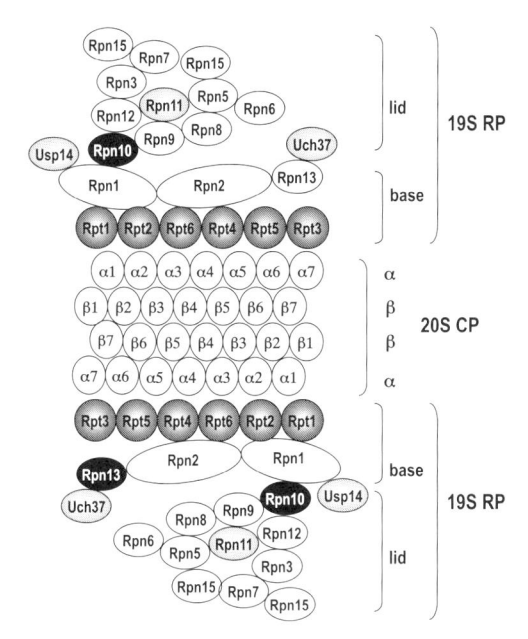

図2 プロテアソームの分子構造モデル
濃い丸：ATPase，黒丸：ユビキチンリセプター，薄い丸：脱ユビキチン酵素．（その他の詳細は本文参照）

b．プロテアソーム

プロテアソームは主としてポリユビキチン化された不要なタンパク質をATP依存的に分解する巨大で複雑な細胞内装置であり，触媒粒子である20Sプロテアソーム（CP：core particle）の両端に調節粒子である19S RP（regulatory particle）が会合した分子量2.5MDaの巨大な多成分複合体である．20Sプロテアソームはαリングとβリング（各々7種のサブユニットから構成）が$\alpha\beta\beta\alpha$の順で会合した750kDaの円筒型粒子である（図2）．本酵素はカスパーゼ型（$\beta1$），トリプシン型（$\beta2$），キモトリプシン型（$\beta5$）の触媒活性を有しており，これらの活性中心はβリングの内表面に露出している．20Sプロテアソームは，通常，αリングが閉じているため細胞内では不活性型として存在している．RPはlid（蓋部）とbase（基底部）から構成されており，ユビキチン化タンパク質を識別して捕捉する機能（ユビキチンリセプター：Rpn10，Rpn13）やポリユビキチン鎖を解離してユビキチンを再生する機能（脱ユビキチン酵素：Rpn11，Usp14，Uch37）を有している．また6種のAAA型ATPaseを含むbaseは20Sプロテアソームのαリングに結合して閉鎖している中央部のゲートを開口させる機能を有している他，ATPの加水分解エネルギーを利用してタンパク質の3次元構造を破壊（アンフォールディング）し，変性した基質がαリングを通ってβリングの内部に到達できるようにするシャペロン作用も示す．プロテアソームは多くの基質をオリゴペプチドや7-15残基のペプチド（これらはMHCクラスIに結合する抗原エピトープとして利用される）に分解するが，特定の基質タンパク質（たとえばNF-κB前駆体や小胞体膜結合型転写因子）を限定分解して活性型に変換するプロセシング能力も有している．

ユビキチン・プロテアソームシステムは選択的なタンパク質分解を担う細胞内装置であり，

べてからユビキチンポリマーが伸張する．当初，48番目のリジン残基を介して形成されたポリユビキチン鎖（K48）が標的タンパク質の分解シグナル，すなわち26Sプロテアソームへの輸送シグナルになると考えられていたが，最近，その他のポリユビキチン鎖（K11やK63等）も分解シグナルとして機能することが判明している．また63番目のリジン残基を経由したポリユビキチン鎖やモノユビキチン化が小胞輸送やシグナル伝達などの役割を担っていることも知られている．ヒトにおいては，E1は2種，E2は約20種，E3は約500種程度存在すると考えられている．一方，ユビキチン化反応は可逆的であり，ヒトゲノムには80種を越える脱ユビキチン酵素がコードされている．現在，ユビキチンリガーゼや脱ユビキチン酵素の異常による重篤な疾病（癌・神経病・免疫疾患など）が急増している．

多様な生体反応を迅速に，順序よく，一過的にかつ一方向に決定する合理的な手段として細胞周期・アポトーシス・代謝調節・免疫応答・シグナル伝達・転写制御・品質管理・ストレス応答・DNA修復など生命科学のさまざまな領域で中心的な役割を果たしている．このようにプロテアソームはユビキチンをパートナーとして多彩な機能を担っている．プロテアソームはスレオニンプロテアーゼであるが，これまでに多種多様な阻害剤が開発・発見されてきた．中でもPS-341（別名 bortezomib，商品名 velcade）は血液癌の一種である多発性骨髄腫に有効であることが報告され，2003年再発・難治性骨髄腫を対象疾患として米国FDAで認可，現在，欧米を中心に世界の約80カ国（日本では2006年）で臨床応用されている．現在，多くのプロテアソーム阻害剤が開発され，既存の抗癌剤との併用を視野に固形癌を含め多数の癌への応用研究が行われている．

興味深いことにプロテアソームには分子多様性が存在する．たとえば，主要組織適合性遺伝子複合体（MHC）を獲得した脊椎動物ではプロテアソームはMHCクラスI結合ペプチド産生の必須酵素でもあり，CD8$^+$T細胞を介した免疫応答（細胞性免疫）に不可欠な役割を果たしている．このとき，内在性抗原のプロセシング酵素として専門的に作用する酵素が存在し，標準/構成型プロテアソーム（standard/constitutive proteasome）と区別して"免疫プロテアソーム（immunoproteasome）"と呼ばれている．この亜型酵素はインターフェロンγ（IFNγ）などのサイトカインにより誘導される3種の新しいβ型触媒サブユニット（β1i, β2i, β5i）が分子内置換した酵素である．免疫プロテアソームは高いキモトリプシン様活性を有し，MHCクラスIに高い親和性を持つペプチドを産生することができる．さらに脊椎動物の胸腺皮質上皮細胞（cTEC）にはβ5tが特異的に発現している．β5tの組み込まれた胸腺プロテアソーム（thymoproteasome）は，S1ポケットのアミノ酸置換により低いキモトリプシン様活性を有し，MHCクラスIリガンドの産生が不効率になる．β5t欠損マウスではCD8$^+$T細胞が著明に減少し，リンパ球分化における"正の選択"が障害される．このことから胸腺プロテアソームによって産生されMHCクラスIに提示されるペプチドレパートリーがcTECにおいてCD8$^+$T細胞の正の選択のために必須であることが示唆された．一方，RP（別称PA700）以外の調節ユニットとしてPA28（α, β, γの3種のファミリーを構成）やPA200が存在して亜型プロテアソームを形成する他，20Sプロテアソームの両端にPA700とPA28の両調節ユニットを併せ持った"ハイブリッドプロテアソーム"も存在する． ［田中啓二］

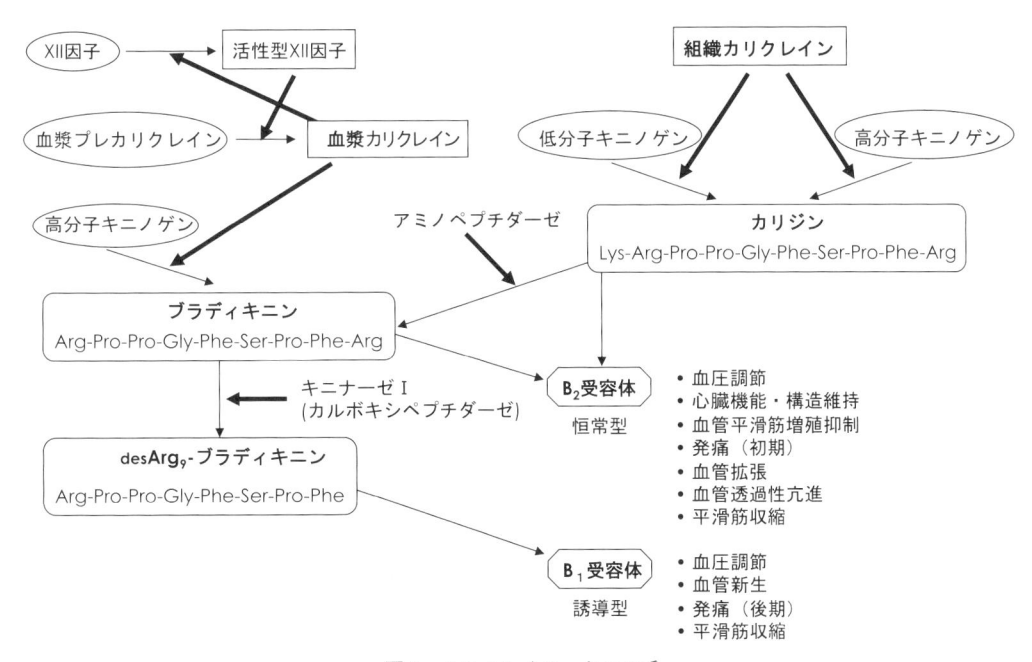

42. カリクレイン・キニン系

　カリクレイン・キニン系は血漿カリクレイン系と組織カリクレイン系に分けられる．血漿カリクレイン系は血漿中に含まれる凝固系XII因子（別名：ハーゲマン因子）とプレカリクレインおよび高分子キニノゲンで構成され，トリプシン型セリンプロテアーゼ前駆体であるXII因子とプレカリクレインの順次活性化による増幅性反応の進行によって最終的には高分子キニノゲンからアミノ酸9個のペプチドであるブラディキニン（BK）を切り出す．一方，腎カリクレインに代表される組織カリクレインは高分子と低分子の両キニノゲンからカリジン（Lys-BK）を遊離する．カリジンはN末端のLysがアミノペプチダーゼで切り離され，BKに変換される．放出されたキニンは細胞膜上の受容体を介して，血管透過性亢進，平滑筋収縮，血圧降下，発痛などのさまざまな現象を引き起こす（図1）．

a. カリクレイン・キニン系因子[1]

1) XII因子

　ヒトXII因子は596個のアミノ酸と17%を占める糖鎖からなる分子量8万の1本鎖糖タンパク質で，kringle（1），sushi（1），finger（1），EGF様領域（2）からなり，正常血漿濃度は40μg/ml である．血漿カリクレインによってArg353-Val354が切断されてXI因子を活性化するα-XIIaができる．さらにArg334-Asn335とArg343-Leu344が切断されてアミノ酸9個のペプチドと109個C末端部がジスルフィド結合で架橋された分子量2万8千のβ-XIIaになる．陰性荷電表面に結合したXII因子は活性化が劇的に促進される．

図1　カリクレイン・キニン系

2）プレカリクレイン

ヒトプレカリクレインは凝固XI因子と58％の相同配列がみられる619個のアミノ酸と15％を占める糖鎖からなる分子量8万5千の1本鎖糖タンパク質で，N末端から約90個のアミノ酸残基より構成される連続した類似領域4ヵ所とセリンプロテアーゼ領域からなる．正常血漿濃度は40～55μg/ml である．β-XIIaによりArg371-Ile372が切断され，ジスルフィド結合で2本鎖が架橋された活性型のカリクレインになる．陰性荷電表面でのプレカリクレインと高分子キニノゲンとの複合体形成によりこの活性化反応は加速される．

3）キニノゲン

キニノゲン遺伝子は11個のエクソンからなり，RNAスプライシングの違いによりN末端側のアミノ酸配列が共通でC末端側が異なる分子量約6万5千の低分子キニノゲン（LK）と12万の高分子キニノゲン（HK）が作られ，両分子のN末端側とC末端側はジスルフィド結合で架橋される．N末端側の共通部にはシステインプロテアーゼインヒビター領域（D2, D3）やキニン領域があり，HKのC末端側には細胞接着関連領域（D5）と凝固因子結合領域（D6）が存在する．XII因子やプレカリクレインと同様に主に肝臓で生合成されているが，腎皮質および髄質集合管でもかなりの量が産生されている．正常血漿濃度はLKが110～160μg/ml，HKが60～90μg/ml である．

4）組織カリクレイン

腎臓，膵臓，心臓，唾液腺，汗腺，鼻粘膜，気管支などに存在し，代表的な腎カリクレインは，90％以上が皮質，とくに緻密斑と集合管の間の接合尿細管に局在し，尿細管腔と間質に分泌されて，キニノゲンからカリジンを遊離する．その遺伝子KLK1は19番染色体に存在するが，最近19p13.3～4の300kbの範囲にKLK1と類似した遺伝子群が発見され，KLK1からKLK15までのカリクレイン遺伝子ファミリーと呼ばれている[2]．これらの遺伝子群は5個のエクソンと4個のイントロンからなり，エクソン2, 3, 5に各々存在するHis, Asp, Serによって触媒活性中心を形成する．KLK2は血漿カリクレインや腎カリクレインより500倍弱いが，HKからのBK遊離作用，またウロキナーゼ型プラスミノーゲンアクチベータ活性化作用が知られている．他のメンバーは生理作用の不明なものが多いが，前立腺癌マーカーの前立腺癌特異抗原（prostate specific antigen；PSA）であるKLK3のように腫瘍との関連性が示唆されている．KLK2とKLK4も前立腺癌との関連が示唆され，乳癌ではKLK5とKLK6，卵巣癌ではKL5, KLK6, KLK7, KLK8, KLK10, KLK11, KLK14の発現が報告されている．KLK10は腫瘍抑制因子としての作用が示唆されている．

b．受容体[3]

キニン受容体には，ヒトでB_1とB_2の2種類があり，ともにロドプシンタイプの7回膜貫通型受容体で細胞質内のC末端領域にはリン酸化部位を持ちGタンパクGαq, Gαiと共役して，ホスホリパーゼCβ，プロテインキナーゼC，MAPキナーゼ系，ホスホリパーゼA2を活性化する．遺伝子はともに14番染色体（14q32）にあり，3つのエクソンからなる．

1）B_1受容体

353個のアミノ酸からなり，カルボキシペプチダーゼによってC末端のArgが切り離されたdesArg9-BKと結合する．B_2受容体とのアミノ酸配列相同性は約36％である．正常組織での発現は低く，組織損傷や感染などの炎症刺激により発現が誘導される．エンドトキシン（LPS）やインターロイキン1βに誘導作用が認められ，その機序についてAP-1やNF-κBの関与が示されている．B_1受容体刺激はリン酸化を起こさないため，受容体はインターナリゼーションを受けず，したがって持続的なホスホ

イノシトール代謝回転亢進が引き起こされて，細胞外からのCa流入誘導が持続する．

2) B_2受容体

364個のアミノ酸からなり，BKとカリジンに反応する．腎臓に最も多く存在するが，正常血管壁，子宮，肺，脳，心臓にも発現している．B_2受容体刺激はイノシトール-3-リン酸依存性の小胞体Ca動員を起こすが一過性である．これはC末端側のリン酸化に続いてB_2受容体のカベオラへの移動が起こり，アゴニストから隔離されてしまうことと関連している．

c. キニン分解酵素

キニナーゼと呼ばれ，キニナーゼⅠには血液中に存在するカルボキシペプチダーゼNと組織中に存在するカルボキシダーゼMがあり，BKのC末端のArg9を切り離す．キニナーゼⅡはアンギオテンシン変換酵素（angiotensin-I-converting enzyme；ACE）であり肺血管や腎臓近位尿細管に大量に存在し，BKのC末端からPhe8-Arg9の2つのアミノ酸を切り離す．中性エンドペプチダーゼは神経上皮細胞や腎臓近位尿細管刷子縁に多く存在し，Pro7のC末端側を切断する．アミノペプチダーゼはN末端のアミノ酸を切り離す．他に，キニン分解酵素としてpostproline cleaving enzymeやカテプシンAが報告されている．キニナーゼにより血液中でのキニン半減期は約17秒ときわめて短く，肺通過後は大部分が失活し，さらに腎臓でほとんどが分解される．

d. 生理機能

1) 血圧調節

ヒト組織カリクレイン遺伝子を過剰発現するトランスジェニックマウスの血圧は対照マウスに比較して低値を示し，ヒトB_2受容体を過剰発現させたトランスジェニックマウスでも血圧の低値がみられる．B_2受容体ノックアウトマウスでは正常食塩摂取下では高血圧を発症しないが，高食塩摂取下では発症し，腎血流量20％低下，腎血管抵抗の倍加が報告されている．ヒトキニン受容体には遺伝子多型があり，ある種の型には高血圧症との有意な関連がみられる．高血圧自然発症ラット（SHR）やDahl食塩感受性ラットにヒト組織カリクレイン遺伝子を導入すると，降圧効果が認められる．Dahl食塩感受性ラットでは尿量，尿中ナトリウム排泄量，キニン，cGMPの増加がみられ，腎糸球体硬化，尿細管拡張に対する抑制効果も認められた．B_1受容体の関与も報告されている．カリクレイン・キニン系はNO，プロスタサイクリン等の産生による血管拡張作用や水・ナトリウム排泄増加による利尿作用などの作用で，高食塩摂取高血圧発症に対して予防的に働いていることが示唆される．

2) 心臓血管系の維持

B_2受容体ノックアウトマウスの左室重量や左室容量は出生時には対照マウスのものと差はなかったものの，1年後には左室は肥大し拡張終期圧の上昇と線維化を伴う42％の容量増加がみられた．心筋の虚血に対するプレコンディショニング効果は，B_2受容体ノックアウトマウスやキニノゲン欠損ラットではみられずB_2受容体拮抗剤HOE140により抑制される．これらの結果から，心臓の機能や構造の維持，虚血に対する心臓保護においてカリクレイン・キニン系の役割が示唆される．また，強力な血管透過性亢進と血管拡張作用だけでなく，B_2受容体は血管平滑筋増殖抑制に働き，B_1受容体は血管新生に関わっていると考えられる．

3) 発痛作用

キニン受容体は神経系にも発現がみられ，キニンによる刺激は痛みとして伝達される．動物を使った発痛実験の結果から，B_2受容体は初期の痛みに，B_1受容体は病変を誘導してから数日後の後期の痛みに最も関わっていると推定される．B_2受容体刺激による炎症性痛みの伝達には，バニロイド受容体の介在やアラキドン

酸の 12-リポキシゲナーゼ産生物の関与が想定されている．モルモット小腸神経叢の神経節細胞のほとんどに B_2 受容体が発現しており，同時に発現しているニューロペプチド Y とサブスタンス P は BK による粘膜下神経への興奮刺激を伝達する．

e．病態との関連
1）炎症・アレルギー

血管透過性亢進作用によるキニンの炎症性浸出液産生や浮腫形成への関与がラットのカラゲニン胸膜炎実験等において示されており，キニンが炎症メディエーターとして働いていることが推定される．BK を鼻粘膜に添加すると鼻汁の産生が高まり，上気道感染やアレルギー性鼻分泌液にキニン産生がみられることから，鼻炎への関わりが示唆されている．鼻汁中の酵素が低分子キニノゲンからカリジンを産生したことから，キニン産生に働く酵素は組織カリクレインと報告されている．筆者らは，別の可能性としてアレルギー反応によって肥満細胞から放出されるトリプターゼがヒトプレカリクレインを活性化してカリクレインを産生することを示し，さらに，低分子キニノゲン優位でキニノゲンから直接キニンを遊離することも明らかにした[4]．また，キニンの吸入は気道収縮による気道抵抗増加を起こして喘息発作様呼吸困難を引き起こす．喘息患者の気道では BK への感受性が高まっていることや，持続的喘息患者に対して B_2 受容体拮抗剤が有効であったこと，ヒツジのアレルゲン誘導遅発性気道反応では BK 拮抗剤 NPC567 が有効であったことなどから，キニンは喘息にも関係していると考えられる．

2）敗血性ショック

敗血症は医療の発達した今日でも死亡率が高いが，敗血症患者血中では活性化による消費の結果として血漿カリクレイン・キニン系因子の低下が報告されている．活性化で産生されたキニンの血管透過性亢進作用による血漿漏出とこれによる循環血流量減少，血管拡張作用による血圧低下はショックに直結する．敗血症でのカリクレイン・キニン系活性化機序として，細菌膜表面の陰性荷電物質（グラム陰性菌ではリポ多糖類やリピッド A，グラム陽性菌ではテイコ酸やリポテイコ酸）上で XII 因子が自己活性化[1]することによって開始されるカリクレイン，引き続く BK 産生が提唱されている．筆者らは種々の細菌が放出するプロテアーゼが血漿プレカリクレインを活性化，あるいはキニノゲンから直接キニンを遊離することを示した[5]．興味深いことに黄色ブドウ球菌が放出する 2 種類のプロテアーゼは共同してヒトキニノゲンから leucyl-methionyl-lysyl-BK を産生した[6]．B_2 受容体依存性で BK に匹敵する血管透過性亢進活性と血圧降下作用を発揮する新奇なキニンの産生[6]は，好中球エラスターゼによる E-キニン産生[5]とともに病態での細菌や白血球などのプロテアーゼによる新たなキニンの産生を提示する．臨床的な証拠の蓄積が必要であるが，細菌プロテアーゼのカリクレイン・キニン系活性化による敗血性ショック誘導はプロテアーゼ特異的な阻害剤やキニン受容体拮抗剤が治療薬として有用であることを示唆しており，敗血性ショックの新たな治療法として期待される．

おわりに

レニン・アンギオテンシン系との関わりに加えて，カリクレイン・キニン系は糖代謝，臓器保護，癌との関連も示されている．本系を対象とした受容体拮抗剤や遺伝子治療法などの医療への応用も試行されており，今後の研究の進展が望まれる． ［今村隆寿］

■文献

1) Joseph K, Kaplan AP : Formation of bradykinin: A major contributor to the innate inflammatory response. Adv Immunol 86 : 159-208, 2005.
2) Yousef GM, Chang A, Scorilas A, Diamandis

EP : Genomic organization of the human kallikrein gene family on chromosome 19q13.3-q13.4. Biochem Biophys Res Commun 276 : 125-133, 2000.
3) Leeb-Lundberg LMF, Marceau F, Müler-Ester W, et al : International union of pharmacology. XLV. Classification of the kinin receptor family: from molecular mechanisms to pathological consequences. Pharmacol Rev 57 : 27-76, 2005.
4) Imamura T, Dubin A, Moore W, et al : Induction of vascular permeability enhancement by human tryptase : Dependence on activation of prekallikrein and direct release of bradykinin from kininogens. Lab Invest 74 : 861-870, 1996.
5) Imamura T, Potempa J, Travis J : Activation of the kallikrein-kinin system and release of new kinins through alternative cleavage of kininogens by microbial and human cell proteinases. Biol Chem 385 : 989-996, 2004.
6) Imamura T, Tanase S, Szmyd G, et al : Induction of vascular Leakage through release of bradykinin and a novel kinin by cysteine proteinases from Staphylococcus aureus. J Exp Med 201 : 1669-1676, 2005.

43. 神経ペプチド

生理活性ペプチドの1つであり，おもに神経組織に内在し，神経刺激伝達に関与するペプチドの総称である．神経ペプチド（neuropeptide）には，下垂体前葉ホルモン放出/抑制ホルモン，脳と消化管に共通して含まれるペプチド（脳腸ペプチド），鎮痛作用を有する内因性オピオイドペプチドなどがある．また，気道に存在する神経ペプチドとして，VIP（vasoactive intestinal peptide），知覚神経無髄線維（C-fiber）の末端に存在するSP（substance P），NKA（neurokinin A），CGRP（calcitonin gene-related peptide：カルシトニン遺伝子関連ペプチド）などが知られている．SP，NKAは，タキキニン（タヒキニン）と呼ばれている．新しく発見された神経ペプチドに，レプチン（leptin）やグレリン（ghrelin）がある．前者は体内の脂肪組織で産生され血中に放出され，食物摂取を抑制するペプチドであり，そのレセプターは視床下部弓状核，室傍核などにあり，一部 neuropeptide Y と共存し，食物摂取の調節機能を共有している．グレリンは下垂体から成長ホルモンを放出させるペプチドとして見いだされたが，胃基底部の粘膜上皮細胞に存在する．神経ペプチドが役割を持つ炎症反応に，神経原性炎症が古くから知られている．また疼痛反応にも神経ペプチドが重要な役割を持つ．さらに後述するように，組織の修復や血管新生に役割を持つことが最近明らかにされ[1-3]，再生医学の視点からも重要性が判明しつつある．

a. 神経原性炎症（neurogenic inflammation）

一次求心性知覚神経の刺激により惹起される炎症反応であり，支配領域に血管透過性亢進，血管拡張，肥満細胞脱顆粒や白血球浸潤が起こる．これらの反応は運動神経の刺激では起こらず，神経ペプチドの関与が知られている．

神経ペプチドの枯渇を引き起こすカプサイシンの前処置やタキキニン拮抗薬で，神経原性炎症は抑制される．SPやCGRPは肥満細胞の脱顆粒を引き起こすことが知られている．肥満細胞脱顆粒がヒスタミンなどのメディエーターを放出すると同時に，IL-4，IL-5などのサイトカインを産生する．たとえば，IL-5は，好酸球を走化（遊走浸潤）させ，同好酸球から細胞障害作用のある，MBP（major basic protein：主要塩基性タンパク），ECP（eosinophilic cationic protein：好酸球陽イオンタンパク），EPO（eosinophilic peroxidase）を放出させる．これらの物質は，組織障害作用があるため，分布している知覚神経のC線維末端が露出し，刺激を受けやすくなり，気道などでは過敏性が高まる原因になるといわれる．また，ヒスタミンにより，知覚神経のC線維が刺激されると，刺激は神経系により上行性に中枢に伝達されると同時に，軸索反射により逆行性に末梢に伝達され，C線維末端より，SP，NKAが放出される．その結果，炎症反応が亢進（増悪）する．内因性のブラジキニン，外因性のカプサイシンなども，C線維末端からタキキニンを放出させ，神経原性炎症を増強させる．

b. 痛み伝達と神経ペプチド

急性炎症の症状で最も患者QOLに関与するのが疼痛である．痛みは，組織に障害を起こすような刺激（侵害刺激）を一次知覚神経の痛覚受容器が受容し，一次知覚神経によって脊髄後

角で二次神経に伝達された後，上位中枢である大脳皮質へと伝達されて認識される．

痛覚受容器には，鋭い痛み（一次痛）と鈍い痛み（二次痛）に対応する2種類の受容器があり，前者は脊髄小径線維（Aδ fiber）により，後者はC-fiberにより中枢に伝えられる．とくに，二次痛に関与するポリモーダル受容器の働きには，炎症性メディエーターの関与が大きい．この受容器は，機械的な刺激だけでなく，熱刺激にも化学的刺激にも反応する未分化な受容器である．これらの無髄神経の一部は，SPやCGRPなどを含み，これらのペプチドは末梢組織において放出されて血管や種々の細胞に作用する．刺激を受け取るだけでなく，ペプチドを介してさまざまな効果を示すことから，noceffectorと呼ばれることもある．ポリモーダル受容器はさまざまな化学物質に反応することから，多種多様なリセプターを発現することも明らかにされた．脊髄後角での終末様式が調べられ，体性求心性のC-fiberと内臓求心性のC-fiberでは後角における終末様式が異なること，末梢受容器の違いによるC-fiberの脊髄後角での終末像の違いなどが判明している．内因性オピオイドペプチドが相次いで発見され，内因性痛抑制系においてセロトニンやノルアドレナリンとともに重要な役割を果たしていることが明らかにされた．一次知覚終末からのSPの放出を後角においてオピオイドペプチドが抑制することが示され，脊髄において痛み情報を中枢神経に伝達する神経ペプチドの役割が明らかにされた．

c. 組織の恒常性維持における神経ペプチドの役割

組織の再生や修復，恒常性維持における神経系，とくに知覚神経の持つ役割については，研究者の注意が十分払われてきたわけではない．しかし，最近になり，上述したような神経原性炎症に加えて，組織の恒常性維持や腫瘍血管新生における神経ペプチドの役割が明らかにされつつある．病態治療の標的として意義が注目される．

胃粘膜は多くの内因性および外因性障害惹起因子にさらされながら恒常性を維持している．粘液の産生や胃粘膜血流の維持が重要である．消化管は神経細胞に富み，全消化管に含まれる神経細胞の数は中枢神経のそれに匹敵するといわれ，しばしばsecond brainとも呼ばれる．消化管にはSP，CGRPが含まれるが，後者の含有量が圧倒的に多い．CGRPは胃粘膜の障害刺激に応じ遊離し，微小循環レベルの恒常性維持に重要な役割を発揮している．内因性のprostaglandinは疼痛受容器をsensitizeする活性があることが知られ，アスピリン様薬物の鎮痛作用はそれで説明されるが，胃での障害抑制作用を示すCGRPの遊離も内因性のprostaglandinで増強する[4,5]．アスピリン様薬物の胃での有害事象の発現も，一部はそれで説明できるかもしれない．

d. 神経ペプチドによる血管新生の増強作用

神経系と血管の構築は相互作用があることが知られている．神経のガイダンスに関与するneuropilinがVEGF（vascular endothelial growth factor）の受容体であることが判明し，また軸索の走行を決定するリガンドと受容体のいくつかのものが血管新生を増強することが見いだされた．皮膚においては知覚神経が血管の分枝を決定するともいわれている．SPに血管新生を増強する作用があることは古くから報告があったが，その機序を含め詳細は不明であった．一方，最近，CGRPに血管新生増強作用があることが報告された[1,2]．HUVECとfibroblastの共培養系にCGRPを添加すると，管腔構造の形成が増強した．皮膚や胃粘膜に創傷や潰瘍を作成すると，その修復と血管新生が内因性のCGRPで増強していることが，CGRPを

欠損する遺伝子改変マウスで明らかにされた．

　がん性疼痛は緩和医療では，重要な研究対象である．がんの増殖に伴い液性因子や機械的な刺激により一次求心性神経が刺激され痛みが惹起されるが，その際に軸索反射により末梢から生成あるいは放出される物質により腫瘍に供給される血流が増大するといわれてきた．しかし，腫瘍周囲に新生する新生血管は，当初は成熟度が低く，周細胞や平滑筋が十分に備わっていないことはよく知られる．最近，刺激を受けた神経から遊離したCGRPが腫瘍血管新生を増強することが報告された[3]．単なる血流増加にとどまらない，腫瘍増強作用がCGRPで起きていることが明らかにされた．がん性疼痛時の神経ブロックはこのCGRPの血管新生増強作用も抑制していることが推定される．

[馬嶋正隆]

■文献

1) Toda M, et al：Roles of calcitonin gene-related peptide in facilitation of wound healing and angiogenesis. Biomed Pharmacother 62(6)：352-359, 2008.
2) Ohno T, et al：Roles of calcitonin gene-related peptide in maintenance of gastric mucosal integrity and in enhancement of ulcer healing and angiogenesis. Gastroenterology 134(1)：215-225, 2008.
3) Toda M, et al：Neuronal system-dependent facilitation of tumor angiogenesis and tumor growth by calcitonin gene-related peptide. Proc Natl Acad Sci USA 105(36)：13550-13555, 2008.
4) Arai K, et al：Endogenous prostaglandin I2 regulates the neural emergency system through release of calcitonin gene related peptide. Gut 52(9)：1242-1249, 2003.
5) Boku K, et al：Adaptive cytoprotection mediated by prostaglandin I2 is attributable to sensitization of CRGP-containing sensory nerves. Gastroenterology 120(1)：134-143, 2001.

44. リポキシン

　LXと略す．3個の水酸基と共役テトラエン構造を持つエイコサノイドの一種で，LXA$_4$とLXB$_4$がある．その生合成は図1に示すように，白血球，血小板，血管内皮細胞，気道上皮細胞のリポキシゲナーゼが連鎖的に作用して，アラキドン酸から合成される[1]．

a. リポキシンの生合成

　リポキシンの生合成には主に2つの経路がある．1つは，好中球と血小板との相互作用を介するもので，好中球の5-リポキシゲナーゼ（LOX）によってアラキドン酸がロイコトリエン（LT）A$_4$になり，これが好中球から血小板に取り込まれて12-LOXによってLXA$_4$とLXB$_4$が生成する経路である．この反応は血小板単独では起こらず，炎症部位などで好中球に接着した際にはじめて起こる反応である．2つめは，15-LOXを介する経路で，気道上皮細胞，単球

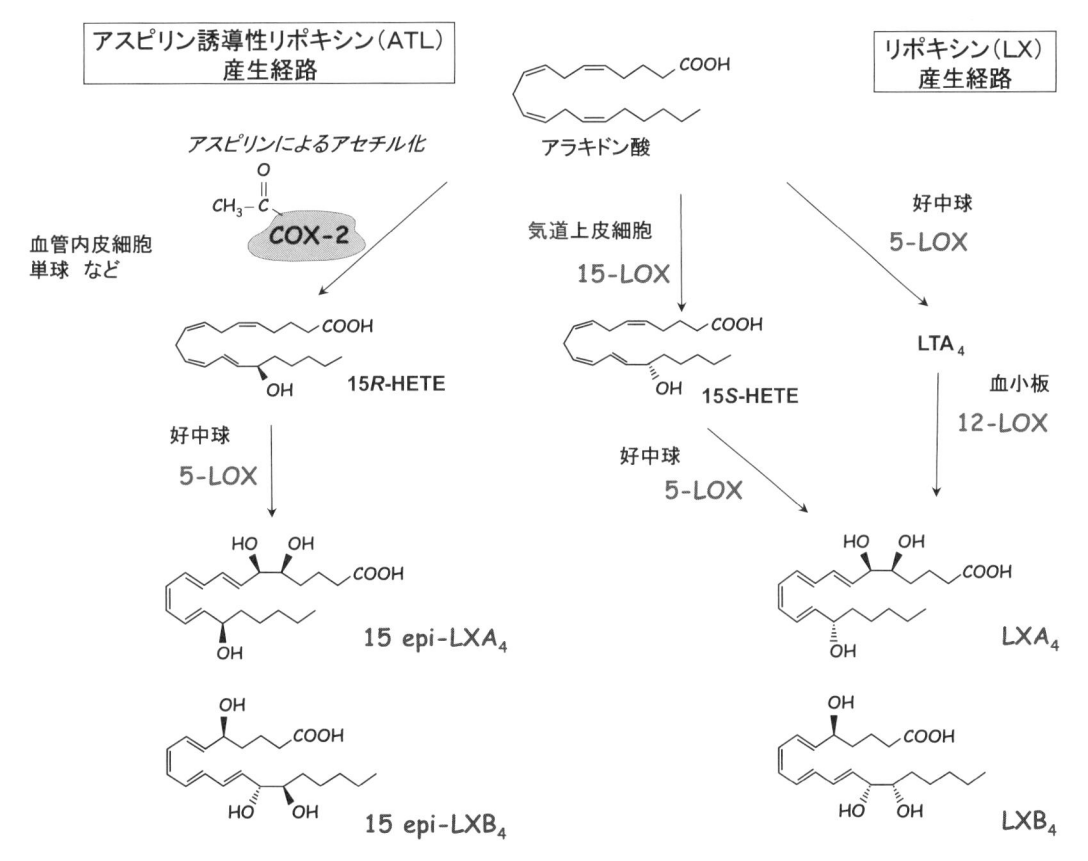

図1　リポキシンの産生経路
リポキシンは炎症局所で好中球と血小板または気道上皮細胞などが相互作用する際に，2種類のリポキシゲナーゼが連鎖的に作用し，細胞間生合成によって産生される．また，アスピリンが作用したCOX-2を介するリポキシンの合成系も存在する．

系細胞，好酸球などが IL-4 や IL-13 などのサイトカインに曝されると誘導される経路である．15-LOX によってアラキドン酸は 15S-HETE になり，これが好中球に取り込まれて 5-LOX によって LXA_4 になる．

b．アスピリン誘導型リポキシンの生合成

アスピリンの作用点は，シクロオキシゲナーゼ（COX）活性の阻害によるプロスタグランジンやトロンボキサン生合成の遮断であると考えられている．アスピリンはヒト COX-1 の 529 番目のセリン残基（Ser529）および COX-2 の Ser516 をそれぞれアセチル化することで酵素活性を阻害するが，基質結合ポケットの大きい COX-2 はそのすべての活性を失うわけでなく，アセチル化された COX-2 はアラキドン酸から $15R$-HETE をつくるようになる．$15R$-HETE はさらに好中球の 5-LOX によって 15-epi-LXA_4（aspirin triggered LX：ATL）になる．このようなアスピリンによる脂質メディエーターのクラススイッチは，アスピリンの抗炎症作用の少なくとも一部に寄与していると考えられている．最近，健常者 140 人を対象にした randomized trial が行われ，低用量アスピリン（81mg/day）を 8 週間服用した群では，血中のトロンボキサンの低下，および ATL の有意な上昇が確認された．

c．リポキシンの抗炎症作用

LXA_4 と ATL は抗炎症作用を有している．具体的には，好中球の遊走や活性酸素放出を抑制し，fMLP や LTB_4 によるインテグリン活性化を抑制する．一方で単球・マクロファージに対しては接着や遊走を促進し，ファゴサイトーシスを活性化する．また，各種細胞から TNFα をはじめとする炎症性サイトカインの産生抑制，血管内皮細胞の一酸化窒素（NO）産生の促進，ヘムオキシゲナーゼ（HO-1）の誘導，樹状細胞の suppressor of cytokine signaling（SOCS）-2 の誘導，角膜上皮の再生促進など，さまざまな活性が報告されている．なお，LXA_4 の安定化アナログとして（15-epi-16-（para-fluoro）-phenoxy-LXA_4：ATLa）が開発され，動物への投与実験にはこの化合物が用いられることが多い．

d．リポキシン受容体

ヒト好中球には LXA_4 の特異的結合部位が存在し，ALX/FPRL1 と呼ばれる G タンパク質共役型受容体がその実体であると考えられている[2]．結合定数 Kd=1.7nM であり，LXB_4，LTB_4，LTD_4，PGE_2 などは認識されない特異的受容体である．ちなみに上記の LXA_4 アナログ（ATLa）は同受容体に結合する．好中球をはじめ，単球，樹状細胞，T 細胞，上皮細胞，線維芽細胞などに発現している．白血球選択的プロモーターを用いたヒト ALX トランスジェニックマウスでは，腹膜炎および喘息モデルで好中球，好酸球の組織への浸潤が大幅に抑制され，白血球に発現する ALX が抗炎症性の受容体であることが示された．また ALX は糖質コルチコイドで誘導される抗炎症性ペプチド annexin 1 の受容体としても機能し，好中球の浸潤抑制に関わっている．その他，血管系の受容体としてロイコトリエン D_4 受容体（CysLT1），核内受容体としてアリールハイドロカーボン受容体（AhR）の関与が報告されている．

e．内在性の炎症収束因子としてのリポキシン

LXA_4 はマクロファージがアポトーシスした好中球を取り込む際に TGF-β や PGE_2 とともに放出され，浮腫の抑制，好中球遊走の抑制，炎症性サイトカインの抑制，ファゴサイトーシスの促進，などの活性を有している．また，炎症局所で生じた PGE_2 は 15-LOX を誘導し，二次的に LXA_4 の産生を誘導する．このように，炎症の収束期においてリポキシンは時間的かつ

空間的に制御されて生成し，いったん生じた炎症反応が適切に収束するよう機能していると考えられている．

f． 感染症とリポキシン

細菌や原虫などの微生物が感染すると宿主側の自然免疫系が起動し，IL-12 や IFN-γ などのサイトカインの誘導を介して抵抗性が成立する．一方，産生されるサイトカインの量が適度でなければ，組織での過剰な炎症から宿主が死に至ることがある．したがって宿主側の免疫応答をある一定の範囲内に保つことが微生物と宿主との共生関係において重要であり，そこにLXA$_4$が関与する例が報告されている[3]．*Toxoplasma gondii* は宿主の細胞内に侵入し，急性期の後に静的な慢性感染状態になることが知られている．その際に，脾臓などの組織においてLXA$_4$の合成が大幅に亢進し，抗原提示細胞からのIL-12産生を抑制することで静的な共生関係が維持されている．ここで興味深いのは，LXA$_4$の合成に関わる2種類のリポキシゲナーゼのうち，5-LOX 活性は宿主側，15-LOX に相当する活性は微生物側に存在し，感染が成立してはじめて LXA$_4$の生合成が起こることである．実際に 5-LOX 欠損マウスでは，*Toxoplasma gondii* に感染しても LXA$_4$の合成が起こらず，その結果過剰な炎症反応から宿主は死に至るが，15-LOX 欠損マウスではそのようなことは起こらない．このように，リポキシンは種間の代謝的相互作用によって生成し，微生物と宿主が共生関係を維持する上で重要な役割を果たしている．

〔有田　誠〕

■文献

1) Serhan CN : Lipoxins and aspirin-triggered 15-epi-lipoxins are the first lipid mediators of endogenous anti-inflammation and resolution. Prostaglandins Leukot Essent Fatty Acids 73 : 141-162, 2005.
2) Chiang N, Serhan CN, et al : The lipoxin receptor ALX: potent ligand-specific and stereoselective actions in vivo. Pharmacol Rev 58 : 463-487, 2006.
3) Aliberti J, Serhan CN, et al : Parasite-induced lipoxin A4 is an endogenous regulator of IL-12 production and immunopathology in Toxoplasma gondii infection. J Exp Med 196 : 1253-1262, 2002.

45. セマフォリン

a. セマフォリンの研究背景

セマフォリン分子群は1990年代に発生過程における神経軸索の方向性を決定する神経ガイダンス因子として同定された分子群であるが,現在その機能は神経系にとどまらず器官形成,免疫調節,血管新生,癌の進展,骨代謝制御への関与など,多岐にわたることが明らかとなっている.とくに免疫系におけるセマフォリン分子の重要性は広く認識されるところとなり,免疫系において機能するセマフォリン分子は「免疫セマフォリン分子」の名称でも呼ばれている(図1).

セマフォリン分子は,細胞外にセマドメインと呼ばれるファミリー間で保存された領域を有することを構造上の最大の特徴にしている.現在までに30種類近くのセマフォリン分子が同定されており,セマドメインに続くC末端の構造の違いから8つのサブファミリーに分類されている.一方,セマフォリンの生物活性を担う受容体については,神経系ではこれまでにneuropilin(NP)やPlexinファミリーに属する分子が報告されている.また免疫系ではNPやPlexinに加えて,CD72,Tim-2といった分子や,インテグリンに直接結合するセマフォリン(Sema7A)も報告され,セマフォリンの有する多彩な機能を反映してか,複雑なリガン

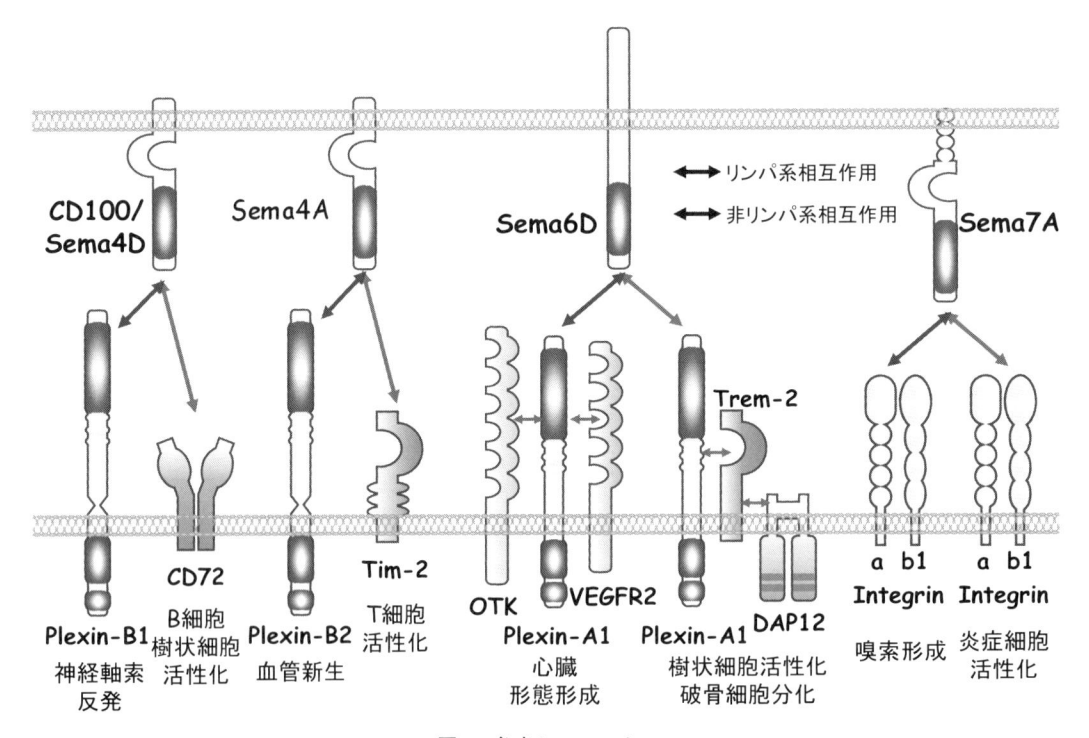

図1 免疫セマフォリン

Sema4D/CD100は免疫応答および免疫ホメオスターシスの維持に関与.Sema4Aは免疫系の司令塔役のヘルパーT細胞の分化制御に重要.Sema6Dは受容体Plexin-A1を介して樹状細胞の機能,骨のホメオスターシスにも関与.Sema7Aはインテグリンを介して炎症反応に寄与している.

b. 免疫系での機能が明らかになっている代表的な免疫セマフォリン分子

1) Sema4A

Sema4Aは2002年に樹状細胞のcDNAライブラリーからクローニングされた[1]．Sema4Aは免疫系では主として樹状細胞に高発現している．休止期のT細胞にはSema4Aの発現は認められないが，Th1型のヘルパーT細胞に分化するとTh1細胞特異的にT細胞にもSema4Aの発現は誘導される．リコンビナント可溶性Sema4Aタンパクが抗CD3抗体で誘導されるT細胞の増殖やIL-2産生を増強すること，リコンビナントSema4Aタンパク投与により抗原特異的T細胞のプライミングが増強することから，T細胞活性化におけるSema4Aの機能が示されている．Sema4A欠損マウスを用いた免疫学的解析では，*Propionibacterium acnes*（尋常性痤瘡の原因菌）により誘導されるTh1反応がSema4A欠損マウスで減弱する一方，*Nippostrongylus brasiliensis*（糞線虫）感染により誘導されるTh2反応はむしろ亢進するとの知見より，Sema4AのTh1/Th2制御への関与も明らかになっている[2]．

2) CD100/Sema4D

CD100/Sema4Dはセマフォリンファミリーの中で免疫系において生理的に発現することが初めて報告されたセマフォリンである[3]．CD100/Sema4DはT細胞に高発現する一方，休止期のB細胞や樹状細胞では発現は弱いが，これらの細胞も活性化されるとCD100/Sema4Dの発現が上昇する．CD100/Sema4Dは膜型のセマフォリン分子であるが，リンパ球の活性化に依存して細胞表面でsheddingを受け，可溶型としても存在する．可溶型Sema4Dは通常の血清中には検出されないが，T細胞依存性抗原を免疫されたマウスや自己免疫疾患を自然発症するMRL/lprマウスの血清中で検出され，その値は抗原特異的抗体価や自己抗体価の上昇と相関していることから，生理的な免疫反応や自己免疫疾患の進行に関与している可能性も示唆されている．CD100/Sema4D欠損マウスの免疫学的解析では，CD100/Sema4D欠損下ではT細胞依存性抗原に対する抗体産生および抗原特異的T細胞プライミングが顕著に低下することが示されている．また当初は免疫不全を呈するCD100/Sema4D欠損マウスであるが，加齢により自己抗体価の上昇を含む自己免疫疾患が発症することから，CD100/Sema4Dが免疫応答および免疫系のホメオスターシスの維持に重要であることが明らかとなっている．

3) Sema6D

Sema6Dは心臓のcDNAライブラリーからクローニングされた分子であるが，ニワトリの初期胚の系で受容体Plexin-A1に直接結合することが明らかになっている．Sema6Dの受容体であるPlexin-A1は約2000アミノ酸からなる膜タンパクであり，3型セマフォリンSema3AがNP-1と結合する際の信号伝達を担う受容体複合体構成分子としても知られている．免疫系ではPlexin-A1が樹状細胞に高発現していることが報告されている．Plexin-A1欠損下で，抗原特異的T細胞活性化能の低下を認めるとともに，Plexin-A1欠損マウスはヒトの多発性硬化症モデルであるEAEモデルに抵抗性であることから，Sema6D-Plexin-A1相互作用が病理的な免疫反応にも関与していることが明らかになっている[4]．またPlexin-A1欠損マウスでは破骨細胞異常に起因する骨代謝異常である大理石骨病を発症する．

Plexin-A1のシグナル伝達については，ニワトリの心臓形成期にPlexin-A1はVEGFR2やOff-trackと心臓の部位特異的に会合してSema6Dの活性を担うことが報告されている．一方，免疫系および骨においてはPlexin-A1

4) Sema7A

Sema7Aはヒトの血球上のJohn-Milton-Hagen抗原として知られていたGPIアンカー型タンパクであるが，データベースを用いた解析からもウイルスセマフォリンの宿主ホモログであることが明らかにされている．Sema7Aは細胞外領域にインテグリン結合モチーフであるRGDモチーフを有するが，神経系での解析でインテグリンに直接結合し嗅神経の伸長に関与することが証明されている．

Sema7Aが免疫系にも高発現しているが，活性化T細胞上に発現するSema7Aが，$\alpha 1\beta 1$インテグリンを介して単球・マクロファージからの炎症性サイトカイン産生を誘導することが示されている．Sema7A欠損マウスを用いた免疫学的解析では，Sema7A欠損下では接触性過敏反応や実験的自己免疫性脳脊髄炎の発症抵抗性を示すことが明らかにされている．さらに皮膚の接触性過敏反応におけるSema7Aの関与の詳細な検討により，Sema7Aは局所での炎症反応の誘導に関与していることが明らかになっている[5]．

c. まとめ

以上，セマフォリン分子の免疫系での役割を最近の報告を中心に概説したが，現在なされている免疫系におけるセマフォリンの機能解析は主として副刺激分子としての機能に焦点が当てられている．しかしながら，セマフォリン分子は神経軸索のガイダンス因子として同定されてきた分子群であり，神経細胞の細胞骨格の再編成に深く関与している．神経軸索の伸長・退縮および細胞の移動という2つの現象は，細胞骨格や細胞接着の変化によってもたらされるという点において共通していることから，セマフォリン分子が免疫系においても免疫細胞移動に関与している可能性があり，今後免疫細胞の接着・遊走という切り口での新たな展開も期待される．

［熊ノ郷　淳］

■文献

1) Kumanogoh A, et al：Class IV semaphorin Sema4A enhances T cell activation and interacts with Tim-2. Nature 419：629-633, 2002.
2) Kumanogoh A, et al：Nonredundant roles of Sema4A in the immune system: Defective T cell priming and Th1/Th2 regulation in Sema4A-deficient mice. Immunity 22：305-316, 2005.
3) Kumanogoh A, et al：Identification of CD72 as a lymphocyte receptor for the class IV semaphorin CD100: a novel mechanism for regulating B cell signaling. Immunity 13：621-631, 2000.
4) Takegahara N, et al：Plexin-A1 and its interaction with DAP12 in immune responses and bone homeostasis. Nat Cell Biol 8：615-622, 2006.
5) Suzuki K, et al：Semaphorin 7A initiates T-cell-mediated inflammatory responses through $\alpha 1\beta 1$ integrin. Nature 446：680-685, 2007.

46. Toll様受容体（TLR），Pattern recognition receptor（PRR）

Toll様受容体（Toll-like receptors：TLRs）の発見およびその後の機能解析により，初期の生体防御に関わる自然免疫が，以前から考えられていたような非特異的なものばかりではなく，さまざまな病原微生物においてよく保存された構造（pathogen-associated molecular patterns：PAMPs）を認識する自然免疫受容体（pattern recognition receptors：PRRs）を介して特異的に誘導されることがわかった．TLRsは最も解明の進んだPRRで，細胞表面やエンドソームに局在し第一線で病原微生物の侵入を監視するとともに，PAMPsを認識すると特異的なシグナル伝達経路を介して，生体防御に関わるエフェクターの産生を誘導する．本項ではTLRsによる病原微生物の認識およびシグナル伝達経路について概説する．

a．はじめに

哺乳類の免疫システムは，自然免疫（innate immune system）と獲得免疫（acquired immune system）によって成り立っている．獲得免疫が，B細胞やT細胞を主体とした，より特異的かつ長期的に生体に記憶される免疫であるのに対し，自然免疫は生体内のさまざまな細胞によって担われ，非自己を認識した際早期に誘導される．さらに次に続く獲得免疫を効率的に活性化するために重要な役割を果たしていることも明らかになった．自然免疫には，初期防御として恒常的に備わっている涙液分泌，気道や消化管粘膜の繊毛運動・粘液分泌などの非特異的な生体バリアーだけではなく，病原微生物においてよく保存された構造PAMPsを認識するPRRsがさまざまな部位に存在し（表1），特異的なシグナルを介して誘導される生体防御も含んでいることがわかった．そのPRRsの中

表1 PRRsの局在

体液	細胞膜	細胞内
LBP	細胞表面	NLRs
	TLRs	：NOD1・2, NALP3, IPAF, NAIP5
pentraxin family members	：TLR1, 2, 4, 5, 6	
：SAP, CRP, PTX3	CTLs	RLRs
	：dectin-1	：RIG-I, MDA5, LGP2
CTLs		
：MBL	エンドソーム	その他
	TLRs	PKR
補体	：TLR3, 4, 7, 8, 9	scavenger receptor
：C1q, C3		

LPSは血中に入るとLPS binding protein（LBP）と結合する．またpentraxinファミリーに属するserum amyloid protein（SAP），C reactive protein（CRP），pentraxin 3（PTX3）や，C-type lectin receptors（CTLs）に属するmannose binding lectin（MBL），補体のコンポーネントであるC1q，C3はいずれも補体を活性化する．TLRsについては本文参照．細胞内センサーであるNOD-like receptors（NLRs）のnucleotide-binding oligomerization domain protein（NOD），NACHT leucine-rich repeat and PYD containing 3（NALP3），ICE protease-activating factor（IPAF），neuronal apoptosis inhibitor protein 5（NAIP5）やRIG-like receptors（RLRs）のretinoic acid-inducible gene I（RIG-I），melanoma differentiation-associated gene 5（MDA5），その他dsRNA-activated protein kinase（PKR），scavenger receptorについては他項を参照．

核をなすのが TLRs である．

 Toll はもともとショウジョウバエの感染防御を司る分子として同定され，その後線虫から哺乳類に至る進化の過程で保存されていることがわかり，現在哺乳類では少なくとも 11 種類の TLR が存在することが知られている．その発現は，顆粒球，マクロファージ，樹状細胞（dendritic cell；DC），ナチュラルキラー（natural killer；NK）細胞などの免疫系細胞だけでなく，粘膜上皮や内皮細胞などにも認められる．たとえば，病原微生物の PAMPs が組織内で監視している抗原提示細胞（antigen presenting cell；APC）の TLR によって認識された場合，tumor-necrosis factor（TNF）α，Interleukin-1β（IL-1β），IL-6 などの炎症性サイトカインや Type I interferon（IFN）が分泌され，血流やリンパ流によって全身性の炎症が誘導される．TNFα や IL-1β は局所の血管内皮に作用し血管拡張や血管透過性亢進をもたらし，感染局所へのリンパ球の遊走を手助けする．また IL-1β や IL-6 は肝細胞を活性化し，collectin や pentraxin といった炎症の急性期タンパクの産生を促し，補体の活性化・抗原のオプソニン化を誘導する．Type I IFN はとくにウイルス感染において効果を発揮し，さまざまな抗ウイルスタンパクの産生や宿主細胞のアポトーシスの誘導などによってウイルスの増殖を強力に抑制する．

 以上のように TLRs は巧妙かつ合理的な生体防御を誘導するために非常に重要な役割を果たしていることが近年の自然免疫に関する研究成果から明らかになってきた．ここでは PRRs の代表として TLRs について，その構造・局在・リガンドについて示し，どのようなシグナルを介してエフェクターとなる炎症性サイトカインや Type I IFN が誘導されるかについて概説する．

b．TLRs の構造と局在

 TLRs は I 型の膜貫通型受容体で細胞表面もしくはエンドソームの細胞膜に存在している（表 1，図 1，図 2）．TLRs はいずれも N 末端のロイシンリッチリピート（leucin rich repeat；LRR）モチーフ，それに続く膜貫通領域と C 末端の Toll/IL-1R homology（TIR）ドメインよりなる．各 TLR は，リガンドとしてさまざまな PAMPs を N 末端で認識し，C 末端の TIR ドメインを介して，同じく TIR ドメインを持ったアダプターと相互作用し，下流にシグナルを伝えることにより自然免疫を賦活化する．近年 TLRs の構造解析が急速に進み TLR3，4，TLR1/2 の細胞外ドメインの結晶構造が相次いで明らかになった．いずれもリガンドと接する部分は，20～30 個の疎水性のアミノ酸残基を持った LRR モチーフが 18～25 個一列に並んで馬蹄形の構造をとっていることがわかった．これらの LRR モチーフがリガンドの認識に関わるとともに，TLR1/2 のように 2 量体を形成する場合にも重要な役目を果たしている．

 TLRs のうち TLR3，7，8，9 はエンドソームの細胞膜に局在し，核酸の認識を担当している（表 1）．これらはウイルス感染の際に中心的な役割を果たす自然免疫受容体であるが，とくにこの局在が生体内の至る所に存在している自己の核酸を識別するために重要であることがわかった．つまり，細胞内にありながら外環境と接しているエンドソーム内に位置することによって，自己由来の核酸から隔絶した状況をつくり誤認を避けるメリットをもたらしている．一方その他の TLRs は，外来微生物の PAMPs をいち早く認識するために，細胞表面上に位置し（最近 TLR4 は時間経過によって細胞表面からエンドソーム上へ移行していくことが明らかになったが（本項「e．最近の知見」参照）），第一線で侵入を監視している．

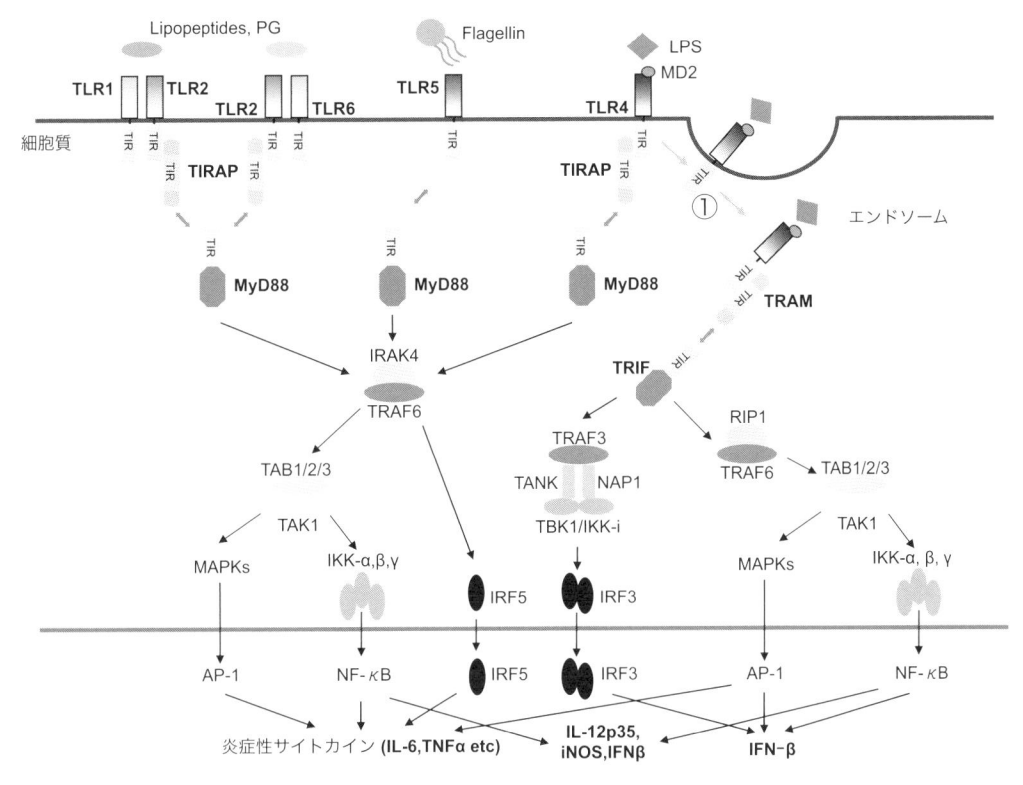

46. Toll 様受容体(TLR), Pattern recognition receptor (PRR)

図1 細胞表面に局在するTLRs

TLR2/1, TLR2/6 はアダプターとして MyD88/TIRAP, TLR5 は MyD88 を活性化する. TLR4 は時間経過に応じてはじめは MyD88/TIRAP を, エンドサイトーシス後は TRIF/TRAM を活性化する. MyD88 の下流では IRAK4 と TRAF6 の複合体が形成され, AP-1・NF-κB・IRF5 の活性化を経て, 炎症性サイトカイン (TNFα, IL-6) や IL-12p35, iNOS が誘導される. 一方 TRIF/TRAM の下流には, RIP-1 と TRAF6 の複合体および, TBK・IKK-i と TRAF3 の複合体が存在する. TRAF6 の下流では AP-1・NF-κB, TRAF3 の下流では IRF3 が活性化され, 炎症性サイトカインや iNOS 以外にも IFNβ の産生が誘導される.

IRAK：IL-1R-associated kinase, TRAF：TNF receptor associated factor, IRF：interferon regulatory factor, RIP-1：receptor-interacting protein 1, TANK：TRAF-family-member-associated NF-κB activator, TBK1：TANK-binding kinase 1, IKK：IkB kinase, TAK1：transforming growth factor-β-activated kinase 1, TAB：TAK1-binding protein, NAP1：NF-κB-activating kinase-associated protein 1, MAPK：mitogen-activated protein kinase.

c. TLRsのリガンド

ここでは TLRs によって認識される PAMPs について病原微生物ごとに分けて示す (表2).

1) 細 菌

細菌は, 外殻として主成分である peptideglycan (PG) 以外に lipoteichoic acid (LTA) などを含む分厚い細胞壁を持つグラム陽性菌と, LPS や porin などを含む細胞膜を持つグラム陰性菌に分けられる. なかでも LPS はエンドトキシンとも呼ばれ, 最も免疫原性が強い細菌壁構成成分である. LPS が血中に入ると, LPS binding protein (LBP) と結合したのち, 貪食細胞の CD14 に結合する. その後, TLR4 の細胞外ドメインと結合した MD-2 まで運ばれ認識される. グラム陽性菌に特徴的な LTA や, いずれの細菌にも認められる PG は TLR2 によって認識される. TLR2 は他の TLRs と異なり, TLR1 もしくは TLR6 と 2 量体を形成して, 細菌壁の微妙な脂質の違いを判別している. LTA が diacyl lipopeptides を含み

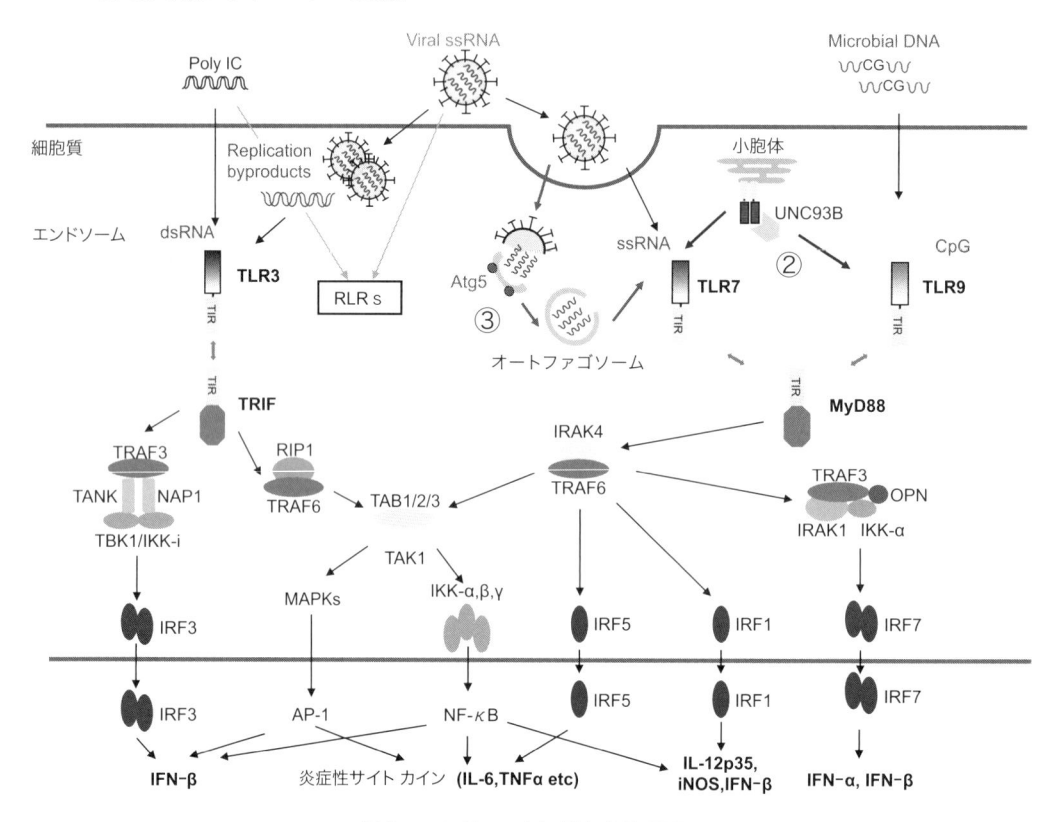

図2 エンドソームに局在するTLRs

TLR3はアダプターとしてTRIF, TLR7, 8, 9はMyD88を活性化する. TRIFの下流は図1と同様にRIP-1とTRAF6, TBK・IKK-iとTRAF3の複合体が存在し, 炎症性サイトカインやIFNβが産生される. 一方MyD88の下流は図1と異なり, IRAK4とTRAF6の複合体が活性化された後, IRF1, 5, 7が活性化されてtype I IFNの産生が誘導される. UNC93B1はTLR7, 9を小胞体からエンドソームへ運搬する働きを持つ. さらにpDCsでは, 細胞質内に直接侵入してきたウイルスが細胞内センサーRLRsによって認識される以外にオートファジー関連タンパクATGを発現したオートファゴソームに取り込まれ, TLR7を発現したエンドソームまで運ばれる.

TLR2/6によって認識される一方, 抗酸菌の細胞壁のtriacyl lipopeptidesはTLR2/1によって認識される.

その他, 鞭毛の主成分であるflagellin, ヒトのDNAには含まれない非メチル化CpGモチーフを多量に保有した細菌のゲノムDNAはそれぞれTLR5, TLR9によって認識される.

2) 真 菌

真菌の構成成分の認識に関与することが知られているTLRsはTLR2, 4, 9で, それぞれがzymosan, mannan, 真菌のゲノムDNAを認識している. これらのレセプターに共通するアダプターMyD88をノックアウトしたマウスでは, Candida albicans, Aspergillus fumigatus, Cryptococcus neoformansなどさまざまな真菌感染に対し脆弱化することが報告されている. さらに真菌のコンポーネントを認識する受容体として近年C-type lectin (CTL) 受容体のdectin-1が報告された. dectin-1は細胞膜表面に局在するII型膜貫通受容体であり, 真菌のβglucanやzymosanを認識し, マクロファージによる貪食を促進させ, TLR2と協調して炎症性サイトカインの産生を促す. 他にもCTL受容体のうちmannose receptorやDC-specific ICAM3-grabbing nonintegrin (SIGN) がCandidaの認識に関与していること

表2 TLRsのリガンド

TLRs	アダプター	種	リガンド 合成・宿主由来	病原微生物由来
TLR1	MyD88/TIRAP	ヒト/マウス	PAM3CSK4	triacyl lipopeptides (B)
TLR2	MyD88/TIRAP	ヒト/マウス	PAM2CSK4, MALP2	diacyl lipopeptides (B)
				PG (B), LTA (B), zymosan (F)
TLR3	TRIF	ヒト/マウス	Poly I:C, siRNA	dsRNA (V)
TLR4	MyD88/TIRAP TRIF/TRAM	ヒト/マウス	HSP60, HSP70, hyaluronan	LPS (B), envelopeprotein* (V)
TLR5	MyD88	ヒト/マウス		flagellin
TLR6	MyD88/TIRAP	ヒト/マウス	MALP2	diacyl lipopeptides (B)
				PG (B), LTA (B), zymosan (F)
TLR7	MyD88	ヒト/マウス	ssRNA, R848	ssRNA
TLR8	MyD88	ヒト/マウス	ssRNA, R848	ssRNA
TLR9	MyD88	ヒト/マウス	CpG-ODN	CpG-ODN (B), hemozoin (P)
TLR10	Unknown	ヒト	Unknown	Unknown
TLR11	MyD88	マウス		profilin-like molecule (P)

MyD88：myeloid differentiation primary response gene 88 (MyD88), TIRAP：TIR domain-containing adaptor protein, TRIF：TIR domain-containing adaptor inducing interferon-β, TRAM：Trif-related adaptor molecule, PAM3CSK4：synthetic triacylated lipopeptide, PAM2CSK4：synthetic diacylated lipopeptide, MALP2：macrophage-activating lipopeptide 2, HSP：heat shock protein, CpG-ODN：oligodeoxyribonucleotides containing CpG motifs, PG：peptidoglycan, LTA：lipoteichoic acid, (B)：細菌, (F)：真菌, (V)：ウイルス, (P)：寄生虫.
*respiratory syncytial (RS) ウイルス, mouse mammary tumor virus (MMTV) の envelope タンパクが TLR4 のリガンドであることが明らかになった.

とが明らかになった．

3）寄生虫

glycosylphosphatidylinositols (GPIs) は細胞膜に表面タンパクを保持するために必要なアンカーとしてすべての有核細胞に認められる．*Trypanosoma*, *Leishmania*, *Toxoplasma*, *Plasmodium* などの寄生虫では哺乳類などの宿主細胞と比べて 10〜100 倍以上の発現を認めることから，宿主の自己非自己の判別に利用されていると考えられる．これら GPIs は TLR2, 4 を介して自然免疫を誘導する．近年 *Toxoplasma gondii* 由来の profilin-like protein がマウスの TLR11 によって認識されることがわかったほか，*Plasmodium* の Schizont 由来の hemozoin が TLR9 のリガンドであることが判明した．

4）ウイルス

ウイルスは一般的に宿主細胞のエンドサイトーシスの経路を用いて細胞内に侵入し増殖後，外に放出され再感染するという増殖のパターンをとる．通常この過程でウイルスは宿主のエンドソームに存在する TLRs の監視に曝される．TLR3, 7, 8, 9 のようにエンドソームに存在する TLRs によってウイルスがいったん認識されると，強力な抗ウイルス作用をもたらす Type I IFN が産生される．とくに TLR7, TLR9 は Type I IFN の産生において中心的な役割を果たす plasmacytoid DCs (pDCs) に高発現しており，それぞれがウイルスの1本鎖 (ss) RNA, CpG-ODN を認識すると pDCs より多量の Type I IFN が放出される．TLR3 は pDCs に限らず幅広くさまざまな細胞で発現されているが，主に conventional DCs (cDCs) に多く認められ，合成の2本鎖 (ds) RNA の Poly I:C や RNA ウイルスの増幅によって生じた dsRNA を認識する．TLR8 の機能および dsDNA を認識するレセプターについては依然明らかになっていない．

ウイルスが直接宿主細胞に感染し，細胞内に達した場合は，宿主細胞の細胞質内に局在する

RLRsがセンサーとして作用する．たとえば，ssRNAはRIG-I・TLR7/8によって，dsRNAはMDA5・TLR3によって認識され，両者が協調して自然免疫反応を誘導している．このような細胞内センサーの詳細については他項にて概説する．

さらにウイルスが宿主細胞に侵入する前に細胞表面のTLRsによってウイルス表面タンパクが認識されることがある．TLR2は麻疹ウイルス，ヘルペスウイルス，C型肝炎ウイルスの，TLR4はrespiratory syncytial（RS）ウイルスやレトロウイルスのエンベロープタンパクを細胞表面で認識し，炎症性サイトカイン産生を誘導する．

d．TLRs下流のシグナル伝達経路

TLRsがそれぞれのリガンドを認識すると，はじめにTLRsのTIRドメインを介して同じくTIRドメインを持つMyD88，TRIF，TIRAP，TRAMがリクルートされてくる．その組み合わせはTLRsの種類によって異なり，TLR3はTRIF，TLR5, 7, 9はMyD88，TLR2/1またはTLR2/6はMyD88/TIRAP，TLR4はMyD88-TIRAPおよびTRIF-TRAMを介してさらに下流へシグナル伝達される（表2，図1，図2）．MyD88およびMyD88-TIRAPはいずれもIRAK4，TRAF6と結合し複合体を形成する．TRAF6はさらにTAK1，TAB1, 2, 3の複合体を活性化する．TAK1は，IKK-α, β, γ の複合体を活性化し，それに引き続くNF-κBの活性化を介して，IL-6やTNFαなどの炎症性サイトカインの産生を誘導する．同時にTAK1は，MAPKを活性化し，それに引き続くAP-1の活性化を介して同様に炎症性サイトカインを誘導する．TRIFおよびTRIF-TRAMはいずれもRIP1，TRAF6と結合し複合体を形成する場合と，TRAF3とTBK1，IKK-iおよびそれぞれのアダプターTANK，NAP1と複合体を形成する場合がある．前者は前述のようにNF-κB，AP-1の活性化に至る．後者はIRF3のリン酸化・2量体形成を経て，IFN-βの産生を促す．TLR2, 4, 5, 7, 9のシグナル伝達では，MyD88，IRAK4，TRAF6の複合体がIRF5を活性化し，炎症性サイトカインの産生を促す．さらにTLR7, 9の場合は，TRAF3, osteopontin（OPN），IRAK1，IKK-α, IRF7の複合体をリクルートして，IRF7のリン酸化・2量体形成を経て，IFN-α/βの産生を促すとともに，IRF1も活性化させてIL-12p35, inducible nitric oxide synthase（iNOS），IFN-βの産生を誘導する．

e．最近の知見

① TLR4の下流には前述のようにMyD88-TIRAPおよびTRIF-TRAMが存在することが知られていた．最近の研究により，TIRAPは細胞表面に存在する段階のTLR4にMyD88をリクルートさせる一方，LPSの刺激後，TLR4がエンドソームに取り込まれた後は，TRAMがTLR4にTRIFをリクルートさせることが示された．しかしながら，この過程の途中でどのようなメカニズムで，TIRAPが外れて，TRAMが結合するかについては依然解明されていない（図1①）．

② UNC93B1は小胞体に局在する12回膜貫通型の膜タンパクで，とくにTLR7とTLR9を小胞体からエンドソームへ運搬する働きを持つことがわかった．しかしながら，その運搬のトリガーについては依然として不明である（図2②）．

③オートファジー（autophagy）は，もともと細胞内器官の再利用の目的で生じる現象と考えられていたが，近年の研究成果により病原微生物の排除においても非常に重要な働きを持つことがわかってきた．とくにpDCsでは，細胞質内に直接侵入してきたRNAウイルスは細胞内センサーのRLRsによって認識される以外

に，オートファジー関連タンパクの ATG5 や ATG7 を発現したオートファゴソーム（autophagosome）に取り込まれ，エンドソームまで運ばれて TLR7 によって認識される可能性が示された（図2③）．

f．おわりに

本項では，PRRs として TLRs を中心に概説した．近年の自然免疫学分野の研究は急速に発展し，TLRs 以外にも RLRs や NLRs などの自然免疫受容体の存在が次々と明らかになるとともに，その下流のシグナルや受容体同士の相互作用などもわかってきた．現在では TLRs は免疫学のみならず，トランスレーショナルリサーチのターゲットとしても注目されている．自然免疫はその後の獲得免疫のトリガーとして重要な役割を果たすことから，悪性腫瘍や感染症に対するワクチンなどの免疫療法のツールとして，さらにはアレルギー性疾患や自己免疫疾患の原因究明のターゲットとして今後の研究成果が期待される． ［小山正平，審良静男］

■文献

1) Ishii KJ, Koyama S, Nakagawa A, et al：Host innate immune receptors and beyond：making sense of microbial infections. Cell Host Microbe 3：352-63, 2008.
2) Kawai T, Akira S：TLR signaling. Semin Immunol 19：24-32, 2007.
3) Takeuchi O, Akira S：Recognition of viruses by innate immunity. Immunol Rev 220：214-224, 2007.
4) Trinchieri G, Sher A：Cooperation of Toll-like receptor signals in innate immune defence. Nat Rev Immunol 7：179-190, 2007.
5) Brown GD：Dectin-1：a signalling non-TLR pattern-recognition receptor. Nat Rev Immunol 6：33-43, 2006.

47. 細胞質センサー

病原体成分を特異的に認識するセンサーのうち細胞質に存在するもの．RIG-I［Iはアイと読む］（retinoic acid inducible gene-I）ファミリーとNODファミリーが代表的なものとして知られている．いずれも細胞質の病原体成分を感知して遺伝子活性化の引き金となる．また，既知のセンサーとはまったく構造の異なる新規センサー分子が今後発見される可能性もある．

a. RIG-Iファミリー（RIG-I like receptors；RLR, RIG-I like helicases；RLH）[1]

RIG-I, MDA5（melanoma differentiation associated gene 5），LGP2（laboratory of genetics and physiology 2）がこれに含まれる．特徴はRNAヘリカーゼドメイン，C末端側の抑制/RNA認識ドメイン（C-terminal domain；CTD）を有していることである．

RIG-IとMDA5はN末端に2つのCARD（CAspase Recruitment and activation Domain）を有する．人為的にCARDだけを高発現するとシグナルが生じることから，ここがシグナルを下流に伝達するエフェクタードメインだと考えられる．全長のRIG-Iは高発現してもほとんど活性化は起きない．これはCTDが抑制的に機能し，CARDの活性を抑えているためと考えられている．ウイルス感染によって二重鎖RNAや5′ppp-RNA（核内での転写産物は5′末端に三リン酸を持つ分子として合成されるが，mRNAの場合は直ちにキャップ構造が付加される．またその他の多くの場合はプロセシングによって5′三リン酸は取り除かれる．したがって細胞質には5′三リン酸を有する自己RNAはほとんど存在しない．多くのウイルスは細胞質で複製したり，キャップ構造を持たないRNAを作り出す．そのため5′三リン酸を非自己RNAとして認識する機構があると考えられている）が細胞質に蓄積すると，それを特異的に認識し，構造変化を引き起こしてCARDを露出するモデルが考えられている（図1）．露出したCARDは別のCARDを有するIPS-1（interferon promoter stimulator-1, 別称 MAVS, VISA, Cardif）を介してIRF-3, IRF-7, NF-κBなどの転写因子を活性化する．IPS-1はミトコンドリア外膜上に発現することが必須であるが，その生理的な意義は明らかになっていない．RLRシグナルによって活性化される遺伝子にはIFN-α, β, γ, TNF-α, MCP1（macrophage chemoattractant protein-1），IL-6, IL-12p40などのサイトカイン，CXCL10, CCL5, RANTESなどのケモカインが含まれる．

最初にRIG-Iがウイルス感染のセンサーであることが発現クローニングによって発見された．このファミリーはウイルス由来のRNAを特異的に認識する．ノックアウトマウスの解析の結果，MDA5はEMCV等のピコルナウイルス，RIG-IはインフルエンザAを含む多くの種類のウイルスのセンサーとして機能する．ウイルスによっては両者によって共通に認識されることも報告されている．RIG-Iは5′ppp-を有するRNAと比較的短い（<1 kbp）二重鎖（ds）RNAを認識する．これに対してMDA5は長鎖（>1 kbp）のdsRNAを認識していると考えられている．LGP2は強制発現した場合にはRIG-Iのシグナルを抑制するが，ノックアウトマウスの解析ではシグナルを正に制御すると結論されている．

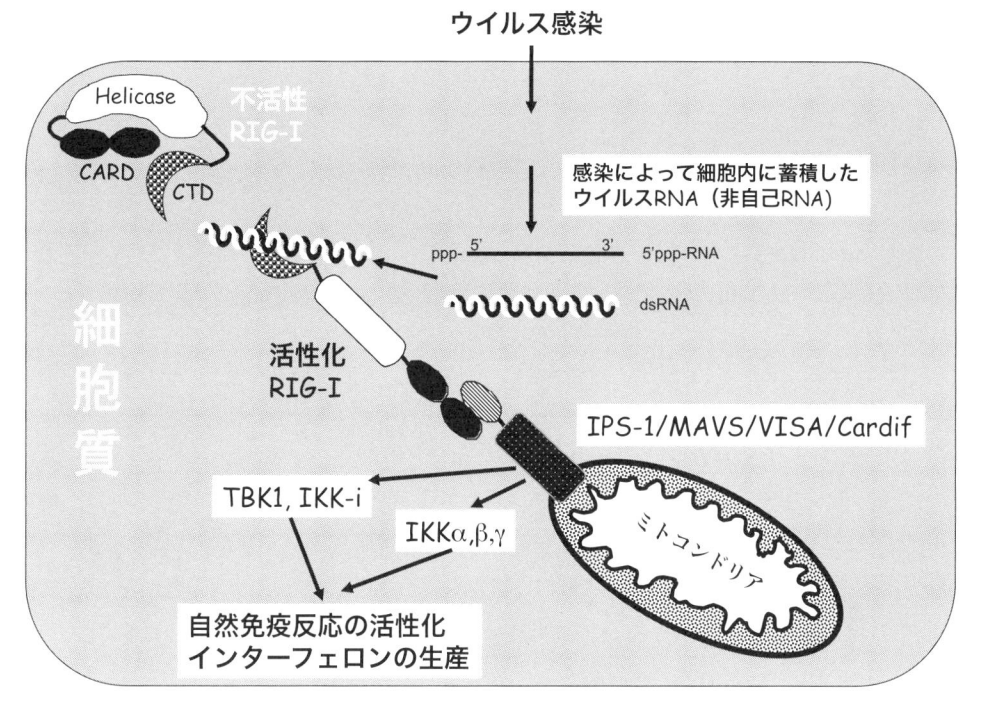

図1 RIG-Iによる非自己RNAの認識と自然免疫シグナル伝達のモデル
RIG-Iは単独では不活性型で存在しているが，ウイルス感染等によって非自己RNAである二重鎖RNAや5'ppp-RNAが細胞質に出現してRIG-IのCTDと結合すると構造変化が誘導されCARDが露出する．CARDは同じくCARDを有するアダプター分子IPS-1と相互作用することによってシグナルを伝達し，その結果，自然免疫反応の活性化，インターフェロンの生産が誘導される．

b．NODファミリー（NOD like receptors：NLR）[2]

細胞外に存在する分子のセンサーであるTLRの病原体受容ドメインと考えられているLRR（leucine rich repeat）はNLRにも見いだされる．NLRがTLRと大きく異なっている点は膜貫通ドメインを持たず，細胞質に存在すると考えられていることである．また同じく細胞質に存在するRLRとは構造的に大きく異なる．NLRは脊椎動物以上に存在し，線虫には見つかっていない．例外はウニのゲノム上に200以上のNLRが見つかっている点である．哺乳類では20以上あると考えられているが，多くのものの機能はまだ明らかになっていない．ファミリーの数が多いため詳細は別の総説[2]を参照されたい．

NLRの活性化の結果，炎症，貪食細胞の活性化，抗菌ペプチドの放出，サイトカイン，ケモカイン，あるいはプロスタノイドの産生等が誘導される．NLRのドメイン構造を表1にまとめた．LRRの他にPYD，NBD，CARD等を有している．リガンドが確定しているものは少ないが，細菌成分を認識する代表的なものは，NOD1, 2であり，NOD1がグラム陰性菌に多く見られるメソジアミノピメリン酸を含んだペプチドグリカンを認識し，NOD2がムラミルジペプチド構造を認識する．NALP3は病原体由来ではない分子の認識にも関わっている．たとえば尿酸の結晶，ATPをNALP3が認識することが報告されている．これらは細胞が壊死した際にその内容物として放出されると考えられている．ATPは細胞膜上の受容体P2X$_7$に作用して細胞外からK$^+$を流入させ，その結果上昇した細胞質のK$^+$によって引き起こされるも

表1 RLR, NLRファミリーのドメイン構造

RLR, NLRのドメイン構造, リガンド分子, 機能の一部を表にした. NLRファミリーは数が非常に多いため, 詳細な文献を参照されたい[2]. CARD, caspase activation and recruitment domain ; HEL, helicase domain ; CTD, C-terminal domain ; PYD, pyrin domain ; NBD, nucleotide binding domain ; LRR, leucine-rich repeats.

a) RLRファミリー

タンパク質	構造	リガンド	機能
RIG-I	CARD-CARD-HEL-CTD	5′ppp-RNA, short dsRNA	サイトカイン等遺伝子活性化
MDA5	CARD-CARD-HEL-CTD	long dsRNA	サイトカイン等遺伝子活性化
LGP2	HEL-CTD	?	サイトカイン等遺伝子活性化

b) NLRファミリー

タンパク質	構造	リガンド	機能
NALP1	PYD-NBD-LRR-CARD	?	カスパーゼ-1,5活性化
DEFCAP			カスパーゼ-5活性化
Nalp1b	NBD-LRR-CARD	炭疽菌毒素	カスパーゼ-1活性化
NALP3(cryopyrin)	PYD-NBD-LRR	細菌RNA, 毒素, ATP, 尿酸	カスパーゼ-1活性化
NALP5(MATER)	PYD-NBD-LRR	?	胚発生
NALP6(PYPAF5)	PYD-NBD-LRR	?	NF-κB, カスパーゼ-1活性化
NALP7(PYPAF3)	PYD-NBD-LRR	?	カスパーゼ-1阻害
NALP10(PYNOD)	PYD-NBD	?	NF-κB, カスパーゼ-1阻害
NALP12(monarch-1)	PYD-NBD-LRR	?	NF-κB阻害
NOD1(CARD4)	CARD-NBD-LRR	mDAP	NF-κB活性化
NOD2(CARD15)	CARD-CARD-NBD-LRR	MDP	NF-κB活性化
IPAF(CLAN)	CARD-NBD-LRR	フラジェリン	カスパーゼ-1活性化
NAIP5(BIRC1)	BIR-BIR-BIR-NBD-LRR	?	カスパーゼ-1活性化

のと考えられている. NALP3は他の分子と会合してインフラマソームと呼ばれる複合体を形成して機能している. インフラマソームはその構成分子の異なるものが存在し, 異なる認識/機能を果たしているものと想定されている. インフラマソームの活性化によりカスパーゼ-1等が活性化され, その結果プロIL-1が切断されて活性型のIL-1が生成する. NOD1, 2の下流では転写因子NF-κBが活性化され, 抗菌ペプチドの放出等が誘導される. 細胞内に侵入した細菌だけではなく, ピロリ菌 (*H. pylori*) が細胞内にタイプIV分泌装置によって注入した分子をNOD1が認識することが示されている.

疾患との関連では炎症性腸疾患 (inflammatory bowel diseases ; IBD) とTLR4との関連が知られているが, クローン病とNOD2の多型の関連が指摘されている. ただしアジア人, アフリカ人ではこの変異は非常にまれである. 同様にNALP3の変異が複数の遺伝性の自己炎症疾患の原因となっている. これらの患者ではgain of functionにより, 刺激なしに炎症反応が引き起こされている. したがって常染色体優性の遺伝をする.

c. その他の細胞質受容体

昆虫ではPGRP (peptide glycan recognition protein) と呼ばれる分子が細菌由来のペプチドグリカンを認識して自然免疫反応を引き起こす. PGRPはNLRやRLRとは構造的に大きく異なり, 別のグループのセンサーと考えられる. PGRPは体液中, 細胞膜表面でセンサーとして機能することが知られていたが, 全長のPGRP-LEと呼ばれる分子は細胞質に存在して自然免疫反応の制御を行っている[3]. 細胞質で

のペプチドグリカンの認識によって抗菌ペプチド分泌等の反応が引き起こされる．高等動物にもPGRPは存在するが，その機能の詳細は解明されていない．

[藤田尚志]

■文献
1) Yoneyama M, Fujita T : Function of RIG-I-like receptors in antiviral innate immunity. J Biol Chem 282 : 15315-15318, 2007.
2) Kanneganti T-D, Lamkanti M, Nuez G : Intracellular NOD-like receptors in host defense and disease. Immunity 27 : 549-559, 2007.
3) Kaneko T, et al : PGRP-LC and PGRP-LE have essential yet distinct functions in the drosophila immune response to monomeric DAP-type peptidoglycan. Nat Immunol 7 : 715-723, 2006.

48. 粘膜免疫・腸管フローラ

a. 粘膜免疫 (the mucosal immune system)

呼吸器，消化器，泌尿・生殖器は外界と体内を隔てている粘膜に覆われた器官であり，多種多様な抗原に常に曝されている．粘膜免疫システムとは，それら粘膜面に存在し，全身系免疫システムとは異なったユニークな免疫機構のことを指す．代表的な粘膜組織である腸管では，粘膜免疫システムはパイエル板（Peyer's patch）や孤立リンパ小節（isolated lymphoid follicle）などの腸管関連リンパ組織（gut-associated lymphoid tissue；GALT）に代表される免疫誘導組織と，粘膜固有層（lamina propria）などの免疫実効組織に大別される（図1）．腸管管腔に存在する細菌等の外来抗原は，主に免疫誘導組織を覆う上皮細胞層（follicle-associated epithelium）に存在するM細胞から取り込まれ，M細胞の下部に存在する樹状細胞に捕捉後，プロセシングを受け，抗原特異的T細胞などのリンパ球に抗原提示されることで粘膜免疫反応が開始する．一方，免疫誘導組織非依存的な抗原取り込み機構が免疫実効組織においても観察される．絨毛部分には，パイエル板M細胞と同様に絨毛M細胞が存在するのに加え，腸管管腔に樹状突起を伸ばして抗原を捕捉

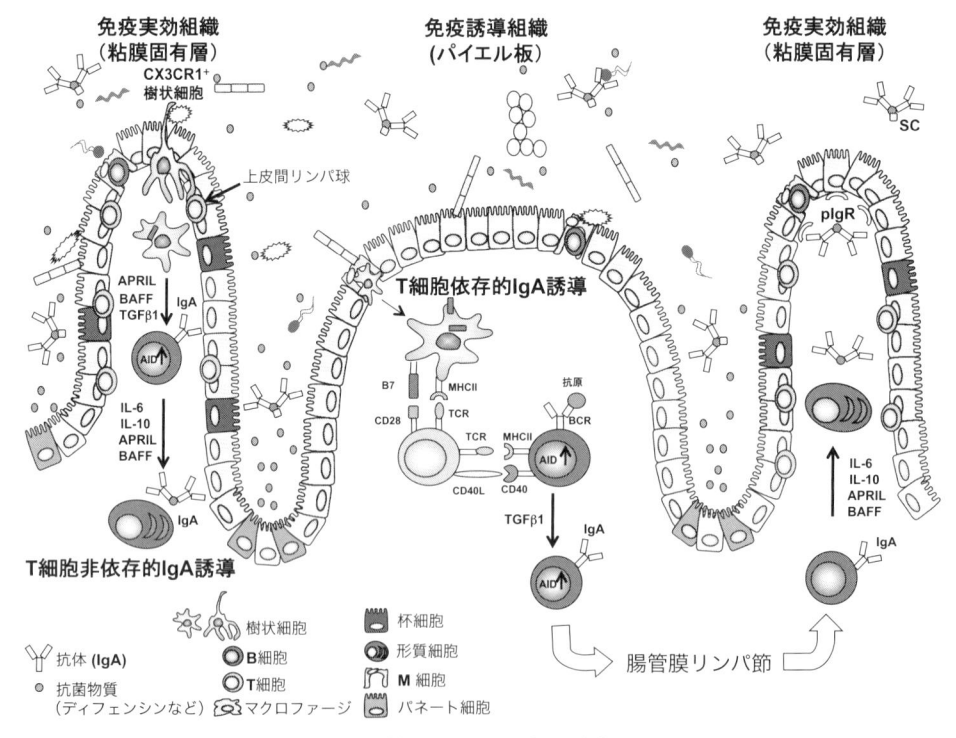

図1 腸管における粘膜免疫誘導機構

腸管において，粘膜免疫組織はGALTの代表的組織であるパイエル板などの免疫誘導組織と粘膜固有層などの免疫実効組織に大別される．抗原刺激を受けた免疫担当細胞は腸間膜リンパ節を介して免疫実効組織へ移動し，抗体産生等の免疫機能を発揮する．

するCX₃CR1陽性樹状細胞がその役割を担っており，GALT非依存的粘膜免疫誘導機構が存在していることを示唆している．

抗原を取り込んだ樹状細胞は免疫誘導組織や腸管膜リンパ節（mesenteric lymph nodes）においてT細胞依存的，もしくはAPRIL（a proliferation-inducing ligand）やBAFF（B-cell-activating factor）を産生することでT細胞非依存的にIgA前駆B細胞を誘導し，粘膜固有層に移動したB細胞はIgA抗体産生形質細胞へと分化する．粘膜面における主要な抗体は分泌型IgAであり，ヒトではIgA1とIgA2に大別される．形質細胞から産生されるIgAはJ鎖を介した二量体であり，上皮細胞の基底膜側に発現しているポリメリック免疫グロブリン受容体（polymeric immunoglobulin receptor）と結合して，上皮細胞内を輸送され，分泌型IgAとして腸管管腔へ放出される．

一方，免疫誘導組織や粘膜固有層以外に，腸管上皮細胞間にも多くのT細胞が散在しており，上皮間リンパ球（intraepithelial lymphocytes）と呼ばれている．この上皮間リンパ球の約80％がCD8陽性T細胞であり，粘膜固有層に存在するT細胞と同様に恒常的に活性化状態にある．これら活性化CD8陽性T細胞はMHCクラスI分子を介してウイルス感染上皮細胞を識別するのに加え，ストレス刺激により古典的MHC関連分子群であるMIC-AやMIC-Bを発現した上皮細胞をNKG2Dにより認識し，パーフォリンやFasリガンドにより除去する能力を有する．

腸管は*Salmonella*や*Shigella*をはじめとする多くの病原体が侵入・感染する器官であり，これらの病原体は最初に自然免疫系細胞に認知され，炎症反応を誘導する．病原細菌が感染すると，腸管上皮細胞からCXCL8（IL-8）などの炎症性ケモカインが産生され，好中球やマクロファージ，好酸球，T細胞が誘導され，IL-1βやTNF-α，IL-6，IL-12などの炎症性サイトカインが産生される．このうちIL-12はIFN-γ産生T細胞を誘導し，産生されたIFN-γはマクロファージの細菌殺傷能を増強し病原細菌の排除に寄与している．またTNF-αは，傷ついた上皮細胞にアポトーシスを誘導するとともに上皮細胞の増殖を促し，組織の再生に重要な役割を果たしている．

一方，腸管は病原体の他に食物抗原に日常的に曝されている．しかしながら，粘膜免疫機構はこれらの抗原に対しては経口免疫寛容（oral tolerance）という不応答の状態を作り出している．さらに，経口免疫寛容となった抗原を全身系にアジュバントと共に感作しても，もはや免疫反応は誘導されない．経口免疫寛容の分子機構の詳細は未だ明らかとはなっていないが，抗原特異的T細胞のクローン除去やアナジー化，および抑制性機能を有する制御性T細胞から産生されるTGF-βやIL-10が抑制機能を担っていると考えられている．

b．**腸管フローラ**（gut microbiota）

胎児期のヒトは無菌状態であるが，出生後すぐに腸内に種々の細菌が住みつき，成人の腸管には常時1,000種類以上の腸内細菌（intestinal commensal bacteria）が生息する．その数は合わせて10^{13}以上にも上り，ヒトの体細胞の約10倍である．これら腸内細菌の多くは培養不可能であるものの，近年，菌種間における16S ribosomal RNA配列の相違を利用した16S ribosomal RNAクローンライブラリー法等のメタゲノム解析法やFISH法，real-time PCR法等の進歩により，培養不可能な細菌の同定や，局在，数量の解析も進んでいる．腸管フローラを構成する98％の細菌はFirmicutesとBacteroidetesに属し，腸管内の酸素濃度，pH，温度，栄養素の有無等の要因により，菌種の局在および数量は大きく異なる．胃では*Lactobacillus*など，十二指腸では*Lactobacillus*や*Streptococcus*，空腸や回腸で

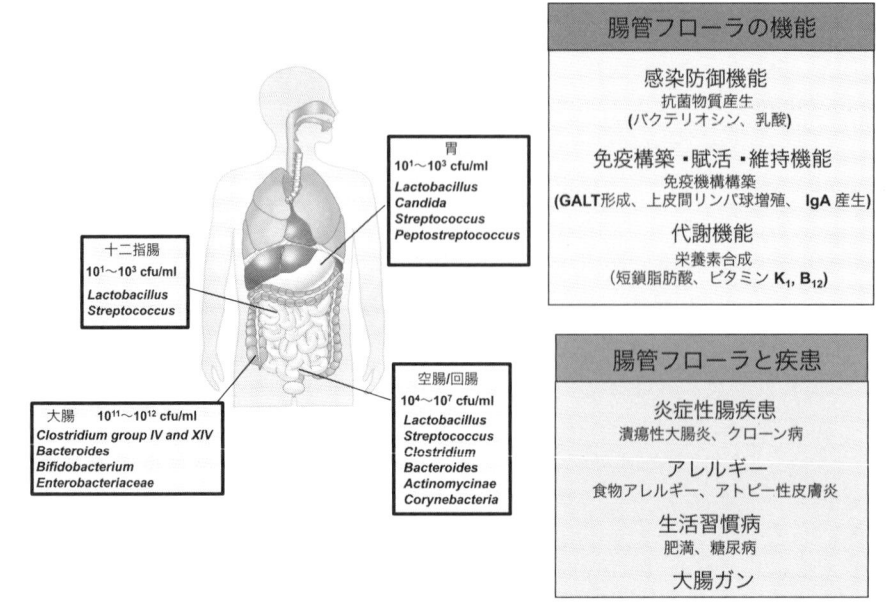

図2 腸管フローラの構成と代表的な細菌種

腸管フローラの機能
- 感染防御機能
  抗菌物質産生
  (バクテリオシン、乳酸)
- 免疫構築・賦活・維持機能
  免疫機構構築
  (GALT形成、上皮間リンパ球増殖、IgA産生)
- 代謝機能
  栄養素合成
  (短鎖脂肪酸、ビタミン K_1、B_{12})

胃 $10^1〜10^3$ cfu/ml
Lactobacillus
Candida
Streptococcus
Peptostreptococcus

十二指腸 $10^1〜10^3$ cfu/ml
Lactobacillus
Streptococcus

空腸/回腸 $10^4〜10^7$ cfu/ml
Lactobacillus
Streptococcus
Clostridium
Bacteroides
Actinomycinae
Corynebacteria

大腸 $10^{11}〜10^{12}$ cfu/ml
Clostridium group IV and XIV
Bacteroides
Bifidobacterium
Enterobacteriaceae

腸管フローラと疾患
- 炎症性腸疾患
  潰瘍性大腸炎、クローン病
- アレルギー
  食物アレルギー、アトピー性皮膚炎
- 生活習慣病
  肥満、糖尿病
- 大腸ガン

ヒトの胃および腸管における腸内細菌の数，種類は組織特異性がある．腸管フローラは宿主に対して有益な，感染防御，免疫賦活，代謝機能を有する．これら，腸管フローラはヒトの疾患発症ならびに予防に重要な役割を果たしている．

は Lactobacillus や Clostridium，Bacteroides など，大腸では Clostridium や Bacteroides，Eubacterium，Bifidobacterium などが生息している．さらに胃から大腸に進むにつれて細菌数は増加する（図2）．

これら腸内共生細菌は宿主に住みかの提供を受ける一方，宿主に対して，1）感染防御機能，2）免疫賦活・恒常性維持機能，3）代謝機能という大きく分けて3つの有用な機能を発揮している．腸内細菌は，病原細菌の栄養素吸収や増殖を競合的に抑制するのに加えて，バクテリオシンなどの抗菌物質を産生することで病原細菌の増殖を阻害し，感染防御に寄与している．また次項で述べるように，腸内細菌は粘膜面における二次リンパ組織構築や免疫細胞の増殖，恒常的な活性化を誘導する．さらに，ペクチンやアラビノース等，難消化性多糖類の代謝を行い単糖類に分解するだけでなく，短鎖脂肪酸やビタミンK1などの栄養素を合成し，宿主に供給している（図2）．

腸内細菌は，潰瘍性大腸炎やクローン病といった炎症性腸疾患（inflammatory bowel diseases）やアレルギー疾患，大腸ガン，肥満や糖尿病といった生活習慣病等，宿主のさまざまな疾患発症および予防に関与している（図2）．腸内細菌のうち，とくに嫌気性細菌は種々の栄養素以外にアンモニアやインドールといった有害，発ガン物質も産生する．また，腸内細菌の構成成分は病原細菌と同様，宿主免疫細胞上に発現しているパターン認識受容体（pattern recognition receptor）に認識され得るため，上皮細胞や粘液等の宿主の粘膜バリアに異常があると炎症反応を誘導する．これまで，さまざまな炎症性腸疾患モデルマウスは無菌状態，もしくは抗生物質処理により腸炎の発症が抑制されることが報告されており，腸内細菌が腸炎の誘導に深く関与していることが明らかとなっている．さらに，ヒトにおける炎症性腸疾患を誘導し得る腸管フローラの解析も進んでおり，最近の知見ではヒトのクローン病および潰瘍性大

腸炎患者の腸管フローラは健常人と比較して，Lachnospiraceae や Bacteroidetes の割合が減少し，Actinobacteria や Proteobacteria の割合が増加するという報告がある．また，腸内細菌は肥満などの生活習慣病の発症にも関与しており，肥満患者では健常人よりも Firmicutes の割合が増加している．

一方，ヒトのさまざまな疾患の治療，予防にも腸内細菌は寄与している．Lactobacilli や Bifidobacteria などの乳酸産生細菌は，炎症性腸疾患や大腸ガンの抑制効果を有し，これらの細菌を用いたプロバイオティクス製剤が広範に用いられている（「I.C.10 プロバイオティクス」の項参照）．

c．粘膜免疫と腸管フローラのクロストーク

腸管フローラは，宿主の免疫組織構築ならびに恒常性維持にきわめて重要な役割を担っている．腸管フローラを形成する腸内細菌はパイエル板等の免疫誘導組織から取り込まれた後，樹状細胞により腸管膜リンパ節まで運ばれ，恒常的な免疫細胞の活性化に寄与している．一方，この腸内細菌運搬樹状細胞は全身系リンパ組織である脾臓では観察されない．そのため，脾臓などの全身系免疫機構は腸内細菌に対しては無反応（免疫寛容）の状態に保たれている．

これまで，無菌マウスや抗生物質処理マウスを用いた解析から，腸内細菌が粘膜免疫組織の

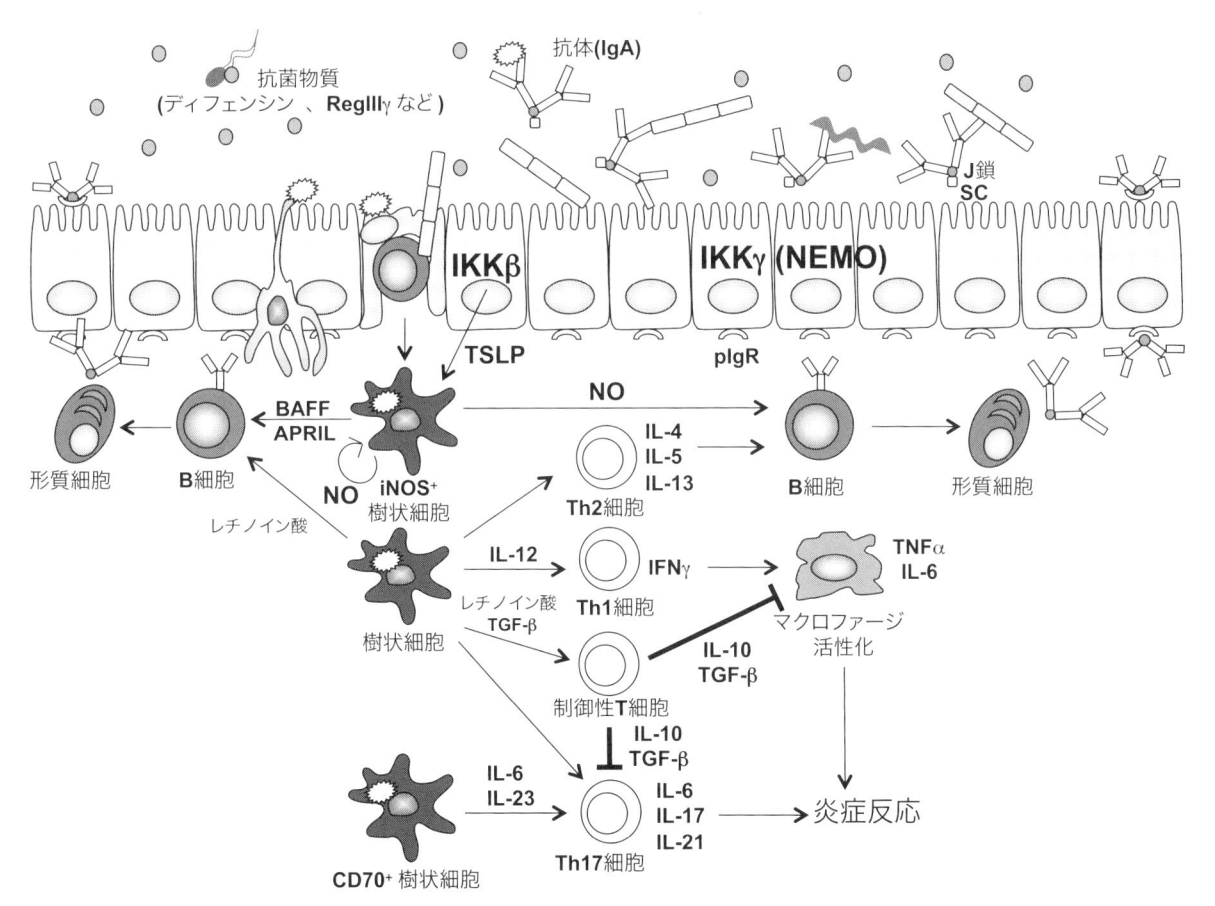

図3　腸管フローラと粘膜免疫機構のクロストーク
腸内細菌は，樹状細胞を介して各種T細胞および分泌型IgA産生誘導といった宿主粘膜免疫機構の誘導ならびにその恒常性の維持に寄与している．これに対し，粘膜免疫機構は分泌型IgAや抗菌物質産生により，腸管フローラの形成と恒常性を維持している．

構築に深く関与することが明らかとなっている.とくに,NKp46およびRORγt陽性リンパ組織誘導細胞(lymphoid-tissue inducer cell)の誘導および孤立リンパ小節の形成には腸内細菌が必須である.一方,LTβR-Ig処理により孤立リンパ小節を欠失したマウスでは腸管フローラが変化し,とくに *Lactobacillaceae* の減少および *Clostridiales* や *Bacteroides*, *Enterobacteriaceae* の増加が観察される.

腸管フローラは粘膜免疫組織構築のみならず,粘膜免疫応答の恒常性維持にも重要である.たとえば,無菌マウスや抗生物質処理マウスでは抗原特異的,非特異的分泌型IgA産生が著しく阻害される.この分泌型IgAの産生には腸内細菌と宿主樹状細胞上のToll様受容体(Toll-like receptor; TLR)からのシグナルが重要な役割を担っている.腸内細菌は,パイエル板および粘膜固有層に存在する樹状細胞サブセットに認識され,Toll様受容体からのシグナルを介してNO産生を誘導し,T細胞依存的,非依存的に分泌型IgA産生を誘導する.さらに,粘膜固有層に存在する樹状細胞上に発現しているTLR5からのシグナルも分泌型IgAの産生に重要である.一方,腸管管腔へ放出される分泌型IgAは腸内細菌の恒常性維持に寄与しており,IgAへのクラススイッチ(class switch)および体細胞高頻度突然変異(somatic hypermutation)を欠損したAID欠損マウスでは嫌気性細菌数が上昇し,とくにsegmented filamentous bacteriaが増加する.これら分泌型IgA産生だけでなく,上皮間リンパ球の増殖や粘膜固有層のT細胞の恒常性も腸内細菌によって制御されている.とくに,腸内細菌から産生されるATPは,大腸粘膜固有層に存在するCD70およびCD11c陽性細胞に作用し,炎症性T細胞として知られるTh17細胞の恒常的な分化誘導を行っている.

また腸管フローラは,粘膜免疫担当細胞のみならず腸管上皮細胞の増殖促進,および感染防御機能の付与を行う.大腸において腸内細菌はTLR2,TLR4またはTLR9からのシグナルを誘導することで上皮細胞の恒常性を制御しており,これらTLRs欠損マウスやMyD88欠損マウスでは,炎症性腸疾患に感受性となることが知られている.また,腸内細菌は上皮細胞におけるTLR4-MyD88シグナルによって抗菌物質であるRegIIIγの産生を促進し,バンコマイシン耐性腸球菌の感染を防御する.また,パネート細胞からのRegIIIβ,γやRELMβ等の発現を誘導する.これに対し,パネート細胞欠損マウスでは,腸内細菌数が上昇し,*Salmonella typhimurium* にも易感染性となる.一方,宿主の腸管上皮細胞は細胞表面にさまざまな糖鎖を発現することで腸内細菌に栄養素を供給し,腸管フローラの恒常性を保っていると考えられている.

[後藤義幸,清野 宏]

■文献

1) 清野宏,石川博通,名倉宏編集:粘膜免疫.310pp,中山書店,東京,2001.
2) Cerutti A:The regulation of IgA class switching. Nat Rev Immunol 8:421-434, 2008.
3) O'Hara AM, Shanahan F:The gut flora as a forgotten organ. EMBO reports, vol. 7, 688-693, 2006.
4) Sartor RB:Microbial influences in inflammatory bowel diseases. Gastroenterology 134:577-594, 2008.

49. 自己免疫疾患

a. 自己免疫疾患の概念

生体の免疫系は自己成分に対する免疫応答が起こらないよう，自己と非自己を厳格に識別する機構が備わっている（免疫学的寛容またはトレランス）．しかし，何らかの原因によりこのトレランス機構が破綻して自己構成成分（自己抗原）に対する免疫応答が生じると，自己反応性リンパ球や自己抗体が出現し，自己の臓器・組織に対する有害な反応が生じて病気となる．このように，自己に対する異常な免疫反応（自己免疫）によって引き起こされる疾患を自己免疫疾患と呼ぶ．

b. 自己免疫疾患の分類

自己免疫疾患は，特定の臓器・組織を標的とした免疫反応によって起きる臓器特異的自己免疫疾患と，全身のさまざまな臓器を同時に障害する全身性自己免疫疾患に大別される．膠原病は全身性自己免疫疾患の代表である（表1）．

c. 自己免疫疾患の病因と病態（図1）

免疫を担当するリンパ球が胎生期に胸腺（T細胞の場合）または骨髄（B細胞の場合）で分化していく過程で，自己抗原と結合するレセプターを持つ未成熟リンパ球は負の選択によって死滅し排除される（中枢性トレランス）．中枢性トレランスを逃れた少数の自己反応性リンパ球も末梢ではクローン麻痺（アナジー），クローン無視（非寛容無応答），クローン排除（アポトーシス），制御性細胞などの働きで活性化が抑制された状態にある（末梢性トレランス）．

自己免疫疾患では何らかの原因により，これらのトレランスの破綻が生じ，自己反応性T細胞およびB細胞が活性化され，その結果自己構成成分に対する液性および細胞性免疫反応により組織障害や炎症が引き起こされる．トレランス破綻のメカニズムとしては，遺伝的素因および環境因子（ウイルス感染，薬剤，紫外線，性ホルモンなど）によるポリクローナルB

表1 自己免疫疾患の分類

I．臓器特異的自己免疫疾患（organ-specific autoimmune diseases）
　神経筋疾患：重症筋無力症，多発性硬化症，自己免疫性ニューロパチー，
　　腫瘍随伴性神経疾患（Lambert-Eaton症候群，腫瘍随伴性小脳変性症）
　眼疾患：原田病，交感性眼炎
　内分泌疾患：Basedow病，慢性甲状腺炎（橋本病），特発性粘液水腫，Addison病，
　　1型糖尿病，多腺性自己免疫症候群（Schmidt症候群）
　消化器疾患：潰瘍性大腸炎，Crohn病，自己免疫性肝炎，原発性胆汁性肝硬変
　腎疾患：特発性半月体形成性腎炎，Goodpasture病
　心肺疾患：間質性肺炎，原発性肺高血圧症，心臓傷害後症候群（Dressler症候群）
　血液疾患：自己免疫性溶血性貧血，悪性貧血，赤芽球癆，特発性血小板減少性紫斑病，再生不良性貧血
　皮膚疾患：自己免疫性水疱疾患（尋常性天疱瘡など）

II．全身性自己免疫疾患（systemic autoimmune diseases）
　古典的膠原病：全身性エリテマトーデス，強皮症（全身性硬化症），多発性筋炎・皮膚筋炎，
　　結節性多発動脈炎，関節リウマチ
　膠原病近縁疾患および類似疾患：Sjögren症候群，混合性結合組織病，血管炎症候群（Wegener肉芽腫症，
　　アレルギー性肉芽腫性血管炎，高安動脈炎，側頭動脈炎）

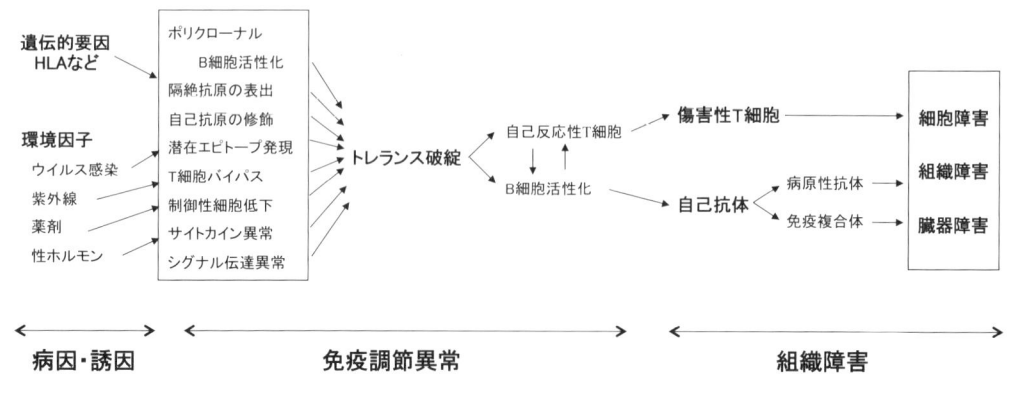

図1 自己免疫疾患の病因と病態

細胞活性化，隔絶抗原の免疫系への提示，潜在エピトープの発現，外来微生物との交差反応，T細胞バイパス，制御性細胞の数や機能低下，などが考えられている．

臓器特異的自己免疫疾患では産生された自己抗体がターゲット分子に結合して，II型アレルギー機序により細胞障害や組織障害を引き起こす（自己免疫性溶血性貧血や重症筋無力症など）．全身性自己免疫疾患では自己抗体自身の病原性は不明なことが多いが，免疫複合体が組織に沈着して傷害するIII型アレルギー機序（ループス腎炎など）や，また細胞傷害性T細胞が組織障害を引き起こすIV型アレルギー機序（多発性筋炎，肉芽腫性疾患など）が考えられている．実際にはこれらII～IV型アレルギーが絡み合って病態形成に関与していると考えられる．

d. 自己抗体と自己抗原

自己構成成分（自己抗原）と反応するさまざまな自己抗体の出現は自己免疫疾患に共通する最大の特徴であり，各疾患に特異的な自己抗体が検出される（表2）．臓器特異的自己免疫疾患に認められる臓器特異的自己抗体は，標的となる自己抗原が細胞表面や細胞外にあるために病原性を持つものが多く，診断のみならず治療のターゲットとしても有効である．これに対して，全身性自己免疫疾患に認められる自己抗体は，あらゆる細胞に普遍的に分布する核または細胞質抗原を標的とするものが多く，その多くは遺伝子の複製，修復，転写，RNAプロセシング，タンパクの翻訳合成など，細胞の基本的生命現象に関わる酵素やその調節因子である．しかし，これらの分子は細胞内や核内に隔絶されているため，一般には自己抗体に直接の病原性は証明されないものが多い．

e. 自己免疫疾患の臨床症状

自己免疫疾患は障害される臓器の種類によってさまざまな症状をきたす．

臓器特異的自己免疫疾患では，臓器組織上の標的分子へ自己抗体が結合して炎症や機能障害をきたすことが多いが，逆に自己抗体が標的分子を刺激して臓器の機能亢進をきたす場合もある（Basedow病など）．

全身性自己免疫疾患（膠原病）では，障害される臓器が多種類に及び多彩な症状を呈する．発熱などの全身症状，関節炎，レイノー現象は膠原病に共通してみられることの多い症状であり，皮膚症状，腎障害，間質性肺炎，神経筋症状などの臓器病変も頻度が高い．代表的な膠原病である全身性エリテマトーデスでは，皮疹（顔面の蝶形紅斑など），腎障害（ループス腎炎），関節炎，中枢神経症状，漿膜炎，血球減少症など多彩な症状を示し，抗DNA抗体などの多彩な自己抗体の出現を認める．

表2 自己免疫疾患で認められる自己抗体と対応自己抗原

疾　患	自己抗体	自己抗原
臓器特異的自己免疫疾患		
自己免疫性溶血性貧血	抗赤血球抗体	赤血球 Rh, I 抗原
特発性血小板減少性紫斑病	抗血小板抗体	血小板 GPIIb/IIIa
悪性貧血	抗内因子抗体	胃ビタミン B_{12} 結合内因子
重症筋無力症	抗アセチルコリン受容体抗体	筋アセチルコリン受容体
Basedow 病	抗 TSH 受容体抗体	甲状腺 TSH 受容体
慢性甲状腺炎	抗サイログロブリン抗体	サイログロブリン
	抗ミクロゾーム抗体	甲状腺ペルオキシダーゼ
1 型糖尿病	抗膵島細胞抗体	膵島細胞膜抗原
	抗インスリン受容体抗体	インスリン受容体
Goodpasture 症候群	抗 GBM 抗体	IV 型コラーゲン $α_3$ 鎖
天疱瘡	抗デスモグレイン抗体	表皮デスモグレイン 1, 3
全身性自己免疫疾患		
全身性エリテマトーデス	LE 因子	ヌクレオゾーム
	抗 dsDNA 抗体	二本鎖 DNA
	抗 Sm 抗体	U1, U2, U4/6, U5-RNP
	抗リン脂質抗体	$β_2$-GPI, プロトロンビン
強皮症	抗 Scl-70 抗体	DNA トポイソメラーゼ I
	抗セントロメア抗体	セントロメアタンパク
多発性筋炎・皮膚筋炎	抗 Jo-1 抗体	ヒスチジル tRNA 合成酵素
混合性結合組織病	抗 U1RNP 抗体	U1RNP
Sjögren 症候群	抗 SS-B/La 抗体	RNA polIII 転写終結因子
	抗 SS-A/Ro 抗体	Y1-Y5RNP
Wegener 肉芽腫症	C-ANCA	好中球プロテイナーゼ-3
顕微鏡的多発血管炎	P-ANCA	好中球ミエロペルオキシダーゼ
関節リウマチ	リウマトイド因子	IgG-Fc
	抗 CCP 抗体	シトルリン化タンパク

f. 自己免疫疾患の治療

自己免疫疾患の治療の主流は，炎症を抑えるとともに発症基盤となる免疫異常を抑制する治療法であり，多くの疾患では副腎皮質ステロイド剤が中心となる．その投与量は疾患，病態，臓器病変により異なるが，症状を抑えて再燃しない必要量を用いる．ステロイド剤で十分な効果が得られない場合には，種々の免疫抑制薬を併用する．病原性自己抗体が直接の原因となる臓器特異的自己免疫疾患では血漿交換療法による自己抗体の除去が有効である（重症筋無力症など）．

近年，膠原病の病態形成に炎症性サイトカインが重要な役割を果たすことが明らかにされ，このような知見に立脚した新しい治療方法が開発されている．TNFα や IL-6 などの炎症性サイトカインやそのレセプターに対するモノクローナル抗体，可溶性レセプターなどの生物学的製剤はとくに関節リウマチで広く応用され，大きな成果をあげている．また近年，関節リウマチや全身性エリテマトーデスに対する抗 CD20 抗体による B 細胞除去療法も注目されている．さらに，重篤な自己免疫疾患に対し末梢血幹細胞移植療法が行われることもある．

［三森経世］

50. AIRE

a. AIRE欠損症

AIRE（autoimmune regulator）は常染色体劣性遺伝形式をとる自己免疫性多腺性内分泌疾患I型（autoimmune-polyendocrinopathy-candidiasis ectodermal dystrophy；APECED）の原因遺伝子として1997年に同定された[1]．APECEDは過去にはHAM（hypoparathyroidism-Addison-monilia）症候群とも呼ばれ，副甲状腺機能低下症，副腎皮質機能低下症（Addison病），皮膚粘膜カンジダ症（モニリア，monilia）を3主徴（trias）とする．頻度は高くないが，その他にI型糖尿病やSjögren症候群の発症もみられ，いわゆる臓器特異的自己免疫疾患の病像を呈する．APECEDはわが国においてはまれな疾患であるが，フィンランドを中心とする北欧に多数の疾患家系が存在する[1]．

b. 胸腺髄質上皮細胞に発現するAIRE

AIREは自己寛容（self-tolerance）の成立の場である胸腺で働く遺伝子であるが，胸腺の中では髄質上皮細胞（medullary thymic epithelial cell；mTEC）に特異的に発現する（図1）．すなわち，AIREは未同定の作用によってmTECからT細胞への自己の成分（自己抗原）の提示に関わり，自己反応性T細胞を除去する過程（負の選択，negative selection）で重要な役割をはたすと考えられる．自己寛容を獲得するための負の選択を遂行するには胸腺内で多様な自己抗原が網羅的に発現される必要があるが，実際に正常マウスやヒトの手術時摘出胸腺のmTECから採取したRNAを材料としてRT-PCRを行うと，比較的容易に多種類の臓器特異的自己抗原（インスリン，C-reactive protein など）を検出できる[2]．興味深いことに，AIRE欠損マウス由来のmTECを用いた場合には多数の自己抗原の発現低下が観察された．AIREが転写活性化作用を持つことと併せ，AIRE欠損マウスの自己免疫病態にはmTECにおけるAIRE依存的自己抗原の転写機構障害が想定された[3]．これに対して，mTECにおいて転写レベルの低下していない自己抗原に対してもAIRE欠損マウスが自己反応性を示すことが報告され，AIRE依存的な自己寛容の成立機構には臓器特異的自己抗原の転写調節以外のメカニズムが関与する可能性もある[4]．すなわち，AIREはmTECが臓器特異的自己抗原をT細胞に提示する過程で自己抗原の断片化やそれに続いてペプチドを主要組織適合複合体（major histocompatibility complex；MHC）に負荷する，いわゆるプロセシングの過程で何らかの役割をはたしている可能性がある．また，T細胞の分化や成熟には胸腺上皮細胞との相互依存的な作用が重要である

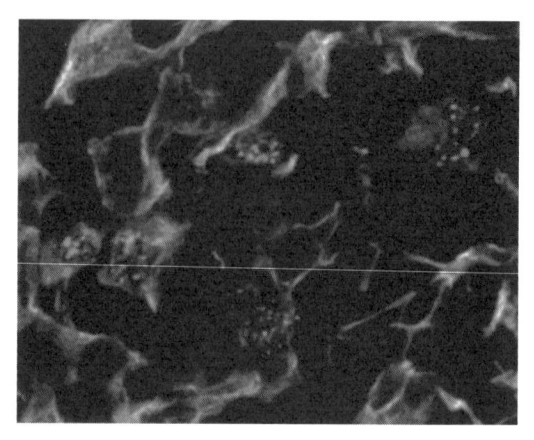

図1 胸腺髄質上皮細胞に発現するAIRE（口絵参照）
AIREは胸腺髄質上皮細胞の核内にnuclear dotとして存在する．緑，Keratin 5；赤，AIRE．

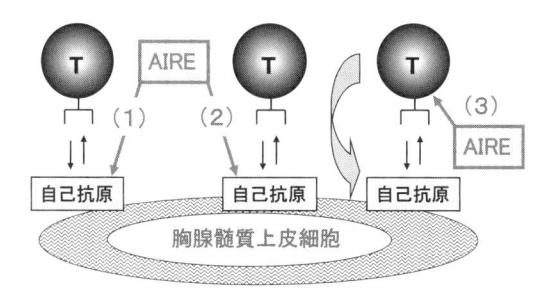

図2 AIRE による自己寛容成立機構（仮説）
AIRE は胸腺髄質上皮細胞に発現し，(1) 自己抗原の転写制御，(2) 自己抗原の転写後制御（プロセシングなど），(3) T 細胞の分化・成熟機構の制御（T 細胞の自己抗原認識様式の制御）などに働き，自己寛容の成立機構に関わっていると考えられる．

ことから，AIRE を欠損した mTEC が構築する胸腺微小環境の中では T 細胞の分化や成熟に障害が生じ，そのような T 細胞は mTEC が発現する自己抗原を適切に認識できず，その結果，負の選択が障害されるという可能性もある（図2）．

このように，AIRE 欠損症は単一遺伝子の異常による自己免疫疾患であるが，その病態には依然，不明な点が多い．この難題の解決に先立ち，AIRE は AIRE 発現 mTEC の中で自己寛容を成立させるための「分子」として働くのか，それとも AIRE 発現 mTEC という負の選択を担う特殊な「細胞」の産生に必要な因子なのかという基本的な問題が明確にされなければならない[4]．

c. 臓器特異性決定要因としての AIRE

種々の自己免疫疾患において標的臓器（臓器特異性）がどのように決定されるかを明らかにすることは自己免疫疾患の原因究明と並んで重要な研究課題である．この問題に対しても，AIRE 欠損マウスを用いた研究は重要な手がかりを与えてくれる．すなわち，AIRE 欠損マウスを遺伝的に異なる系統のマウスに戻し交配すると，系統の種類によらず共通に認められる罹患病変とともに系統によって固有の罹患病変が認められた[3,4]．興味深いことに，Ⅰ型糖尿病のモデルマウスである NOD（non-obese diabetic）背景の AIRE 欠損マウスでは，本来の標的組織である膵ランゲルハンス島の破壊はむしろ減弱し，かわって外分泌組織である膵腺房細胞の著明な破壊が認められた．すなわち，AIRE 自体にも臓器特異性を決定する働きのあることが示唆された．この臓器特異性変化のメカニズムを明らかにすることで，ヒトの自己免疫疾患における臓器特異性の決定機構についても重要な情報がもたらされる可能性がある．

［松本　満］

■文献
1) Björses P, Aaltonen J, Horelli-Kuitunen N, et al : Gene defect behind APECED : a new clue to autoimmunity. Hum Mol Genet 7 : 1547-1553, 1998.
2) Kyewski B, Klein L : A central role for central tolerance. Ann Rev Immunol 24 : 571-606, 2006.
3) Mathis D, Benoist C : A decade of AIRE. Nat Rev Immunol 7 : 645-650, 2007.
4) Matsumoto M : Transcriptional regulation in thymic epithelial cells for the establishment of self tolerance. Arch Immunol Ther Exp 55 : 27-34, 2007.

51. オートファジー

a. オートファジーの仕組み

オートファジー（autophagy）はユビキチン・プロテアソーム系と並ぶ，細胞内の大規模分解系の1つである．ユビキチン・プロテアソーム系は，分解するべきタンパク質を厳密に識別する選択的タンパク質分解系の代表である．一方，オートファジーは細胞質成分をリソソームへ輸送して分解する経路の総称である．オートファジーには，マクロオートファジー，ミクロオートファジー，シャペロン介在性オートファジーの3種類があるが，図1に示すマクロオートファジーが主要なものであると考えられている．「オートファジー」というと，マクロオートファジーのことを指すことがほとんどである．

マクロオートファジーの過程では，まず隔離膜と呼ばれる膜が細胞質の一部を隔離し，二重膜からなるオートファゴソームが形成される[1,2]．そこにリソソームが融合すると，多種類の加水分解酵素によって内容物が分解される．約1μmの領域がランダムに包み込まれるため，オートファジーは原則として非選択的であり，タンパク質だけでなくミトコンドリアなどのオルガネラも分解される．

b. オートファジーの分子機構

オートファジーという現象は1960年代には明らかにされていたが，それに関わる分子群は1990年代の出芽酵母を用いた遺伝学的解析によって主に明らかにされた[3]．これらは現在 *ATG* 遺伝子群と呼ばれており，酵母では30以上の因子が単離されている．これにはオートファジーに類似した他のプロセス（Cvt経路と呼ばれる細胞質から液胞への酵素輸送経路など）に関する因子も含まれるため，純粋にマクロオートファジーに必要な因子は約20個である．多くはオートファゴソーム膜の形成に必須なものであり，哺乳類を含めた高等動植物にまで広く存在している．中でもよく知られている因子は，隔離膜伸長に重要であると考えられているAtg12-Atg5・Atg16複合体と，Atg8（哺乳類ではLC3）である．とくにLC3はホスフ

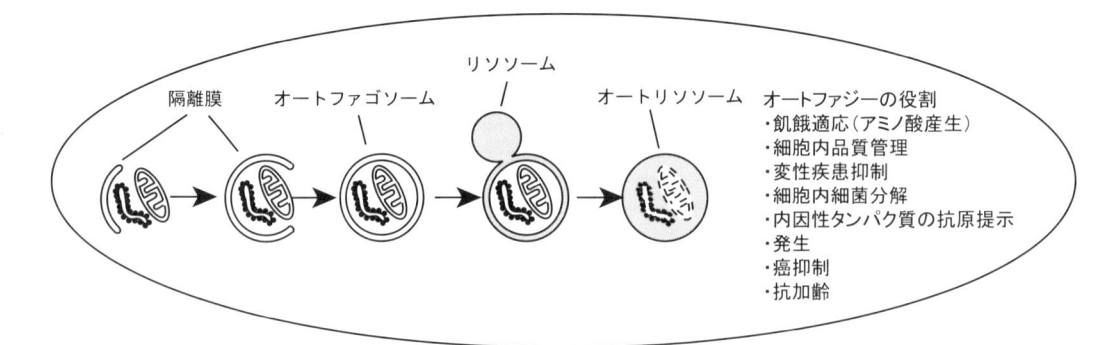

図1 オートファジーの模式図とその役割
細胞質の一部が隔離膜によって取り囲まれ，二重膜構造体であるオートファゴソームが形成される．ミトコンドリアや小胞体の断片などのオルガネラも取り囲まれうる．オートファゴソームは次いでリソソームと融合してオートリソソームとなり，細胞質に由来する内容物が分解される．分解産物（主としてアミノ酸）は再び細胞質に輸送され，利用される．

ァチジルエタノールアミン（PE）と共有結合した状態でオートファゴソーム膜に存在するため，オートファゴソームのマーカーとしても頻繁に利用されている．

c．オートファジーの役割

1) 飢餓適応

オートファジーは栄養飢餓時に顕著に誘導される．細胞は，自身の細胞質成分を過剰に分解することで飢餓に適応していると考えられている．これは酵母から高等動植物に至るまで観察される重要な細胞機能である．たとえば，オートファジー不能酵母細胞は，窒素源飢餓時の細胞内アミノ酸プールが著しく減少する．また，哺乳類は出生とともに経胎盤栄養の遮断による一過的飢餓になるが，この時オートファジーによって栄養が維持される．オートファジーに必須なAtg5やAtg7の単純ノックアウトマウスは生直後に致死となるが，そのときアミノ酸レベルは著しく低下する．オートファジーによって生じたアミノ酸は，飢餓適応のための新規タンパク質合成，エネルギー産生，糖新生などに利用されていると考えられている．

栄養飢餓によるオートファジー誘導のメカニズムは必ずしも明らかになっていないが，細胞外因子としてはインスリンなどのホルモン，細胞内シグナル因子としてはmTORが重要であると考えられている．

2) 細胞内品質管理と細胞変性抑制

オートファジーは飢餓で誘導されなくとも，日常的に低いレベルで起こっている現象である．この低いレベルの定常的オートファジーはアミノ酸供給というより，むしろ細胞内構成成分のリサイクルおよび細胞内品質管理という点で重要である．オートファジーノックアウトマウスの新生児の肝や神経細胞では，ユビキチン陽性封入体が多数蓄積する．肝特異的Atg7ノックアウトマウスでも，肝機能異常を伴う肝腫大と，肝細胞内のユビキチン陽性封入体の蓄積が観察される．同様に，神経系特異的Atg5およびAtg7ノックアウトマウスは，神経変性を伴う進行性の運動障害を呈する．したがって，オートファジーによる細胞内クリアランスは肝細胞や神経細胞の恒常性維持に必須であるといえる．最近は，オートファジーを活性化する低分子化合物がいくつか同定されており，それらを用いることによって神経変性疾患の動物モデルの症状が改善されるという報告がなされている[4]．

このようなオートファジーによる細胞保護効果は非選択的分解によるものと考えられていたが，最近オートファジーにも一部選択性があることが明らかにされた．哺乳類における最も確かなオートファジーの特異的基質はp62（別名sequestosome 1）である．肝特異的Atg7ノックアウトマウスの肝障害や封入体形成が，p62とのダブルノックアウトによって著明に改善することから，オートファジーによるp62量の調節が非常に重要であると考えられている．また，ペルオキシソームやミトコンドリアなどのオルガネラも，選択的にオートファジーで分解されうると考えられている．

3) 感染・免疫

オートファジーの役割は本来自己分解であるが，外部から細胞に侵入した微生物もその対象となりうる．細胞内（細胞質）に侵入した溶連菌などはオートファジーによって分解される[5]．これらの菌を取り囲む構造体は通常のオートファゴソームに比べるとかなり大型であり，かつ菌を特異的に認識しているという点で特殊である．またオートファジーはウイルス感染に際してもウイルスの除去機構として機能していると考えられている．したがって，オートファジーは一種の自然免疫機構と考えることができる．この点において，オートファジー関連因子Atg16Lが，これまで自然免疫系の異常との関連が示唆されてきたクローン病の感受性遺伝子として最近同定されたことはたいへん興味

深い．一方で，細菌およびウイルス感染においても，オートファジーが微生物の増殖や複製にむしろ有利になるように利用されているという報告もある．したがって，個々の細菌やウイルスについてオートファジーの働きは異なっている可能性があり，現時点で一般化することは困難かもしれない．また，オートファジーは内因性抗原のMHC（主要組織適合抗原複合体）クラスII分子への提示経路としても利用されていることが明らかになり，ウイルス免疫，自己免疫などとの関連が注目されている．

4) その他の役割

オートファジーの機能は上述した以外にも非常に多岐にわたることが急速にわかってきている．たとえば，初期胚発生における母性タンパク質の分解や幼虫組織の分解のような発生学との関連，癌抑制機構としての役割，寿命延長や抗加齢作用としての役割などがモデル生物を用いた研究から示唆されている．また，疾患との関係についても，心不全や急性膵炎，虚血性疾患，糖尿病などとの関連も指摘されている．

［水島　昇］

■文献

1) Mizushima N : Autophagy : process and function. Genes Dev 21 : 2861-2873, 2007.
2) Mizushima N, Levine B, Cuervo AM, Klionsky DJ : Autophagy fights disease through cellular self-digestion. Nature 451 : 1069-1075, 2008.
3) Suzuki K, Ohsumi Y : Molecular machinery of autophagosome formation in yeast, *Saccharomyces cerevisiae*. FEBS Lett 581 : 2156-2161, 2007.
4) Rubinsztein DC : The roles of intracellular protein-degradation pathways in neurodegeneration. Nature 443 : 780-786, 2006.
5) Schmid D, Münz, C : Innate and adaptive immunity through autophagy. Immunity 27 : 11-21, 2007.

52. 組織特異的リンパ球ホーミング

感作リンパ球が，特定の組織に特異的に移入する現象を指す．

a. ナイーブリンパ球と感作リンパ球のホーミング

ナイーブリンパ球は，血液の流れに乗って全身を循環し，時に，リンパ節やパイエル板などの二次リンパ系器官に移入する．そこで適切な抗原に出会わなければ，リンパ管を介して再び血液循環系へと戻っていく．しかし，いったん，二次リンパ系器官で抗原と出会い，活性化されると，非リンパ系組織に移入できるようになる．しかも，その二次リンパ系器官が所属する組織に特異的に移入する傾向がある（図1）．これは，抗原特異的なリンパ球を，抗原の侵入部位に効率よく動員するための合目的的な機構といえる．リンパ球が，再循環により二次リンパ系器官に移入すること，および，抗原刺激を受けた二次リンパ系器官の所属組織に移入することを「ホーミング」と呼ぶ．

b. 組織特異的なホーミング受容体

非リンパ系組織へのリンパ球のホーミングは，後毛細血管細静脈で起こる．この部位の血

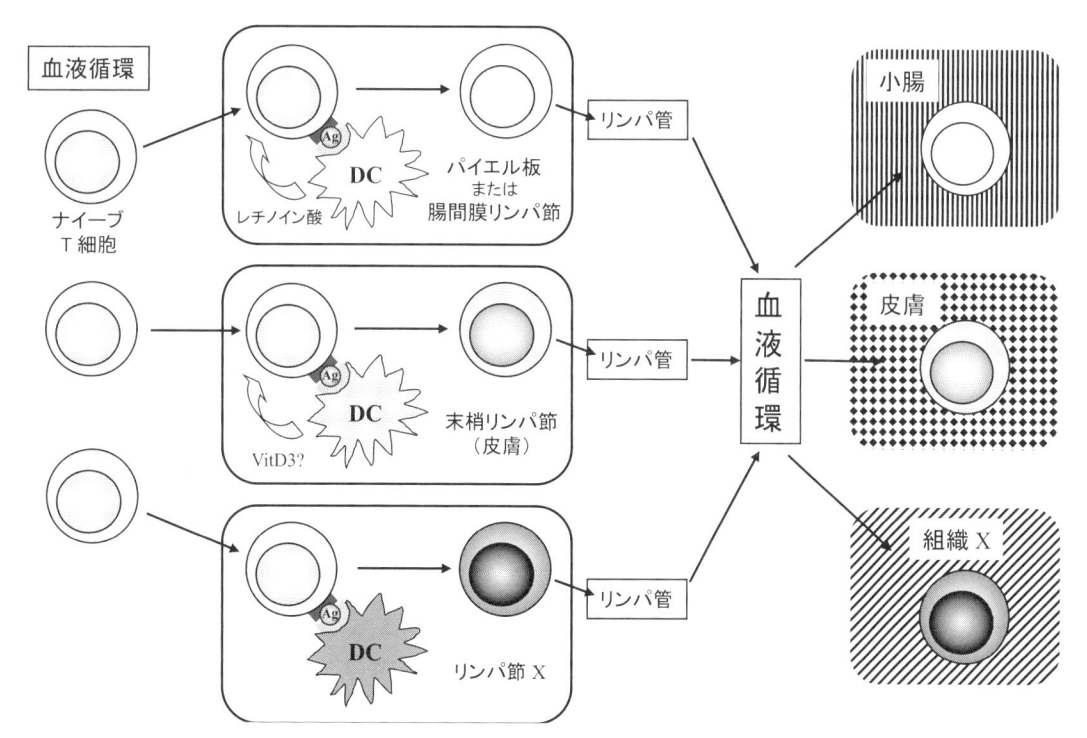

図1 組織指向性を持つリンパ球の誘導と非リンパ系組織への移動
ナイーブT細胞が二次リンパ系器官で抗原と出会って感作されると，その二次リンパ系器官が所属する組織に特異的にホーミングする傾向を持つようになる．小腸指向性は，小腸二次リンパ系器官の樹状細胞が生成するレチノイン酸によって刷り込まれる．

表1 ホーミング受容体と結合する組織特異的接着分子およびケモカイン

後毛細血管細静脈の内壁には，組織特異的な組み合わせの細胞接着分子とケモカインが存在する．これらに結合する接着分子とケモカイン受容体を発現するリンパ球がここに特異的に接着し，やがて組織内へとホーミングする．

組織		リンパ球上のホーミング受容体	組織特異的に発現する細胞接着分子とケモカイン
小腸	細胞接着分子	$\alpha 4\beta 7^{high}$	MAdCAM-1
	ケモカイン受容体	CCR9	CCL25（TECK）
皮膚	細胞接着分子	E-, P-selectin ligands	E-, P-selectin
		$\alpha 4\beta 1$	VCAM-1
	ケモカイン受容体	CCR4	CCL17（TARC）
		CCR10	CCL27（CTACK）
大腸	細胞接着分子	$\alpha 4\beta 7^{high}$	MAdCAM-1
		$\alpha 4\beta 1$（VLA-4）	VCAM-1
	ケモカイン受容体	CCR10	CCL28[a]
		CCR6	CCL20（MIP-3α/LARC）[a]
脳	細胞接着分子	$\alpha 4\beta 1$（VLA-4）	VCAM-1[a]
		CD6	ALCAM[a]
	ケモカイン受容体	CXCR3	CXCL9, 10, or 11[a]
		CCR5	CCL3, 4, or 5[a]

[a] 炎症に伴い発現誘導または上昇．

管内壁には，組織ごとに特徴的な組み合わせの細胞接着分子とケモカインが存在する．一方，リンパ球上に，それらに特異的に結合する細胞接着分子とケモカイン受容体が発現していると，血管内皮細胞への接着と血管外への遊出が可能となり，組織特異的なホーミングが起こる[1]．リンパ球上のこれらの分子は「ホーミング受容体」と呼ばれ，特定の組織にホーミングするための，いわば郵便番号として機能する．しかし，ホーミング受容体が確定している組織は未だに多くない．なお，「ホーミング受容体」は，狭義には，細胞接着分子のみを指す場合もある．

小腸と皮膚の組織に対しては，最も明確にホーミング受容体が同定されている．小腸のパイエル板，または所属リンパ節である腸間膜リンパ節で抗原刺激を受けたナイーブT細胞は，小腸組織特異的なホーミング受容体（インテグリン$\alpha 4\beta 7$とケモカイン受容体CCR9）を特異的に発現し，小腸組織へのホーミング特異性を獲得する．小腸組織の血管内皮細胞上には，$\alpha 4\beta 7$と結合するMAdCAM-1（mucosal addressin cell adhesion molecule-1）が発現している．また，陰窩付近を中心として小腸上皮細胞が，CCR9のリガンドとなるケモカインCCL25（TECK）を産生しており，これが拡散して血管内壁の細胞外マトリックスにも会合していると考えられている．一方，皮膚の所属リンパ節である末梢リンパ節で抗原刺激を受けたナイーブT細胞は，皮膚組織，とくに炎症皮膚組織へのホーミング特異性を持つ．皮膚組織のT細胞は，ホーミング受容体としてE-セレクチンリガンド（E-lig），P-セレクチンリガンド（P-lig），または$\alpha 4\beta 1$，そしてCCR4またはCCR10を発現している（表1）．

c. 樹状細胞によるホーミング特異性のインプリンティング

リンパ球が組織特異的なホーミング受容体を発現するためには抗原刺激による活性化が必要である．樹状細胞は，組織に侵入した抗原を捕捉，処理するとともに遊走能を獲得して，所属

リンパ節に集積する．ここで抗原を提示し，その抗原に特異的なリンパ球を感作する．パイエル板や腸間膜リンパ節から取り出した樹状細胞で抗原提示し，ナイーブT細胞を活性化すると，T細胞はα4β7とCCR9を特異的に発現し，小腸へのホーミング特異性を獲得する[2]．

d. レチノイン酸による小腸組織へのホーミング特異性のインプリンティング

小腸に特異的にホーミングする性質は，ビタミンA代謝産物であるレチノイン酸（retinoic acid）がインプリントする．パイエル板や腸間膜リンパ節の樹状細胞には，ビタミンA（レチノール）からレチノイン酸を生成する能力を持つものが存在し，抗原提示の際にレチノイン酸を与えることによって，T細胞にα4β7とCCR9を特異的に発現させ，小腸組織へのホーミング特異性をインプリントする[3]．脾臓や末梢リンパ節などの樹状細胞には，レチノイン酸生成能を持つものがほとんど存在せず，E-lig，P-ligなど，皮膚特異的なホーミング受容体の一部を発現誘導する．

樹状細胞のレチノイン酸生成能は，retinal dehydrogenase（RALDH）の発現に依存している[3]．粘膜上皮もRALDHを発現しており，近傍で抗原刺激を受けるT細胞のホーミング特異性に影響を与えている可能性がある．

樹状細胞は，インタクトな抗原を提示してナイーブB細胞を活性化することもできる．その際，レチノイン酸の生成があると，B細胞の場合にもα4β7とCCR9の特異的発現と小腸へのホーミング特異性のインプリントが起こる[4]．

レチノイン酸の生成に必要なビタミンAを欠損したマウスでは，その小腸粘膜固有層などからT細胞がほとんど消失しており，IgA抗体産生細胞も激減する[3,4]．つまり，ビタミンAは，小腸組織における免疫機能の構築に必須である．実際，飢餓状態の乳幼児の多くが，持続性の下痢によって死亡しているが，ビタミンA補給はその死亡率を有意に低下させる．

e. 小腸以外の組織へのリンパ球ホーミングを制御する因子

活性型ビタミンDの$1α,25$-dihydroxyvitamin D3が，ヒトT細胞でCCR10の発現を促進することから，皮膚へのリンパ球ホーミングをインプリントすると報告されたが[5]，否定的な報告もあり，不明な点が多い． ［岩田　誠］

■文献

1) Kunkel EJ, Butcher EC : Chemokines and the tissue-specific migration of lymphocytes. Immunity 16 : 1-4, 2002.
2) Mora JR, et al : Selective imprinting of gut-homing T cells by Peyer's patch dendritic cells. Nature 424 : 88-93, 2003.
3) Iwata M, et al : Retinoic acid imprints gut-homing specificity on T cells. Immunity 21 : 527-538, 2004.
4) Mora JR, Iwata M, Eksteen B, et al : Generation of gut-homing IgA-selecting B cells by intestinal dendritic cells. Science 314 : 1157-1160, 2006.
5) Sigmundsdottir H, et al : DCs metabolize sunlight-induced vitamin D3 to 'program' T cell attraction to the epidermal chemokine CCL27. Nat Immunol 8 : 285-293, 2007.

53. NADPH オキシダーゼ (Nox) ファミリー

a. 活性酸素と活性酸素生成酵素 NADPH オキシダーゼ

炎症の進展や増悪さらには炎症性の発がんや神経変性疾患には，活性酸素（ROS；reactive oxygen species）が深く関与していることが知られている．活性酸素とは，スーパーオキシド（O_2^-），過酸化水素（H_2O_2），ヒドロキシラジカル（$HO\cdot$），一重項酸素（$^1O_2$）などの酸素分子（O_2）由来の不安定で反応性に富む分子の総称である．活性酸素は，主として代謝系（とくにミトコンドリア呼吸鎖の電子伝達系など）の「副産物」と考えられてきたが，これらは DNA，タンパク質あるいは脂質と直接反応して細胞の傷害を引き起こす．

一方，生体は，活性酸素の高い反応性をうまく利用しており，殺菌や甲状腺ホルモン合成等の本来は起こりにくい反応に用いられている．一方で活性酸素はシグナル伝達物質としても働く．たとえば，H_2O_2 は高濃度では細胞死を誘導するが，低濃度では血管平滑筋細胞などの増殖シグナルとなることが知られている．

活性酸素の有効利用には活性酸素生成に特化した酵素が必要であるが，実際に生体内には活性酸素を「真の産物」として作る酵素系が存在する．その 1 つが，NADPH オキシダーゼ（NADPH oxidase；Nox）であり，Nox ファミリーを形成している[1-4]．Nox は動物ばかりでなく真菌や植物など真核生物に広く存在するが，ヒト Nox ファミリーには，Nox1 から Nox5 までの 5 つの Nox に加えて遠縁の Duox1 と Duox2 があり計 7 つのメンバーが含まれる（表 1）．

b. Nox の構造

膜タンパク質である Nox は，細胞質側の NADPH から受け取った電子を，膜を横切って伝達し最終的に酸素分子に渡してスーパーオキシド（O_2^-）を生成する（$NADPH + 2O_2 \rightarrow NADP^+ + 2O_2^- + H^+$）．Nox の C 末細胞質領域には NADPH 結合部位および FAD 結合部位があり，N 末側の 6 つの膜貫通セグメントには 2 つのヘムが膜平面に対して垂直に配位していると考えられている（図 1）．このように，Nox 分子内には「NADPH → FAD → ヘム → ヘム → O_2」という電子伝達系が存在することになる．

c. Nox2 の調節機構

Nox ファミリーの中の最古参のメンバーで，最もよく研究されてきたのが Nox2（別名 gp91^{phox}）である．Nox2 は食細胞（好中球，

表 1 ヒト Nox ファミリー NADPH オキシダーゼ

	遺伝子座	アミノ酸数	会合しているタンパク質	発現の高い組織	機能［遺伝学的な証拠があるもの］
Nox1	Xq22	564	p22^{phox}	大腸上皮，血管平滑筋	AngⅡによる血圧上昇への関与（マウス）
Nox2/gp91^{phox}	Xp21.1	570	p22^{phox}	食細胞，B リンパ球	感染防御（ヒト・マウス）
Nox3	6q25.1-26	568	p22^{phox}	内耳，胎児腎	耳石形成（マウス）
Nox4	11q14.2-21	578	p22^{phox}	腎尿細管，血管内皮	?
Nox5	15q22.31	737	(−)	精子，脾臓，リンパ球	?（マウス・ラットには存在しない）
Duox1	15q21	1551	DuoxA1	甲状腺，気管支，唾液腺	?
Duox2	15q21	1548	DuoxA2	甲状腺，大腸	甲状腺ホルモン合成（ヒト）

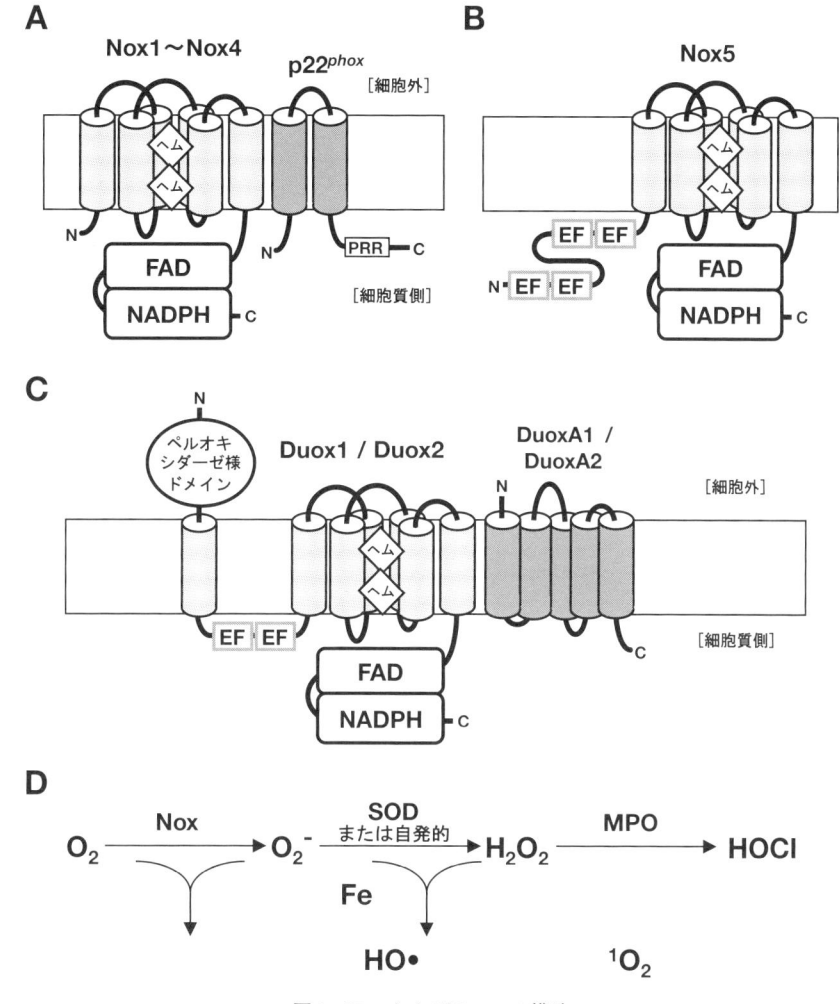

図1 NoxおよびDuoxの構造

Noxは，N末に6つの膜貫通セグメントを持ち，C末の細胞質領域にFAD結合部位とNADPH結合部位を持つ．(A) Noxの中でNox1〜Nox4は，膜タンパク質である$p22^{phox}$と常にヘテロ2量体を形成しており，$p22^{phox}$のC末の細胞質部分にはプロリン・リッチ領域（PRR）が存在する．(B) Nox5は，N末の細胞質領域が延長しており，そこにCa^{2+}結合モチーフであるEFハンドを4つ持つ．(C) Duox1およびDuox2には，N末細胞質領域の2つのEFハンドに加えて，それよりN末に1つの膜貫通セグメントと細胞外のペルオキシダーゼ様ドメインがある．Duox1はDuoxA1と，またDuox2はDuoxA2とそれぞれヘテロ2量体を形成している．(D) Noxにより酸素分子（O_2；三重項酸素）から生成されたスーパーオキシド（O_2^-）は，スーパーオキシドジスムターゼ（SOD）の作用あるいは非酵素的な不均化反応によりH_2O_2となる．2価鉄イオン（Fe^{2+}）存在下でH_2O_2からヒドロキシラジカル（HO・）が生成する（$H_2O_2 + Fe^{2+} \rightarrow HO\cdot + OH^- + Fe^{3+}$：この時$O_2^-$が存在すると$Fe^{3+}$は$Fe^{2+}$に還元され反応が継続する）．また$H_2O_2$に塩素イオン存在下でミエロペルオキシダーゼ（MPO；myeloperoxidase）等のペルオキシダーゼが作用すると，強力な酸化剤である次亜塩素酸（HOCl）が生成する．さらに，H_2O_2とHOClが反応すると一重項酸素（$^1O_2$）が生じることが知られている．このように，O_2は種々の活性酸素の前駆体として働く．MPOは好中球が細胞内に持つアズール顆粒に含まれており，食作用時にこの顆粒が食胞と融合するとMPOは食胞内に放出される．その結果HOClや$^1O_2$が生成され，これらは強力な殺菌剤として働く．

マクロファージ等）に豊富に存在し，そのため食細胞NADPHオキシダーゼとも呼ばれる．Nox2は，細胞休止時にはまったく活性を持たないが，微生物等の貪食時等に活性化されてO_2^-を生成し，O_2^-に由来する種々の活性酸素が強力な殺菌剤として働く．この食作用時の酸

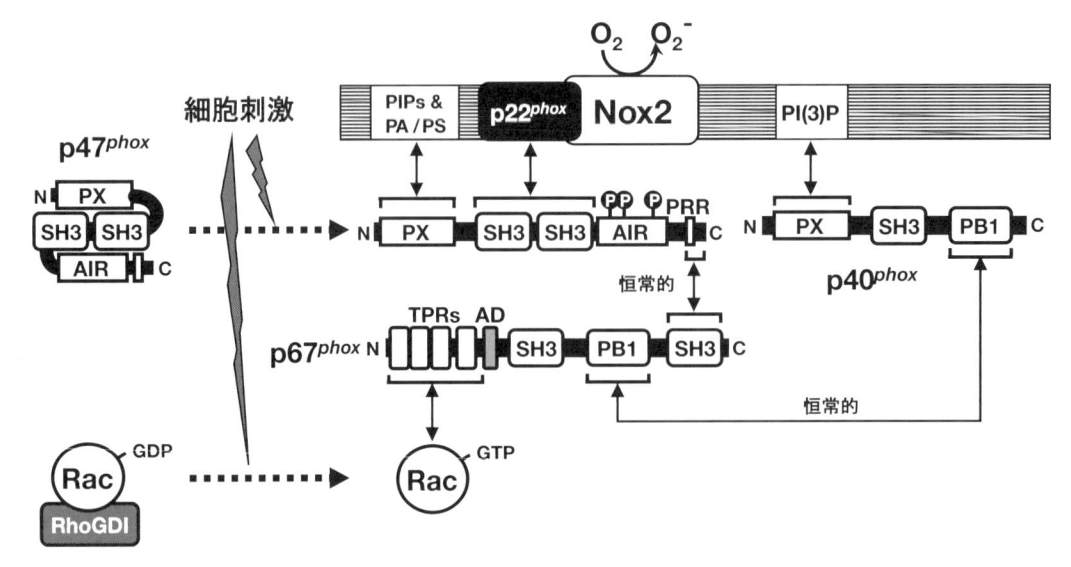

図2　Nox2の活性化機構

Nox2（gp91^{phox}）は細胞休止時には不活性でありO_2^-を生成しない．細胞刺激時（食作用時など）には，p47^{phox}，p67^{phox}，p40^{phox}およびRacが膜に移行して，Nox2によるO_2^-生成を誘導する．細胞休止時には，p47^{phox}の2つのSH3ドメインは，そのC末端側に存在するAIR（autoinihibitory region）と分子内相互作用している．細胞刺激時にAIRがリン酸化されると，p47^{phox}のコンホメーション変化が誘導され分子内相互作用が切断される．その結果，SH3ドメインは膜タンパク質であるp22^{phox}のPRRに，N末にあるPXドメインは膜リン脂質であるホスホイノシチド（PIPs）およびホスファチジン酸（PA）やホスファチジルセリン（PS）などに結合できるようになる．これらの結合がp47^{phox}の膜移行を可能にする．p67^{phox}は，C末SH3ドメインによりp47^{phox}のPRRと，PB1ドメイン間の相互作用によりp40^{phox}とそれぞれ恒常的に結合しており，細胞刺激時に三者はともに膜に移行する．一方，Racは，休止時の細胞では，GDP結合型としてRho GDIと会合し細胞質に存在している．細胞刺激時にGTP結合型となり膜に移行したRacは，膜上でp67^{phox}のN末領域（4つのTPR（tetratricopeptide repeat）モチーフからなる）に結合する．この結合によりp67^{phox}のAD（activation domain）の構造変化が起こり，その結果Nox2が活性化されると考えられている．p40^{phox}は，Nox2活性化に必須ではないが，p47^{phox}とp67^{phox}の膜移行を促進しNox2の活性化を促進する．p40^{phox}のN末にあるPXドメインは，食胞膜に豊富なホスファチジルイノシトール-3-リン酸（PI(3)P）に特異的に強く結合する．この結合は，食胞膜上での活性型オキシダーゼ複合体の形成に重要だと考えられている．

素（O_2）消費の急激な上昇は呼吸バースト（respiratory burst）として知られる．本酵素の重要性は，その遺伝的欠損症である慢性肉芽腫症（chronic granulomatous disease；CGD）では，微生物に対して活性酸素をまったく生成できないために，好中球の殺菌能が著しく低下し，生命を脅かすような感染症を幼少時より繰り返す重篤な疾患であることからも理解されよう[5]．

食作用時以外にも，走化性因子などの刺激によってNox2は活性化されるが，その程度は低い．しかし，そこにTNFやIL-1などの炎症性サイトカインや細菌由来のリポ多糖類（LPS）が存在すると，O_2^-生成は著しく増強される．このように，種々の病態において，食細胞による活性酸素生成が引き起こされうる．実際に，Nox2は，虚血再灌流障害や炎症性の発がん（とくに転移性の獲得）あるいは炎症性の腸疾患，急性呼吸窮迫症候群，慢性閉塞性肺疾患，などに関わる可能性が指摘されている[6-8]．また，Nox2は神経系の食細胞であるミクログリアに高発現しているが，Nox2ノックアウトマウス等を用いた解析などにより，Nox2はパーキンソン病，筋萎縮性側索硬化症（ALS；amyotrophic lateral sclerosis），アルツハイマー病などの神経変性疾患の進行にも関与してい

表2 慢性肉芽腫症(CGD)の原因遺伝子

	遺伝子名	遺伝子座	遺伝子サイズ(kb)	エクソン数	mRNAサイズ(kb)	アミノ酸数
Nox2/gp91^{phox}	CYBB	Xp21.1	30	13	4.7	570
p22^{phox}	CYBA	16q24	8.5	6	0.8	195
p47^{phox}	NCF1	7q11.23	15.2	11	1.4	390
p67^{phox}	NCF2	1q25	37	16	2.4	526

ると考えられている[9-13]．

上記のように，Nox2によって生成された活性酸素はいわば両刃の剣であり，その生成は厳密に制御されなければならない．Nox2は，p22^{phox}と会合しており，この結合によって初めて安定に存在できるが，一方Nox2はp22^{phox}を安定化する．しかし，Nox2-p22^{phox}複合体（シトクロムc_{558}とも呼ばれる）のままでは決してO_2^-を生成しない．Nox2が活性化されてO_2^-を生成するためには，本来は細胞質に存在する特異的タンパク質（p47^{phox}およびp67^{phox}）と低分子量Gタンパク質Racが，細胞刺激に応じて膜移行してNox2-p22^{phox}複合体と会合することが必要である（図2）[1-4]．これらのタンパク質の重要性は，酵素本体をなすgp91^{phox}やp22^{phox}の遺伝子に加えて，p47^{phox}とp67^{phox}の遺伝子がCGDの原因遺伝子であることからも明らかであろう（表2）[5]．

d．Nox2以外のNoxの調節機構

Nox1は，消化管の上皮細胞に豊富に存在しており（ヒトではとくに大腸上皮細胞での発現が高い），局所における感染防御を担うと考えられている．またがんや炎症性腸疾患との関与も示唆されている[14]．一方，Nox1は血管平滑筋にも存在し，アンジオテンシンⅡ（AngⅡ）刺激時のシグナル伝達において重要な役割をはたすと考えられている．たとえば，AngⅡ刺激によりNox1によるO_2^-生成が誘導されること，Nox1のノックアウトマウスでは「AngⅡの持続投与により誘導される高血圧」の発症が抑えられること，などが知られている[6,15]．Nox2と同様に，Nox1もp22^{phox}と会合しているが，やはりそれだけでは活性を持たない．Nox1がO_2^-を生成するには，Noxo1（Nox organizer 1；p47^{phox}のホモログ）とNoxa1（Nox activator 1；p67^{phox}のホモログ）が必要であり，Racも活性化の正の調節因子である[1-3]．

Nox3もp22^{phox}と会合しており，それ自身で弱いながらO_2^-生成活性を持つが，p47^{phox}，Noxo1やp67^{phox}，Noxa1およびRacによってさらに活性化される[2,3]．一方，Nox4はこれらの因子による調節を受けていないようである．Nox1〜Nox4とは異なり，EFハンドを持つNox5やDuox1およびDuox2（図1）は，細胞内Ca^{2+}濃度の上昇により活性化されることが知られている[2]．

［住本英樹］

■文献

1) Lambeth JD：Nox enzymes and the biology of reactive oxygen. Nat Rev Immunol 4：181-189，2004．
2) Sumimoto, H：Structure, regulation and evolution of Nox-family NADPH oxidases that produce reactive oxygen species. FEBS J 275：3249-3277，2008．
3) 住本英樹：活性酸素生成酵素Noxファミリーとレドックスシグナリング．実験医学 24：1731-1336，2006．
4) Nathan C：Neutrophils and immunity：challenges and opportunities. Nat Rev Immunol 6：173-182，2006．
5) Heyworth PG, Cross A, Curnutte JT：Chronic granulomatous disease. Curr Opin Immunol 15：578-584，2003．
6) Lambeth JD：Nox enzymes, ROS, and chronic disease：an example of antagonistic pleiotropy. Free Radic Biol Med 43：332-347，2007．
7) Okada F, Kobayashi M, Tanaka H, et al：The

role of nicotinamide adenine dinucleotide phosphate oxidase-derived reactive oxygen species in the acquisition of metastatic ability of tumor cells. Am J Pathol 169 : 294-302, 2006.
8) Lagente V, Planquois JM, Leclerc O, et al : Oxidative stress is an important component of airway inflammation in mice exposed to cigarette smoke or lipopolysaccharide. Clin Exp Pharmacol Physiol 35 : 601-605, 2008.
9) Wu DC, Teismann P, Tieu K, et al : 1-methyl-4-phenyl-1,2,3,6-tetrahydropyridine model of Parkinson's disease. Proc Natl Acad Sci USA 100 : 6145-6150, 2003.
10) Gao HM, Liu B, Zhang W, Hong JS : Critical role of microglial NADPH oxidase-derived free radicals in the in vitro MPTP model of Parkinson's disease. FASEB J 17 : 1954-1956, 2003.
11) Wu DC, Ré DB, Nagai M, et al : The inflammatory NADPH oxidase enzyme modulates motor neuron degeneration in amyotrophic lateral sclerosis mice. Proc Natl Acad Sci USA 103 : 12132-12137, 2006.
12) Paulson H, Schöneich C, Engelhardt JF : SOD1 mutations disrupt redox-sensitive Rac regulation of NADPH oxidase in a familial ALS model. J Clin Invest 118 : 659-670, 2008.
13) Park L, Zhou P, Pitstick R, et al : Nox2-derived radicals contribute to neurovascular and behavioral dysfunction in mice overexpressing the amyloid precursor protein. Proc Natl Acad Sci USA 105 : 1347-1352, 2008.
14) Rokutan K, Kawahara T, Kuwano Y, et al : Nox enzymes and oxidative stress in the immunopathology of the gastrointestinal tract. Semin Immunopathol 30 : 315-327, 2008.
15) Matsuno K, Yamada H, Iwata K, et al : Nox1 is involved in angiotensin II-mediated hypertension: a study in Nox1-deficient mice. Circulation 112 : 2677-2685, 2005.

54. 急性期タンパク

生体に炎症反応が生じれば，血沈の亢進が起こる．これは主に急性期タンパクのフィブリノーゲンが産生されるからである．またかなり以前から炎症マーカーとしては血沈に代わって急性期タンパクの C-reactive protein（CRP）が使用されている．したがって，臨床医ならば炎症時に CRP が上昇することを知らない者はいない．逆に，CRP が上昇すれば患者は炎症状態であると認識される．しかしながら，CRP の生体内の産生機序は不明な点が多かった．この疑問に対して解答を与えるきっかけとなったのは，最近単一のサイトカイン分子を阻害する治療法が開発されたからである．たしかに，ステロイド，免疫抑制剤等は CRP を低下させるが，これらの薬剤は生体に対する作用機序が多様であるがゆえに解析を困難にしていた．

われわれは慢性炎症疾患の関節リウマチの治療薬として開発された，TNF-α 阻害薬と IL-6 阻害薬に注目した．臨床効果としては両者は優劣つけがたいほど著効を示すが，前者は血中 CRP および serum amyloid A（SAA）の低下は示すものの，正常化させることは困難である[1]．一方，後者は臨床的に有効を示す患者では大多数の患者が CRP 値が低下するばかりでなく，正常値を示す[2]．この事実は種々のサイトカインが CRP や SAA の産生誘導に関与していることを示すと同時に，IL-6 と TNF-α は作用機序が異なり，IL-6 が CRP や SAA 産生に中心的役割を果たしていることを示唆している．

a．SAA の発現におけるサイトカインの作用

それぞれの proinflammatory cytokine が

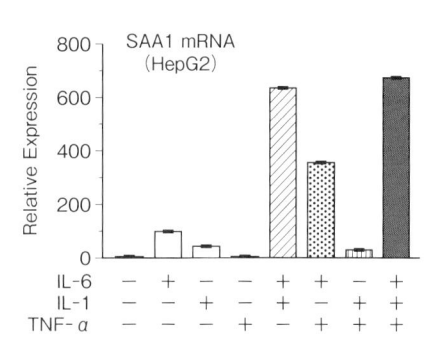

図1 肝細胞株における IL-6，IL-1β，TNF-α による SAA1 mRNA の発現[6]

SAA 産生にどのように関与しているのかを，SAA を産生する肝細胞由来細胞株を用いて検討した[3]．その結果，図1に示すように，IL-6 単独では若干の SAA mRNA の発現がみられたが，IL-1 はわずか，TNF-α はほとんど誘導されなかった．ところが，IL-6 と IL-1 または IL-6 と TNF-α の共通刺激により相乗的な発現増強がみられた．IL-1 と TNF-α との共通刺激でも増強効果はまったく認められなかった．このことから，SAA 誘導に IL-1 または TNF-α の刺激は必要ではあるが，IL-6 が発現増強に必須であること，また3者の同時刺激でさらなる発現増強が得られなかったことから，IL-1 と TNF-α 刺激では IL-6 とは異なる共通のシグナル伝達を介していることが示唆された．

b．SAA の発現におけるシグナル伝達と転写機序

IL-6 のシグナルは IL-6 特異受容体構成（Il-6 を結合する IL-6R，シグナルを伝達する gp130）を介し，gp130 下流にはおもに JAK/STAT 系，MAPK（MEK1/2）系が存在

する.転写因子としておもに STAT3,
C/EBPβ（NF-IL-6）を介すると考えられている.また IL-1 と TNF-α との共通のシグナルに NF-κB の活性化が存在する.NF-κB は IkBとの結合から解離し核内移行する.NF-κB はp50 と p65 転写因子によって構成される.

　前述の IL-6＋IL-1 刺激で発現増強する系で，あらかじめ STAT3 阻害剤の AG490 を添加すると強力な抑制がみられた.このことから，STAT3 が強く関与していることが示唆された.このため STAT3 の関与を明らかにするためルシフェラーゼ活性による SAA プロモーター活性を wtSTAT3, dnSTAT3 の共発現で検索した.dnSTAT3 発現では IL-6 刺激および IL-6 と IL-1 刺激による活性の完全抑制が認められ，wtSTAT3 の共発現ではさらなる発現増強を認めた（図 2A）.このことから STAT3の関与が確実となった.次に STAT3 の関与がどのプロモーター領域であるかを同定するため5′欠損プロモーターを用いて解析したところ，C/EBPβ 結合領域と NF-κB 結合領域を含む領域であり，C/EBPβ 領域欠損，NF-κB 領域欠損または変位プロモーターを用いたところ，NF-κB 領域を含む領域であることが示された（図 2B）.次に NF-κB 結合領域を含む領域でSTAT3 はどのような転写因子複合体が形成されているのかを検討したところ，STAT3 はNF-κB p65 と結合し，そして cofactor の p300とも結合した複合体を形成し，転写活性の増強を示すことを認めた.そこで，STAT3 はまったくプロモーターへの結合なしに活性を示しているのかどうかを NF-κB を含む領域の上流・中流・下流で変位させたプローブを用いてDNA-affinity chromatography で検討したところ，STAT3 は NF-κB 下流の従来知られていない領域に結合することが認められた.

　以上の結果より，SAA の IL-6 と IL-1 による相乗的発現は IL-6 によるシグナル伝達分子STAT3 の活性化，IL-1 シグナル伝達分子

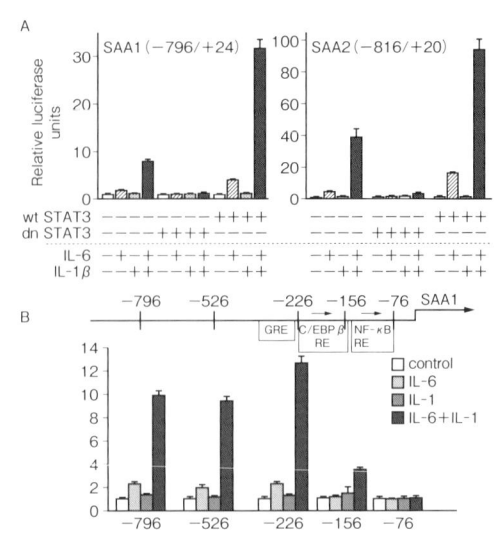

図 2　SAA 発現に STAT3 活性が重要で，STAT3 はNF-κB 結合領域に深く関連している[4]

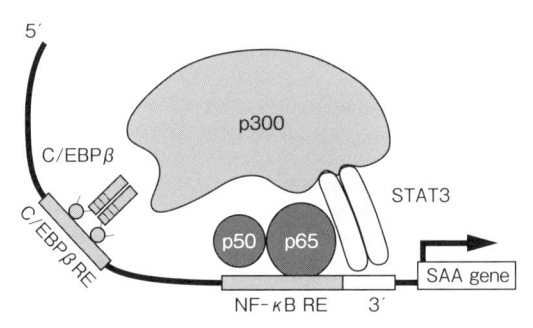

図 3　SAA 発現増強における SAA プロモーター上の転写因子結合様式[4]

NF-κB p65，および cofactor の p300 との複合体形成と，STAT3 が NF-κB 領域下流の新たに見いだされた領域への結合により生じることを示した.本機序は STAT3 の新しい転写機序である[4]（図 3）.

c. C-reactive protein（CRP）発現機序
1）CRP の発現におけるサイトカインの作用

　TNF-α も IL-6 も CRP を誘導するといわれていたが，関節リウマチなど炎症生体内においては IL-6 が中心的に作用することが示唆された.それは，関節リウマチにおける TNF-α の

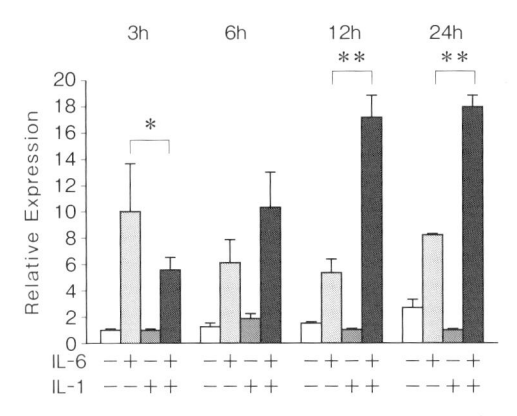

図4 IL-6とIL-1刺激後の時間的CRP発現推移[5]

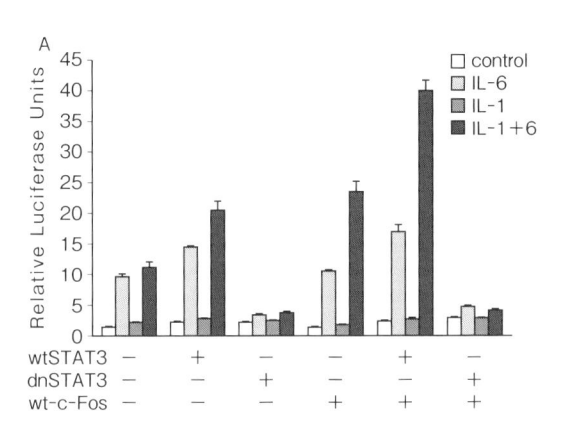

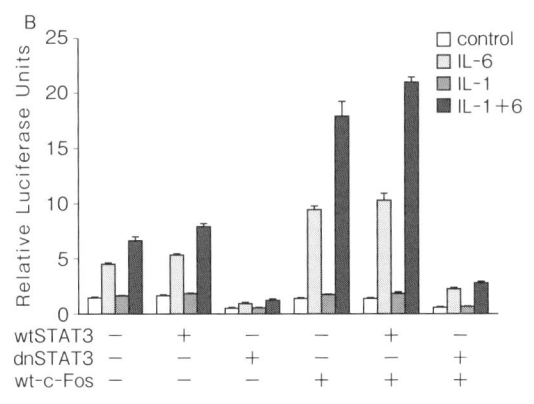

図5 STAT3, HNF-1およびc-Fosの転写因子結合によるCRP発現増強[5]
A：STAT3, c-Fosによる転写活性の増強.
B：HNF-1, c-Fosによる転写活性の増強.

が多数みられるからである．この点においてもTNF-αとIL-6とはCRPの発現に相違があることを示唆している．図4に示すように刺激後6～24時間ではIL-6とIL-1は相乗的にCRP mRNAの発現を誘導することが確認されたが，しかしながら新たに早期3時間においてはIL-1はむしろIL-6刺激を抑制する結果を得た[5]．

2) CRPの発現におけるIL-6, IL-1のシグナル伝達と転写機序

前述の，新たに見い出された早期におけるIL-1の抑制作用を確認するため，IL-1の下流で活性化されるのはNF-κBのp65とp50のいずれであるかを検討した．その結果，p65がSTAT3と結合し抑制することが示唆された．CRPプロモーターにはNF-κB結合領域がみられないため，p65が核内でSTAT3と結合し，STAT3のプロモーターへの結合を阻害するためではないかと考えられる．

次に，後期6～24時間においてはIL-6とIL-1はCRPの発現において相乗効果を示すが（図4），この作用機序を検討した．IL-1の刺激後NF-κB活性は振幅しながら漸減し消失傾向を示すため，その他のIL-1によるシグナル伝達経路のJNKとp38系を検討した．IL-1とIL-6刺激前にJNK阻害剤であるSP600125またはp38阻害剤のSB203580を加え，CRP mRNA発現ならびにプロモーター活性を観察したところ，いずれも阻害効果を示したので，JNKおよびp38の下流に位置する転写因子c-junとc-fosの強発現の系で検討した．結果はc-jun導入でわずかに発現増強がみられたが，c-fos導入によって強力な発現増強がみられた（図5A, B）．また，CRPプロモーター上のSTAT3および3′側のhepatocyte nuclear factor-1（HNF-1）結合領域の欠損でルシフェラーゼ活性が著減した．さらに，c-fosで増強する系にwtSTAT3共発現でさらなる増強がみられたが，dnSTAT3ではほぼ完全に抑制され

阻害では，CRPは低下するものの正常化は困難であるが，IL-6阻害では正常値化する症例

た．同様にwtHNF-1αとdnHNF-1αの共発現でSTAT3と同様の結果が得られた（図5A，図5B）．この現象を確認するため，IL-1とIL-6刺激後に核タンパクをc-Fos抗体で沈降し，IP-westernを行ったところ，c-FosはSTAT3とHNF-1αに結合していることが確かめられた．続いてSTAT3結合領域とHNF-1α結合領域とを含むCRPプロモーター（-123-/51）をプローブとするゲルシフトアッセイに続いて転写因子に対する抗体によるスーパーシフトアッセイを行ったところ，Serリン酸化STAT3，HNF-1α，Serリン酸化c-Fos，そして軽くc-Junの結合複合体の存在が示唆され，Chromatin IP（ChIP）アッセイにより3者の結合が確認された．

以上の結果より，IL-6とIL-1によるCRPの発現では刺激後早期においてはIL-1はIL-6による発現誘導を阻害し，その機序の1つとして早期に活性化されるNF-κB p65と核内中のプロモーター非結合型のSTAT3との結合が関与することを示唆した（図6A）．次に後期においてはIL-1はIL-6とでCRPの相乗的な発現を誘導した．すなわち，IL-6によって活性化されたSTAT3がプロモーターに結合し，次に恒常的に発現しているHNF-1αと結合し，CRPをある程度発現させるが，IL-1によって活性化されたc-Fosとの転写因子複合体を形成することで相乗的に発現増強された[5]（図6B）．

この結果は，CRPの発現がはじめて転写レベルで明らかとなったばかりでなく，SAAと同様にCRPプロモーター領域に結合サイトを持たないc-Fosがプロモーターに結合することなく，他の転写因子であるSTAT3およびHNF-1αに結合して転写活性を示し，c-Fosの新たな転写活性機序の存在を明らかにしたものである．

d．おわりに

「炎症」といえば「CRP」と反射的に口から出て

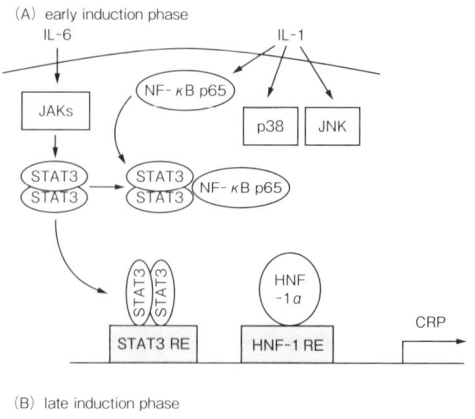

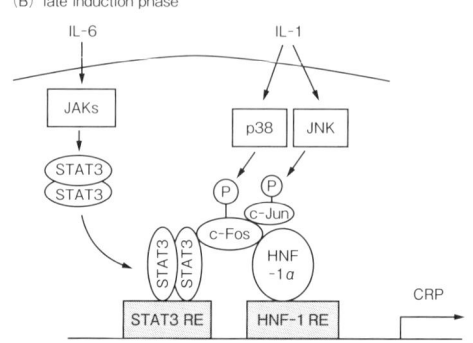

図6 IL-6とIL-1刺激による早期および後期CRP転写様式[5]
A：刺激後早期の転写様式，B：刺激後後期の転写様式．

くる急性期タンパクの発現機序がやっと示唆された．in vitroにおける研究で急性期タンパクの転写因子作用の解析は散見される．しかし，in vivoしかも病態における生体内での細胞内転写因子結合様式を示唆したものはどれだけあるであろうか．われわれ臨床医が求めるのは疾患での異常を知ることである．試験管内で得られた事実が実際の疾患病態と一致することがいかに少ないかはしばしば経験することである．これはサイトカイン1分子を阻害する治療が開発されたことによって解析できたと考えられる．今後はこのような解析により真の病態解明が可能となってくるであろう．

炎症疾患病態は巨象にたとえられる．盲目の人が象の各部分に触れて，それぞれ頭で想像しても全体像は見えてこない．これからは真実を明らかにすることによって全貌が明らかになる

可能性が出てくると思われる．また，炎症病態が明らかになれば，さらなる新しい治療法への開発も夢ではなくなると思われる．

[吉崎和幸]

■文献
1) Nishimoto N et al：A&R 50：1761-1769, 2004.
2) Charlis et al：J Immunol 163：1521-1528, 1999.
3) Hagihara K et al：BBRC 314：363-369, 2004.
4) Hagihara K et al：Genes to cells 10：1051-1063, 2005.
5) Nishikawa T et al：J Immunol 180：3492-3501, 2008.
6) Hagihara K：Biochem Biophys Res Commun 314：363-369, 2004.

B. 炎症疾患

1. 脳神経 ― a. 虚血性脳疾患（虚血後再灌流障害）

a. 虚血性脳損傷と成体神経幹細胞

かつて成体哺乳類の中枢神経系に存在する神経細胞が新しく生じることはないと考えられていたが，成体脳でも前脳室下帯（aSVZ；anterior subventricular zone）および海馬歯状回顆粒細胞下層（SGZ；subgranular zone）においては持続的に神経細胞が生じていることが明らかとなった．bromodeoxyuridine（BrdU）あるいはレトロウイルスを用いて生体内で新しく生じた細胞を標識する方法が確立するにつれて，成体脳のaSVZやSGZにおける内在性神経幹細胞の存在が証明され，神経細胞の起源となっていると考えられている．さらにこれらの神経幹細胞は，さまざまな脳損傷に対して反応性に増殖することが示されており，成体脳であっても虚血性脳損傷後に著明な増殖を示すことも明らかとなった[1]．しかし，このような内在性神経幹細胞の自己増殖とその後の分化段階を制御する情報伝達系は，幹細胞が存在する部位によって異なることが示唆されており，また虚血の動物モデルは虚血損傷の加わる部位がそれぞれ異なっているため，個別に検討する必要がある．

1) 前脳室下帯（aSVZ）

aSVZは生理的条件下での神経幹細胞の存在が確立しているいわゆるneurogenic regionの1つである．成体ラット中大脳動脈閉塞（MCAO）モデルにて虚血7日後をピークとしてBrdUにてラベルされる細胞が一過性に増加することが示された[2]．また一過性MCAOモデルでも同様に成体ラットaSVZにてBrdU陽性細胞が虚血後に増加し，さらに幼弱な遊走神経細胞のマーカーであるdoublecortinを発現しているBrdU陽性細胞が認められ，神経新生現象が虚血後に亢進している可能性が示唆された[3]．しかし，両研究ともBrdUで標識される成熟神経細胞は存在せず，虚血後に新しく生じた細胞が神経細胞へ成熟するのかが問題となった．

しかしその後重要な知見が報告され，成体ラット一過性MCAOモデルにて，虚血後にaSVZに新しく生じた細胞が幼弱な神経細胞のマーカーを発現しながら虚血損傷部位である線条体に遊走し，線条体で成熟した神経細胞に分化することがわかった[4,5]．これらの再生神経細胞は線条体という特異的なmedium spiny neuronに分化しており，新生細胞が梗塞部位において失われた細胞を補う可能性が示された．一方で，こうして再生した神経細胞は虚血6週後の時点では失われた細胞のわずかに0.2%にすぎないと考えられており[4]，このような小規模の組織学的な再生現象が，はたして機能的な再生に結びつくのかは未だにわかっておらず，今後の課題である．

2) 顆粒細胞下層（SGZ）

海馬歯状回SGZにおいて，一過性全脳虚血後に10倍以上に新しく分裂して生じたと思われる細胞が増加することが明らかとなった[6]．多くの研究により，この反応性増殖は虚血7-10日後にピークとなり，その後数週をかけてもとのレベルへ戻ることが明らかとなった．しかしながらこれらの新生細胞の中で，神経細

```
                    虚血刺激
                       │
                       ▼
              活性化型マイクログリア
          アストロサイト, ニューロン, 血管内皮細胞など
                       │
                       ▼
              サイトカイン放出
          (IL-1,IL6,TNF-α,TGF-β  etc.)
              │             │
              ▼             ▼
   血管内皮における接着因子↑   ケモカイン放出       フリーラジカル, タンパク分解酵素,
   (E-,P-selectin,ICAM-1etc.) (CINC,MCP-1etc.)    エイコサノイドなどの放出
              │             │                        │
              ▼             ▼                        ▼
              白血球接着, 浸潤                    脳組織障害, 脳梗塞
         (PMN, monocyte/macrophage)
```

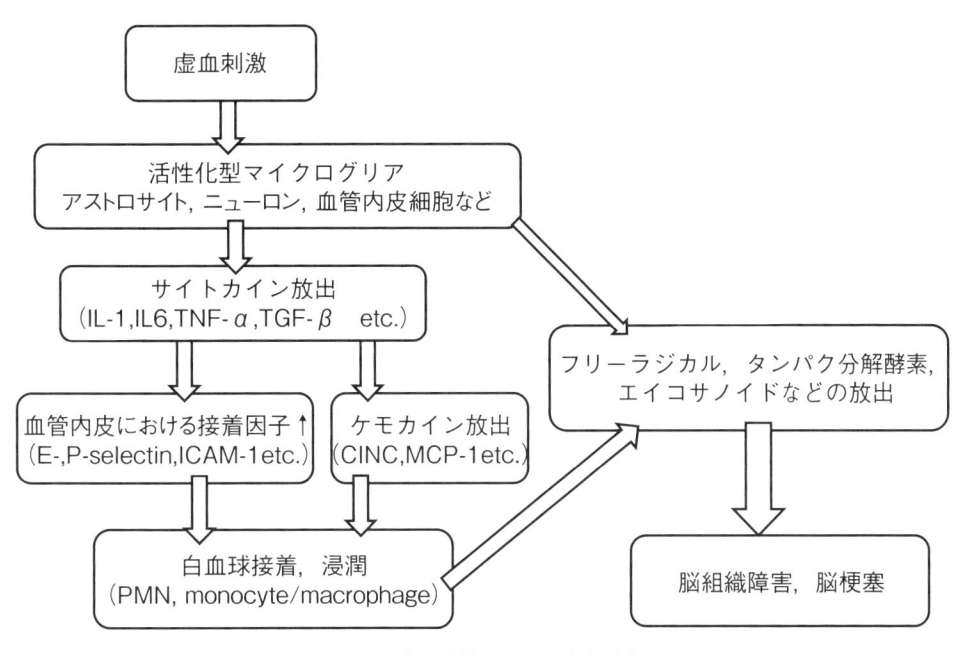

図1 脳虚血病態における炎症反応

胞へと成熟する細胞はごく一部にとどまるものと考えられており，虚血損傷からの回復に関与する現象であるかは明らかではない．

3) その他の部位

上記 aSVZ や SGZ は哺乳類成体脳でも神経幹細胞が存在する部位として確立しているが，その他の海馬や大脳皮質などでも神経幹細胞の存在と虚血性脳損傷後の再生現象が報告されている．海馬 CA1 は一過性全脳虚血後に遅発性神経細胞死が生じるが，表皮成長因子と線維芽細胞成長因子を脳室内へ投与すると BrdU で標識される新生神経細胞が出現し，組織学的・機能的に脳損傷が回復されることが示された[7]．また大脳皮質でも傍梗塞巣に新生神経細胞と思われる細胞が観察されているが[8]，新生細胞の起源や再生効率などは未だに解明されていない．以上より，aSVZ や SGZ と比較するとまれな現象であるとは考えられるものの，生理的条件下では神経細胞新生が生じないと考えられているいわゆる non-neurogenic region においても，神経細胞再生の可能性が示された点は興味深い．

b．脳虚血と炎症

脳虚血における炎症反応は，活性化マイクログリアの増殖，浸潤，微小血管の障害などから始まり，集積する白血球（単球/マクロファージ，多核白血球）により引き起こされる[9,10]．以前は白血球の集積は老廃物の除去，瘢痕形成のために起こる遅発性の反応と考えられていたが，ラット中大脳動脈永久閉塞モデルにおいては虚血30分後に白血球の集積がみられ，炎症反応は早期に始まると考えられている．虚血性炎症反応に主要な役割を果たす因子は，サイトカイン（IL-1，IL-6，TNF-α，TGF-β），ケモカイン，接着因子，エイコサノイド，iNOSなどがあげられ，これらの因子は虚血急性期に，血管内皮細胞，アストロサイト，マイクログリア，白血球などで産生され，炎症反応に寄与し脳組織に障害をもたらすと考えられる（図1）．

実験的脳虚血研究においては，接着因子であるP-セレクチン，E-セレクチン，CD11b，

CD18, Mac-1, ICAM-1などの抗体投与による白血球接着阻害により, 脳梗塞が軽減すると報告されている. また, 同様にIL-1, IL-6, TNF-α, TGF-βなどのサイトカインについても数々の研究が報告されている. IL-1は, 虚血早期にマイクログリア, アストロサイト, 神経細胞にて発現が上昇し, IL-1βは血管内皮における接着因子の発現上昇を引き起こし, 白血球浸潤に関与する. IL-1βのリコンビナントタンパク投与により, 虚血巣への白血球浸潤が増え, 脳梗塞巣が増悪すると報告されている. IL-6は虚血とともにその発現が上昇し梗塞の程度と関連するとの報告がある一方で, IL-1raを誘導することから, 炎症に対して抑制的に働くとの報告もある. また, TNF-αは血管内皮における接着因子の発現上昇, BBB破綻, 瘢痕形成, 修復などに関与すると考えられ, TGF-βは白血球接着阻害, NOS抑制に関与し, 神経保護に働くと考えられている. また, CINC, MCP-1などのケモカインも注目されており, CINC抗体投与, ケモカインレセプターの拮抗薬投与により脳梗塞が軽減するとの報告がなされている. また, iNOSやエイコサノイドも, フリーラジカル生成, 炎症メディエーターとして重要な役割を果たすが, iNOS, cPLA2, COX-2などのノックアウトマウスにおける梗塞巣が軽減するなどの報告があり, その重要性が指摘されている.

以上のような近年の知見により, 急性期炎症反応が虚血から梗塞への進展に大きな影響を及ぼしていると考えられており, 脳梗塞治療へのターゲットとしてその重要性が注目されている. 　　　　　　［大宅宗一, 伊藤明博, 斉藤延人］

略語：CINC, cytokine-induced neutrophil chemoattractant；cPLA2, cytosolic phospholipase A2；COX-2, cyclooxigenase-2；ICAM, intercellular adhesion molecule；IL-1, interleukin 1；IL-1ra, IL-1 receptor antagonist；IL-6, interleukin 6；iNOS, inducible nitric oxide synthase；MCP-1, monocyte chemoattractant protein-1；TGF-β, transforming growth factor β；TNF-α, tumor necrosis factor α.

■文献
1) Lichtenwalner RJ, Parent JM：Adult neurogenesis and the ischemic forebrain. J Cereb Blood Flow Metab 26：1-20, 2006.
2) Zhang RL, Zhang ZG, Zhang L, Chopp M：Proliferation and differentiation of progenitor cells in the cortex and the subventricular zone in the adult rat after focal cerebral ischemia. Neuroscience 105：33-41, 2001.
3) Jin K, Minami M, Lan JQ, et al：Neurogenesis in dentate subgranular zone and rostral subventricular zone after focal cerebral ischemia in the rat. Proc Natl Acad Sci USA 98：4710-4715, 2001.
4) Arvidsson A, Collin T, Kirik D, et al：Neuronal replacement from endogenous precursors in the adult brain after stroke. Nat Med 8：963-970, 2002.
5) Parent JM, Vexler ZS, Gong C, et al：Rat forebrain neurogenesis and striatal neuron replacement after focal stroke. Ann Neurol 52：802-813, 2002.
6) Liu J, Solway K, Messing RO, Sharp FR：Increased neurogenesis in the dentate gyrus after transient global ischemia in gerbils. J Neurosci 18：7768-7778, 1998.
7) Nakatomi H, Kuriu T, Okabe S, et al：Regeneration of hippocampal pyramidal neurons after ischemic brain injury by recruitment of endogenous neural progenitors. Cell 110：429-441, 2002.
8) Jin K, Sun Y, Xie L, et al：Directed migration of neuronal precursors into the ischemic cerebral cortex and striatum. Mol Cell Neurosci 24：171-189, 2003.
9) Mehta SL, Manhas N, Raghubir R：Molecular targets in cerebral ischemia for developing novel therapeutics. Brain Res Rev 54：34-66, 2007.
10) Mehta SL, Manhas N, Raghubir R：Inflammation in stroke and focal cerebral ischemia. Surg Neurol 66：232-245, 2006.

1. 脳神経 ─ b. アルツハイマー病

　アルツハイマー病（Alzheimer's disease；AD）の脳病変に炎症反応が関与していることが最初に指摘されたのは1980年代前半である[1]．当時，脳は血液脳関門によって末梢の免疫系から隔離された"免疫学的に特権的な（immunologically privileged）部位"と考えられていた．しかし，その後の研究成果の蓄積，さらに1999年に発表されたアミロイドβタンパク質（amyloid β-protein：Aβ）に対するワクチン療法の開発とそれを契機とした研究の広がりによって，今日，脳は免疫学的に特異ではあるが決して"silent"ではなく，むしろ"active"な組織であると認識されるに至っている．このような歴史的過程において，AD病変における免疫・炎症反応に関する知見の積み重ねは中心的な役割を果たしてきた．

a. アルツハイマー病脳病理機転における炎症反応の位置づけ

　ADにおける認知症の直接の原因は，大脳皮質の広い範囲にわたる神経細胞の変性・脱落である．しかし，ADではそれに先行する病変として，Aβの細胞外沈着（老人斑）と，神経細胞の微小管関連タンパク質であるタウの異常リン酸化・凝集（神経原線維変化：neurofibrillary tangle；NFT）が生じる．NFTは細胞体の中では集塊をなし，それを形成した神経細胞が死滅すると，不溶性のdebrisとして細胞外に取り残される（ghost tangle）．老人斑では，周囲の神経突起が異常に腫大したりNFTが蓄積したりして変性神経突起を形成する．これまでに少なくとも3つの家族性ADの遺伝子が同定されているが，これらはいずれもAβ蓄積を促進すると考えられている．またAβ前駆タンパク質（amyloid β precursor protein：APP）の遺伝子を1.5倍有するDown症においてADが高頻度かつ早期に発病することも知られており，Aβの蓄積がADの病理プロセスで上流に位置していることは明らかである．一方，Aβの蓄積から神経細胞変性に至るしくみにはさまざまな説があり，いまだに解明されていない．

　老人斑やghost tangleでは，これらdebrisの除去のため，中枢神経系の貪食細胞であるミクログリアが活性化されている．この異物除去のプロセスにおいて，補体をはじめとする炎症性の液性因子も動員され，いわゆる慢性炎症反応と同様の病像を呈する．Aβ貪食除去のためのミクログリアの反応にもかかわらず老人斑にはAβが次々と蓄積し続け，その結果，老人斑における慢性炎症は遷延することになる．炎症反応は生体防御のための機構ではあるが，しばしば結果的に周囲の組織の二次的な障害を伴う．老人斑においても同様で，持続する炎症反応は周囲の神経細胞を障害して変性神経突起を形成し，Aβ蓄積が神経細胞変性に至る経路の1つになっているのではないかと推測されている．このような推測を裏付ける所見として，前述のghost tangle周囲の変性神経突起出現が知られている．ghost tangleはAβではなくタウの蓄積物であるが，debrisとしてミクログリア活性化や慢性炎症反応が生じる点では老人斑と共通している．すなわちAβとタウという，異なる沈着物が同じように変性神経突起を形成する背景には共通の病態（炎症性の組織反応？）があると考えるのは自然なことであるように思われる．

b. ミクログリアという細胞

20世紀の初め頃，del Rio Hortegaとその弟子のPenfieldは鍍銀染色を用いて脳組織標本におけるミクログリアを観察し，この多様な形態を示す小型の細胞が脳における貪食細胞であるという結論に達した．彼らは，ミクログリアが病変部位においてアメーバ様の細胞，さらには円形のマクロファージへと形を変化させ，異物や壊死組織を貪食・処理すると考えた．脳における貪食細胞には，ミクログリアのほかに，髄膜マクロファージ（Mφ）と，pericyteなどの血管周囲細胞が知られているが，これらの細胞と血液単球との関係はまだ十分解明されたとは言い難い状況にある．ミクログリアについて言えば，骨髄球系細胞と同じ系統の細胞が，個体発生において骨髄が形成される時期と前後して脳に進入し定着するという説が一般的である．その後，ミクログリアは生涯を通じて脳で分裂増殖し維持される．一方，髄膜Mφや血管周囲細胞は骨髄〜血液単球由来と考えられている．さらに脳病変が生じた場合は血液単球が脳に進入し，病変が終息した後は表現型が静止型に変化して脳在住ミクログリアと区別がつかなくなる可能性が指摘されている．脳にAβが蓄積するAPP-TgマウスにGFPをtransfectした骨髄細胞の移植を行った結果，Aβ沈着に反応するミクログリアの一部は単球由来の細胞であることが示されている．その数は脳在住ミクログリアに比べると必ずしも多くはないが，脳在住ミクログリアよりもAβ除去の効率はむしろ高いという報告がある．

c. アルツハイマー病変に見られる炎症性変化

老人斑ではその中心部に反応性ミクログリアが集まっているのが観察される．ミクログリアはLFA-1や補体受容体（CR3，CR4），IgG Fcγ受容体，主要組織適合抗原（MHC class I・class II抗原），CD68抗原など，血液単球・マクロファージ系細胞と共通の細胞膜・細胞質分子を発現している．老人斑のミクログリアは活性化されており，これら分子の発現が亢進している．一方，老人斑の周囲には反応性アストロサイトがAβ沈着を取り囲むように位置し，多数の突起を中心部に向けて伸ばしている．このような老人斑の形態は，末梢組織における慢性炎症性病変においてマクロファージが中心部に位置し，その周囲を線維芽細胞が取り囲んでいる像を想起させる．末梢組織ではマクロファージは病変部位に浸潤して，サイトカイン，成長因子，補体，凝固・線溶因子，その他のプロテアーゼやプロテアーゼ・インヒビター，活性酸素など多数の因子を分泌し，炎症プロセスをつかさどる．主としてin vitroにおける研究から，これらの因子の大部分が，活性化されたミクログリアやアストロサイトによっても産生・分泌されることが知られている．剖検脳組織標本の解析でも，老人斑では補体タンパク質，補体制御因子，凝固・線溶因子，その他のプロテアーゼやプロテアーゼ・インヒビター，急性期応答物質，成長因子，熱ショックタンパク質，炎症性サイトカインなどが検出されている．

AD脳において血液脳関門が正常に保たれているのか，あるいは多少とも破綻をきたして透過性が増しているのかは，まだ議論のあるところである．これまでのところ，AD脳の炎症反応に血液由来の因子が関与していることを示す明白な証拠は得られていない．多数の炎症性因子やその前駆物質は血漿中に存在するが，それらの大部分について，脳組織における産生あるいは神経系由来の培養細胞による産生が見出されている．すなわち，脳はそれ自身で炎症の一次反応を引き起こしうると考えるべきである．一方，Aβワクチンの開発により，脳と血液との間の物質輸送（血液脳関門輸送）が注目を集めている[2]．Aβワクチンの作用機序としては，末梢から投与された抗Aβ抗体が脳に入ってAβと結合しオプソニンとして働いてミクログ

リアを活性化しAβ貪食除去が促進されるとする説と、脳と血液の間でAβの動的バランスが存在しており血液中の抗Aβ抗体によって脳から血液にAβが引き抜かれるとする説の2つが有力である．前者の説に対して、脊髄液中のIgG濃度は血液の1,000分の1であるとの指摘がなされているが、実験的には、脳病変に際しては血液脳関門が破綻していない状態で補体やIgGの選択的な脳移行が生じることが知られている[3]．AD病変における炎症の液性因子の由来については、今後さらなる検討が必要であるように思われる．

d. 抗炎症剤服用とアルツハイマー病

Aβの神経細胞障害性に炎症性機序が関わっているという視点から、非ステロイド系抗炎症剤（non-steroidal anti-inflammatory drugs；NSAIDs）の長期投与とAD発症との関係について多くの疫学調査がなされ、抗炎症剤の長期服用がADの抑制因子であることが示されている[1]．しかし、これまでのところAD患者へのNSAIDsの試験的投与では良い結果が得られていない[1,2]．一方、APP-Tgマウスへのイブプロフェンの長期投与が脳のAβ沈着を半減させたことなどから、一部のNSAIDsはγ-secretaseの働きを修飾してAβ産生を、脳に蓄積しやすいAβ42から、相対的に可溶性が高く脳に蓄積しにくいAβ38～40にシフトさせる作用を持つことが見出された．この発見はnotch signalingの抑制など重大な副作用を生じやすいγ-secretase inhibitorから、γ-(secretase-)modulatorへと薬剤開発の流れを変えることになった．γ-modulatorのprototypeとも言えるFlurizan®は第Ⅲ相で十分な効果が証明できずに治験が打ち切られたが、今後もγ-modulatorはアルツハイマー病薬開発において重要な標的であることに変わりはないと思われる．

一方、NSAIDsの抗AD作用がミクログリアの活性抑制と抗炎症作用によると考えている研究者もいる．20世紀後半に言われていた古典的な脳のimmune privilegeの概念は修正されたが、脳が炎症反応によって一般臓器の場合以上にさまざまな問題を生じる部位であるのは事実である．脳では神経細胞やアストロサイトがCD200、TGF-βといった免疫・炎症反応を抑制する因子を発現している．さらに、カテコールアミンやアセチルコリン、NPYやVIPといった神経伝達物質もミクログリアなどの受容体を介して免疫・炎症反応を制御することが明らかになっており、これらのしくみによって脳では抗炎症性の環境が形成されていると考えられる．

e. ADの病理プロセスにおけるミクログリアの役割

ADの病理プロセスにおいてミクログリアが果たしている役割にはプラスとマイナスの両面が存在する．老人斑ではミクログリア活性化を中心とする慢性炎症反応が持続し、老人斑周囲での変性神経突起形成をはじめ神経細胞障害性に作用している可能性が高い．その一方で、ミクログリア活性化はそもそもAβを除去する目的で生じており、Aβワクチンがその作用を増強して効果を示す可能性があることは前述の通りである．実際、脳虚血や感染症などさまざまな要因で、さらに実験的にはLPS投与によっても、ミクログリアの活性が亢進するとAβ除去が促進されることが示されている．ミクログリアがAβを取り込む経路には細胞の活性化を伴うもの（IgG Fcγ受容体や補体受容体を介した貪食）と伴わないものとがある．後者に関わる受容体として、AGE受容体、スカベンジャー受容体、LRP、CD14、fMLF受容体などが候補として挙げられている．ADや正常高齢者剖検脳において、活性化していない（静止型）ミクログリア細胞内にAβが顆粒状に蓄積している像がしばしば観察されるので、凝集線維化

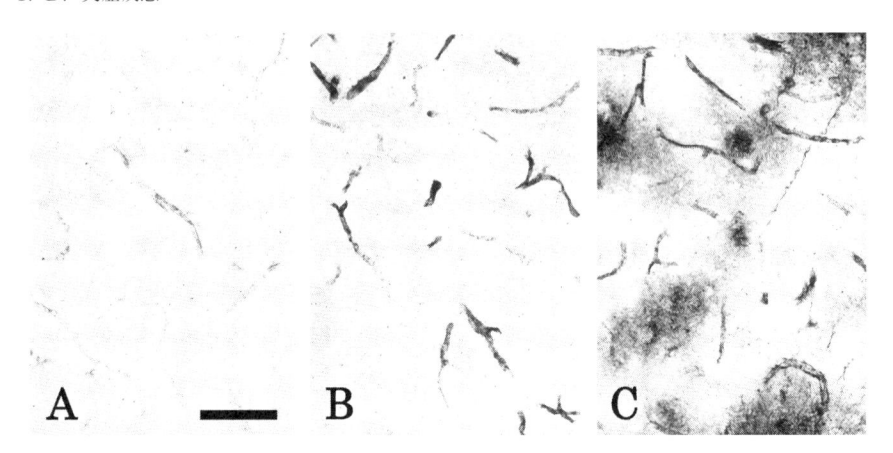

図1 剖検脳組織標本のICAM-1免疫染色
炎症による血管内皮の活性化は身体疾患，脳病変のどちらによっても引き起こされる．A：正常高齢者．B：脳病変はないが死戦期に強い全身炎症を合併した症例．血管内皮によるICAM-1発現亢進が見られる．C：アルツハイマー病．死戦期の全身炎症は軽度であった症例．老人斑周囲の反応性アストロサイトと血管内皮にICAM-1発現亢進が見られる．

して貪食除去（このプロセスをとる場合，貪食細胞は活性化される）が必要となる前の段階でのAβ除去機構の解明とそれを促進する方法の発見は，AD治療の1つの標的となる可能性がある．

f. 全身炎症の脳への影響

神経細胞は脳の抗炎症環境の形成に関わっているが，最近の研究では，さらに神経細胞自身が補体たんぱく質や，IFN-γ，TNF-α，IL-6といったサイトカイン，COX-2など多様な炎症性因子を産生すること，また同時に，神経細胞の活動がこれら炎症性因子の影響を受けることが明らかにされつつある．われわれは以前，脳の血管内皮細胞が脳病変，末梢の炎症反応の両者によって活性化されることを明らかにした（図1)[4]．活性化した血管内皮細胞は細胞接着因子発現亢進によって白血球や血小板の接着を引き起こすだけでなく，COX-2発現が亢進するなど，発症から脳への炎症反応波及の窓口となりうる．とくにADをはじめとする神経変性疾患では，神経細胞消失による脳の炎症抑制機能の低下と脳病変に伴う慢性炎症の両者が既にrisk factorとして存在しており，健常者では何ら影響を受けない程度の軽い身体炎症の場合であっても，脳血管を介して中枢神経系に波及した炎症反応が脳機能の異常をきたすレベルを超える可能性がある（図2）．実際，臨床の場において，本来は緩徐進行性であるはずの変性疾患患者が感冒，肺炎，尿路感染などの比較的軽度の炎症性身体疾患を契機にせん妄を生じ，それをきっかけに階段状のADL低下を示すことはしばしば経験される．

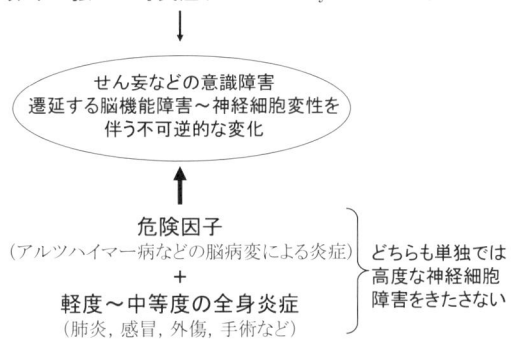

図2 全身炎症が脳に及ぼす影響

非常に強い全身炎症（toxic shock syndromeなど）
↓
せん妄などの意識障害
遷延する脳機能障害～神経細胞変性を伴う不可逆的な変化
↑
危険因子（アルツハイマー病などの脳病変による炎症）
＋
軽度～中等度の全身炎症（肺炎，感冒，外傷，手術など）
｝どちらも単独では高度な神経細胞障害をきたさない

g. まとめ

ADの脳病変では慢性炎症反応が生じている．そのこと自体がADの病理機序に関わっ

ている可能性があるとともに，神経細胞消失により脳の抗炎症環境の維持が難しくなって，炎症性身体疾患に伴う中枢神経系の機能異常や不可逆的な病状の進行も起こり得る．一方，ミクログリアによるAβ貪食除去など，脳の炎症反応には末梢と同様，防御機構としての側面もあり，選択的な機能調節をめざした研究が行われている．また，ADのAβワクチン療法に関して，脳におけるIgGやT細胞といったadaptive immune systemの機能についても再検討の必要があると思われる． ［秋山治彦］

■文献

1) Neuroinflammation Working Group: Akiyama H, et al：Inflammation and Alzheimer's disease. Neurobiol Aging 21：383-421, 2000.
2) Wyss-Coray T：Inflammation in Alzheimer disease：driving force, bystander or beneficial response? Nat Med 12：1005-1015, 2006.
3) Akiyama H, Tooyama I, Kondo H, et al：Early response of brain resident microglia to kainic acid-induced hippocampal lesions. Brain Res 635：257-268, 1994.
4) Uchikado H, Akiyama H, et al：Activation of vascular endothelial cells and perivascular cells by systemic inflammation-an immunohistochemical study of postmortem human brain tissues. Acta Neuropathol 107：341-351, 2004.

1. 脳神経 — c. 多発性硬化症

a. 概念・定義

多発性硬化症（multiple sclerosis；MS）は中枢神経系（脳・脊髄・視神経）にリンパ球浸潤，抗体沈着，補体活性化などを伴う炎症病変が多発し，多彩な神経症状を呈する慢性疾患である．

b. 疫学

欧米では若年成人を侵す神経疾患の中で最も多い（北欧や北米では人口10万人当たりの有病率は50～200人）．有病率は白人＞アジア人＞黒人の順である．わが国の有病率は従来3～5人/10万と報告されてきたが，近年増加傾向にあり，現在の患者数は12,000人以上と推定される．他の免疫・アレルギー疾患と同様，遺伝的要因と環境要因の両者の関与する疾患である．一般的には高緯度地域で有病率が高く，日照時間や衛生環境との関連が推測される．発症年齢は30歳前後で，3歳以前あるいは70歳以降に発症することはまれで，女性に多い傾向がある（男女比≒1：3）．

c. 病因

原因は明らかでないが，自己抗原に対する免疫反応を本態とする自己免疫疾患であるという理解が一般的である．活動性病巣にはT細胞，マクロファージ，B細胞などの浸潤と脱髄（髄鞘崩壊）を認める．標的となる自己抗原として，ミエリン塩基性タンパク，プロテオリピッドタンパクなどが推定されている．自己免疫反応は患者ごとに均一ではなく，病期によっても異なる．

近年では大規模な遺伝子解析により，HLA-DRやIL-2受容体遺伝子などの多型と

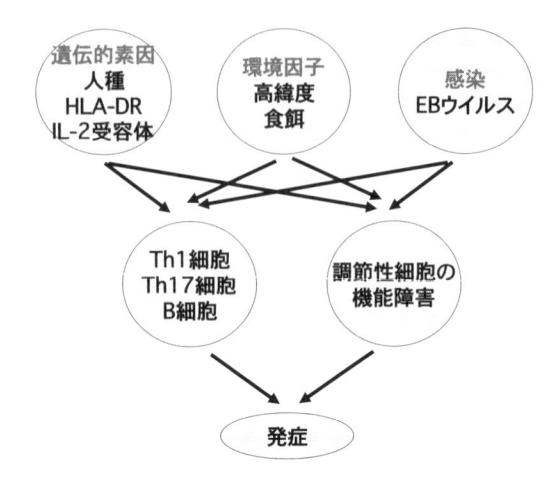

図1 MSの発症に至る道筋
遺伝的素因，環境因子，感染因子が重なることにより，病原性細胞（Th1細胞，Th17細胞，B細胞など）の活性化と調節性細胞の機能障害が誘導され，最終的に自己破壊的な免疫応答の活性化が起こる．

MS感受性の相関が報告されている．しかし，一卵性双生児のMS発症一致率は30％程度であり，遺伝的素因に加えて，環境因子や感染因子も重要な役割を果たすことは明白である．ウイルス感染の意義については否定的な意見もあるが，最近EBウイルスの関与が注目されている．これらの要因が複雑に絡み合ってMSが発症すると考えられる（図1）．

MSの動物モデルである実験的自己免疫性脳脊髄炎（experimental autoimmune encephalomyelitis；EAE）では，インターフェロンγ（interferon-γ；IFN-γ）を産生するTh1細胞およびインターロイキン17（interleukin-17；IL-17）を産生するTh17細胞が，脳実質内で炎症性サイトカインやケモカインを産生して炎症を誘導する（図2）．ヒトMSの病態ではTh1細胞の重要性が強調されているが，これはIFN-γやミエリン塩基性タンパクアナロ

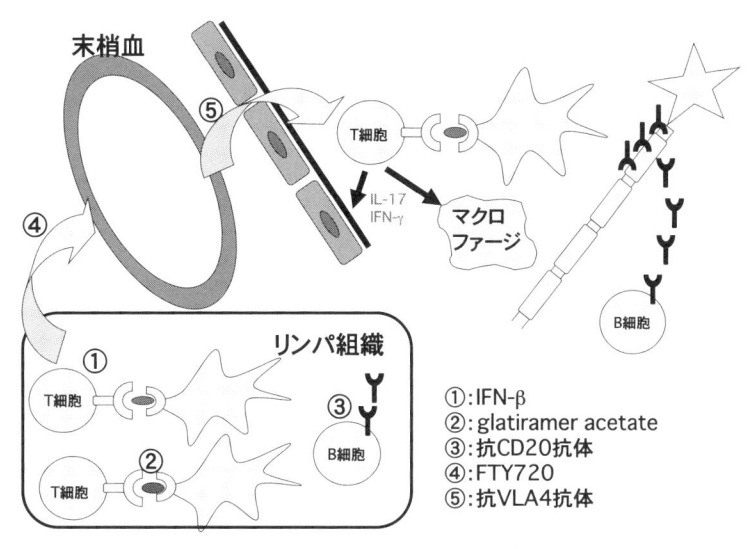

図2　MS治療薬の主な作用点

末梢リンパ組織において抗原刺激で活性化したT細胞は，末梢血を経由して血液脳関門を通過する．さらに中枢神経内で再活性化され，IFN-γ，IL-17などのサイトカインや炎症性ケモカインを産生して，炎症反応を惹起する．
① IFN-β：自己抗原提示の抑制，② glatiramer acetate：制御性T細胞の誘導，③ 抗CD20抗体：B細胞の殺傷，④ FTY720：末梢リンパ組織からのT細胞移動阻害，⑤ 抗VLA4抗体：T細胞血管内皮接着抑制．

グ・ペプチドの試験的投与に引き続いて，Th1細胞活性化に伴うMSの増悪が認められたという事実に基づいた推論である．しかし，Th17細胞やCD8陽性T細胞の重要性を示唆する報告もあり，自己抗体やB細胞も病態の形成に影響を及ぼす．また，病原性T細胞を制御する調節性細胞（CD25陽性T細胞，NKT細胞など）の異常も報告されている．

d．MSの病型

1）臨床経過による分類

およそ8割の患者が急性増悪と寛解を繰り返す．この病型を再発・寛解型MSという．再発・寛解型MSでも罹病期間が長くなると，途中から明瞭な寛解を示すことなく，徐々に病状が進行する例が出てくる．これが二次進行型MSである．また，発症時から持続的に進行するMSを一次進行型MSという．

2）病変分布による分類

大脳，小脳，脳幹，視神経，脊髄など中枢神経内に病巣が広く分布するMSを，古典型MS（西洋型，通常型）と呼ぶ．欧米ではMSといえばこの病型を指す．これに対して，視神経脊髄型MSは，視神経炎と脊髄炎を繰り返して進行する病型で，日本に比較的多い．最近，この病型において，水チャンネルであるアクアポリン4に対する自己抗体が検出されることが明らかになった．病理像や治療に対する反応性が古典型MSとはかなり異なることから，MSとは区別してneuromyelitis optica（NMO）と呼ぶことが多い．

e．臨床症状，検査所見

病変部位に応じて，視力障害，複視，小脳失調，運動麻痺，感覚障害，膀胱直腸障害等などが出現する．精神症状，高次脳機能低下などが問題になることもある．髄液検査では，総タンパクおよびIgG比が上昇し，オリゴクローナルバンドが陽性になる（陽性率は欧米で90％以上．わが国では50〜60％）．病変はMRIの

T2強調像およびFLAIR像で高頻度に検出できる．また，急性期の病巣はガドリニウムで増強される．2001年に発表されたMcDonaldの国際診断基準は，MRI検査を重視している．広く用いられているが，わが国においては，この診断基準に当てはまらない症例も多い．

f. 治　療

急性期の治療としては，ステロイド大量点滴静注療法（パルス療法）が一般的である．慢性期には，再発を防止するためにインターフェロンβ（IFN-β）製剤が処方されるが，IFN-βの有効な患者は全体の30％といわれる．IFN-βの副作用の強い例や無効例では，免疫グロブリン大量点滴静注療法（IVIg），定期的ステロイドパルス療法，免疫吸着・血漿交換療法，ミトキサントロンなどが試みられる．日本では未だ使用不可能であるが，ミエリン塩基性タンパクに多く含まれる4種類のアミノ酸のランダムなポリマーであるglatiramer acetate（copolymer-1）と，リンパ球の血管内皮への接着を阻害する抗VLA4（α4インテグリン）抗体が，欧米では広く使われている．またB細胞を除去する抗CD20抗体の有効性が報告されている．

g. 将来的な治療

現在，さまざまな治療法が臨床試験の段階である．FTY720はsphingosine-1-phosphate（S1P）受容体のアゴニストで，T細胞が二次リンパ組織から出るのを阻害する．その他，抗CD52抗体などが検討されている．

［荒浪利昌，山村　隆］

2. 皮膚 — a. アトピー性皮膚炎

アトピー性皮膚炎（atopic dermatitis；AD）では最近フィラグリン遺伝子異常が報告され，バリア異常による刺激性皮膚炎の側面が強調されるようになった．一方，Th2 細胞の活性化と高 IgE 血症を伴うことも多い．また表皮の Langerhans 細胞や IDEC という樹状細胞に IgE が結合している所見が得られている．また AD のケラチノサイトに TSLP 分子が発現し，表皮内 DC を活性化し，Th2 サイトカインを産生させる．これらの知見はすべて AD がアレルギー性炎症としての側面を持つことを示している．またいくつかの AD マウスモデルを紹介する．

a. はじめに

アトピー性皮膚炎は，幼少期に始まり，顔面などの特徴的な部位に生じる慢性の経過をとる掻痒を伴う湿疹病変と定義される．AD の発症機序に関しては，セラミドの減少やフィラグリン異常などのバリア機能低下説，嗜避的掻破説などが近年注目されている．とくにフィラグリン遺伝子変異が相次いで報告され，日本人でも特有のフィラグリン異常が報告されている．バリア障害による刺激性皮膚炎説が強調されるようになった．一方，アレルギー性の側面もあり，本人またはその家族に喘息・アレルギー性鼻炎などアトピー歴があることも診断基準に挙げられており，他のアレルギー疾患との共通点も多い．高 IgE 血症や好酸球増多がよく見られるのもその一端を示している．ただ AD の皮疹の病理組織学的所見は古くから湿疹反応といわれており，単核球が真皮血管周囲に見られ，好酸球などは見られず，AD 以外の皮疹と区別がつきにくい．しかし近年の免疫学の進歩により実際に浸潤している単核球は T 細胞であり，Th2 型（後に詳細を説明）が多いことが次々と報告された．Th2 細胞の活性化は高 IgE 血症や好酸球増多症など血液・血清学的検査値異常をよく説明できるため，AD はやはりアレルギー性炎症の性格を持つことが再認識されるようになった．本稿では AD をアレルギー側面から概説し，さらに AD の動物モデルについてもいくつか紹介する．

b. アトピー性皮膚炎（AD）と Th2 細胞活性化—セントラルドグマ

1) Th1，Th2 細胞とは？

Th1，Th2 は 1986 年 Mossman らがマウスの T 細胞クローンをサイトカイン産生の側面から解析していたところ偶然に見つかったもので，Th1 は IL-2，インターフェロン（IFN）γ を，Th2 は IL-4，IL-5，IL-10，IL-13 を産生する．この概念は種々の免疫の関与する疾患と関連するため注目された．すなわち Th1 は IFNγ が中心的役割を果たし，遅延型過敏症やアレルギー接触皮膚炎，乾癬，移植片対宿主反応病（GVHD）で dominant に認められる．Th2 は AD，喘息，アレルギー性鼻炎などアレルギー疾患に関与する．自己免疫性疾患では Th1 は標的組織・細胞が破壊される．ヒトの多発性硬化症のマウスモデル（EAE）やヒトのベーチェット病・ブドウ膜炎の動物モデル（EAU），1 型糖尿病に関与し，Th2 は尋常性天疱瘡や類天疱瘡などで自己抗体産生をヘルプすることが報告されている．近年，乾癬や EAE，多発性硬化症では第 3 の T 細胞，すなわち Th17 が注目されている．従来 Th1 といわれていた疾患は Th17 系のサイトカインの役

割を再検討する必要があろう．感染症では Th1 は細胞性免疫の働く類結核型ハンセン病，Th2 はこれが働かない lepromatous leprosy で dominant に見られる．エイズにおいても無症状の時期は Th1，症状が進行すると Th2 に変化するとの報告もある．

これらの疾患と Th1，Th2 の関係をながめてみると，古典的な細胞性免疫が関与する疾患群は Th1 が，液性免疫ないしアレルギー機序が主体となる疾患群は Th2 が重要な役割を果たすものと考えられる．AD では Th2 が関与するが，IL-4，IL-13 は高 IgE 血症につながり，IL-5 は好酸球増多症を引き起こすので reasonable である．検査所見はうまく説明できるが，では皮膚炎は Th2 の活性化のみで説明可能かというとそれほど単純ではない．

アトピーパッチテストといわれるダニ抗原をテープストリッピング後に塗布する試験を行うと，同部位に紅斑を生じる．ここを生検すると Th2 サイトカインが検出され，同時に好酸球が浸潤してくる．しかし，実際の AD の皮疹部位を生検しても好酸球が見られることは少ない．MBP や ECP など好酸球活性化に伴って見られる分子が検出されることはある．しかし，これらの分子は最近になってマスト細胞も産生することがわかり，必ずしも好酸球の浸潤を証明するものではない．これらの所見から実際の皮膚炎は Th1 型のⅣ型アレルギーと考える説もある．AD の慢性皮膚炎部位からは IFNγ の mRNA が検出されている．

Krutman らによると，この IFNγ は好酸球活性化に伴って産生される IL-12 が関与するという．すなわち AD の急性病変では Th2 が活性化し，その IL-5 により好酸球が活性化する．活性化した好酸球は IL-12 を分泌し，Th1 を誘導し，IFNγ が産生されるというカスケードになる．しかし実際にこれらの反応が惹起される部位は皮膚なのか，リンパ節なのかなど，不明な点が多いのも事実である．

2) アトピー性皮膚炎（AD）と Langerhans 細胞（LC）

LC は樹状細胞（DC）の一種であり，正常表皮内で唯一の professional な抗原提示細胞（APC）である．LC は表皮内で immature（つまり強い抗原提示能は持たない）な状態で存在するが，ハプテンや感染などの刺激で活性化し，真皮へ移動し，リンパ管を通ってリンパ節の T 細胞領域に到達し，そこで T 細胞を活性化し，エフェクター T 細胞を生成する．アレルギー接触皮膚炎（allergic contact dermatitis；ACD）では，このエフェクター T 細胞が流血中に十分存在するようになると，再度ハプテンが経表皮的に侵入するとこれが皮膚で活性化され，皮膚炎が惹起される．

AD の原因の 1 つとされるダニ抗原においても同様のスキームが観察されている．ただヒトの AD と ACD の相違点は，AD は表皮の樹状細胞が高親和性の IgE 受容体（FcεRI）を高発現し，IgE を結合していることである．FcεRI は以前，マスト細胞や好塩基球にのみ存在する受容体と考えられていたが，1992 年 2 つのグループから LC に存在することが報告された．その後 AD の末梢血 monocyte や DC，好酸球にまで存在することが報告された．AD 患者以外の細胞では発現が弱く，あっても細胞内にとどまっていることが多い．AD での特徴は LC のみでなく炎症性樹状表皮細胞（IDEC）と呼ばれる LC とは異なる形質を持った DC が表皮内に存在することで，やはり FcεRI を高発現している．IDEC は LC と異なり，バーベック顆粒は持たず LC には発現しない CD36 を発現している．この細胞が LC が活性化して変化したものか，あるいは新たに供給されたものか現在のところわかっていない．いずれにしても AD では DC に FcεRI を介して IgE が結合するが，その意義としては IgE が認識する抗原をすばやく catch して processing を行い，T 細胞に抗原提示することが考えられる．実際

artificial な抗原系を用いて実験的には証明されている．すなわち IDEC/LC 上の IgE にダニ抗原などが結合すると FcεRI を介してこの抗原が取り込まれ，ダニ特異的 T 細胞にダニ抗原ペプチドをよりよく提示し，活性化するというスキームが考えられる．

AD の病変で実際にこのようなメカニズムが働いているかはまだわかっていないが魅力的な仮説である．I 型アレルギーに関与する IgE dependent delayed hypersensitivity などと呼ばれている．また抗原の取り込みだけでなく，IgE に抗原が結合すると FcεRI を介してシグナルが伝達され，LC/IDEC が活性化し IL-16 などのサイトカインを産生することも報告されている．ただ最近 LC は regulatory な役割を持つ DC の一種である可能性も報告されている．今後の研究が待たれるところである．

3) アトピー性皮膚炎（AD）とケラチノサイト（KC）

KC は種々のサイトカインを産生することにより皮膚の免疫に関与することは以前から知られている．ACD では TNFα や GM-CSF など種々のサイトカインが産生され，LC の活性化をはじめ，免疫反応に積極的に関与しているものと考えられている．近年注目されているのは，AD では KC が GM-CSF を高発現していることがわかったことである．この GM-CSF は LC を活性化する分子で，何らかの機序で AD 病変形成に関与しているものと思われる．GM-CSF は LC からの IL-12 産生を低下させるとの報告もあるので，より Th2 に免疫反応を誘導することも考えられる．

また，最近 TSLP（thymus stromal lymphopoietin）という分子も AD の KC から産生されることが報告された．この分子は実際に LC を刺激し，T 細胞を Th2 サイトカイン産生に傾斜させるという．活性化された LC は Th2 を誘導するが，この Th2 は TNF-α を産生し，inflammatory Th2 と呼ばれ，AD の皮疹形成に関与するものと考えられている．AD ではバリア機能も障害されており，アレルギー性炎症の面でも KC に根本的な異常が存在するのかもしれない．

c. アトピー性皮膚炎（AD）と動物モデル

AD の動物モデルがいくつか報告されている．それぞれに特徴があり，AD の発症機序をアレルギー側面から考えるのに役立つと思われるので紹介したい．

1) NC/Nga マウス

NC/Nga マウスは AD モデルとして松田らが最初に記載したものである．このマウスは SPF（清潔環境下）で飼育すると皮膚炎を発症しないが，普通の環境下で飼育すると皮膚炎を発症してくる．顔面，躯幹などに湿疹病変として現れ，掻痒を伴う．さらに高 IgE 血症も見られ，その意味でも AD と似ている．サイトカインを調べるとやはり Th2 dominant である．興味深い点は，このマウスから STAT6 をノックアウトしても皮膚炎が発症してくることである．STAT6 は Th2 サイトカインの代表である IL-4 のシグナルを伝える分子で，この分子が欠損すると Th2 サイトカインが検出されなくなり，高 IgE 血症も見られなくなってしまう．それでも皮膚炎が発症するということは Th2 サイトカインは必須でないということになる．これは実際の AD 病変を考えるうえでも重要な示唆に富む所見である．

2) ICE/caspase I トランスジェニック（Tg）マウスと IL-18 トランスジェニック（Tg）マウス

双方とも三重大学の水谷，兵庫医大の中西らが開発したモデルである．表皮に caspase I (ICE) を高発現させると AD に類似した皮膚炎が SPF 下で発症するという．caspase I は IL-1β や IL-18 を活性化させる分子である．中でも IL-18 が重要な役割を果たしていることが IL-18 Tg マウスを用いて証明された．

このマウスでも NC/Nga と同様，Th2 サイトカインの上昇，IgE の上昇に伴って皮膚炎が発症する．同様に STAT6 を欠損させても同様に皮膚炎が発症するという．やはり Th2 サイトカインや IgE は認められないにもかかわらず皮膚炎が起こるので，皮疹の発症機序のさらなる解明が待たれるところである．

IL-18 Tg マウスでも，caspase I Tg に比べると皮疹の発現はやや遅延するものの，やはり皮膚炎を発症してくるという．IL-18 そのものは IFNγ 誘導分子として最初に記載された分子で，Th1 サイトカインとして分類されていた．最近の研究では IL-18 は IL-12 と共同で働くと IFNγ を誘導するが，IL-12 がない状態で単独で働くと，むしろ Th2 サイトカインを誘導することがわかった．また黄色ブドウ球菌の protein A を Balb/c マウスに外用すると IL-18 の産生とともに IgE の上昇なしに皮疹が惹起され，中西らはこれを intrinsic（非アレルギー性）AD として報告している．AD では黄色ブドウ球菌がよく見られるが，これは antimicrobial peptide である cathelicidin LL37 などが低下していることに起因すると考えられており，興味深いところである．

3) 反復ハプテン塗布モデル（塩原ら）

TNCB などのハプテンを反復塗布すると遅延型過敏反応が徐々に即時型反応に移行し，同時に Th1 サイトカインパターンから Th2 へと変化するという．AD では皮膚炎が慢性に経過する特徴があるので，反復抗原刺激で Th2 サイトカイン産生に従って皮膚炎が変化するのは reasonable である．ただこの Th2 サイトカインが本質的にこの皮膚炎形成に関わっているのかどうかという点や，即時型に近い反応は必ずしも AD の皮疹そのものではないので，解決されるべき点は多い．

4) 卵白抗原（OVA）反復塗布モデル

Geha らは OVA を反復塗布することで IgE が上昇し，同時に皮膚炎を発症することを報告している．このマウスモデルの特徴は喘息様の気道過敏症まで惹起する点で，AD 患者と似ており興味深い．このモデルでも Th2 サイトカインの産生と IgE が見られるのが特徴である．このマウスモデルでは CCR3 ノックアウトマウスでの解析も行われており，皮膚炎の発症が抑制されるという．CCR3 は好酸球の遊走を惹起するエオタキシンなどの受容体であり，本モデルでは好酸球の重要性が指摘されている．

5) 牛乳，ピーナッツ抗原摂食モデル

Sampson らは，牛乳やピーナッツを頻回にマウスに摂食させると，皮膚炎が発症してくるマウスモデルを報告している．これは食餌性抗原の摂取と皮膚炎の関連性を示すモデルである．

6) IL-4 や IL-31 Tg モデル

IL-4 や IL-31 を KC に発現させると掻痒とともに皮膚炎が起こり，AD モデルとして報告されている．

以上いくつかの動物モデルを例示したが，すべて Th2 サイトカインの高発現と IgE 値の上昇が見られ，同時に皮膚炎が発症するもので，1，2，6 は抗原が不明で自然発症してくるモデル，3，4，5 は抗原がはっきりしており，これの反復塗布あるいは摂食で皮膚炎が惹起されるものである．1，2 では STAT6 ノックアウトマウスで，Th2 サイトカインや IgE が存在しなくても発症しており，Th2 と AD の関係の再検討を余儀なくさせる結果である．3，4，5 のモデルでは STAT6 との関連は不明であるが今後の研究が待たれるところである．

［島田眞路］

2. 皮膚 — b. 乾癬

乾癬は，尋常性乾癬，関節症性乾癬，膿疱性乾癬，滴状乾癬に分類される．

a. 尋常性乾癬

炎症性角化症に分類される疾患で，典型的には銀白色の鱗屑（剥脱しつつある角層）を伴い浸潤をふれる境界明瞭な紅斑として出現し，次第に大きな紅色局面を形成する（図1）．組織学的には角質肥厚と不全角化を伴った表皮の過形成，表皮突起の真皮への延長，真皮乳頭における毛細血管の拡張，浮腫を認める．また角質直下には好中球による無菌性の膿瘍（Munro微小膿瘍）がみられることが多い．肘頭，膝蓋，臀部など外部から継続的に強い刺激を受けやすい部分に発症しやすく，また掻破などの刺激のため頭に生ずることも多い．爪を形成する爪母を冒すと爪の変形が生ずる．関節滑膜および周囲組織に炎症を生ずると，局所で炎症性サイトカインが多量に産生され，慢性の関節炎を生じ，関節症性乾癬と呼ばれる．掻痒を伴うこともあるが，顕著な皮疹と比して痒みは少ないことが多い．生命に関わることはまれだが，露出部を含め広範囲に発疹が出現することにより，社会生活が影響され，精神的に不安を抱えやすく，慢性であるがゆえの治療の煩わしさのためQOLの低下を招きやすい[1]．発症頻度は欧米人に多く，人口の約1～2％といわれている．日本人の発症頻度は世界的に低く，近年増加傾向にあるが，人口のおよそ0.1％と推定されている．男女比では男性がやや多いとされ，発症年齢は主たる50歳代以降の成人例と10代の若年例の2峰性を示す．

1) 発症機序

以前はケラチノサイトの増殖と分化異常が原

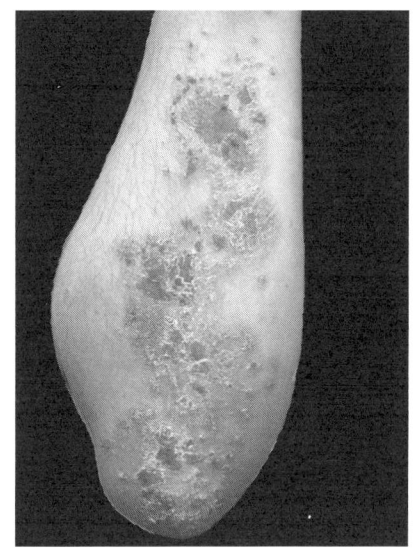

図1 尋常性乾癬（口絵参照）
銀白色の鱗屑（剥脱しつつある角層）を伴い浸潤をふれる境界明瞭な紅斑として出現し，次第に大きな紅色局面を形成する．

因と考えられていたが，近年これらは二次的な現象でありT細胞を中心とした免疫異常疾患と捉えられるようになった．アトピー性皮膚炎に見られるような特異的誘因は見いだされていないが，末梢血ならびに皮膚病巣でのIL-1，TNF-αなど炎症性サイトカインの過剰が見いだされ，抗TNF-α抗体療法が著効する根拠となっている．一方，Th17が乾癬発症において果たす役割が注目されている．従来，IL-12の存在下でnaïve T細胞より誘導されたTh1細胞が乾癬の炎症反応に関与していると考えられていた．しかしながらIL-12とp40サブユニットを共有するIL-23が乾癬の病態形成により重要であると示された（図2）[2,3]．

naïve CD4$^+$T細胞は抗原刺激を受ける際にIL-6，IL-21とtransforming growth factor-β

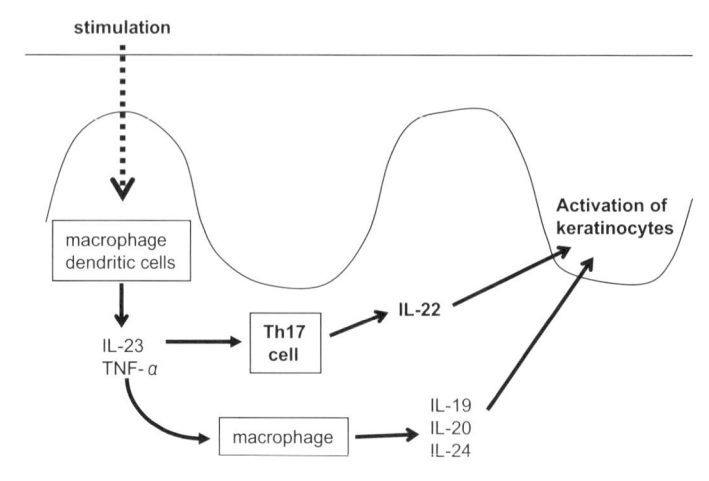

図 2 乾癬の発症機序（Nickoloff BJ et al. Nat Med, 13, 242, 2007 を改編）
外界から外傷や感染などの刺激を受けるとマクロファージや樹状細胞は IL-23 や TNF-α などを産生する．この IL-23 は分化した Th17 細胞の分裂や維持に寄与し IL-17 や IL-22 などの産生を促進する．また活性化したマクロファージからは IL-19, 20 そして IL-24 などが産生される．ケラチノサイトには IL-22, IL-19, 20, IL-24 のレセプターが存在し，これに個々のサイトカインが結合し Stat 3 を活性化し表皮の過角化が生じる．

（TGF-β）の存在下では IL-17，IL-22 を産生する Th17 細胞の master regulator である thymic-specific retinoic acid-related orphan receptor γ（RORγt）の発現が誘導され Th17 に分化する．他方，外界から外傷や感染などの刺激を受けた樹状細胞やマクロファージは IL-23 や TGF-β を産生するが，この中で IL-23 は分化した Th17 細胞の分裂や維持に寄与し，Th17 細胞からの IL-17 や IL-22 の産生を促進する．また活性化したマクロファージからは IL-19, 20 そして IL-24 などが産生される．ケラチノサイトには IL-19, 20, 22, 24 のレセプターが存在し，個々のサイトカインが結合すると signal transduction and activators of transduction 3（Stat3）のリン酸化を誘導し，活性化され細胞の増殖，表皮の過角化や炎症の亢進など乾癬の病態形成に働いていると考えられている[2,3]．とくに in vivo にてマウスに IL-23 を投与すると IL-17 と IL-22 の産生が誘導され，IL-22 はケラチノサイトの増殖，分化を促進することが確かめられている[2]．他方，IL-17 の subtype である IL-17A は好中球の活性化作用や遊走作用があり，乾癬の病変部で検出されることから病態に寄与している可能性がある．

これらの結果，皮膚の表皮の turn over time は正常では 2〜4 週間であるが，病変部皮膚では 10 倍の 3〜4 日に短縮している．患者背景としては家族内発症頻度が比較的高いことから遺伝的素因も推測されている．事実 MHC class I 近傍や psoriasis susceptibility 1（PSORS 1），PSORS 2, IL-12/23p40, さらには IL-23R などの遺伝子領域があげられている[4]．遺伝的素因を持っている者が，何らかの刺激（上気道感染，扁桃炎などの細菌・ウイルス感染症，機械的刺激，薬剤，過度の日光曝露など）を受けることによって発症すると考えられている．また，肥満や高脂肪摂取や喫煙も増悪因子となることや，IFN などの薬剤や HIV 感染で誘発されることが知られている．

2）検査

Auspitz 現象： 皮疹に付着する鱗屑を剥ぐと点状の小出血が出現する現象．

Koebner 現象：患者の正常な皮膚に出血するレベルの傷害を与えると，その部位に発疹が出現する現象．

病理検査：病巣部皮膚の生検組織は不全角化，表皮突起の肥厚・延長，Munro 微小膿瘍（角層内の好中球の浸潤による）などの特徴的な所見を示す．

診断は，特徴的な発疹とその分布，経過ならびに病理検査により判断する．

3) 治療

感染の病因が不明であるため，治療は対症療法である．海外と異なり，国内で乾癬の適応を持つ薬剤はきわめて少なく，外用薬では副腎皮質ステロイドとビタミン D_3，内服薬ではシクロスポリンとレチノイドに限られている．これらに加えて紫外線療法が基本的な治療法となる．これらの作用機序は抗炎症作用と細胞増殖抑制作用である．これら薬剤を病状に合わせ選択，併用する．今後はサイトカインを調節する生物学的製剤が用いられるようになるであろう．

a) **外用療法** 外用療法は副腎皮質ステロイド外用剤とビタミン D_3 誘導体外用剤が適応を持つ．また，皮膚の乾燥を防止するため保湿剤も併用されることもある．副腎皮質ステロイド外用剤は表皮細胞，真皮線維芽細胞への直接作用（DNA 合成の抑制，ポリアミン上昇の抑制，リポコルチンの誘導），血管に対する作用（病変部の拡張血管を収縮，血管内皮細胞の接着因子発現の抑制），炎症細胞に対する作用（T細胞の増殖抑制，ランゲルハンス細胞の抗原提示機能の抑制）を狙ったものである．ビタミン D_3 誘導体外用剤は表皮細胞の分化誘導作用や増殖抑制効果を持つほか，サイトカインの産生やリセプター発現を抑制するとともに，T細胞上の cutaneous lymphocyte antigen（CLA）の発現を抑制しT細胞の皮膚浸潤を抑える効果も持つ．

b) **光線療法** 紫外線の増感剤であるメトキサレンを外用あるいは内服後紫外線をあてる PUVA 療法，特定の波長の紫外線を利用したナローバンド UVB 療法がある．これらの方法は，亢進した表皮細胞の代謝を抑制するとともに，表皮内のリンパ球などの炎症細胞のアポトーシスを誘導し炎症を抑制する．

c) **内服療法** 外用療法では抑制が困難な場合や関節炎を合併した場合は，免疫抑制剤であるシクロスポリンやレチノイド内服による治療が行われる．内服副腎皮質ステロイドは適応症を持つが，膿疱性乾癬を誘発することがあるので用いない．メトトレキサートは有効だが，リウマチと異なり適応となっていない．

d) **生物学的製剤** 慢性関節リウマチやクローン病などで劇的な効果をあげている分子標的薬，抗 TNF-α 抗体であるインフリキシマブやアダリムマブは臨床試験において尋常性乾癬に対しても効果を示しており，認可が期待されている．また IL-12 と IL-23 の共有サブユニットである p40 に対するモノクローナル抗体は，国内臨床試験が開始されており治療効果が期待されている[5]．

b．関節症性乾癬

尋常性乾癬の皮疹に加え，多発性の関節炎が膝関節，指（DIP）関節などの四肢関節（末梢型）および脊椎，仙腸，胸鎖関節（中枢型）に生じる．骨破壊を伴い慢性進行性に経過し，頸椎の病変では QOL の低下がみられることも多い．乾癬患者の 10-20％程度にみられる．関節滑膜ではリンパ球等の炎症細胞の浸潤が多く，TNF-α，IL-1 などの炎症性サイトカインが豊富である．これらは接着分子の発現や軟骨の分解を促進し，また血管新生作用を持つ VEGF や TGF-β などの産生を促進する働きがある．疼痛の改善には非ステロイド系鎮痛消炎薬を用いるほか，炎症の抑制にシクロスポリンのほか RA に準じてメトトレキサート等を用いる．TNF-α 阻害薬は関節炎や骨破壊の抑制等

に対して非常に有効である．

c．膿疱性乾癬

発熱，全身倦怠感を伴い皮膚に潮紅，灼熱感と無菌性膿疱が多発する．尋常性乾癬に対しての長期ステロイド投与や中止で生じることもある．発熱などの全身症状が強いため，多くが入院加療が必要となる．膿疱性乾癬の皮疹は部分的なこともあるが，全身に拡大し，重症型の汎発性膿疱性乾癬となることもある．比較的まれな病型で約1％程度を占める．シクロスポリンやビタミンAの内服などが必要となりやすく，TNF-α阻害薬の有効性も報告されている．

d．滴状乾癬

体幹や四肢の近位部に小さな個疹が多発，散布する一型である．上気道の溶連菌などの感染後に生ずることが多く，血液検査でASLOの上昇や細菌培養で溶連菌が陽性になることがある．予後は比較的良好である．若年者中心の病型で成人には比較的少ない．

[山中恵一，水谷　仁]

■文献

1) Rapp SR, et al：Psoriasis causes as much disability as other major medical diseases. J Am Acad Dermatol 41：401-407, 1999.
2) Zheng Y, et al：Interleukin-22, a T(H)17 cytokine, mediates IL-23-induced dermal inflammation and acanthosis. Nature 445：648-651, 2007.
3) Chan JR, et al：IL-23 stimulates epidermal hyperplasia via TNF and IL-20R2-dependent mechanisms with implications for psoriasis pathogenesis. J Exp Med 203：2577-2587, 2006.
4) Lowes MA, et al：Pathogenesis and therapy of psoriasis. Nature 445：866-873, 2007.
5) Krurger GG, et al：A human interleukin-12/23 monoclonal antibody for the treatment of psoriasis. New Eng J Med 356：580-592, 2007.

2. 皮膚 — c. 自己免疫性皮膚疾患

　皮膚は，外界からデリケートな生体を守るバリアとしての機能が基本であるが，皮膚に対する自己免疫が起こると，皮膚の組織構築が壊され，表皮内，あるいは表皮直下に液体が貯留し，水疱症という臨床症状をとる．自己免疫の標的抗原は，細胞間接着，あるいは細胞基質間接着に重要な役割をする接着因子である．ここでは，細胞間接着が傷害される天疱瘡（pemphigus），細胞基質間接着が傷害される水疱性類天疱瘡（bullous pemphigoid）について概説する（表1）．

a．天疱瘡（pemphigus）
1）ポイント
● 表皮細胞間接着因子であるデスモグレインに対するIgG自己抗体による自己免疫性皮膚疾患である．
● 尋常性天疱瘡と落葉状天疱瘡に大別される．
● 診断にはデスモグレインに対するIgG自己抗体の証明が必須である．
● 治療は，ステロイド内服が主であり，重症例には，免疫抑制剤，血漿交換療法，γグロブリン大量静注療法を併用する．

2）概念
　皮膚・粘膜に認められる自己免疫性水疱性疾患であり，病理組織学的に表皮細胞間の接着が傷害される結果生じる棘融解（acantholysis）による表皮内水疱形成を認め，免疫病理学的に表皮細胞膜表面に対する自己抗体が皮膚組織に沈着するあるいは循環血中に認められることを特徴とする疾患である．天疱瘡は抗デスモグレインIgG自己抗体による自己免疫性水疱症である．

3）病態生理
　天疱瘡における基本的な病態生理は，IgG自己抗体が表皮細胞間の接着に重要な役割をしているデスモグレインの機能を阻害する結果，表皮細胞間接着に傷害が起こり，皮膚および粘膜に水疱，びらんが形成される．尋常性天疱瘡抗原は，デスモグレイン3（Dsg 3），落葉状天疱瘡抗原は，デスモグレイン1（Dsg 1）である．水疱の起こる部位は，標的抗原の発現分布と血清中の抗体プロフィールにより論理的に説明される（デスモグレイン代償説）．

4）臨床症状
　a）尋常性天疱瘡（pemphigus vulgaris）
　尋常性天疱瘡の最も特徴的な臨床的所見は，口腔粘膜に認められる疼痛を伴う難治性のびらん，潰瘍である．約半数の症例で，口腔粘膜のみならず皮膚にも，弛緩性水疱，びらんを生じる（図1）．水疱は破れやすく，辺縁に疱膜を付着したびらんとなる．一見正常な部位に圧力

表1　自己免疫性皮膚疾患の分類

病名	自己抗体	標的抗原タンパク
天疱瘡		
1．尋常性天疱瘡（粘膜優位型）	IgG	デスモグレイン3（Dsg 3）
2．尋常性天疱瘡（粘膜皮膚型）	IgG	デスモグレイン3
		デスモグレイン1（Dsg 1）
3．落葉状天疱瘡	IgG	デスモグレイン1
類天疱瘡	IgG	BP230
		BP180（XVII型コラーゲン）

をかけると表皮が剥離し，びらんを呈する（ニコルスキー現象）．臨床症状から，粘膜病変が主で，皮膚の水疱，びらんはあっても限局している粘膜優位型と，粘膜のみならず皮膚も広範囲に侵される粘膜皮膚型に分類できる．

b）**落葉状天疱瘡**（pemphigus foliaceus）
臨床的特徴は，皮膚に生じる薄い鱗屑，痂皮を伴った紅斑，弛緩性水疱，びらんである．紅斑は，爪甲大までの小紅斑が多いが，まれに広範囲な局面となり，紅皮症様となることがある．口腔など粘膜病変を見ることはない．ニコルスキー現象も認められる．

5) 検 査

天疱瘡の診断においては，デスモグレインに対するIgG自己抗体の存在を証明することが必要である．方法としては，直接蛍光抗体法（direct immunofluorescence：DIF），間接蛍光抗体法（indirect immunofluorescence：IIF），およびELISA法が存在する．DIFは，患者皮膚でのin vivoの表皮細胞膜上でのIgG沈着を検出する方法で，最も鋭敏である．IIFおよびELISA法は，患者血清中に存在するIgG自己抗体を検出する方法であり，両者を組み合わせることで診断の確実性が上がる．ELISA法にて，抗Dsg1抗体のみが検出されれば落葉状天疱瘡，抗Dsg3抗体のみ検出されれば粘膜優位型尋常性天疱瘡，抗Dsg3抗体，抗Dsg1抗体ともに検出されれば粘膜皮膚型尋常性天疱瘡となる．しかし，少数例ではあるが，必ずしも，臨床型と血清学的検査が一致しない例も存在する．

EBM 組換えデスモグレインを抗原としたELISA法の臨床的な有用性が数多く報告されている．また，病勢のモニタリングにも有用である．

6) 治 療

天疱瘡は自己免疫性疾患であることより，ステロイド内服療法が主体となり，これに感染予防とびらん面の保護のため外用療法を併用す

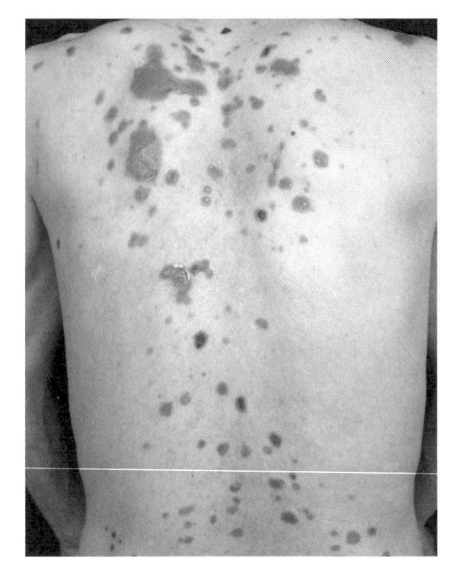

図1 尋常性天疱瘡の臨床像（躯幹）（口絵参照）
皮膚に弛緩性水疱およびびらんが多発する．

る．ステロイド内服療法の併用療法として，免疫抑制剤，血漿交換療法，γグロブリン大量静注療法（IVIG）がある．

b．水疱性類天疱瘡（bullous pemphigoid）

1) ポイント

● 表皮基底膜部に対するIgG自己抗体による自己免疫性皮膚疾患である．
● 高齢者に多い．
● 全身の皮膚に掻痒を伴う浮腫性紅斑と緊満性水疱を認める．
● 類天疱瘡抗原は，ヘミデスモゾームを構成する細胞内タンパクのBP230と膜タンパクのBP180（XVII型コラーゲン）である．
● 治療は，ステロイド内服が主である．重症例には，免疫抑制剤，血漿交換療法を併用する．

2) 概 念

本症では，IgG自己抗体が基底膜部に結合し，補体系の活性化を通して，表皮細胞基質間接着傷害が起こり表皮下水疱が形成される．抗原タンパクとしては，ヘミデスモゾームの構成タンパクである230kD類天疱瘡抗原1

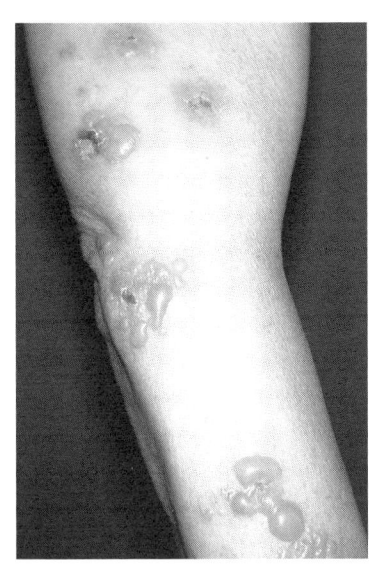

図2 水疱性類天疱瘡の臨床像（上肢）（口絵参照）
周囲に紅斑を伴う，大小さまざまの緊満性水疱が多発する．

（BP230）と 180kD 類天疱瘡抗原2（BP180 あるいはⅩⅦ型コラーゲン）がある．

3）病態生理

BP230 はヘミデスモゾームの裏打ちタンパクで，デスモゾームの構成タンパクであるデスモプラキンと相同性を有し，ケラチン中間系線維との結合に重要な役割を演じているとされるプラキンファミリーに属する．BP180 は膜通過タンパクで，細胞外ドメインには Gly-X-Y というコラーゲンに特徴的な配列を認め，ⅩⅦ型コラーゲンとも呼ばれる．水疱形成に直接関与しているのは BP180 に対する自己抗体であり，主要なエピトープは，NC16a と呼ばれる最も細胞膜に近い部分に存在し，90％以上の患者血清が同部位の組換えタンパクに反応性を示す．

4）臨床症状

大小さまざまの大きさの緊満性水疱が一見健常に見える皮膚あるいは紅斑上に出現する（図2）．また，紅斑，膨疹，環状紅斑が先行し，その後に水疱が生じてくることがある．水疱が破れるとびらん面を生じる．治癒後，色素沈着や稗粒腫を残す．水疱は全身どこでも生じるが，好発部位は大腿内側，前腕屈側，腋下，下腹部，鼠径部などである．口腔粘膜疹は約 30％の症例に認められる．掻痒は強いこともあれば，ほとんどないこともある．ニコルスキー現象は陰性である．年齢的に 60〜90 歳の高齢者に多く，最近の高齢化の傾向に伴い，決してまれでない疾患となっている．

5）病理所見

表皮下水疱が認められる．水疱中には好酸球，好中球，リンパ球を認めることが多い．電顕的には，透明帯（lamina lucida）で水疱が形成されている．

6）検　査

直接蛍光抗体法にて，基底膜部に一致してIgG および C3 の沈着を認める．C3 の沈着を認めない場合は，本症は否定的である．また間接蛍光抗体法にて，血清中に基底膜部に反応するIgG 自己抗体の存在が検出される．表皮抽出物を基質とした免疫ブロット法にて，230kD および 180kD の抗原タンパクと反応性を示す．BP180 NC16a 領域の組換えタンパクを基質とした免疫ブロット法あるいは ELISA 法にて，85％の症例で陽性となる．従来まで間接蛍光抗体法で測定される抗体価は病勢を反映しないとされていたが，本 ELISA 法により得られるELISA スコア（インデックス値）は，病勢と相関して推移する．

高齢者のため偶発的な可能性もあるが，内臓悪性腫瘍の合併に対する検索を施行する．

7）治　療

自己免疫疾患である本症に対する治療の基本は，ステロイド内服による全身療法である．感染予防とびらん面の保護のため外用療法を併用する．重症例に対しては，ステロイド内服療法の併用療法として，免疫抑制剤，血漿交換療法がある．また，テトラサイクリン・ニコチン酸アミド併用療法が有効である症例が存在することも報告されている．

［天谷雅行］

■文献

1) 天谷雅行:天疱瘡の病態生理. In 玉置邦彦, 飯塚一, 清水 宏, 他編:最新皮膚科学体系 第6巻 水疱症膿疱症, pp6-20, 中山書店, 東京, 2002.
2) Stanley JR Amagai M:Pemphigus, bullous impetigo, and the staphylococcal scalded-skin syndrome. N Engl J Med 355:1800-1810, 2006.
3) 橋本 隆:水疱性類天疱瘡. In 玉置邦彦, 飯塚一, 清水 宏, 他編:最新皮膚科学体系 第6巻 水疱症膿疱症, pp98-104, 中山書店, 東京, 2002.

2. 皮膚 — d. 損傷治癒

　外傷などによる皮膚の欠損が修復されない場合には，感染症をはじめとする合併症が生じる．このため，受傷直後から，血液細胞・皮膚実質細胞などの細胞成分と，細胞外マトリックスタンパク・生理活性物質などが相互に作用し，皮膚損傷の修復＝再生が開始される．

　皮膚損傷治癒過程は一般に炎症期・増殖期・成熟期の3つの段階に分けられている．炎症期においては，受傷直後に形成された凝固塊へ受傷12～24時間目で好中球が浸潤し，細菌・異物の除去に働いた後に，受傷3～7日目では大半の好中球はアポトーシスとなり，単球/マクロファージが入れ替わるように浸潤してくる．増殖期においては，凝固塊内への血管内皮細胞の集積に伴って新生血管が形成されるとともに，集積した線維芽細胞によってコラーゲンをはじめとする組織外マトリックスタンパクが産生され，肉芽組織が形成される．成熟期においては，傷の辺縁からは，角化細胞が増殖するとともに，表皮が欠損した部位へと移動し，欠損部位を覆う，いわゆる再表皮化が生じ，皮膚損傷は治癒へと至る（図1）．一方で，このような再表皮化が過剰に起きる場合には，瘢痕あるいはケロイドが生じるとされている．種々の増殖因子・サイトカイン・ケモカインが，皮膚損傷治癒過程の各々の過程に対して，影響を及ぼすと考えられている（表1）．

　損傷直後に形成される凝固塊中の血小板から，血小板由来増殖因子とともに，connective tissue-activating peptide-II が放出される．これを凝固塊中の好中球が限定分解することで生成されるCXCL7は，好中球浸潤をさらに増強する．その後，損傷部位の活性化された血管内皮細胞・血管周囲細胞が産生するCXCL1・CXCL5・CXCL8が好中球の動員と活性化を引き起こす．浸潤してきた好中球は異物を貪食し，アポトーシスに陥る．

　皮膚損傷1日後から損傷部位周辺の角化細胞が産生するCCL2によって，単球/マクロファージの浸潤が起きる．さらに，CCL2は，単球/マクロファージによるアポトーシス好中球の貪食を誘導するとともに，単球/マクロファージによるHGF産生を誘導することによって，間葉系細胞の増殖を促進し，組織修復を促進する．さらに，CCL2は，線維芽細胞の増殖を亢進させるIL-4を産生する，肥満細胞の浸潤も誘導する．

　皮膚損傷部位へ浸潤してくる白血球のうち，好中球は受傷部位へと侵入してくる細菌などの異物の除去，単球/マクロファージは種々の増

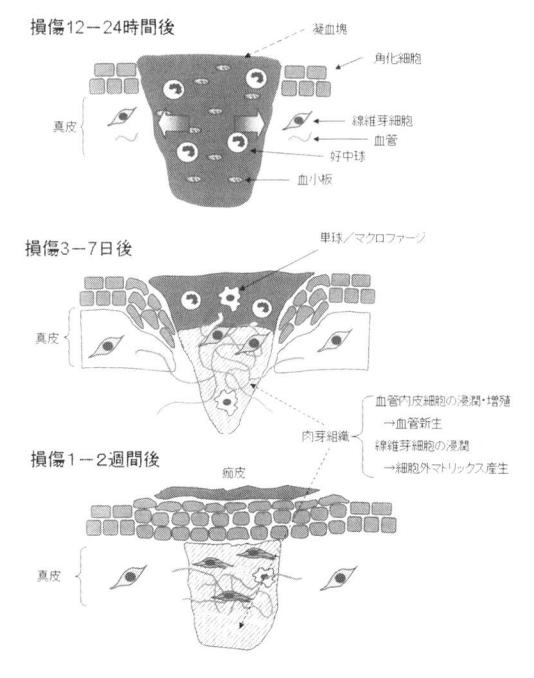

図1　皮膚損傷後の形態学的変化の模式図

表1 損傷治癒の種々の過程に作用すると考えられているサイトカイン・増殖因子

	サイトカイン・増殖因子
好中球浸潤	CXCL8, CXCL1, CXCL2, CXCL3, CXCL7, transforming growth factor (TGF) -β
単球/マクロファージ浸潤	CCL2, CCL3, TGF-β
血管新生	vascular endothelial growth factor (VEGF)-A, placenta-derived growth factor (PlGF), fibroblast growth factor (FGF) 2, angiopoietins, hepatocyte growth factor (HGF), CXCL8, CXCL1, CCL2, GM-colony stimulating factor (CSF)
線維芽細胞の増生	TGF-β, platelet-derived growth factor (PDGF), connective tissue growth factor (CTGF), GM-CSF, insulin-like growth factors (IGF)
組織外マトリックスタンパク産生	TGF-β, FGF2, IGF-1, nerve growth factor (NGF), CTGF, activin, CCL2
再表皮化	FGF2, FGF7, FGF10, epidermal growth factor (EGF), TGF-α, NGF, IGF, CCL2, Interleukin (IL)-6, GM-CSF, leptin

殖因子の産生を通して，損傷治癒を促進すると考えられてきた．しかし，無菌的皮膚損傷においては，TNFレセプターp55・IFN-γ・Smad 3遺伝子の欠損マウスでは，白血球浸潤が減弱していながら，損傷治癒は促進している．その一方で，分泌性白血球プロテアーゼ阻害因子やIL-1レセプター・アンタゴニスト（IL-1ra）の欠損マウスでは，皮膚損傷後の白血球浸潤が野生型マウスに比べて強いにもかかわらず，治癒過程が遅延していた．したがって，無菌的な状態に保たれている皮膚損傷の治癒は，白血球浸潤の程度によって左右されないと考えられる．

皮膚損傷の治癒に先立って，肉芽組織が形成される．このような肉芽組織の形成には，血管内皮細胞が損傷部位に遊走・増殖し，新生血管が形成される必要がある．種々の血管新生過程と同様に，肉芽組織の形成に先行して生じる新生血管の形成過程においては，角化細胞ならびに単球/マクロファージによって産生されるVEGF-Aが重要な役割を果たしている．

CXCR2遺伝子あるいはCCL2遺伝子の欠損マウスでは，皮膚損傷部位では血管新生が減弱するとともに，治癒過程が遅延することが報告されている．一方，TNFレセプターp55欠損マウス・IFN-γ欠損マウスの皮膚損傷部位では，これらのケモカインの発現は野生型マウスに比較して，減弱しているにもかかわらず，新生血管の形成は増強している．したがって，皮膚損傷部位での血管新生過程における，これらのケモカインの役割については，今後のいっそうの検討が必要である．

肉芽組織の形成にあたっては，新生血管の形成とともに，損傷部位に集積・増殖した線維芽細胞によるコラーゲンをはじめとする細胞外マトリックスタンパクの産生が重要である．TGF-β1は，線維芽細胞に対して強い増殖誘導活性を保有するのみならず，細胞外マトリックスタンパクの主成分であるコラーゲン産生も誘導することが知られている．実際，TGF-β1欠損マウスあるいはSCIDマウスとTGF-β1欠損マウスとの交配マウスでは，皮膚損傷部位でのコラーゲン産生が低下するとともに，治癒過程が遅延することが報告されている．一方で，表皮細胞で潜在型のTGF-β1を選択的に発現させたトランスジェニックマウスの皮膚損傷部位では，コラーゲン産生が亢進するが，角化細胞の増殖は抑制される結果，野生型マウスに比較して再上皮化ならびに治癒が遅延している．

TGF-αが再表皮化過程に重要な役割を果たしていると考えられていた．しかし，TGF-α欠損マウスでは，皮膚損傷後の肉芽形成・再表皮化に異常が認められないことから，TGF-αの再表皮化過程への関与は否定的である．線維

芽細胞増殖因子（FGF）レセプター2Ⅲbには，FGF7・FGF10・FGF1・FGF3，さらには低い親和性ではあるがFGF2も結合できる．FGFレセプター2Ⅲbのドミナント・ネガティブ遺伝子を表皮選択的に発現したトランスジェニックマウスでは，再表皮化が著明に遅延する．皮膚においてFGF7の主要な産生細胞であるγδT細胞が欠損しているマウスでは皮膚損傷治癒が遅延する．しかし，その一方でFGF7欠損マウスでは皮膚損傷治癒の遅延が認められず，FGFレセプター2Ⅲbに結合する他のFGFファミリータンパクが，FGF7の欠損を代償している可能性がある．FGF2欠損マウスでは，コラーゲン産生が低下し，再表皮化が遅延する結果，皮膚損傷治癒が遅延することから，FGF2が再表皮化において重要な役割を果たしている可能性が示唆される．

皮膚損傷の治癒時，成人では炎症反応が生じるとともに瘢痕を生じるのに対して，胎児では炎症反応が生じず瘢痕を形成しない．このことから，炎症反応が瘢痕形成に結びつく可能性が示唆されている．一方，TGF-β1の発現の亢進が成人の皮膚損傷部位では持続して認められるのに対して，胎児ではTGF-β1の発現亢進は一過性であることが知られている．さらに，ケロイドにおいてはTGF-β1が過剰発現していることを考え合わせると，TGF-β1の持続的な過剰発現が，瘢痕やケロイドの発生に関与している可能性が高い．さらに，ケロイドの発生には，TGF-β1とともに，CTGF・PDGFなどの種々の生理活性物質による，組織外マトリックスタンパクの過剰蓄積と線維芽細胞・角化細胞の異常増殖の誘導とともに，機械的な刺激の関与も考えられている．しかし，現在においてもケロイドの成因は明らかではなく，今後に残された重要な研究課題である． ［向田直史］

■文献
1) Singer AJ, Clark RAF : Cutaneous wound healing. N Engl J Med 341 : 738-746, 1999.
2) Gillitzer R, Goebeler M : Chemokines in cutaneous wound healing. J Leukocyte Biol 69 : 513-521, 2001.
3) Werner S, Grose R : Regulation of wound healing by growth factors and cytokines. Physiol Rev 83 : 835-870, 2003.
4) Stramer BM, Mori R, Martin P : The inflammation-fibrosis link? A Jekyll and Hyde role for blood cells during wound repair. J Invest Dermatol 127 : 1009-1017, 2007.
5) Butler PD, Longaker MT, Yang GP : Current progress in keloid research and treatment. J Am Coll Surg 206 : 731-741, 2008.

3. 眼 — a. 炎症性眼疾患（アレルギー・自己免疫）

a. アレルギー性結膜炎

アレルギー性結膜炎はⅠ型アレルギー反応を基本とする結膜炎の総称で，非増殖性と増殖性の2型に分類される[1]．非増殖性には季節性アレルギー性結膜炎，通年性アレルギー性結膜炎，非増殖性アトピー性角結膜炎がある．これらにおけるアレルギー反応は，外来抗原に対して5-15分後に生じる即時相反応（early phase reaction；EPR）が病態の主役であり，結膜充血，浮腫，搔痒感を起こす．一方，重症型である増殖性のものには，春季カタル，増殖性アトピー性角結膜炎があり，これらは外来抗原曝露から3-12時間後に生じる遅発相反応（late phase reaction；LPR）が病態の主役であると考えられており，より重篤な病態，たとえば結膜乳頭増殖や角膜障害を起こす．これらの炎症反応は，花粉などの外来抗原に対して結膜上皮細胞，浸潤白血球（好酸球，肥満細胞，リンパ球など），角膜上皮などからケミカルメディエーター，炎症性サイトカイン，ケモカインなどが分泌され，それらの相互作用によって引き起こされる．

アレルギー反応の即時相はⅠ型アレルギーと考えられている．すなわち，マクロファージなどの抗原提示細胞に貪食，処理された花粉などの外来抗原情報がT細胞に伝達され，B細胞の分化増殖が促進されて，IgE抗体が産生され，肥満細胞の細胞膜に結合する．そして再び抗原が結膜に侵入すると，肥満細胞表面の抗原特異的IgEが多価抗原により架橋されることにより，肥満細胞の活性化が起こる．それによりヒスタミン，セロトニンなどのケミカルメディエーターの脱顆粒や，IL-3，IL-5，IL-13，ロイコトリエンC4（LTC4），血小板活性化因子（platelet activating factor；PAF）などのサイトカインの産生・分泌を起こす（図1）[2,3]．これらのメディエーターが結膜血管や神経終末に作用して，結膜充血，結膜浮腫，搔痒感などの症状を呈することとなる．一方，増殖性アレルギー性結膜炎（春季カタルなど）にみられるアレルギーの遅発相反応は，Ⅰ型アレルギー反応にⅣ型アレルギーの加わった病態と考えられており，肥満細胞だけでなく好酸球やTリンパ球が関与する免疫反応である（図1）[2,3]．肥満細胞からのケミカルメディエーターの放出に加え，抗原特異的T細胞からのIL-5刺激により好酸球が活性化し，major basic protein（MBP），eosinophil cationic protein（ECP），eosinophil peroxidase（EPO）などのケミカルメディエーターの脱顆粒を生じる．これが結膜巨大乳頭や角膜上皮障害（シールド潰瘍）を引き起こし，角膜・結膜上皮より涙液中へIL-1β，IL-2，interferon-γ（IFN-γ），IL-8などの炎症性サイトカインが分泌され，さらにさまざまな炎症細胞を呼び込んでより重症の結膜炎となる．

アレルギー性結膜炎の治療は，①ケミカルメディエーター遊離阻害薬点眼，②抗ヒスタミン薬点眼，③ステロイド点眼，そして春季カタルに対しては④免疫抑制剤点眼が最近処方可能となった．免疫抑制剤点眼には，0.1％シクロスポリン点眼（パピロックミニ®），0.1％タクロリムス点眼（タリムス点眼液®）がある．最も即効性があり，かつかゆみなどの臨床症状を強力に抑えるのは③ステロイド点眼である．①②をベースとして点眼し，かゆみが強い場合は③④を併用する．

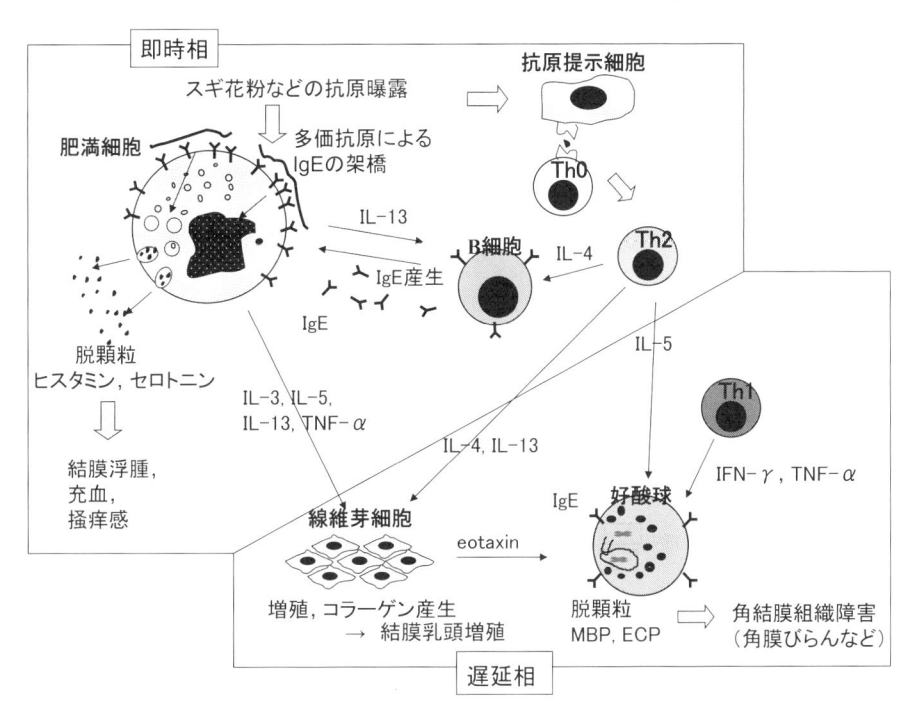

図1 アレルギー性結膜炎（即時相・遅延相）の機序

b. 自己免疫疾患

　眼科領域における自己免疫疾患としては，ぶどう膜炎・強膜炎・角膜炎の一部の疾患やシェーグレン症候群などが挙げられる．中でもぶどう膜炎は眼内に炎症を起こす疾患であり，視力に影響を及ぼす疾患として重要である．ぶどう膜炎の原因となる疾患は50種類程度あるとされているが，その約8割は内因性ぶどう膜炎（非感染性ぶどう膜炎）と呼ばれ，ベーチェット病，フォークト・小柳・原田病（以下，原田病），サルコイドーシスなどが含まれる．一方，感染症によるぶどう膜炎（感染性ぶどう膜炎）として，ヘルペスウイルス，サイトメガロウイルス，真菌，トキソプラズマなどがある．
　非感染性ぶどう膜炎の発症には，自己免疫疾患的な機序が予想されているものの，その原因抗原が明らかにされているものは少ない．原因抗原が判明しているぶどう膜炎として原田病があげられる．原田病は，ぶどう膜に含まれるメラノサイトが炎症のターゲットであり，メラノサイト特異抗原に対する自己免疫疾患である．
　原田病は色素細胞のある部位（眼，内耳，髄膜，皮膚など）に炎症を起こし，炎症消退後に毛髪の白毛化を起こすことから，最初の報告者の一人である小柳は当初から本疾患と色素細胞との関連性を推測していた．この他にも，本症が有色人種に多いこと，本症の病理組織ではメラノサイトを中心に多数のリンパ球が浸潤し，炎症消退後には多数のメラノサイトの脱出をみることが，本症とメラノサイトとの関連を物語っている．その後アメリカで1980年代に悪性黒色腫に対する活性化リンパ球療法が盛んに行われた際，高率に原田病類似のぶどう膜炎が起きることが明らかとなってからは，本症の原因として自己免疫説が主流になった．現在では，原田病はメラノサイト特異抗原に対する自己免疫疾患と考えられており，その抗原タンパクとして tyrosinase related protein（TRP）-1, 2, S-100などのタンパク質が推測されている．それを示唆する根拠として，これらのタンパクが

原田病患者のリンパ球と反応してリンパ球の増殖を起こさせること，これらのタンパクをラットに能動免疫することで，原田病類似のぶどう膜炎を誘発できること，などが挙げられる[4]．

一方，原田病の発症前2週間以内に約半数の症例で感冒様症状をきたすことから，何らかのウイルス感染が原田病発症の引き金になっている可能性が想定されている．近年，サイトメガロウイルスのエンベロープ糖タンパクH（CMV-egH）がtyrosinaseタンパクと構造類似性を有し，原田病患者の末梢血リンパ球において免疫学的交差反応を起こすことが示され，原田病発症にmolecular mimicryが関与している可能性が示唆されている．

この他，急性前部ぶどう膜炎患者におけるNeisseria抗原や水晶体タンパクとの血清学的交差反応を指摘する報告もある．このように，内因性ぶどう膜炎の発症機序にも何らかの感染症が関与している可能性があるが，未だに解明されていない点が多い．

［蕪城俊克］

■文献

1) Hodges MG, et al：Classification of ocular allergy. Curr Opin Allergy Clin Immunol 7：424-428, 2007.
2) Leonardi A, et al：Immunopathogenesis of ocular allergy: a schematic approach to different clinical entities. Curr Opin Allergy Clin Immunol 7：429-435, 2007.
3) 深川和己：アレルギー・免疫疾患を考える．Ⅳ アレルギー性結膜炎．アレルギー・免疫 14：1180-1187, 2007.
4) Yamaki K, et al：Pathogenesis of Vogt-Koyanagi-Harada disease. Int Ophthalmol Clin 42：13-23, 2002.

3. 眼 — b. 変性疾患（加齢黄斑変性）

　加齢黄斑変性（AMD；age-related macular degeneration）は先進国とりわけ欧米諸国における中途失明の主原因であり，わが国においてもその頻度が増加傾向にある．加齢黄斑変性は大きく萎縮型（dry type）と滲出型（wet type）に分類されるが，頻度が多く治療可能であるのは滲出型である．滲出型では，視野の中心部の視覚をつかさどり視力に大きく影響する黄斑部（網膜の中心部分）の網膜下に脈絡膜側から新生血管（脈絡膜新生血管）が生じる．

a．病　態

　黄斑部の網膜下に脈絡膜新生血管が生じ，新生血管からの滲出や出血により網膜剥離，網膜色素上皮剥離，硬性白斑，網膜下出血[1]，硝子体出血をきたし，変視症や中心視力の低下，中心暗点をきたす（図1）．50歳以降，とりわけ60-70歳代の発症が多い．螢光眼底造影検査は診断に重要で，脈絡膜新生血管からの螢光色素の漏出による過螢光がみられる（図2）．また，光干渉断層計は近赤外光を眼底に照射し光の干渉現象を利用して網膜の断層像を非侵襲的に得ることができるが，これによって脈絡膜新生血管の所在や網膜剥離・網膜色素上皮剥離の有無を検出することができる（図3）．

　加齢黄斑変性の病因には血管内皮増殖因子（VEGF；vascular endothelial growth factor）が関与していることが明らかにされている[2]．VEGFには少なくとも5つのアイソフォームが存在するが，眼内では主として$VEGF_{121}$と$VEGF_{165}$が産生されている．血管内皮細胞にはVEGF受容体VEGFR-1，VEGFR-2が発現しているが，VEGFR-2は補助受容体neurophilin-1とともに$VEGF_{165}$と結合すると内皮細胞

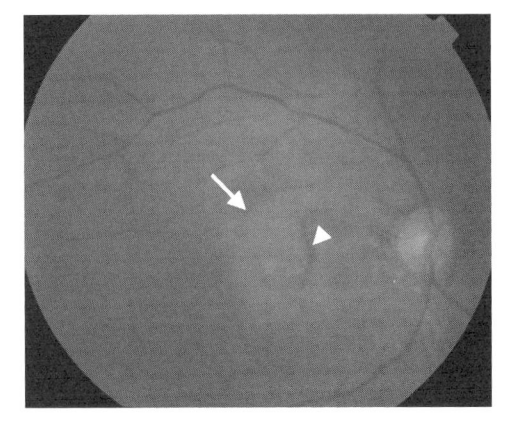

図1　加齢黄斑変性の症例の眼底写真
黄斑部の脈絡膜新生血管からの滲出（矢印）や網膜下出血（矢頭）をきたしている．

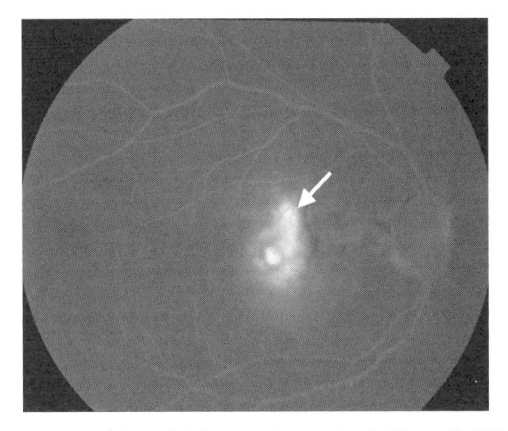

図2　図1と同一症例のフルオレセインを用いた螢光眼底造影検査所見
脈絡膜新生血管からの螢光色素の漏出による過螢光（矢印）がみられる．

分裂が亢進することや，$VEGF_{165}$ノックアウトマウスにおいても網膜の発生段階の生理的血管新生には影響しないことから[3]，$VEGF_{165}$が病的血管新生に関与するアイソフォームとして認識されるようになってきた．また，VEGFR-1はマクロファージにも発現しており，VEGFは白血球走化因子としての機能を有するととも

に，血管内皮細胞の VEGFR-2 を介してケモカイン monocyte chemotactic protein-1 や接着分子 intercellular adhesion molecule-1 の発現を亢進させることによって炎症細胞の集積や血管内皮への接着を促進する作用がある．このような VEGF の炎症性サイトカインとしての作用は加齢黄斑変性における浮腫や滲出性変化との関連性も推測される[2]．また，マクロファージなどの炎症細胞は炎症を惹起するだけでなく VEGF などの血管新生因子の産生能を有することが知られている．このように炎症と血管新生が相乗的に進行する過程を炎症性血管新生と呼ぶが，VEGF は加齢黄斑変性における炎症性血管新生の主役であると考えられている．

また，全ゲノム的手法を用いた研究から，加齢黄斑変性の発症に関連がある遺伝子多型として HTRA1 プロモーターおよび LOC387715 領域の一塩基多型（それぞれ rs11200638, rs10490924）が報告されている[4]．

b．治療

加齢黄斑変性において，頻度は少ないが脈絡膜新生血管が中心窩（黄斑部の中心部分）から離れている場合があり，その場合には新生血管に直接，網膜光凝固を加えて治療することができる．しかし，脈絡膜新生血管が中心窩もしくは傍中心窩にある場合には網膜光凝固により黄斑部に瘢痕を残し視力低下をきたすため，従来は放射線療法，経瞳孔温熱療法[5]，手術療法などが行われてきた．しかし，その効果は不十分で[5]，現在では2004年に認可された光線力学療法が広く普及している．光線力学療法とは，静脈内に投与された光感受性物質が血中の低比重リポタンパクと結合した後，低比重リポタンパク受容体が多く存在する新生血管に集積する性質を利用した治療法である．具体的には光感受性物質を静脈内に投与し新生血管への集積を待って光感受性物質を励起する波長のレーザーを弱いパワーで病変部位に照射し，健常な網膜

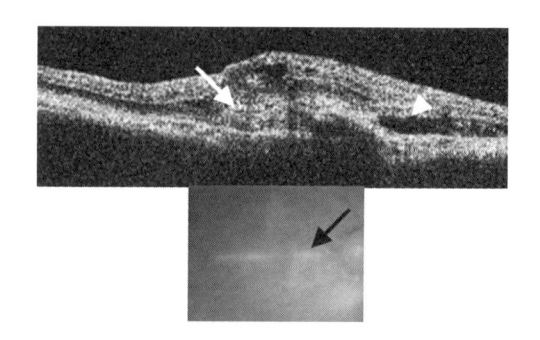

図3 図1と同一症例の光干渉断層計（OCT：optical coherence tomography）検査所見
（上段）図の上方が硝子体側（眼球の内方），下方が脈絡膜側（眼球の外方）で，白矢印は網膜下に発育した脈絡膜新生血管を，矢頭は網膜下に滲出液が貯留し網膜剥離になっていることを示す．（下段）黒矢印は眼底におけるスキャンの部位を示す．

を傷害することなく脈絡膜新生血管のみを閉塞させる．しかしながら，光線力学療法は視力改善例が少なく，あくまでも視力維持のために行われる治療として位置づけられている．また，triamcinolone acetonide や anecortave acetate などステロイド剤の眼局所投与は光線力学療法と併用することで治療効果を高めることが知られている．

近年，細胞生物学的研究の進歩により加齢黄斑変性の病因に VEGF が大きく関与していることが明らかとなったため，VEGF を分子標的とした加齢黄斑変性の治療薬が開発されている．VEGF に結合してその生理活性を阻害する方法は複数あり，創薬デザインの異なる薬剤が開発中である．すべての VEGF アイソフォームに結合する VEGF 中和抗体である bevacizumab は転移性大腸癌を適応としているが，安価なため眼内使用が未承認のまま世界的に広まっている．わが国においては，低分子量とすることで網膜内の透過性を高めた VEGF 中和抗体断片である ranibizumab，$VEGF_{165}$に選択的に結合するアプタマー（修飾 RNA 分子）である pegaptanib は近い将来に販売承認される見通しである．2つの VEGF 受容体融合タンパクである VEGF Trap は可溶化受容体として

VEGFに結合することでVEGFの作用を遮断する薬剤であるが，現在，第3相臨床試験が予定されている．

また，抗酸化ビタミンと亜鉛の摂取は加齢黄斑変性の発症・進行を遅らせる効果があることが示され，サプリメントとして使用されている．　　　　　　　　　　　　［三田村佳典］

■文献
1) Baba T, Kubota-Taniai M, Mitamura Y, Yamamoto S：Age-related macular degeneration with massive subretinal hemorrhage easily removed through a retinal break. Retinal Cases Brief Rep 2：292-295, 2008.
2) 石田　晋：抗血管新生療法の奏功機序と将来の展望．日本の眼科 79：435-439, 2008.
3) Ishida S, Usui T, Yamashiro K, et al：VEGF164-mediated inflammation is required for pathological, but not physiological, ischemia-induced retinal neovascularization. J Exp Med 198：483-489, 2003.
4) Dewan A, Liu M, Hartman S, et al：HTRA1 promoter polymorphism in wet age-related macular degeneration. Science 314：989-992, 2006.
5) Mitamura Y, Kubota-Taniai M, Okada K, et al：Comparison of photodynamic therapy to transpupillary thermotherapy for polypoidal choroidal vasculopathy. Eye Published Online First：September 28, 2007；doi：10.1038/sj. eye. 6702996

4. 耳鼻咽喉 ― アレルギー性鼻炎（花粉症を含む）・副鼻腔炎

a. アレルギー性鼻炎の定義と病態

アレルギー性鼻炎の病態は，鼻粘膜におけるI型アレルギー反応である（図1）[1]．アレルゲンは鼻粘膜で抗原提示細胞によりペプチドに分解されMHC抗原とともに，ヘルパーT細胞（Th2）に副シグナルの存在下で認識される．その結果アレルゲン特異的なT細胞の活性化が起き，この活性化されたTh2細胞が産生するIL-4，IL-13によりB細胞のクラススイッチが誘導され，抗原特異的IgE抗体が産生される．産生された抗原特異的IgE抗体が気道粘膜に分布する好塩基性細胞（肥満細胞と好塩基球）上のFcεレセプターに固着することにより感作が成立する．感作が成立した個体の鼻粘膜に抗原が吸入されると，鼻粘膜上皮細胞間隙を通過した抗原は，鼻粘膜表層に分布する肥満細胞上でIgE抗体と結合し，架橋形成の結果，肥満細胞からヒスタミン，ペプチドロイコトリエン（LTs）を主とする化学伝達物質が放出される．これらの化学伝達物質に，鼻粘膜の知覚神経終末，血管が（ヒスタミンH1受容体やロイコトリエン受容体を介して）反応し，くしゃみ，水様性鼻汁，鼻粘膜腫脹（鼻閉）がみられる．これが即時相反応である．抗原曝露後，鼻粘膜では肥満細胞により産生されるケミカルメディエーター（PAF, LTB4, LTs, TXA2），Th2細胞および肥満細胞が産生するサイトカイン（IL-4, IL-5, IL-13），上皮細胞，血管内皮細胞，線維芽細胞で産生されるケモカイン（eotaxin, RANTES, TARC）によ

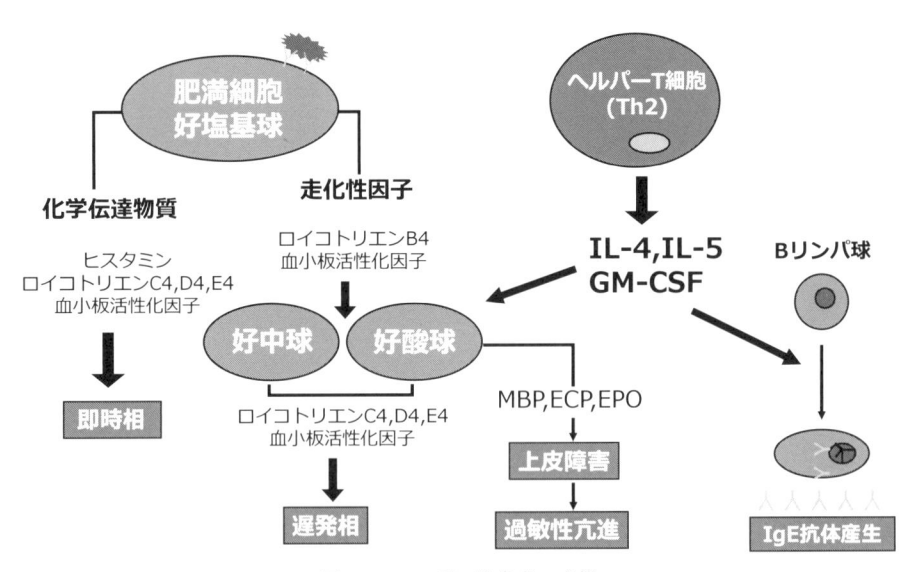

図1 アレルギー性鼻炎の病態

アレルゲンが肥満細胞上のIgE抗体に架橋すると，肥満細胞が活性化され化学伝達物質が放出される．即時相においてはヒスタミン，LT等が関与しており，遅発相においては主にLTが関与している．また，好酸球から組織障害性タンパクが放出され鼻粘膜の過敏性を亢進させる．一方ではTh2（ヘルパーT細胞）からサイトカイン（IL-4, IL-5, GM-CSF）が放出され，好酸球が活性化される．

MBP：major basic protein, ECP：eosinophil cationic protein, EPO：eosinophil peroxidase.

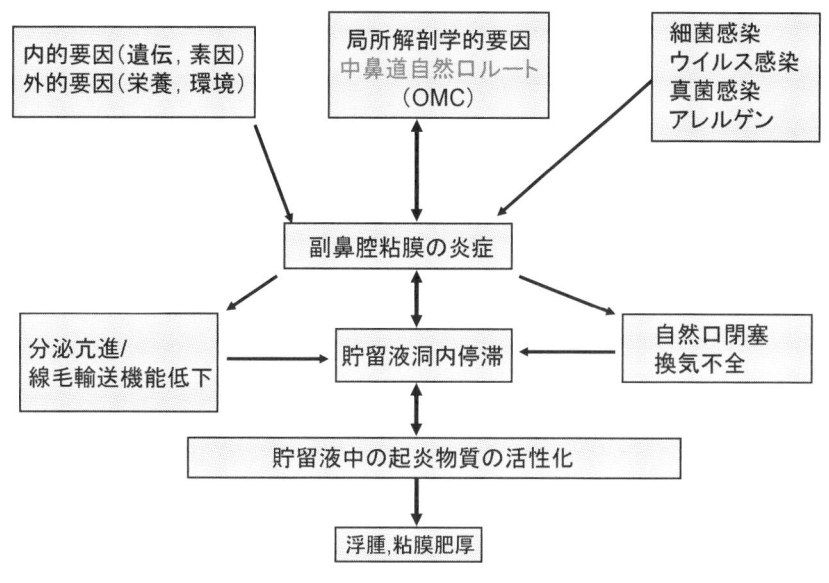

```
┌─────────────────┐    ┌──────────────┐    ┌──────────┐
│内的要因(遺伝,素因)│    │局所解剖学的要因│    │細菌感染  │
│外的要因(栄養,環境)│    │中鼻道自然ロルート│  │ウイルス感染│
└─────────────────┘    │  (OMC)       │    │真菌感染  │
                       └──────────────┘    │アレルゲン│
                                            └──────────┘
```

図2 慢性副鼻腔炎の病態

って，活性化好酸球を中心とするさまざま炎症細胞が浸潤する．鼻粘膜におけるアレルギー性炎症の進行と同時にさまざまな刺激に対する鼻粘膜の反応性が亢進し，遅発相反応と呼ばれる鼻粘膜腫脹が起こる．

b. 副鼻腔炎の定義と病態

副鼻腔炎は，上顎洞，篩骨洞，蝶形骨洞，前頭洞などの副鼻腔粘膜に起こる急性・慢性の炎症と定義されており，その病態は通常の細菌感染を引き金としたものを中心に多彩である．発症の時期・症状・病態の違いにより，急性副鼻腔炎と慢性副鼻腔炎に区別されている．急性副鼻腔炎は通常，ウイルスや細菌の感染による急性上気道炎に続発する副鼻腔の急性炎症である（4週間以内の経過）．慢性副鼻腔炎は，急性副鼻腔炎の治癒過程が遷延化して慢性炎症に移行したものである（3ヵ月以上の経過）．その要因には，頻繁な急性炎症の反復のほかに，副鼻腔自然口の状態，鼻中隔彎曲，鼻甲介粘膜腫脹，う歯など歯牙との関連など局所解剖学的条件，アレルギー性炎症の関与などの要因が複雑に絡んで，慢性化するものと理解されている（図2）．

c. 治療の概要

アレルギー性鼻炎の三主徴であるくしゃみ，鼻汁，鼻閉を軽減・消失させることを目的として，抗原の回避，薬物療法，手術療法，減感作療法などが行われるが，薬物療法はその中心に位置する治療戦略である．症状改善の目的で，H1受容体拮抗薬（抗ヒスタミン薬）を中心として，種々のアレルギー治療薬が開発され，使用されている．ケミカルメディエーター受容体拮抗薬（第1世代抗ヒスタミン薬，第2世代抗ヒスタミン薬，抗ロイコトリエン薬，抗トロンボキサンA2薬）（局所，経口），ケミカルメディエーター遊離抑制薬（局所，経口），ステロイド薬（局所，経口），自律神経作用薬（α交感神経刺激薬，抗コリン薬）などがある．アレルギー性鼻炎の治療法の選択基準については，2005年に改訂された鼻アレルギー診療ガイドラインに，標準的なものが提示されている[1]．

急性副鼻腔炎の治療の原則は，副鼻腔での細菌やウイルス感染を制御し，炎症を速やかに終息させることである．そのため，抗菌薬の投与や，排膿や換気を図る治療法（上顎洞穿刺・洗浄，ネブライザー療法）が施行されている．起

炎菌（肺炎球菌，インフルエンザ菌，モラキセラ・カタラリスなど）の菌種や耐性菌の出現からして，アモキシシリン（AMPC：パセトシン，サワシリンなど）が第一選択薬として推奨されている．

慢性副鼻腔炎の治療の基本は，炎症を終息させるために，閉鎖腔となった副鼻腔での炎症の悪循環を断ち切ることである．すなわち炎症の引き金となっている因子を除去すると同時に，炎症産物の排泄（ドレナージ）をつけることにより，慢性炎症に対する保存的治療の効果が得られる[2]．保存的な治療手段としては，薬物療法（マクロライド系抗菌薬の半量長期投与），ネブライザー療法，鼻処置，鼻洗浄，副鼻腔洗浄がある．近年，耳鼻咽喉科領域でも繁用されるに至った14員環もしくは16員環マクロライド系抗生物質の作用機序については，細菌のバイオフィルム形成の抑制，炎症性細胞からの過剰のサイトカイン産生の調整作用，粘液腺からのムチンの過分泌の抑制，上皮細胞からのクロライドチャンネルを介しての水分の過剰分泌の抑制などが報告されている．副鼻腔などひとたび炎症が起こると閉鎖腔になり自然口を介しての炎症産物の排泄ができにくくなる場所では，炎症の悪循環のサイクルを断ち切ることが重要であるが，これらの観点から考えると，マクロライドの臨床的有効性の高い評価は頷ける[3]．保存的治療で改善しない場合には，非侵襲的な鼻内視鏡手術が外科的治療の golden standard になっている．

[川内秀之]

■文献
1) 馬場廣太郎，他：鼻アレルギー診療ガイドライン改定第5版―通年性鼻炎と花粉症―．ライフサイエンス，東京，2005．
2) 川内秀之，他：上気道粘膜の生態防御機構と炎症性疾患の治療戦略．耳鼻免疫アレルギー 21（4）：1-16，2003．
3) 羽柴基之：慢性耳鼻科疾患の治療におけるマクロライド療法の位置づけ，慢性副鼻腔炎．感染と抗菌薬 4（2）：177-180，2001．

5. 骨・関節 ― a. 関節リウマチ・骨粗鬆症

a. **関節リウマチ**（rheumatoid arthritis: RA）

1) **概念，歴史**

関節リウマチ（RA）を初めて記載したのはLandre-Beauvais（1772-1840）とされるが，それ以前にすでに本疾患が存在していた可能性は否定できない．

RAは，関節滑膜を病変の主座とする炎症性疾患である．病理組織学的には，関節滑膜にリンパ球浸潤，血管新生，滑膜増殖がみられる．増殖している滑膜組織からは種々の炎症性サイトカイン，中性プロテアーゼ，活性酸素などの炎症性メディエーターが産生され，破骨細胞の活性化を介して骨破壊が起こる．

病因には，遺伝，免疫異常，未知の環境要因などが複雑に関与していることが推測されているが，詳細は不明である．有病率は0.5～1.0％とされ，好発年齢は40～60歳である．本邦には50万人余の患者がいる．高齢化社会に急速に向かっているわが国では，今後さらに患者数が増加するであろう．

2) **症状，症候**

活動期には，発熱，体重減少，貧血，リンパ節腫脹などの全身症状が出現する．朝のこわばりはRAに特徴的であり，持続時間は疾患活動性を反映する．

関節炎は多発性，対称性，移動性であり，手に好発する．なかでも，手関節，近位指節間（PIP）関節，中手指節間（MCP）関節が侵されやすい．このほか，足趾，肘，膝，足関節などの中小関節が侵される．当初は腫脹，疼痛などの炎症所見が主体であるが，遷延すると関節可動域の低下，拘縮などが起こる．急性期には関節液の貯留がみられることもあり，進行すると関節の破壊，筋の萎縮，腱の断裂などにより特有の関節変形が起こる．リウマトイド結節は肘，膝の前面などに出現する無痛性皮下腫瘤であり，活動期にみられる．内臓病変としては，間質性肺炎，肺線維症があり，リウマトイド肺とも呼ばれる．

悪性関節リウマチでは，胸膜炎，心筋梗塞，皮膚潰瘍などが出現することがある．また，活動期が遷延すると二次性アミロイドーシスが出現する．RAの関節以外の病変は関節外症状と呼ばれる．

3) **検査，診断**

疾患活動性の指標としては，赤沈，CRPが有用である．リウマトイド因子（RF），免疫グロブリンなども活動期に増加する．RFはIgGのFc部分に対する自己抗体で，RA患者の約3/4にみられる．RAテストやRAPAテストで検出されるのはIgMクラスに属するものである．血液検査では，活動期に一致して貧血が出現するほか，白血球と血小板数が増加する．生化学検査では，活動期に血清総タンパク，アルブミン値は低下し，グロブリン値は上昇する．血清メタロプロテアーゼ3（MMP-3）はRAの早期診断に利用されるのみならず，滑膜炎の程度を反映するために疾患活動性，治療経過などの判定にも有用である．また最近，抗環状シトルリン化ペプチド（CCP）抗体が注目されている．本抗体は疾患特異性が高いために，早期診断に有用である．また，診断時に本抗体が高値を示す場合には，関節破壊の進行が早いことが知られている．

X線検査では，軟部組織の腫脹と関節周囲の骨粗鬆症がまず出現する．次いで，関節包の付近より骨びらんが始まり，やがて関節裂隙の

表1 アメリカリウマチ学会関節リウマチ分類基準

基準	定義
1. 朝のこわばり	関節とその周囲のこわばりが少なくとも1時間続くこと
2. 3カ所以上の関節炎	少なくとも3カ所以上の関節で同時に軟部組織の腫脹または関節液貯留が医師により確認されること
3. 手関節炎	手関節，中手指節間（MCP）または近位指節間（PIP）関節の少なくとも1カ所が腫脹
4. 対称性関節炎	
5. リウマトイド結節	骨突起部，伸展筋表面または傍関節部位に皮下結節が医師により確認されること
6. 血清リウマトイド因子	血清リウマトイド因子が異常高値を示すこと
7. X線異常所見	罹患関節に局在したあるいはその関節周囲に関節にびらん，明瞭な骨の脱石灰化を含む所見がみられること

7項目のうち少なくとも4項目が該当している場合，RAと診断する．1～4は少なくとも6週間持続しなければならない．

狭小化，骨融合などの所見が出現する．CTおよびMRIは，頸椎病変，大腿骨頭壊死などの診断に有用である．

RAの診断は，臨床症状，臨床検査，X線所見などより総合的になされる（表1）．

4）治療

症例に応じて薬物療法，理学療法，手術療法などを適宜，組み合わせる．従来，治療の目標は，RAの炎症を鎮静化させ，日常労作（ADL）を改善し，患者の生活の質（quality of life）を維持・向上させることとされてきた．しかし，X線上の骨びらんは発症6ヵ月以内に出現することが多く，しかも最初の1年間の進行が最も顕著であること，メトトレキサート（MTX）や生物学的製剤などの有効性の高い治療薬剤の使用によって軟骨・骨破壊を遅延あるいは阻止することが可能となってきたことから，治療の最終目標は関節破壊の防止へと変化している．

2002年にアメリカリウマチ学会（American College of Rheumatology；ACR）が新たな治療ガイドラインを提示したが，その特徴はできるだけ早期からRAの診断を下し，疾患活動性と関節破壊の程度を評価した後に抗リウマチ薬（DMARDs）を中心とした治療を開始するところにある．これまで第一選択薬剤として位置づけられてきた非ステロイド系抗炎症薬（NSAIDs）はDMARDsの効果発現までの「橋渡し」的存在となり，ステロイド薬も同様である．すなわち，このガイドラインの根底にあるのは，関節破壊阻止効果の可能性のある薬剤を最初から積極的に投与しようというコンセプトである（early and aggressive therapy）．DMARDsの開始時期は診断後3ヵ月以内とされており，さらに3ヵ月後に効果の再評価を行った後，無効であればリウマチ専門医によってMTXを中心とした強力なDMARDsの投与を行うことが推奨されている．このため，MTXはアンカードラッグ（治療の中心となる薬剤）とも呼ばれる．MTXの効果が不十分な場合には，レフルノミドなどの他のDMARDsへ変更するか，あるいはMTXと他のDMARDsの併用療法を行うか，さらに状況が許せば生物学的製剤を使用する．とくに生物学的製剤は，臨床症状の軽減，関節破壊の進展阻止，身体機能の改善においてきわめて高い有効性を示すことから，RA治療においてパラダイムシフトをもたらしたとして高く評価をされている．平成20年7月現在，わが国で承認されている生物学的製剤は，キメラ型抗ヒトTNFαモノクローナル抗体（インフリキシマブ），可溶性TNFレセプター（エタネルセプト），完全ヒト型抗

TNFα抗体（アダリムマブ），抗IL-6レセプターモノクローナル抗体（トシリズマブ）の4剤である．

5） 臨床経過，予後

これまで，RAの患者の日常活動は，発症10年では5％が臥床患者，80％が何らかの障害を有し，15％が健常人同様の生活を営んでいるとされてきた．また，RAの生命予後は健常者より約10年短いというデータが出ている．RAの死因としては，1）心血管障害（心筋梗塞，脳梗塞など），2）頸椎亜脱臼，3）続発性アミロイドーシス，4）治療薬物による副作用（感染症，消化管出血），などがある．しかし，昨今の生物学的製剤の使用を含めた積極的な治療法の導入により，今後はADLも生命予後も大きく改善されることが期待されている．

b． 骨粗鬆症（osteoporosis）

1） 概念

骨粗鬆症とは，骨量の減少と骨質の劣化により骨強度が低下して骨のリスクが増加しやすいことを特徴とする骨疾患と定義される．わが国には500万から1000万人の患者がいると推定されており，高齢化社会に向かうわが国にとっては看過できない疾患である．

骨粗鬆症は多因子疾患であり，遺伝要因と生活習慣（食事，運動，喫煙，アルコールなど）が発症に大きく影響する．

骨強度低下の最大の原因は，閉経に伴うエストロゲンの急激な減少である（閉経後骨粗鬆症）．エストロゲンの低下は，単球のTNFα，IL-1，IL-6などの炎症性サイトカインの産生増加などの機序を介して，顕著な骨量低下状態を引き起こす．男性でも，加齢により骨形成能が低下して骨の脆弱性が高まる（男性骨粗鬆症）．これらは原発性骨粗鬆症といわれる．

一方，特定の疾患や薬物投与などで骨強度低下をきたす場合もあり，これらは続発性骨粗鬆症と呼ばれる．これらには甲状腺機能亢進症，Cushing症候群などの内分泌疾患，関節リウマチ，糖尿病，肝疾患などの疾患や，副腎皮質ステロイド薬などの薬物が原因として挙げられる．このほか，臥床安静や宇宙飛行などの不動性状態で起こるものや，骨形成不全症，Marfan症候群などの先天性のものもある．

2） 症状，症候

本症の大半は無症状で経過する．症状が明らかとなるのは骨折を起こしたときである．骨折は，椎体（とくに胸椎，腰椎）が最も多く，前腕骨遠位部，大腿骨頸部，上腕骨近位部，肋骨などでも生じやすい．そのために腰や背中の痛み，円背，身長短縮などが出現する．

椎体骨折は，わが国では70歳前半の25％，80歳以上の43％にみられ，胸腰椎移行部が最も多い．骨折が多発すると脊柱後彎をきたす．脊柱変形が強くなると，逆流性食道炎や拘束性呼吸障害をきたすこともある．

最も注意が必要なのは，大腿骨頸部骨折である．大多数は転倒によって起こり，寝たきりの原因となる．

3） 検査，診断

問診，視診，触診により骨粗鬆症の臨床診断を行うが，椎体X線撮影，躯幹骨二重X線吸収法（DXA）が診断確定にはきわめて有用である．このほか，骨代謝マーカーの測定が行われる．骨形成マーカーとして血清BAP（骨型アルカリホスファターゼ），骨吸収マーカーとしては血清NTX（I型コラーゲン架橋N-テロペプチド），尿中CTX（I型コラーゲン架橋C-テロペプチド），尿NTX，尿デオキシピリジノリンなどがあり，これらは骨粗鬆症診療の保険適応が承認されている．

4） 骨粗鬆症による骨折の危険因子

骨折の直接の危険因子は，1）骨密度低下，2）骨質低下，3）外力，などであるが，これら以外の危険因子を知っておくことが予防にもつながる．

a） 女性，高齢 椎体骨折，大腿骨頸部骨

折の発生率は女性に多く，年齢とともに指数関数的に増加する．年齢は骨密度とは独立した骨折危険因子である．

b) 骨折の既往 男女とも部位にかかわらず骨折の既往がある場合には，将来の骨折リスクは2倍になる．とくに，すでに椎体骨折が存在する場合には，将来の骨折リスクは4倍になることが知られている．

c) 喫煙 喫煙を現在も継続している場合には，骨折のリスクは1.3～1.8倍になる．喫煙の骨折への影響は，男性に顕著にみられる．

d) 飲酒 1日2単位以上の飲酒では，骨折のリスクは1.2～1.7倍上昇する．

e) ステロイド プレドニゾロン換算で1日5mg以上の服用で，骨折のリスクは2～4倍になる．

f) 運動不足 活発な運動は骨折のリスクを減少させ，運動不足はリスクを増加させる．

5) 治療

骨粗鬆症の治療は，骨折の危険性を抑制し，QOLの維持・改善を図ることを目的とする．

a) 非薬物療法 食事指導，日光浴，運動指導がきわめて重要である．食事で大切なことは，バランスのよい食事をするとともに，カルシウム，ビタミンD，ビタミンKなどの栄養素を積極的に摂取することである．とくにカルシウムは1日量700mgを目安に摂取することが推奨される．

b) 薬物療法 脆弱性骨折がない場合には，1) 腰椎，大腿骨，橈骨または中手骨の骨量がYAM 70％未満，2) YAM 70％以上80％未満の閉経後女性および50歳以上の男性で，過度のアルコール摂取（1日2単位以上），現在の喫煙，大腿骨頸部骨折の家族歴のいずれか1つを有する場合，のいずれかがあれば治療開始とする．一方，男女とも50歳以上で脆弱性骨折がある場合には，ただちに薬物療法を開始する．

続発性骨粗鬆症では，経口ステロイドを3ヵ月以上使用中または使用予定で，脆弱性骨折，骨密度YAM 80％未満，プレドニゾロン換算5mg/日のいずれかがある場合には治療を開始する．

カルシウム製剤，活性型ビタミンD_3，ビタミンK_2製剤，カルシトニン製剤は臨床的によく使用されるが，骨密度の増加効果，椎体骨折予防効果はわずかである．女性ホルモン製剤は骨密度増加効果，椎体骨折予防効果があるが，血栓症，子宮内膜症，乳癌などの問題点があるので，リスクとベネフィットをよく考慮する必要がある．

治療の中心となるのはビスフォスフォネート製剤である．第一世代としてエチドロネート，第二世代としてアレンドロネート，第三世代としてレセドロネートがあるが，いずれも骨密度増加効果，椎体骨折予防効果，非椎体骨折予防効果を有する．とくに後者2製剤は，服用が簡単な週1回製剤の使用が可能となっており，日常診療に広く用いられている． ［宮坂信之］

5. 骨・関節 — b. 破骨細胞

a. 破骨細胞とは

骨組織は，吸収と形成を繰り返し，再構築（リモデリング）されることで恒常性が維持される[1]．破骨細胞は骨組織を吸収する唯一の細胞と考えられており，骨リモデリングは破骨細胞による骨吸収と骨芽細胞による骨形成のバランスに依存する．破骨細胞による骨吸収は，骨に蓄積したカルシウム塩を分解して血中のカルシウム濃度を上昇させるため，骨組織の維持だけでなく，全身のカルシウム代謝に直接関わる．カルシウム制御ホルモンである副甲状腺ホルモン（parathyroid hormone；PTH）およびカルシトニンは，それぞれ破骨細胞性骨吸収を促進/抑制することで，カルシウム濃度を上昇/低下させる作用を発揮する．

TNFファミリーのサイトカインである破骨細胞分化因子（receptor activator of NF-κB ligand；RANKL）の刺激を受けると，造血幹細胞に由来する単球/マクロファージ系前駆細胞は細胞融合を繰り返して，多核の巨細胞である破骨細胞へと分化する[2]．破骨細胞は，数個から数十個の核を有する付着型の細胞であり，マスター転写因子であるnuclear factor of activated T cells c1（NFATc1）を多量に発現し，カルシトニン受容体や酒石酸抵抗性酸フォスファターゼ（tartrate-resistant acid phosphatase；TRAP）活性が陽性であることが特徴である．成熟破骨細胞は骨吸収のために特徴的な形態を有し，酸を分泌して無機質を溶解し，またタンパク質分解酵素を分泌して骨基質タンパクを消化する．

破骨細胞による骨吸収の過剰は，関節リウマチや骨粗鬆症などの骨量減少性疾患の原因となり，破骨細胞による骨吸収の障害は，大理石骨病などの骨量増加性疾患の原因となる．

b. 破骨細胞の分化

破骨細胞の欠損または機能障害は，骨吸収の低下により骨量が増加し骨髄腔が形成されない大理石骨病を引き起こす[3]．大理石骨病を自然発症するマウスや遺伝子改変により大理石骨病を呈するマウスの解析から，RANKL，macrophage-colony stimulating factor（M-CSF）などの液性因子，RANK，c-Fms，DAP12あるいはFcRγと会合する免疫グロブリン様受容体などの膜受容体，NFATc1，PU.1，c-Fos，NF-κB p50/p52，MITFといった転写因子が破骨細胞分化に必須であることが解明されてきた[4]．破骨細胞分化を誘導する培養系を大別すると，骨髄細胞をRANKLとM-CSFで刺激をする前駆細胞単独培養系と，骨髄細胞（破骨細胞前駆細胞）と骨芽細胞（分化支持細胞）の共存培養系の2種類に分けられる．後者の共存培養系において分化支持細胞から供給されるのは，主にRANKLとM-CSFであるが，RANKLを誘導するために活性型ビタミンD_3，プロスタグランディンE_2，PTH等の因子を培養系に添加する必要がある．

1) RANKLの細胞内シグナル伝達

RANKLの刺激により，破骨細胞前駆細胞に発現する受容体RANKはtumor necrosis factor receptor-associated factor 6（TRAF6）と会合してNF-κBおよびJun-N-terminal kinase（JNK），p38などのMAPK経路を活性化する．また，RANKシグナルはAP-1を構成する転写因子c-Fosを誘導する．TRAF6-NF-κBとc-Fosに依存して破骨細胞分化のマスター転写因子であるNFATc1が誘

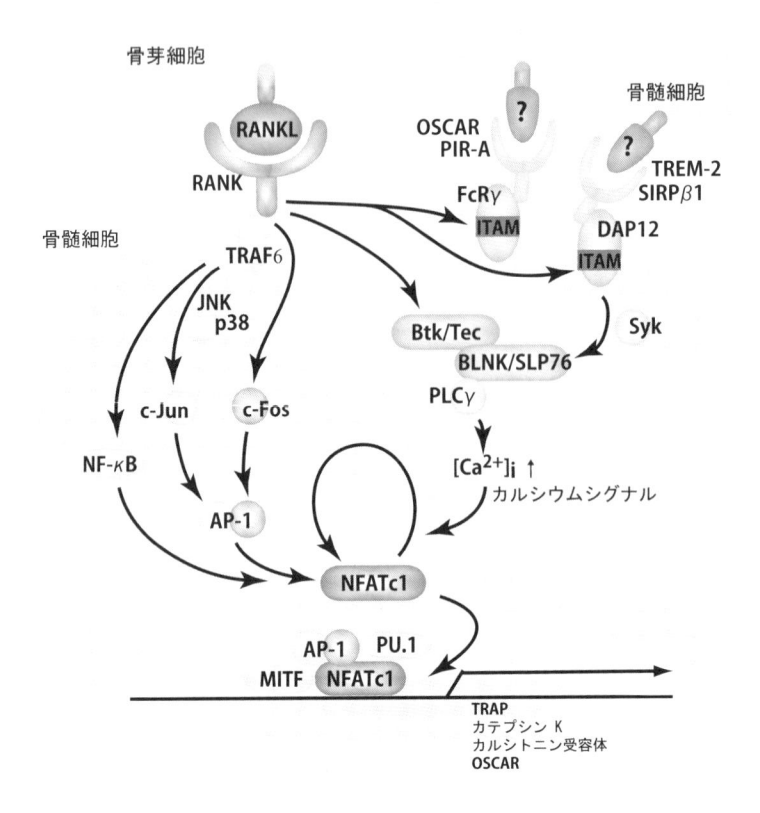

図1 破骨細胞の分化を制御するシグナル伝達

導されるが，誘導された NFATc1 はカルシウムシグナルによって活性化を受け，自らのプロモーターに結合して NFATc1 の発現を自己増幅する．そして，TRAP，カテプシン K，カルシトニン受容体などの破骨細胞特異的遺伝子の転写を活性化する（図1）．NFATc1 遺伝子を欠損すると破骨細胞分化が完全に障害され，NFATc1 を過剰発現した破骨細胞前駆細胞はRANKL 非存在下でも破骨細胞に分化する．このように NFATc1 は破骨細胞分化に必要かつ十分な転写因子であり，RANKL シグナルを統合して破骨細胞分化を制御するマスターレギュレーターとして働く[4]．

2) RANKL の共刺激シグナル

NFATc1 の活性化にはカルシウムシグナルが必須だが，破骨細胞分化過程におけるカルシウムシグナル活性化に関わる受容体は，OSCAR，PIR-A，TREM-2，SIRPβ1 などの免疫グロブリン様受容体であり，RANK の共刺激受容体と呼ばれる[4]．破骨細胞前駆細胞には ITAM を持つアダプター分子である FcRγ と DAP12 が多量に発現しており，OSCAR と PIR-A は FcRγ と，TREM-2 と SIRPβ1 は DAP12 とそれぞれ会合する．RANKL 刺激により Btk や Tec などのチロシンキナーゼが活性化されると同時に FcRγ と DAP12 の ITAM によって活性化された Syk によって BLNK 等のアダプタータンパクがリン酸化され PLCγ を含む複合体が形成される[5]．この結果，効率よく PLCγ がリン酸化され，NFATc1 の活性化に必須のカルシウムオシレーションを起こす．ただし，現在のところ破骨細胞を活性化する免

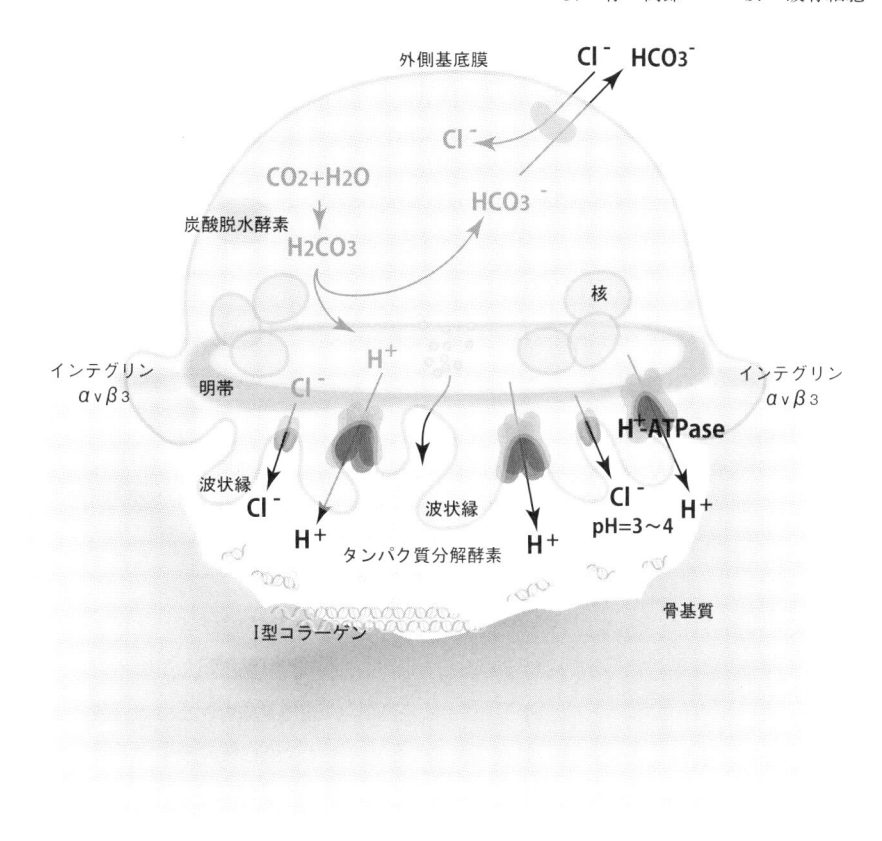

図2 破骨細胞による骨吸収のメカニズム

疫グロブリン様受容体のリガンドは同定されていない．

c. 破骨細胞による骨吸収機能

破骨細胞はインテグリン $αvβ3$ を介して骨基質に接触し，c-Src による細胞骨格再構成を経て骨吸収に特化したひだ状の吸収面（波状縁）と外側基底膜からなる極性を持った構造を獲得する[6]．吸収面にはアクチン繊維がリング状に配列した明帯が形成され，ポドソームと呼ばれる接着機構を介して骨基質に強く接着する（sealing zone）．骨と破骨細胞の間隙のシールされた内部空間へは，波状縁から酸やタンパク分解酵素が分泌されて，あたかも骨吸収を行う細胞外のライソゾーム様空間が作られる（図2）．

炭酸脱水酵素（carbonic anhydrase II）によって産生される H^+ は，液胞型 H^+-ATPase を介して吸収窩に放出されるため，吸収窩はpH3～4の酸性環境になり，骨の無機成分（ハイドロキシアパタイト）が溶解される．骨基質（主にⅠ型コラーゲン）の分解はマトリックスメタロプロテアーゼやカテプシンK等のシステインプロテアーゼといったタンパク質分解酵素が担う．分解された骨基質は波状縁でエンドサイトーシスによって取り込まれ，外側基底膜まで輸送（トランスサイトーシス）され，分泌される．

d. 骨粗鬆症や関節リウマチにおける破骨細胞の意義

骨粗鬆症には，閉経後の高回転型骨粗鬆症，老人性に多く見られる低回転型骨粗鬆症があるが，どちらの場合も破骨細胞性骨吸収が骨形成

に対して過剰となることが原因となる．カルシトニンやビスフォスフォネート製剤などの骨粗鬆症薬は，破骨細胞の機能や生存を抑制することで効果を発揮する．関節リウマチなどに見られる炎症性骨破壊は破骨細胞が原因である．自己免疫炎症に重要な役割を果たす IL-17 産生ヘルパー T 細胞（Th17）が破骨細胞を誘導する．IL-17 は，滑膜線維芽細胞から RANKL を誘導するとともに，局所炎症を増悪させて炎症性サイトカイン TNF-α, IL-1, IL-6 を誘導する．炎症性サイトカインは RANKL を誘導する以外に，破骨細胞前駆細胞を直接活性化するため，相乗効果で破骨細胞が増加する[4]．このため，サイトカインを標的とした生物学的製剤は，炎症のみならず骨破壊を抑制する効果を発揮する．

［高柳　広］

■文献

1) Seeman E, Delmas PD : Bone quality ― the material and structural basis of bone strength and fragility. N Engl J Med 354 : 2250-2261, 2006.
2) Asagiri M, Takayanagi H : The molecular understanding of osteoclast differentiation. Bone 40 : 251-264, 2006.
3) Teitelbaum SL, Ross FP : Genetic regulation of osteoclast development and function. Nat Rev Genet 4 : 638-649, 2003.
4) Takayanagi H : Osteoimmunology : shared mechanisms and crosstalk between the immune and bone systems. Nat Rev Immunol 7 : 292-304, 2007.
5) Shinohara M, Koga T, Okamoto K, et al : Tyrosine kinases Btk and Tec regulate osteoclast differentiation by linking RANK and ITAM signals. Cell 132 : 794-806, 2008.
6) Boyle WJ, Simonet WS, Lacey DL : Osteoclast differentiation and activation. Nature 423 : 337-342, 2003.

6. 心臓 ── 虚血性心疾患・動脈硬化症

　心筋虚血は心筋の酸素需要量と供給量の不均衡により生じる．心筋酸素需要量は心筋量や収縮性，心拍数，心室壁張力により規定されるが，心筋酸素供給量は主に心臓を栄養する冠動脈血流量により規定される．前者は運動や精神的興奮，心肥大・心拡大をきたす病態で増大し，後者は冠動脈の機能的・器質的狭窄により減少する．

　「虚血性心疾患」は一過性の心筋虚血の結果，特徴的な胸痛発作・心電図変化・心筋代謝異常・心機能障害などをきたす「狭心症」と，急激に冠動脈血流が減少することにより心筋壊死をきたす「心筋梗塞」に分類される．「狭心症」は症状の発現様式から，一定の労作により誘発される「労作性狭心症」と，主に安静時に生じる「冠攣縮性狭心症（異型狭心症）」に分類されるが，それぞれの病態は冠動脈粥腫による器質的狭窄と冠動脈の一過性過剰収縮（攣縮）により説明される．また狭心痛の経過から，一定の労作で再現性をもって生じる「安定狭心症」と，新規発症の狭心症・異型狭心症・増悪する狭心症などを包括した「不安定狭心症」に分類され，後者は「心筋梗塞」に移行しやすい病態として臨床上注意が必要とされている．

　歴史的に病態・発作の誘因・経過により異なる狭心症分類が行われてきたが，冠動脈粥状動脈硬化の病理学の進歩に伴い，その終末病態は不安定粥腫の破裂（不安定狭心症）と，引き続き生じる血栓形成，冠動脈の閉塞（急性心筋梗塞）が一連の病態として理解されるに至り，近年では「急性冠症候群」という包括した疾患概念で捉えられている．

　本稿では「冠動脈硬化症」の病理学的特徴，診断・治療における「炎症」の臨床的意義について概説する．

a. 冠動脈粥状動脈硬化進展のパラダイムシフト

　従来，粥状動脈硬化病変は動脈の最内層にあたる内膜の局所的な肥厚であり，単なる動脈壁への脂質の沈着と考えられてきた．その発生・進展に関して"古典的炎症説"，"脂肪浸潤説"，"血栓原説"などさまざまな学説が唱えられてきた．

　従来，急性心筋梗塞は粥腫の増大により緩徐に血管内腔が狭小化し，最終的に冠動脈が閉塞することにより発症すると考えられてきたが，急性期の冠動脈造影所見に関する知見が集積し，急性心筋梗塞発症直後の冠動脈は血栓により閉塞する現象が捉えられた．さらに急性心筋梗塞責任病変の発症前狭窄度は必ずしも高度ではないことも明らかとされた[1]．

b. 冠動脈硬化症の病理──Rossの傷害反応仮説──

　粥状動脈硬化の初期病変は脂肪線条（fatty streak）と呼ばれ，内皮細胞下にコレステロールを貪食したマクロファージ（泡沫細胞）とT細胞の集簇が認められる．脂肪線条は無症状の10代の若年者にも存在し，年余の経過を経て進行し，線維性硬斑（fibrous plaque）へ進展する．線維性硬斑は肉眼的には血管内腔へ突出する隆起性病変として認められるが，その表面は平滑筋細胞と膠原線維により囲まれ，中心部は泡沫細胞や脂肪蓄積，細胞外壊死巣などからなる．粥腫の辺縁にはT細胞やマクロファージ，肥満細胞などが集簇し，さらに病変が進行すると結合組織が増加し，石灰化を伴う複

雑病変へと進行する．

　実験病理学の進歩により，粥状動脈硬化は傷害による内皮細胞の活性化に始まり，単球・リンパ球の浸潤，マクロファージによるコレステロールの貪食，さまざまなサイトカインやケモカインの放出とそれに伴う間葉系細胞（平滑筋細胞と内皮細胞）の遊走と増生など，粥状動脈硬化は細胞生物学的には「炎症」そのものであることが明らかとされた．1990年代初頭にRossらが提唱した「反応傷害仮説」は粥状動脈硬化症を炎症性疾患として捉えた当時として画期的な仮説であるが，現在でも広く受け入れられている[2]．

1) 血管内皮細胞の傷害と接着分子，ケモカインの働き

　粥状動脈硬化は高LDLコレステロール血症やホモシステイン，アンジオテンシンⅡなどさまざまな因子により健常な血管内皮細胞が傷害され，それに対する反応として液性因子を介した応答が繰り返され進展する．傷害された内皮細胞にLDL粒子が接着し侵入することにより炎症が惹起され，酸化などLDLの修飾により内皮細胞を活性化するリン脂質が放出される．高いずり応力がかかる内皮細胞にはE-セレクチンが発現し，単球・好中球など白血球のローリングが促され，ICAM-1（intercellular cell adhesion molecule-1），VCAM-1（vascular cell adhesion molecule-1）などの接着分子は白血球表面のインテグリン分子を介し，内皮細胞への接着を促す．炎症をきたした内皮細胞で産生されるさまざまなサイトカインや成長因子，マクロファージコロニー刺激因子（macrophage colony stimulating factor；M-CSF）により単球はマクロファージへ分化・形質転換し，プラーク内でさらにさまざまなケモカインを産生し，白血球の内皮下への侵入を促す．

2) 粥状動脈硬化進展におけるマクロファージとT細胞の働き

　マクロファージ表面に発現するスカベンジャー受容体は，病原体類似の分子パターンを有するさまざまな分子（細菌由来のエンドトキシン，アポトーシス細胞断片，酸化LDL粒子など）を取り込む性質があり，マクロファージ内で崩壊する．最終的にマクロファージは泡沫細胞へと形質転換し，粥状動脈硬化の主たる構成成分となる．

　CD8を表面マーカーとする細胞傷害性T細胞は初期の動脈硬化病変に存在し，ウイルスに感染した細胞，癌細胞や移植片が発現する主要組織適合抗原（major histocompatibility complex；MHC）クラスⅠを認識し，腫瘍壊死因子（tumor necrosis factor；TNF）を放出することでそれらを排除する．一方，動脈硬化巣で認められるT細胞の主体はCD4陽性細胞であり，単球やB細胞などの抗原提示細胞上のMHCクラスⅡを認識し，サイトカインの分泌を介し他の免疫系細胞の活性化を行う．次第にCD4陽性細胞の中でもTh1細胞が優位となり，IFNγ，IL-2，TNFαなどTh1系サイトカインやケモカインの産生を介し炎症を増幅し，抗原提示細胞，平滑筋細胞の増殖・分化を誘導する（図1）[3]．Th2細胞は抗動脈硬化的な免疫反応を促進することが可能であるが，弾性線維溶解酵素を促進し，動脈瘤形成に貢献する可能性もある．T細胞系サイトカインはサイトカインカスケードの下流に存在する多くの分子の合成に関与し，結果として末梢血中Il-6やCRPなどの炎症マーカーが上昇する．

3) 粥状動脈硬化と感染症

　急性心筋梗塞，冠動脈疾患患者はコントロール群に比し抗クラミジアIgG，IgA抗体価が高いとする報告があり，粥状動脈硬化症との関連が示唆された．初期の動脈硬化病変にCD8陽性細胞が認められることから，何らかの外来抗原が動脈硬化の発端となっているとの仮説とも合致した．クラミジアなどの病原体が血管細胞局所に感染し，各種炎症性サイトカインなどを放出し，直接的に粥状動脈硬化を発生させる可

能性がある一方，血管壁に機械的ストレスや酸化LDLなどによりストレス誘導性抗原が発現し，病原体の感染により引き起こされる熱ショックタンパク（heat shock protein）と交差反応を起こす可能性が考えられている．しかし，最近の二次予防研究からクラミジアを標的とした抗菌剤治療により急性冠症候群を予防できなかったことが実証され，少なくとも粥状動脈硬化の主たる原因ではないことが示された[4]．

4）急性冠症候群発症とプラーク破裂

急性冠症候群発症，すなわちプラーク破裂にも炎症が深く関与している．不安定プラークには活性化したT細胞やマクロファージが集積し，T細胞により活性化されたマクロファージによってmetalloproteinase（MMP），組織因子，plasminogen activator inhibitor（PAI）-1の発現が亢進し，血管平滑筋からも組織因子，MMPの産生が増加する[5]．その結果，プラークの線維帽（fibrous cap）のコラーゲンは破壊され菲薄化し，プラークが破裂し組織因子などが血液に曝露され，血栓が形成される結果，冠動脈が閉塞する．

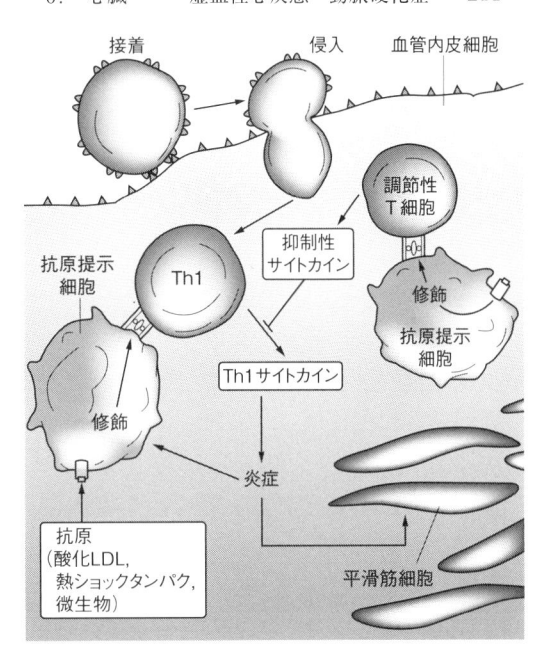

図1 動脈硬化病変の炎症におけるT細胞活性化の効果（文献3より改変引用）
マクロファージへの抗原の提示が抗原特異的なT細胞の活性化のトリガーとなる．活性化T細胞はIFNγなどのTh1サイトカインを産生し，マクロファージや血管細胞を活性化し，炎症を惹起する．調節性T細胞はIL-10やTGFβなど抗炎症性サイトカインを分泌し，炎症を制御すると考えられる．

c．粥状動脈硬化と炎症性マーカー

粥状動脈硬化症に関連した病態では，炎症性サイトカインや急性期タンパクの血中濃度が上昇する．近年，CRPを代表とする炎症マーカーが心血管イベントの予知因子，予後規定因子となることが明らかとされた．不安定狭心症や急性心筋梗塞患者ではCRPやIL-6ばかりでなく，フィブリノーゲンやIL-7，IL-8，可溶性CD40リガンド，CRP関連タンパクであるペントラキシン3などその他の炎症マーカーも上昇している．一方，異型狭心症ではこれらのマーカーは上昇せず，冠攣縮に炎症の関与が少ないことが示唆される．Ridkerらは高感度CRPがLDLコレステロール値など脂質値と独立して将来の心血管イベントを予測する有用な因子であることを報告し[6]，アメリカ疾患予防管理センターとアメリカ心臓学会は，CRP単独よりも古典的危険因子と併用することで，より詳細なリスク評価に有用であると報告している．

動脈硬化はそのすべての段階において「炎症」と深く関係しており，またメタボリックシンドロームなど動脈硬化を発症させやすい環境で，脂肪組織はTNFやIL-6などの炎症性サイトカインを産生している．したがって，心筋梗塞の発症と直接関与するリスクの集積を「炎症」と感知して肝臓においてCRPが産生される可能性がある．一方，CRPは正常な動脈には存在しないが，動脈硬化局所にはごく早期から進行した複合病変まで存在し，かつLDLと局在が一致することから，動脈硬化の進行と直接的な関係を持つ可能性も示唆されている．

d. 粥状動脈硬化の治療と炎症
1) HMG-CoA 還元酵素阻害剤（スタチン）

粥状動脈硬化は典型的な多因子疾患であるが，Framingham 研究に代表される疫学研究により，危険因子という概念が明らかとなった[7]．中でも LDL コレステロール値と粥状動脈硬化進展とは正相関が示され，動脈硬化がコレステロール蓄積病変であることとも符合する．

HMG-CoA 還元酵素阻害剤（スタチン）は肝臓におけるコレステロール合成の律速酵素である HMG-CoA 還元酵素を競合的に阻害することにより，細胞内コレステロールを低下させ，主に肝臓の LDL 受容体の発現を亢進させ，LDL コレステロールを肝臓に取り込ませることにより血中 LDL コレステロールを低下させる．

1990 年代から始まったスタチン製剤による大規模脂質介入試験により，コレステロールと動脈硬化はより強く関係づけられた．コレステロール値が高くない症例，糖尿病や高血圧など動脈硬化の危険因子を有する症例でもスタチンの有用性が証明され，とくに急性冠症候群症例に対してスタチンで早期介入した場合，コレステロール低下作用が十分発揮される以前にイベント再発抑制効果を認めた．そして，スタチンがコレステロール低下作用以外に，粥腫における「炎症反応の抑制」を介し粥腫の破綻を予防しているという仮説を生むに至った．

HMG-CoA 還元酵素の阻害によりメバロン酸の合成が抑制される．メバロン酸の下流に存在するコレステロール以外の分子で，さまざまな細胞内シグナル分子に結合するイソプレノイドの合成が抑制されることが，抗炎症効果も含めたスタチンの多面的薬理作用の原因と考えられている．さまざまなスタチンにより高感度 CRP や IL-6 などの炎症性マーカーが低下することが示され，炎症マーカーの低下はコレステロールの低下と独立し，心血管イベント低下と相関することが示されている．

2) 炎症に着目した動脈硬化の治療戦略

大規模臨床試験により明らかにされたスタチンの心血管イベント抑制効果は，プラセボに対して約 30% である．さらなる動脈硬化性疾患の予防には危険因子への介入以外の治療戦略が必要であり，「炎症」に着目した治療はその有力な候補と考えられる．

シロリムスなど免疫抑制剤は T 細胞の活性化や平滑筋細胞の分化を高度に阻害する．シロリムスを塗布した冠動脈ステントは内皮細胞の増殖を抑制することから，ステント留置術後の再狭窄予防に臨床応用されている．しかしながら，これらの薬剤が全身の粥状動脈硬化予防に使用されるべきか否かの結論は得られていない．一方，抗炎症剤の 1 つであるシクロオキシゲナーゼ 2 阻害剤（rofecoxib）は，むしろ心血管イベントを増加させ，この種の薬剤の安易な使用に注意を喚起するものであった[8]．動物実験では酸化 LDL，ある種の修飾リン脂質を含む細菌，熱ショックタンパク 60 に対するワクチンで粥状動脈硬化の減少を証明した．これらの抗原に対する免疫誘導療法の抗動脈硬化ワクチンとしての可能性を示唆するが，ヒトへの応用は今後の課題である．

［川尻剛照，多田隼人，山岸正和］

■文献
1) Falk E, et al：Coronary plaque disruption. Circulation 92：657-671, 1995.
2) Ross R：Atherosclerosis — An inflammatory disease. N Engl J Med 340：115-126, 1999.
3) Hansson GK：Inflammation, atherosclerosis, and coronary artery disease. N Engl J Med 352：1685-1695, 2005.
4) Ridker PM, et al：Pravastatin or atorvastatin evaluation and infection therapy — thrombolysis in myocardial infarction 22（PROVE-IT-TIMI 22）investigators. N Engl J Med 352：20-28, 2005.
5) Higashikata T, Yamagishi M, et al：Altered

expression balance of matrix metalloproteinases and their inhibitors in human carotid plaque disruption: results of quantitative tissue analysis using real-time RT-PCR method. Atherosclerosis 185：165-172, 2006.
6) Ridker PM, Hennekens CH, Buring JE, et al：C-reactive protein and other markers of inflammation in the prediction of cardiovascular disease in women. N Engl J Med 342：836-843, 2000.
7) Kannel WB, et al：A general cardiovascular risk profile：the Framingham study. Am J Cardiol 38：46-51, 1976.
8) Bombardier C, et al：Comparison of upper gastrointestinal toxicity of rofecoxib and naproxen in patients with rheumatoid arthritis. VIGOR study group 343：1520-1528, 2000.

7. 呼吸器 ── a. 気管支喘息

　喘息の罹患率は世界的に増加傾向にあり，WHOの試算では世界中で約30億人が罹患しているとされ，わが国の2005年に行われた全国調査でも喘鳴の期間有症率は小学1-2年生で13.9％，中学2-3年生で8.8％と高値を示している．主な症状は気管支平滑筋の収縮に伴う喘鳴と呼吸困難であるが，その背景には慢性的な気道炎症とそれに伴う気道過敏性亢進状態がある（図1）．

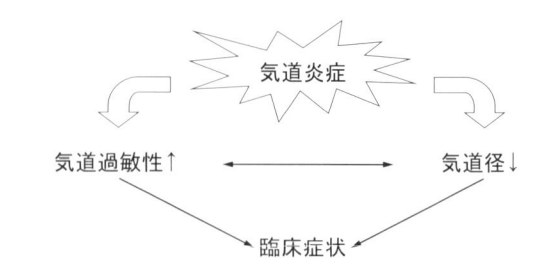

図1　気管支喘息の病態
気管支喘息は，気道狭窄や気道過敏性，さらにそれらの背景にある気道炎症が複雑に関与して発症する慢性疾患である．

a. 気管支喘息におけるアレルギー・カスケード（図2）

　アレルギー体質を有している個体では，気道内に吸引されたダニなどの抗原は樹状細胞に取り込まれた後にT細胞やB細胞に抗原提示される．活性化したCD4陽性T細胞（Th）は種々のサイトカインを産生するが，その中でもTh2サイトカイン（IL-4，IL-5，IL-13）が重要な役割を持つ．IL-4とIL-13はB細胞のIgE抗体産生を促進させる．感作成立後，気道内に侵入したアレルゲンはマスト細胞上のアレルゲン特異的IgE抗体に結合し，種々のメディエーターを放出する．ヒスタミンやトリプターゼなどは，マスト細胞内に既に貯蔵されていたものであるために速やかに放出されて気管支平滑筋収縮や気道分泌亢進などが起こる（即時型反応）．一方，ロイコトリエン（LT）やサイトカインはシグナルが入った後に合成され始めるために，その作用が現れるのには4-6時間を要する（遅延型反応）．LTC4などのCys-LTは，気管支平滑筋収縮や気道分泌亢進を惹起するばかりでなく，炎症細胞を局所に集簇させる．GM-CSFは骨髄での好酸球への分化を促進し，Th2サイトカインのIL-5とともに好酸球を活性化する．活性化した好酸球は，CCL-11などのケモカインによって局所に集簇してMBP（major basic protein）やECP（eosinophilic cationic protein）などの組織障害性タンパクやCys-LTを産生して気道の組織障害を惹起する．また，局所に遊走してきたマクロファージや好中球もTNF-αなどの刺激によって活性酸素を産生して気道を障害させる．そして，障害からの回復過程においてリモデリングが起こるとされる[1]．

b. T細胞の役割

　近年のアレルギー疾患罹患率の急増は，先進国における衛生面での改善によって出生直後からの感染源への曝露が減少し，本来のバランスであったTh1優位な状態を保てなくなったためと考えられている（衛生仮説）[2]．事実，衛生面では劣っている家畜舎の近くで育った子どもたちの罹患率は一般家庭で育った子どもたちより低く，感冒などの感染機会が多いと考えられる年長の兄弟姉妹を持つ子どもや1歳未満で保育所に預けられた子どもにはアレルギー疾患を発症する者が少ないことが報告されている．

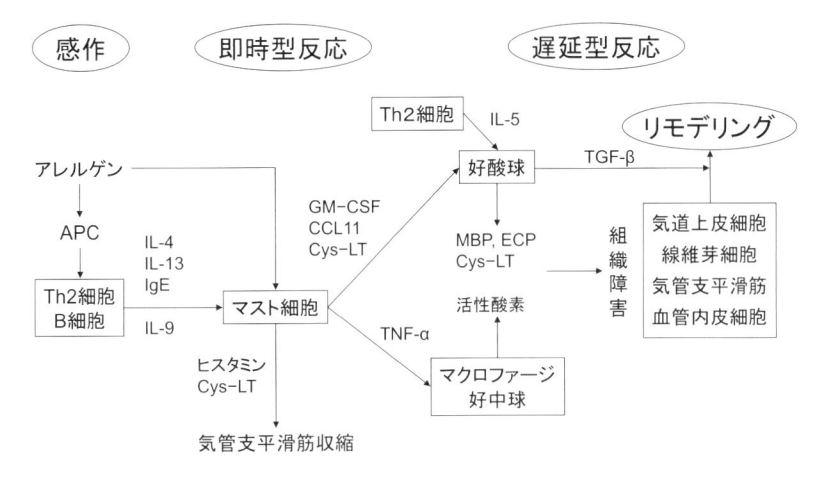

図2 気管支喘息におけるアレルギー・カスケード
その病態は感作,即時型ならびに遅延型反応,リモデリングという時相に分けられ,それぞれのステージにおいて種々の細胞がサイトカインやケモカインなどのメディエーターを介して複雑に相互作用している.

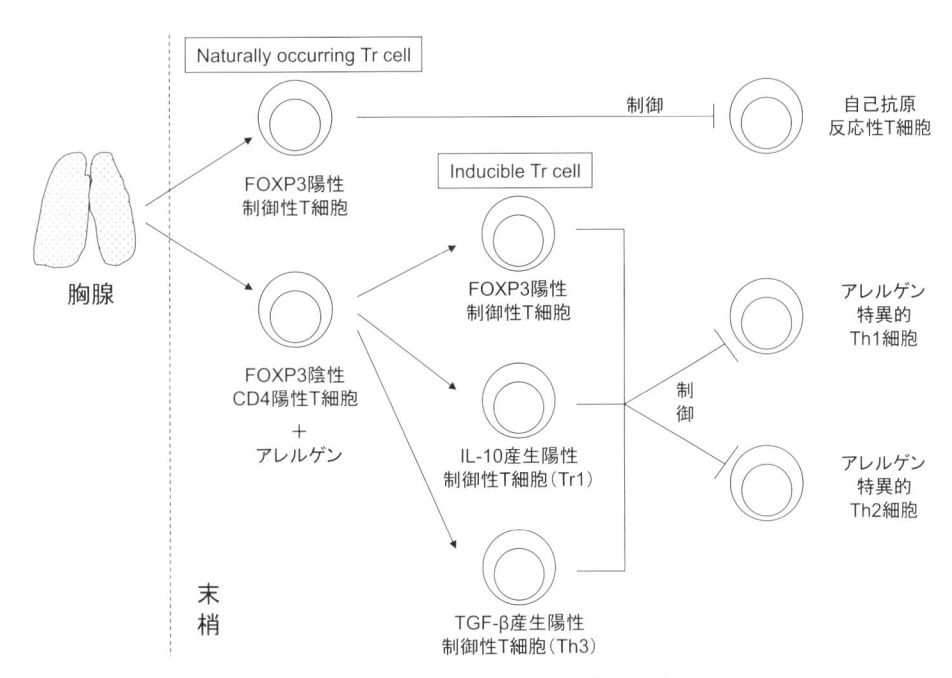

図3 アレルギーにおける制御性T細胞
胸腺由来の制御性T細胞と末梢で誘導された制御性T細胞が活性化したTh1ならびにTh2細胞の機能を制御しており,アレルギー疾患においてこのバランスの崩れが指摘されている.

一方,Th2優位になることで知られている寄生虫感染症の罹患率が高い地域(発展途上国など)ではアレルギー疾患の罹患率が低いことや,細胞性免疫が関与(Th1優位)している疾患(Ⅰ型糖尿病,多発性硬化症,クローン病など)の罹患率が先進国では増加しているという事実から,最近ではTh1・Th2両細胞の活性化をコントロールする制御性T細胞の機能とこれら疾患の発症との関係が注目されてきている.現在,制御性T細胞は,胸腺由来の

表1 好酸球をターゲットとした治療戦略

好酸球の活性化や遊走に関与するサイトカインやケモカインを，あるいは好酸球に発現する抑制性受容体への抗体との組み合わせによるbispecific抗体を用いた治療戦略が考慮されている．

- サイトカイン・ケモカイン
  — 抗IL-5抗体
  — CCR3拮抗薬
  — 抗CCL11抗体
- 抑制性受容体
  — IgEとFcγRⅡBに対するbispecific抗体
  — CCR3とCD300a/IRp60に対するbispecific抗体

naturally occurring regulatory T cellと，末梢にて誘導されるinducible or adaptive regulatory T cellに分類される（図3）．FOXP3の遺伝子異常によって多発性の自己免疫性疾患などを発症するIPEX（immunodysregulation, polyendocrinopathy and enteropathy, X-linked）症候群では，FOXP3陽性制御性T細胞が欠損して自己免疫性疾患の発症ばかりではなく重症湿疹や高IgE血症などを高頻度に認めることから，この細胞の量的質的異常がアレルギー疾患発症に関与している可能性が考えられる[3]．事実，喘息小児の気管支肺胞洗浄液中のT細胞におけるFOXP3陽性制御性T細胞の割合は健常小児に比して低値であるとの報告もある．

c. 好酸球の役割

局所に集簇した好酸球は，炎症性サイトカイン，脂質メディエーター，組織障害性タンパクなどを放出して炎症ならびにその遷延化を惹起するため，気道炎症の中心的な存在と見なされてきた．しかし，好酸球の活性化に重要なIL-5に対するヒト化モノクローナル抗体を喘息患者に投与して末梢血中好酸球数を激減させたにもかかわらず，臨床症状や肺機能の有意な改善を得られなかったことから，好酸球の役割について疑問視されてきていた．しかし，最近作成された2種類の好酸球欠損マウス（*EPO-DTA transgenic mice*, *Δdbl GATA mice*）では，抗原チャレンジで気道過敏性は亢進され

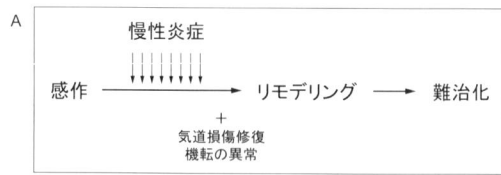

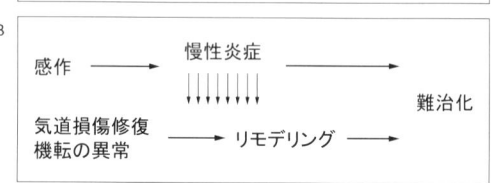

図4 喘息における慢性炎症とリモデリングの関係
長期間にわたる繰り返す気道炎症の末にリモデリングに至る（A）と考えられているが，小児における検討から気道炎症とリモデリングは独立して進行する（B）との考えも示されている．

ず，また慢性抗原チャレンジでも気道リモデリングが起こらなかったことより，再度好酸球の中心的な役割に注目が集まり[4]，好酸球の遊走に関係するケモカインやその受容体（CCL11, CCR3），さらにはCD300aなどの抑制性受容体をターゲットとした治療戦略も検討されている（表1）．

d. 気道リモデリング

気管支生検によって局所に不可逆的病理変化（気道リモデリング）をきたすことが明らかとなり，喘息患者における経年的な肺機能低下の原因と考えられている．病理学的変化は多岐にわたり，上皮基底膜下の線維化，線維芽細胞の増殖，気管支平滑筋の肥厚と過形成，血管床の増大，血管内皮細胞の増殖，杯細胞の過形成な

どからなっている．以前は慢性的な気道炎症の末にリモデリングが形成されると考えられていたが，小児における検討などから，リモデリングと炎症は独立したメカニズムを持つとの考え方も提唱されている（図4）．Saglaniらの報告で，喘鳴を認める幼児（中央値，生後12カ月）の生検組織では好酸球の浸潤やリモデリングの所見を認めなかったが，もう少し大きな年齢層の喘鳴児（中央値，生後29カ月）では好酸球の浸潤ならびにリモデリングの所見（基底膜層の肥厚）が存在していたことより，発症早期からリモデリングが始まると考えられる．また，6-16歳の重症喘息児の基底膜の肥厚は成人喘息と同程度であるが，その程度は罹病期間や上皮内に浸潤している好酸球数などの炎症程度との間に一定の傾向がなかったことなどから，気道リモデリングは必ずしも慢性に経過した炎症の終末像ではないかもしれない[5]．喘息患者から得られた気道上皮は，健常者からのそれに比較して分化能が低下しているのに反して増殖スピードが速いとの報告もあり，気道構成細胞における損傷修復機転の異常の可能性もある．

e．まとめ

喘息の発症から慢性化までの過程において，さまざまな細胞が関与し，それら細胞同士がサイトカインやケモカインなど多くのメディエーターを介してクロストークしている．そのため，現段階では治療戦略として1つの細胞やメディエーターに焦点を絞ることが困難な状況にある．一方，最近の罹患率急増は遺伝的素因と環境因子の相互作用によるものと考えられており，今後は発症予防を視野に入れた取り組みが求められる．

［足立雄一，伊藤靖典，宮脇利男］

■文献

1) Broide DH：Immunologic and inflammatory mechanisms that drive asthma progression to remodeling. J Allergy Clin Immunol 121：560-570, 2008.
2) Umetsu DT, DeKruyff RH：TH1 and TH2 CD4$^+$ cells in human allergic diseases. J Allergy Clin Immunol 100：1-6, 1997.
3) Bacchetta R, Gambineri E, Roncarolo MG：Role of regulatory T cells and FOXP3 in human diseases. J Allergy Clin Immunol 120：227-235, 2007.
4) Trivedi SG, Lloyd CM：Eosinophils in the pathogenesis of allergic airways disease. Cell Mol Life Sci 64：1269-1289, 2007.
5) Bush A：How early do airway inflammation and remodeling occur? Allergol Int 57：11-19, 2008.

7. 呼吸器 ─ b. 呼吸器感染症

呼吸器感染症は，多様な微生物による上気道，下気道の感染症である．これらの呼吸器感染症には呼吸器親和性の病原性ウイルス，細菌等による感染・炎症が関与している．本稿では主要な呼吸器病原性菌として肺炎球菌と緑膿菌，呼吸器病原性ウイルスとしてSARSと高病原性鳥インフルエンザA（H5N1）に焦点をあてて記述する．

a. 細菌性感染症

肺炎球菌は市中感染を惹起する代表的な呼吸器病原性菌であり，しばしば高齢者に重症肺炎を惹起する．マウス肺炎球菌性肺炎モデルにおいて，肺内にはコンパートメント化されたTNFα，IL-1βをはじめとする炎症性サイトカイン，ケモカイン（MIP-2, KC, MCP-1）の遺伝子発現および産生が認められる．ヒト重症肺炎例の血中にもTNFα，IL-1β，IL-8の産生が認められることから，肺にコンパートメント化された炎症は全身に進展することが推察される．炎症性サイトカインTNFαは血中の好中球動員を介して菌血症を抑制し，感染防御的に作用している．Th1サイトカインのIFNγの肺内における産生誘導が感染初期に認められるが，このIFNγ産生はIL-12の経鼻投与で増強され，さらに肺内菌数を低下させ，マウス生存率を改善する．このIFNγはVα14 + NKT細胞が担う好中球を介した感染防御能に重要な役割を果たしている．

緑膿菌は基礎疾患を有する患者における代表的な日和見感染菌であり，しばしば広域抗菌薬の使用により選択される．ベンチレーター関連肺炎を含む院内肺炎，び漫性汎細気管支炎をはじめとする慢性気道感染症がその主要な呼吸器

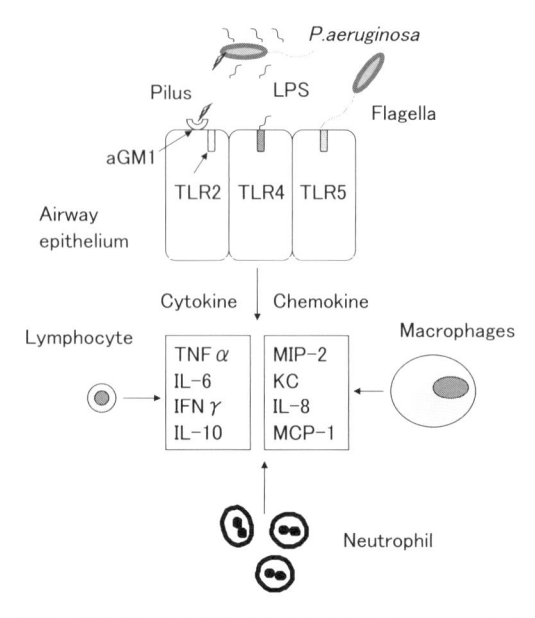

図1 緑膿菌による気道感染とサイトカイン，ケモカイン産生
P. aeruginosa：緑膿菌，aGM1：asialo GM1 リセプター，Pilus：線毛，Flagella：鞭毛．

感染症の病型である．

緑膿菌のクリアランスには気道上皮細胞を含む多様な細胞が関与する．気道上皮細胞は粘膜バリアとして機能し，βディフェンシンなどの抗菌ペプチドや好中球を誘導するケモカインを産生する．また，緑膿菌は気道上皮細胞表面のasialo GM1やTLRと反応し，炎症性サイトカイン産生へのシグナル伝達を誘導する（図1）．上皮細胞におけるTLRの発現についても次第に明らかになりつつある．緑膿菌のpiliはTLR2と反応し，単局性鞭毛はTLR2とTLR5のシグナルを誘導する．緑膿菌のLPSも気道上皮細胞に発現するTLR4を介したシグナル伝達を起こすが，管腔側におけるシグナル伝達の中心的役割を果たしているわけではない．

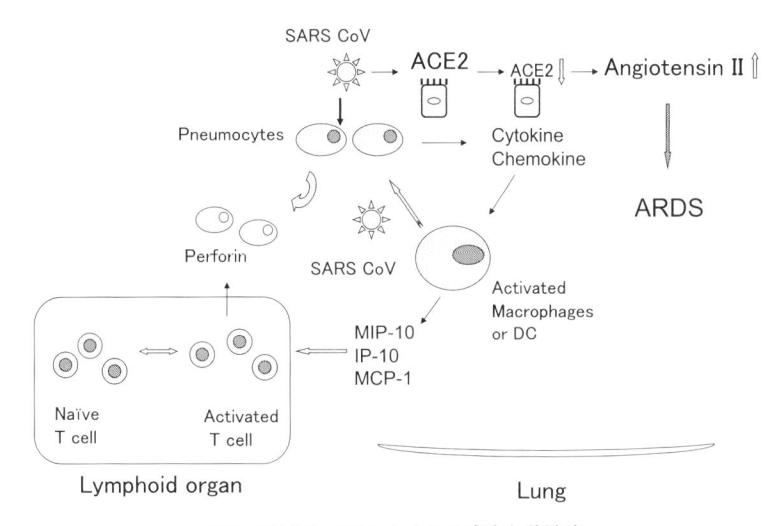

図2 SARSコロナウイルス感染と肺障害
SARS CoV：SARS coronavirus, ACE2：angiotensin converting enzyme 2, ARDS：急性呼吸窮迫症候群.

下気道に侵入した緑膿菌のクリアランスには，肺胞マクロファージ，気道に動員された好中球，T細胞が関与する．とりわけ，好中球動員は緑膿菌に対する宿主応答に最も重要な役割を果たしている．この好中球遊走を誘導するCXCケモカインはマクロファージ，気道上皮，好中球自身から産生されている．マウス緑膿菌性肺炎モデルにおいて，単一のCXCケモカインを中和しても好中球動員に軽度の抑制が見られるのみで，マウス生存率には変化がないのに対し，CXCレセプター（CXCR2）を中和では明らかなマウス生存率の低下が認められる．

緑膿菌性肺炎においてもTNFαはキーサイトカインであり，抗TNFα抗体による中和は緑膿菌に対する感受性を高める．TNFαノックアウトマウスでも大腸菌クリアランスにおけるTNFαの重要性が明らかになっている．一方，抗炎症性サイトカインであるIL-10の役割も重要である．マウス緑膿菌性敗血症，肺炎モデルにおいて，抗IL-10抗体投与はマウス生存率の明らかな改善と肺内菌数の減少をもたらした．これらの研究は緑膿菌性肺炎における炎症性シグナルのみならず，抗炎症性シグナルの重要性を示唆している．

b．新興ウイルス性呼吸器感染症

severe acute respiratory syndrome（SARS）は新種のSARS coronavirus（CoV）による新興ウイルス感染症であり，2002年末から2003年7月までに全世界に拡散し，8,000人を越える感染者を数え，致命率は11％に及んだ．

SARS CoVはその表層のspike protein（S protein）を介して標的細胞に感染する．SARS CoVの機能的リセプターであるangiotensin converting enzyme 2（ACE2）はヒトの上気道，下気道の線毛上皮の管腔側に発現している．SARS CoVがACE2を介して標的細胞に結合すると，ウイルスが感染したACE2の発現は低下し，結果的にangiotensin IIが増加し，このレセプターであるangiotensin II type Iaレセプターを介した急性肺障害を惹起する（図2）．SARS CoVが感染した肺胞上皮細胞は炎症性サイトカイン，ケモカイン産生，接着因子発現を誘導し，感染局所へマクロファージを遊走させる．SARS CoVはtype 1 IFN産生誘導を抑制し，肺内ウイルス増殖を容易にし，肺外へのウイルス拡散を促進する．マクロファージに感染したSARS CoVは肺胞上皮細胞に誘導されたDC-SIGNを介してさらに拡散する．一

方,ウイルスを捕捉した樹状細胞(DC)は所属リンパ節でMIGやIP-10のリセプターであるCXCR3を発現する.活性化T細胞は肺内に遊走し,ウイルスに感染した肺胞上皮細胞を破壊し,急性肺障害を惹起する.

一方,高病原性鳥インフルエンザA(H5N1)のヒト感染事例が2004年から2005年にかけてアジア諸国に広がり,引き続き2006-7年には中東諸国,中央アジア,アフリカへとさらに拡大している.2008(平成20)年12月現在では,全世界で391が確定例として報告され,63.2%という高い致命率を示している.さらにはインフルエンザパンデミックに発展する可能性が指摘されている.

鳥型インフルエンザウイルスはシアル酸レセプターSAα2,3Galを認識し,一方ヒト型インフルエンザウイルスはシアル酸レセプターSAα2,6Galを認識する.鳥型SAα2,3Galレセプターは,主に末梢気道の無線毛円柱上皮に存在し,ヒト型のSAα2,6Galレセプターは主に咽頭,気管,気管支に存在することが報告されている.この結果は,ヒトがH5N1ウイルスに曝露されても,ウイルスはそのレセプターが豊富に存在する末梢気道まで到達できず,結果的にヒト-ヒト感染が起こりにくいことを示唆している.さらに,ヒトから分離されたH5N1ウイルスが鳥型レセプターだけでなく,ヒト型レセプターにも低効率ながら結合することも報告されており,H5N1ウイルスがヒトへの親和性を高めている可能性が指摘されている.

ヒトH5N1症例では血液中の可溶性IL-2,IL-6,IFNγの増加が認められ,血球貪食症候群との関連性が示唆されている.ヒトH5N1感染症の主要な肺所見はdiffuse alveolar damageと肺間質のリンパプラズマ浸潤と線維性変化である[4].さらに,ヒトH5N1感染症の致死例においては高いウイルス量と血中のリンパ球減少,IP-10,MCP-1,IL-8,IL-6,IL-10などの高サイトカイン血症が認められ,さらにはウイルス量とこれらの血清サイトカイン濃度が相関することが報告されている.ヒトH5N1感染症においては,生体内でのウイルスの過剰な増殖が高サイトカイン,ケモカイン血症を誘導していることが示唆される.　　[大石和徳]

■文献

1) Sun K, Salmon SL, Lotz SA, Metzger DW: Interleukin-12 promotes gamma interferon-dependent neutrophil recruitment in the lung and improves protection against respiratory *Streptococcus pneumoniae* infection. Infect Immun 75:1196-1202, 2007.

2) Sadikot RT, Blackwell TS, Christman JW, Prince AS: Pathogen-host interactions in *Pseudomonas aeruginosa* pneumonia. Am J Respir Crit Care Med 171:1209-1223, 2005.

3) Chen J, Sabbarao K: Immunobiology of SARS. Ann Rev Immunol 25:443-472, 2007.

4) Kortewag C, Gu J: Pathology, molecular biology, and pathogenesis of avian influenza A (H5N1) infection in humans. Am J Pathol 172:1155-1170, 2008.

7. 呼吸器 — c. 肺線維症

a. 肺における線維化：肺の構造・機能単位で特異な肺小葉と線維化

肺の線維化は炎症という面で扱われるが，初期には炎症反応が前面に出る病態では必ずしもない．むしろ加齢による変化を伴う変性病態が背景にあり，病態の進行とともに炎症的側面も見られるようになると考えられる．

ヒトの肺は発生学的に気道部分（17分岐まで）の形成と終末細気管支より末梢の肺胞・ガス交換部分（23分岐まで）が2段階で形成される．この部分は鳥類に見られる気嚢とガス交換部分を1つにした構造で哺乳類の特異な進化である．終末細気管支以下の部分は，周囲を小葉間隔壁で隔てられ（径約2cmのサイズ），肺の構造と機能を理解する上で重要な単位である（図1）[1]．この部分は血流（気道に伴走した肺動脈は細気管支より末梢で肺胞毛細血管となり，酸素化血を含む肺静脈は少しずつ合流しながら，小葉間隔壁を介して左房へ戻る）も，リンパ流（終末細気管支部でいったん消失し，小葉間隔壁で再度出現する）も特異であり，肝細葉構造，したがって肝硬変形成とも analogous である．

b. 肺における防御機構と加齢変化

肺は外気に接し，基本的に貪食・顆粒球細胞が第一線の防御を担う．ウイルスなどは獲得免疫系であるリンパ球が対応するが，TLR系やNOD系などの自然免疫による肺の防御機構の理解はなお不十分である．最近になりアスベスト肺障害とNalp3の関連が明らかになった[2]．肺の線維化においては，前述した小葉間隔壁近傍の肺胞虚脱による線維化が特徴的であり，相対的に細気管支領域は拡張され，マクロ所見で

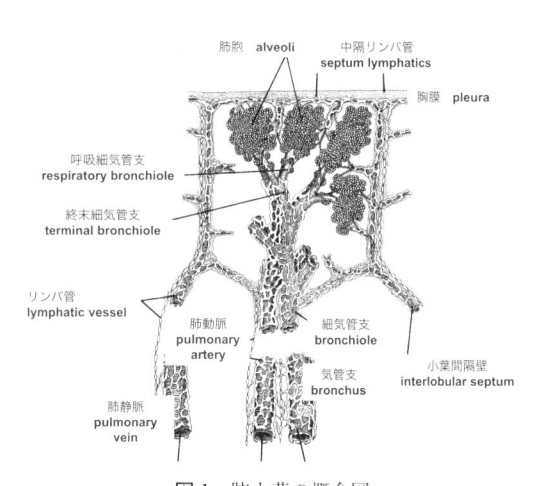

図1 肺小葉の概念図
終末細気管支以下の構造（血流，リンパ系，小葉間隔壁等）と肺線維症の理解．

は胸膜近傍で蜂巣肺と呼ばれる細気管支拡張を見るようになる．またかかる変性・炎症過程では，最近 EMT（epithelial mesenchymal transition）や流血中 fibrocyte の肺への集積など，新しい側面の研究展開がみられる．肺の線維化では，後述するように大きな障害を与える ABCA3 や SP-C 遺伝子異常などは，幼少期から間質性肺炎病態を惹起するが，HPS-1 による肺線維化は40歳以降に臨床像を呈し，加齢による防御（抗酸化，修復関連遺伝子）活性低下の関与が疑われる．

c. 肺線維症の現在の考え方

1970年代より世界的にも研究が盛んになった線維化肺は，肺生検の外科病理像と臨床像の対応，また高解像度CTの普及を受け，2000年，2002年米国・欧州でのコンセンサス形成[3,4]，またそれを受けた2004年の日本における診断基準改定[5]により，特発性間質性肺炎（IIPs）の理解が世界共通化された．診断過程

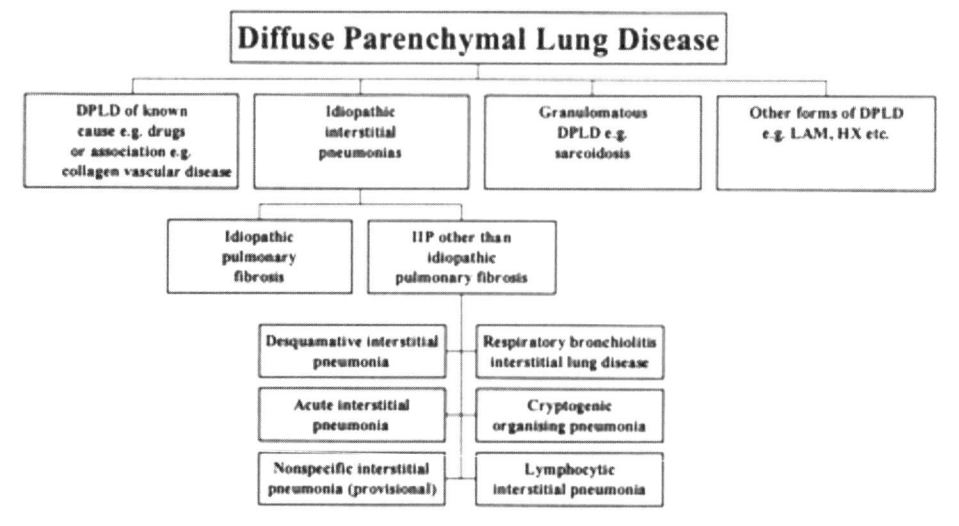

```
                    Diffuse Parenchymal Lung Disease
    ┌──────────────────┬──────────────────┬──────────────────┬──────────────────┐
   DPLD of known      Idiopathic         Granulomatous      Other forms of DPLD
   cause e.g. drugs   interstitial       DPLD e.g.          e.g. LAM, HX etc.
   or association e.g.pneumonias         sarcoidosis
   collagen vascular disease
                           │
              ┌────────────┴────────────┐
           Idiopathic              IIP other than
           pulmonary               idiopathic
           fibrosis                pulmonary fibrosis
                                          │
              ┌──────────────────────────┼──────────────────────────┐
          Desquamative interstitial        Respiratory bronchiolitis
          pneumonia                        interstitial lung disease
          Acute interstitial               Cryptogenic
          pneumonia                        organising pneumonia
          Nonspecific interstitial         Lymphocytic
          pneumonia (provisional)          interstitial pneumonia
```

図2 びまん性肺疾患と特発性間質性肺炎
特発性間質性肺炎の特発性肺線維症（IPF）と他の6種の間質性肺炎．

表1 特発性間質性肺炎の各病理パターンの特徴

	IPF/UIP	NSIP	COP/OP	AIP/DAD	DIP/RB-ILD
線維化の時相	多彩	一様	一様	一様	一様
間質への細胞浸潤	少ない	通常多い	やや多い	少ない	少ない
膠原線維増生を伴う線維化	あり，斑状	さまざま，びまん性	なし	器質化期以降であり	さまざま，びまん性（DIP）部分的，軽度（RB-ILD）
線維芽細胞の増生	線維芽細胞巣著明	時々，びまん性（線維芽細胞巣はまれ）	時々，部分的（線維芽細胞巣はなし）	器質化期以降でびまん性	時々（DIP）なし（RB-ILD）
ポリープ型腔内線維化	まれ	時々，部分的	多い（小葉中心性）	器質化期以降で時にあり	なし
蜂巣肺	あり	まれ	なし	あり（終末期）	なし
気腔内肺胞マクロファージ滲出	時々，局所	時々，斑状	斑状（泡沫状）	なし	びまん性（DIP）細気管支周囲（RB-ILD）
硝子膜形成	なし	なし	なし	あり（滲出期）	なし

（文献3，4，5より引用改変）

では，まず原因の明らかな，膠原病随伴性間質性肺炎，環境性吸入因子による間質性肺炎，薬剤誘発性間質性肺炎を除外する．IIPs全体の約3分の2である特発性肺線維症（IPF）はCTや病理組織像（斑状分布と，線維芽細胞集簇，蜂巣肺など）が特徴的であり，次いで治療に反応し，自己免疫的背景を疑われている非特異性間質性肺炎（NSIP，約15%）や，器質化肺炎（COP，約10%）が中心的病理像である（図2，表1）．これ以外に，従来より知られる急性間質性肺炎（AIP），喫煙の影響が強い剥離性間質性肺炎（DIP）や呼吸細気管支炎関連性間質性肺疾患（RB-ILD），血液腫瘍との鑑別が必要なリンパ球性間質性肺炎（LIP）の7つに分類される．

d．間質性肺炎に関連する遺伝子探索

遺伝性肺線維症として知られるヘルマンスキ

ー・パドラック症候群の責任遺伝子は HPS-1 として同定され，その機能は細胞内小胞形成や物質移送に関与する adaptor タンパクと考えられているが，臨床表現形の albinism や血小板機能低下に比べ，肺線維化の機序は十分に理解されていない．これに対して 21 世紀に入り，サーファクタントタンパク SP-C や ABCA3 などが，新生児間質性肺炎を惹起することが明らかになった．一方肺線維症は優性遺伝が疑われているが，家族性肺線維症（FIP）の全ゲノム解析により，第 10, 第 11 染色体の関与が疑われている（しかし肺線維症形成の年齢域は広く，家族内で非肺線維症個体の同定は困難である）．病理組織像の異なる IPF と NSIP の発現マイクロアレーによる差は明らかでないと報告されている．

e. 肺線維症の治療

前述したように肺線維症診断が世界的に共通化したのは 2000 年以降であり，エビデンス形成への臨床試験は最近活発になった．しかしステロイド剤やサイクロスポリンなどの免疫抑制剤は臨床で頻用されるが，世界的にもエビデンスはない．肺線維症は加齢による病態形成が関与するので，線維化抑制が臨床試験評価として注目され，N-アセチルシステイン[6]やピルフェニドン[7]などで報告された．また病態としての肺高血圧症に対するボセンタンやシルデナフィル（バイアグラ）なども注目されている．

動物実験においては抗酸化系薬剤（たとえば水素水や水素吸入），また血管再生因子である HGF は急性肺障害には効果が期待される[8]．HGF は肺線維症に多発する肺癌の視点から長期使用は難しいが，急性肺損傷病態に対しては risk-benefit の視点から臨床応用が考えられる物質である．

[貫和敏博]

■文献

1) Nagaishi C, Okada Y : in Pulmonary Diseases and Disorders, 2nd ed, p902 McGraw Hill, 1988.
2) Dostert C, Petrilli V, Van Bruggen R, et al : Innate immune activation through Nalp3 inflammasome sensing of asbestos and silica. Science 320 : 674-677, 2008.
3) American Thoracic Society : Idiopathic pulmonary fibrosis: diagnosis and treatment. International consensus statement. American Thoracic Society (ATS), and the European Respiratory Society (ERS). Am J Respir Crit Care Med 161 (2 Pt 1) : 646-664, 2000.
4) American Thoracic Society/European Respiratory Society International Multi-disciplinary Consensus Classification of the Idiopathic Interstitial Pneumonias. Am J Respir Crit Care Med 165 (2) : 277-304, 2002.
5) 日本呼吸器学会びまん性肺疾患診断・治療ガイドライン作成委員会：特発性間質性肺炎診断と治療の手引き．南江堂，2004.
6) Demedts M, Behr J, Buhl R, et al : High-dose acetylcysteine in idiopathic pulmonary fibrosis. N Engl J Med 353 (21) : 2229-2242, 2005.
7) Azuma A, Nukiwa T, Tsuboi E, et al : Double-blind, placebo-controlled trial of pirfenidone in patients with idiopathic pulmonary fibrosis. Am J Respir Crit Care Med 171 (9) : 1040-1047, 2005.
8) Watanabe M, Ebina M, Orson FM, et al : Hepatocyte growth factor gene transfer to alveolar septa for effective suppression of lung fibrosis. Mol Ther 12 (1) : 58-67, 2005.

7. 呼吸器 ─ d. びまん性汎細気管支炎

びまん性汎細気管支炎（diffuse panbronchiolitis；DPB）は，本間・山中らにより1969年に臨床病理学的立場から，はじめて疾患概念が確立された，呼吸細気管支領域を中心に初期病変が認められる慢性炎症性肺疾患である[1]．病理学的に呼吸細気管支領域にリンパ球や泡沫状マクロファージの集簇がみられるという特徴があり，それまでの慢性閉塞性肺疾患とは異なる独立した新しい疾患として位置づけられた．臨床的には慢性副鼻腔炎の既往または合併を特徴とする，上・下気道の慢性炎症性疾患である．咳嗽，多量の膿性痰などを特徴とし，進行状態では気管支拡張症および緑膿菌の持続感染が見られ，最終的には呼吸不全に至る疾患であった．1980年代前半までの5年生存率は60％程度というきわめて予後の悪い疾患であったが，工藤らにより発見された，erythromycin（EM）など14員環マクロライド系薬による少量長期療法が導入された後は，著しい予後の改善が得られている[2]．

DPB発症の原因はいまだ明らかになっていないが，本症は人種集積性があり，日本人，韓国人，中国人などのモンゴロイドに多くみられる一方，欧米では非常にまれであり，欧米からの報告のほとんどはアジア系の移民である．これに加え日本人DPB患者ではアジア人に特徴的にみられるHLA-B54抗原の保有率が高く，さらに家族発症の報告が見られることなどから，遺伝的要因の関与が考えられている[3]．

a. 病態生理

DPBは呼吸細気管支領域の円形細胞浸潤を伴う閉塞性病変と，気道粘液輸送線毛上皮機構の障害によって成立する．この2つの病変は慢性炎症として同時進行性に形成されると考えられるが，呼吸細気管支と気管支粘膜，円形細胞浸潤と気道線毛上皮細胞障害など，一見異なるかにみえる2つの病変を一元的に結びつける説明はまだできていない．ちなみに，大半のDPB患者の線毛細胞自身には異常が確認されておらず，気道粘液輸送機構の障害はマクロライド療法により改善することが示されている．

初期にみられるDPBの過分泌は気道粘液輸送線毛上皮機構の障害によるもので，一次的な細菌感染の関与は少ないと考えられるが，細菌感染は気道の過分泌をさらに助長し，気道および呼吸細気管支病変の増悪・進展に重要な役割を果たす．気道感染の主要起炎菌は気道粘液に親和性を示すインフルエンザ菌であり，感染を繰り返すうちに呼吸細気管支の閉塞が進み，前狭窄性拡張（prestenotic ectasis）のメカニズムによりその近位の非呼吸細気管支が拡張し，さらに上行性に区域気管支拡張へ進展する．やがて換気不全を伴って痰の喀出不全が増強すると，緑膿菌へ菌交代が生じる．緑膿菌感染が生じると痰量が増加し，治療抵抗性で呼吸不全が著しく増強し，ムコイド型が多く検出されるようになる．DPB患者の粘液線毛クリアランスの損傷と気道内での慢性的に反復する感染により，細気管支領域の気管支随伴リンパ組織（bronchus-associated lymphoid tissue；BALT）内において免疫応答が過剰に反応し，BALTの過形成へと至る．このBALT過形成は，DPB患者にみられる高IgA血症とも関連していると考えられている．またDPB患者では，IgM抗体に属する成人赤血球のI抗原に対する自己抗体である寒冷凝集素価が上昇する．寒冷凝集素価が上昇する機序は明らかではない

が，マクロライド療法により低下するため治療の指標となることが知られている．

b．マクロライド療法の作用機序

マクロライド薬の少量長期投与がDPB症例に著効することが見いだされ，その臨床応用が著しい成功を収めていることは先述の通りであるが，その作用には不明な点も多い．しかしながら作用メカニズムを明らかにするための多くの研究がなされ，重要な知見も得られつつある．またマクロライド療法は下気道病変であるDPBのみならず，上気道の慢性副鼻腔炎の改善ももたらすことが明らかとなっている．

DPBに対するマクロライドの作用機序は，本来の抗菌作用ではないと考えられている．すなわちマクロライド療法による病態の改善にもかかわらず，緑膿菌の持続感染は続いていること，また感受性を持たない緑膿菌感染症でも有効なこと，さらに本療法による血中濃度（C_{MAX}）は$1\mu g/ml$程度とMICレベルを下回っていることなどが推論の根拠となっている．

マクロライド療法中のDPB患者では喀痰量が著明に減少するが，1990年代初めには，マクロライドがクロライドチャネルを介した水分泌やムチンの分泌を抑制することにより，気道の過剰分泌を抑制することが明らかにされている．またマクロライド薬は，慢性気道炎症に見られる好中球性炎症の抑制作用を有している．すなわち好中球の血管内皮への接着の抑制，気道上皮細胞からのIL-8産生抑制作用などを有し，また好中球自体の活性を制御することが明らかとなっている．

マクロライド療法が菌交代をきたした緑膿菌の除菌を目的としたものでないことは先述の通りであるが，緑膿菌のバイオフィルム形成がマクロライド薬によって阻害されることが示されてきている．最近では，エラスターゼ産生やピオシアニン色素産生などの菌の毒性に関連するquorum sensing機構のマクロライドによる抑制作用が明らかにされている．

c．DPBの遺伝的背景

DPBは多因子疾患と捉えられており，何らかの環境要因と，その環境要因に対して感受性を示す遺伝性要因との相互作用により発症すると考えられている．上記のように，日本人DPB患者ではアジア人に特徴的にみられるHLA-B54抗原の保有率が高いことが明らかとなっているが，第6染色体短腕上にあるHLA領域において疾患感受性遺伝子の候補領域の絞り込みが行われた[4]．この結果，HLA-B遺伝子座より約300kbほどHLA-A座側の，約200kbの領域にDPBの疾患感受性遺伝子が存在することが推定されている．さらにこの領域の一塩基多型（single nucleotide polymorphism；SNP）を用いた解析により，感受性遺伝子の存在する候補領域は約80kbの範囲に狭められている．現在この領域内の新規遺伝子のクローニングが進められている．

また最近，ムチン5B遺伝子のプロモーター領域のSNPが，ムチン5Bの発現量の低下を介してDPB抵抗性に働いていることが示された[5]．DPBの病態の1つに気道過分泌があり，気道の主要な分泌型ムチンであるムチン5Bの遺伝子の多型がDPB発症に関与している可能性があることは興味深い．

d．おわりに

DPBは日本において疾患概念が確立され，世界に発信された呼吸器疾患である．その治療法は臨床的に経験された症例から発見されたものであるが，マクロライド少量長期投与として確立され，これもまた世界的にも認知されるようになっている．マクロライド療法により，広範な気管支拡張に至る以前のDPB症例では，予後の良い治癒し得る疾患となったが，未だ約10％の難治例も存在する．これらのマクロライド不応症例の克服と，遺伝的背景を含めた病

態の解明が今後の残された課題となっている．

[神尾孝一郎，吾妻安良太，工藤翔二]

■文献

1) Homma H, et al : Diffuse panbronchiolitis. A disease of the transitional zone of the lung. Chest 83 : 63-69, 1983.
2) Kudoh S, et al : Improvement of survival in patients with diffuse panbronchiolitis treated with low-dose erythromycin. Am J Respir Crit Care Med 157 (6 Pt1) : 1829-1832, 1998.
3) 土方美奈子，慶長直人：DPB（diffuse panbronchiolitis）と疾患感受性遺伝子．日内誌 95 : 87-92, 2006.
4) Keicho N, et al : Fine localization of a major disease — susceptibility locus for diffuse panbronchiolitis. Am J Hum Genet 66 : 501-507, 2000.
5) Kamio K, et al : Promoter analysis and aberrant expression of the MUC5B gene in diffuse panbronchiolitis. Am J Respir Crit Care Med 171 (9) : 949-957, 2005.

7. 呼吸器 — e. アスベストーシス

a. はじめに

アスベストとは天然の繊維状珪酸塩鉱物の総称であるが，クリソタイル（白石綿）が属する蛇紋石族と，クロシドライト（青石綿），アモサイト（茶石綿）などが属する角閃石族に分類される．クリソタイルはMg塩で繊維が非常に細く比較的しなやかである．一方角閃石族はFeを含む塩であり，強度も強く，産業材料としては絶縁性や耐酸性，耐熱性に優れている．

アスベストーシス（石綿肺）は，アスベスト関連疾患として代表的なもので，他に良性石綿胸水，びまん性胸膜肥厚，円形無気肺そして腫瘍性疾患として原発性肺癌と悪性中皮腫などが挙げられる．アスベストーシスや肺癌は，高濃度曝露で生じることが知られている．一方，胸膜疾患は低濃度曝露でも発症し，2005年夏以来問題となった石綿取扱工場の周辺住民での悪性中皮腫の発症は，産業現場のみでその規制や労災補償に終始していた観点を，一般市民の生活現場に拡充する意味で大きな分岐点となった．

アスベストーシスの病態は高濃度曝露を受けて生じる肺の線維化である．臨床的事項は他の

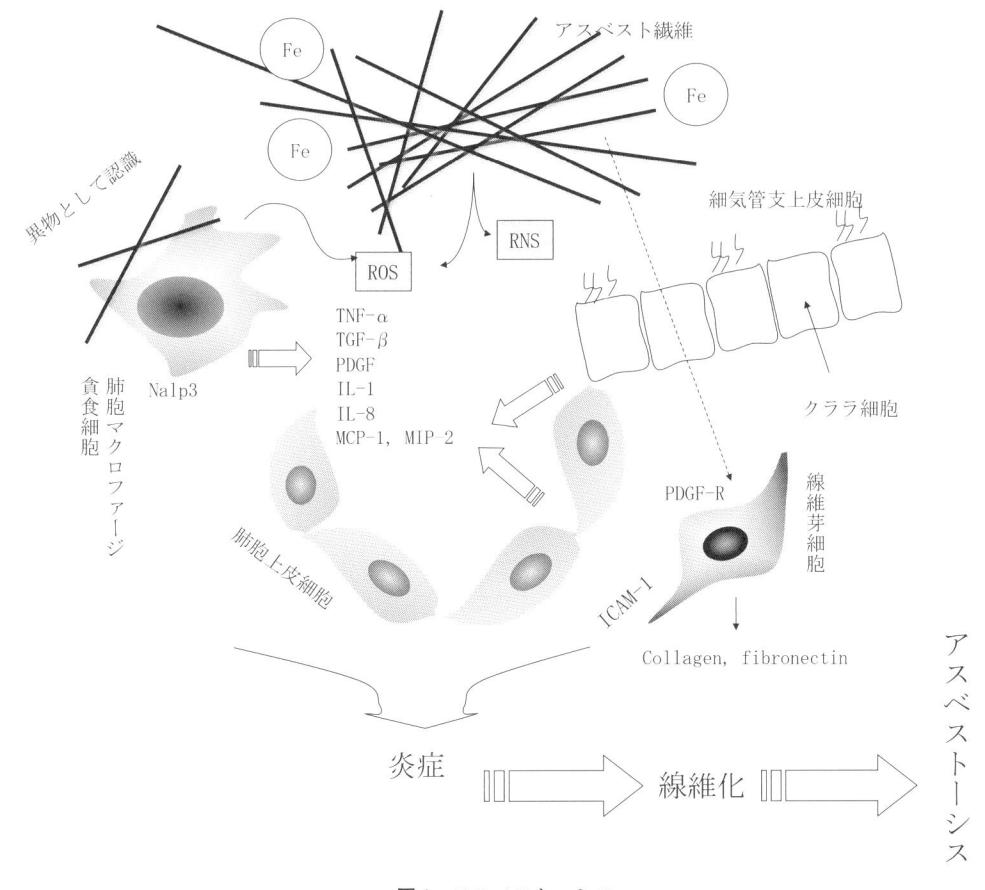

図1 アスベストーシス

成書を参照していただき，生体影響としての線維化機転について概説する．

b．アスベストによる線維化（図1）

アスベストによる病変は呼吸細気管支周囲の線維化として始まることが動物吸入モデルや人体においても確かめられており，初期病変と考えられる．職業的な慢性反復性の吸入，あるいは吸入されたアスベストの肺内での停滞によって，その周囲へと線維化が進行していく．アスベスト，中でもFeを含有する角閃石族は，気道表面においてreactive oxygen species（ROS）を産生し，あるいは異物として認識され，気道局所には肺胞マクロファージなどの貪食細胞が集まり，さらなるROSの産生と，サイトカインなどの放出が惹起されると，炎症と線維芽細胞の増殖が生じて線維化が形成されていくと考えられている．線維化に関連する種々の要因について以下に概説する．

1）ROSの産生

ⅰ）Fe：アスベストに含有されている鉄自体が，Fenton反応によってhydrogen peroxideからhydroxyl radicalを産生する[$Fe^{2+} + H_2O_2 \rightarrow Fe^{3+} + HO^- + HO^{\cdot}$]．また3価の鉄は$O_2^-$によって2価となる（Haber-Weiss反応）[$Fe^{3+} + O_2^- \rightarrow Fe^{2+} + O_2$]．これらの反応からsuperoxideやhydrogen peroxideからのhydroxyl radicalの産生がもたらされる[$O_2^- + H_2O_2 \rightarrow HO^- + HO^{\cdot} + O_2$]．アスベスト繊維などの刺激により貪食細胞からsuperoxideやhydrogen peroxideは産生されているので，これらの反応はアスベスト曝露者の肺内で生じることになる．

ⅱ）貪食細胞：アスベスト繊維に含まれる鉄以外にも，繊維を異物として処理する肺胞マクロファージなどによりROSの産生が起こる．この反応は鉄の含有が少ないクリソタイルの場合でも生じる．さらにNOの産生も認められiNOSの発現亢進やreactive nitrogen species（RNS）の増加が肺胞マクロファージで観察されている．

ⅲ）これらの現象は貪食細胞の活性化に引き続いて起こる線維化を誘発する種々のサイトカインの産生亢進を誘導するとともに，DNA障害の原因となり，線維化とは違う側面である癌化においても，重要な要素となる．

2）サイトカイン，ケモカイン

ⅰ）tumor necrosis factor-α（TNF-α）：TNF-αはアスベスト肺のみならず特発性肺線維症の組織でも産生亢進が認められており，線維芽細胞でのcollagenやfibronectinの発現を惹起し，線維化を誘導する．

ⅱ）transforming growth factor-β（TGF-β）：TGF-βは細胞外マトリックスの合成を刺激するのみならず，好中球や単球を誘導し間質細胞の増殖を促し，collagenやfibronectinの合成を刺激する．またROSやRNSが多いほどTGF-β産生も亢進するとされる．われわれも実験的に肺胞マクロファージによる長期の産生を観察し，本サイトカインの線維化形成における重要性を観察した．

ⅲ）platelet-derived growth factor（PDGF）：PDGFもまた間質細胞の増殖を刺激する．また，アスベスト繊維が線維芽細胞のPDGF受容体発現を亢進させることも報告されており，線維化形成での役割を担っていると考えられる．

ⅳ）interleukin（IL）-1：IL-1もアスベスト曝露者や特発性肺線維症例における肺胞マクロファージでの産生亢進が認められ，その作用であるcollagenやfibronectinの発現亢進が線維化に関与する．

ⅴ）IL-8：IL-8もまたアスベスト曝露症例や，実験動物モデル，あるいは細胞モデルにおいて，アスベストによって産生亢進がもたらされる代表的なサイトカインである．炎症を惹起し，その修復過程としての線維化の誘導にも強く関与している．

vi) chemokines： IL-8と同様にproinflammatory サイトカインとして macrophage inflammatory proteins（MIP）-2やmonocyte chemoattractant protein（MCP）-1は，アスベスト曝露肺における炎症形成とその後の線維化の促進に重要である．これらのケモカインは，肺胞マクロファージのみならず，線維芽細胞や肺胞上皮細胞などからも産生され，これはアスベストのみならず珪酸自体や，実験的には生体影響の乏しい対照として取り扱うtitanium dioxideなどでも認められ，その役割は大きい．

vii) 接着因子： intercellular adhesion molecule-1（ICAM-1）は上記のMCP-1やMIP-2と共同で肺の炎症とその後の線維化を促進する．動物による曝露モデルでもアモサイト曝露でICAM-1とMCP-1が増加した報告もある．

3) 細胞内シグナル伝達経路

i) redoxシグナル： ROSの重要性は上述したが，それに伴って肺胞上皮細胞のアポトーシスを誘導するglutathioneの減少や，inhibitors of κB（IκB）の抑制によるnuclear factor-κB（NF-κB）やactivated protein 1（AP-1）などのr転写因子を活性化するredoxシグナルが誘導される．

ii) NF-κB：NF-κBは，炎症反応の中でも重要であり，アスベスト線維による刺激が，IκBのリン酸化と変性をもたらし，NF-κBの転写活性を高めると，proinflammatory遺伝子群の転写活性が亢進して，炎症とそれに伴う線維化が惹起されると考えられる．

iii) extracellular signal-regulated kinase（ERK）1/2： mitogen-activated protein（MAP）kinaseによるシグナル伝達経路の重要な因子であるERK1/2は，アスベスト曝露の動物モデルにおいてリン酸化が促進され，曝露濃度によっては，肺胞上皮細胞の増殖機転にも関与すると報告されている．これは線維化よりもより癌化に関連が深い可能性がある．

iv) nalp3/cryopyrin： アスベストや珪酸曝露後のinflammasome形成に関して，本分子が必須であることが報告され，注目を集めている[5]．

c. まとめ

種々の分子の関与によってアスベスト曝露による肺線維化病態であるアスベストーシスは形成される．しかし，アスベストによる線維化と癌化の分子機構の詳細は未だ十分には理解されておらず，たとえば，ここであげた種々の分子の遺伝子多型なども，症例による線維化の度合いの違いに関与する可能性がある．また，通常アスベスト起因性肺癌はアスベストーシスを下地に発症するが，症例によっては癌化の方向にのみ進行する場合もあり，今度の検討課題は依然多いと思われる．

［林　宏明，西村泰光，前田　恵，大槻剛巳］

■文献

1) 産業医学振興財団：石綿関連疾患—予防・診断・労災補償—．長苗印刷，東京，2006．
2) Roggli VL, Oury TD, Sporn TA 編：Asbestos Associated Diseases. Springer, New York, 1992.
3) Dodson RF, Hammar AP 編：Asbestos：Risk Assessment, Epidemiology, and Health Effects. Tayor & Francis, Boca Raton, 2006.
4) Nishimura Y, et al：Long-lasting production of TGF-β1 by alveolar macrophages exposed to low dose of asbestos without apoptosis. Int J Immunopath Pharmacol 20：66171, 2007.
5) Dostert C, et al：Innate immune activation through Nalp3 inflammasome sensing of asbestos and silica. Science 320：674, 2008.

8. 消化管 — a. *Helicobacter pylori* 感染症

Helicobacter pylori（*H. pylori*）が 1982 年に発見され，消化器病学とくに上部消化管に携わっている研究者や臨床家にとって，この四半世紀は大きな変革の時期であったように思われる．*H. pylori* の発見により慢性胃炎，消化性潰瘍，胃 MALT（mucosa-associated lymphoid tissue）リンパ腫，さらに胃癌までが"感染症"としての新たな展開が見出された．これら疾患発症において，*H. pylori* 感染による持続的炎症が基礎となっていると考えられている．そこで本稿では，*H. pylori* 感染症の分子メカニズムについて概説する．

a. *cag* pathogenicity island（*cag*PAI）

H. pylori のゲノムには本来 *H. pylori* のものではない外来性の遺伝子群が存在している．これは病原性大腸菌など多くのグラム陰性菌に共通した現象であり，これらの細菌では，この外来性遺伝子群を持つことで病原性を発揮することが認められており，この遺伝子群を pathogenicity island（PAI）と呼んでいる．*H. pylori* では，病原因子の 1 つである細胞空胞化毒素関連タンパク（CagA）の遺伝子 *cagA* がこの PAI 内に位置しており，*cag*PAI と呼ばれている[1]．これまで，*cag*PAI を有する菌株の感染が十二指腸潰瘍や胃癌と関連することが報告されてきており，*cag*PAI を持つ株は病原性の強い株であると考えられている[2]．欧米では *cag*PAI を有する株は約 60% であるが，日本ではほとんどの株が *cag*PAI を持っている[3]．

*cag*PAI は約 37kb の大きさで約 28 個の遺伝子が存在している[4]．この *cag*PAI の中に 4 型分泌装置を構成すると考えられる遺伝子が存在している[5]．4 型分泌装置は *Agrobacterium tumefaciens* の短鎖 Ti プラスミド DNA（T-DNA）を植物細胞へ導入させるための VirB 機構を代表とした分泌システムである．Covacci らは *H. pylori* の *cag*PAI の中の HP0524，HP0525，HP0527，HP0528，HP0529，HP0532，HP0544 がそれぞれ *A. tumefaciens* の Vir 系の D4，B11，B10，B9，B8，B7，B4 遺伝子と高い相同性を持つことから，*cag*PAI の中に 4 型分泌装置が存在することを示した[5]．4 型分泌機構は菌の内膜から外膜を貫くシリンジを形成し，その内腔を通してタンパクを分泌するのである．

b. *H. pylori* 感染における CagA の作用

H. pylori が胃粘膜上皮細胞に接着すると，4 型分泌装置が *H. pylori* の細胞膜から上皮細胞膜へ針を刺すように突き刺さり，その内腔を通して CagA が *H. pylori* から胃粘膜上皮細胞内へと注入される[6]．上皮細胞内に注入された CagA は上皮内でチロシンリン酸化を受け，チロシンリン酸化された CagA が，細胞の増殖や分化に重要な役割を担う Src homology 2 domain（SH2 ドメイン）を有する細胞質内脱リン酸化酵素である Src homology phosphatase-2（SHP-2）と結合することが認められた[7]．CagA との結合により SHP-2 のチロシンフォスファターゼ活性は著しく増強される．

これまでに，CagA によって脱制御された SHP-2 は Ras 非依存的に Erk MAP キナーゼの持続的活性化を引き起こすことが認められた．Erk の持続活性化は細胞の運動性ならびに細胞周期制御に重要な役割を果たすことが知られており，CagA-SHP-2 複合体による Erk の持続的活性化は異常増殖シグナル生成に関与す

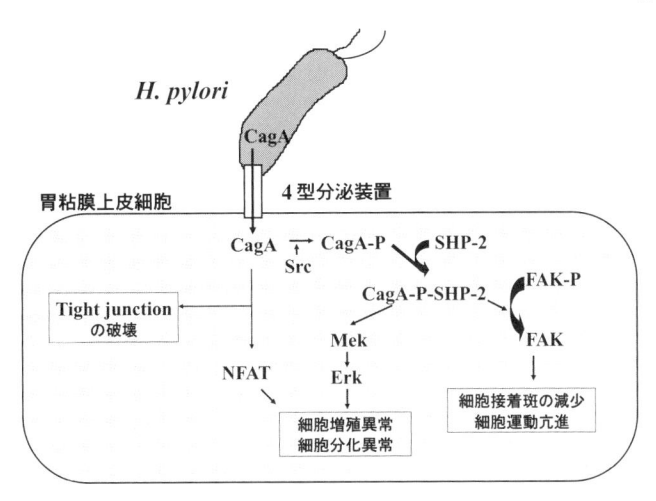

図1 *H. pylori* 感染の分子メカニズム

ることが推察される[8]．また，CagAにより活性化されたSHP-2が直接脱リン酸化する細胞内基質分子として focal adhesion kinase（FAK）が同定された[9]．FAKは細胞-基質間相互作用の基盤となる細胞接着斑を制御することにより，細胞運動を制御する．SHP-2はFAKのキナーゼドメイン活性化ループ内に存在するチロシンリン酸化部位を脱リン酸化し，FAKキナーゼ活性を抑制する．FAKの活性低下に伴い細胞接着斑の新生が抑制され，細胞-基質間相互作用の低下による細胞運動能の増大が引き起こされる．さらに，CagAはチロシンリン酸化非依存的に肝細胞増殖因子受容体c-Metやアダプター分子Grb2に結合することが報告されており，細胞の増殖や分化に関わるNF-κBやNFATなどの転写因子を活性化することも明らかにされている[10]．CagAによるこれら分子の機能的脱制御も胃上皮細胞傷害に相乗的に作用する．

一方，CagAはチロシンリン酸化非依存的にPAR1/MARKキナーゼと結合し，PAR1キナーゼ活性は低下し，結果としてPAR1は細胞膜から遊離し，極性や細胞間結合が損なわれることも示された[11]．さらに，CagAはE-cadherinの結合タンパクであるβ-cateninを脱制御することも示唆されており，細胞間接着装置の不活化を介して正常胃粘膜構造を破壊し，*H. pylori* 感染に伴う胃粘膜炎症を促進させることが示唆される（図1）[12]．

c．CagAの多型

cagA 遺伝子は *cagA* の3'領域に5つのアミノ酸 E-P-I-Y-A の繰り返しが認められる．第1番目と2番目のE-P-I-Y-Aの繰り返し部位のアミノ酸配列は各菌株で一致しており，われわれは1番目のE-P-I-Y-AモチーフをA，2番目をBと命名している．一方，第3番目のE-P-I-Y-Aの部位は欧米株と東アジア株との間で大きく異なっており，欧米型をC，東アジア型をDと命名した．

われわれは，この第3番目のE-P-I-Y-Aのチロシン残基がCagAのチロシンリン酸化部位であり，CagAのSHP-2結合部位はチロシンリン酸化部位下流のアミノ酸配列 pY-A-T-I-D-F であることを認め，同部位に東アジア株に特異的な配列を認めた（図2）[13,14]．東アジア型のCagAは欧米型のCagAに比べSHP-2との結合が有意に強いことが示された．したがって，東アジア型のCagAを有する *H. pylori* の感染はとくに強いSHP-2結合により，

細胞内シグナル伝達系をより強く変化させることになり，より強い病原性を有することになると考えられる．われわれのこれまでの臨床分離株による解析では，東アジア型 CagA を有する H. pylori 感染は，CagA 陰性または欧米型の CagA を有する H. pylori 感染に比べ，胃粘膜の炎症の程度は強く，胃粘膜萎縮および胃発癌に関与することが考えられた[14]．

［東　　健］

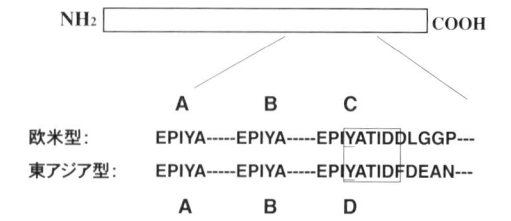

```
         A        B        C
欧米型：  EPIYA-----EPIYA-----EPIYATIDDLGGP---
東アジア型：EPIYA-----EPIYA-----EPIYATIDFDEAN---
         A        B        D
```

図2　CagA のチロシンリン酸化部位の多型
下線のチロシン残基がリン酸化部位，□で囲われた部位が SHP-2 結合部位を示す．

■文献

1) Censini S, Lange C, Xiang Z, et al : Cag, a pathogenicity island of *Helicobacter pylori*, encodes type I-specific and disease-associated virulence factors. Proc Natl Acad Sci USA 93 : 14648-14653, 1996.
2) Covacci A, Censini S, Bugnoli M, et al : Molecular characterization of the 128-kDa immunodominant antigen of *Helicobcter pylori* associated with cytotoxicity and duodenal ulcer. Proc Natl Acad Sci USA 90 : 5791-5795, 1993.
3) Ito Y, Azuma T, Ito S, et al : Analysis and typing of the *vacA* gene from *cagA*-positive strains of *Helicobacter pylori* isolated in Japan. J Clin Microbiol 35 : 1710-1714, 1997.
4) Azuma T, Yamakawa A, Yamazaki S, et al : Correlation between variation of the 3′ region of the cagA gene in *Helicobacter pylori* and disease outcome in Japan. J Infect Dis 186 : 1621-1630, 2002.
5) Covacci A, Telford JL, Del Giudice G, et al : *Helicobacter pylori* virulence and genetic geography. Science 284 : 1328-1333, 1999.
6) Asahi M, Azuma T, Ito S, et al : *Helicobacter pylori* CagA protein can be tyrosine phosphorylated in gastric epithelial cells. J Exp Med 191 : 593-602, 2000.
7) Higashi H, Tsutsumi R, Muto S, et al : SHP-2 tyrosine phosphatase as an intracellular target of *Helicobacter pylori* CagA protein. Science 295 : 683-686, 2002.
8) Higashi H, Nakaya A, Tsutsumi R, et al : *Helicobacter pylori* CagA induces Ras-independent morphogenetic response through SHP-2 recruitment and activation. J Biol Chem 279 : 17205-17216, 2004.
9) Tsutsumi R, Takahashi A, Azuma T, et al : Focal adhesion kinase is a substrate and downstream effector of SHP-2 complexed with *Helicobacter pylori* CagA. Mol Cell Biol 26 : 261-276, 2006.
10) Churin Y, Al-Ghoul L, Kepp O, et al : *Helicobacter pylori* CagA protein targets the c-Met receptor and enhances the motogenic response. J Cell Biol 161 : 249-255, 2003.
11) Saadat I, Higashi H, Obuse C, et al : *Helicobacter pylori* CagA targets PAR1/MARK kinase to disrupt epithelial cell polarity. Nature 447 : 330-333, 2007.
12) Kurashima Y, Murata-Kamiya N, Kikuchi K, et al : Deregulation of beta-catenin signal by *Helicobacter pylori* CagA requires the CagA-multimerization sequence. Int J Cancer 122 : 823-831, 2008.
13) Higashi H, Tsutsumi R, Fujita A, et al : Biological activity of the *Helicobacter pylori* virulence factor CagA is determined by variation in the tyrosine phosphorylation sites. Proc Natl Acad Sci USA 99 : 14428-14433, 2002.
14) Azuma T, Yamazaki S, Yamakawa A, et al : Association between diversity in the Src homology 2 domain-containing tyrosine phosphatase binding site of *Helicobacter pylori* CagA protein and gastric atrophy and cancer. J Infect Dis 189 : 820-827, 2004.

8. 消化管 — b. 炎症性腸疾患

 クローン病（CD）や潰瘍性大腸炎（UC）に代表される炎症性腸疾患（IBD）の病態は完全には解明されていないが，遺伝的な素因に腸内細菌，食餌抗原などの環境因子および腸管内での免疫学的異常により発症する多因子疾患と考えられている．近年，分子生物学あるいは免疫学の進歩によりIBDの病態に関する新たな知見が報告されており，またそれを基にした分子標的治療も画期的な進歩をとげた．本稿では病態に関する新たな知見と分子標的治療の進歩について概説する．

a. 遺伝的素因

 以前より遺伝的素因が発症に重要な要素であることは疫学的研究から強く疑われていた．とくに遺伝因子の関与はUCと比較しCDでより強いと考えられている．罹患同胞対連鎖解析により9つのIBDの遺伝子座が同定され，さらにゲノムワイドアソシエーション・スタディによりいくつかの疾患関連遺伝子が同定されている．

1) NOD2（CARD15）

 2001年，CDの最初の感受性遺伝子として第16染色体に同定された．NOD2は細菌菌体成分に対する細胞内受容体で，主に単球系細胞およびパネート細胞に発現する．本遺伝子の変異が宿主の細菌に対する感受性に異常をもたらしていると考えられているが，詳細は解明されていない．

2) MDR1

 2003年，第7染色体上に位置するMDR1（multi-drug resistance gene）遺伝子のC3453T多型とUCとの相関が報告された．MDR1は，感染防御および腸管免疫恒常性維持に重要な役割を果たすPgp170というタンパクをコードしている．また，本遺伝子欠損マウスではUCと病理学的に類似した腸炎を自然発症する．

3) DLG5

 2004年，第10染色体に位置するDLG5とIBDとの相関が報告された．DLG5は腸管上皮構造を保持するタンパクをコードしており，その変異により腸管の透過性が変化するのではないかと考えられている．

4) SLC22A4（OCTN1），SLC22A5（OCTN2）

 2004年，第5染色体上のSLC22A4，SLC22A5がCDの感受性遺伝子であると同定された．有機陽イオン輸送体をコードする遺伝子で，変異型では機能低下，転写量の減少を引き起こすことが報告されている．

5) IL-23R

 2006年，IL-23R遺伝子の1142G/A多型とCDとの相関が報告された．IL-23RはIL-12ファミリーの1つであるIL-23の受容体をコードし，この多型によりCDの発症リスクが低下することが明らかにされた．

6) ATG16L1，IRGM

 2007年，ATG16L1（autophagy-related 16-like 1）の300T/A多型およびIRGMの313T/C多型がCD発症に関与すると報告された．両遺伝子は細胞内細菌を処理するオートファゴソームに関連したタンパクをコードし，オートファジーに関与する．

7) TNFSF15

 これまでに挙げた疾患関連遺伝子はいずれも欧米人で同定されたもので日本人IBDとの相関は認められなかったが，2005年，日本人CD

と強い相関を示す感受性遺伝子候補として TNFSF15（tumor necrosis factor superfamily member 15）が報告された．

b．免疫学的異常

これまで主にTリンパ球を中心とした獲得免疫機構の研究がなされてきたが，NOD2遺伝子の変異がCD発症と相関することが報告されて以降，再び遺伝的背景と自然免疫機構との関連が注目されるようになった．腸管では常に食餌抗原や腸内細菌に曝露され過剰な免疫反応が惹起される状況の中，腸管上皮細胞，マクロファージ，樹状細胞は感染防御や腸管免疫恒常性維持に関与している．この腸管免疫恒常性維持の破綻は，過剰な獲得免疫反応を引き起こし，CDなどのIBD発症の引き金となると考えられている．

1）keyサイトカインとしてのIL-23

これまでの研究でCDでは腸管局所の免疫応答はTh1型に偏っていることが明らかとなっている．近年，CDの腸管局所においてIL-23が高産生されていることが報告され，その病態に関与している可能性が注目されている．さらにCDの疾患関連遺伝子としてIL-23受容体の変異が同定された（前述）．IL-23はIL-12と共通のp40サブユニットとIL-23p19サブユニットのヘテロダイマーからなる．IL-23はTh1細胞からIFN-γ産生を誘導するIL-12様サイトカインとして同定されたが，現在はTh17型獲得免疫応答にも関わっていることが明らかとなった．さらに，IL-10ノックアウトマウスでIL-12p35をノックアウトしたものでは腸炎発症に差異が認められないのに対し，IL-23p19をノックアウトすることで腸炎の発症が抑制されることから，IL-10ノックアウトマウスやCDの病態形成にはIL-12/Th1型よりIL-23/Th17型免疫反応の方が重要ではないかという考えもある．一方，KamadaらはヒトCD腸管における特殊な樹状細胞様マクロファージがIL-23を高産生し，IFN-γを主体とした過剰なTh1型応答の誘導に関与していることを報告し，IL-23はTh1型およびTh17型免疫応答の両方を誘導することでCDの慢性腸管炎症の発症，持続に関与している可能性が示唆された．

2）腸管上皮細胞の腸管免疫恒常性維持における役割

これまで腸管上皮細胞の腸管免疫恒常性維持における役割についてはあまり明らかとされてこなかった．最近，腸内細菌刺激により腸管上皮細胞から産生されるTSLPが樹状細胞をIL-10高産生かつIL-12低産生型へと誘導する，あるいは腸管上皮細胞特異的にIKKγをノックアウトしたマウスでは腸管上皮細胞のアポトーシスを誘導し腸炎を自然発症するという報告がなされ，これらのことは腸管上皮細胞が単なる構造的バリアーとして働いているだけでなく，腸管免疫恒常性にも重要な働きをしていることを示唆している．

c．進歩する分子標的治療

近年の研究によりIBDの詳細な病態が解明されつつあり，それに伴い特定分子を標的とした治療法の開発が進んでいる．

1）TNFαをターゲットとした治療薬

既に実用化され，高い治療効果で注目されているのが抗TNFα抗体，infliximab（商品名レミケード®）である．現在，我が国では従来の治療に抵抗性の中等度以上の活動期にある，または外瘻を有するCDに対する緩解導入および維持投与が認められている．またレミケードの有効性が報告されて以来，さまざまなTNFα阻害剤が開発され，PEG化されたTNFα抗体Fabフラグメント（CDP870）や完全ヒト型のTNFα抗体（adalimumab）はレミケード無効例やアレルギー例に対する代替治療として期待されている．レミケードはUCにおいても中等症から重症例での緩解導入療法およ

び維持療法の有効性が報告されアメリカ FDA で承認された．

2) 抗 IL-12p40 抗体（ABT-874）

2004 年，完全ヒト型抗 IL-12p40 抗体の活動性 CD に対する有効性が報告された．IL-12p40 は CD の病態に関わる Th1 誘導サイトカインである IL-12，IL-23 共通のサブユニットで，その抗体である ABT-874 は今後，CD の新たな治療薬として期待されている．

3) 抗 IL-6 受容体抗体（MRA）

IL-6 は炎症性サイトカインの 1 つで，活動期 CD では腸管での IL-6 および可溶性 IL-6 受容体の発現に亢進がみられたとの報告がある．2004 年，本邦でヒト型抗 IL-6 受容体抗体の活動性 CD に対するパイロット試験が行われ，その有効性が報告された．

4) 抗 IFN-γ 抗体（fontolizumab）

IFN-γ は Th1 型免疫反応を引き起こす中心的なサイトカインである．そのヒト化された抗体が fontolizumab で，その単回投与では有効性は示されなかったが，2 回投与では有効性が示された．

5) 接着因子を標的とした治療薬

リンパ球の腸管へのホーミングには接着因子である α4β7 インテグリンと MAdCAM-1 との相互作用が重要で，α4 インテグリンに対するヒト化モノクローナル抗体である natalizumab の中等度以上の活動期 CD に対する大規模第 3 相試験が行われた．その結果，CRP 高値例に限定したサブ解析で有効率，緩解率ともに有意差が認められ，2008 年にアメリカ FDA で承認された．使用例で JC ウイルス活性化による PML（進行性多巣性白質脳症）の発症が報告されており注意を要する．その他，臨床試験にヒト化 α4β7 インテグリン抗体（MLN-2）や ICAM-1 に対する antisence oligonucleotides（alicaforsen）が使用され，有効性が検討されている．

d．おわりに

炎症性腸疾患の疾患感受性遺伝子解析，病態の分子メカニズムと分子標的治療の進歩について最近の知見を中心に概説した．同定された疾患感受性遺伝子の病態への関与はいまだ不明な部分が多い．これら遺伝子の機能解析が進むことで炎症性腸疾患病態の分子メカニズムがさらに解明され新たな分子標的治療につながることを期待する． ［市川仁志，日比紀文］

■文献

1) Weersma RK, et al：Review article: inflammatory bowel disease and genetics. Aliment Pharmacol Ther 26（Suppl 2）：57-65，2007．
2) Yen D, et al：IL-23 is essential for T cell-mediated colitis and promotes inflammation via IL-17 and IL-6. J Clin Invest 116：1310-1316，2006．
3) Kamada N, et al：Unique CD14+ intestinal macrophages contribute to the pathogenesis of Crohn disease via IL-23/IFN-γ axis. J Clin Invest 118（6）：2269-2280，2008．
4) Rimoldi M, et al：Intestinal immune homeostasis is regulated by the crosstalk between epithelial cells and dendritic cells. Nat Immunol 6：507-514，2005．
5) Nakamura K, et al：Novel strategies for the treatment of inflammatory bowel disease: Selective inhibition of cytokines and adhesion molecules. World J Gastroenterol 12（29）：4628-4635，2006．

9. 肝臓 ― 肝炎・肝硬変

a. 肝臓における免疫応答

自然免疫の担当細胞である Kupffer 細胞，NK 細胞，NKT 細胞，γδT 細胞，樹状細胞（DC）は肝臓では他臓器よりも豊富に存在し，自然免疫が発達している臓器といえる．

Kupffer 細胞は組織マクロファージとして類洞内の抗原を非特異的に貪食する．活性酸素，ディフェンシン，ライソザイムなどにて抗微生物・細胞障害活性を示すと同時に多彩なサイトカインやケモカインを産生する．たとえばIL-1 は内皮細胞や好中球の活性化，TNF-α は内皮細胞の活性化や直接の細胞障害活性に関わり炎症に関与している．NK 細胞は類洞内腔で血管内皮細胞や Kupffer 細胞に接触した形で存在し，Pit 細胞とも呼ばれる．生体の NK 活性は肝臓が最大の臓器であり，細胞傷害性を持つだけでなく，サイトカインなどで他の免疫担当細胞の活性化を促す機能もある．Kupffer 細胞や NK 細胞は Glisson 鞘付近（periportal zone）に多く存在し，中心静脈付近（central zone）に向かって少なくなっており，異物侵入経路である門脈領域により多く配置されている．また NKT 細胞も肝内リンパ球の2割近くを占め，バクテリアや寄生虫由来の糖脂質により活性化され，活性型 NKT 細胞は細胞傷害性を発揮するのみならず，IFN-γ，IL-4 などのサイトカインを大量に産生する．

また Kupffer 細胞は DC を中心とした獲得免疫の誘導機構にも関わっている．Kupffer 細胞が産生する TNF-α は骨髄に作用し DC 前駆体を動員し，また MIP-1α/CCL3 も DC 前駆体のリクルートに寄与している．動員された DC はKupffer 細胞と結合することで抗原に遭遇する機会を高め，抗原を認識・捕捉し，成熟した後に，所属リンパ器官に遊走する．所属リンパ器官で T 細胞，B 細胞などの免疫担当細胞に抗原を提示し，異物排除のための特異的な細胞反応をすばやく誘導する（図1）．

また Kupffer 細胞が産生するケモカイン，MCP-1/CCL2 は単球を，MIP-2/CXCL8 は好中球を，Mig/CXCL9 は NK 細胞を局所へリクルートする．好中球や単球はリクルートされた後に Kupffer 細胞由来のサイトカインで活性化を受け，病原体を貪食，死滅させる．またリクルートされた NK 細胞も感染肝細胞に対する直接的な傷害活性を発揮する．これらの生体防御反応が過度に活性化された場合，正常の肝細胞まで病的に傷害される場合がある．

b. ウイルス性肝炎における免疫応答と炎症発生機序

肝炎，肝硬変の代表的な原因として B 型肝炎ウイルス（HBV），C 型肝炎ウイルス（HCV）が挙げられる．

肝炎ウイルスが感染した肝細胞では IFN-α が誘導され，NK 細胞が活性化される．活性化 NK 細胞は IFN-γ を産生し肝炎ウイルスの増殖を抑制する．

DC は肝炎ウイルスタンパクやアポトーシス肝細胞などを貪食し成熟する．また DC はウイルス核酸を TLR にて認識した後，NF-κB，IRF，MAP キナーゼの3つの活性化経路によるシグナル伝達経路を介することで，IFN-α，IFN-β，炎症性サイトカインを産生し，成熟する．

成熟した DC は二次リンパ組織に遊走し，免疫担当細胞に抗原を提示する．HLA-class I を介して CD8$^+$ T 細胞に抗原を提示し，CTL を

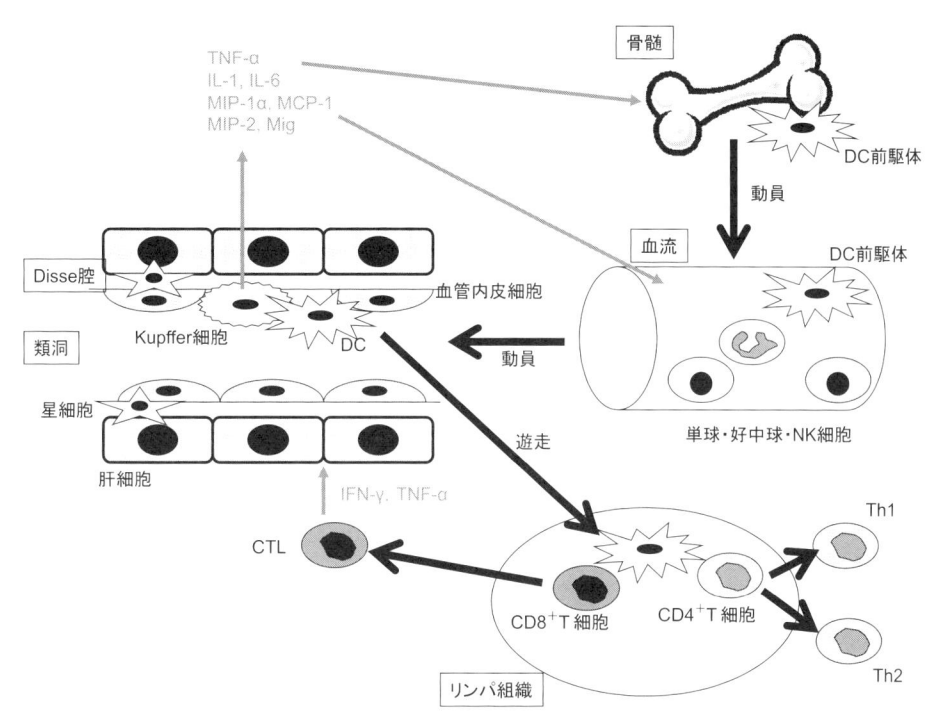

図1 肝臓における免疫応答
肝類洞内に侵入した病原体に対し，Kupffer細胞の貪食，DCの成熟化を契機として，各種サイトカイン・ケモカインの放出，炎症細胞の動員をへて，免疫応答が起こる．

誘導する．CTLはウイルスに感染した肝細胞を障害することでウイルス排除を達成する．ウイルス（HBV，HCV）特異的なCTLは，ウイルス増殖を抑制し，感染肝細胞を排除することでウイルス排除に働いているが，肝傷害のある症例では，ウイルス非特異的CTLが増加しており，このCTLが産生するサイトカイン（IFN-γ，TNF-α）が肝細胞を傷害することで肝炎が発症，持続するとされている．

また二次リンパ組織に遊走したDCはHLA-class IIを介してCD4$^+$T細胞にも抗原を提示し，CD4$^+$T細胞はIL-2やIFN-γを産生するTh1細胞や，IL-4やIL-10を産生するTh2細胞に分化する．Th1細胞が産生するIFN-γはCTLの誘導を促進しウイルス排除に寄与するが，Th2細胞の産生するIL-10はTh1細胞の働きを抑制する．このTh1/Th2のバランスが，C型肝炎の病態や治療効果に深く関与している．

TLRを介するウイルス核酸の認識は主にTLR3，7，8，9を介して行われる．ssRNAを認識するTLR7，TLR8，ウイルス核酸のcytidine-phosphateguanosine DNA motifを認識するTLR9は主にplasmacytoid DCのエンドソーム内に，またdsRNAを認識するTLR3はconventional DCの細胞内小胞体に局在する．

HCVの複製は細胞質内で行われるため，複製中間体であるssRNAやdsRNAが自然免疫のウイルス感知機構に感知されやすい．一方HBVの複製過程におけるHBV-RNA，RNA/DNA hybrid，DNA複製中間体はいずれもコア粒子内に隔絶されており，TLRなどの自然免疫で認識されがたく獲得免疫が主体となる．

c. 炎症の持続による線維化進展の機序

肝炎の持続は肝臓の線維化の進展を招き，肝硬変に至る．

肝臓の線維化において，中心的役割を果たしているのは，Disse 腔に存在する星細胞である．星細胞は TGF-β や，EDA-Fn (extradomain A-fibronectin)，PDGF (platelet-derived growth factor)，PPAR などさまざまな因子によって活性化され，細胞外マトリックスタンパクを産生し，肝線維化を進展させる．これらのサイトカインは，自然免疫および獲得免疫に関与するいくつかの免疫細胞より分泌される．

星細胞の活性化には TGF-β が重要な役割を果たす．TGF-β の作用機序としてI型コラーゲン遺伝子などの転写を促進して細胞外マトリックスタンパクの産生を増加させる機序，MMP (matrix metalloproteinase) の合成阻害にて細胞外マトリックスの分解を抑制する機序，また MMP の内因性阻害物質 (TIMP) の産生を促進する機序の3つが考えられている．

d. 肝再生の機序と臨床応用

肝臓は高い自己再生能力を有し，ヒトでは70%の肝切除を行っても2-6ヵ月程度で元の大きさに戻る．また肝炎など炎症性機序による肝障害が発症した場合にも肝再生のメカニズムが作用する．

肝再生に促進的に働く因子として，HGF, IL-6, TNF-α, TGF-α, IL-15 などがあり，また抑制的に働く因子として TGF-β, IL-1, IL-10 などがある．

IL-6, TNF-α は G0 期にある肝細胞に作用し，増殖因子に感受性の高い G1 期に細胞周期を移行させる．また IL-6 は肝再生中の肝細胞

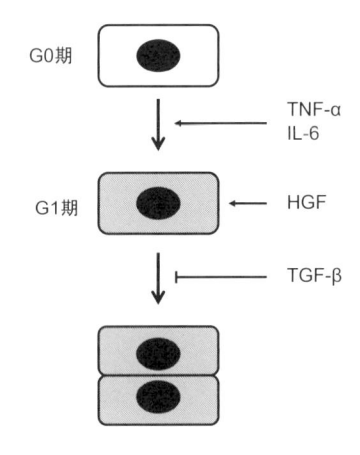

図2 肝再生機序と増殖因子
IL-6, TNF-α は G0 期から G1 期への移行促進作用を有し，HGF は G1 期の肝細胞に作用し肝再生をもたらす．TGF-β は再生抑制因子として作用する．

障害に対しても防御的に働く．

HGF は Kupffer 細胞，血管内皮細胞，星細胞より産生され，G1 期の肝細胞に作用する．

一方 TGF-β は肝細胞増殖抑制作用を有し，また肝線維化を促進する (図2)．

近年肝再生機序をターゲットとした治療法が注目され，遺伝子組換え型ヒト HGF の医薬品化が進められている．また骨髄細胞が肝再生誘導に役立つことが見出され，自己骨髄細胞を用いた肝臓再生療法の臨床応用も始まっている．

[荒井邦明，金子周一]

■文献
1) 恩地森一：肝免疫と肝疾患，1-62，中外医学社，2008．
2) 河田純男，鈴木明彦：専門医のための消化器病学，肝硬変，427-433，医学書院，2005．
3) 名越澄子：別冊・医学のあゆみ 消化器疾患II．肝・胆・膵 state of arts ver.3 肝再生の分子機構，122-124，医歯薬出版，2006．

10. 膵臓 ─ 急性・慢性膵炎

a. 急性膵炎
1) 膵酵素活性化と膵炎

正常な膵組織において膵消化酵素は，不活性型の前駆体としてザイモジェン顆粒内に区画され膵内では活性化せず，自己消化は生じない．しかし「膵内」でトリプシノーゲンがトリプシンに活性化されると，連鎖的に他の膵消化酵素前駆体が活性化され膵の自己消化が始まり膵炎が惹起される（図1）．

2) 急性膵炎の発生機序

膵腺房細胞内でトリプシノーゲンが少量の活性型トリプシンになり，他の膵酵素を連鎖的に活性化することで膵臓が自己消化されるという説が広く受けいれられている．活性化されるトリプシンの量が総トリプシノーゲン量の20％程度ならば，トリプシンインヒビターであるpancreatic secretory trypsin inhibitor（PSTI）が結合しトリプシンは不活性化され，膵臓の自己消化は起きない．しかし膵内でトリプシンの活性化量過多やPSTIのトリプシンへの結合能低下等でトリプシン活性がPSTIのトリプシン活性阻害能を上回ると，トリプシンによる自己消化が惹起される[1]．またPSTI遺伝子の変異が起こるとPSTIが機能せず，膵炎が発症する．すなわちexon 3のN34SやexonのR67Cなどの変異が知られており，それぞれがPSTIの活性を抑制する結果，トリプシン活性を阻害できない[2]．

膵腺房細胞においてトリプシノーゲンはリソソーム酵素であるカテプシンBにより活性化されるというカテプシンB説がある．またトリプシノーゲンが酸性環境のsubcellular compartmentに移送されて活性化するというautoactivation説もある[3]．さらに急性膵炎の発症時に膵腺房細胞内でオートファジーの進行とともにトリプシノーゲンが活性化される[4,5]．

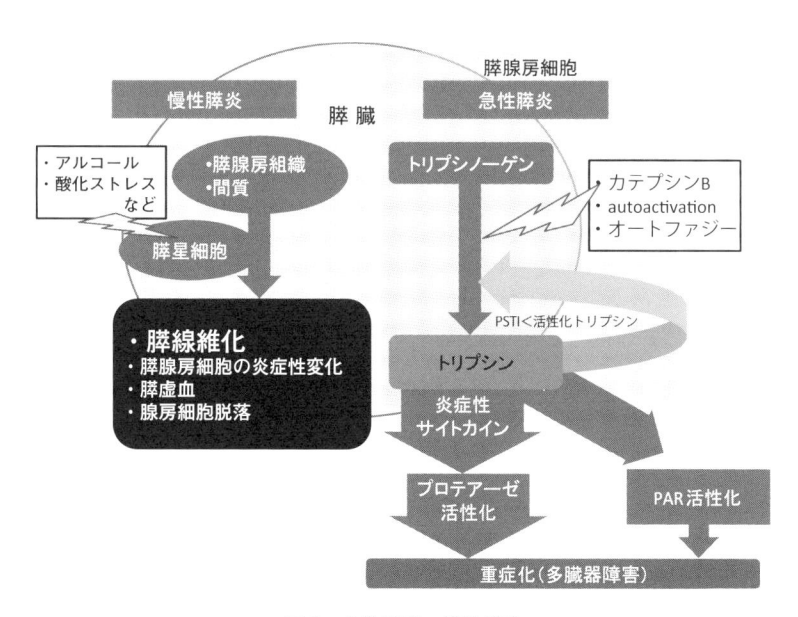

図1 急性膵炎，慢性膵炎

またPSTI遺伝子ノックアウトマウスでは膵腺房細胞にオートファジーが惹起されるという報告もある[5]．

3) 急性膵炎重症化の機序

急性膵炎では膵プロテアーゼが活性化され膵組織の破壊によりTNF-α，IL-1β，IL-6などの炎症性サイトカインの産生が活発になる．さらに強い侵襲や，感染によるサイトカイン再誘導でプライミングを受け，遠隔臓器に集積した好中球から好中球エラスターゼ（PMN-E）などの中性プロテアーゼや活性酸素が放出され，重要臓器の障害が引き起こされる．PMN-E，凝固系，補体系，キニン-カリクレイン系などのプロテアーゼ活性化も起こり，多臓器の障害を起こす．急性膵炎重症化には上記のような膵外プロテアーゼの活性化の役割が大きく，とくにPMN-Eは急性膵炎重症化の中心であり，PMN-E血中濃度上昇が急性膵炎重症度を表す[6]．

4) トロンビンレセプターとしてのPAR

トロンビンレセプターはprotease-activated receptor（PAR）と呼ばれ，PAR-1～PAR-4が確認されている．PARは膵臓内に豊富に発現し，急性膵炎時はとくにPAR-2の関与が注目されている．PAR-2の活性化は膵局所では組織障害に保護的に働くが全身的には炎症反応を増強させる．PAR-2欠損マウスでセルレイン膵炎を惹起させると，腺房細胞障害が増強し，PAR-2のactivating peptideの投与は逆に腺房細胞障害を軽減する．一方，PAR-2活性化のブロックは腺房細胞障害を増強するので，PAR-2活性化は腺房細胞に保護的な作用があると考えられる．

PAR-1とPAR-2は血管内皮細胞と血管平滑筋細胞に発現しており，トリプシンは急性膵炎時には管腔側と間質へ漏出する[7]．PAR-1アゴニストであるトロンビンの生成も膵内，膵周囲，あるいは全身の血管内で著明に亢進することから，血管内皮細胞や血管平滑筋細胞でもPAR-1，PAR-2が活性化する．血管内皮細胞におけるPARの活性化はendothelin-1（ET-1）とnitric oxide（NO）を産生し，PAR-2の活性化は血管透過性を亢進させ浮腫をもたらす．急性膵炎が重症化すると，血管攣縮と血管内過凝固の結果，臓器虚血，臓器壊死をきたすことが多い．また，ET-1は強力な血管収縮刺激物質であり，PAR活性化は血管平滑筋細胞の収縮を惹起するので，PARの活性化も血管攣縮への関与が示唆される[1]．

5) 急性膵炎モデル

過剰分泌刺激による膵炎モデルとしてセルレイン膵炎モデルがある．コレシストキニン（CCK）アナログであるセルレインをラットに大量投与することでヒト急性浮腫性膵炎に類似した膵炎を作成できる．このモデルの研究にて過剰なCCK刺激やセルレインによる外分泌刺激が膵腺房細胞に加わりトリプシノーゲンがトリプシンに活性化され，細胞内Ca^{2+}濃度が異常上昇し，protein kinase Cや転写因子NF-κBが膵腺房細胞内で活性化される機序が解明されてきた[8]．

b．慢性膵炎

1) 慢性膵炎の特徴

慢性膵炎の最大の特徴は膵線維化であり，膵星細胞が線維化の中心であることが判明した．その他の特徴としては，膵腺房組織の炎症反応，膵虚血，膵腺房細胞脱落（アポトーシスが主）が挙げられ，これらが複雑に相互に関与しながら，慢性的・非可逆的に進行することが慢性膵炎の特徴である（図1）．

2) 慢性膵炎の実験モデル

ラットにdibutyltin dichloride（DBTC）を投与すると線維化を伴う膵病変が生じるDBTC膵炎や，trinitrobenzene sulfonic acid（TNBS）により膵線維化と活性化膵星細胞を観察できるTNBS膵炎がある．これらのモデルの問題点は再現性が困難な点である．別の方

法ではセルレイン反復投与モデルがある[9]．それ以外にもタウロコール酸とアガロースを混合して胆膵管十二指腸開口部から膵管内に注入するモデルや，膵管内圧を亢進させ作成する膵炎モデルがある[9,10]．

一方，特殊な薬物や手技を要しない，自然発症の慢性膵炎モデルにWBN/Kobラットがあり，生後12週で腺房細胞の萎縮，炎症細胞浸潤，線維化が出現し，結果的に膵性糖尿病を発症する[11,12]．また，Otsuka long-Evans Tokushima Fatty (OLETF) ラットではCCK-1受容体が欠損しているため，加齢に伴い膵萎縮と線維化が進行する[13]．

3) 膵星細胞と膵線維化

Fujimiya M[14]らはラットに続いてヒト膵星細胞の分離培養に成功し，膵腺房周囲線維芽様細胞あるいは膵腺房周囲筋線維芽細胞として膵の線維化について研究を進めてきた．ちょうど肝線維化における肝星細胞のように，膵線維化において膵星細胞が重要な役割を演じている．

4) 慢性膵炎発症に関与するサイトカイン

これまで慢性膵炎のtriggerとしてTNF-αが重要視されてきたが，近年IL-32が注目されている．IL-32は肺癌細胞株からIL-18刺激により誘導されるタンパクとして2005年に発見された．その遺伝子解析の結果，IL-2刺激NK細胞やmitogen刺激T細胞から産生されるnatural killer cell transcript 4 (NK4) と同じ分子であり，NK細胞，T細胞，単球，上皮細胞から産生される．IL-32はヒト16番染色体の短腕にコードされ，スプライシングの違いからIL-32α, β, γ, δの4つのサブタイプが生じ，IL-32αが主な分子である．IL-32は単球系細胞からTNF-αやMIP-2の産生を誘導する炎症性サイトカインとして報告されている．また細菌由来ペプチドグリカンの細胞内レセプターであるNODタンパクと相互作用してNF-κBを介した免疫応答を増強する作用がある[15]．これまでIL-32の誘導因子としてIL-1βが報告されていたが，膵筋線維芽細胞を用いた検討ではIL-1βのみならず，TNF-αやIFN-γ刺激でもIL-32αが誘導されることが明らかになった．IL-32はこのTNF-αとの関係から膵炎の病態に大きな役割を担うことが示唆されている[16]．

［中谷直喜，元雄良治］

■文献

1) 広田昌彦，藤村美憲，木村 有，他：急性膵炎におけるプロテアーゼインヒビターとプロテアーゼレセプター．Surg Front 13：445-453, 2006.
2) 広田昌彦，大村谷昌樹，馬場秀夫：急性膵炎の発症と重症化の分子機構．膵臓 21：47-55, 2006.
3) 大谷泰一, Fred SG：急性膵炎における膵消化酵素の腺房細胞内活性化—パラダイムの転換—．膵臓 12：341-349, 1997.
4) Ohmuraya M, Hirota M, Araki M, et al：Autophagic cell death of pancreatic acinar cells in serine protease inhibitor Kazal type 3-deficient mice. Gastroenterology 129：696-705, 2005.
5) Ohmuraya M, Hirota M, Araki, K, et al：Enhanced trypsin activity in pancreatic acinar cells deficient for serine protease inhibitor Kazal Type 3. Pancreas 33 (1)：104-106, 2006.
6) 広田昌彦，大村谷昌樹，馬場秀夫：急性膵炎の発症と重症化の分子機構．膵臓 21：47-55, 2006.
7) 広田昌彦，藤村美憲，市原敦史，他：膵炎とPAR．日消誌 103：918-923, 2006.
8) 竹山宜典：膵炎研究における最近の進歩．膵臓 23：15-19, 2008.
9) Bradley EL 3rd：Pancreatic duct pressure in chronic pancreatitis. Am J Surg 144：313-316, 1982.
10) Yamamoto M, Otani M, Otsuki M：A new model of chronic pancreatitis in rats. Am J Physiol Gastrointest Liver Physiol 291：G700-708, 2006.
11) 杉山政則，山本 薫，跡見 裕：自然発生慢性膵炎モデルとしてのWBN/Kobラット．胆と膵 17：245-248, 1996.
12) Su SB, Motoo Y, Iovanna JL, et al：Effect of camostat mesilate on the expression of pancreatitis-associated protein (PAP), p8, and cytokines in rat spontaneous chronic pancreatitis. Pancreas 23：134-140, 2001.
13) 安田武生，上田 隆，黒田嘉和：膵炎モデル動物．分子消化器病 3：350-353, 2006.
14) Saotome T, Inoue H, Fujimiya M, et al：Morphological and immunocytochemical identification of periacinar fibroblast-like cells derived from hu-

man pancreatic acini. Pancreas 14：373-382, 1997.
15) Kim SH, Ham SY, Azam T, et al：Interleukin-32：a cytokine and inducer of TNFalpha. Immunity 22：131-142, 2005.
16) 西田淳史, 安藤 朗, 藤山佳秀：膵疾患研究におけるヒト膵由来腺房周囲筋線維芽細胞の意義. 膵臓 23：42-45, 2008.

11. 腎臓 — 炎症性腎疾患

わが国では末期腎不全により血液浄化療法を余儀なくされる透析人口は増加の一途をたどり，医学的・社会的・医療経済上大きな問題である．透析患者増加の原因の第一として糖尿病性腎症の増加が挙げられ，次いで高齢化とも関連が深い腎硬化症の増加がある．また高齢者での抗好中球細胞質抗体（ANCA）関連血管炎による急速進行性腎炎症候群（RPGN）も増加している．最近提唱された慢性腎臓病（CKD；chronic kidney disease）は，末期腎不全の予備群であるとともに心血管系事故の重要な危険因子であることが判明してきた．したがって腎臓病の進展機序の解明とともに長期にわたる腎保護戦略の構築は末期腎不全への進展抑制および生命予後の改善上，重要な課題である．

そこで本稿では，まずこれまでに判明している腎臓病の発症・進展機序ならびに治療について概説する．さらに炎症性腎疾患の新たな視点として虚血に伴う腎障害および糖尿病性腎症についてふれてみたい．

a. 腎臓病の発症・進展過程における炎症・免疫学的側面

腎臓病の発症・進展機序として炎症・免疫学的機序と非免疫学的機序に大きく大別ができる．この炎症・免疫学的機序の関与には，全身の免疫系における背景的（間接的）役割と腎局所における炎症・線維化の過程での直接的関与が考えられる．一方，非免疫学的機序は糖尿病性腎症が代表とされていた．しかしながら最近の研究によりこの進展過程において両者は密接な関係があることが判明してきた．すなわち，炎症・免疫学的あるいは非免疫学的機序のいずれの発症・進展機転においても，腎線維化に至る過程で単球・マクロファージとT細胞に代表される炎症・免疫担当細胞ならびに機能分子が関与し，炎症・免疫学的機序を介することが判明してきている（図1）．

b. 炎症機序における腎固有細胞と炎症・免疫担当細胞

腎臓病ことにANCA関連血管炎などでみられる半月体形成性腎炎の発症・進展に白血球の浸潤と腎固有細胞との連関がみられる．この際，血管内皮細胞との接着，血管外遊走ならびに活性化にケモカインの経時的発現が重要である．腎においては培養メサンギウム細胞，血管内皮細胞あるいは尿細管上皮細胞がin vitroに

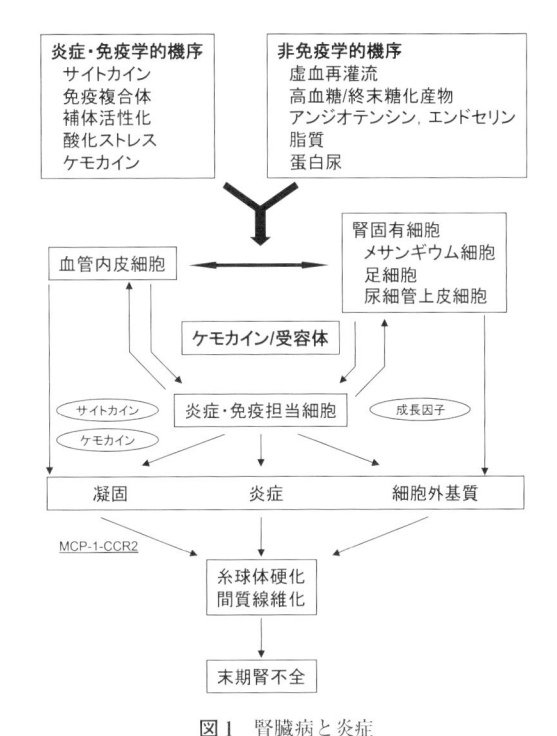

図1 腎臓病と炎症
糸球体硬化・間質線維化に至る進展機序とケモカイン．

おいて種々の刺激によりinterleukin（IL）-8/CXCL8, monocyte chemoattractant protein（MCP）-1/monocyte chemotactic and activating factor（MCAF）/CCL2, macrophage inflammatory protein（MIP）-1α/CCL3などのケモカインおよびケモカイン受容体を産生することが判明してきた．これは，サイトカイン・ケモカインを介して進展過程における炎症の増幅機構が存在することを示唆する．さらにケモカインのうち，interferon inducible protein（IP）-10/CXCL10はその受容体CXCR3を介して腎固有細胞であるメサンギウム細胞に対する増殖因子としても作用する．実際にin vitroだけではなく，ヒト半月体形成性腎炎を中心にケモカインとメサンギウム増殖との関連が示されている．

c．炎症性腎疾患の新たな視点
1）虚血に伴う腎障害[1,2]

虚血・再灌流に伴う腎虚血ストレスは種々の腎障害の発症・進展に深く関与する重要な機序である．これまで遺伝子改変動物や中和抗体投与などの実験から，tumor necrosis factor（TNF）-α, IL-1, midkineといった炎症性サイトカイン・ケモカインが間質での炎症細胞浸潤および組織障害に深く関与していることが明らかになってきた．代表的なケモカインであるMCP-1の受容体であるCCR2欠損マウスならびにCCR2アンタゴニストを用いた検討から，腎虚血再灌流障害における細胞浸潤や尿細管壊死にMCP-1/CCR2が関与していることが明らかにされた．さらに，MCP-1の発現ならびに受容体の重要なシグナル伝達機構であるp38 mitogen activated protein kinase（MAPK）阻害薬投与により，TNF-α, IL-1, MCP-1の発現低下とともに虚血再灌流障害が改善した．このように虚血に伴う腎障害では，腎虚血ストレスによるATPの低下などの代謝障害による直接的な細胞障害に加えて，サイトカイン・ケモカインを介した炎症細胞浸潤・活性化による障害機序が示唆されている．

2）糖尿病性腎症[1,3]

近年糖尿病性腎症の成因にも炎症が関与することが判明してきた．ここでの炎症とは血管を主座とする軽微な炎症を意味しており，microinflammationと呼ばれている．microinflammationの基本的病態の1つは内皮細胞障害であり，病理学的には，多くの炎症性疾患と同様に血管壁に細胞接着分子，ケモカインの発現亢進と単球・マクロファージの浸潤を認める．近年のラット糖尿病性腎症モデルにおけるintercellular adhesion molecule（ICAM）-1ノックアウトマウスや抗ICAM-1抗体を用いた検討では腎局所における単球・マクロファージ浸潤，糸球体肥大およびメサンギウム基質増生，間質線維化が抑制され，腎におけるtransforming growth factor（TGF）-βとIV型コラーゲンの発現も低下したことが報告されている．また臨床的には糖尿病誘発後のアルブミン尿の増加が抑制された．in vitroの検討では培養メサンギウム細胞におけるMCP-1の発現機序に，高血糖により生じるadvanced glycation endproductsが直接関与していることが示されている．さらに糖尿病性腎症患者の腎生検組織の検討から，少なくとも腎症進行期の尿細管間質障害にMCP-1が関与し，かかる症例では尿中MCP-1は高値を示すことが明らかとなった．このように，非免疫学的機序により進展する腎症の代表とされていた糖尿病性腎症においても，接着分子，サイトカイン・ケモカインを介した腎局所における炎症細胞浸潤・活性化が腎症進展に関与していると考えられる．

d．炎症性腎疾患の治療[1,4]

抗ケモカイン・ケモカイン受容体療法による腎臓病制御の可能性が検討されている．このうち，MCP-1/CCR2を分子標的とした中和抗体やアンタゴニストは半月体形成性腎炎，ループ

ス腎炎，虚血再灌流，ならびに一側尿管結紮モデルなどでその有用性が示されている．また副腎皮質ステロイド，抗血小板薬，アスピリン，HMG-CoA還元酵素阻害薬およびレニン・アンジオテンシン・アルドステロン系阻害薬（アンジオテンシン受容体拮抗薬；ARB）など，現在臨床で使用されている薬剤は，炎症の進展に重要な転写因子である nuclear factor（NF）-κB を不活性化することが明らかとなっている．最近では腎性貧血治療薬であるエリスロポエチンについても直接の臓器保護作用が明らかになり，腎虚血再灌流モデルにおいてその効果が示された．またメサンギウム細胞の増殖に重要な役割を果たしている platelet-derived growth factor（PDGF）-DD に対する完全ヒト型モノクローナル抗体が治療への可能性として考えられていたが，最近同抗体の投与により Thy1 腎炎に伴う尿細管間質障害も改善することが判明した．虚血性腎臓病や糖尿病性腎症による慢性低酸素状態に対する hypoxia inducible factor の活性化薬の臨床応用も期待される．

e．おわりに

現在，多くの研究により炎症性腎疾患の進展機序が明らかになりつつあり，その制御効果も判明しつつある．今後，腎臓病における炎症の研究を通じて腎不全の進展阻止への福音となることが期待される．　　　　［原　章規，和田隆志］

■文献

1) Wada T, Matsushima K, Kaneko S：The role of chemokines in glomerulonephritis. Front Biosci 13：3966-3974, 2008.
2) Furuichi K, Wada T, Kaneko S, Murphy PM：Role of chemokines in renal ischemia/reperfusion injury. Front Biosci 13：4021-4028, 2008.
3) Navarro-Gonzalez JF, Mora-Fernandez C：The role of inflammatory cytokines in diabetic nephropathy. J Am Soc Nephrol 19：433-442, 2008.
4) Javaid B, Quigg RJ：Treatment of glomerulonephritis: will we ever have options other than steroids and cytotoxics? Kidney Int 67：1692-1703, 2005.

12. 代謝 ― a. 糖尿病

　生活習慣の欧米化に伴って，内臓脂肪型肥満を背景として発症するメタボリックシンドローム，あるいは糖尿病，高血圧症などの生活習慣病が増加の一途を辿っている．これらの基盤病態として全身の軽度の慢性炎症反応が注目されており，実際，遺伝子操作マウスを用いた検討では，代表的な炎症シグナルであるNF-κB（nuclear factor-κB）やJNK（c-Jun N-terminal kinase）の関与が証明されている．とくに，病態生理的に上流に位置する肥満の脂肪組織そのものが炎症性変化を呈することが，多くの基礎研究あるいは臨床研究により明らかになってきた．すなわち，肥満の脂肪組織では，TNF-α（tumor necrosis factor-α）やIL-6（interleukin-6），MCP-1（monocyte chemoattractant protein-1）などの炎症性サイトカインやケモカインの産生が亢進し，これに対して，アディポネクチンに代表される抗炎症性サイトカインの産生が減少するため，このようなアディポサイトカイン産生調節の破綻がメタボリックシンドロームや糖尿病の発症・進展に重要であると考えられている．肥満の脂肪組織は，成熟脂肪細胞の増殖・肥大化，血管新生の増加，マクロファージ浸潤などに特徴づけられる炎症性変化を呈していることが明らかになってきており，「脂肪組織リモデリング」ともいうべきダイナミックな変化をきたしている（図1）．本稿では，脂肪組織リモデリングの主要な病態であるマクロファージ浸潤に焦点を当てて，脂肪組織炎症の分子機構とメタボリックシンドロームや糖尿病における病態生理的意義について概説する．

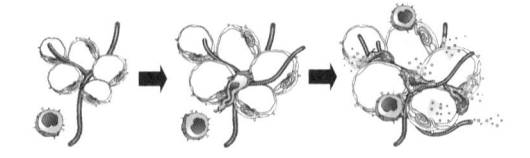

図1　脂肪組織リモデリング
肥満の脂肪組織は，動脈硬化の血管壁と同様に成熟脂肪細胞の肥大化，血管新生，マクロファージの浸潤，アディポサイトカイン産生調節の破綻に特徴づけられる「脂肪組織リモデリング」ともいうべきダイナミックな変化をきたしている．

a. 脂肪細胞の肥大化に伴うアディポサイトカイン産生調節異常と糖尿病

　過栄養による脂肪細胞の肥大化は，肥満の早期から認められ，主に細胞が蓄積する中性脂肪量により規定される．肥大化の過程で認められるアディポサイトカイン産生調節機構の破綻がインスリン抵抗性を惹起すると考えられているが，その分子機構に関しては，肥大化した脂肪細胞が比較的扱いにくいこともあり，未だ不明の点が多い．最近，肥満の脂肪組織が低酸素状態であること，活性酸素の産生あるいはNADPHオキシダーゼが脂肪組織特異的に亢進していることが報告されており，これらが肥大化脂肪細胞におけるアディポサイトカインの産生調節の破綻をもたらすとされる．一方，肥大化した脂肪細胞では小胞体ストレスが増大し，これによりJNKの活性化を介してインスリン抵抗性が誘導されると考えられており，実際に，小胞体ストレスを軽減するケミカルシャペロンにより肥満モデルマウスの耐糖能障害が改善されることが証明されている．このように，脂肪細胞の肥大化の過程では多くの細胞内シグナル伝達系が活性化されており，これらの複雑なクロストークによりケモカイン産生亢進ひい

てはマクロファージ浸潤がもたらされる可能性がある．

最近，われわれは，3T3-L1マウス前駆脂肪細胞の分化誘導21日目（肥大化脂肪細胞）では8日目（非肥大化脂肪細胞）と比較して，中性脂肪の蓄積が約3倍に増加するのみならず，MCP-1やIL-6の産生が著しく増加すること，アディポネクチンの産生が低下することを見出した．この時，MAPKファミリー分子であるERK（extracellular-signal regulated kinase）のリン酸化が有意に亢進しており，MAPKの負の制御因子であるMKP-1（MAPK phosphatase-1）は有意に減少していた．高脂肪食誘導性肥満マウスにおいても，高脂肪食負荷の比較的早期に，脂肪組織におけるMKP-1の低下が認められ，引き続き，ERKリン酸化やMCP-1発現の亢進が認められる．そこで，肥大化脂肪細胞にMKP-1遺伝子を導入し，MKP-1発現量を非肥大化脂肪細胞と同程度に回復させたところ，肥大化脂肪細胞におけるERKリン酸化とMCP-1発現は非肥大化脂肪細胞と同程度にまで低下した．興味深いことに，MKP-1遺伝子を導入した肥大化脂肪細胞では，中性脂肪含量やインスリンによる糖取り込みは有意な変化を認めなかったが，アディポサイトカイン産生調節異常が明らかに改善していた．最近，MKP-1を全身で欠損するノックアウトマウスの脂肪組織では，MAPKの活性化と脂肪細胞の小型化が認められ，高脂肪食負荷による脂肪肝や骨格筋のインスリン抵抗性が軽減することが報告されている．個体レベルにおける脂肪組織MKP-1の機能的意義に関しては，今後の検討が待たれる．

b．肥満の脂肪組織におけるマクロファージ浸潤と糖尿病

最近，肥満者や肥満モデル動物の脂肪組織において，マクロファージを中心とする炎症細胞浸潤が増加することが明らかとなり，注目を集めている．上述のように，肥満の脂肪組織では多くのケモカインが過剰に産生され，これが脂肪組織にマクロファージ浸潤を誘導すると想定される．たとえば，MCP-1あるいはその主要な受容体であるCCR2（C-C chemokine receptor 2）のノックアウトマウスでは，高脂肪食負荷により誘導される肥満において脂肪組織に浸潤するマクロファージ数が有意に減少し，アディポサイトカイン産生調節異常や全身のインスリン抵抗性が対照野生型マウスと比較して軽度にとどまる．逆に，脂肪組織特異的にMCP-1を過剰発現するトランスジェニックマウスでは，肥満とは無関係に脂肪組織のマクロファージ浸潤が増加し，アディポサイトカイン産生調節異常や全身のインスリン抵抗性が惹起されるという．一方，肥満2型糖尿病モデル*db/db*マウスとMCP-1ノックアウトマウスを交配しても，脂肪組織のマクロファージ浸潤やインスリン抵抗性は改善を認めず，MCP-1以外のケモカインが関与する可能性がある．実際，単球走化性を有するオステオポンチンや接着分子の$\alpha 4$インテグリンのノックアウトマウスでは，高脂肪食誘導性肥満において脂肪組織へのマクロファージ浸潤が抑制されるのみならず，アディポサイトカイン産生調節や全身のインスリン抵抗性が良好に保たれると報告されている．以上のように，肥満の脂肪組織におけるマクロファージ浸潤の増加が，アディポサイトカイン産生調節や全身のインスリン抵抗性に深く関与することが明らかになりつつある．

c．マクロファージの極性と糖尿病

最近，脂肪組織のマクロファージは炎症惹起性M1マクロファージと炎症抑制性M2マクロファージの2種類に分類されること，非肥満の脂肪組織ではM2マクロファージが主であり，肥満の脂肪組織ではM1マクロファージが増加することが報告され，肥満に伴ってマクロファージの細胞数だけでなく質的な変化が生じるこ

とが明らかになった．M2マクロファージは，抗炎症性サイトカインIL-10（interleukin-10）やNO生合成を抑制するアルギナーゼを産生することにより，局所の炎症性変化を負に制御する．これに対して，M1マクロファージは，細胞膜上にCD11cやTLR4（Toll-like receptor 4）を発現し，炎症性サイトカインやiNOS（inducible nitric oxide synthase）を産生して炎症惹起性に働く．上述のCCR2ノックアウトマウスでは，肥満に伴うマクロファージ浸潤が抑制されるが，主にM1マクロファージの増加が抑えられるという．一方，核内受容体PPARγ（peroxisome proliferator-activated receptor γ）はM2マクロファージの分化に重要であり，マクロファージ特異的にPPARγを欠損するノックアウトマウスでは，脂肪組織のマクロファージ数はむしろ減少するにもかかわらず，アディポサイトカイン産生調節異常や全身のインスリン抵抗性が増悪することが報告されている．興味深いことに，マクロファージ特異的PPARγノックアウトマウスでは，インスリン抵抗性改善薬として広く臨床応用されているチアゾリジン誘導体の抗糖尿病作用が減弱するという．PPARγは脂肪細胞に豊富に発現しているため，これまでチアゾリジン誘導体は，主に脂肪細胞に作用して抗糖尿病作用を発揮すると考えられてきたが，マクロファージも重要な標的であることが示唆された．

d． 脂肪細胞とマクロファージの相互作用

脂肪組織に浸潤したマクロファージは，脂肪細胞と相互作用することにより，脂肪細胞あるいは脂肪組織そのものの機能的変化をもたらす可能性がある．われわれは既に，3T3-L1脂肪細胞とRAW264マクロファージの共培養系を確立し，脂肪分解により脂肪細胞から遊離する脂肪酸，とくに，飽和脂肪酸がマクロファージの炎症性変化を増大すること，これによりマクロファージにおけるTNF-αの産生が増加して脂肪細胞における炎症性変化と脂肪分解を促進することを証明し，脂肪細胞とマクロファージが相互に炎症性変化を促進する「悪循環」をきたすことを明らかにした（図2）．この時，脂肪細胞とマクロファージのいずれにおいてもNF-κBが活性化されており，両細胞の相互作用により誘導される炎症性変化に関与することが明らかになった．一方，脂肪細胞とマクロファージの共培養により脂肪分解が誘導されるが，これにはNF-κBではなくERKやJNKのようなMAPK系の活性化が関与することが証明されている．最近，マクロファージ特異的にIKKβ（IκB kinase β）やJNK1を欠損するノックアウトマウスでは，肥満に伴う糖代謝異常が軽減することが報告されており，マクロファージの細胞数だけでなく活性化が重要であることが示唆される．

e． 遊離脂肪酸と脂肪組織の炎症性変化

従来，脂肪酸は，飢餓時に脂肪細胞において脂肪分解により産生され，全身臓器にエネルギーを分配するキャリアーと考えられていた．最近では，細胞表面に存在するGタンパク質共役型受容体ファミリーやPPARファミリー等の核内受容体を介して，あるいは細胞内に取り込まれて代謝された中間代謝産物が多彩な作用を発揮することが報告されており，遊離脂肪酸は脂肪組織に最も高濃度に存在するユニークなアディポサイトカインと考えられる．興味深いことに，マクロファージの炎症性変化はパルミチン酸やステアリン酸のような飽和脂肪酸を用いた場合にのみ認められるが，リポポリサッカライド（LPS）の受容体であるTLR4を欠損するノックアウトマウスやTLR4の細胞内領域に点突然変異を有するためTLR4シグナルを欠損するC3H/HeJマウスの腹腔内マクロファージでは，飽和脂肪酸による炎症誘導作用が認められない．また，C3H/HeJマウス由来腹腔内マクロファージを3T3-L1脂肪細胞と共培養

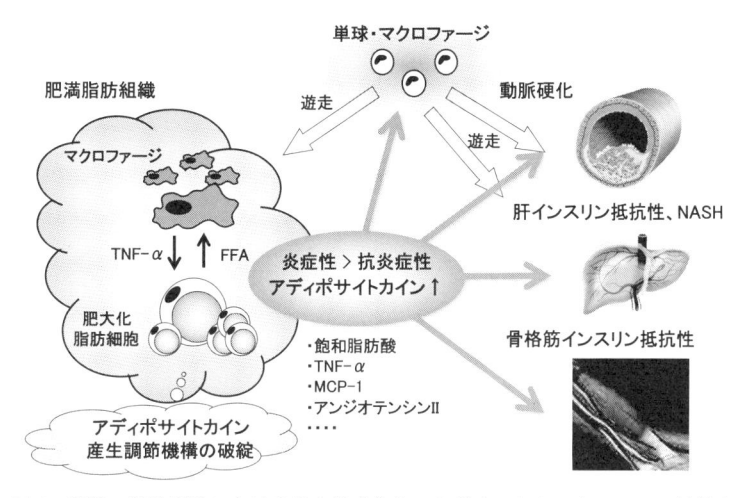

図2 肥満の脂肪組織における炎症性変化とメタボリックシンドローム，糖尿病
肥満の脂肪組織では，脂肪細胞とマクロファージが飽和脂肪酸とTNF-αを介して相互作用し，炎症性変化を増悪する悪循環を形成する．その結果生じるアディポサイトカイン産生調節機構の破綻は，メタボリックシンドロームや糖尿病の病態形成に関与すると考えられる．

したところ，野生型マウスと比較して，共培養による炎症性変化が有意に抑制された．そこで，C3H/HeJマウスと対照野生型マウスに高脂肪食を負荷して肥満を誘導すると，脂肪組織重量やマクロファージ浸潤の程度に有意の差を認めなかったが，アディポサイトカイン産生調節異常や全身の糖代謝異常はC3H/HeJマウスにおいて軽度であった．以上より，肥満の脂肪組織における脂肪細胞とマクロファージの相互作用において，飽和脂肪酸/TLR4経路の病態生理的意義が示唆された．一方，脂肪組織炎症の結果，産生が亢進した遊離脂肪酸が血中を介して全身に作用し，脂肪毒性と呼ばれるインスリン分泌および作用不全状態を惹起して糖尿病の病態形成に関与する可能性がある（図2）．

脂肪酸は二重結合の有無により飽和脂肪酸と不飽和脂肪酸に分類されているが，n-3多価不飽和脂肪酸（n-3 PUFA）を多く含む魚油の摂取は心血管イベントを減少することが疫学的に証明されている．最近，わが国のEPA製剤の大規模臨床試験JELIS（Japan EPA lipid intervention study）においても，スタチンを服用している高コレステロール血症患者にEPAを追加投与すると主要な心血管イベントの発症が有意に抑制されることが報告されており，「日本人の食事摂取基準（2005年版）」でも具体的に各種脂肪酸の摂取量の範囲が示され，n-3 PUFAの摂取を推奨している．われわれは最近，メタボリックシンドローム患者にEPAを投与すると動脈硬化惹起性リポタンパクと高感度C-reactive proteinが有意に減少することを証明し，EPAは血清脂質の量的変化のみならず質的変化をもたらすとともに全身性に抗炎症効果をもたらすことを明らかにした．さらに，EPA投与により肥満やメタボリックシンドロームにおいて減少した血中アディポネクチン濃度の増加が認められた．肥満モデルマウスにEPAを摂取させると，体重や脂肪組織重量の差は認められないものの，血中アディポネクチン濃度の増加が認められる．この時，脂肪組織において増加する炎症性アディポサイトカイン遺伝子発現は有意に抑制されているため，アディポネクチン分泌の増加は脂肪組織の炎症性変化の改善によると考えられる．興味深いことに，EPA摂取マウスでは対照マウスと比較して脂肪組織に浸潤したマクロファージの数はむ

しろ増加しているにもかかわらず，IL-10やアルギナーゼなどM2マーカーの増加傾向が認められ，脂肪組織におけるマクロファージの質的変化が示唆された．以上のように，脂肪酸の質的な変化が脂肪組織の炎症性変化，ひいては全身の糖代謝や心血管イベントの発症に関与する可能性がある．

f．おわりに

従来，脂肪組織は単に余剰エネルギーを貯蔵する静的な臓器とみなされていたが，全身の代謝変化に応じて形態的にも機能的にもダイナミックな変化をきたす動的な臓器として捉えられるべきである．肥満の脂肪組織におけるマクロファージ浸潤は脂肪組織リモデリングの主要な病態の1つであり，脂肪組織局所の炎症性変化とこれによりもたらされる全身の臓器間クロストークの破綻により発症する糖代謝異常をはじめとするメタボリックシンドロームの分子機構の理解のための重要な手掛かりとなる（図2）．今後，脂肪組織炎症性変化の分子機構が解明されることにより，メタボリックシンドロームや糖尿病に対する新しい治療戦略の創出につながると期待される． ［菅波孝祥，小川佳宏］

■文献

1) Hotamisligil GS : Inflammation and metabolic disorders. Nature 444 : 860-867, 2006.
2) Guilherme A, Virbasius JV, Puri V, Czech MP : Adipocyte dysfunctions linking obesity to insulin resistance and type 2 diabetes. Nat Rev Mol Cell Biol 9 : 367-377, 2008.
3) Suganami T, Nishida J, Ogawa Y : A paracrine loop between adipocytes and macrophages aggravates inflammatory changes: role of free fatty acids and tumor necrosis factor-α. Arterioscler Thromb Vasc Biol 25 : 2062-2068, 2005.
4) Suganami T, Tanimoto-Koyama K, Nishida J, et al : Role of the Toll-like receptor 4/NF-κB pathway in saturated fatty acid-induced inflammatory changes in the interaction between adipocytes and macrophages. Arterioscler Thromb Vasc Biol 27 : 84-91, 2007.
5) Ito A, Suganami T, Miyamoto Y, et al : Role of MAPK phosphatase-1 in the induction of monocyte chemoattractant protein-1 during the course of adipocyte hypertrophy. J Biol Chem 282 : 25445-25452, 2007.

12. 代謝 — b. メタボリックシンドローム

いろいろな動脈硬化の危険因子が同一の人に重なって存在するときは、その数に依存して危険度が増すことが、マルチプルリスクファクター症候群といわれるように、臨床的にも疫学的にも観察されていた。しかしその発生する背景、原因については明らかではなかった。1988年、Reavenらにより特定の疾患がクラスターして発生すること、それが高いリスク性を保持することなどが報告され[1]、シンドロームXと提唱された。このような疾患がクラスタリングを起こす原因として、インスリン抵抗性や脂肪の分布異常（内臓脂肪蓄積）などが強く関与しているということが臨床的観察から見出された。インスリン抵抗性をもたらす原因や内臓脂肪蓄積をもたらす原因として過食や運動不足などが挙げられた。しかし両者の間にどのような関連性があるかについてのメカニズムについての詳細は不明である。

しかし過食や運動不足という生活習慣が肥満をもたらす原因であることはきわめて明らかであり、肥満をもたらす直接原因としての脂肪組織における脂肪蓄積との関連が研究の対象として取り上げられるようになった。なぜならほぼ時を同じくして脂肪細胞が内分泌細胞として多彩なサイトカインを分泌することが明らかにされ、それらのサイトカインと疾患発生との関連が盛んに研究の対象となった。それらを通じてメタボリックシンドロームでは脂肪組織における炎症がその1つの機序として役割を演じているだろうということになった。メタボリックシンドロームの診断基準は世界的には異なる点もあるが、糖尿病、高血圧、脂質異常症（中性脂肪の上昇、HDLの低下）などがありこれに肥満症（内臓脂肪蓄積など）そしてインスリン抵抗性などの組み合わせである。脂肪組織での炎症性変化とメタボリックシンドロームでの疾患の関連性についての研究が行われるようになった。

a. 脂肪の分布と危険因子

肥満を診断するにはBMIという指標で体重/身長×身長として算出し25以上を肥満とする。これに加えてCTスキャン、超音波診断装置で内臓脂肪を測定して皮下型肥満、内臓型肥満を診断する。結果的には内臓肥満ではメタボリックシンドロームでみられる疾患の頻度が高く、内臓脂肪組織がこれらを発生させるのに重要な役割をしていることが推測された。これらと相まって脂肪細胞ではTNFα, adiponectin, レジスチン、VEGFなど多彩なサイトカインが分泌されることが実験的に証明された。そこで臨床的な観察として内臓脂肪蓄積と血中サイトカインの関連が検討され、内臓脂肪蓄積、インスリン抵抗性とTNFαやレジスチンなどとの間には正の相関がみられ、また血管新生を促進するVEGFも内臓脂肪の蓄積と相関していた。一方、インスリン抵抗性などを防御するとされるadiponectinは内臓脂肪蓄積とは負の相関を示していた。このような事実から内臓脂肪の蓄積に伴って脂肪細胞が特異な機能を表すことが推測された。

b. 内臓脂肪細胞の機能とメタボリックシンドローム—特異な脂肪細胞の出現

内臓脂肪細胞と皮下脂肪細胞は発生学的に根本から異なるのであろうか、それとも太るなどの状況によって新たな機能を付与されるのであろうか。このことを検討するために実験的に両

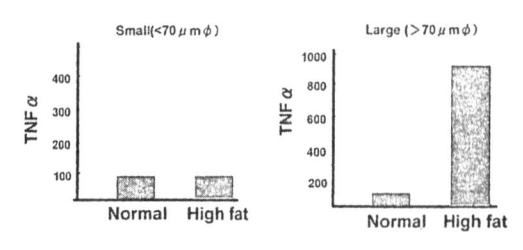

図1 脂肪細胞のサイズとTNFα発現（高脂肪，高糖食の比較）

者から細胞を調整して検討すると，確かに内臓脂肪細胞からのサイトカインの合成分泌は血中の増加を説明できるものであった．すなわち脂肪の蓄積の過程で獲得する性質と判断できた．

では内臓脂肪に何がそうさせているのであろうか．そこで内臓という環境と細胞機能を考慮して，細胞をそれぞれ，内臓脂肪細胞を皮下に，皮下脂肪細胞を内臓に移植するという実験をした．すると本来サイトカインの分泌の少ない皮下脂肪細胞が内臓では盛んにサイトカインを分泌するようになった．内臓の脂肪細胞を皮下に移植したときにはその逆の反応である．これらのことは脂肪細胞ではその存在する環境によりメタボリックシンドロームなどに関連するサイトカインの分泌が変化していることであり，その病態を理解するためにはその環境のなせるところを理解することである．すなわち内臓領域で何が起こっているのかということである．

さて脂肪細胞はそのサイズにより機能を変化させているという報告がある．何らかの治療を行って小さくするとその機能は可逆的であることからも重要な病因としてとらえられた．しかし大きいことによって，あるいは大きくなる過程で何が起こっているかという直接的な観察は必ずしも多くはない．

細胞を大きくするというためには糖質で，あるいは脂質で行うという手法がある．さらに細胞のサイズは組織内では不均一であり，大きな細胞と小さな細胞は混在している．それらを考慮して検討した．結果としては，TNFαの分泌を指標にみると，いずれの栄養素による条件でも小さな細胞では分泌の亢進は起こらない．一方大きな細胞では，高脂肪食の場合のみTNFαの分泌は亢進していた（図1）．高糖質食ではそのようなことは起こらなかった．このことは必ずしも細胞のサイズでは決められないことを示している．

そこで，何がTNFα分泌をもたらしているかを検討するために，高脂肪食で発現が亢進するような遺伝子の検索をした．gene chip法で検索すると，TLR2という受容体の発現亢進に注目した．なぜなら，この受容体はある種の炎症性変化に対応するもので，その中に脂肪酸への結合が示されているからである．脂肪酸をこの細胞に添加するとTNFαの分泌亢進がみられた．このことは，食事性の脂肪を摂取する過程で，内臓の脂肪細胞がその1つとして炎症に関与するサイトカインの受容体を発現させ，一連の炎症性変化ともいうべき反応を誘導し，メタボリックシンドロームにみられるような変化が起こるのであろう．TRL2ノックアウトマウスを用いて同様の検討を行うと高脂肪食の反応はみられなかった．このような細胞は脂肪組織の中で内臓に限って増加するという事実もあり，内臓脂肪の特異な変化といえるであろう．

c．メタボリックシンドロームと炎症性変化

脂肪細胞からは多くのサイトカインが分泌されることを述べた．これらのサイトカインがどのような病的意義を持つかということはいろいろな角度から検討がなされている．

内臓脂肪組織は腸管に近接するということ，また脂肪組織にはマクロファージの増加が酸化ストレスなどを介してみられること，それらに対応してPAI-Iの上昇，アディポネクチンの低下などがみられている．さらにマクロファージの浸潤については，マクロファージにはその活性化の状態に依存して2種類存在して（LPS

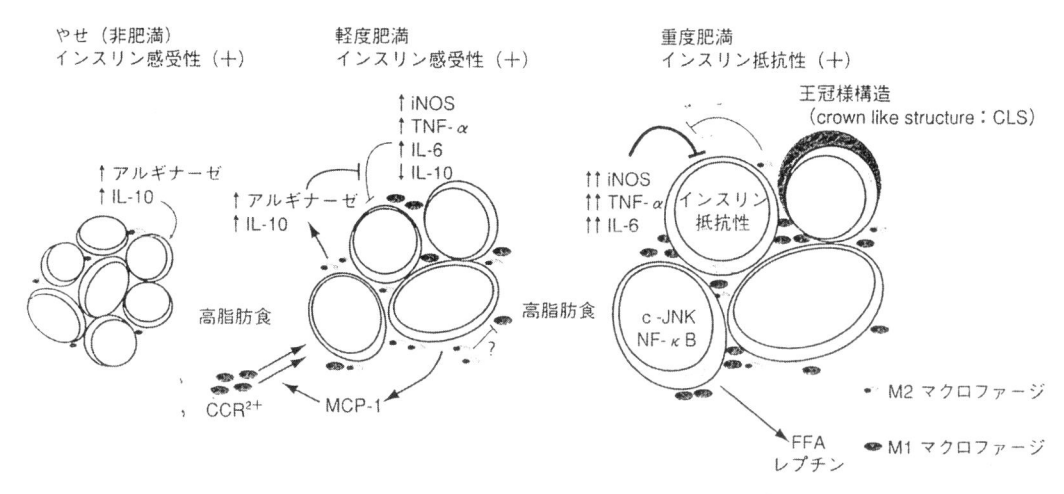

図2 脂肪組織に浸潤する2種類のマクロファージ[2]

やINF-αによって誘導されTNFα, IL-6, IL-12などを分泌するM1と, IL-4, IL-13によって誘導され炎症性サイトカインの産生が低下しIL-10などの抗炎症性サイトカインの分泌の増加しているM2がある：図2), 脂肪組織に浸潤したマクロファージを分析すると非肥満の状態では抗炎症作用を持つM2が主体を示しており, 高脂肪食で肥満が進行すると炎症作用を持つM1が主体となるという変化がみられ, 炎症性変化が関わっていることを強く示唆する. このマクロファージがどのようにして脂肪組織に出現するかということについては脂肪細胞が分泌するMCP-1やCCR-2などが浸潤を誘導する. これらのサイトカインのノックアウトマウスではこれらの浸潤が明らかに抑制されることからも裏付けられる. ただ, 脂肪細胞がMCP-1やCCR-2を分泌する機序についてはその詳細は不明である.

これらの一連のサイトカインの変動には脂肪組織が食事, 高脂肪食に反応していることなどから脂肪酸の関与にも注目されている. FFAと結合するタンパクが同定され, それらがメタボリックシンドロームの病態に深く関わりを持つことが示されている.

d. おわりに

メタボリックシンドロームのすべてを脂肪組織で語れるかということについては, 症候群というカテゴリーからもそのすべてを語ることには無理な点がある. しかし新しい疾患概念としても, この病態を考える点でも, 治療学的なアプローチからも脂肪組織の持つ意味は大きいことには相違ない.

臨床的にとらえられる多くの部分は脂肪組織の炎症性サイトカインの変化によって説明されるようになった. 今後の研究が期待され, 候補のサイトカインの修飾などによる病態の改善が特異な治療のターゲットになることを願っている.

［齋藤　康］

■文献
1) Reaven GM：Role of insulin resistance in human disease. Diabetes 37：1505-1607, 1988.
2) 春日雅人：メタボリックシンドロームとは何か. 実験医学 25 (15)：20-31, 2007.

12. 代謝 ― c. AA アミロイドーシス

アミロイドーシスはアミロイド性タンパクが組織に沈着して，組織障害を生じる疾患群をいう．中でも慢性炎症に伴う反応性 AA アミロイドーシスは，急性期タンパクの血清アミロイド A（serum amyloid A；SAA）を前駆タンパクとする AA アミロイド線維の組織への沈着によって臓器障害をきたす疾患である．予後がきわめて不良で，5年生存率が 50〜60% といわれている．

過去においては，結核を主としていたが，現在は関節リウマチ（RA）が AA アミロイドーシスの原疾患として最も頻度が高いことが知られ，RA の 5〜6% といわれている．したがって，リウマチ臨床医にとって，その早期よりの診断および管理は重要な課題である．その他，慢性炎症性疾患に続発する．

a. 血清アミロイド A

血清アミロイド A（SAA）は炎症反応によって肝臓から産生される急性期タンパクの一種で，アミロイド A 線維の前駆タンパクである．急性期タンパクには他に C-reactive protein（CRP），fibrinogen（Fib），α_1-antitrypsin，α_2-macroglobulin，heptoglobin，ceruloplasmin などがある．

ヒトの SAA には 3 つの isotype があり，SAA1，SAA2 そして SAA4 である．急性期タンパクは SAA1 と SAA2 である．SAA3 は pseudogene で，SAA4 は炎症と無関係に常時発現している．SAA1 と SAA2 とのタンパク構造は 90% 相同で，両親媒性の α-helix と β sheet 構造を 2ヵ所ずつ有し，2ヵ所の疎水性ドメインの N 末端側が脂質に結合する．SAA は主に high density lipoprotein（HDL）中に存在し，一部は VLDL や LDL にも存在し，apoAⅡ や apoE と同様に VLDL や LDL に，あるいは LDL から HDL にリポタンパク間を移行し得ることから HDL，LDL，VLDL の機能調整に関与すると考えられる．また，SAA は血中に 5〜10mg/l 存在し，炎症時には数百〜数千 mg/l と著増することから，非炎症時と炎症時とは生理・病態的役割が異なる可能性がある．さらに臨床的に SAA の血中濃度（とくに SAA-LDL 濃度）と心血管系イベントに hs-CRP よりも強い相関があることが報告されている．このことから SAA の心血管系疾患の病態意義が強く示唆される．

SAA の直接的病態意義として慢性炎症性疾患に伴う二次性アミロイドーシス（AA アミロイドーシス）に関与する．SAA 断片が主たる構成を示す AA アミロイドが組織に沈着し臓器障害を生じる．消化管に沈着することによって消化吸収障害，難治性下痢を生じ低栄養状態をきたす．腎臓に沈着することによって腎機能の低下をきたし腎不全になる．腎障害出現例では予後 1〜2 年ときわめて不良である．なお，AA アミロイドーシスに関与する SAA は SAA1 が主で，SAA1 遺伝子には 3 つの対立遺伝子多型があり，SAA1・1，SAA1・3，SAA1・5 である．SAA2 には 2 つの多型（SAA2・1，SAA2・2）があるが，日本人では SAA1・3 を示す場合発症リスクが高い[1,2]．

b. サイトカインによる SAA 発現機序

IL-6，IL-1，TNF-α 等のサイトカインによる SAA 誘導の詳細な検討は別項「I.A.54 急性期タンパク」で述べられている．SAA の発現には，IL-6 が中心的役割を果たし，IL-1 ま

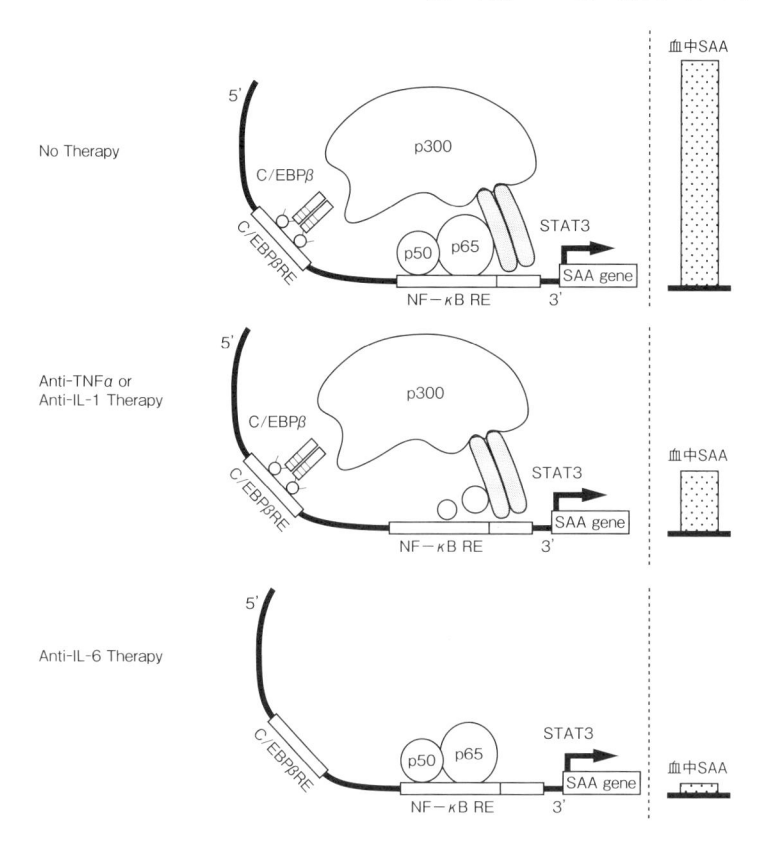

図1 関節リウマチ患者における抗サイトカイン療法のSAA産生抑制効果の模式図（推定）

たはTNF-αは補助的に作用する[3]．この件に関してはまた，IL-6，IL-1，TNF-αのそれぞれに特異的な阻害薬を用いて，IL-6，IL-1，TNF-α3者刺激における阻害効果を検討したところ，IL-6阻害薬（ヒト型化抗IL-6受容体抗体，トシリズマブ）はほぼ完全にSAA mRNAの発現を抑制したが，IL-1またはTNF-αの阻害薬は部分的にしか阻害しなかった．このことからもSAA発現産生増強にはIL-6が中心的役割を果たしていることが示された[4]．

c．AAアミロイドーシスの治療

現在最も続発の多い原疾患は関節リウマチ（rheumatoid arthritis；RA）である．NSAIDs，DMARDs，ステロイド薬，免疫抑制薬を駆使して活動性を抑制しているが，AAアミロイドーシスの予防・改善はきわめて困難である．AAアミロイドは主に腎臓，消化管，脾臓などに沈着し，腎障害から腎不全をきたして透析への移行が多い．また消化管への沈着により下痢，吸収障害をきたして栄養不良となり，場合によってはIVHを余儀なくされる症例もある．

そこで，サイトカイン阻害療法によるAAアミロイドーシス治療が考えられる．RAはIL-6，TNF-α，IL-6などさまざまなサイトカインが活性化されている慢性炎症疾患であるが，現在行われているRAに対するTNF-α阻害でSAAの低下，IL-6阻害でSAAの低下ならびに正常値化が認められているが（図1），はたして実際のAAアミロイドーシスに対する治療効果は認められるのであろうか．2003年GottenbergらはI5例のAAアミロイドーシス合併RA患者に対するTNF-α阻害療法の

表1 15例のAAアミロイドーシス患者の紹介とTNF-α阻害治療前後の所見[5]

Patient/ age/sex	Underlying disease[*]	Disease duration. underlying/ AAA. years	Prior DMARDs/ AlkA. no.[†]	Tender/ swollen joints. no.[‡]	Type of anti-TNF/ dose. mg/kg[§]	Associated therapy[¶]	C-reactive protein. mg/liter Initial	C-reactive protein. mg/liter Last	Proteinuria. gm/day Initial	Proteinuria. gm/day Last	Creatininemia. μmoles/liter Initial	Creatininemia. μmoles/liter Last	Followup. months	Still taking anti-TNF. yes/no
1/60/M	AS	38/11	3/2	8/6	I/5	CS	6	44	0.54	0.46	260	295	3	No
2/70/F	RA	18/1	4/0	12/12	I/3	—	30	4	2	6	93	130	3	No
3/55/F	RA	21/4	3/0	11/6	I/3	CS	15	21.3	3	3.6	80	85	6	No
4/37/M	AS	24/1	2/0	NA	I/3	NSAID	29	4	9.2	13	133	217	18	Yes
5/68/M	PA	17/1	0/0	13/11	I/3	AZA	6	22	4.3	3.75	316	517	5	Yes
6/59/F	RA	13/4	5/0	12/6	E	—	11	5	1.2	0.2	398	425	12	Yes
7/32/M	aSD	14/2	5/2	5/2	I/3(3times) +I/5(once)	MTX.CS	127	52	17	35	88	230	5	Yes
8/47/M	CINCA	30/7	4/1	6/0	E	MTX.CS	7	5	3.4	3.2	251	256	15	Yes
9/35/M	AS	22/3	2/0	NA	I/5 and E	NSAID	24	4	0.2	0.8	138	165	14	Yes
10/59/F	RA	13/4	5/2	12/6	E	—	5	6	1.2	0.72	229	246	7	No
11/37/M	RA	22/2	4/0	NR	I/3	—	64	20	3	0.9	134	145	17	Yes
12/66/M	AS	23/<1	6/0	13/11	I/3	AZA	<5	<5	3	1.22	130	134	8	Yes[#]
13/35/F	JIA	33/3	3/0	7/4	E	MTX	2	5	1.4	0.15	150	137	14	Yes
14/53/M	AS	27/2	2/0	NA	I/5	NSAID	45	5	3	0.6	126	86	18	Yes
15/29/M	AS	11/1	4/0	1/1	I/3	MTX.CS	<5	<5	14.5	2.3	150	118	11	Yes
All[**]	—	21.7/3.1	3.5/0.47	9.1±3.4/ 5.9±3.2	—	—	25.4±22.4		4.5±3.6		178.4±74.9		10.4	—

[*] AS=ankylosing spondylitis；RA = rheumatoid arthritis；PA = psoriatic arthritis；aSD = adult-onset Still's disease；CINCA = chronic infantile neurologic cutaneous and articular syndrome；JIA = juvenile idiopathic arthritis.
[†] DMARDs=disease-modifying antirheumatic drugs；AlkA=alkylating agents（chlorambucil and/or cyclophosphamide）.
[‡] NA=not applicable：NR=not reported.
[§] I=infliximab；E=etanercept（25mg × 2/week）；I and E=infliximab（3mg/kg for 4 months） then etanercept（for 10 months）.
[¶] CS=corticosteroid（prednisone）；NSAID=nonsteroidal antiinflammatory drug；AZA=azathioprine；MTX=methotrexate.
[#] The glomerular filtration rate decreased from 61.5 to 54.3 ml/minute and an angiotensin-converting enzyme inhibitor was introduced.
[**] The mean age of all patients was 49.5 years. Values for all patients are the mean or mean±SD.

結果を報告した[5]．腎症を認める患者について尿タンパク，腎機能の変化を3〜18ヵ月の期間内で検討した．その結果，表1に示すように合計15例において10例の抗TNF-α抗体（インフリキシマブ，レミケード），4例のTNF-α受容体-Fe結合タンパク（エタナセプト，エンブレル），そして1例の両者治療で，7例の改善，5例に不変が認められ，3例に悪化が認められた．とくにインフリキシマブ単独，インフリキシマブとメソトレキセート，エタナルセプトとメソトレキセートの3例に著効が認められた．したがって，従来強力なステロイドと強力な免疫抑制薬との併用でなければ改善が得られなかったことを考えると，TNF-α阻害はAAアミロイドーシス治療の有力な手段になる．

IL-6阻害による大規模調査の結果は現在のところ報告はないが，最近奥田らによって若年性関節炎（JIA）患者に対するヒト型化抗IL-6受容体抗体（トシリズマブ）による著効症例が報告された．すなわち尿タンパクは2ヵ月後に消失し，Ccr 66ml/minは治療後6ヵ月で124ml/minを認めた．1例報告であるので結論はつけられないが，前述のようにIL-6阻害治療は理論面から考慮してもAAアミロイドーシスに対する最も有望な治療法になると期待される．

d．おわりに

難病AAアミロイドーシスがいよいよ難病でなくなりつつある．診断後5年生存率は50〜60％で治療法がなく，患者も医師もその無力さを歯痒く思い，諦めていたが，やっとわずかな光がみえ始めたと考えられる．

さまざまなサイトカインが活性化される慢性炎症性疾患に対して単一のサイトカイン阻害が治療法として可能であることは，誰が予想したであろうか．ましてや反応性のAAアミロイドーシスに対しても有効であるとは夢にも思わなかったであろう．しかもその理論的裏付けが可能になったことは，今後の病態解析に多大なヒントを与えるものである．患者に対する恩恵を与えるばかりでなく，多くの慢性炎症性疾患の克服に一石を投じる治療が開発されつつあると思われる．

［吉崎和幸］

■文献
1) Nakamura T, et al：Mod Rheumatol 10：160-164, 2000.
2) Yamada T, et al：J Prot Fold Dis 10：7-11, 2003.
3) Hagihara K, et al：Genes Cells 10：1051-1063, 2005.
4) Hagihara K, et al：BBRC 314：363-369, 2004.
5) Gottenberg J-E, et al：A & R 48：2019-2024, 2003.
6) Okuda Y, et al：A & R 54：2997-3000, 2006.

13. 血液 — a. 移植片対宿主病

　移植片対宿主病（graft-versus-host disease；GVHD）は，患者の体内に生着した他者のTリンパ球が，組織適合抗原の異なる患者の臓器を攻撃することによって発症する疾患である．同種造血幹細胞移植後または輸血後に発症する．免疫反応の標的となる抗原はヒト主要組織適合抗原（human leukocyte antigen；HLA）かまたはマイナー組織適合抗原（minor histocompatibility antigen；mHa）である．

a. 症状・分類

　GVHDは主に発症の時期と症状によって急性GVHDと慢性GVHDに分けられる（表1)[1]．急性GVHDでは主に皮膚，胆管，消化管が傷害されるため紅斑，黄疸・肝障害，下痢・下血などがみられる．慢性GVHDではこれらに加えて肺，涙腺，唾液腺，口腔粘膜，生殖器粘膜などのさまざまな臓器・組織が傷害される．急性GVHDは重症度によって治療方針や予後が大きくことなるため，表2，表3のように侵される臓器障害のステージと全体の重症度が分類されている．グレードⅡ以上の重症GVHDは，HLA不適合同胞ドナーからの骨髄移植では約20％，HLA適合非血縁ドナーからの骨髄移植では約40％の患者に発症する．この頻度の差は，非血縁ドナーからの移植では血縁ドナーからの移植に比べて不適合mHaの数が多いためと考えられている．HLA不適合ドナーからの移植の場合，GVHDは不適合HLA抗原数が多いほど頻度が高くなる．

b. 発症のメカニズム

　ドナー由来の同種抗原反応性T細胞が，二次リンパ組織内の患者由来抗原提示細胞が提示するHLAまたはmHaを認識し，活性化されることによって発症する．mHaは特定のHLAによって提示される内因性の多型ペプチドである．コードしている遺伝子はHLAとは別の染色体上に位置するため，遺伝的にはHLAとは無関係に引き継がれる．mHaは小ペプチドであるため，HLA型のように抗体によってタイプを決めることはできない．常染色体遺伝子由来のmHaの場合はPCR-RFLP法によりアレルが決定される．これまでに分子レベルで同定されたmHaには，HA-1，HA-2，HA-3，ACC-1，ACC-2，性染色体由来のH-Yなどがある．これらのmHaはGVHDや移植対白血病効果（graft-versus-leukemia；GVL）に関与していると考えられるが，臨床成績の検討によりGVHDとの相関が証明されているのは現在のところH-Y抗原のみである．個体によって多型性を示すCD31（PECAM-1）のような接着分子がGVHDと相関することも報告されている．

　HLAやmHaによって活性化されたT細胞はリンパ組織内で細胞傷害性T細胞（cytotoxic T lymphocyte；CTL）として増殖し，標的組織に移行して組織障害を引き起こす．ドナー由来の成熟T細胞は移植後速やかに腸管リンパ組織に移行し，とくに小腸のパイエル板において同種抗原により感作される[2]．T細胞による組織障害にはFasリガンドとパーフォリンの両者が関与している．一方，活性化されたT細胞は，インターロイキン（IL)-2やインターフェロンγなどを介して単球を刺激しインターロイキン1やtumor necrosis factor（TNF）などの産生を促す．これらのサイトカインはCTLの存在なしにGVHDを惹起しうる．これ

表1 GVHDの分類

分類	亜分類	発症時期*	急性GVHD症状	慢性GVHD症状
急性GVHD	古典的	100日以内	あり	なし
	持続型，再燃型，遅発型	100日以降	あり	なし
慢性GVHD	古典的	規定なし	なし	あり
	重複型	規定なし	あり	あり

*移植あるいはドナーリンパ球輸注からの日数．

表2 急性GVHD臓器障害のステージ

Stage[a]	皮膚 皮疹（%）[b]	肝 総ビリルビン（mg/dl）	消化管 下痢[c]
1	<25	2.0-3.0	500-1,000ml または持続する嘔気[d]
2	25-50	3.1-6.0	1,001-1,500ml
3	>50	6.1-15.0	>1,500ml
4	全身紅皮症，水疱形成	>15.0	高度の腹痛・出血[e]

[a] ビリルビン上昇，下痢，皮疹を引き起こす他の疾患が合併すると考えられる場合はstageを1つ落とす．合併症が複数存在する場合や急性GVHDの関与が低いと考えられる場合，主治医判断でstageを2-3落としてもよい．
[b] 火傷における「9の法則」を適応．
[c] 3日間の平均下痢量．
[d] 胃・十二指腸の組織学的証明が必要．
[e] 消化管GVHDのstage 4は，3日間平均下痢量 >1,500ml かつ，腹痛または出血（visible blood）を伴う場合を指す．腸閉塞の有無は問わない．

表3 急性GVHDの重症度分類（グレード）

Grade	皮膚 stage	肝 stage	消化管 stage
0	0	0	0
I	1-2	0	0
II	3	1	1
III	—	2-3	2-4
IV	4	4	—

注1）ECOG performance status（PS）=4の場合，臓器障害がstage 4に達しなくともgrade IVとする．
注2）各臓器障害のstageのうち，1つでも満たしていればそのgradeを適用する．
注3）「—」は障害の程度が何であれgradeには関与しない．

らは同時に組織のHLAや接着分子の発現を亢進させることによってCTLやNK細胞による組織障害を増強する（図1）．

Th2サイトカインであるIL-4やIL-10はGVHDに抑制的に働く．とくにドナー由来のNKT細胞はIL-4依存性にGVHDを抑制する．臨床的な解析では，組織適合抗原の不一致以上に，Th2サイトカインであるIL-10やIL-10レセプターの遺伝子多型がGVHDの発症に強い影響を及ぼしていることが確認されている．

移植前処置に用いられる全身放射線照射（total body irradiation；TBI）は患者の単球を活性化しTNFの産生を促す．マウスではTBIの線量とGVHDの重症度とが相関することが知られている．一方，mHaに刺激されたT細胞から放出されるIL-12はNK細胞を活性化し組織障害を引き起こす．

c．GVHDによるGVL効果

同種骨髄移植後に再発した急性白血病が，急

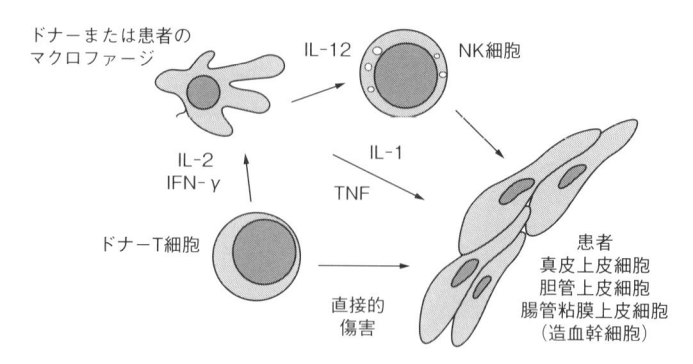

図1 急性GVHDのメカニズム
同種抗原によって活性化されたTリンパ球は直接あるいはサイトカインを介して患者の組織を傷害する．

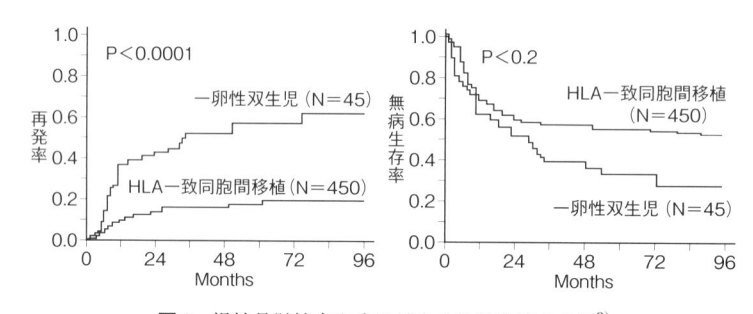

図2 慢性骨髄性白血病に対する骨髄移植の成績[3]
一卵性双生児間の骨髄移植では同種免疫反応が起こらないため，HLA一致同胞ドナーからの骨髄移植に比べて有意に再発率が高く，生存率も低い傾向がみられる．

性GVHDの発症とともに寛解する例があることから，GVHDにGVL効果のあることが1970代の後半から推測されていた．その後，T細胞除去骨髄を用いた同種BMT後に白血病が高率に再発することが明らかとなり，GVL効果を担っているのは移植片中のT細胞であることが示された．このようなGVL効果の存在を最も如実に示しているのは，病態が均一な慢性骨髄性白血病に対する再発率の報告である（図2）[3]．HLA一致ドナーから骨髄移植を受けた患者では，同種免疫反応が起こらない一卵性双生児から移植を受けた患者に比べて再発率が低い．ただし，HLA一致同胞より骨髄移植を受けた造血器悪性腫瘍患者を対象とするわが国の検討では，急性GVHDは再発率を低下させるものの，生存率の改善には寄与しないとされている．ハイリスク群におけるgrade IのGVHDのみが生存率の改善と関連していた．

d．予防と治療

重症GVHDはひとたび発症すると副腎皮質ステロイドを除いて確立された治療方法がなく，予後不良であるため，予防が最も重要である．最も標準的な予防方法はシクロスポリンまたはタクロリムスと短期間のメソトレキサートの併用である．グレードⅡ以上のGVHDに対してはメチルプレドニゾロン1～2 mg/kgが用いられる．しかしこれによって寛解が得られるのはたかだか50％である．抗胸腺細胞グロブリン（antithymocyte globulin；ATG）は古くから用いられているが，GVHDには有効なものの，生存率を改善するという証拠は得られていない[4]．最近では，ステロイドに対する不応性を早期に診断し，不応例に対してはミコフェ

ノール酸モフェチルを早期から投与する試みがなされている.また,骨髄間葉系幹細胞輸注の有用性が報告されている[5]. 　　　　　[中尾眞二]

■文献

1) Filipovich AH, Weisdorf D, Pavletic S, et al : National Institutes of Health consensus development project on criteria for clinical trials in chronic graft-versus-host disease: I. Diagnosis and staging working group report. Biol Blood Marrow Transplant 11 : 945-956, 2005.
2) Murai M, Yoneyama H, Ezaki T, et al : Peyer's patch is the essential site in initiating murine acute and lethal graft-versus-host reaction. Nat Immunol 4 : 154-160, 2003.
3) Gale RP, Horowitz MM, Ash RC, et al : Identical-twin bone marrow transplants for leukemia. Ann Intern Med 120 : 646-652, 1994.
4) Van Lint MT, Milone G, Leotta S, et al : Treatment of acute graft-versus-host disease with prednisolone: significant survival advantage for day +5 responders and no advantage for nonresponders receiving anti-thymocyte globulin. Blood 107 : 4177-4181, 2006.
5) Le Blanc K, Frassoni F, Ball L, et al : Mesenchymal stem cells for treatment of steroid-resistant, severe, acute graft-versus-host disease: a phase II study. Lancet 371 : 1579-1586, 2008.

13. 血液 — b. DIC・凝固異常

a. DICとは

播種性血管内凝固症候群（disseminated intravascular coagulation；DIC）は，基礎疾患の存在下に全身性持続性の著しい凝固活性化をきたし，細小血管内に微小血栓が多発する重篤な病態である．すべてのDIC症例において凝固活性化とともに線溶活性化がみられるものの，線溶活性化の程度は基礎疾患により相当の差違がみられる．DICは，進行すると血小板や凝固因子といった止血因子が低下し，消費性凝固障害の病態となる．

DICの二大症状は出血症状と臓器症状であり，臨床症状が出現すると予後はきわめて不良である．厚生労働省研究班の疫学調査では，死亡率56％とされている．このため，臨床症状が現れる前に治療を開始するのが理想である．

典型的なDICになる前にDIC病態を診断したいという臨床的ニーズから，DIC準備状態という概念が用いられることもあるが，はっきりした診断基準があるわけではない．

b. DIC基礎疾患別の発症機序

DICの三大基礎疾患は，敗血症，急性白血病，固形癌であるが，その他にも各種重症感染症，外傷，熱傷，熱中症，手術，腹部大動脈瘤，巨大血管腫，膠原病（とくに血管炎合併例），産科合併症（常位胎盤早期剥離，羊水塞栓），劇症肝炎，急性膵炎，ショック，横紋筋融解など多くの基礎疾患が知られている．

最重症の感染症である敗血症においては，lipopolysaccharide（LPS）やTNF，IL-1などの炎症性サイトカインの作用により，単球/マクロファージや血管内皮から大量の組織因子（tissue factor；TF）が産生され，著しい凝固

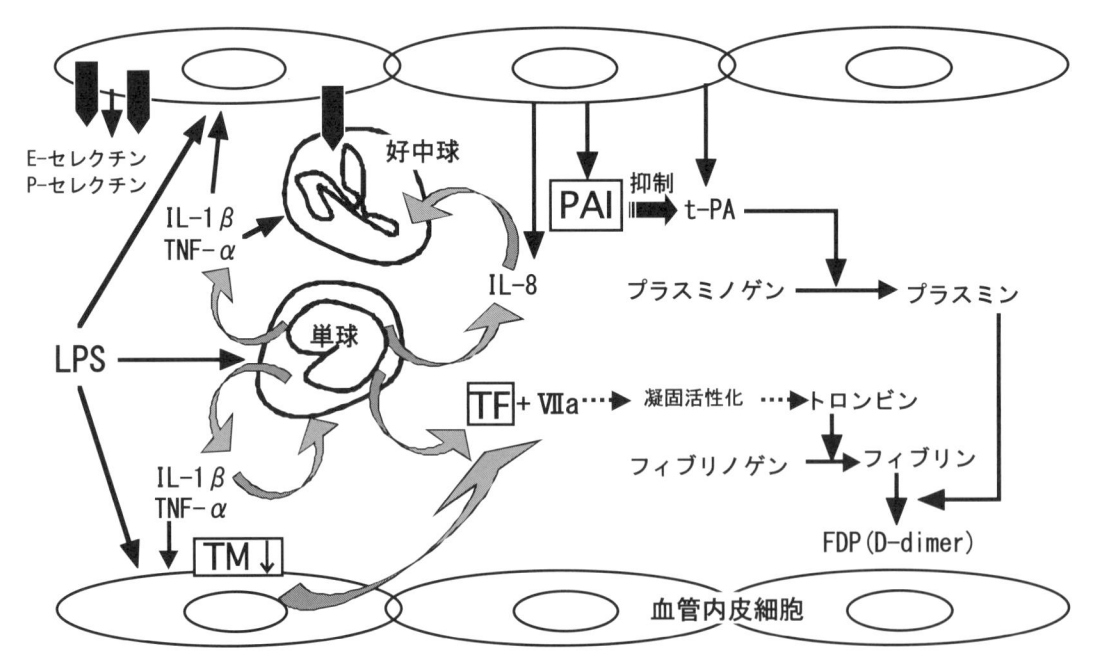

図1 敗血症に合併したDICの発症機序

活性化を生じる．また，血管内皮上に存在する抗凝固性タンパクであるトロンボモジュリン（thrombomodulin；TM）の発現が抑制されるため，凝固活性化に拍車がかかることになる．さらに，血管内皮から産生される線溶阻止因子であるプラスミノゲンアクチベーターインヒビター（plasminogen activator inhibitor；PAI）が過剰に産生されるため，生じた血栓は溶解されにくい（図1）．このため，敗血症に合併したDICにおいては，臓器における微小循環障害に起因する臓器障害をきたしやすい[1]．

一方，急性白血病や固形癌などの悪性腫瘍においては，腫瘍細胞中の組織因子により外因系凝固が活性化されることがDIC発症の原因と考えられている．血管内皮や炎症の関与がほとんどないという意味で，これらの悪性疾患によるDICでは，より直接的な凝固活性化が起こっているということができる．急性白血病に合併したDICにおいては臓器障害はあまりみられないが，しばしば出血症状が高度である．

c．DIC病型分類と分子マーカーの変動

著しい凝固活性化はDICの主病態であり全症例に共通しているが，その他の点については基礎疾患によって病態（とくに線溶活性化の程度）が異なっている（図2）[2]．

「線溶抑制型DIC」（旧名称：凝固優位型DIC）は，凝固活性化は高度であるが線溶活性化が軽度に留まるDICであり，敗血症に合併した例に代表される．線溶阻止因子PAIが著増するために強い線溶抑制状態となる結果，多発した微小血栓が溶解されにくくなり微小循環障害による臓器障害が高度になりやすいが，出血症状は軽度である．検査所見としては，凝固活性化マーカーであるトロンビン-アンチトロンビン複合体（thrombin-antithrombin complex；TAT）は上昇するものの，線溶活性化マーカーであるプラスミン-α_2プラスミンインヒビター複合体（plasmin-α_2 plasmin inhibitor complex；PIC）は軽度上昇に留まる．また，微小血栓の溶解を反映するフィブリン/フィブリノゲン分解産物（fibrin/fibrinogen degradation products；FDP）やDダイマーも軽度上昇に留まるのが特徴である．

「線溶亢進型DIC」（旧名称：線溶優位型DIC）は，凝固活性化に見合う以上の著しい線溶活性化を伴うDICであり，急性前骨髄球性白血病（acute promyelocytic leukemia；APL）や腹部大動脈瘤に合併した例に代表される．PAIはほとんど上昇せずに線溶活性化が強く，止血血栓が溶解されやすいことと関連して，出血症状が高度になりやすいが臓器障害はほとんどみられない．検査所見としては，TAT，PIC両者とも著増し，FDPやDダイマーも上昇する．フィブリノゲン分解も進行するためにFDP/DD比は上昇しやすいのも特徴である．なお，APLに合併したDICにおいて著しい線溶活性化がみられるのは，APL細胞上のアネキシンIIの過剰発現が原因と考えられている．

「線溶均衡型DIC」は，凝固・線溶活性化のバランスがとれており上記両病型の中間的病態を示し，固形癌に合併したDICに代表される．進行例を除くと，出血症状や臓器症状は意外とみられにくい．

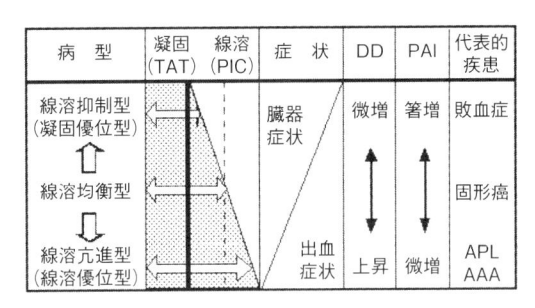

図2 DICの病型分類
TAT：トロンビン-アンチトロンビン複合体，PIC：プラスミン-α_2プラスミンインヒビター複合体，DD：Dダイマー，PAI：プラスミノゲンアクチベーターインヒビター，APL：急性前骨髄球性白血病，AAA：腹部大動脈瘤（詳細は文献2参照）．

表1 DIC診断基準

	厚生労働省 DIC 診断基準	急性期 DIC 診断基準
基礎疾患	基礎疾患あり：1点	基礎疾患の存在は必須
臨床症状	出血症状あり：1点	除外診断が必要
	臓器症状あり：1点	SIRS（3項目以上）：1点
血小板数 ($\times 10^4/\mu l$)	$8 < \leq 12$：1点	$8 \leq < 12$ or 30％以上減少/24h：1点
	$5 < \leq 8$：2点	< 8 or 50％以上減少/24h：3点
	≤ 5：3点	
FDP	$10 \leq < 20$：1点	$10 \leq < 25$：1点
	$20 \leq < 40$：2点	$25 \leq$：3点
	$40 \leq$：3点	
フィブリノゲン（mg/dl）	$100 < \leq 150$：1点	―
	≤ 100：2点	
PT	PT比	PT比
	$1.25 \leq < 1.67$：1点	$1.2 \leq$：1点
	$1.67 \leq$：2点	
DIC 診断	7点以上	4点以上
	（白血病群では，出血症状と血小板数を除いて，4点以上）	（白血病群には適応できない）

表2 DIC の治療

1) 基礎疾患の治療：最重要．
2) 抗凝固療法：以下より選択
   ・ヘパリン類：ダナパロイド，低分子ヘパリン，未分画ヘパリン
   ・アンチトロンビン濃縮製剤：AT 活性低下時にヘパリン類と併用
   ・セリンプロテアーゼインヒビター：メシル酸ナファモスタット，メシル酸ガベキサート
   ・遺伝子組換えトロンボモジュリン製剤（文献3参照）
3) 補充療法
   ・濃厚血小板：血小板の補充
   ・新鮮凍結血漿：凝固因子の補充
4) 抗線溶療法：原則禁忌．とくに敗血症，ATRA 使用中の APL には絶対禁忌．

d．DIC 診断基準

最も頻用されているのは，厚生労働省 DIC 診断基準である（表1）．基礎疾患，臨床症状（出血症状/臓器症状），血小板数，FDP，フィブリノゲン，PT 比（患者 PT/正常対照 PT）によってスコアリングして診断する（骨髄抑制をきたすような白血病群では，出血症状，血小板数を含めない）．典型的な DIC における臨床・検査所見を網羅している点が特徴であるが，早期診断には不向きとの指摘がある．この診断基準では7点以上（白血病群では4点以上）の場合に DIC と診断される．

急性期 DIC 診断基準は，より早期の診断が可能な診断基準として救急領域において期待されている．とくに感染症に合併した DIC の診断には威力を発揮するが，白血病のような血液疾患には適用できない．

これらの診断基準はなお改善の余地を残している．すなわち，DIC の本態である凝固活性化を反映するマーカー（TAT など）をぜひとも診断基準に組み込むべきである．また，線溶活性化の程度により DIC 病態は大きく変わるため，PIC のような線溶活性化マーカーも何らかの形で，DIC 病態診断に必要な項目として取り込むべきであろう．

e. DICの治療

表2に，DIC治療の概略を示す．最近開発された新薬もあるが[3]，なおDICの治療成績は充分とはいえないため，今後の改善が期待される．　　　　　　　　　［朝倉英策，中尾眞二］

■文献
1) Levi M, Ten Cate H: Disseminated intravascular coagulation. N Engl J Med 19 (341): 586-592, 1999.
2) 朝倉英策, 久志本成樹:「特集　DIC治療ガイドライン」DICの病態定義, 感染症と非感染症. 日本血栓止血学会誌 17: 284-293, 2006.
3) Saito H, Maruyama I, Shimazaki S, et al: Efficacy and safety of recombinant human soluble thrombomodulin (ART-123) in disseminated intravascular coagulation: results of a phase III, randomized, double-blind clinical trial. J Thromb Haemost 5: 31-41, 2007.

14. 全身性自己免疫疾患 — a. SLE

　SLE（systemic lupus erythematosus，全身性エリテマトーデス，全身性紅斑性狼瘡）は，代表的な全身性自己免疫疾患で，多臓器を侵しうる慢性疾患である．通常生体は自己構成成分に対しては免疫寛容を成立維持させているが，何らかの原因でこの免疫寛容が破綻し全身性に自己免疫応答が起こる病態である[1]．この結果，腎糸球体に大量の抗原抗体複合体（immune complex）が沈着し，ループス腎炎を形成する．広義の意味でアレルギー疾患であり，Ⅲ型に分類される．

a. 診断，疫学

　診断基準としてはアメリカリウマチ学会のものが一般的で，①蝶形紅斑，②円板状皮疹，③光線過敏症，④口腔潰瘍，⑤関節炎，⑥漿膜炎，⑦腎障害，⑧神経障害，⑨血液異常，⑩免疫異常，⑪抗核抗体陽性があり，11項目のうち4項目が存在すればSLEと診断される．とくに顔面に蝶が羽を広げたように見える蝶形紅斑はSLEに非常に特徴的な所見であり，約半数に認められる．光線過敏症はSLE患者の大半に認められ，しばしば受診のきっかけとなっている．またレイノー症状は本症の25％に認められる．腎臓糸球体に抗原抗体複合体が沈着して形成されるループス腎炎は重要な合併症で，ネフローゼ症候群を示すことも多い．ステロイド療法や透析療法がなかった時代にはループス腎炎による腎不全が最大の死因であった．現在の死因の第1位は日和見感染症である．腎症状と同様に重要な合併症として精神神経症状があり20～50％に見られ，痙攣発作と精神症状が多い．心嚢炎も高頻度に見られ，心筋炎，心内膜炎（Libman-Sacs）を合併することもある．また高頻度に胸膜炎を合併し，胸水が認められる．抗リン脂質抗体症候群を合併する場合には血栓性静脈炎，血小板減少をきたす．妊娠に際しては習慣性流産を起こしやすい．抗リン脂質抗体には抗カルジオリピン抗体，抗ループス凝固因子，梅毒血清反応の生物学的擬陽性を起こす抗体が知られている．SLE活動性判定にはSLEDAI（SLE disease activity index）がよく用いられる．

　血液・免疫学的検査では汎血球減少が認められ，抗核抗体，抗二重鎖DNA抗体，抗Sm抗体，抗RNP抗体，LE細胞現象などが検出される．血清補体価は低値を示すことが多く，梅毒反応生物学的擬陽性もしばしば観察される．

　女性に圧倒的に多く，男女比は1：9である．比較的若い年代（15歳から50歳）に発症する．平成9年度のSLE特定疾患医療受給者数は45,109人であるが，申請をしなかった人や医療機関を受診していない人も含めると実際はもっと多いと考えられている．厚生労働省の特定疾患の疫学に関する調査研究によると，この30年間にSLEは著明に増加している．アメリカ合衆国では白色人種より有色人種に多いことが知られている．

b. 治療

　治療に関しては，1950年代にステロイド療法が適応されるようになり，生存率やQOLは劇的に改善し，5年生存率は90％を超えるようになった．効果が不十分の場合はパルス療法と呼ばれるステロイド大量点滴投与が行われる．アザチオプリンやシクロフォスファミドなどの免疫抑制剤を併用する場合もある．いずれにしても症状軽快後は維持療法を長期間継続す

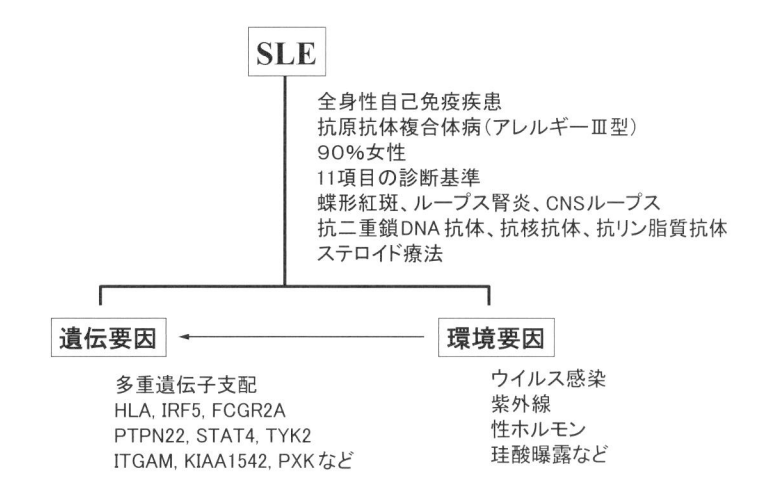

```
                    SLE
                    全身性自己免疫疾患
                    抗原抗体複合体病（アレルギーⅢ型）
                    90％女性
                    11項目の診断基準
                    蝶形紅斑、ループス腎炎、CNSループス
                    抗二重鎖DNA抗体、抗核抗体、抗リン脂質抗体
                    ステロイド療法

        遺伝要因 ←――――――――― 環境要因
        多重遺伝子支配           ウイルス感染
        HLA, IRF5, FCGR2A        紫外線
        PTPN22, STAT4, TYK2     性ホルモン
        ITGAM, KIAA1542, PXKなど  珪酸曝露など
```

図1 SLE

る必要がある．ステロイドの副作用としては感染症，消化器潰瘍，骨粗鬆症，高血圧，糖尿病，高脂血症，満月様顔貌，精神症状などがある．また最近では抗CD20抗体によるB細胞除去やCTLA4-Igによる治療も有効であることが明らかとなっている．RAに効果がある抗TNF抗体はSLEには使用されない．

c．原　因

原因は不明であるが，遺伝因子と環境因子の双方が関与していると考えられている（図1）．一卵性双生児では二卵性双生児より疾患一致率が高い（14-58％）ことから何らかの遺伝要因と同時に環境要因が考えられる．最近のヨーロッパ系白人女性を対象にした大規模なゲノムワイド多型解析によれば，これまでに相関が知られていたHLA，IRF5，FCGR2A，PTPN22，STAT4などに加えてITGAM（CD11b），KIAA1542，PXKといった疾患感受性遺伝子の存在も明らかにされた[2]．これらの中でとくに相関が強いのはHLA領域である．KIAA1542はエロンゲーションファクターをコードする遺伝子であるが，その近傍にはIFN-αの産生に関与するIRF7も存在する．このようにSLEは多数の遺伝的素因を背景に発症する疾患である（多重遺伝子支配）．環境因子では過去のウイルス感染，紫外線，珪酸への曝露などの可能性が示唆されているが，確定的な証拠はない．また，女性に圧倒的に多いことや妊娠により症状が悪化することなどから，女性ホルモンの関与が考えられており，病態形成における女性ホルモンの関与に関する報告が多数存在する[3]．最近，SLE患者に認められる高IFN血症が形質細胞様樹状細胞によってもたらされることが明らかにされ，Ⅰ型IFNがミエロイド系樹状細胞分化を促進し，SLE患者ではIFNにより活性化を受ける多くの遺伝子が発現されていることが明らかとなった[4]．動物モデルであるBWF1マウスにおいてもIFN-α投与が症状を悪化させ，IFN-α受容体欠損状態では軽減することも報告されている．これらの結果はSLEの発症機序にウイルス感染とⅠ型IFN産生が深く関与していることを示唆するものである．

d．動物モデル

SLEの自然発症動物モデルも多く知られており，（NZB×NZW）F1マウス，MRL/lprマウス，BXSBマウスなどがある．MRL/lprマウスはFas遺伝子の変異によるアポトーシス障害であり，ヒトでは自己免疫性リンパ球増殖症候群（ALPS）として知られている．ALPS

にはFas遺伝子異常（タイプIa）だけではなく，Fasリガンド異常（タイプIb），カスパーゼ10異常（タイプII），その他のアポトーシス関連分子異常による病態（タイプIII）も含まれており，自己免疫疾患の動物モデルとして広く使用されている．しかし，SLE患者では一般にアポトーシスに異常は認められず，ALPSとも異なる病態を示すことから，MRL/lprマウスがSLEのモデルマウスとして最適であるかに関しては十分注意をする必要がある．

同様なことは雄マウスに発症し，Y染色体上に存在するYaa遺伝子がその原因遺伝子として同定されているBXSBマウスにおいてもいえる．最近，Yaaの本態がTLR7遺伝子の重複であることが報告されている．(NZB×NZW)F1マウス（NZB/WマウスあるいはBWF1マウスとも省略される）はNew Zealand Black（NZB）マウスとNew Zealand White（NZW）マウスを交配して得られる第一代雑種で，雌マウスにおいてIgG抗DNA抗体や抗核抗体の産生や，抗原抗体複合体の腎糸球体への沈着によるループス腎炎の発症などSLEときわめて類似した病態を呈し，遺伝的解析においても疾患感受性遺伝子群の相同性がかなりの程度存在することから，現時点ではヒトSLEに最も近い動物モデルということができる．しかしながらその発症機序に関しては依然として解明されていないのが現状である．BWF1マウスにおいてもこれまでに多くの治療実験が報告されており，サイトカイン・ケモカインに対する抗体では抗IL-4，IL-6，IL-10，IFN-γ，SDF-1抗体などの投与が症状の改善をもたらすことが報告されている[5]．また副刺激因子や接着因子に対する抗体にも治療効果があることが知られている．SLEは自己抗体産生を特徴とするということから以前はTh2病という解釈をされていたが，そのサイトカイン動態は複雑で単純にTh1/Th2パラダイムでは説明できないのが事実である．

以上のようにSLEはステロイド療法が行われるようになってから，5年生存率は90％を超え，QOLは格段に向上した．しかしながら多くの副作用の問題も存在し，発症機序の解明とそれに基づいた根治的な治療の開発が待たれている．

[石川　昌]

■文献

1) Davidson A, Diamond B：Autoimmune diseases. N Eng J Med 345：340-350, 2001.
2) The International consortium for systemic lupus erythematosus, Harley JB, Alarcon-Riquelme ME, et al：Genome-wide association scan in women with systemic lupus erythematosus identifies susceptibility variants in ITGAM, PKK, KIAA1542 and other loci. Nat Gen 40：204-210, 2008.
3) Grimaldi CM, Hill L, Xu X, et al：Hormonal modulation of B cell development and repertoire selection. Mol Immunol 42：811-820, 2005.
4) Blanco P, Palucka AK, Gill M, et al：Induction of dendritid cell differentiation by IFN-alpha in systemic lupus erythematosus. Science 294：1540-1543, 2001.
5) Steinman L：Immunotherapy for autoimmune diseases. Science 305：212-216, 2004.

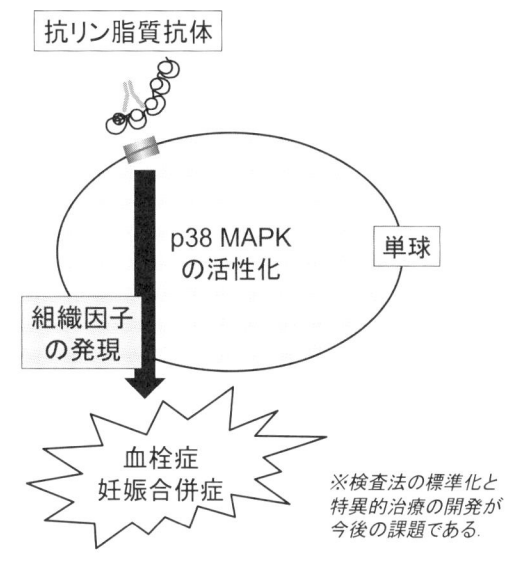

14. 全身性自己免疫疾患 ― b. 抗リン脂質抗体症候群

抗リン脂質抗体症候群（antiphospholipid syndrome；APS）は1983年にHughesらによって提唱された疾患概念で，抗リン脂質抗体（antiphospholipid antibodies；aPL）を有し，動静脈血栓症および習慣流死産等の妊娠合併症を主症状とする後天性血栓性素因である．APSは難治性病態の1つとされており，その理由として，①抗血栓療法に抵抗を示す例が存在する，②免疫抑制療法が無効である，③多彩な合併症（心弁膜症，神経症状，網状皮斑，腎症，血小板減少）がある，④多臓器障害を有し急激な経過をとる病型（劇症型抗リン脂質抗体症候群）が存在する，等が挙げられ，その診療には幅広い知識と経験が求められる．

a. 抗リン脂質抗体症候群の診断

APSの診断には1999年に作成されたSapporo Criteriaが用いられてきたが，2006年，Sapporo Criteriaをベースに多少改良が加えられた抗リン脂質抗体症候群新分類基準が提唱された．臨床所見として血栓症または妊娠合併症があり，検査所見としてループスアンチコアグラント（lupus anticoagulant；LA），IgGまたはIgMクラスの抗カルジオリピン抗体（anticardiolipin antibodies；aCL），IgGまたはIgMクラスの抗β2GPI抗体（anti-β2-glycoprotein I antibodies；anti-β2GPI）のいずれかが12週間以上の間隔を空けて2回以上検出された場合にAPSと診断できる．

b. 抗リン脂質抗体

aPLとは陰性荷電リン脂質と血漿タンパクの複合体に対する病原性自己抗体である．当初はミトコンドリア由来の陰性荷電リン脂質である

図1 抗リン脂質抗体症候群

図2 ホスファチジルセリン依存性抗プロトロンビン抗体
ホスファチジルセリン依存性抗プロトロンビン抗体はループスアンチコアグラント陽性患者の約90％で陽性となり，抗β2GPI抗体より強くループスアンチコアグラントに影響する抗体と考えられる．

るカルジオリピンに対する抗体aCLが主要な責任抗体と考えられていたが，実際にはaCLはリン脂質上に結合した糖タンパクであるβ2GPIを認識していることが明らかとなった．ゆえにaCLはanti-β2GPIとほぼ同義である．

aPLの検出法にはELISAの他に凝固学的検

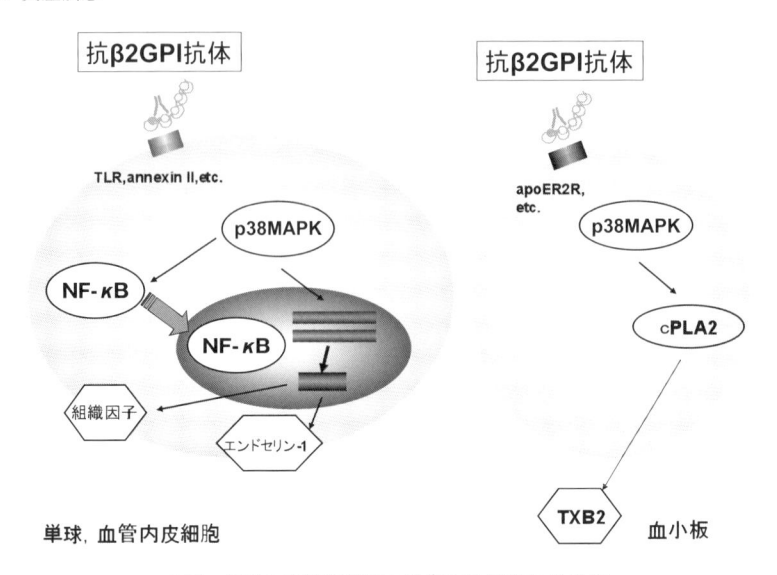

図3 抗リン脂質抗体による向血栓細胞の活性化
抗β2GPI抗体によって単球，血管内皮細胞，血小板でp38 MAPKの活性化，NF-κBの核内移行，組織因子・接着因子・トロンボキサンの発現，および血小板凝集が惹起される．

査のLAがある．LAは「個々の凝固活性を阻害することなく，リン脂質依存性血液凝固反応を阻害する免疫グロブリン」と定義され，リン脂質依存性凝固時間の延長で検出される．LAはaCL，anti-β2GPIだけでなく複数のaPLを検出できる検査法であるが，手技が煩雑な上に施設間で検査精度に差がある．このためAPSの診断にはLAとELISA（aCL，anti-β2GPI）の両方が行われている．

ホスファチジルセリン依存性抗プロトロンビン抗体（phosphatidylserine-dependent antiprothrombin antibody；aPS/PT）はLAと強い相関を持つ抗体である[1]．LA陽性患者の約90%がaPS/PT陽性であるため，LAの判定が困難な場合においてLAの確認に有用である（図2）．

c．抗リン脂質抗体の病原性

組織因子（tissue factor；TF）の発現亢進がAPSにおける血栓発症の機序として重要と考えられている．実際にAPS患者ではTFの血漿濃度が上昇し，単球上のTFの発現が亢進している．またtissue factor pathway inhibitorの血漿濃度も上昇しており，TF経路のup-regulationが生じていると考えられる．

われわれは，anti-β2GPIがマウスおよびヒトの単球細胞に，p38 MAPKの活性化，NF-κBの核内移行，TFの発現を惹起することを報告した[2]．また，血小板，血管内皮細胞でも同様にp38 MAPKの活性化が認められることが報告され，aPLによる血栓関連細胞の活性化においてp38 MAPK経路が重要であることが明らかとなってきている（図3）．

d．抗リン脂質抗体症候群の治療

現在のところAPSに特別な治療法はなく，抗血小板薬や抗凝固薬による血栓症の再発予防が基本方針である．

1）動脈血栓症

低用量アスピリンを必須とし，効果不十分な場合はクロピトグレル，シロスタゾール等を併用する．心弁膜症がある場合や，抗血小板薬の投与にもかかわらず血栓症が再発する場合はワーファリンを併用する．

2) 静脈血栓症

ワーファリンによる抗凝固療法が必須である．INR3.0以上の強力な抗凝固療法が必要であるとする報告もあるが，出血性合併症が多く，INR2.0を目標にワーファリンの投与が行われているのが一般的である．

3) 妊娠合併症

低用量アスピリンとヘパリン（未分化ヘパリンまたは低分子ヘパリン）の併用療法が基本的に推奨されているが，アスピリンの単独投与も選択肢となる．血栓症の既往がある場合はヘパリンの使用が必須である．

e．おわりに

多くの研究によりAPSの病態が徐々に解明されてきているが，検査が煩雑である，特異的治療がない等，まだ問題点は残っている．今後さらなる研究が進み，検査法の標準化，特異的治療の開発が望まれる．

［加藤　将，小池隆夫］

■文献

1) Amengual O, Atsumi T, Koike T : Specificities, properties, and clinical significance of antiprothrombin antibodies. Arthritis Rheum 48 : 886-895, 2003.
2) Bohgaki M, Atsumi T, Yamashita Y, et al : The p38 mitogen-activated protein kinase (MAPK) pathway mediates induction of the tissue factor gene in monocytes stimulated with human monoclonal anti-beta2Glycoprotein I antibodies. Int Immunol 16 : 1633-1641, 2004.

14. 全身性自己免疫疾患 — c. 自己炎症性症候群

a. 概念

自己炎症性症候群（autoinflammatory syndrome）は，全身の炎症を繰り返す疾患で，その原因として感染症や自己免疫疾患がないものである．原発性免疫不全症候群の中に分類されているが易感染性はない．自己炎症性症候群は，遺伝性があり周期性発熱を呈するものとして，家族性地中海熱（familial Mediterranean fever；FMF），高 IgD 症候群（hyper-IgD syndrome；HIDS），TNF 受容体関連周期性症候群（TNF receptor-associated periodic syndrome；TRAPS），クライオピリン関連周期性症候群（cryopyrin-associated periodic syndromes；CAPS），Majeed 症候群（chronic recurrent multifocal osteomyelitis；CRMO），NALP12（NACHT, leucine rich repeat and PYD containing 12）異常症などが，また遺伝性が明確でないが周期性発熱を呈する PFAPA 症候群（syndrome of periodic fever, aphthous stomatitis, pharyngitis, and adenitis）がある．さらに周期性発熱を呈さない PAPA（pyogenic arthritis, pyoderma gangrenosum, and acne）症候群，Blau 症候群/early-onset sarcoidosis，全身性若年性特発性関節炎，hereditary angioedema，Behçet 病，クローン病などもこの概念に含まれる（図1）[1]．自己炎症性症候群の多くは自然免疫機構の機能異常に起因する．そのいくつかは NALP3（cryopyrin, NLRP3），NOD2（nucleotide-binding oligomerization domain containing 2；NLRC2），NALP12（NLRP12）などの NACHT-leucine-rich repeat（NLR）タンパクなどの異常活性化が生じ，炎症性サイトカインの過剰分泌，およびそれに伴う好中球の活性化などにより全身性の炎症を引き起こす．

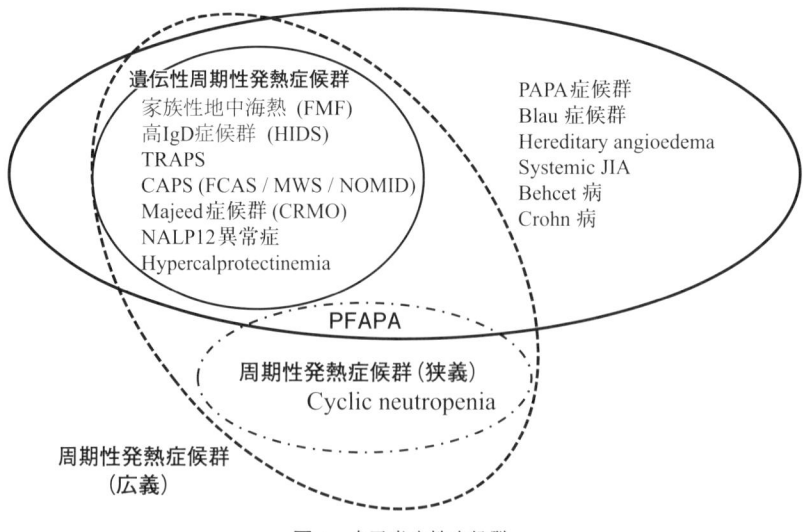

図1 自己炎症性症候群
遺伝性があり周期性発熱を呈する疾患群，遺伝性が明確でなく周期性発熱を呈する PFAPA 症候群，周期性発熱を呈さない遺伝性・非遺伝性疾患がこの概念に含まれる．

b. 各 論

1) TNF受容体関連周期性症候群（TRAPS）

TRAPS は familial Hibernian fever とも呼ばれ，TNF receptor 1（TNFR1）遺伝子（TNFRSF1A）の変異による常染色体優性遺伝形式をとる自己炎症性疾患である．繰り返す発熱，筋肉痛，関節痛，発疹，胸痛（胸膜炎），腹痛（腹膜炎），結膜炎，眼瞼浮腫などの症状が3日〜数週間（通常1週間以上）持続することが特徴である．発症年齢は生後2週〜53歳（中央値：3歳）と多様である．血液検査所見では白血球増加，血小板数の増加，CRP値上昇，赤沈の促進などがみられる．10％程度の患者にアミロイドーシスを合併する．病態生理として，TNFR1のシグナルが過剰に伝達されること（shedding hypothesis），TNFR1の細胞内 trafficking の異常などが考えられている．治療としては，ステロイド，Etanercept（TNF-α阻害剤）が有効である．

2) クライオピリン関連周期性症候群（CAPS）

CAPS には familial cold autoinflammatory syndrome，Muckle-Wells syndrome，および neonatal-onset multisystem inflammatory disease の3つが含まれ，いずれも cryopyrin（NALP3）遺伝子の異常によって起こる．familial cold autoinflammatory syndrome は，寒冷によって誘発される，発疹，関節痛を伴う間欠的な発熱を特徴とする疾患である．Muckle-Wells syndrome は，蕁麻疹様皮疹，腹痛を伴う発熱が24〜48時間持続し，数週間周期で繰り返す．関節炎，感音性難聴，全身性アミロイドーシスなどを合併する．neonatal-onset multisystem inflammatory disease（NOMID）は chronic infantile neurologic cutaneous, and articular syndrome（CINCA症候群）ともいわれる．皮疹，中枢神経系病変，関節症状を3主徴とし，これらの症状が生後すぐに出現し，生涯にわたり持続する慢性自己炎症性疾患である．発熱，リンパ節腫脹，慢性髄膜炎，水頭症，ブドウ膜炎などの眼症状など，多彩な症状がみられる．これら3疾患は常染色体優性遺伝形式をとる．治療としては，IL-1レセプターアンタゴニスト（Anakinra）が有効である．

cryopyrin は inflammasome という複合体を形成し，caspase 1 を活性化し，最終的に IL-1β の過剰産生を起こし，このような臨床症状を呈する．

3) 家族性地中海熱（FMF）

FMF は MEFV遺伝子（Mediterranean fever gene）の異常によって起こり，常染色体劣性遺伝形式をとり，地中海周辺地域に高い頻度でみられる．発熱発作は80％以上が小児期に始まる．1回の発熱の期間は数時間から3〜4日と短いのが特徴である．発熱発作時には腹痛，胸痛，関節炎，丹毒様皮疹がみられることがある．その他，下肢の筋肉痛や精巣漿膜炎による陰嚢の腫脹，頭痛や髄膜刺激症状，心外膜炎，血尿をみることもある．発熱発作時には急速な白血球増多，赤沈の促進，急性期反応タンパク値の上昇が認められるが，それらは発作間欠期には正常値をとる．一部の患者にはアミロイドーシスの合併がみられる．コルヒチンは発熱発作の予防に有効であり，またアミロイドーシスの予防にも有効である．臨床的に Tel-Hashomer の診断基準はよく用いられているが，コルヒチンに対する反応性も参考になり，また遺伝子診断も重要な位置を占める．

MEFV遺伝子のコードするタンパクは pyrin と呼ばれ，ASC や PSTPIP といったアダプタータンパクと結合し，IL-1β の分泌・活性化のプロセスを制御する．

4) 高IgD症候群（HIDS）

高IgD症候群は常染色体劣性遺伝形式をとり，メバロン酸キナーゼ（MK）をコードする MVK遺伝子の遺伝子変異によって起こる．通

常乳児期に発症し，周期的に発熱，リンパ節腫大，腹痛，関節痛，発疹がみられ，1回の発熱発作は4～8日程度であり，約4～8週間隔で起こる．また下痢や嘔吐，頭痛などを伴うこともある．アミロイドーシスの合併はまれである．高IgD症候群はメバロン酸尿症の軽症型と考えられている．この遺伝子変異によってなぜ自己炎症性症候群を発症するのかは現在まで解明されていない．

5）Majeed症候群（CRMO）

CRMOは慢性反復性多発性骨髄炎と先天性赤血球形成異常性貧血を主要症状とする常染色体劣性遺伝形式をとるまれな疾患で，Majeed症候群とも呼ばれる．しばしば掌蹠膿疱症や乾癬，Sweet症候群などの皮膚病変を合併する．2005年LPIN2がその責任遺伝子であることが判明した．

6）NALP12異常症

常染色体優性遺伝形式をとり生後1年以内から3～4週に1回の発作が起こる．発熱（2～10日の高熱），蕁麻疹，関節痛，筋肉痛を呈し腹痛，嘔吐を伴うこともある．NALP12の異常で起こることが2008年報告された．

7）syndrome of pyogenic arthritis, pyoderma gangrenosum, and acne（PAPA）

常染色体優性遺伝形式をとりPSTPIPのcoiled-coil domainに遺伝子変異を持つ疾患である．この疾患は変形を伴う無菌性の関節症，軽度の皮膚障害に続発する重症潰瘍（壊疽性膿皮症），および嚢腫性痤瘡を主症状とする．PSTPIP遺伝子変異によりpyrinとの反応が増強し，炎症反応を抑制するpyrinの機能が障害されることが病態と考えられている．

8）Blau症候群

NOD2のNACHT domainの遺伝子変異によってBlau症候群，乳児期発症サルコイドーシスが起こることが明らかとなった．Blau症候群は肉芽腫性関節炎，皮疹，ブドウ膜炎，屈指症を特徴とする疾患である．NOD2はmyeloid系の細胞と消化管のPaneth細胞や活性化した消化管上皮細胞に発現している．Blau症候群はNOD2の炎症を誘導する機能のgain-of function変異による疾患であると考えられている．

9）syndrome of periodic fever, aphthous stomatitis, pharyngitis, and adenitis（PFAPA）

PFAPAの遺伝性は明らかでなく，病因は不明である．発症年齢は幼児期が多く（平均2.8歳），39℃以上の発熱が3～6日続くエピソードを3～8週間周期で規則的に繰り返す（clockwork periodicity）．随伴症状としてアフタ性口内炎，咽頭炎，扁桃炎，頸部リンパ節腫脹，頭痛，腹痛，嘔吐などがある．診断基準として，1）規則的に反復する発熱が5歳以前に出現，2）上気道感染症がなく，アフタ性口内炎，頸部リンパ節腫脹，咽頭炎のうち少なくとも1つを伴って全身症状がみられる，3）周期性好中球減少症の除外，4）エピソード間欠期は完全に症状を欠く，5）成長，発達は正常の5項目がある．治療として発作時のプレドニゾロンが有効で，発作予防としてはシメチジン，扁桃摘出がある．多くの症例で，年齢とともに間隔が開き，ついには発作がみられなくなる．

［原　寿郎］

■文献

1) Milhavet F, Cuisset L, Hoffman HM, et al：The infevers autoinflammatory mutation online registry: update with new genes and functions. Hum Mutat 29：803-808, 2008.
2) Farasat S, Aksentijevich I, Toro JR：Autoinflammatory diseases: clinical and genetic advances. Arch Dermatol 144：392-402, 2008.
3) Ryan JG, Goldbach-Mansky R：The spectrum of autoinflammatory diseases：recent bench to bedside observations. Curr Opin Rheumatol 20：66-75, 2008.

14. 全身性自己免疫疾患 ── d. シェーグレン症候群

Sjögren症候群（シェーグレン症候群，SS）は，慢性唾液腺炎，乾燥性角結膜炎を呈し，多彩な自己抗体の出現を認める自己免疫疾患の1つである．病理学的には，唾液腺や涙腺などの導管，腺房周囲の著しいリンパ球浸潤が特徴とされている．腺房の破壊，萎縮をきたした結果としての乾燥症（sicca syndrome）が主症状であるが，唾液腺，涙腺だけでなく，全身の外分泌腺が系統的に障害されるため，autoimmune exocrinopathyと称される．

SSの発症機序を明らかにするためには，唾液腺内に浸潤したT細胞の免疫学的解析が重要である．筆者らは，唾液腺，涙腺，腎間質に浸潤したT細胞の抗原受容体（T細胞レセプター，TCR）を解析し，浸潤T細胞の機能を明らかにしてきた．その結果，臓器浸潤T細胞の一部がクローナルに増殖していることから，それらが抗原提示細胞上のHLA分子上に提示された抗原ペプチドを認識して増殖していることが推察された．さらに，その対応自己抗原の解析を進めたところ，臓器非特異的抗原としてSS-A52kDタンパク，TCR，熱ショックタンパクが，唾液腺特異的抗原として，α-アミラーゼ，ムスカリン作動性アセチルコリン受容体（M3R）を明らかにしてきた．このようにSSの発症機構をT細胞とその対応抗原の観点からとらえることで，抗原ペプチドをターゲットとしたSSの抗原特異的制御戦略が可能となってきた．本稿では，SSの分子病態と未来の治療戦略について概説する．

a. 臓器浸潤T細胞の抗原受容体

SS患者の各臓器（唾液腺，涙腺，腎間質など）において，CD4陽性αβT細胞である単核

表1 シェーグレン症候群とT細胞抗原受容体レパトア解析

TCRレパトア	方法		文献	
A. 唾液腺浸潤T細胞				
Vβ2/Vβ13	F-PCR	Sumida, et al.	J Clin Invest	1992
restricted Jβ	Sequencing	Yonaha, et al.	Arthritis Rheum	1992
Vβ5,6,13	A-PCR	Dwyer, et al.	J Clin Invest	1993
restricted Vβ	TCL	Legras, et al.	Eur J Immunol	1994
conserved CDR3	Sequencing	Sumida, et al.	Br J Rheumatol	1994
limited Vα	I-PCR	Sumida, et al.	J Rheumatol	1994
Vβ2, 8	IF	Smith, et al.	J Rheumatol	1994
Fas-sensitive TCR	SSCP	Sumida, et al.	J Immunol	1997
TCR BV2/AV2	SC-PCR	Matsumoto, et al.	Int J Mol Med	1999
TCR BV13S2	Q-PCR	Kay, et al.	Arthritis Rheum (s)	1999
B. 涙腺浸潤T細胞				
heterogenous Vβ	F-PCR	Mizushima, et al.	Cell Exp Immunol	1995
common TCR	SSCP	Matsumoto, et al.	J Clin Invest	1996
C. 腎間質T細胞				
Vβ2	F-PCR	Murata, et al.	J Immunol	1995
D. 末梢血T細胞				
decreased TCR Vβ6.7α	FC	Kay, et al.	Clin Exp Immunol	1991
TCR BV13.2	ARMS-PCR	Kay, et al.	Hum Immunol	1995

表2 シェーグレン症候群唾液腺における浸潤T細胞の抗原解析

方法	抗原	T細胞エピトープ	文献	
A. シェーグレン症候群				
T Cell Line	Ro/SS-A52kD	DEREQLRILG	Lancet	1996
SSCP	HSP10/60	WVNMLRRGI	Arthritis Rheum	1997
	TCRBV6S7	WAEILRIGRV		
West-Western	α-amylase (Salivary type)	EKMSYLKNWGEG NPFRPWWERYQPV	Int J Mol Med	1999
MACS cytokine secretion assay	M3R	VPPGECFIQFLSEPT	Ann Rheum Dis	2006
B. モデル動物				
NFS/sld mouse	α-fodrin	?	Science	1997
NOD	ICA69	AFIKATGKKEDE(Tep69)	Lancet	2002
BALB/c	Ro/SS-A60kD	Ro480-494, Ro274-290	J Immunol	2005

球が多数浸潤していることが判明している.

SSの発症機序を明らかにするために,各臓器に浸潤したT細胞の抗原受容体であるTCR遺伝子についての解析が分子生物学的手法で行われてきた(表1).唾液腺に浸潤したT細胞のTCR解析では,TCRVβ2やVβ13遺伝子が高発現していること,Jb鎖に偏倚がみられること,Vβ5,Vβ6,Vβ13遺伝子の発現が多いこと,CDR3領域にアミノ酸が保持されていること,などが明らかにされてきた.これらの事実から,唾液腺に浸潤しているT細胞の一部はオリゴクローナルに増殖しているが,特定のTCRVβ,Vα鎖を有するT細胞が際立って増殖しているという知見は得られなかった.涙腺に浸潤したTCRの解析では,T細胞がクローナルに増えているか,あるいはヘテロな集団であるかが検討された.結果はポリクローナルなT細胞集団の中にクローナルに増加したT細胞が一部存在することが確認された.腎間質に浸潤したT細胞に関しては,TCR-CDR3領域の遺伝子配列に特定のアミノ酸が保持されていることが判明した.これら多くのTCR解析から得られたコンセンサスは,SS患者由来の口唇唾液腺,涙腺,間質腎内浸潤T細胞の一部はHLA上に提示された抗原刺激により増加しているという点であった[1].

b. 対応自己抗原のT細胞エピトープ

SSにおいて各臓器に浸潤したT細胞の一部は,特定の抗原を認識して増加している.特定の抗原とはどのような抗原なのか? 唾液腺内浸潤T細胞が認識する対応自己抗原の解析が進められ,一部のT細胞エピトープ(T細胞が認識する抗原ペプチド)がアミノ酸レベルで解明されてきた(表2).

SSの唾液腺に浸潤したT細胞株を作製し,T細胞増殖反応で対応自己抗原を検索したところ,Ro/SS-A52kDタンパク,とくにDEREQLRILG(AA203-212)がT細胞エピトープであることが明らかにされた.さらに,T細胞のクローナリティ解析から,熱ショックタンパク10/60,TCRVβ6.7も抗原となっていることが判明し,それぞれのT細胞エピトープはWVNMLRRGIとWAEILRIGRVと報告された.一方,唾液腺組織特異的な抗原としては,唾液腺型α-アミラーゼ,ムスカリン作働性アセチルコリン受容体(M3R)があげられた.α-アミラーゼのT細胞エピトープはEKMSYLKNWGEGとNPFRPWWERYQPVであり,HLA-DR B1*0901陽性SS患者におけるM3Rの第二細胞外ドメインのT細胞エピトープはVPPGECFIQFLSEPT(AA215-229)であることもわかってきた.

このような自己抗原がどのような機序で,ど

KRTVPPGECFIQFLSEPTITFGTAI (AA212-236)

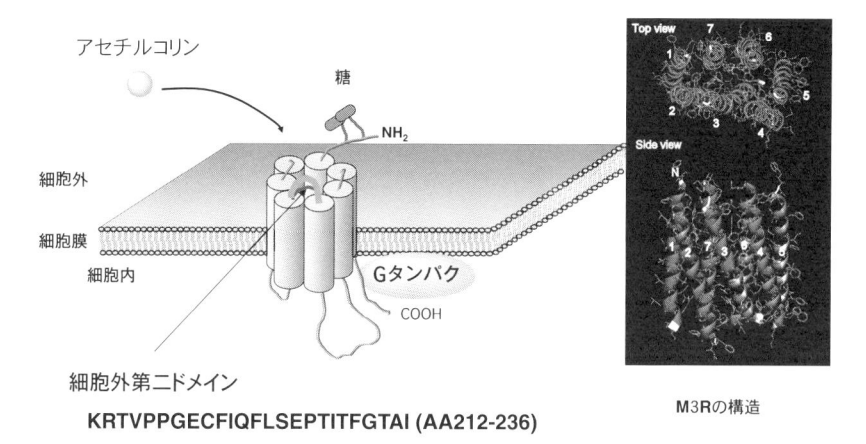

図1 M3Rの構造

こで，どのように抗原提示されているのかについては，まだ，明らかなエビデンスはない．しかし，自己抗原ペプチドが一度提示されれば，対応するT細胞が抗原を認識しT細胞が活性化され，唾液腺の炎症が惹起され組織破壊が生じると考えられる．

c．M3Rに対するT細胞応答

筆者らは，唾液分泌機能に重要であるM3R分子に焦点をあてて，M3Rに対するT細胞応答，T細胞エピトープ解析，T細胞をアナジーに陥らせるアナログペプチドに関する解析を進めてきた[2]．

1) M3RのT細胞エピトープ

唾液腺にあるムスカリン作動性アセチルコリン受容体（M3R）はアセチルコリンにより唾液分泌を促進する受容体であり，その中でシグナルを細胞内に伝達する重要な部位がM3R細胞外第二ドメインである（図1）．細胞外第二ドメインは25個のアミノ酸（AA 212-236）から構成され，SS患者末梢血には，このペプチドと反応するT細胞が存在する．M3R反応性T細胞を有する多くのSS患者は，HLA-DR B1＊0901陽性であり，HLA-DR B1＊0901に結合するアンカーモチーフを有するM3RのT細胞エピトープは，VPPGECFIQFLSEPT（M3R215-229）であることが判明した．

2) M3Rのアナログペプチド

M3R反応性T細胞が認められたHLA-DR B1＊0901陽性SS患者において，9種の変異ペプチド（M3R215-229：VPPGECFE/K/LQFLSEPT，VPPGECFIA/V/MFLSEPT，VPPGECFIQFM/E/KSEPT）を作成してアナログペプチドの選定を行ったところ，T細胞応答を抑制するアナログペプチドはVPPGECFKQFLSEPT（222I→K）と VPPGECFIAFLSEPT（223Q→A）であった[3]．つまり，アナログペプチドを用いることにより，M3Rに対するT細胞応答を抗原特異的に制御することが可能性を帯びてきたわけである．

d．M3Rに対するB細胞応答

さらに筆者らは，M3Rに対するB細胞応答，すなわち抗M3R抗体の存在とその機能について解析した[8]．

1) 抗M3R抗体

SS患者における抗M3R抗体の存在や，唾液腺分泌に関する抑制機能についてはいくつかの報告がある[4-7]．筆者らは，M3Rの機能的ドメインである細胞外第二ドメインに対する自己抗体の存在を明らかにするために，細胞外第二ドメインをコードする25マーの合成アミノ（KRTVPPGECFIQFLSEPTITFGTAI, AA212-236）を作成し，SS患者血清中の抗M3R抗体

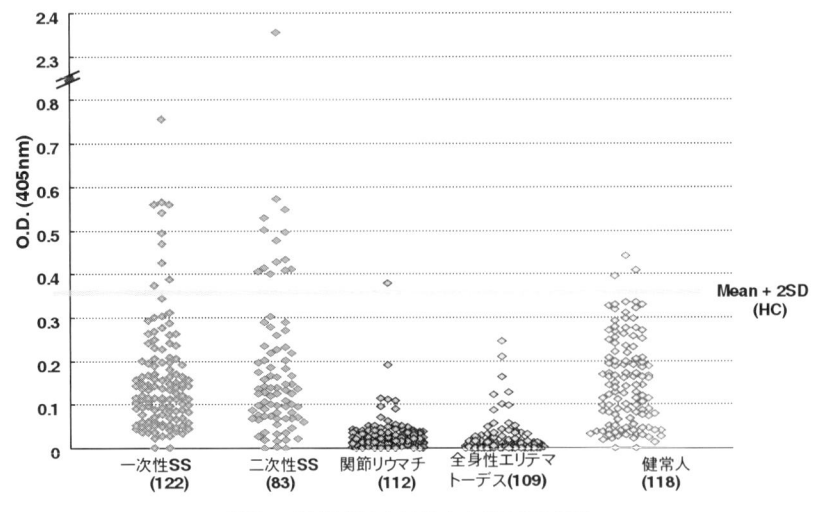

図2 SS患者における血中抗M3R抗体

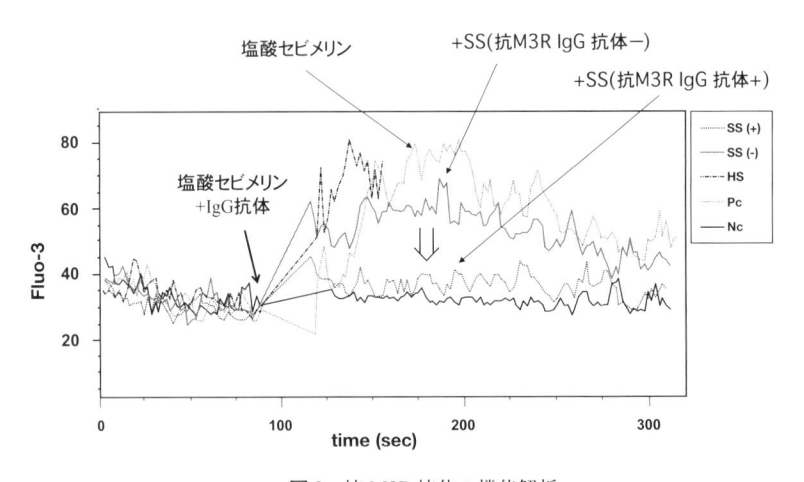

図3 抗M3R抗体の機能解析
抗M3R抗体は受容体を介するCa influxを抑制する。唾液分泌を抑制する抗体である。

を測定した．その結果，抗M3R抗体の陽性率は，成人発症SSでは11%，小児期発症SSで52％となった．一方，健常人では3％未満であり，疾患コントロールの関節リウマチで1％，全身性エリテマトーデスでは0％であった（図2）[8]．さらに，成人発症SSにおける抗M3R抗体陽性者には抗SS-B抗体陽性が多く，2つの抗体に相関関係が認められた．これらの事実から，抗M3R抗体がSSに特異的な自己抗体であり，とくに小児期発症のSS患者の診断に有用であることが示された．

2）抗M3R抗体の機能解析

抗M3R抗体の唾液腺分泌に対する影響を検討するために，ヒト唾液腺上皮細胞株（HSG）を用いて塩酸セビメリン刺激によるCa influxへの作用を検討した．その結果，抗M3R抗体陽性SS患者由来血清IgGは塩酸セビメリンによるCa influxを特異的に抑制した（図3）．このことから，抗M3R抗体はM3R受容体に作用し唾液分泌を抑える抑制抗体であることが判明した．SSにおける唾液腺組織破壊の中心的役割を果たしている細胞は傷害性T細胞であ

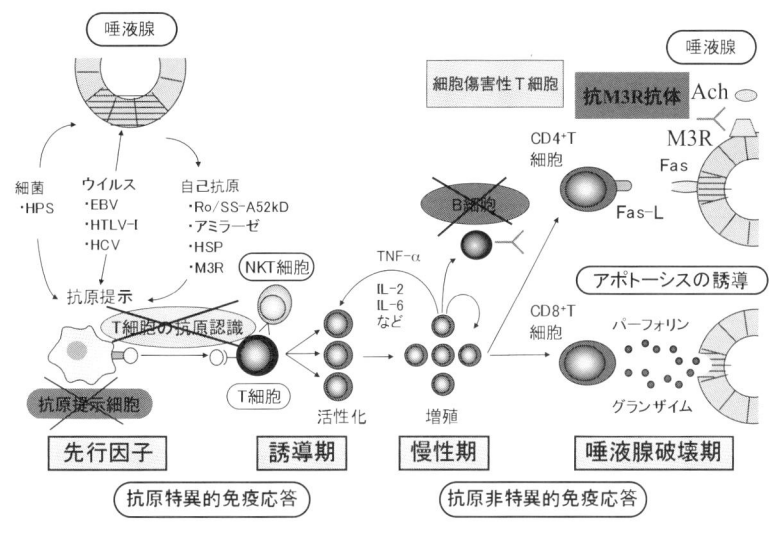

図4 SS発症の分子病態と治療戦略

るが，それに加えてM3Rに対する自己抗体が唾液分泌を抑制していることが示された．

e. SS発症の分子機構と治療戦略

以上の研究成果から，SS発症の分子機構と治療戦略について概説する（図4）．

SSの発症機序には，前半は抗原特異的免疫応答が関与し，後半は抗原非特異的免疫応答が関与していると考えられる．経時的に，1）先行因子，2）炎症の誘導期，3）炎症の慢性期，4）唾液腺破壊期と進行する．先行因子は不明であるが，細菌やウイルスなどの感染症が引き金となり一部の唾液腺組織が壊れることが炎症の引き金となると考えられる．その結果，壊れた細胞よりさまざまな自己抗原が流出し，プロフェッショナルな抗原提示細胞や唾液腺上皮細胞などに抗原ペプチドが提示され，抗原特異的なT細胞が活性化される．活性化されたT細胞はIL-2などのサイトカインを産生しポリクローナルなT細胞の増殖を惹起する．最終的には，細胞傷害性T細胞が誘導される．$CD4^+$細胞傷害T細胞はFasリガンドを介して，$CD8^+$傷害T細胞はパーフォリン，グランザイムを介して，唾液腺上皮細胞をアポトーシスに陥らせる．SSにおいては，このような流れにより唾液腺炎，唾液腺破壊が惹起されると考えられよう．

治療戦略として，T細胞が認識する抗原をアミノ酸レベルで解析し，T細胞エピトープの遺伝子情報に基づいてアナログペプチドを作成することで，抗原特異的なT細胞の制御を可能とし，これによってSSを治療することができよう．また，抗M3R抗体は唾液腺分泌を障害する病因に関わる自己抗体と位置づけられ，抗M3R抗体の産生に関わるB細胞を標的とした治療戦略も意義を持つであろうと考えられる（図4）[9-10]．

f. おわりに

SSの唾液腺に浸潤したT細胞の抗原受容体，抗原のT細胞エピトープ，病因に関わる自己抗体の存在から，SS発症の分子機構が明らかとなってきた．このような発症機序に基づき，T細胞エピトープのアナログペプチドを用いた抗原特異的治療，B細胞をターゲットとした抗B細胞抗体療法など新しい治療戦略も考案されてきた．すべてのHLA-DRに結合するペプチドの選択，ワクチネーションの方法，

抗B細胞療法の副作用など問題は山積みではあるが，近い将来，このようなユニークな分子を標的とした特異的な制御戦略が威力を発揮する時代となることが期待される． ［住田孝之］

■文献

1) Sumida T, Matsumoto I, Maeda T, Nishioka K : T-cell receptor in Sjögren's syndrome. Br J Rheumatol 36 : 622-629, 1997.
2) Sumida T : T cells and autoantigens in Sjögren's syndrome. Mod Rheumatol 10 : 193-198, 2000.
3) Naito Y, Matsumoto I, Wakamatsu E, et al : Altered peptide ligands regulate muscarinic acetylcholine receptor reactive T cells from patients with Sjögren's syndrome. Ann Rheum Dis 65 : 269-271, 2006.
4) Waterman SA, Gordon TP, Rischmueller M : Inhibitory effects of muscarinic receptor autoantibodies on parasympathetic neurotransmission in Sjögren's syndrome. Arthritis Rheum 43 : 1647-1654, 2000.
5) Nguyen KH-Y, Brayer J, Gha S, et al : Evidence for antimuscarinic acetylcholine receptor antibody-mediated secretory dysfunction in NOD mice. Arthritis Rheum 43 : 2297-2306, 2000.
6) Gao J, Cha S, Jonsson R, et al : Detection of anti-type 3 muscarinic acetylcholine receptor autoantibodies in the sera of Sjögren's syndrome patients by use of a transfected cell line assay. Arthritis Rheum 50 : 2615-2621, 2004.
7) Li J, Ha, Y-M, Ku N-Y, et al : Inhibitory effects of autoantibodies on the muscarinic receptors in Sjögren's syndrome. Lab Invest 84 : 1430-1438, 2004.
8) Naito Y, Matsumoto I, Wakamatsu E, et al : Muscarinic acetylcholine receptor autoantibodies in patients with Sjögren's syndrome. Ann Rheum Dis 64 : 501-510, 2005.
9) 住田孝之：シェーグレン症候群発症の分子機構―T細胞と対応抗原―. リウマチ 42 : 769-776, 2002.
10) Pijpe J, van Imhoff GW, Spijkervet FK, et al : Rituximab treatment in patients with primary Sjögren's syndrome : an open-label phase II study. Arthritis Rheum 52 : 2740-2750, 2005.

C. 癌・症候・治療・遺伝子

1. がん免疫と免疫療法

　異物・微生物に対する生体防御機構として発達してきた免疫が、生殖年齢を越えて急増する、遺伝子異常により増殖分化異常をきたしたがん細胞を認識排除できるかについては、まだ十分解明されていないが、がん発生の初期段階でNK細胞、NKT細胞、T細胞などによる免疫監視機構により、がん細胞の増殖、転移が抑えられている状況証拠はある。しかし、臨床でみられるがんは、長い年月を経て、免疫防御をすり抜けているので、免疫では手に負えない可能性もあり、たとえ免疫系に認識されるとしても、免疫原性は弱いか、免疫からの逃避機構の存在が考えられる。しかし、遺伝子異常により生じる変異分子や、正常分子でも高発現すれば、免疫に認識可能であり、ヒトでも悪性黒色腫では、大きな転移がんでも免疫学的排除が可能なことが確認されている。免疫療法の開発のためには、1）抗がん免疫細胞の確認、2）がん抗原の同定、3）強力な免疫誘導法の確立、4）免疫回避機構の解明と克服法の確立、5）臨床試験の実施評価などが重要である（図1）。

a. ヒト抗腫瘍免疫応答

　免疫系は　さまざまな免疫細胞がネットワークを形成して、がん細胞に対して、正および負の免疫応答を起こす（図2, 3）。NK細胞、NKT細胞、T細胞は、がん細胞の免疫監視に関わり、T細胞は、進行がんを排除し得る。樹状細胞（DC）、マクロファージ、NK細胞、NKT細胞などの自然免疫系の細胞群は初期に応答して、初期サイトカイン分泌や抗原提示を介して、抗原特異的増殖による高出力系である獲得免疫系のT細胞やB細胞を作動させる。DCは生体内で未感作T細胞を活性化できる専門的抗原提示細胞として、T細胞の活性化/不活性化、Th1/Th2などの方向性を規定する免

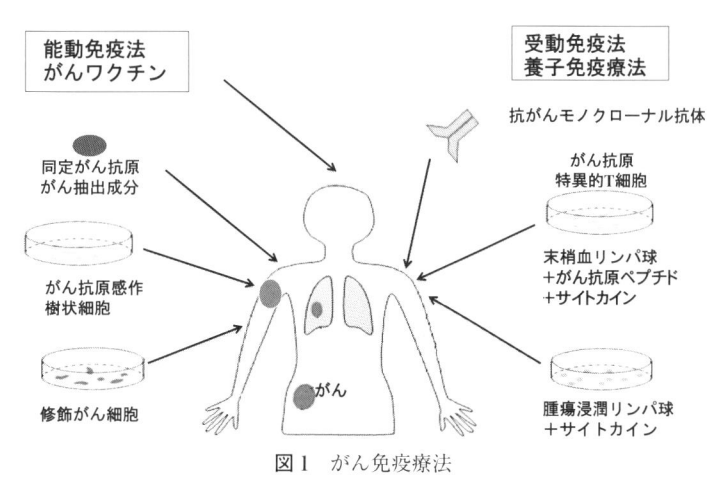

図1　がん免疫療法
免疫療法は能動免疫法と受動免疫法に分けられ、さまざまな方法が臨床試験で評価されている。

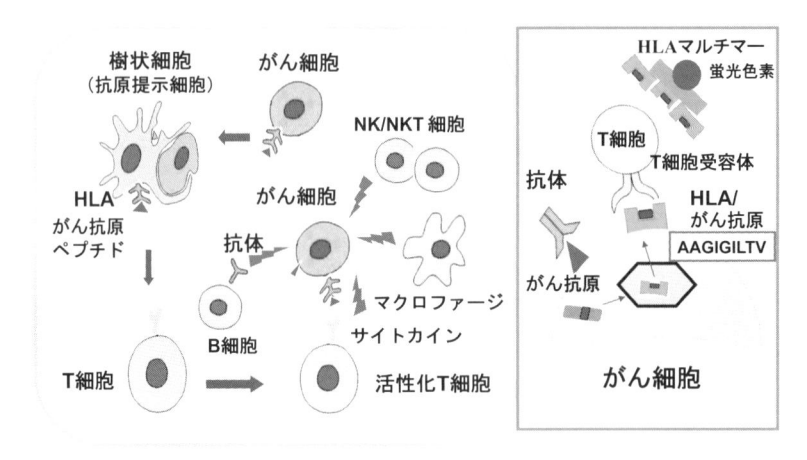

図2　がん免疫監視機構
さまざまな自然免疫系および獲得免疫系の免疫細胞がネットワークを形成して，がん細胞を監視し排除する．T細胞は抗体と異なり，がん細胞の内部変化を認識できる．

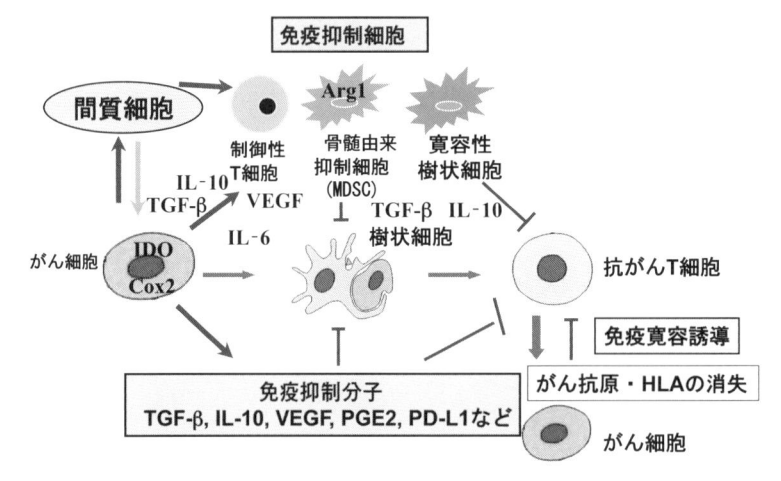

図3　がん細胞による免疫抑制機構
がん細胞は，さまざまな免疫抑制分子を産生したり，各種免疫抑制性細胞を誘導し，免疫抑制環境を構築する．またHLAやがん抗原の消失などにより，がん細胞の免疫回避が起こる．効果的な免疫療法のためには，これらを是正する必要がある．

疫細胞として，免疫療法においても重要な標的である．マクロファージは，抗腫瘍エフェクターになるが，腫瘍関連マクロファージ（TAM：tumor associated macrophage）として免疫抑制的にも作用する．マウスなどで作製したモノクローナル抗体は，抗腫瘍活性を示し，すでに標準的治療になっているが，担がん生体で産生される抗体は逆に免疫阻害作用を持つこともあり，抗腫瘍効果は明らかでない．T細胞は多くの動物モデルやヒト悪性黒色腫において，がん排除に重要である．T細胞は，T細胞受容体ががん細胞表面上のがん抗原ペプチド・MHC複合体を認識して，がん細胞を傷害し，また，サイトカインを分泌し，他の抗腫瘍エフェクター細胞を活性化する．抗原ペプチドは細胞内タンパクからも由来するので，細胞表面発現分子だけしか認識しない抗体と異なり，T細胞はがん細胞内変化も検出できる．がん反応性T細胞にはMHCクラスI・ペプチド複合体を認識するCD8$^+$T細胞とクラスII・ペ

プチド複合体を認識する CD4$^+$T 細胞があり，自己がん細胞だけに発現する固有抗原と多くのがんで発現する共通抗原を認識する場合がある．多くの固形がんは MHC クラス I しか発現しない場合が多く，CD8$^+$T 細胞ががん細胞の直接認識に関わるが，CD4$^+$T 細胞は CD8$^+$T 細胞の誘導維持，マクロファージ活性化，抗腫瘍 CD8$^+$T 細胞のがん組織内集積にも関わり，抗腫瘍ヘルパー T 細胞として重要である．しかし，CD4$^+$T 細胞には，免疫抑制性の FoxP3$^+$制御性 T 細胞（Treg）も存在し，naturally occurring Treg と誘導性の Treg に分けられ，担がん生体で増加し免疫を抑制する．

抗体や T 細胞で認識されるヒトがん抗原が同定されているが，免疫療法に理想的ながん抗原は，多くの症例で，がん幹細胞も含むすべてのがん細胞に高発現し，がん特異的あるいは特定の正常組織にしか発現しない発現特異性を持ち，がん細胞の増殖や生存に重要なため抗原消失が起こりにくく，多くの患者で免疫誘導能を持つような抗原である．これらすべてを満たすがん抗原はないが，今までに，がん細胞遺伝子異常に由来する変異ペプチド抗原，組織特異的タンパク由来の正常ペプチド抗原，がん細胞と正常では生殖細胞の一部に発現するがん精巣抗原，がん細胞高発現抗原などが同定されている．がん抗原の同定は，免疫療法の標的としてだけでなく，生体内腫瘍免疫応答を定量的・定性的に測定可能にした点で意義がある．これにより免疫療法の科学的な改良が可能になった．

b．がん細胞の免疫回避

がん細胞には　がん抗原，MHC，β2-ミクログロブリン，抗原プロセッシングに関わる分子などの T 細胞の抗原認識に関わる分子の異常，がん細胞からの TGF-β，IL-10，PGE2 などの可溶性免疫抑制分子の分泌，PD-L1，B7-H4，FasL などの免疫抑制性膜分子の発現，細胞内 IDO 発現によるトリプトファン欠乏による免疫抑制など，多様な免疫抑制機構が存在する．これらの免疫抑制性分子は直接的に抗腫瘍エフェクターを抑制するだけでなく，Treg，Arginase を発現しアルギニン欠乏をきたす骨髄由来免疫抑制細胞（MDSC；myeloid derived suppressor cell），抗腫瘍 T 細胞の免疫寛容誘導（アナジー，欠失）や Treg 誘導をきたす寛容性樹状細胞（tDC）などのさまざまな免疫抑制性細胞も誘導する．担がん生体では，全身性および腫瘍局所的な免疫抑制が存在し，全身性に抗腫瘍免疫を誘導できても，エフェクター細胞の腫瘍内浸潤低下，浸潤後の機能低下などが，最終的ながん細胞の排除を妨げている．

c．免疫療法の開発

がん免疫療法は，担がん生体内で抗腫瘍免疫を誘導する能動免疫法と，体外で多量に調製した抗腫瘍エフェクター（免疫細胞や抗体）を投与する受動免疫療法に分けられる．T 細胞などを投与する養子免疫療法は，投与後，体内で細胞が増殖しないと十分な抗腫瘍効果を発揮しない．抗体療法は，ヒト化により，乳がんなどに高発現する Her2 や B 細胞性悪性リンパ腫の CD20 などに対するモノクローナル抗体などで抗腫瘍効果が得られ，すでに標準治療として確立されているが，抗腫瘍効果の機序が，補体や免疫細胞を介した免疫学的機序で発揮されているかは，まだ十分にわかっていない．今後もさまざまな抗原に対する抗体や高機能抗体が開発される予定である．

免疫療法は，目的や対象によっても分けられる．予防的免疫療法として，発がん性病原菌に対する感染予防ワクチンがある．肝がん予防のための B 型肝炎ウイルスワクチンや，子宮頸がん予防のためのヒトパピローマウイルスワクチンがある．外科手術や化学療法による治療後に残存する微小がんに対する免疫療法はアジュバント免疫療法と呼ばれ，再発を防止する目的で行われ，最も期待されている分野である．歴

史的にも，OK432などの非特異的免疫賦活剤，IFNやIL-2などのサイトカイン，抗腫瘍モノクローナル抗体，免疫細胞投与，がん細胞ワクチン，腫瘍抗原ワクチンなどが試みられ，効いたと思われる症例は散見されるが，抗腫瘍効果が統計学的に検証されたものは少ない．最近，いくつかのがんワクチンの臨床試験の中間結果が注目されている．同種造血幹細胞移植は，ミスマッチ主要組織適合抗原（MHC）やマイナー組織適合抗原（mHa）などの同種抗原に対するT細胞あるいはKIRミスマッチによるNK細胞がエフェクターとなり，強いGVL（graft vs leukemia）効果が認められ，標準治療になっている．

他の標準治療が効かなかった進行がんに対する免疫療法は簡単ではない．同定がん抗原を用いる方法と，未同定がん抗原を含むがん細胞やがん細胞成分を用いる方法に分けられる．共通がん抗原でも，がん細胞での発現量や患者免疫応答能により免疫原性は異なるので，症例ごとに適切な抗原を選ぶことが重要である．また，がん細胞の遺伝子異常に由来する変異ペプチド（固有抗原）に対するT細胞はがん排除に関わることが示唆されているので，未同定固有抗原に対する免疫誘導を可能にする個別化免疫療法も重要である．さらに，生体内腫瘍排除においては，免疫に用いた抗原以外の複数の内在性がん抗原に対する抗原スプレッディングの重要性が指摘されており，効果的に抗原スプレッディングを惹起する免疫療法が期待されている．

同定抗原を使用しない能動免疫法として，サイトカイン遺伝子導入などで免疫原性を高めたがん細胞や，自己がん細胞成分やがん細胞抽出成分を取り込ませたり，がん細胞を融合させたDC，がん細胞抽出ストレスタンパクなどを用いた免疫，あるいは腫瘍内にDCやTLR（Toll like receptor）刺激物などの免疫操作を加える方法が試みられている．同定がん抗原を用いる能動免疫法には，ペプチド・タンパク・DNA・組換えウイルスなどのさまざまな形で直接投与する方法と，がん抗原を発現させたDCを投与する場合がある．免疫誘導効果を高めるために，アミノ酸置換や抗原修飾によるがん抗原の免疫原性増強，微生物由来分子などのTLR刺激アジュバントやCD40刺激分子の使用，抗CTLA4抗体投与によるTreg抑制や免疫抑制回路の遮断，がん局所環境を変えるためのサイトカイン併用などの臨床試験が行われている．

しかし，NCIのRosenbergらがNature Med誌上で議論したように，現在の能動免疫法で，RECIST基準を満たす抗腫瘍効果が認められる症例は少数であり，今後の大幅な改良が必要である．たとえば，より適切ながん抗原の使用，アジュバントの改良，副刺激分子刺激抗体の使用など，抗腫瘍免疫応答を増強する方法の改良，効果的な抗原スプレッディング誘導法の開発，免疫抑制環境解除法の開発，適切な症例選択などが必要であるが，単純な能動免疫でなく，総合的な免疫系の制御が重要である．

養子免疫療法は，体外で抗腫瘍エフェクターを多量に作製して投与する方法であり，免疫抑制環境にある生体内で十分な抗腫瘍免疫応答を誘導できない場合も抗腫瘍効果が期待できる．体外培養でがん抗原刺激により抗腫瘍T細胞を増殖させたり，α-GalCerで増殖させたNKT細胞を投与する臨床試験などが行われている．免疫抑制剤投与や放射線照射などでリンパ球減少前処置を行うと，Treg抑制やhomeostatic proliferation機構の作動により，投与した抗腫瘍T細胞の生体内増殖の大幅な向上と抗腫瘍効果の増強が認められている．さらに抗腫瘍T細胞受容体遺伝子導入による抗腫瘍T細胞の多量作製や，投与後に生体内で増殖しやすいT細胞の調製法の改善など，養子免疫療法の改善が図られている．

d. おわりに

基礎免疫学とヒト腫瘍免疫学の進歩により，ヒトでも生体内の抗腫瘍免疫応答を測定し，科学的に免疫療法を開発することが可能になった．しかし，現在の免疫療法の効果は，まだ十分ではなく，今後，上記のさまざまな課題を解決して，総合的な免疫制御法を開発する必要がある．その際，臨床試験と基礎研究を繰り返すサイクル的なトランスレーショナルリサーチが重要となる． ［河上　裕］

■文献
1) Rosenberg SA（ed）：Principles and Practice of the Biologic Therapy of Cancer 3rd ed. Lippincott Williams & Wilkins, Philadelphia, 2000.
2) Kawakami Y, Fujita T, Matsuzaki Y, et al：Identification of human tumor antigens and its implication for diagnosis and treatment of cancer. Cancer Sci 95：784-791, 2004.
3) Rosenberg SA, Yang JC, Restifo NP：Cancer immunotherapy: moving beyond current vaccines. Nat Med 10：909-915, 2004.
4) Gattinoni L, Powell DJ Jr, Rosenberg SA, Restifo NP：Adoptive immunotherapy for cancer: building on success. Nat Rev Immunol 6：383-393, 2006.
5) Gajewski TF, Meng Y, Blank C, et al：Immune resistance orchestrated by the tumor microenvironment. Immunol Rev 213：131-145, 2006.

2. 炎症とがん

慢性感染および炎症はきわめて重要な発がん要因である．最近の国際がん研究機関（International Agency for Research on Cancer；IARC）の報告では，感染症が全世界の発がんの約18％に寄与すると推算されている（表1）．発展途上国では感染症の発がんへの寄与が約30％という地域もある．感染が発がんのリスク要因となるものとして，細菌では Helicobacter pylori 菌（H. pylori）による胃癌，ウイルスではヒトパピローマウイルス（HPV）による子宮頸癌，肝炎ウイルス（HBV, HCV）による肝癌，Epstein-Barr ウイルス（EBV）によるリンパ腫と上咽頭癌などが知られている．寄生虫ではビルハルツ住血吸虫による膀胱癌，タイ肝吸虫（Opisthorchis viverrini）による胆管細胞癌などがある．また，感染と直接関係しない炎症性腸疾患や口腔癌の前癌状態である扁平苔癬および白板症などの疾患も炎症関連発がんに関与する．炎症性腸疾患では罹患者の大腸癌のリスクが高い．アスベストや紫外線などの物理化学的因子による炎症も発がんに関与する．

a. 炎症による発がん機序

慢性炎症部位では，長期にわたって炎症細胞などからサイトカインなどが生成して周辺組織に損傷を与え，修復・再生過程で細胞増殖の促進が起こり，発がんリスクを高めている．細胞外基質の分解に関与する酵素のマトリックスメタロプロテアーゼ（matrix metalloproteinases；MMPs）は，損傷した組織の除去や，リンパ球の血管からの移動のために働くが，発がん過程においては癌細胞の浸潤を促進する．またMMPsは血管の基底膜を分解し，血管内皮から増殖因子が遊走して腫瘍血管新生を促進する．炎症性サイトカインの tumor necrosis factor-α（TNF-α）は，接着因子や血管新生促進因子および MMPs を誘導し，炎症関連の発がんに重要な役割を果たす．ケモカインは炎症の際に白血球の遊走を制御する水溶性の因子であ

表1 感染症により起こるがん（IARC, World Cancer Report（2003）より改変）
感染症は発がん要因の約18％を占める．これらの感染症はIARCにより「ヒトに発がん性を有する」（Group1）と評価されている．

	感染要因	発がん部位	がん症例数	世界のがん症例数に対する割合(%)
細菌	H. pylori	胃	490,000	5.4
ウイルス	ヒトパピローマウイルス	子宮頸部など	550,000	6.1
	B型肝炎ウイルス / C型肝炎ウイルス	肝臓	390,000	4.3
	Epstein-Barr ウイルス	リンパ腫，上咽頭	99,000	1.1
	HHV-8	カポジ肉腫	54,000	0.6
	HTLV-1	白血病	2,700	0.1
寄生虫	ビルハルツ住血吸虫	膀胱	9,000	0.1
	タイ肝吸虫（Opisthorchis viverrini）	肝内胆管，胆道系	800	
総数		感染関連発がんの総数	1,600,000	17.7
		がん症例の総数（1995）	9,000,000	100.0

るが，いくつかの癌細胞ではケモカインの発現と炎症性細胞の集積が上昇し，腫瘍血管新生や転移に関与している．一酸化窒素（NO）などの炎症性メディエーターによる血管新生もある．炎症は細胞増殖を促進するが，その機序として炎症性サイトカインやNF-κBなどの転写因子によるアポトーシス抑制も重要である．低酸素誘導因子（hypoxia-inducible factor：HIF)-1 は，低酸素により誘導されて低酸素状態に抵抗する機能を発揮することからこの名前が付けられたが，さまざまな炎症性メディエーターによっても発現が上昇し，炎症部位で傷害を受けた組織や細胞を生存に導くことで，癌の進展に寄与することもある．

がん組織ではシクロオキシゲナーゼ（cyclooxygenase：COX）2 の発現が上昇していることが多い．COXは炎症性メディエーターであるプロスタグランジン（PG）の合成触媒酵素であり，炎症時に過剰に生産されるため炎症を持続させる．非ステロイド系抗炎症剤（nonsteroidal antiinflammatory drugs：NSAID）はCOXを阻害するが，NSAIDの1つであるアスピリンの長期服用者では大腸癌の発がんリスク低下が見られることがあり，これはとくにCOX2の阻害によるものである．

一方，炎症部位でのエピジェネティクスな異常が発がんに関与する説もあり，癌抑制遺伝子などのメチル化促進による発現低下がある．また突然変異による癌原遺伝子の活性化や，癌抑制遺伝子の機能不全など，遺伝子損傷も発がんにつながる．炎症細胞および上皮細胞などから活性酸素種およびNO由来の活性種が過剰に生成され，これらによるDNA損傷，DNA修復酵素活性低下が，発がんイニシエーション・プロモーションに働く．

b． 炎症によるDNA損傷
1） 活性酸素種（ROS）によるDNA損傷

ROS（reactive oxygen species）はおもにスーパーオキシド，過酸化水素，ヒドロキシルラジカル（˙OH），一重項酸素を含み，とくに˙OHはきわめて強い反応性を示す．NADPHオキシダーゼとキサンチンオキシダーゼは，炎症組織における主要なROS産生酵素であり，高濃度のスーパーオキシドを生成する．スーパーオキシドは，共存する金属，酵素，一酸化窒素などと反応して反応活性の高い分子種へと変換され，DNAやタンパク質などを損傷して発がんに関与する．酸化ストレスのバイオマーカーとしてよく用いられる 8-oxo-7,8-dihydro-2′-de-

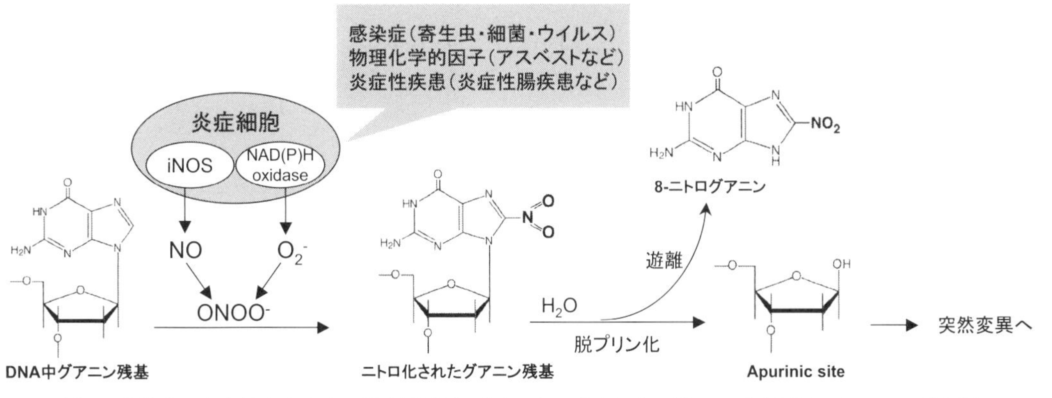

図1 感染症，炎症性疾患および物理化学的要因による炎症など，種々の炎症要因において，炎症細胞から活性酸化窒素種（reactive nitrogen oxide species：RNOS）が生成する．RNOSはニトロ化DNA損傷塩基を生成するが，DNA中の8-ニトログアニンは不安定であるため容易に遊離し，脱塩基部位(apurinic site)を形成する．修復が不完全であると突然変異を引き起こし，発がんへとつながる．

oxyguanosine（8-oxodG）は，変異誘発性の酸化的DNA損傷塩基である．

2）NO由来の活性種によるDNA損傷

炎症部位では，誘導型一酸化窒素（NO）合成酵素（inducible nitric oxide synthase；iNOS）の発現レベルが顕著に高く，マクロファージや好中球から過剰に生成されたNOおよびO_2^-が反応して，きわめて反応性の強いペルオキシナイトレート（$ONOO^-$）が生成される．NO，$ONOO^-$，三酸化二窒素（N_2O_3）などNO由来の活性種は，活性酸化窒素種（reactive nitrogen oxide species；RNOS）という呼称が提唱されている．RNOSは，ROSと同様にDNAやタンパク質などを損傷する．RNOSがグアニン塩基と反応すると，8-ニトログアニンを生成する．8-ニトログアニンは変異誘発性を持ち，種々の炎症関連がんにおいてがん好発部位に発がんに先駆けて生成されることから，炎症関連発がんリスクを評価する新規バイオマーカーとして応用できる（図1）．

c．感染による慢性炎症を介した発がん

1）寄生虫感染による炎症と癌

a）タイ肝吸虫感染による胆管細胞癌 タイ肝吸虫（*Opisthorchis viverrini*）は，胆管細胞癌の多発地域であるタイ東北部を中心とした地域に分布する．タイ肝吸虫の幼生は川魚の筋肉組織中に存在しており，川魚の生食習慣があるタイ東北部では感染率がきわめて高い．またタイ肝吸虫は再感染が多く，慢性的な経過をたどり，胆管細胞癌の発症に至る．タイ肝吸虫の感染者や胆管細胞癌患者では尿中の8-oxodGの量が有意に増加しており，抗寄生虫薬の投与により8-oxodGは減少するので，抗寄生虫薬によるがん予防が可能と考えられる．

b）ビルハルツ住血吸虫感染による炎症と膀胱癌 ビルハルツ住血吸虫はアフリカから中東にかけて分布し，膀胱癌をもたらす．住血吸虫が癌を発生させる機構は不明であるが，住血吸虫の卵の殻は物理的刺激により慢性炎症を起こし，活性化されたマクロファージがROSおよびRNOSを生成してDNA損傷と変異を引き起こすことがわかっており，慢性炎症によって生じた活性種によるDNA損傷が発がんに関与すると考えられる．

2）細菌感染による炎症と癌

a）*H. pylori* 感染による胃癌 *H. pylori*は先進国の25～50％および発展途上国の70～90％の人口に感染が認められ，全世界では約20億人が感染している．*H. pylori*は，1983年にWarrenとMarchallによって発見された．彼らは，*H.pylori*が急性胃炎や慢性胃炎の原因になることを自飲により証明し，2005年にノーベル賞を受賞した．1994年には国際がん研究機関（IARC）によって，*H. pylori*が胃癌発生のリスク因子として認められた．

*H. pylori*の約半数（日本ではほとんど）の菌株はcagA遺伝子を持つ．cagAタンパクは上皮細胞内に入り，細胞内シグナル伝達分子と結合し，発がんとの関連性が推測されている．また，cagA上流にはcagPAIと呼ばれる外来性遺伝子群があり，胃上皮細胞のNF-κBの活性化を引き起こし，炎症性サイトカインIL-8産生やiNOS発現を誘導する．*H. pylori*感染患者の胃腺上皮細胞ではiNOS誘導や8-ニトログアニンおよび8-oxodGの生成が増加しており，除菌により8-ニトログアニンおよび8-oxodGはほぼ消失する．*H. pylori*感染では，炎症によって生じたROSやRNOSによるDNA損傷も発がんにつながると考えられる．

3）ウイルス感染による炎症と癌

a）HPV感染による子宮頸部癌 HPVは，E6タンパクががん抑制遺伝子産物のp53タンパクを不活化し，E7タンパクがRbタンパクに結合して細胞周期の活性化をもたらして子宮頸癌を引き起こすと考えられている．一方HPV感染患者を対象とした疫学調査によると，子宮頸部に炎症を有する場合は子宮頸癌に至る

リスクが高い．HPV感染者では重複感染がよくあり，炎症要因はHPV感染によるものかクラミジアなど他の感染によるものか不明であるが，HPV感染による子宮頸癌の発生には慢性炎症の関与が考えられる．

b）EBV感染による上咽頭癌 EBV感染は上咽頭癌やバーキットリンパ腫の重要なリスクファクターであり，全世界の発がん要因の1％以上を占めると推算されている．上咽頭癌は中国東南部などで発生頻度が高い．中国東南部の上咽頭癌患者の病変組織では，8-oxodG，iNOSおよび8-ニトログアニン生成が，感染のない咽頭炎<感染を伴う咽頭炎<上咽頭癌，の順に認められた．これはEBV感染による炎症から発がんに至る過程で，酸化ストレスおよびニトロ化ストレスによるDNA損傷が関与していることを示唆している．

c）HCV感染による肝細胞癌 我が国では肝癌は年々増加し，年間約3万人が死亡している．肝細胞癌は約8割がHCV感染と関連している．慢性肝疾患患者の肝細胞では8-oxodG生成が増加しており，ウイルスコアタンパクによる活性酸素産生を示す報告もあるが，炎症によって生じるROSも8-oxodG生成に関与する．また，C型肝炎患者の肝細胞では8-oxodGとともに8-ニトログアニン生成が観察され，インターフェロンによる治療成功例では，8-ニトログアニン生成が抑制される．

d．その他の炎症による癌
1）アスベスト

肺は，外因性物質と気道を介して直に接触する臓器であり，現在アスベスト曝露による肺癌や中皮腫が重大な社会問題となっている．発がん機構については現在でも十分解明されていないが，アスベスト曝露では肺組織に慢性炎症が誘発され，炎症が発がんに関与する．

2）炎症性腸疾患

クローン病，潰瘍性大腸炎を含む炎症性腸疾患は，若年層に好発する原因不明の慢性・難治性の疾患であり，近年我が国では罹患率が上昇している．炎症性腸疾患により大腸癌のリスクが増大するが，NSAIDsおよびCOX2阻害剤の服用により，リスクが減少することが知られている．COXは炎症性メディエーターであるプロスタグランジン（PG）の合成触媒酵素であり，炎症時に過剰に生産されるため炎症を持続させる．

e．まとめ

慢性炎症は，過剰に生成した活性種による傷害や，修復のための細胞増殖亢進を長期にわたってもたらし，発がんリスクを高めている．寄生虫・細菌・ウイルスの感染症，炎症性疾患および物理化学的要因による炎症など，種々の炎症要因においていずれも，発がん好発部位ではNF-κB発現やiNOS発現の上昇が見られ，それに伴って産生されたROSやRNOSは8-oxodGおよび8-ニトログアニンを生成している．炎症により生じたROSやRNOSを介したDNA損傷もまた，突然変異を引き起こすことで発がんに関与していると考えられる．

［川西正祐，大西志保］

■文献
1) 川西正祐，平工雄介：酸化・ニトロ化ストレスとDNA傷害．臨床消化器内科 20（4）：421-429, 2005．
2) Coussens LM, Werb Z：Inflammation and cancer. Nature 420（6917）：860-867, 2002．
3) 大西志保，澤 智裕：発がんにおける内因性DNA傷害．生化学 77（9）：1427-1431, 2005．
4) Kawanishi S, Hiraku Y：Oxidative and nitrative DNA damage as biomarker for carcinogenesis with special reference to inflammation. Antioxid Redox Signal 8：1047-1058, 2006．
5) Kawanishi S, Hiraku Y, Pinlaor S, Ma N：Oxidative and nitrative DNA damage in animals and patients with inflammatory diseases in relation to inflammation-related carcinogenesis. Biol Chem 387：365-372, 2006．

3. 炎症と血管新生 ―VEGFによる内皮細胞・炎症細胞の活性化―

炎症性疾患は血管新生を伴うことが多く，炎症と血管新生は密接に関連している．有病率が人口の１％といわれ，慢性炎症の代表例である関節リウマチは，血管新生に富むパンヌスという病変によって関節軟骨が破壊されてしまうことが原因である．これら関節リウマチなどの炎症部位では，線維芽細胞，血管内皮細胞および局所に浸潤した炎症細胞（マクロファージ，好中球，肥満細胞およびTリンパ球）により，種々の炎症性サイトカインが産生・分泌されている．分泌された炎症性サイトカインは細胞表面上の受容体に結合し，細胞内のさまざまなシグナル伝達分子の活性化を介して炎症細胞の活性化や血管外への遊走を誘導することが知られているが，近年では血管内皮細胞にも作用することで細胞増殖や細胞遊走を促進し，血管新生を誘導することがわかっている．一方，炎症細胞が血管新生促進因子であるVEGFを産生・分泌することや，さらにはガン患部においても炎症性サイトカインの産生・分泌とそれに伴う血管新生が誘導されていることがわかっている．このように炎症と血管新生は互いに協調し合っている現象と考えられており，この２つに共通した重要な要因として，内皮細胞や炎症細胞の活性化がある．ここではとくに血管新生促進因子VEGFに注目し，活性化した細胞での細胞遊走を制御するシグナル経路について述べる．

a. 炎症細胞による血管新生促進因子の産生と血管内皮細胞の遊走

炎症による血管新生の原因として，炎症細胞

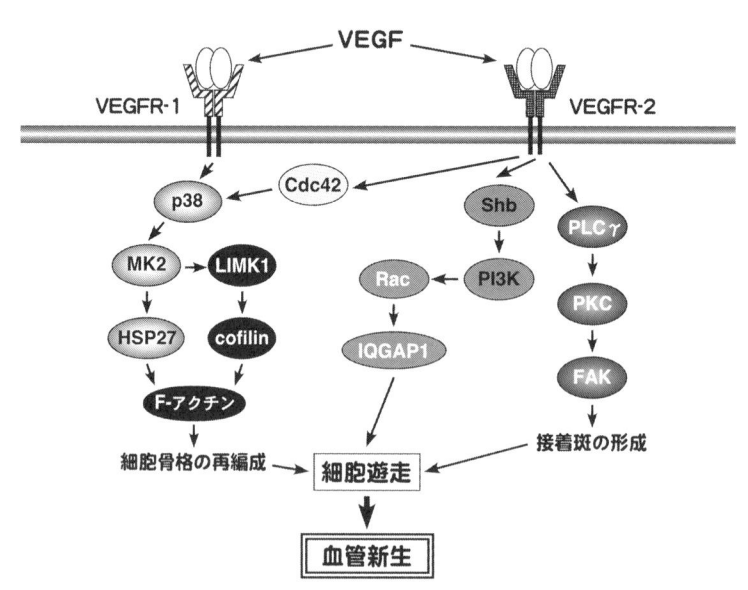

図1 細胞遊走を導くVEGFのシグナル伝達
VEGFが受容体に結合すると，さまざまな細胞内シグナル伝達分子の活性化が起こり，血管内皮細胞の遊走等の血管新生誘導的な細胞応答が引き起こされる．

における炎症性サイトカインを介した血管新生促進因子VEGFの産生誘導によるものが多い．炎症反応により活性化したマクロファージはVEGFのアイソフォームであるVEGF-A[1,2]，VEGF-Cおよび-Dを産生することが知られている[3]．VEGF-AはVEGFファミリーにおいて最も強力な血管新生促進能力を持っており，血管内皮細胞に発現している受容体VEGFR-1およびR-2に結合して細胞内に血管新生促進的なシグナルを伝達するが，VEGF-Cおよび-Dも弱いながらVEGFR-2に結合してシグナルを伝えている[4]．VEGFとの結合により活性化したVEGFR-2は，その下流でさまざまなシグナル伝達分子を活性化することにより，血管内皮細胞の増殖，抗アポトーシスおよび細胞遊走の促進を誘導している（図1）．VEGFR-2により細胞遊走を誘導するシグナル伝達経路は複数存在しており，PI3K-Rac-IQGAP1経路の活性化を通して活性酸素種（ROS）に依存したホメオスタシスに関与する経路[5]，FAK-パキシリン経路の活性化を介した焦点接着のターンオーバーを制御する経路[6,7]，およびp38MAPK-MAPKAPキナーゼ2-HSP27経路の活性化を介したアクチン細胞骨格の再構築を制御する経路[8]が代表的である．最近では，VEGF-Aによるp38MAPK-MAPKAPキナーゼ2-LIMキナーゼ1-コフィリンを介したアクチン細胞骨格再構築へのシグナル経路の存在も明らかとなり[9]，VEGFが誘導する血管内皮細胞遊走の制御機構にはさまざまな細胞内シグナル伝達経路が関与していることが示唆された（図1）．

b．血管新生促進因子による炎症細胞の遊走亢進

炎症細胞のうち，単球はVEGF受容体であるVEGFR-1を発現し[10]，マクロファージはVEGFR-1[11]，-2，-3[12]を発現していることがわかっており，炎症反応で産生されたVEGFに誘導される単球やマクロファージの浸潤には，主にVEGFR-1の活性化を介したシグナル経路が重要な役割を果たしている[13,14]．とくに単球においては，VEGFR-1の下流でPI3K-PKCαの活性化を介して単球の細胞遊走が誘導される[15]．また，マクロファージにおいてはVEGFR-2の活性化を介した細胞遊走も報告されているが[15]，VEGFR-3の活性化を介したシグナル経路は細胞遊走ではなく，むしろアポトーシスの制御に関与していることが示唆されている[16]．したがって，単球やマクロファージがVEGFに反応してVEGFR-1または-2を活性化させて浸潤していると認識されているが，それらの細胞内シグナル伝達経路の多くはこれまで血管内皮細胞でわかっているものと同様だと考えられており，詳しくは調べられていない．

c．おわりに

炎症細胞は，炎症シグナルの下流でVEGFの産生・分泌を介してVEGFは血管内皮細胞の細胞遊走を促進させ，その結果として血管新

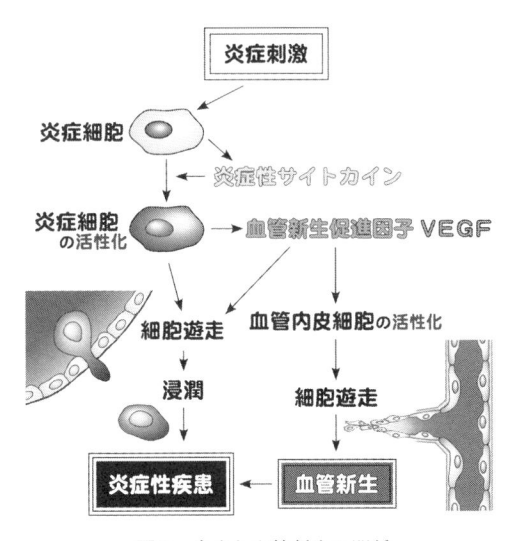

図2 炎症と血管新生の関係
炎症を導くシグナル経路と血管新生を導くシグナル経路は，互いにクロストークすることで密接に関係している．

生を誘導している．また，単球やマクロファージにおいては自身や周囲の細胞が分泌したVEGFに反応し，VEGFR-1または-2を活性化させることで浸潤が誘導されている．そして近年では，炎症性サイトカインそのものが血管内皮細胞に作用し，血管新生を誘導していることも明らかにされた．これらのような炎症と血管新生が密接に関係している事例（図2）は，多くの炎症性疾患において引き起こされており，血管新生を標的とした炎症抑制の戦略も重要視されている．　　　　　　［小林美穂，佐藤靖史］

■文献

1) Xiong M, et al : Production of vascular endothelial growth factor by murine macrophages. Am J Pathol 153 : 587-598, 1998.
2) Ramanathan M, et al : Regulation of VEGF gene expression in murine macrophages by nitric oxide and hypoxia. Exp Biol Med (Maywood) 228 : 697-705, 2003.
3) Schoppmann SF, et al : Tumor-associated macrophages express lymphatic endothelial growth factors and are related to peritumoral lymphangiogenesis. Am J Pathol 161 : 947-956, 2002.
4) Takahashi H, et al : The vascular endothelial growth factor (VEGF)/VEGF receptor system and its role under physiological and pathological conditions. Clin Sci (Lond) 109 : 227-241, 2005.
5) Yamaoka-Tojo M, et al : IQGAP1 is a novel VEGF receptor binding protein involved in redox signaling and endothelial migration. Circ Res 95 : 276-283, 2004.
6) Abedi H, et al : Vascular endothelial growth factor stimulates tyrosine phosphorylation and recruitment to new focal adhesion kinase and paxillin in endothelial cells. J Biol Chem 272 : 15442-15451, 1997.
7) Le Boeuf F, et al : Regulation of vascular endothelial growth factor receptor 2-mediated phosphorylation of focal adhesion kinase by heat shock protein 90 and Src kinase activities. J Biol Chem 279 : 39175-39185, 2004.
8) Rousseau S, et al : p38 MAP kinase activation by vascular endothelial growth factor mediates actin reorganization and cell migration in human endothelial cells. Oncogene 15 : 2169-2177, 1997.
9) Kobayashi M, et al : MAPKAPK-2-mediated LIM-kinase activation is critical for VEGF-induced actin remodeling and cell migration. EMBO J 25 : 713-726, 2006.
10) Podar K, et al : Vascular endothelial growth factor triggers signaling cascades mediating multiple myeloma cell growth and migration. Blood 98 : 428-435, 2001.
11) Sawano A, et al : Flt-1, vascular endothelial growth factor receptor 1, is a novel cell surface marker for the lineage of monocyte-macrophages in humans. Blood 97 : 785-791, 2001.
12) Stepanova OI, et al : Biochemistry (Mosc) 72 : 1194-1198, 2007.
13) Podar K, et al : Vascular endothelial growth factor-induced migration of multiple myeloma cells is associated with beta 1 integrin- and phosphatidylinositol 3-kinase-dependent PKC-alpha activation. J Biol Chem 277 : 7875-7881, 2002.
14) Hiratsuka S, et al : Flt-1 lacking the tyrosine kinase domain is sufficient for normal development and angiogenesis in mice. Proc Natl Acad Sci USA 95 : 9349-9354, 1998.
15) Yang ZF, et al : Upregulation of vascular endothelial growth factor (VEGF) in small-for-size liver grafts enhances macrophage activities through VEGF receptor 2-dependent pathway. J Immunol 173 : 2507-2515, 2004.
16) Marchiò S, et al : Vascular endothelial growth factor-C stimulates the migration and proliferation of Kaposi's sarcoma cells. J Biol Chem 274 : 27617-27622, 1999.

4. 痛み

痛みは原疾患に伴って副次的に出現するものであり、痛みの原因を探りその原疾患の治療をすることが重要で、治療が確実になされれば痛みは自然と寛解されるものとの認識が、従来中心的であった．実際、痛みは身体のどこかに異常がある時にそれを警告してくれるありがたい存在であり、そのおかげで生命の危機を脱することも多い．したがって、どこかに痛みがある時に、痛みの原因を追求することなく安易に鎮痛薬に頼るのは危険である．しかしながら、痛みはひどくなると正常な日常生活を送ることすら困難になるほどの不快な感覚であり、痛みの原因究明/原疾患治療と並行して、痛みを抑えることが臨床上非常に重要となる．

a. 痛みの分類

痛みは大きく、①侵害受容性疼痛、②神経因性疼痛、③心因性疼痛に分類することができる．侵害受容性疼痛は、さらに生理的な痛みと炎症性疼痛に分類できる．生理的な痛みは生体防御反応として、生命維持にとって必須であり、この警告反応により、生体は外的危険を察知し、これを回避することができる．一方、手術後痛等は治療を要する痛みである．炎症性疼痛の場合は、急性痛は警告反応（たとえば外から見えない内臓性疾患の結果起こる炎症反応を検出）として働くが、慢性痛はそれ自身治療を必要とする疾患である．神経因性疼痛は、神経系の機能異常や種々の原因で神経が損傷、圧迫されたりすることに起因する痛みであり、傷害が見かけ上認められないこともある．神経因性疼痛は、鎮痛薬として頻用されている非ステロイド性抗炎症薬（NSAIDs）や麻薬性鎮痛薬であるモルヒネですら効奏しない難治性疼痛であ

り、その治療は困難を極める．心因性疼痛は、物理的な傷害に起因するものではなく不眠、疲労、不安、恐怖、怒り、悲しみ、抑うつ、倦怠、孤独、社会的地位の喪失など心理的な原因に基づくものであり、痛みを和らげるためには、通常の概念の鎮痛薬ではなく、心理療法や、心の病気に役立つ薬が有効である．一方、長期間痛みが継続する慢性疼痛状態は心因性疼痛を引き起こす要因ともなっており、慢性疼痛の治療においては、心の痛みの除去も考慮した治療が重要となる．

b. 痛みの伝達経路と疼痛抑制経路

末梢で生じた痛みは、電気信号に変換され、一次求心線維を伝わり、脊髄後角に入力し、こ

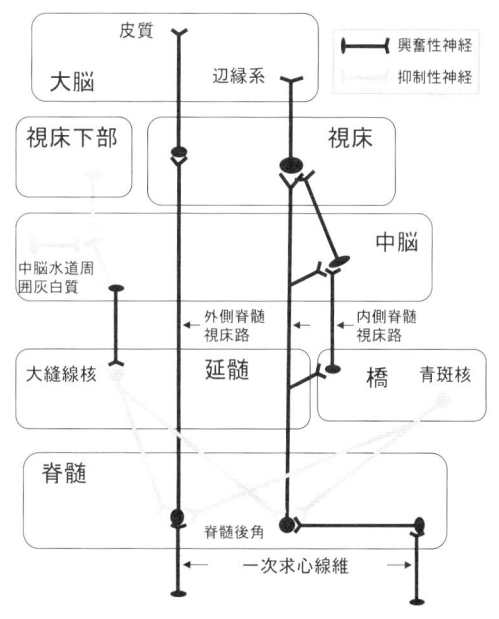

図1 痛みの伝導路と下降性疼痛抑制経路の模式図
この図で示された興奮性および抑制系経路が鎮痛薬のターゲットとして検討されている．興奮性神経は黒で、抑制性神経は灰色で示している．

こで神経線維を乗り換え，外側脊髄視床路あるいは内側脊髄視床路を通り，上位脳にシグナルが伝達され，痛みとして認知される（図1参照）．一方，内在性痛み抑制経路として，下降性疼痛抑制経路が存在し，視床下部-中脳水道周囲灰白質-大縫線核-脊髄後角に至る経路（オピオイド，GABA，セロトニン系）と，青斑核から脊髄後角に至る経路（ノルアドレナリン系）が知られている．痛みは末梢における何らかの障害によって起こるばかりでなく，痛み伝達経路あるいは抑制経路の障害や伝達異常によっても引き起こされる．痛み伝達経路の障害には末梢神経および中枢神経の損傷や癌細胞増殖，浸潤に伴う神経圧迫などが含まれる．一方，伝達異常は末梢における痛みが長期化し伝達経路が持続的刺激を受けたり，種々傷害/炎症反応により伝達経路が非常に強い刺激を受けたりすることにより引き起こされる長期的機能亢進/低下（シナプスの可塑的変化）による障害である．

c．鎮痛薬

1）非麻薬性鎮痛薬

非麻薬性鎮痛薬には，①NSAIDs（シクロオキシゲナーゼ2（COX-2）を阻害し，鎮痛，抗炎症，解熱作用を示す．COX-1も阻害するため胃腸障害などの重篤な副作用を引き起こす），②アセトアミノフェン（フェナセチン誘導体であり，中枢神経系に存在するCOX-3のみを特異的に阻害する．抗炎症作用がないので，NSAIDsには分類されないが，視床下部に作用して解熱作用を，視床および大脳皮質に作用して鎮痛作用を示す），③COX-2選択性阻害薬（NSAIDsに特徴的な副作用である消化管障害を軽減するが，重篤な心血管系合併症（心筋梗塞，脳卒中，突然死）の多発が報告されており，一部の薬剤は市場から撤退した），④ステロイド性抗炎症薬（副腎皮質ホルモンであるグルココルチコイドは核内受容体であるグルココルチコイド受容体と結合することにより抗炎症，鎮痛，免疫抑制作用などさまざまな生理機能を発揮するが，その多様な生理機能を反映して副作用が強く，その制御も難しいので一般的な痛みの治療には，上記のNSAIDsが用いられる）などがある．

2）麻薬性鎮痛薬

オピオイド受容体は，μ，κ，δという3種の7回膜貫通Gタンパク質共役型受容体サブタイプに分類される．鎮痛作用にはμ受容体がとくに重要であると考えられている．オピオイド受容体が活性化すると，脱抑制により下降性疼痛抑制系が活性化されるとともに，シナプス前終末におけるCaチャネル活性の抑制による神経伝達物質放出抑制，シナプス後終末におけるKチャネルの活性化による興奮の抑制，アデニル酸シクラーゼ活性の抑制が起こる．そしてこれらの作用が統合して鎮痛効果を引き起こす．オピオイド受容体作動薬は，歴史的に癌性疼痛に最も広く用いられてきたが，最近ではそれ以外の重篤な慢性痛にも使用されるようになってきている．オピオイド受容体作動薬は疼痛患者に用いた場合においては身体依存を引き起こしにくいとの報告もあるが，薬物乱用を誘発する危険性があり，薬物を突然中断すると重篤な禁断症状を呈することもあるので慎重に用いる必要がある．さらには，しばしば鎮痛耐性が形成されることから薬の変更，種々鎮痛薬の併用，オピオイドローテーションなどを行う必要がある．

3）鎮痛補助薬

神経因性疼痛などの慢性疼痛では上述の鎮痛薬が効かないケースがあり，心因性疼痛を併せ持つ複合的疼痛状態が多い．そのような場合に用いるのが鎮痛補助薬である．鎮痛補助薬は上述の鎮痛薬と併用して用いられることがほとんどである．鎮痛補助薬としては，①抗うつ薬（セロトニンやノルアドレナリンの取り込みを阻害し，下降性疼痛抑制系の活性を増大させる

ことにより鎮痛効果をもたらす．また抗うつ作用により，心因性疼痛を緩和する），②抗てんかん薬（興奮性伝達に関与する Na チャネル，痛覚伝達物質の放出に関与する Ca チャネル機能を阻害することにより鎮痛効果をもたらす），③抗不整脈薬（興奮性伝達に関与する Na チャネルを阻害することにより鎮痛効果をもたらす），④ NMDA 受容体阻害薬（興奮性神経伝達において主要な働きをしている NMDA 受容体を阻害し，シナプス後膜における興奮性を下げることにより鎮痛効果をもたらす），⑤抗不安薬（$GABA_A$ 受容体を活性化し，痛みの原因となる興奮性伝達を抑えることにより鎮痛効果をもたらす．また抗不安作用により，心因性疼痛を緩和する）などがある．これら補助薬の薬効は鎮痛特異的ではないので多種多様な副作用を伴うことも多く，その使用には注意が必要である．

4) 神経ブロック，高周波熱凝固法

神経ブロックは，局所麻酔薬や，アルコール，フェノールなどの神経破壊薬を注射器で投与する侵襲的な治療法であり，原因となっている領域の知覚神経や運動神経，交感神経を局所的に遮断することにより，それらが支配している領域の痛みを取り除くとともに，いわゆる痛みの悪循環を断ち切ることを目的としている．したがって可逆的で短期的に作用する局所麻酔薬でも十分効果を有する．一方，神経を高周波発熱凝固して変性させ痛みを抑える治療法もある．

5) 新規候補ターゲットの探索

神経因性疼痛の治療薬として真に有効なものがないのが現状である．その理由として，発症メカニズムがよくわかっていないことがあげられる．現在，神経因性疼痛メカニズムの解明，新規治療薬の開発を目指した研究開発が続いている[2]．

［田邊　勉］

■文献
1) 小山なつ：Pain Relief（痛みと鎮痛の基礎知識）．http://www.shiga-med.ac.jp/~koyama/analgesia/index.html
2) 田邊　勉：Ca チャネルと痛み伝達．日薬理誌 127：156-160, 2006.

5. かゆみ（痒み）

痒みは，「引っ掻きたいという欲求を引き起こす不快な皮膚感覚」と定義され，皮膚および一部粘膜に特有の感覚であり，また，生体防御感覚の1つである．痒み本来の目的は，皮膚表面や表層にある異物を掻き動作の誘発により除去することにあるようである．痒みは，さまざまな皮膚病（アトピー性皮膚炎，接触性皮膚炎，蕁麻疹，乾癬，アレルギー性疾患など）や全身性，とくに内臓疾患（慢性腎不全，胆汁うっ滞など）の主要な症状の1つである．痒みによって生じる掻き動作による皮膚（あるいは一部眼）への掻破は，痒みによる不快感を緩解へと導く一方で，内因性の起痒物質あるいは増強物質の遊離を促進し痒みの増加および増強へと導く（itch-scratch cycle：痒みの悪循環）．このような痒みの悪循環による持続した掻破行動は，皮膚炎のさらなる悪化（眼に関しては白内障）を招く．したがって，痒みはこのような疾患の治療の妨げとなっており，痒みの治療は臨床上重要な課題となっている．しかしながら，痒みは古くから知られているにもかかわらず，同じ生体防御感覚である痛みと比べ死に直結することが少ないことからほとんど研究が進んでおらず，未だ解明されていない発症機序が多く存在する．

a．痒みと一次感覚神経

一次感覚神経は，伝導速度の違いにより有髄神経であるA線維（15-100m/s）およびB線維（7m/s），無髄神経であるC線維（1m/s）の3群に分類される．さらにA線維は，α, β, γ, δ に分類される．C線維に割合特異的に作用するカプサイシンやマイクロニューログラフィー（タングステン微小電極を用いた末梢神経活動測定法）を用いた研究から，無髄のC線維を介して痒みの感覚が伝達されていると考えられている．痒みは，表皮-真皮接合部に分布している一次感覚神経（この領域に分布している神経の一部は，皮膚炎等の起こっている病変部において表皮内へ伸展してくる）が重要な役割を果たしている．つまり，痒み物質を表皮上部に投与すると軽度の痒みが生じ，表皮-真皮接合部に作用させると強い痒みを生じる．しかし，表皮を含む真皮接合部（神経終末も除く）を除くと，そこに痒み物質を投与しても痒みが生じない．

多くの慢性掻痒性皮膚疾患患者の皮膚では，皮膚の乾燥，表皮の肥厚，炎症性細胞の浸潤に加え，末梢神経終末の表内への伸展が観察される．健常の皮膚では，末梢神経終末は基底層直下に広く分布しているが，掻痒性皮膚疾患患者皮膚ではその終末が表皮内へ広く分布している．そのため，外界からの刺激や，さらには表皮ケラチノサイトから遊離される起痒物質および増強物質の影響を受けやすくなっている．つまり皮膚が過敏状態（itchy skin あるいは allokinesis）になっていることから，弱い痒み刺激に対して激しい痒みを誘発するようになる．この表皮内伸展神経の特徴としては，無髄C線維であり，とくにサブスタンスPやカルシトニン遺伝子関連ペプチド含有神経であることが明らかとなっている．この一次感覚神経の表皮内伸展機序に関しては，完全には解明されていない．しかし，一部ケラチノサイトで産生される神経成長因子（NGF：nerve growth factor）の関与が示唆されている．また，最近では，セマフォリン3A（Sema3A）の関与が報告されている．Sema3Aは，NGF誘発の神経

伸展を抑制する因子として知られている．Sema3Aは，有棘層のケラチン10陽性ケラチノサイト，とくに細胞間隙に強く発現している．アトピー性皮膚炎患者の皮膚では，Sema3Aの発現が著しく減少している．したがって，アトピー性皮膚炎患者皮膚での一次感覚神経の表皮内伸展にSema3Aの発現減少とNGF産生増加が関与している可能性がある．

b. 皮膚細胞由来痒み関連因子

掻痒性疾患の特徴として，何らかのアレルギーの要因を持っている場合が多い．このことは，これら疾患にIgE-マスト細胞が一部関与していることを示唆する．また，このような疾患の病変部では，マスト細胞数の増加が観察されている．これまでマスト細胞から遊離されるヒスタミンが主要な痒み物質として考えられてきた．しかしながら，急性の蕁麻疹以外の臨床で問題となるような慢性掻痒性皮膚疾患の痒みには，H_1ヒスタミン受容体拮抗薬が無効である場合が多い．したがって，マスト細胞由来の新たな痒み誘発物質の探索が必要となっている．近年，プロテアーゼ活性化受容体（PAR；protease-activated receptor）が発見されたことにより，プロテアーゼのPARを介した生理機能が多く報告されてきている．PARには，PAR1～4までの4つのサブタイプがあるが，とくにPAR2が痒みの発生に関与していることが報告されている．PAR2の活性化には，セリンプロテアーゼの中でもとくにトリプターゼが知られている．マスト細胞は，さまざまな刺激によりヒスタミンとともにトリプターゼも遊離することから，マスト細胞の興奮により遊離されたトリプターゼがPAR2を介して痒みを誘発しているかもしれない．

ケラチノサイトは皮膚表層の大部分を占めている．ケラチノサイトは，神経と同じ外胚葉由来であり神経伝達物質を含む多くの因子を産生する．ケラチノサイトからは，起痒物質としてサブスタンスP，カリクレイン，ロイコトリエンB_4，トロンボキサンA_2，ノシセプチン，ヒドロキシラジカルなどが産生され遊離される．また痒みを増強する物質して，プロスタグランジンE_2や一酸化窒素が産生・遊離される．

その他，掻痒性皮膚疾患では，マスト細胞やケラチノサイト以外にも，病変部ではランゲルハンス細胞，Tリンパ球，マクロファージなどの炎症性細胞等々の浸潤が認められる．これらの細胞からも，痒みへの関与が報告されている上記物質に加え，セロトニン，ブラジキニン，血管作用性腸ペプチド（VIP），各種セリンプロテアーゼやさまざまなサイトカイン等々が産生・遊離される．

皮膚内で産生・遊離された痒み関連因子の受容体が，一次感覚神経やケラチノサイトに発現している場合が多く，たとえば，サブスタンスP，ノシセプチン，トロンボキサンA_2，およびトリプターゼはそれぞれ受容体が一次感覚神経に発現しており，また，ケラチノサイトにも発現している．これら物質は，一次感覚神経への直接作用に加え，ケラチノサイトを介した間接的な作用によって痒みを誘発している可能性が示唆されている．

c. 痒みの中枢制御機構

鎮痛薬の1つであるモルヒネの硬膜外あるいは脊髄クモ膜下腔内注射をすると鎮痛作用に加え，副作用として痒みが生じる．この痒みは，モルヒネの受容体であるオピオイド受容体拮抗薬で抑制される．また，胆汁うっ滞やアトピー性皮膚炎の痒みなどにもオピオイド受容体拮抗薬が有効であることが報告されている．オピオイド受容体には，μ，δ，κの3つのサブタイプがあるが，μオピオイド受容体が痒みの誘発に関与しているようである．中枢神経系でのμオピオイド受容体を介した制御機構に関しては未解決な部分が多い．μオピオイド受容体は，主に延髄の三叉神経脊髄路核や三叉神経脊髄路

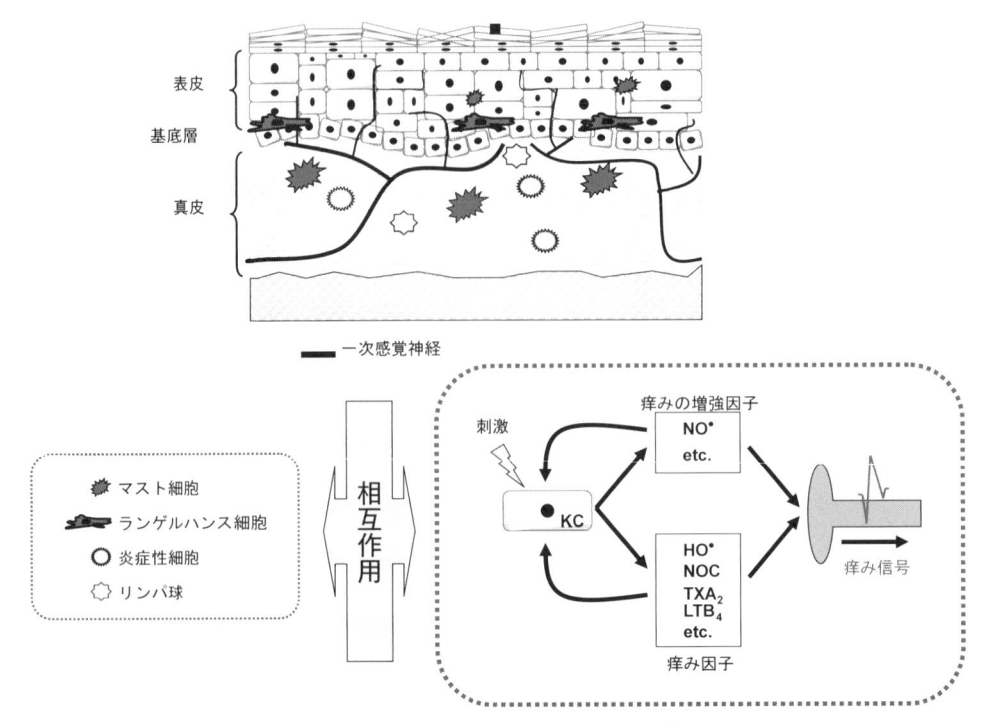

図1 搔痒性皮膚疾患皮膚内の痒みの発生機序
KC：ケラチノサイト，SP：サブスタンス P，$NO^{\cdot}$：一酸化窒素，$HO^{\cdot}$：ヒドロキシラジカル，NOC：ノシセプチン，TXA_2：トロンボキサン A_2，LTB_4：ロイコトリエン B_4

に発現しており，また，脊髄後角にも発現している．μオピオイド受容体作動薬の大槽内注射が痒みを誘発し，また，さまざまな痒みに対してμオピオイド受容体拮抗薬の大槽内注射が痒みを抑制することから，延髄の三叉神経脊髄路核や三叉神経脊髄路に発現しているμオピオイド受容体が痒みの制御に重要であると考えられる．一方，脊髄後角でのμオピオイド受容体の役割は，痒みに関与しているという報告とそうでないという報告があり未だ一定した見解を得られていない．脊髄でのμオピオイド受容体を介した疼痛抑制機構と搔痒発生機構に関しては，痛みが痒み感覚を抑制し，μオピオイド受容体の活性化により痛みが軽減されると，これまで抑制されていた痒み感覚が復活すると考えられている．

d．おわりに

痒みは，その感覚を誰しもが経験し，その不快感を理解している．痒みは，さまざまな疾患の主要な症状の1つであり，また，薬物の副作用にも挙げられる．しかしながら，これら臨床上問題となるような痒みに対して，痒みの第一選択薬である H_1 ヒスタミン受容体拮抗薬が無効である場合が多い．痒みの研究は，痛みの研究と比べると非常に遅れている．その理由としては，動物モデルの欠如と動物を用いた痒みの評価法が確立されていなかったことによる．最近，動物を用いた痒みの評価法がおおよそ確立され，また，さまざまな動物モデルも開発されてきており，痒みの発症機序が次第に解明されてきている．これまでの結果を踏まえると，痒みは，図1に示すように皮膚レベルでもかなり複雑に痒み関連因子と皮膚内細胞や一次感覚神経とが相互作用して発生していると考えられる．

［安東嗣修］

6. 抗炎症薬

抗炎症薬を炎症抑制作用を有する薬物と定義すれば，きわめて多くのものが含まれる．近年注目されているサイトカイン阻害製剤なども当然含まれるわけだが，ここでは歴史的な抗炎症薬である非ステロイド抗炎症薬（nonsteroidal anti-inflammatory drugs, NSAIDs）と副腎皮質ステロイド（corticosteroids, glucocorticoids, 以下ステロイド）について述べたい．

a. NSAIDs
1) 作用機序

NSAIDsは，phospholipase A_2（PLA_2）によって細胞膜のリン脂質から遊離した不飽和脂肪酸のアラキドン酸を，prostaglandin（PG）などの生理活性物質に代謝する律速段階の酵素であるcyclooxygenase（COX）（図1）を阻害する．その結果，PGE_2などの産生を抑制して抗炎症や鎮痛に働いている．COXによって産生されたPGH_2以降の代謝酵素が知られており，たとえばPGE_2に転換するのはPGE合成酵素（PGES）である．PGESには炎症刺激で発現が誘導される膜結合型PGES-1（mPGES-1）というアイソザイムがあり，その発現は産生されたPGE_2自体によって増強し，炎症の悪循環を形成する．NSAIDsによるPGE_2産生の抑制はこの悪循環を制御する．

COXのアイソザイムであるCOX-2は，炎症性サイトカインなどの刺激により単球や滑膜細胞などの炎症関連細胞を中心に発現している．これに対してCOX-1は，一般に多くの細胞に構成的に発現している．したがって選択的COX-2阻害薬は，理論的には，少ない副作用で抗炎症作用を発揮するNSAIDsと考えられるに至った．

2) 種類・効果

COX-2理論の発見前に市販されていたNSAIDsにもCOX-2選択性が強いNSAIDsがある．一方，基礎の開発段階からCOX-2を標的として分子設計したNSAIDsをコキシブ系と呼ぶ．しかし，COX-2を選択的に抑えるか

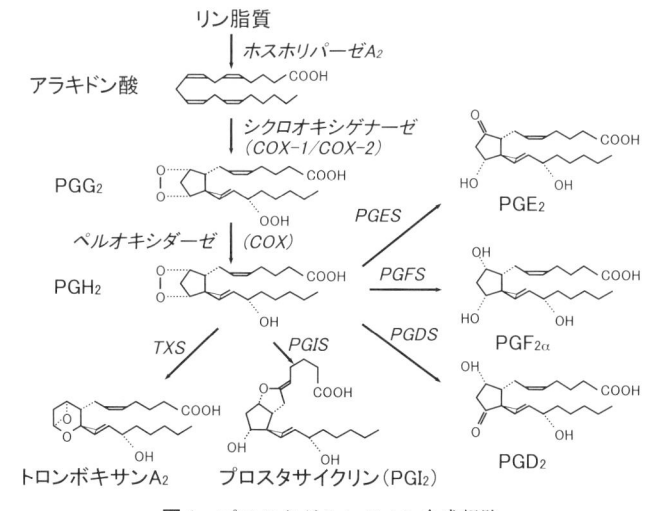

図1 プロスタグランディン合成経路

否かという機能こそが重要であり，その意味では本質的な差ではない．一方，血中半減期が長いNSAIDsが肝または腎機能が障害された患者や，薬物代謝能が低下している高齢者などに投与されると，血中濃度が高くなり副作用を生じやすい．主に後述する消化管障害を減ずる目的で，プロドラッグ，徐放剤，腸溶剤，坐剤などのさまざまな薬物や剤形が工夫された．しかし，これらの工夫をしても血中を介して胃粘膜に到達したNSAIDsによる胃腸障害は一部しか阻止できない．

NSAIDsには一定の鎮痛効果が期待されるが，たとえば関節リウマチに対する抗炎症効果は，メトトレキサートなどの抗リウマチ薬に比べるとかなり劣る．この点と，副作用が少なくない点を考慮すれば，いずれのNSAIDsもできるだけ補助的使用とすべきである．一方，NSAIDsは関節リウマチ以外の多くの疾患でも，鎮痛・解熱薬として便利に使われているが，これも副作用の問題から長期使用に及ばないような配慮を要する．

3) 副作用と対策

NSAIDsには多くの副作用が知られているが，頻度および重症度がともに最も高いのが消化管障害である．選択的COX-2阻害薬は，従来薬のNSAIDsと比べると胃・十二指腸潰瘍の合併が少ないことが示されているが，さらに重篤な消化管障害抑制作用もある程度有している．ただし，心血管系副作用防止のためにアスピリンを併用すると消化管障害が増加するため，プロトンポンプ阻害薬などの併用が必要となる．

選択的COX-2阻害薬を含めたNSAIDsには，腎血流障害やナトリウムの体内蓄積作用による浮腫と血圧上昇がある．近年，NSAIDsは心血管系障害を増すことが警告されている．これは選択的COX-2阻害薬の臨床試験で注目された副作用だが，米国食品医薬品局は，アスピリンを除くすべてのNSAIDs使用時の警告としている．また，急激な解熱に伴う血圧の低下・ショック様の虚脱には注意が必要である．

NSAIDsを妊娠後期に使うと動脈管閉鎖による胎児死亡の原因となる．さらに，小児のインフルエンザ脳症を増悪させることがあるため，最近では小児の発熱にはアセトアミノフェン以外はほとんど用いられない．

b. ステロイド
1) 作用機序

血中を運ばれたステロイドは拡散によって細胞内に入り，細胞質内のステロイド受容体（glucocorticoid receptor；GR）に結合する（図2）．このGRには2分子の熱ショックタンパク90が分子シャペロンとして作用しているが，ステロイドが結合することによりこれらが解離し，活性化される．次に，ステロイド-GR複合体は核内に移行し，2量体として，あるDNAの特定部位に結合することにより，その遺伝子の転写を調節する．すなわち，GRはリガンド（ステロイド）依存性転写因子である．ただし，ステロイドが作用する際の核内の転写調節には，GR以外にもきわめて多くの核タンパクが作用しており，それらもステロイドの作用を調節している．

1980年代には，ステロイド誘導性PLA_2阻害タンパク，リポコルチンの研究が最も注目された．しかし，現在までの多数の報告を総合すると，リポコルチンがステロイドの強力な抗炎症作用を代表することはなさそうである．むしろステロイドは，アラキドン酸代謝経路の主要酵素であるPLA_2，COX-2，およびmPGES-1のいずれの発現も抑制する．また，ステロイドは主要な炎症性サイトカインの合成・分泌を抑制する．これら多様な作用点を介した複合的な機序により，ステロイドは強力な抗炎症・免疫抑制作用を発揮するものと考えられる．

2) 種類・効果

多くのステロイドが合成されたが，内因性の

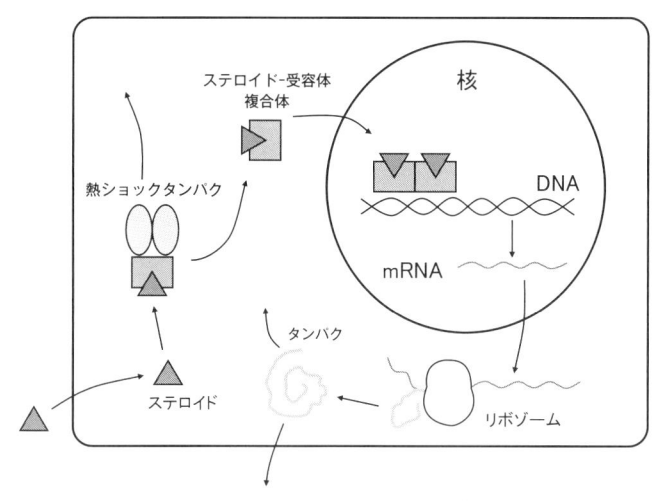

図2 ステロイドの作用機序[3]

ステロイドであるヒドロコルチゾンの約4倍の力価を有するプレドニゾロンが最も臨床では使われている．一方，パルス療法のような超大量投与には，電解質コルチコイド作用が相対的に低いメチルプレドニゾロンなどが使われる．しかし，いずれの合成ステロイドも糖質コルチコイド作用の力価は異なるものの，電解質コルチコイド以外の作用は分離できていない．

ステロイドの抗炎症および免疫抑制効果はきわめて強力であり，現在でも多くの疾患の標準的治療薬として使われている．しかし，後述する副作用はときにきわめて重篤となる．一般に，効果は早期から，副作用は遅れて発現するという両者のタイムラグがステロイドの最大の特徴である．

3) 副作用と対策

副腎不全や退薬症候群については，とくに長期間ステロイド治療を受けた患者で問題となる．急な減量や中止を避けることが大切であり，大量ステロイドにより完全な副腎萎縮をきたした場合には，回復には9ヵ月以上を要する．一方，数週間ほどの短期投与においては，いたずらに投与期間を延ばす必要はない．また，感染症はステロイドの用量に依存して罹患率が増加する．大量ステロイドによる免疫抑制状態では，通常の細菌感染症から日和見感染症に至るあらゆる感染症を合併する．

一般にステロイドは，動脈硬化の危険因子である高血圧，糖代謝異常，脂質異常症を誘導するため，動脈硬化には促進的に働くものと理解されている．対策は各々の病態に対する治療である．また，骨粗鬆症は，病的骨折を合併すれば寝たきりになる危険性もある重症の副作用である．その対策はビスホスホネート製剤を併用することだが，近年，同剤による歯科処置に伴う顎骨壊死が報告されている．一般の理解は注射剤に伴う副作用だが，十分な臨床成績が集積されるまでは，歯科治療時には経口ビスホスホネート製剤の一時的な中止も考慮すべきであろう．

［川合眞一］

■文献

1) Kawai S, Kojima F, Kusunoki N：Recent advances in nonsteroidal anti-inflammatory drugs. Allergol Int 54：209-215, 2005.
2) 川合眞一編：実地医家のためのステロイドの上手な使い方．永井書店，大阪，2004.
3) 川合眞一：副腎皮質ステロイド．今日の治療薬 2008. p235. 南江堂，東京，2008.

7. 生物学的製剤 —抗サイトカイン療法を中心に—

20世紀後半には,特定の標的分子制御を目的として,遺伝子組換え技術などにより精製された生物学的製剤が開発され,画期的な臨床効果をもたらした.その代表が抗体医薬である.四半世紀前に開発されたモノクローナル抗体技術は,免疫学の発展がもたらした産物であるが,この技術の臨床応用は,癌,移植拒絶,炎症性腸疾患などの治療で先行した.本邦では,平成13(2001)年にCD20陽性低悪性度B細胞リンパ腫に対して抗CD20抗体リツキシマブ(リツキサン®),平成14(2002)年にクローン病に対して抗TNF-αキメラ抗体インフリキシマブ(レミケード®)が承認された.その後,平成15(2003)年に関節リウマチ(RA)に対してもインフリキシマブが適応追加され,癌や炎症性免疫疾患に対して生物学的製剤が使用可能となった.本稿では,本邦で既に承認,あるいは,試験段階にある生物学的製剤の一部を紹介する.

a. 自己免疫疾患

関節リウマチ(RA)や全身性エリテマトーデス(SLE)などの全身性自己免疫疾患(膠原病)の治療目標は,免疫異常を是正することによる疾患制御と臓器障害の進展抑制だが,従来,ステロイド薬や免疫抑制薬などの非特異的治療が中心であった.しかし,関節を含む臓器障害や予後の改善には不十分であり,副作用の問題も山積している.このような課題に対し,病態形成に関与するサイトカインや細胞表面分子などの特定の分子を標的とした生物学的製剤による治療が注目されている.

本邦では,平成15(2003)年に抗TNF-αキメラ抗体インフリキシマブ,平成17(2005)

キメラ抗体	ヒト化抗体	ヒト型抗体	ペグ化抗体	Ig複合タンパク質
<u>TNF-α抗体</u> (インフリキシマブ) CD20抗体 (リツキシマブ)	<u>IL-6R抗体</u> (トシリズマブ) 抗CD20抗体 (オクレリズマブ) 抗CD22抗体 (エプラツズマブ)	<u>TNF-α抗体</u> (アダリムマブ) (ゴリムマブ) 抗BLyS抗体 (ベリムマブ) 抗CD20抗体 (オファツムマブ) 抗RANKL抗体 (デノスマブ)	TNF-α抗体 (セルトリズマブ)	<u>TNFR2-Ig</u> (エタネルセプト) CTLA4-Ig (アバタセプト) TACI-Ig (アタシセプト)

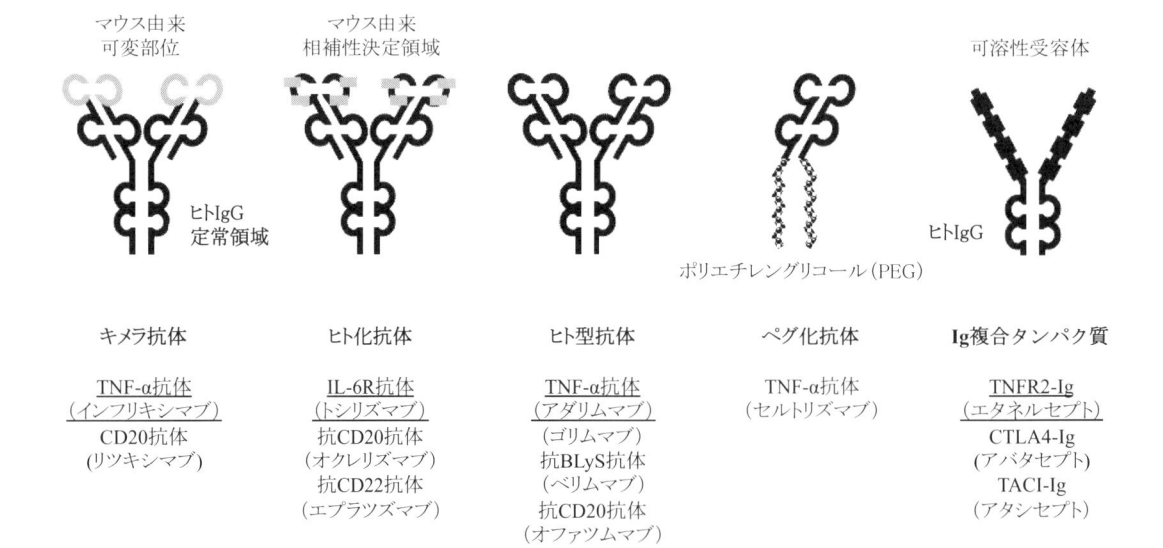

図1 炎症性免疫疾患の治療に臨床応用される主な生物学的製剤
下線は本邦で保険収載.

年に可溶性TNF受容体Ig融合タンパク,エタネルセプト(エンブレル®),平成20(2008)年に抗TNF-αヒト型抗体アダリムマブ(ヒュミラ®)と抗IL-6受容体ヒト化抗体トシリズマブ(アクテムラ®)が承認され,画期的な効果をもたらしつつある(図1).たとえば,TNF阻害薬と標準的な抗リウマチ薬であるメトトレキサートとの併用は,3～5割の症例に寛解導入を可能とし,関節破壊の進行をほぼ完全に制圧した.さらに,心・脳血管障害などを減少させ,患者の生命予後までも飛躍的に改善すると報告される.すなわち,TNF阻害療法の台頭により,RAの治療目標が,臨床症候の改善に留まらず,寛解導入,関節破壊進行制御,生命予後改善にパラダイムシフトしてきた(図2)[1,2].IL-6を標的としたトシリズマブは,RA,および,全身型若年性特発性関節炎に対しても奏功し,同様に関節破壊の進行も制御可能とした.

現在,RAに対しては本邦でも多数の薬剤が臨床試験段階にある.抗TNF-αヒト型抗体ゴリムマブ,ポリエチレングリコールで化学修飾して半減期延長を可能とした抗TNF-αペグ化抗体セルトリズマブが臨床試験段階にある.また,代表的なT細胞共刺激分子CD28を介するシグナルを阻害するCTLA4-Ig融合タンパク,アバタセプトは,2006年に米国で承認され,本邦でも第Ⅱ相臨床試験が終了し,高い臨床効果が注目されている.さらに,米国ではTNF阻害療法抵抗性のRAに対してB細胞表面分子CD20に対するキメラ抗体リツキシマブが承認され,本邦でも抗CD20ヒト化抗体オクレリズマブによるTNF阻害薬抵抗性症例に対する国際共同第Ⅲ相試験(SCRIPT試験)が進行中である.

代表的な膠原病であるSLEは多臓器障害を特徴とする自己免疫疾患であるが,ステロイド薬や免疫抑制薬による非特異的な薬剤が治療の中心であった.著者らは,治療抵抗性SLE20例に対してリツキシマブを用いたパイロットスタディを行った.リツキシマブにより4週後に19例の疾患活動性が改善し,10例は投与1～8ヵ月後に寛解導入を可能とした.また,本邦でも中等～重度のSLEを対象とした第Ⅰ/Ⅱ相臨床試験を実施した.14例全例でB細胞は速やかに除去されたが重篤な有害事象はなく,28週目では9例で治療反応性が得られた.現在,第Ⅱ/Ⅲ相試験を実施中である[3].なお,インフリキシマブは眼病変を有するベーチェット病に対しても適応拡大が承認され,乾癬,強直性脊椎炎などに対して適応拡大試験が進行している.

b. 炎症性腸疾患

本邦では,インフリキシマブはRAに先駆けて平成14(2002)年に活動期クローン病に対して市販された.インフリキシマブは,中等～重症のクローン病に対して臨床的寛解導入を可能とし,腸管皮膚排膿,直腸膣瘻孔の減少,瘻孔閉塞の維持など従来の本疾患の課題を克服した.抗TNFαペグ化抗体セルトリズマブについても,活動期クローン病に対して第Ⅱ相試験が行われている.また,抗IL-6受容体抗体トシリズマブは,クローン病に対しても第Ⅱ相臨床試験が実施され,80%以上の症例で有効性を示し,20%が寛解導入された.

```
1) 疾患活動性の制御
2) 疼痛・腫脹, 日常生活動作制限からの解放

       メトトレキサート(アンカードラッグ)
              +
       TNF阻害療法(ゴールドスタンダード)
         トシリズマブ(MTXを使用できない症例など)

     第2選択生物学的製剤  CD20抗体(リツキシマブ)
                      CTLA4-Ig(アバタセプト)

1) 関節破壊の進行抑制, 骨びらんの修復
       2) 寛解導入(治癒)
       3) 生命予後の改善
```

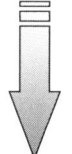

図2 関節リウマチの治療目標のパラダイムシフト

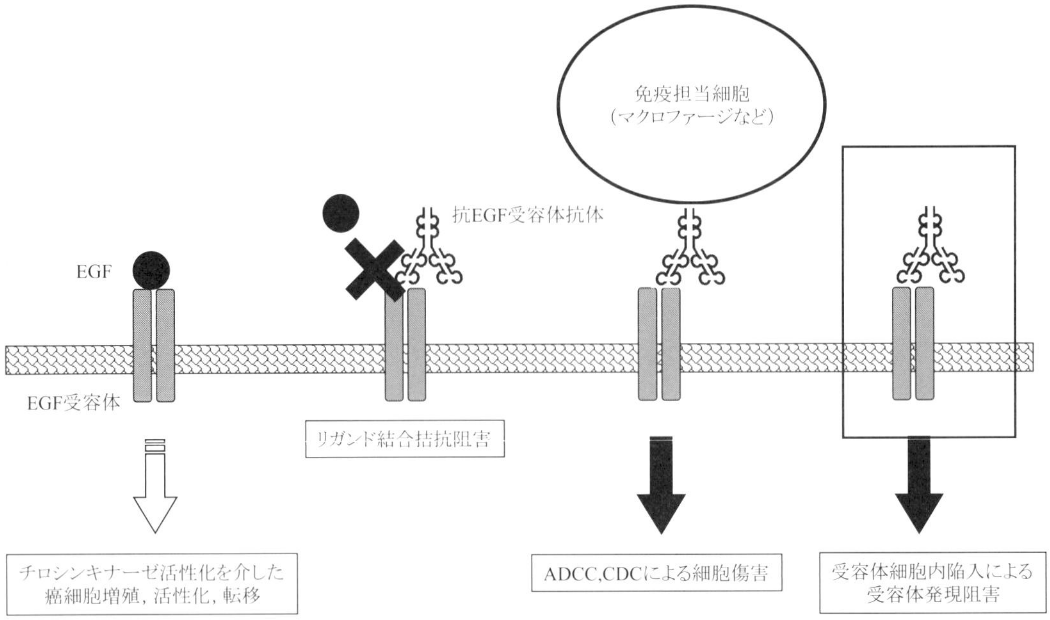

図3 癌細胞における抗EGF受容体抗体の作用機序
EGFはEGFRに結合すると癌細胞に増殖や転移を促す．抗EGFR抗体は，リガンドとの拮抗的阻害，ADCCやCDC活性を介した癌細胞傷害，EGFRの細胞内への移送などを介して，癌細胞に障害性に作用する．

c．悪性腫瘍

癌の化学療法の分野では，上皮細胞増殖因子受容体（EGFR）に対する生物学的製剤が先行した[4,5]．EGFはEGFRに結合するとチロシンキナーゼの活性化を経て，癌細胞に増殖，浸潤，転移を促す．EGFRに対する抗体は，リガンドと受容体の結合の拮抗的阻害，ADCCやCDC活性を介した癌細胞傷害，EGFRの細胞内への移送による受容体発現低下などを介して，癌細胞に障害性に作用する（図3）．

癌遺伝子HER2/neu（c-erbB-2）の遺伝子産物であるHER2タンパクは2型EGF受容体で，細胞質側にチロシンキナーゼ活性領域を有する分子量約185kDaの膜貫通型タンパク質である．平成16（2004）年，乳癌の一部に過剰発現するHER2に対するヒト化抗体トラスツズマブ（ハーセプチン®）が本邦で市販され，HER2過剰発現が確認された転移性乳癌，HER2過剰発現が確認された乳癌における術後補助化学療法に使用される．欧米では，化学療法に引き続くトラスツズマブの使用で，2年無再発生存率が約86％と著明に向上した．欧米ではHER2陽性の肺癌，卵巣癌，膀胱癌に，本邦ではHER2陽性の進行胃癌に対して化学療法との併用による第Ⅲ相試験が進行している．

EGFRに対しては，複数の抗体医薬が開発中である．セツキシマブ（アービタックス®）はEGFR陽性の治癒切除不能な進行/再発の結腸直腸癌に対して塩酸イリノテカンとの併用療法での有効性が証明され，平成20（2008）年に承認された．ヒト型抗体マツズマブは，転移性大腸癌，胃癌，非小細胞肺癌に対して臨床試験が行われたが，有効性が証明できなかった．ヒト型抗体パニツムマブも，ゲフィニチブ無効の非小細胞性肺癌に対して第Ⅱ相試験中である．

また，血管新生因子であるVEGFに対するヒト化抗体ベバシズマブ（アバスチン®）は，本邦でも平成19（2007）年に治癒切除不能な進行・再発の結腸・直腸癌を対象として市販さ

れた.進行・再発結腸直腸癌に対して単剤,および,複数の化学療法薬との併用により有効性が証明された.現在,国内外において肺癌,乳癌,腎癌などへの適応拡大試験中である.また,ベバシズマブ以外にも多くのVEGFを標的とした生物学的製剤が国内外で開発段階にある.

一方,B細胞抗原であるCD20分子を標的とした抗体リツキシマブ（リツキサン®）を用いたB細胞除去療法は,非ホジキンリンパ腫（NHL）で最初に臨床応用された.本邦でも,平成13（2001）年にCD20陽性低悪性度B細胞リンパ腫に,平成15（2003）年9月に中・高悪性度を含むCD20陽性リンパ腫全般に適応承認され,世界で約100万人の症例に使用されている.リツキシマブと化学療法との併用により寛解率,無病生存率の改善が得られ,CHOP療法との併用療法では,奏効率95％,完全寛解率55％と報告される.現在,放射線標識したCD20抗体やCD22抗体が国内外で臨床試験段階にある.また,リンパ球に発現するCD52分子に対するヒト化抗体アムレッズマブは,欧米ではB細胞性慢性リンパ性白血病に対して市販されている.さらに,急性骨髄性白血病（AML）に対しては,ヒト化抗CD33抗体に抗腫瘍性抗生物質カリケアマイシン2分子を結合させたゲムツズマブオゾガマイシン（マイロターグ®）が,平成17（2005）年に再発または難治性のCD33陽性AMLに対して市販された.既存薬に比し,安全性と有効性が優れた生物学的製剤として広く使用されている.

d．その他

アレルギー疾患では,Ⅰ型アレルギーの主役であるIgEに対するヒト化抗体オマリズマブが,気管支喘息,アレルギー性鼻炎に対して既に発売された.本邦でも中等〜重症の気管支喘息患者を対象に第Ⅲ相試験が実施され,現在承認申請中である.

骨粗鬆症領域でも,破骨細胞の成熟・活性化に必須のRANKLに対するヒト型抗体デノスマブが,本邦でも第Ⅲ相試験段階にある.6ヵ月毎の投与で骨吸収を阻害し,閉経後骨粗鬆症の骨密度を増加し,骨吸収マーカーを著明に抑制して,脆弱性骨折を減少できるとされる.今後,癌の骨転移,癌患者におけるホルモン除去療法による骨粗鬆化にも試験が予定される.

e．おわりに

本稿では,本邦で市販されているサイトカインなどを標的とした生物学的製剤を中心に扱ったが,モノクローナル抗体などの免疫学的ツールが炎症性免疫疾患や癌の治療にトランスレーションされ,画期的な効果をもたらしているという素晴らしい現実に直面できる.同時に,抗体医薬の臨床応用は,病態や病因の解明に大きなヒントを与えつつある.基礎と臨床の双方向性のトランスレーションが,難病の解明や治療にさらなる進歩をもたらすはずである.

［田中良哉］

■文献

1) Feldmann M, Steinman L：Design of effective immunotherapy for human autoimmunity. Nature 435：612-619, 2005.
2) Smolen JS, Aletaha D, Koeller M, et al：New therapies for treatment of rheumatoid arthritis. Lancet 370：1861-1874, 2007.
3) Tanaka Y：B cell-targeting therapy using anti-CD20 antibody rituximab in inflammatory autoimmune diseases. Internal Medicine 46：1313-1315, 2007.
4) Marshall J：Clinical implications of the mechanism of epidermal growth factor receptor inhibitors. Cancer 107：1207-1218, 2006.
5) Ciardiello F, Tortora G：EGFR antagonists in cancer treatment. N Engl J Med 358：1160-1174, 2008.

8. 癌の分子標的治療

a. 癌の治療
1) 癌細胞の特徴
癌細胞に特徴的な挙動を以下にあげると，
- 細胞周期，シグナル伝達系，細胞分化，細胞死（アポトーシス）などの異常による異常な細胞増殖
- 細胞接着の異常とそれによる周辺の臓器への浸潤・転移による二次腫瘍の形成
- 酸素・栄養の確保のために新たな血管を形成する血管新生
- 薬が効かなくなる薬剤耐性

これらの特徴を十分理解して治療を行うことが必要である．

2) 癌治療法の進歩
従来，癌治療法の1つとして，化学療法，すなわち癌細胞をたたく（殺細胞性）抗癌剤の投与が主流であった．また，過去の一時期，「癌細胞特異抗原」という癌細胞膜抗原に対する抗体を作製して，いわゆるミサイル療法が試みられたことがあった．この療法は「分子」に注目した合理的戦略であったが，分析技術が未熟な上に網羅的な手法をとったために成果が少なかった．

現在では，癌細胞の増殖や浸潤・転移などのメカニズムの分子レベル研究，高性能な分析機器・手法，および充実したデータベースに基づいた高度な解析により，真の意味での"癌細胞に特異的な"標的分子を見つけることができる「分子標的治療」が主流になっている．分子標的治療法として，主に分子標的薬，遺伝子治療，ワクチン治療などがあげられるが，この項では以後分子標的薬に特化して説明する．

b. 分子標的薬の標的分子候補
1) 分子標的治療の特徴
分子標的治療法は，従来の抗癌剤と異なり正常細胞と癌細胞との相違点をゲノムレベルで比較して，癌細胞に特徴的な分子そのものを個別に標的とした治療法であることから，これまでよりも副作用の低減などが期待される．さらに，分子標的治療薬によって，既存の治療法では限界が見えてきた進行癌や肺癌といった難治癌などの克服の可能性がでてきている．また，分子標的治療薬は，患者個人の遺伝子異常やタンパク質の過剰発現などに基づいて用いられることから，個別化医療（患者個人に対する最適な医療）としての側面もあり，今後の癌治療の理想的な姿として期待される．このようなことから，分子標的治療薬は新しいタイプの抗癌剤として期待されており，世界的に研究開発が加速している．

2) 分子標的薬の種類
主要な分子標的治療薬を標的分子別，作用別

表1 主要な分子標的薬

標的分子別分類
1. 増殖因子レセプター
2. 細胞膜抗原（CD分子，癌特異抗原を含む）
3. 細胞質内キナーゼ
4. 不死化遺伝子産物
5. 核内因子
6. ヒストン脱アセチル化酵素（HDAC）等のエピジェネティクス関連分子

作用別分類
1. 増殖因子レセプター特異的チロシン/セリンキナーゼ阻害剤
2. 増殖因子レセプター中和抗体
3. 増殖因子阻害剤・中和抗体
4. 抗CD抗原抗体
5. 血管新生阻害剤
6. アポトーシス誘導剤
7. エピジェネティクスを標的とする薬剤

に表1にまとめた．たとえば肺癌では，癌遺伝子および癌抑制遺伝子がコードするタンパクとして，増殖因子受容体，細胞周期関連遺伝子（*RB*，*cyclinD1*，*CDK4* など），アポトーシス関連遺伝子（*p53*，*Bcl-2* など），転写調節因子（*Myc*，*K-ras*，*EGFR*，*c-erbB-2*，*c-kit*）およびその他のシグナル伝達因子において，遺伝子異常が知られており，これらの異常が肺癌の病態に密接に関係しているため「分子標的」として候補となる．このように，正常細胞の構成分子と比較して，配列，構造の異常や，著しく発現量が増減するものが，治療薬の標的分子となる．

3）癌関連遺伝子の種類

癌関連遺伝子としては，遺伝子の作るタンパク質の機能から大きくチロシンキナーゼ，Ras遺伝子群，セリン/トレオニンキナーゼ，転写因子の4つのカテゴリーに分けられる．最初に細胞内シグナル伝達系について説明する．

a）細胞内シグナル伝達系　細胞内シグナル伝達系とは，サイトカインや成長因子などが，細胞膜表面の受容体に結合すると，その刺激が次々と伝達され，タンパク産生，細胞遊走，細胞分裂に至るまでの過程である．広くは，一部のホルモン等が細胞内，核内に入り，核内レセプターに結合して，以後遺伝子に情報が伝わる過程も含む．正常細胞にリガンドが作用した場合のシグナル伝達の模式図を図1に示した．シグナルは，レセプターから多段階を経て遺伝子まで伝わり細胞機能が発現する．したがって，各ステップのこれらの分子が薬物の標的となりうる．伝達系を以下のような流れに沿って伝わっていくにしたがって情報の強さは増幅される．

1）　細胞外からの情報を伝えるホルモンや細胞増殖因子などの物質が細胞表面に結合する．

2）　それらの細胞外からの情報により受容体構造が変化する．

3）　レセプターに内蔵されている，あるいは近縁に存在する別分子由来のチロシンキナーゼが活性化する．

4）　Gタンパク，rasタンパク，rafタンパク，cAMP反応タンパク質など一次，二次情報伝達分子に情報が伝わる．

5）　MAPキナーゼが活性化する．

6）　核内因子，たとえばcyclinやそれに随

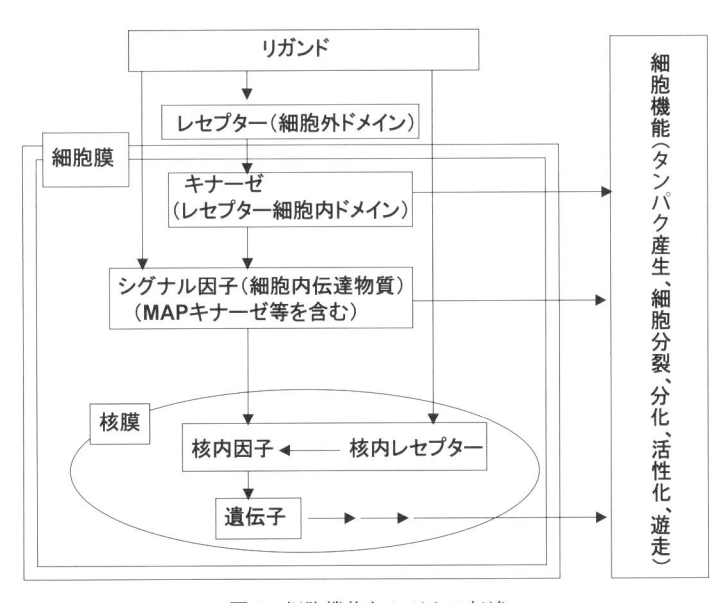

図1　細胞機能とシグナル伝達

伴するCDC2キナーゼのリン酸化などの変化により細胞の分裂が起こる.

b) チロシンキナーゼ ほとんどすべての細胞増殖因子の受容体のC末端細胞質内ドメインにチロシンキナーゼが内蔵されている. チロシンキナーゼ活性を持つ細胞増殖因子受容体をコードする癌遺伝子には, *neu/c-erbB-2*, *ret*, *met*, *trk*, *sam* 等があり, これらは受容体型チロシンキナーゼと称される. 非受容体型チロシンキナーゼの代表はv-src癌遺伝子産物をはじめとするSrcファミリーキナーゼである. 非受容体チロシンキナーゼは細胞膜近辺に分布するもののほかに細胞質や核に存在するAblやFbsがある. たとえばDNAの損傷は細胞周期の停止によって修復されるが, 癌遺伝子*abl*は細胞周期の停止に関わる経路で働いている.

c) Ras遺伝子群 癌遺伝子*ras*がコードするRasタンパクはGタンパクの一種である. Gタンパクとは, ホルモンや神経伝達物質などの受容体を介した細胞内シグナル伝達経路で, 情報を変換し伝達するトランスデューサーとして機能するタンパク質であり, GTP結合タンパク質の略称である. Gタンパクには比較的分子量の大きいものと小さいものとがあり, 前者はホルモンや神経刺激の伝達に関係し, 後者は細胞の増殖や分化に関係する情報の伝達に関与している. 通常Rasタンパク質は未刺激ではGDP結合型だが, 癌化能を有する変異RasタンパクはGTPに強い親和性を示し, 常時GTP結合状態で細胞の無限増殖の原因の1つになっていると考えられている.

d) セリン/トレオニンキナーゼ セリン残基, トレオニン残基をリン酸化する酵素は多い. 代表的なものとしてはCキナーゼ, cyclicAMP依存性タンパク質キナーゼ（Aキナーゼ）, cyclicGMP依存性タンパク質キナーゼ（Gキナーゼ）, Cdcキナーゼなどがある. AキナーゼとGキナーゼは細胞外の情報を細胞内に伝えており, Cdcキナーゼは細胞周期の調節に重要な役割を担っている. 細胞の分化増殖や細胞周期の調節に関係する働きをしており, 癌遺伝子の産物として発見されているものにはCot, Raf, Mos, Aktタンパク質などがある. Rafはシグナル伝達系で*src*や*ras*の下流で機能している. また, *akt*遺伝子は, 脂質キナーゼであるPI3Kからの生存の信号を伝達し, アポトーシスを阻害している.

c. 分子標的薬の実際

1) 上市あるいは開発中の分子標的薬

現在, 臨床試験, あるいは承認がされている主要な薬物を表2に示した.

増殖因子としては, EGFR（epidermal growth factor receptor）やVEGFR（vascular endothelial growth factor receptor）などのチロシンキナーゼ型受容体が代表的標的となっている. 細胞膜抗原としては, B細胞リンパ腫に見られるCD20などの細胞膜抗原分子が代表的である. 血管新生阻害剤としては最近注目を浴びているサリドマイドが有名である.

これらの標的分子を攻撃する分子としては主に低分子有機化合物, モノクローナル抗体, オリゴヌクレオチド, ワクチンの4種類が考えられているが, 現在主流となっているのは前に挙げた2つである.

低分子有機化合物は標的分子の活性部位に安定的に結合し, 標的分子の機能を阻害する. 標的分子が癌細胞の増殖シグナルを伝達する役割を持っていた場合, この分子の機能を阻害することによって抗癌剤としての作用を発揮することができる. モノクローナル抗体は細胞表面に提示された癌特異的な分子に結合し, 抗原抗体反応を引き起こすことによって癌細胞を攻撃することができる. これらのモノクローナル抗体はヒト化されたものが基本になっているため, アナフィラキシー様症状などの副作用は軽減されている. 現在日本で承認されている分子標的

表 2　開発中の主要な分子標的薬（抗体医薬は除く）

薬物	標的分子	適応疾患および臨床試験進捗状況（2008 年 12 月現在）
キナーゼ		
motesanib (AMG706)	VEGFR (vascular endothelial growth factor receptor) /PDGFR (platelet derived growth factor receptor) /c-kit	固形癌：PhaseI, PhaseII, 非小細胞肺癌 (NSCLC)：米 phase3 (一部中止)
ARQ197	c-Met receptor tyrosine kinase	固形癌：Phase I, 米 Phase II
AT9283	Aurora kinase/Abl/JAK2/JAK3	血液癌：米 Phase I / II
axitinib (AG-013736)	VEGFR/PDGFR/c-kit	腎細胞癌, 甲状腺癌, 乳癌, 肺癌：Phase II／III, 膵臓癌：米 phase3
BI6727	Pollo like kinase (Plk1)	進行固形癌：米 Phase3
BIBF1120 (Vargatef)	VEGFR/PDGFR/FGFR (fibroblast growth factor receptor)	進行固形癌：Phase I／米 Phase II, NSCLC：米 Phase2/3
cediranib (RECENTIN, AZD2171)	VEGFR	卵巣癌, 膠芽細胞腫(グリア芽腫)：米 Phase2/3, 結腸直腸癌：米 Phase III, 固形癌：phase1
ceflatonin	Bcr/Abl	慢性骨髄性白血病 (CML)：米 Phase II／III
dasatinib (Sprycel)	Bcr/Abl/c-kit/PDGFR/Src	慢性骨髄性白血病 (CML)：承認
erlotinib (Tarceva)	HER1/EGFR	非小細胞肺癌：承認, 前立腺癌, 乳癌：phase2, 膵臓癌：phase3
enzastaurin (LY317615)	PKC-B, PI3K/AKT	多形成膠芽腫非ホジキンリンパ腫：Phase III, B 細胞リンパホーマ：米 phase2
everolimus (RAD001, Afinitor)	mTOR	進行性腎細胞癌 (RCC)：申請中, 卵巣癌：米 phase 2
flavopiridol	cyclin-dependent kinase	多発性骨髄腫：承認
gefinitib (Iressa)	EGFR	非小細胞肺癌：承認
imatinib (Gleevec)	p210Bcr-Abl/c-kit/PDGFR	骨髄性白血病 (CML), GIST (消化管間質腫瘍)：承認
KX2-391 (KX01)	Src	癌：米 Phase I
MLN8054	Aurora kinase	固形癌：米 Phase I
nirotinib (Tasigna)	Bcr/Abl, c-kit, PDGFR-α	慢性骨髄性白血病：承認申請／欧米承認
lapatinib (Tykerb)	EGFR and HER2/neu	HER2 陽性乳癌：承認申請/承認
PHA-739358	Aurora kinase	進行固形癌：欧 Phase I
SF1126	PI3K	固形癌：米 Phase I
sorafenib (Nexavar)	Raf, VEGFR, PDGFR-β, FMS, c-kit, RETR	腎細胞癌：承認, 肝細胞癌, 食道癌：Phase II
sunitinib (Sutent)	VEGFR, PDGFR	消化管間質腫瘍：承認, 膵臓癌：米 phase2
telatinib (BAY57-9352)	VEGFR-2, VEGFR-3, PDGFR-β, c-kit	進行固形癌：Phase Ib
temsirolimus (Torisel)	mTOR (mammalian target of rapamycin)	腎細胞癌：Phase III/欧米承認
vandetanib (ZD6474, ZACTIMA)	EGFR, RET tyrosine kinase, VEGFR	非小細胞肺癌：Phase II
pazopanib (Armora)	VEGFR/PDGFR/c-kit	腎癌・卵巣癌：米 phase 2/3
BIBW2992 (Tovok)	EGFR/HER2	NSCLC：米 phase2
bosutinib (SKI-606)	Aurora kinase	CML：米 phase2
その他		
VTP-195183	RARα (retinoic acid receptor α アゴニスト)	多発性骨髄腫：米 Phase II
oblimersen sodium (Genasense)	BCL-2	多発性骨髄腫：米 Phase III
tipifarnib (Zarnestra)	farnesyl transferase	多発性骨髄腫：米 FDA 申請中（追加データ要求）
belinostat	ヒストン脱アセチル化酵素	末梢血 T 細胞リンパ腫 (PTCL)：米 Phase II
romidepsin (depsipeptide, FK228)	ヒストン脱アセチル化酵素	末梢血 T 細胞リンパ腫 (PTCL)：米 Phase II
vidaza (azacitidine for injection)	脱メチル化薬	高リスク骨髄異形成症候群 (MDS)：米 Phase III
zolinza (vorinostat)	ヒストン脱アセチル化酵素	皮膚 T 細胞性リンパ腫 (CTCL)：米承認
bortezomib (Velcade)	NF-κB, TRAF3	多発性骨髄腫：FDA 承認
curaxin CBLC102	p53, NF-κB	prostate cancer：米 Phase II
thalomid (Thalidmide)	NF-κB	多発性骨髄腫：米 Phase III

薬はいくつかあるが，このうちイマチニブ（グリーベック）とゲフィチニブ（イレッサ）は低分子有機化合物であり，トラスツズマブ（ハーセプチン）とリツキシマブ（リツキサン）はモノクローナル抗体である．また，AMLの細胞上の標的とされる抗原として，CD33，CD45，CD66，GM-CSF受容体がある．CD33抗原は，急性骨髄性白血病（AML）では白血病細胞の80-90％に発現している．今後，既存のカテゴリーに属さない，多様な分子標的薬の開発が積極的に行われ，治療の恩恵にあずかれずにとり残された患者さんがなくなることを望むものである．

2） 分子標的薬と副作用

従来の抗癌剤は，大部分がDNA合成と細胞周期に対して作用し，癌細胞が正常細胞よりも増殖速度が相対的に速い特徴を用いて，選択的な癌細胞毒性を示すものである．そのため，癌細胞と同様な分裂速度を有する細胞，たとえば骨髄造血細胞，消化管上皮細胞，毛嚢等の細胞にも毒性が生じる．その結果，従来の抗癌剤は骨髄抑制（白血球減少，血小板減少など），消化器障害，脱毛などの副作用は不可避であった．

一方，分子標的薬は癌細胞で特異的に発現している，あるいは過剰発現している分子を標的とすることから，これまでの抗癌剤に比べて癌細胞に対してより特異的に作用することができると考えられ，従来の副作用の発現が軽減されることが期待されている．

しかし，分子標的薬の副作用を完全になくすことは不可能である．まず，分子標的薬の標的分子が他の正常細胞にも発現し，かつその分子がその細胞において生存に必須なものである場合，その細胞の機能抑制によって副作用が生じる可能性がある．次に，分子標的薬が標的となる分子以外の分子と相互作用することによって未知の作用を示し，副作用が生じる可能性も否めない．

3） 分子標的薬の副作用解消のための新たな動き

そこで，患者さんの遺伝子解析結果から薬剤の反応性予測をして，あらかじめ投与する患者さんの選別を厳密にして，有効と思われる患者さんの選択により薬物療法の有用性を増強するとともに，副作用の起こりにくい患者さんの選択により薬物副作用の軽減をはかろうとする動きが活発である．また，投与前・中・後の遺伝子モニタリングを続けることにより，投与中の遺伝子変異により薬物効果および副作用が好ましくない方向に移行するのを早めに検出し，必要に応じて薬物投与を中止・変更をして，「無駄な」治療を避けることができる．

また，癌の発生機序解析の情報は，新規分子標的薬物の開発およびスクリーニングに利用できる．

たとえば化学療法や放射線療法に対する反応性の相違により，肺癌は15〜20％を占める小細胞癌とそれ以外の非小細胞癌（腺癌，扁平上皮癌，大細胞癌などを含む）に大別されている．そして，小細胞癌では*c-kit*，*Myc*，*Bcl-2*などで，非小細胞癌では*K-ras*，*EGFR*，*c-erbB-2*，*p16*などで配列異常が高頻度に起こっている．また，化学療法への反応性と*c-erbB-2*，*RB*，*p53*の異常と関係があることが示唆されている．このため，最近ではDNAアレイを用いて，網羅的な癌の遺伝子発現解析が行われており，近い将来には個別化医療に有用な患者情報としての臨床応用が期待されている．

［横地祥司］

9. 抗菌ペプチド

　抗菌ペプチドは昆虫から高等脊椎動物，植物まで幅広く存在し，病原微生物の侵入を阻止し，排除することによって，宿主の生体防御に重要な働きをしている．一般に抗菌ペプチドは低分子で塩基性のアミノ酸を多く含んでおり，正に荷電している．そして負に荷電した微生物の細胞膜に結合することにより，細胞膜の透過性を高めて抗菌作用を発揮する．

　抗菌ペプチドはグラム陰性細菌，グラム陽性細菌の他，カンジダなどの真菌，ウイルスまで幅広い抗微生物スペクトルを示すことから，自然免疫を担う生体機能分子とされている．しかし近年，抗菌ペプチドが免疫担当細胞の遊走や活性増強に関与することが報告され，高等脊椎動物では自然免疫に加えて獲得免疫にも重要な役割を担っていることが示されている．

a. 代表的な抗菌ペプチド

　代表的な抗菌ペプチドには defensin（デフェンシン）と cathelicidin（キャセリシジン）の2つのファミリーが知られている．

　defensin は約20〜50個の塩基性に富んだペプチドで，親水性ドメインと疎水性ドメインからなる両親媒性の性質を示す．脊椎動物の defensin は3ヵ所，植物由来の defensin は4ヵ所の分子内システイン・ジスルフィド（S-S）結合を持ち，βシート構造を示す．defensin は S-S 構造の位置の違いや環状構造の有無により，α，β，θ の3種類のサブグループに分けられる（図1）．

　ヒトでは α-defensin は白血球（HNP-1-4）または小腸陰窩のパネート細胞（HD-5, 6）で発現しているが，マウスでは α-defensin は小腸陰窩でのみ発現し cryptidin と呼ばれている．β-defensin は種々の上皮細胞で発現が認められるが，構成的発現をするもの（hBD-1）と炎症などの刺激に応じて発現が増強するもの（hBD-2, hBD-3）とに分けられる．α-および β-defensin の遺伝子は8番染色体にクラスターをなして存在し，共通の祖先遺伝子から派生したものと考えられている．さらに，アカゲザル（Rhesus macaque）の好中球からは環状構造をとる θ-defensin が単離された．θ-defensin は2種類のペプチドが結合して環状となり，3ヵ所の分子内 S-S 結合をとる．これらのペプチドは α-defensin と相同性を示し，ヒトでも θ-defensin の相同遺伝子が存在するが，遺伝子上流にストップコドンが入っておりペプチドとして発現はしていない．

　ヒト α-/β-defensin は高塩濃度で抗菌活性が低下することから，細胞外では抗菌作用を発揮しにくいとされているが，θ-defensin は高塩濃度でも抗菌作用を保持する．

　一方，cathelicidin は前駆体のプロペプチド領域がブタの cathelin タンパク質と相同性を示したことから名付けられた塩基性のペプチドである．cathelicidin ファミリーの前駆体は N 末端のシグナル領域，cathelin 領域で高い相同性を示すが，抗菌作用を示す C 末端の成熟ペプチド領域では相同性が低い（図1）．cathelicidin ファミリーの抗菌ペプチドはマウスやウシ，ウサギなどの哺乳類に加え，鳥類や魚類からも数多く同定されているが，ヒトでは今までに LL-37 の1種類しか単離されていない．

　成熟ペプチドはその構造から3つのサブタイプに分類される．一番目は α ヘリックス構造をとり，正電荷を持つ塩基性ペプチドからなる親水性ドメインと，疎水性アミノ酸からなる疎

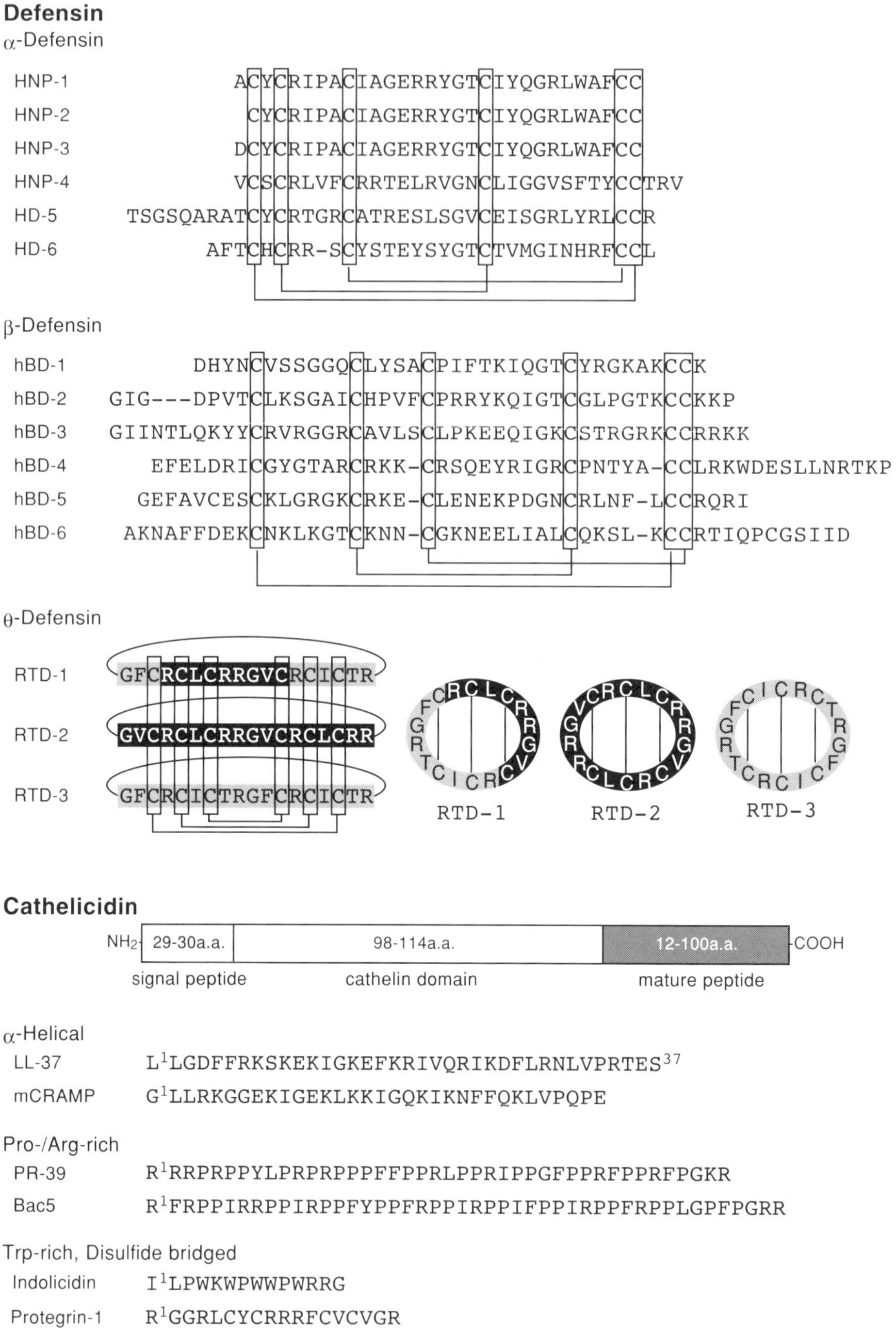

Defensin

α-Defensin

HNP-1	ACYCRIPACIAGERRYGTCIYQGRLWAFCC
HNP-2	CYCRIPACIAGERRYGTCIYQGRLWAFCC
HNP-3	DCYCRIPACIAGERRYGTCIYQGRLWAFCC
HNP-4	VCSCRLVFCRRTELRVGNCLIGGVSFTYCCTRV
HD-5	TSGSQARATCYCRTGRCATRESLSGVCEISGRLYRLCCR
HD-6	AFTCHCRR-SCYSTEYSYGTCTVMGINHRFCCL

β-Defensin

hBD-1	DHYNCVSSGGQCLYSACPIFTKIQGTCYRGKAKCCK
hBD-2	GIG---DPVTCLKSGAICHPVFCPRRYKQIGTCGLPGTKCCKKP
hBD-3	GIINTLQKYYCRVRGGRCAVLSCLPKEEQIGKCSTRGRKCCRRKK
hBD-4	EFELDRICGYGTARCRKK-CRSQEYRIGRCPNTYA-CCLRKWDESLLNRTKP
hBD-5	GEFAVCESCKLGRGKCRKE-CLENEKPDGNCRLNF-LCCRQRI
hBD-6	AKNAFFDEKCNKLKGTCKNN-CGKNEELIALCQKSL-KCCRTIQPCGSIID

θ-Defensin

RTD-1	GFCRCLCRRGVCRCICTR
RTD-2	GVCRCLCRRGVCRCLCRR
RTD-3	GFCRCICTRGFCRCICTR

Cathelicidin

NH$_2$- 29-30a.a. | 98-114a.a. | 12-100a.a. -COOH
signal peptide | cathelin domain | mature peptide

α-Helical

LL-37	L^{1}LGDFFRKSKEKIGKEFKRIVQRIKDFLRNLVPRTES^{37}
mCRAMP	G^{1}LLRKGGEKIGEKLKKIGQKIKNFFQKLVPQPE

Pro-/Arg-rich

PR-39	R^{1}RRPRPPYLPRPRPPPFFPPRLPPRIPPGFPPRFPPRFPGKR
Bac5	R^{1}FRPPIRRPPIRPPFYPPFRPPIRPPIFPPIRPPFRPPLGPFPGRR

Trp-rich, Disulfide bridged

Indolicidin	I^{1}LPWKWPWWPWRRG
Protegrin-1	R^{1}GGRLCYCRRRFCVCVGR

図1 代表的な抗菌ペプチド

水性ドメインの両親媒性を示すもので，ヒトLL-37やウサギCAP18，モルモットCAP11，マウスmCRAMPなどが含まれる．LL-37は最初好中球から単離されたが，その後リンパ球やマスト細胞の他，種々の組織の上皮細胞で発現していることが明らかとなった．LL-37は好中球では成熟過程で発現し特殊顆粒に貯蔵されるが，上皮細胞では炎症・細菌感染の刺激により発現が誘導されるという特徴を持つ．二番目はプロリンとアルギニンに富んだ構造を持つタイプで，ウシBac5やブタPR-39などが含まれる．三番目は，トリプトファンを多く含んだり分子内S-S結合を持つタイプで，ウシIndolicidinやブタProtegrin-1などが含まれる．

cathelicidinファミリーの抗菌ペプチドも幅広い抗菌スペクトルを示すが，α-/β-defensinとは異なり塩（NaCl）存在下でも抗菌活性は維持される．

また，αヘリックス構造をとるcathelicidinは抗菌作用の他に，グラム陰性菌の細胞壁に存在するLPS（リポ多糖：lipopolysaccharide）に対し中和作用を示す．これはcathelicidinのαヘリックスが疎水性アミノ酸ドメインと正電荷を持つ塩基性の親水性アミノ酸ドメインからなる構造をとっており，同じく両親媒性で負電荷を持つLPSと結合しやすいためと考えられている．

b．抗菌ペプチドの作用

ヒトα-/β-defensinおよびヒトcathelicidinのLL-37は，抗菌作用に加え種々の免疫担当細胞に対する遊走因子・活性化因子として作用することで，自然免疫と獲得免疫の橋渡しをする生理活性分子と見なされている．すなわち，α-defensin（HNP）およびβ-defensin（hBD）は単球，T細胞，樹状細胞を遊走させ，LL-37は好中球，単球，T細胞，マスト細胞を遊走させる．そしてHNP，hBDおよびLL-37はマスト細胞を刺激し，ヒスタミン放出やプロスタグランジンD_2（PGD_2）の産生を誘導するとともに，ケラチノサイトや気道上皮細胞を刺激して種々の炎症性サイトカインやケモカインの産生を誘導する．また，hBD-3とLL-37が好中球に作用して好中球のアポトーシスを抑制することも見出されている．　　　　　［**石井裕子**］

10. プロバイオティクス (Pb)

a. プロバイオティクスとは

プロバイオティクス (probiotics；以下 Pb と略す) とは，口腔から肛門に至る広義の消化管に定住する常在細菌群に働きかけて，あるいは単独で，生体に有益な効果をもたらす生きた菌のことを指す用語である．外部尿道，腟にも常在細菌が定着しており Pb 応用の可能性がある．また，プレバイオティクス (prebiotics) とは腸内常在の有益菌を増やす物質のことを指し，ビフィズス菌を選択的に増殖させる効果を持つオリゴ糖がプレバイオティクスとして主に用いられている．Pb の着想はマクロファージの発見から細胞免疫学を創始した，イリア・メチニコフ (1845-1916) に始まる．老化の研究もしていたメチニコフは，老化の原因が腐敗菌の出す毒素による慢性中毒，いわゆる「自家中毒」によるものと考えた．そこで腐敗菌を抑える乳酸菌を継続摂取することで，腸内腐敗を阻止して老化を予防することを提唱した．

b. 消化管フローラと Pb

Pb が宿主に作用を及ぼす場である消化管には多数の常在菌がフローラ (菌叢) を形成して定住している．口腔内ではフローラは唾液中の糖タンパクを土台として作られるため，プラーク (歯垢) と呼ばれる口腔内特有の形態を取る．できて間もない初期プラークは主に連鎖球菌からなり，とくに病原性はない．しかし，口腔内清掃を怠りプラークが成熟し嫌気状態になると，プラークはグラム陰性嫌気性菌が優勢となり，ジンジバリス菌などの歯周病原菌の繁殖に適した環境となる．こうした嫌気性菌に拮抗する非病原性口腔内常在菌は Pb の候補となる．

ヒトの胃は強い胃酸のため常在菌はほとんどいない．しかし萎縮性胃炎や制酸剤の長期投与により胃酸分泌の低下した胃では，常在菌が増加し胃液 1ml あたり〜10^7 個に達する．その多くは連鎖球菌，乳酸桿菌である．すなわち胃は潜在的にはフローラが形成される部位であるが強い胃酸の存在がこれを阻んでいる．したがって胃で働く Pb は耐酸性を備えることが必要である．

腸における常在菌分布は，上部小腸では胃と同様にわずかであるが，下部小腸では次第に増加し，大腸では腸内容物 1g あたり 10^{12} 個に増加する．腸内全体のフローラの総菌数は 100 兆個に達し，これは宿主総細胞数の 10 倍に匹敵する．腸内フローラを構成する細菌種の解明は，従来は培養可能な菌種に限られていた．しかし近年，16S リボゾーム RNA 遺伝子の塩基配列の相違度を指標とした菌種の同定分類が進められた結果，腸内フローラは少なくとも 500 種以上の細菌により構成されると見積もられ，そのうちの 80% がまだ分離培養されていない細菌であると示唆される．腸内フローラ構成菌種には，宿主に有益な作用を及ぼす菌種，あるいは有害な影響を与える菌種が混在していると考えられる．Pb は直接あるいは間接に，これら腸内細菌の持つ有益な生理的役割を代替あるいは賦活するものである．

c. 腸内フローラの生理的役割

健常人の腸内フローラは有益な常在菌の作用により，1) 消化管内の有害菌 (および病原菌) を直接抑制する．機序としては colonization resistance と総称される栄養あるいは定着部位をめぐっての有益および有害菌の間での奪い合

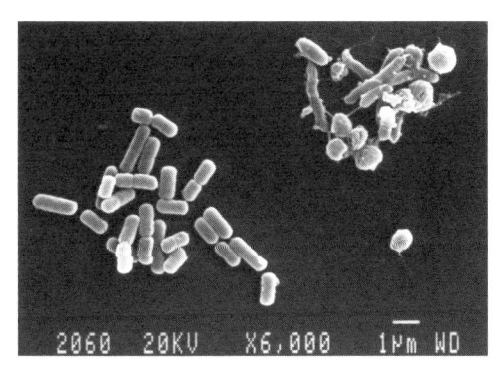

図1 ヘリコバクター・ピロリ菌とPb（LG21株）の共培養
ピロリ菌（右上）とPb（左下）を共培養して6時間後に，走査電子顕微鏡で観察した．本来はラセン桿状の菌体を持つピロリ菌が，Pbの産生する乳酸により障害を受け球状となっている．さらに共培養を続けるとピロリ菌は溶菌する．

い，あるいは有益菌の産生する有機酸（乳酸，酢酸など：図1参照）やバクテリオシン等の抗菌物質があげられる．この結果，有害菌の産生する腐敗物質や発癌物質の腸内産生も抑制される．2）難消化性多糖類等の消化および代謝を促進し，宿主の必須栄養素であるビタミン類や，腸管上皮細胞の栄養となる短鎖脂肪酸を供給する．3）消化管機能（吸収，運動等）の発達および組織再生を促進する．4）C型レクチンや分泌型IgA等の産生分泌を亢進させて粘膜防御能を高める．一方，腸内フローラ構成遺伝子群のメタゲノミクス解析では，その30％の遺伝子が機能について未報告であることから，腸内フローラにはここに挙げた以外の重要な生理的機能を持つ可能性がある．

d．Pbの応用範囲

現在Pbとして主に用いられているのは，*Lactobacillus*属，*Bifidobacterium*属，*Enterococcus*属，*Bacillus*属に所属する菌である．たとえば，*Lactobacillus*属では*L. gasseri*，*L. acidophilus*，*L. johnsonii*などの菌種が使用されている．さらに同一種でも，株によってPbとしての効能に大きな違いがある．たとえば*L. gasseri* OLL2716（LG21）株は他の*L. gasseri*株に比べ胃酸耐性が高く，胃内ピロリ菌に対するPbとして用いられている．菌体成分，菌代謝の株レベルでの差が，この性状の違いに関与していると予想される．

現在Pbは，感染，炎症，免疫アレルギー，代謝の多くの疾患に有効あるいは有望と考えられている．表1は，2001年に国連食糧農業機関（FAO）・世界保健機構（WHO）合同専門家会議から提示された具体的疾患名の一覧である．これらの疾患においては先に述べた，「腸

表1 Pbの応用範囲

疾患	例
1 消化管に関連した疾患	
1）歯周病の予防	ジンジバリス菌
2）細菌，ウイルスによる下痢の予防	サルモネラ菌，クロストリジウム菌，ロタウイルス
3）ヘリコバクター・ピロリ菌感染とその合併症	慢性胃炎，胃十二指腸潰瘍，胃癌
4）炎症性腸疾患	クローン病，潰瘍性大腸炎
5）過敏性大腸	
6）癌	胃癌，大腸癌，膀胱癌
7）便秘	
2 粘膜免疫	マクロファージ活性化，NK細胞増強，sIgA分泌亢進
3 アレルギー	食物アレルギー，アトピー性皮膚炎，気管支喘息
4 心血管疾患	血中コレステロールの低下
5 肥満	体脂肪増加
6 泌尿器疾患	カンジダ膣炎，尿路感染症

http://www.who.int/foodsafety/publications/fs_management/en/probiotics.pdf より引用加筆．

内フローラの生理的役割」の効能機序を，Pbに代替あるいは賦活させることを期待するものである．Pbの生体での作用の特徴を，感染症における抗生物質の作用と比較して説明すると，抗生物質が病原菌を短時間で殺菌あるいは静菌化するのに対し，Pbは消化管細菌叢というエコシステムの中である程度の時間をかけて抗菌効果を発揮する．このような特徴から，Pbは急性感染症の治療には適さないが長期間安全に投与できるので，感染症予防，あるいは慢性細菌感染症で生じる二次的病変発症（例；ピロリ菌感染による胃潰瘍）の抑制に適している．またPbは作用の発現が緩徐であり，多くの場合，効果を得るのに月単位の継続投与を必要とする．

［**古賀泰裕**］

■**文献**

1) 上野川修一監修：乳酸菌の保健機能と応用．シーエムシー出版，東京，2007．

11. 臓器移植における炎症と自然免疫の役割

移植臓器の拒絶には獲得免疫が関わり，T細胞が必要十分なエフェクターとして考えられている[1]．しかし，臓器移植でも炎症と自然免疫が獲得免疫に先行すること，拒絶反応自体や免疫寛容に関しても自然免疫が関与することがわかってきた．本稿では移植抗原感作と移植片内細胞反応における炎症と自然免疫の関与について最近の考え方を述べる（図1）．

a．抗原感作

1) danger signalとドナー樹状細胞（DC）

固形臓器の移植手術では必ず疎血・再灌流障害が起こり，移植片内で炎症反応とdanger signalの産生を引き起こす[1]．これにより，移植片由来ドナー樹状細胞（DC）の活性化が誘導され，passenger leukocyteとして，ドナーDCのレシピエントリンパ組織への遊走と直接アロ抗原感作が起こる[2,3]．ここで，DCはTLR（Toll-like receptor）4やTLR2を介した活性化を起こすが，そのリガンドとしては，グラム陰性菌のLPS（lipopolysaccharide）やグラム陽性菌のペプチドグリカンのみならず，生体内物質であるヒアルウロナン，ヘパラン硫酸，フィブロネクチン，ビグリカンなどが報告

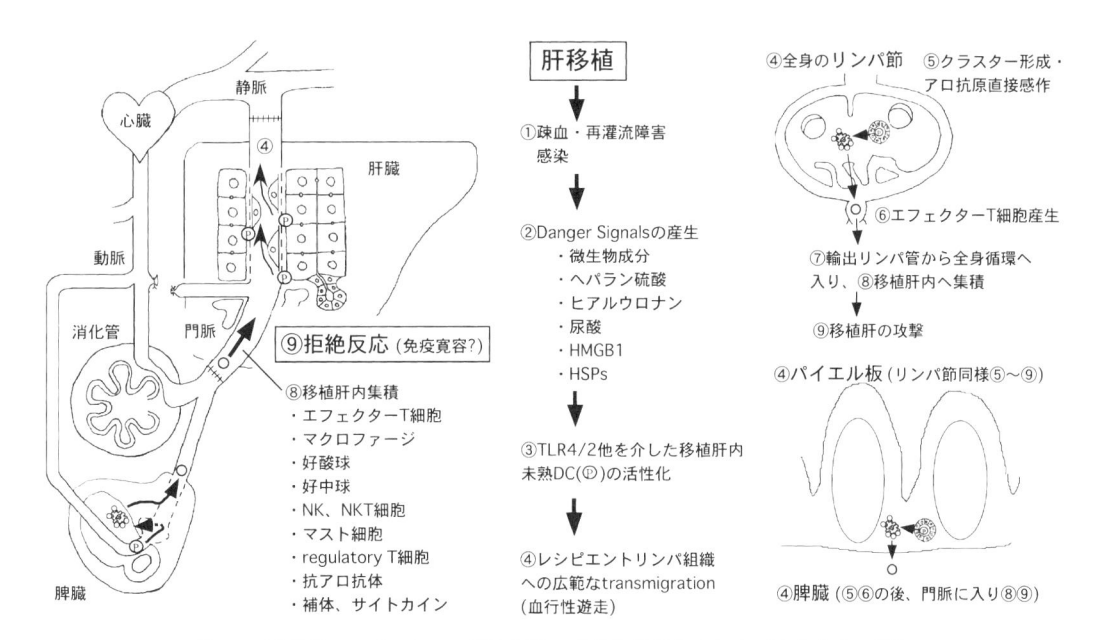

図1 肝臓移植におけるドナー樹状細胞の動態と獲得免疫および自然免疫の関与
①移植手術直後からレシピエント内で疎血・再灌流障害や感染による炎症反応が起こり，②種々のdanger signalsがでて，③TLR4やTLR2などを介して，移植肝臓内の未熟なドナーDCの活性化を引き起こす．④ドナーDCはレシピエントの血液内に入り，全身のリンパ組織に広範に血行性遊走し，⑤リンパ組織のT細胞領域でレシピエントT細胞とクラスターを形成し，アロ抗原の直接感作を行う．⑥感作を受けたレシピエントT細胞は増殖分化してエフェクター細胞になり，⑦輸出リンパ管から全身循環に入り，⑧移植肝に集積して，⑨移植片組織の傷害と拒絶反応を起こす．一方，エフェクターT細胞以外の細胞や，機能分子も移植肝に集積してテキストに記載したようにさまざまな作用を発揮する．

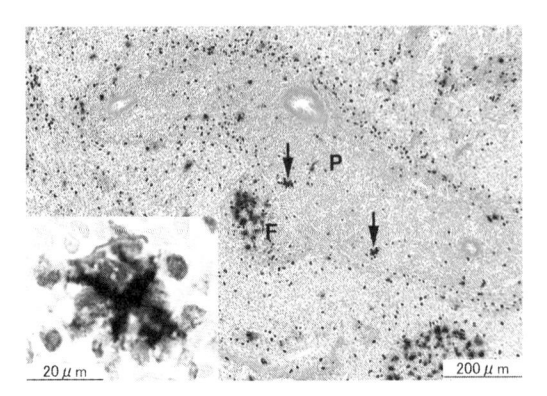

図2 ラット肝移植後にレシピエント脾臓T細胞領域に遊走したドナーDCのクラスター形成（矢印）（口絵参照）
Inset：レシピエントT細胞がドナーDC（青色）とのクラスター内でアロ抗原直接感作によりブロモデオキシウリジン陽性（赤）となり増殖性応答を開始したところ（文献3より引用）．

され，heat shock protein 60，70，gp96，HMGB1（high mobility group box 1）などもTLRと反応するといわれる．したがって，感染がなくてもTLRの活性化は起こりうる[1]．さらに，ヒトの固形臓器移植では，ドナー由来感染，手術操作による感染や院内感染などのリスクが高く，サイトメガロウイルス，カンジダ，アスペルギルス，バンコマイシン耐性エンテロコッカス，緑膿菌などの感染が報告されている[4]．ゆえに，感染によるドナー樹状細胞の活性化も並行して起こることが考えられる．

DCの遊走に関しては，ラット心移植モデル[5]ではドナーDCがreverse transmigration（逆方向性血管壁通過）してレシピエントの血管に入り，脾臓のT細胞領域に集積し，また肝類洞から血液・リンパ転移を起こし肝リンパ節のT細胞領域に集積する．この遊走部位でのT細胞増殖性応答は移植心の増殖性応答より1日先行し，脾臓と肝リンパ節を移植後切除すると移植片生着時間を有意に延長することができることから，DCの遊走部位で主として移植抗原感作が起こることが明らかにされた．これは，DCのtraffickingが移植免疫応答の現場を直接規定し，拒絶反応の重要な要となっていることを示している．ラット肝移植モデル[3]でも，未熟なドナーDCが血行性にレシピエントの全身のリンパ臓器に遊走し，そこでレシピエントCD8$^+$T細胞とクラスターを形成してアロ抗原の直接感作を行う．実際このクラスターの中で，レシピエントT細胞は増殖分化してエフェクター細胞になり（図2），移植片に血行性に遊走・集積して拒絶反応を起こすわけである．このDCは再循環リンパ球のようにリンパ臓器の高内皮細静脈をtransmigrationでき，骨髄にも存在するが，心・腎移植では見られないユニークな細胞である．通常DCは，抗原提示能をまだ持っていない前駆体期か祖細胞期でしかtransmigrationできないので，この能力を支える機能分子を解析すれば，DCワクチンを使った免疫療法に応用できるかもしれない[3]．つまり，担癌患者で，この機能分子を発現させたDCを培養し自己の癌抗原をとりこませて静脈投与すれば，全身のリンパ組織に遊走して癌に対するキラー細胞を誘導可能になるという癌免疫療法のアイデアである．

2）抗原感作の制御と免疫寛容

もし，これらのTLRを介したシグナルが抑制された時はどうなるのであろう．MyD88欠損マウスでは，DCによるIL-6産生抑制を介して，regulatory T細胞活性の促進と拒絶反応の延長や免疫寛容が起こる[1]．逆に正常マウスで共刺激分子遮断により誘導される免疫寛容は，移植時にLPSやCpG DNAなどのTLRアゴニストを投与すると破ることができるといわれる[1]．最近NK細胞が寛容を起こすことが報告されている．マウス皮膚移植の系で移植片由来のドナーDCが所属リンパ節に遊走した時，レシピエントのNK細胞により殺されて，レシピエントリンパ組織内直接感作が抑制されるというわけである．これはNK細胞を除くと直接感作が亢進し，強い拒絶反応が起こることにより証明された[1]．

b. 移植片内細胞反応

1) マクロファージ

初期の反応としては,移植後24時間以内にレシピエントマクロファージが移植片内に侵入し,移植片内で増殖する.ここでドナーマクロファージも増殖することが示され[1],組織在住マクロファージの増殖能が証明されている.ラット心移植では,移植2日目と5日目に移植片内で増殖性応答が起こるが,2日目では大多数がマクロファージで,5日目はT細胞が主になる[5].レシピエントおよびドナーマクロファージはdanger signalで活性化しており,壊死組織の貪食,炎症性サイトカインの分泌,NOや活性酸素の産生などを行うと考えられている[1].

急性拒絶反応ではレシピエント浸潤細胞のうち40-60%がマクロファージであり[1],マクロファージが拒絶反応に荷担する可能性が高い.実際,マクロファージのアポトーシスを起こすクロドロネートリポゾームを腎移植後1日目に投与すると,移植片内マクロファージの大部分が消失するが,それに伴い移植片の組織障害が軽減される[1].

2) 好酸球 (eosinophil)

好酸球についても,CD8$^+$T細胞を抑制したモデルで,移植片内に好酸球が浸潤することが報告されている[1].好酸球は主要塩基性タンパク質を分泌して組織障害を起こし,IL-1,3,4,5,8やTNF-αなどのTH2優位な状態を誘導するサイトカイン産生をする.

3) 好中球 (neutrophil)

好中球は移植後数時間で移植片内に浸潤する.あらかじめ好中球を除去したり,浸潤抑止をすると組織障害が軽減すると報告されている[1].

4) NK細胞

NK細胞もレシピエントMHCIを持たないドナー細胞を攻撃することができる.現にCD28$^{-/-}$レシピエントでNK細胞を除くと完全組織不適合の心臓移植の生着率を増やすといわれる[1].免疫寛容への関与については上に述べた.

5) マスト細胞 (mast cell)

免疫寛容を起こした移植片の転写遺伝子を調べると,マスト細胞関連のものが増加し,regulatory T細胞依存性の免疫寛容にはマスト細胞が必須であるという報告がある[1].ここで,regulatory T細胞は免疫寛容を誘導するIL-9を産生するが,それがマスト細胞浸潤に相関する.

c. 拒絶反応と感染症

免疫抑制剤の飛躍的な進歩により拒絶反応は劇的に減少したが,レシピエントの日和見感染や発癌率はむしろ増加してきている[4].移植に伴う感染症は患者の生命を脅かすだけでなく,心移植における血管障害,肺移植における閉塞性細気管支炎,肝移植におけるHCV感染に伴う肝硬変などの移植臓器障害を起こす[4].さらには,免疫抑制により移植後リンパ球増殖性疾患や悪性腫瘍が起こる.移植患者では免疫抑制により感染徴候・症状がでにくいため,拒絶反応と感染症を区別するのは,健常者より困難である[4].炎症・自然免疫と獲得免疫のリンクを解析し,拒絶反応と感染症を区別できる検査法の確立と,免疫寛容誘導法の開発により免疫抑制剤の減量を図ることが移植免疫学の今後の大きな課題であると言えよう.

[松野健二郎,上田祐司]

■文献

1) LaRosa DF, Rahman AH, Turka LA : The innate immune system in allograft rejection and tolerance. J Immunol 178 : 7503-7509, 2007.

2) Lechler R, Ng WF, Steinman RM : Dendritic cells in transplantation—friend or foe? Immunity 14 : 357-368, 2001.

3) Ueta H, Shi C, Miyanari N, et al : Systemic transmigration of allosensitizing donor dendritic cells to host secondary lymphoid organs after rat

liver transplantation. Hepatology 47 : 1352-1362, 2008.
4) Fishman JA : Infection in solid-organ transplant. New Engl J Med 357 : 2601-2614, 2007.
5) Saiki T, Ezaki T, Ogawa M, Matsuno K : Trafficking of host- and donor-derived dendritic cells in the rat cardiac transplantation : Allosensitization in the spleen and hepatic nodes. Transplantation 71 : 1806-1815, 2001.

12. 炎症マーカー

a. 炎症マーカーと炎症の病態

炎症は臨床的に最も頻繁に遭遇する病態であり，生体の細胞や組織の損傷に対する一連の生体防御反応である．古くから局所炎症反応として発赤，熱感，疼痛，腫脹，機能障害の五大兆候がよく知られているが，形態学的にも細胞の変性・壊死，血管反応，炎症細胞の浸潤などがみられ，生化学的にもきわめて複雑な変化を伴う．炎症病巣が体表面に限局している場合には肉眼的ならびに理学的所見から，炎症の存在や炎症の広がりをかなり的確に知ることができる．しかし，生体の反応は炎症局所のみに限定されるほど単純なものではなく，炎症を引き起こす刺激の質または強さに応じて全身的な反応を起こす．広汎な病巣がある場合には最も定型的な発熱をはじめ，頻脈，呼吸数増加，頭痛，関節痛，全身倦怠感などの症候が現れ，重症になると血圧低下を伴うショックや種々の臓器障害を合併する．多くの場合，炎症病巣は肉眼的に観察しえない体内に起こるので，その存在や重症度を的確に把握する必要がある．そのために臨床的に使われるのが炎症マーカーの検査である．

今日の臨床現場で最も頻用されている炎症マーカーは，C反応性タンパク（C-reactive protein；CRP）である．CRPは，病原体の侵入や組織損傷を伴う急性炎症時に，活性化されたマクロファージから産生されるインターロイキン-6（interleukin-6；IL-6），インターロイキン-1（IL-1），腫瘍壊死因子（tumor necrosis factor；TNF）などの炎症性サイトカインの作用で，主に肝臓で産生される急性期タンパク

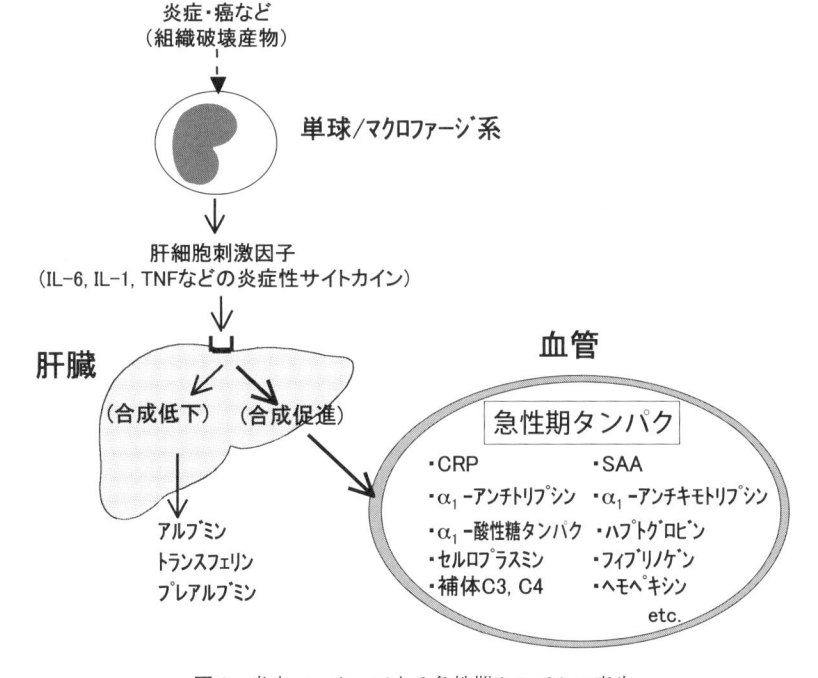

図1 炎症マーカーである急性期タンパクの産生

(acute phase protein；APP) である（図1）．

b．炎症マーカーの臨床検査

炎症の病因としては，最も頻度の高い感染症をはじめ，関節リウマチなどの膠原病，悪性腫瘍，大きな外傷や骨折，熱傷，侵襲の大きな手術後などが挙げられる．炎症マーカーは決して炎症の病因を知るのに役立つものではなく，炎症の有無やその程度を診断したり，炎症の経過を観察するのに役立つ臨床検査である．したがって，炎症の病因を知るためにはさらにさまざまな検査が必要であり，炎症マーカーは病名の診断に対して非特異的検査といえる．

古くから赤血球沈降速度（赤沈・血沈）と末梢血中の白血球数・白血球像（血液像・白血球分類）が，炎症マーカーとして広く臨床で使われてきた．

赤沈値は，主として全血中の赤血球数と血漿タンパク成分の量的および質的変動を反映している．炎症が存在すると貧血傾向に加えて，フィブリノゲン，免疫グロブリンやα糖タンパクなどの増加のために赤沈値が明らかに亢進する．しかし，炎症の度合いを推定するには貧血の影響を考慮したうえで赤沈値を読む必要がある．また，測定技術上の誤差が起きやすいことにも注意を要する．

末梢血中の白血球，とりわけ好中球の量的ならびに質的所見が炎症マーカーとして使われてきた．すなわち急性炎症に反応して末梢血中の白血球数の増加が認められ，さらに炎症が強くなるにつれて好中球の核左方移動や類白血病反応が認められ，しばしば好中球中にDöhle小体や中毒性顆粒がみられる．しかしながら白血球増加も決して炎症にのみ特有な反応ではない．

赤沈値および白血球数は測定技術や定量性のうえで問題があった．そこで，全身反応として血漿または血清のタンパク成分の変動が注目されるようになり，これらを組み合わせることにより炎症の診断が行われるようになった．また，血液中タンパクの分析も電気泳動法から免疫化学的定量法に進歩し，さらに糖質であるシアル酸の酵素学的定量法へと発展した．

急性炎症の場合には血清タンパク分画検査でアルブミン分画の減少，α_1グロブリン分画の増加とα_2グロブリン分画の増加が認められ，いわゆる"急性炎症型分画像"を示す．とくにα_1とα_2グロブリン分画にはAPPに属する多くの糖タンパク成分が含まれているので，急性炎症時には両分画が明らかに増加する．炎症が慢性化すると，α_1とα_2グロブリン分画の増加傾向はやや減少するものの，γグロブリン分画が多クローン性に増加してくるため，いわゆる"慢性炎症型分画像"が認められるようになる．しかしながら血清タンパク分画値，とくにα_1とα_2グロブリン分画の測定上の再現性や正常者間での変動も比較的大きいので，必ずしも初期の変化を敏感にとらえうるとは限らない．

血清タンパク分画値の変化は，主としてAPPの変動を反映しているため，近年ではいくつかのAPPの定量が臨床的に用いられている．APPは炎症時の血清タンパク濃度の変化から，鋭敏で感度のよいCRPと血清アミロイドAタンパク（serum amyloid A protein；SAA）ならびにCRPとSAA以外のAPPに大別される．

CRPとSAA以外のAPPにはα_1-アンチトリプシン，α_1-酸性糖タンパク，ハプトグロビンなどがあり，血清中の濃度増加は急性炎症を反映する．しかし，これらのAPPは炎症病態でのみ増加するわけではなく，偽反応を示すことに注意しなければならない．

APPの中では，鋭敏な動きと変動幅の大きさからCRPとSAAが炎症性疾患の診断や経過判定のための最も有用な管理指標として測定されている．SAAは，炎症性疾患に続発するアミロイドーシスで，組織に沈着する線維タンパクAAの血中前駆体であり，CRPと同様炎

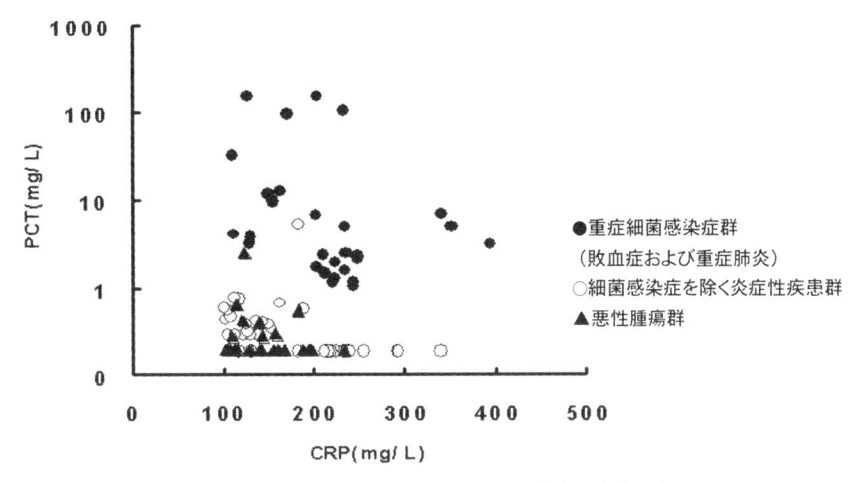

図2 CRP高濃度症例におけるPCT濃度の病態分布

症性サイトカインの作用で，主に肝臓で産生される．両タンパクの測定値は高い相関を示し，その臨床的意義のほとんどはオーバーラップする．しかしながらSAAは，CRPの上昇程度が低いウイルス感染症，全身性エリテマトーデス（systemic lupus erythematosus；SLE），グルココルチコイド治療時に良好な反応を示す．したがって，炎症活動性を把握するうえでは両タンパクを同時に測定することが望ましい．

c. 炎症マーカーの新しい流れと活用のしかた

炎症マーカーは，体内に炎症があれば炎症性疾患のみならず，組織破壊・細胞壊死を伴う悪性腫瘍や心筋梗塞でも異常値を示すが，マーカーによっては貧血，溶血，妊娠などの病態においても異常値を示すことがある．また，炎症マーカーによって反応速度や感染症の診断における感度（sensitivity）と特異度（specificity）が異なる．加えて，グルココルチコイドの投与時には炎症マーカーが異常値を示しにくいので，注意を要する．

現在，細菌感染症に特異度の高い炎症マーカーとして血清中のプロカルシトニン（procalcitonin；PCT）が注目されつつある．カルシトニンの前駆タンパクとして甲状腺のC細胞で産生されるPCTは，エンドトキシンやIL-6，CRPなどよりも細菌感染症に特異的であり，細菌による炎症，敗血症や多臓器不全などで選択的に誘導されるが，ウイルス感染，慢性炎症性疾患，自己免疫疾患，悪性腫瘍，手術による外傷などでは増加しない新しいタイプの炎症マーカーである．ただし，現時点では細菌感染症によるPCTの増加の機序は明らかにされていない．

CRPとPCTには相関関係が認められない．CRP低濃度症例ではPCT濃度も基準範囲内であるが，CRP高濃度症例では重症細菌感染症（敗血症および重症肺炎）のみPCT濃度が有意な上昇を示し（図2）[5]，PCTとCRPの挙動は異なる．PCTは，CRPなどの既存の炎症マーカーとは異なり細菌感染症に特異性が高いため，感染症診療において細菌感染症の診断や重症度の判定に有用な炎症マーカーになると考えられる．

近年では，全身反応としての血中炎症マーカーに加えて，病態や疾患特異性の高いマーカーが見出されるようになり，より的確な診断が可能になりつつある． ［〆谷直人］

■文献

1) 大谷英樹,安藤泰彦編:臨床病理学レクチュア第2版 その基礎と臨床検査データの読み方. 1-267, 朝倉書店, 東京, 1992.
2) 〆谷直人:C反応性タンパク (CRP). 日本臨牀 62:212-216, 2004.
3) 〆谷直人, 森三樹雄:血清アミロイドAタンパク (SAA). Modern Physician 24 (5):670-671, 2004.
4) 〆谷直人:プロカルシトニン (PCT). 臨床検査ガイドライン 2007〜2008, 834-836, 文光堂, 東京, 2007.
5) Shimetani N, Shimetani K, Mori M:Clinical evaluation of the measurement of serum procalcitonin:comparative study of procalcitonin and serum amyloid A protein in patients with high and low concentration of serum C-reactive protein. Scand J Clin Lab Invest 64:469-474, 2004.

13. ヒト型化マウス

 ヒトの細胞，組織，臓器をマウスに移植する，あるいは組織適合抗原（HLA）や酵素などのヒト遺伝子を導入して，ヒトの組織，細胞，分子をマウス体内で安定的に機能させるものを総称して「ヒト型化マウス」あるいは「ヒト化マウス」というが，本稿では，その免疫系がヒト由来の免疫細胞で完全に置き換えられたマウスをとくに限定して「ヒト型化マウス」あるいは「ヒト化マウス（Humanized Mouse）」と呼称する．獲得免疫系のみならず自然免疫系機能も欠失または高度に低下した免疫不全マウスにヒト造血幹細胞を移入することにより，骨髄での造血細胞の多くが，そして免疫系細胞のすべてがヒト由来の細胞に置き換わり，しかもヒト免疫機能を充分に発揮しうる「ヒト型化マウス」の確立が近年可能になりつつある．その結果，ヒトの身体を用いることなく，このようなマウスを用いてヒト免疫系を解析することが可能となる．

a. ヒト型化マウスの作製

 医学，生物学の発展に動物モデルの果たしてきた役割は非常に大きい．とりわけ免疫学の進歩にマウスがモデル動物として果たしてきた役割は計り知れないものがある．近交系マウスの確立，トランスジェニックマウス，遺伝子ノックアウト/ノックインマウス，その他遺伝子改変マウスの確立と応用は免疫学のみならず医学，生物学の発展に多大なる貢献をしてきた．しかし一方では，マウス免疫系で得られてきた膨大な解析が必ずしもヒトの免疫系での結果と合致しない事象も枚挙の暇がないほどに報告されている．また，ヒト生体を直接に使っての解析には大きな限界がある．同じことは免疫系以外の組織，臓器の研究においてもあてはまることである．

 そこで，ヒトの組織，臓器，機能の一部あるいは全部を持ち合わせたマウスなどのモデル動物の作製とそれらをヒト生体の代わりとして研究に用いることが求められる．その方法としては，1) ヒト由来の遺伝子（たとえば，HLA（組織適合抗原），TCR（T細胞抗原受容体），CD4，CD8，接着因子，あるいは，IL-7，IL-2，GM-CSF等サイトカインなどの免疫関連遺伝子，さらに種々の酵素などの正常あるいは異常ヒトタンパクをコードする遺伝子）を発現させた遺伝子改変マウスを作る．一方，対応するマウス側の関連遺伝子を欠損させた遺伝子欠損マウスと掛け合わせる，2) SCIDマウスなどの免疫不全マウスにヒト末梢血単核球（PBMC），ヒト血管，消化管（たとえば小腸），あるいは膵臓（ランゲルハンス島），肝臓，皮膚，その他の組織を移植して機能的なヒト臓器，組織の一部あるいは細胞をマウス体内で持続的に維持させる，などが試みられてきた．

 1966年のnude mouse（$Foxnl^{nu}$）の発見，1983年のBosmaらによるSCIDマウスの発見以来，ヒト組織，細胞をこれらの免疫不全マウスに移植する膨大な数の試みが行われた．ヒトの免疫細胞，あるいは造血幹細胞を導入したマウスはPBL-SCID，SCID-huとして期待された．しかし，NK細胞，補体系などの自然免疫系が正常であること，T細胞，B細胞欠損がleakyであることから，造血幹細胞の定着率が低くヒト免疫細胞の出現および機能が充分でなかったためほとんど実用にはならなかった．その後，ヒト造血細胞のより高いキメラ率を得るために免疫不全マウスの改良が進められた．自

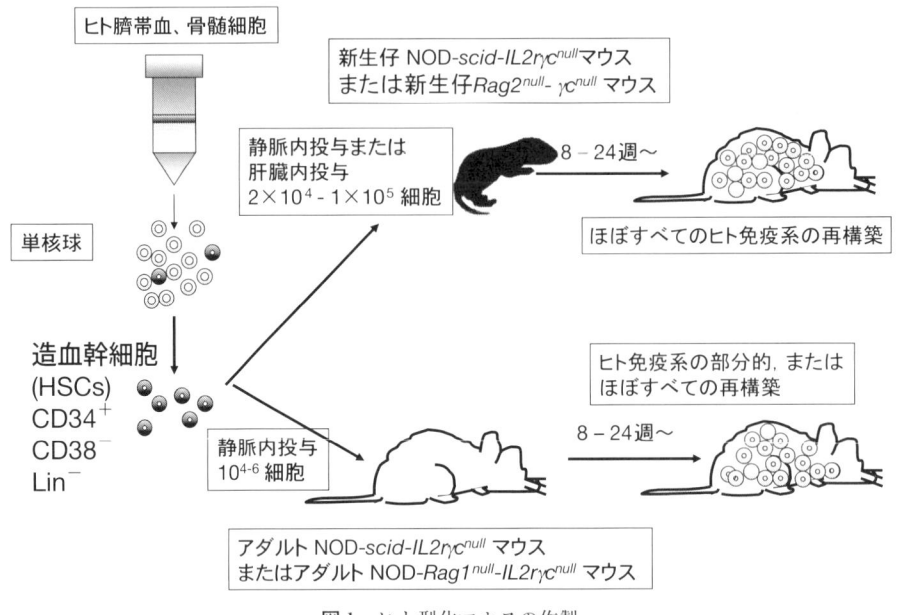

図1 ヒト型化マウスの作製

己免疫性糖尿病のモデルマウスであるNODマウスと掛け合わせることにより，ヒト造血幹細胞のより良い生着が得られる免疫不全マウス，NOD-scid（1992, Shultzら）が確立された．このマウスはT細胞，B細胞の欠損，補体系の低下，マウスマクロファージの機能が低下していることから，ヒト造血幹細胞（$CD34^+$細胞）の定着率およびヒト造血系および免疫細胞の分化がマウス内でより効率的に誘導できるようになった．NOD-scidマウスに種々のノックアウトマウスを掛け合わせることでヒト型化マウスの作製に適したより良い系統のマウスが確立された．

2000年頃からNOD-scidマウスとIL-2受容体γ鎖遺伝子欠損マウスとの掛け合わせが行われ，日本の実験動物中央研究所（実中研）の伊藤らにより（1）「NOD-scid-$γc^{null}$マウス（NOGマウス）」，およびJackson LaboratoryのShultzらにより（2）「NOD-scid -$IL2rγ^{null}$マウス」が確立された．さらにNOD-scidマウスの代わりにRAG2遺伝子欠損マウスを用いた（3）「$Rag2^{null}$-$γc^{null}$マウス」が実用化さ

れた．最近では，Jackson Laboratoryにおいて，X線照射抵抗性でしかもアダルトマウス（成仔）でのヒト幹細胞の移植でもヒト免疫系の生着率が良いと報告されている（4）「NOD-$Rag1^{null}$-$IL2rγ^{null}$マウス」が確立された．とくに（4）の「NOD-$Rag1^{null}$-$IL2rγ^{null}$マウス」が実用化されればヒト型化マウスの作製が簡単に行えるようになると思われ，今後の広範な利用が期待される（図1）．

b．ヒト造血幹細胞とヒト型化マウス

ヒト造血幹細胞の投与は，アダルトマウスに静脈内投与する方法と生後1-2日目の新生仔に静脈内あるいは肝臓内に投与する方法が報告されている．生後1-2日目の新生仔に静脈内あるいは心臓内，あるいは肝臓内に投与することにより，50-80％の高い骨髄キメラ率（アダルトマウスに投与した場合は〜30％），長期間の幹細胞の造血能と自己複製能，胸腺でのT細胞分化，充分な抗体産生能が得られる．しかし，新生仔への幹細胞の移入は技術的に難しいことと手技によりキメラ率が一定しない場合があ

る．そこで，X線照射に対して比較的抵抗性でしかも手技が簡単なアダルトマウスでのヒト幹細胞の移植でもヒト免疫系の生着率が非常に良いと報告されている「NOD-$Rag1^{null}$-$IL2r\gamma^{null}$マウス」の確立は意義がある．

ヒト造血幹細胞（CD34$^+$またはCD34$^+$，CD38$^-$，Lin$^-$）の供給源としては骨髄，末梢血，臍帯血が使われるが，経験的に臍帯血から純化された造血幹細胞の方が骨髄よりも良いとされている．こうして作製されたヒト型化マウスでのヒト免疫機能は造血幹細胞移入から約8-12週以降になって充分に機能する．その後，24週（6ヵ月）以上は安定的にヒト免疫能が維持されるとされている．ヒト型化マウスの骨髄から再度，ヒト造血幹細胞（CD34$^+$，CD38$^-$細胞）を回収し，別のNOD-$scid$-$IL2r\gamma^{null}$に移入して二次のヒト型化マウスを作製することも可能とされており（石川ら），マウス骨髄内でもある程度ヒトの造血環境に近い形でヒト造血幹細胞が維持されている可能性を示している．

これまでに報告されたヒト型化マウスでは，ヒト臍帯血由来のCD34$^+$あるいはCD34$^+$，CD38$^-$，Lin$^-$造血幹細胞の移入により（移入後約8-24週以上で），B細胞，T細胞，樹状細胞，制御性T細胞，NK細胞など，ほとんどのヒト免疫細胞の充分な生成と成熟が誘導されてくる．T細胞では広汎なレパートリーの形成が見られ，機能的に成熟したB細胞が得られる．微量であるが，抗原特異的二次免疫反応（IgGクラス抗体の産生）も誘導される．さらにメモリーB細胞の形成が見られている．胸腺，骨髄などの一次免疫系のみならず，脾臓，リンパ節，粘膜免疫組織などの二次リンパ組織も正常ヒトのリンパ組織に類似した構造が（充分とはまだ言えないが）形成される．マウスFDC（follicular dendritic cells）によってヒトB細胞の濾胞形成が誘導されると考えられる．抗原刺激により，胚中心様構造も形成される．現在のところ，胸腺ではヒトの組織適合抗原は発現されていないので，胸腺におけるヒトMHCによるT細胞の選択（とくに「正の選択」）は起こり得ない．

c. ヒト型化マウスの問題点

現在のヒト型化マウスにはまだ解決すべき問題が多い．第一に幹細胞が分化する骨髄あるいは胸腺内の微小環境がヒトではなくマウス組織であることである．ストローマ細胞などの間質系細胞，胸腺上皮細胞，血管内皮細胞などは，免疫造血細胞の分化，増殖，ホーミングなどに重要な働きをする．GFP標識したヒト間葉系幹細胞をNOD-$scid$マウスの骨髄に移植すると，マウス骨髄内にヒト由来の血管周囲細胞，筋線維芽細胞，ストローマ細胞，骨細胞，骨芽細胞，内皮細胞などの造血系微小環境に必須の基本的なヒト由来の成分がすべて分化してくることが示されており，そのようなマウスではヒト造血細胞の増加が見られることが報告されている．このような研究は今後ますます重要となっていくと思われる．ヒト胎肝/胸腺組織を造血幹細胞移入時に同時に投与する試みも報告されており，効率良くMHC拘束性の抗原特異的なT細胞を誘導できるヒト型化マウスが得られている．さらにIL-7，IL-3などの増殖因子，サイトカイン，ケモカインなどのヒト遺伝子を導入した免疫不全マウスも徐々に確立されつつある．

T細胞の胸腺での選択においては主要組織適合抗原，HLA classⅠ，classⅡの存在が不可欠である．ヒトHLA遺伝子をNOD-$scid$-γc^{null}マウスに導入する試みが急ピッチで進められており，近々に実用化されると思われる．この他，ヒト自己免疫関連遺伝子，FasLなど多くのヒト遺伝子の発現も必要である．今後，MHCのみならず，骨髄，胸腺，二次リンパ組織の微小環境についてもできるだけヒト型に近づける努力がなされるものと期待される．

さらに，モデル動物として広く利用されるた

めには，品質の一定したヒト型化マウスをより簡単に，一度により多く生産する技術の開発が必要である．

d. ヒト型化マウスの応用

ヒト型化マウスのヒト（あるいは臨床医学）への応用としては，1) ヒト造血系および免疫系の分化過程の解析，2) ヒト免疫細胞の活性化，制御機構など正常および病的ヒト免疫反応の解析，種々のヒト免疫不全症の解析，3) ウイルス，細菌，寄生虫などの感染微生物に対するヒト免疫反応の解析とワクチンの開発研究（HIV, HTLV1, dengue fever, West Nile virus, EBV, yellow fever, SARS, influenza, bacteria, bacterial toxin, protozoa など），4) ヒト癌細胞に対する免疫反応の解析とワクチン開発，抗癌剤有効性，副作用の検討，5) ヒトのアレルギー反応の解析，抗アレルギー剤の開発，6) GVHD などヒト移植免疫研究への応用，免疫抑制剤の効果判定，7) ヒト自己免疫病の解析，治療法の開発，8) 生物製剤，新薬の臨床治験と安全性，有効性のテスト，9) 抗原特異的ヒト型モノクローナル抗体の確立，10) ヒト型人工免疫組織の構築，11) 白血病など造血系腫瘍，免疫細胞腫瘍の解析，固形癌幹細胞の同定，解析などが挙げられる．

ヒト型化マウスはまだ多くの解決すべき問題を含んでいる研究領域であり，一方，今後さらに改良され大きく進展していく領域でもある．免疫学のみならず，感染症，癌，造血など広い応用範囲が期待できるモデル動物である．とくにヒト免疫系の研究，ヒト免疫病の研究のツールとして非常に有用なものになることは間違いない．現在，次世代のヒト型化マウスの作製に向けてマウスの改良が行われており，さらに大きく発展していくことが期待される．

［渡邊　武］

14. クロマチンリモデリング

a. クロマチンリモデリングとは？

ヒトの体を形成する細胞は原則的に同一のDNAを持っているにもかかわらず，細胞の種類によって発現している遺伝子はさまざまである．このような遺伝子発現パターンの違いはDNAの一次配列以外のところにコードされている．私たちのDNAはヒストンと呼ばれる構造タンパク質に巻き付いたヌクレオソーム（図1A）を最小単位とし，さらに高度に折り畳まれたクロマチン構造として核内に収納されている．クロマチン構造はDNAをコンパクトにまとめ，核内に収納するだけでなく，遺伝子発現

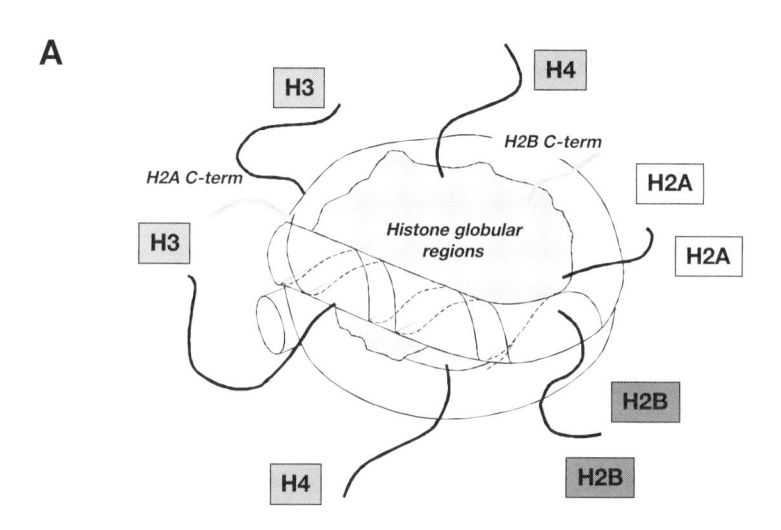

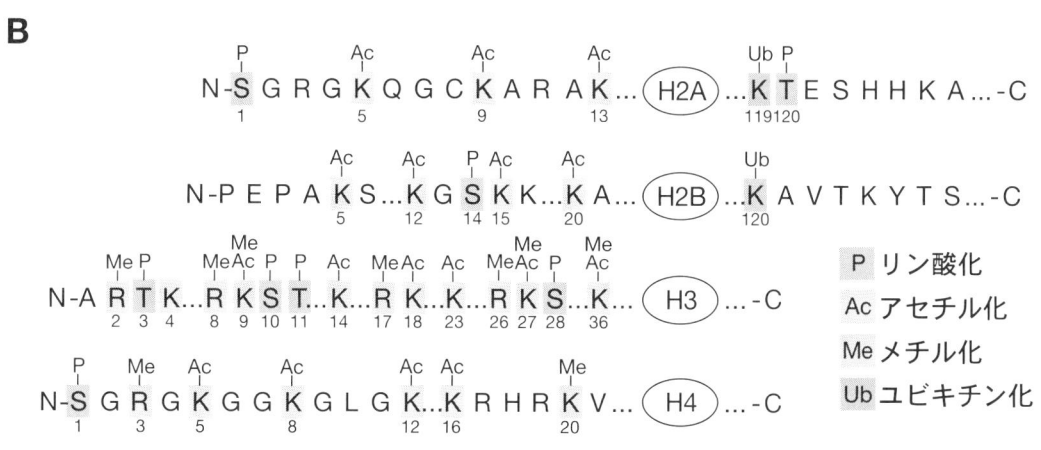

図1 ヌクレオソームの模式図とヒストンの化学修飾
（A）ヌクレオソームはコアヒストンH2A, H2B, H3, H4がそれぞれ2分子ずつ会合した8量体に，ゲノムDNAが約2回転巻き付いた構造をとっている．
（B）ヌクレオソームから4種類のコアヒストンのN末端とH2A, H2BのC末端が外に出た形で存在し，この領域がさまざまな化学修飾を受ける．

の制御にも重要な役割を果たしている. すなわち, 細胞にとって不必要な遺伝子座は, 転写因子が結合できないようなクロマチン構造をとり, 必要な遺伝子座では, 転写因子が結合しやすい弛緩した状態が作り出される. 細胞の分化や発生に伴って変化する遺伝子発現は, このクロマチン構造の変化（クロマチンリモデリング）によって制御されている.

クロマチンリモデリングは, 主にヒストンの化学修飾（図1B）とATP依存的にクロマチン構造を変化させるリモデリング因子によって担われている. ヒストンの化学修飾にはアセチル化やメチル化, リン酸化, ユビキチン化などが知られており, これらの修飾によってヒストンとDNAの親和性や, 修飾された領域へのリモデリング因子の動員が制御されている. 近年, 特異的なヒストン修飾の組み合わせが暗号として機能を発揮するというヒストンコード仮説が提唱され, 遺伝子の転写活性化状態を説明する概念として広く受け入れられている[1].

ヒストンの化学修飾の中でも, ヒストンH3-K9のアセチル化やH3-K4のメチル化は転写活性化と, H3-K27のメチル化は転写抑制と相関する修飾としてよく解析されている. ヒストンH3-K9のアセチル化によりリジン残基の正電荷が中和され, ヌクレオソームの高次構造が緩む. その結果, 転写因子が結合しやすい高次構造が作り出されると考えられている. ヒス

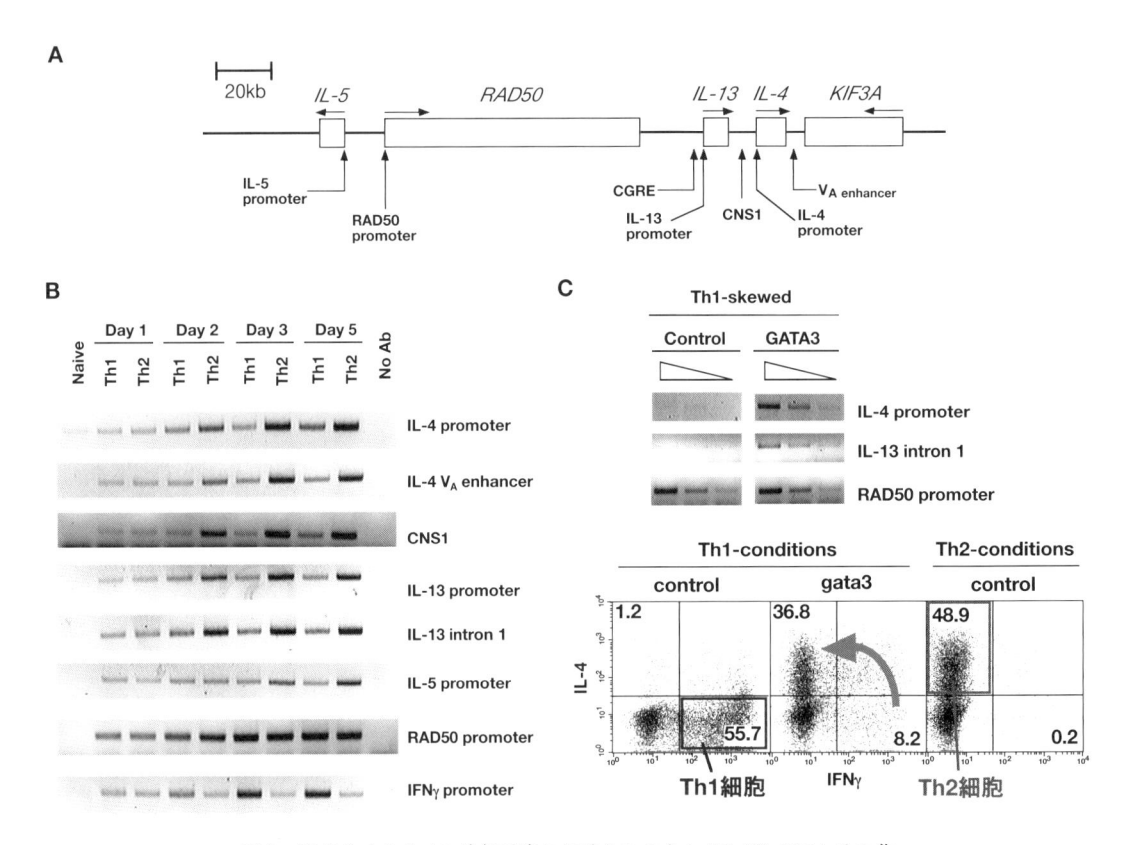

図2 Th2サイトカイン遺伝子座におけるヒストンH3-K9のアセチル化
(A) Th2サイトカイン遺伝子座の模式図を示す.
(B) Th2サイトカイン遺伝子座のヒストンH3-K9のアセチル化状態を解析した. Th2細胞の分化に伴いTh2サイトカイン遺伝子座で高いヒストンのアセチル化が認められた.
(C) Th1細胞にレトロウイルスを用いてGATA3を遺伝子導入すると, Th2サイトカイン遺伝子座のアセチル化とともにTh2サイトカインの産生が誘導された.

トン H3-K4 のメチル化は，リモデリング因子複合体に含まれる BPTF に認識され，リモデリング因子を特定の遺伝子座に動員する目印となる．また，ポリコーム群遺伝子複合体はヒストン H3-K27 のメチル化とともに，ヒストン H2A-K119 のユビキチン化を誘導することで基本転写因子の動員を阻害し転写抑制に働くことが知られている．

b. クロマチンリモデリングによる Th2 細胞分化および形質維持の制御

本稿では，クロマチンリモデリングによって発現が制御される遺伝子の一例として，Th2 サイトカイン遺伝子に着目し，I型アレルギー反応の根源に位置する細胞である Th2 細胞の分化と機能維持におけるクロマチンリモデリングの役割について最新の研究成果を紹介する．

Th2 サイトカインである IL-4, IL-5, IL-13 は，ヒトでは第 5 染色体，マウスでは第 11 染色体上にクラスターを形成して存在し，その領域は Th2 サイトカイン遺伝子座と呼ばれている（図 2A）．Th2 サイトカインは Th2 細胞の分化に伴って協調的な発現パターンを示すことから，染色体上で 1 つの遺伝子領域として制御されると考えられている．

ヒストン H3-K9 のアセチル化はクロマチンリモデリングのごく初期に起こるため，その変化を解析することはクロマチンリモデリング誘導機構を理解するうえで非常に重要であると考えられる．そこで，著者らはクロマチン免疫沈降法を用いて Th2 サイトカイン遺伝子座のヒストン H3-K9 のアセチル化パターンおよびその変化について解析を行った．その結果，ナイーブ CD4T 細胞から Th2 細胞へ分化する際，Th2 サイトカイン遺伝子座特異的にヒストン H3-K9 のアセチル化が誘導された．これに対して，IFNγ プロモーター領域では Th1 細胞特異的にアセチル化が誘導された（図 2B）．さらに，Th1 細胞に Th2 細胞分化のマスター転写因子である GATA3 を遺伝子導入すると，Th2

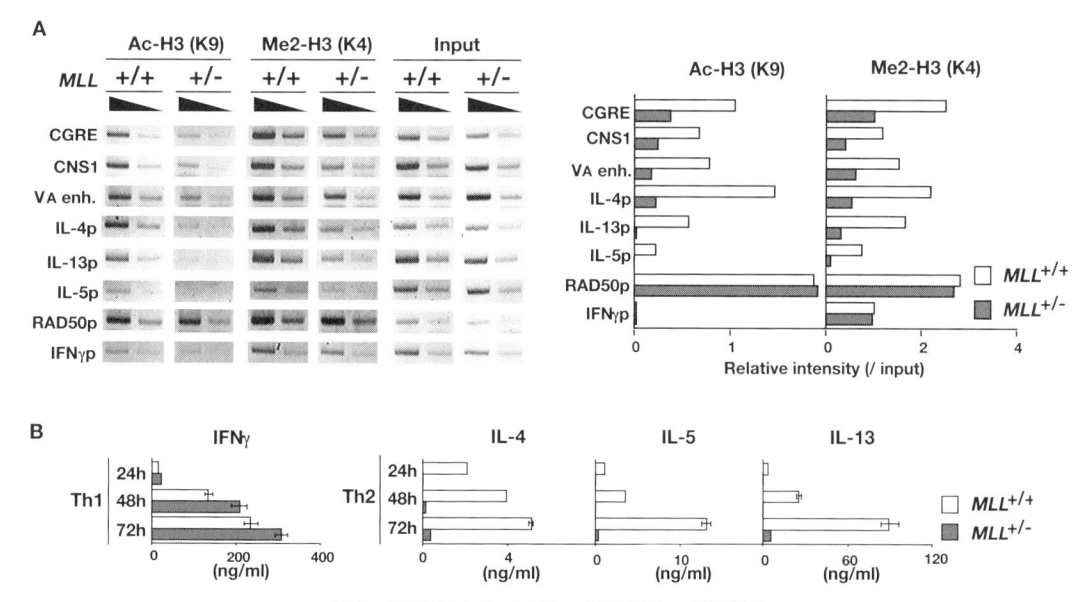

図 3 MLL によるメモリー Th2 細胞の形質維持
（A） MLL ヘテロ欠損マウス由来のメモリー Th2 細胞では，ヒストン H3-K9 のアセチル化，H3-K4 のメチル化レベルが著しく低下していた．
（B） MLL ヘテロ欠損マウス由来のメモリー Th1, Th2 細胞を in vitro で再刺激した後，産生するサイトカインを ELISA 法により測定した結果，MLL ヘテロ欠損マウスでは Th2 サイトカインに選択的な産生低下がみられた．

サイトカイン遺伝子座のアセチル化とともにTh2サイトカインの産生が誘導された（図2C）。このことから、GATA3がTh2サイトカイン遺伝子座のクロマチンリモデリングを誘導する分子であることが明らかになった[2]。ヒストンH3-K9のアセチル化が起こっているIL-4遺伝子座に転写因子NFATが効率良く結合することも報告された[3]。この結果は、Th2サイトカインの発現誘導にヒストンH3-K9のアセチル化が重要であることを示唆している。

機能分化したTh2細胞は抗原を排除した後、その一部は再び同じ抗原が侵入してきた時に備えメモリーTh2細胞として長期にわたって生存する。われわれはメモリーTh2細胞になっても、Th2サイトカインを産生する機能が維持されるメカニズムにクロマチンリモデリングが関与している可能性を考え、メモリーTh2細胞におけるTh2サイトカイン遺伝子座のヒストンH3-K9のアセチル化および転写記憶に深く関わるH3-K4のメチル化レベルを解析し、メモリーTh2細胞でもTh2サイトカイン遺伝子座のアセチル化やメチル化が維持されていることを明らかにした。さらに、ヒストンH3-K4をメチル化する酵素であるMLLのヘテロ欠損マウス由来（MLL$^{+/-}$）メモリーTh2細胞では、ヒストンH3-K4のメチル化レベルとともにH3-K9のアセチル化レベルが著しく低下し、Th2サイトカインの産生を維持できないことを見出した（図3A、B）。この結果は、MLLによるヒストンH3-K4のメチル化の維持が、メモリーTh2細胞におけるTh2サイトカイン遺伝子座のクロマチン状態の維持、さらにはTh2サイトカイン産生能の維持に深く関わっていることを示している[4]。

c．おわりに

ヒトゲノムプロジェクトが終了し、全ゲノム配列が明らかにされた。しかし、遺伝子の発現制御にはDNAの一次配列だけでなく、クロマチンの高次構造の変化が重要である。さらに、これらのクロマチン制御因子が、癌や遺伝病など、さまざまな疾患と深く関わっていることが示唆されている。今後、クロマチンリモデリングの側面から遺伝子発現制御機構を詳細に理解するとともに、さまざまな疾患に対する新たな治療戦略の開発研究へ進んでいくことが期待される。

［細川裕之，中山俊憲］

■文献

1) Ruthenburg AJ, et al : Multivalent engagement of chromatin modifications by linked binding modules. Nat Rev Mol Cell Biol. Dec (12) : 983-994, 2007.
2) Yamashita M, et al : Identification of a conserved GATA3 response element upstream proximal from the interleukin-13 gene locus. J Biol Chem 277 (44) : 42399-42408, 2002.
3) Avni O, et al : Th cell differentiation is accompanied by dynamic changes in histone acetylation of cytokine genes. Nat Immunol Jul (7) : 643-651, 2002.
4) Yamashita M, et al : Crucial role of MLL for the maintenance of memory T helper type 2 cell responses. Immunity May (5) : 611-622, 2006.

15. トランスクリプトーム

　トランスクリプトーム（transcriptome）とは，特定の細胞生物学的な状況下において1個あるいは生物の細胞中に存在するすべてのメッセンジャーRNA（mRNA），または転写産物を指す呼称である．また包括的遺伝子発現解析の意味でも使用される．

　遺伝子発現解析/トランスクリプトーム解析は生物の形質および病態を理解する上でたいへん重要である．解剖学的，時間的，状況的に変化する転写産物を解析することで生命現象を統合的に理解できる．トランスクリプトームではゲノムレベルの塩基配列情報からmRNA発現プロファイルへ，さらにタンパク質発現プロファイルに情報が伝達される（図1）．mRNA発現変化によってタンパク質群が制御されており，さらに，タンパク質による制御がmRNAの発現を変化させていることから，包括的なmRNA発現変化を理解することで細胞の増殖，分化，環境因子・薬物による影響，疾病による細胞/組織の変化を解明することができる．近年，ゲノムの解析が進むとともに，serial analysis of gene expression（SAGE）[1]やDNAアレイ[2]など数千～数万の発現遺伝子の包括的な解析法が開発されている．従来の遺伝子発現の解析法としては，ノーザンブロッティング，サブトラクション，EST法，differential displayなどさまざまな方法が知られている．このうちサブトラクション，EST法，differential displayは未知の遺伝子を同定するのに適しているが，一度に解析できる遺伝子に限りがあり，遺伝子の発現頻度を調べるのには問題がある．

　現在，生体組織全体の総遺伝子数に関してはゲノムの塩基配列の決定をもとにSAGE dataの統合や，tiling array dataまたcoding RNAs, non-coding RNAsを含めた5′-end tagの収集[3]などにより正確な数が明らかになりつつある．しかしながら特定の細胞や組織におけるすべての転写産物が明らかになっているわけではない．なぜならば，DNA arrayの検出限界やSAGE法にかかるコスト/時間ではゲノムワイドな解析に限界があり，低頻度で発現している遺伝子は見落とされることになる．このことにより，特定の細胞，組織同士を比較する時に両者での差が非常に曖昧で再現性のないデータが数多く報告されるという結果になる．

　そこに登場したのが，大規模並列処理配列決定法による超高速DNAシークエンサーである．ここ数年の新しいゲノム配列決定技術の発展は目覚ましく，ヒトゲノムをわずか1,000ドルで読めるようにするため，激しい競争が進められ，ランニングコストも従来のキャピラリシークエンサーの100分の1程度になってきている．表1に主なシークエンサーを示した．それぞれの特徴として，Genome Sequencer 20 System（454 Life Science）では，パイロシーケンシング技術を利用して，1回のランで少な

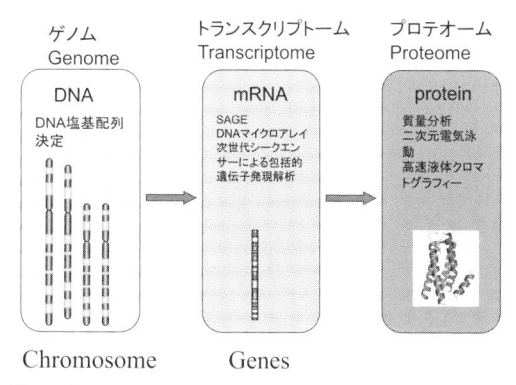

図1　トランスクリプトームとはゲノムとプロテオームをつなぐもの

表1　次世代超高速シークエンサーの種類

システム名	Read Length（塩基）	Expected Throughput MB（百万塩基）/日[2]
3730（Applied Biosystems）	400	2.7（72run）
GS20（454 Life Science/Roche Applied Science）	100	96
GSFLX（454 Life Science/Roche Applied Science）	200-300	200
Solexa（Illumina）	25-35	400
SOLiD（Applied Biosystems）	25-35	400
Helicos[1]	25	1,000

[1] Helicosは現在開発中．[2] 1日に調べることができるおおよその塩基数．

くとも2,000万塩基が解読される．実際に細菌のゲノム配列を解読して互いに比較することに多く利用されている．さらに最近，Genome Sequencer FLX System（200-300塩基，400,000 reads/run）としてアップグレードされた．Solexaシーケンシングは，まず両端に特異的な配列を付けたDNAをフローセルと呼ばれる基盤に付着させ，この基盤上でDNAを増幅する．可逆化ターミネーターを用いたSequence-by-Synthesis法を採用し，クラスター内のテンプレートDNA塩基配列を読み取る．最近，この方法を用いた，ゲノム全体のヒストンのメチル化部位と遺伝子発現領域の関係の解析，ならびに転写因子のDNAへの結合サイトの解析が報告された[4,5]．一方，SOLiDシステムは，段階的連結反応と呼ばれる独自の技術を利用し，さらに2-塩基コード化（塩基配列決定の間，エラーに対して2回それぞれの塩基を調べる機構）を特徴としDNA塩基配列を読み取る．Solexa/SOLiDシステムともに1回のランで1ギガベース以上解読することができる．こうした次世代の配列解読技術は，高い処理能を低コストで提供することから，発現遺伝子の絶対定量を実現させ，さらにゲノムワイドな解析を中心とした生命科学分野に大きなインパクトを与えると考えられる． ［橋本真一］

■文献

1) Velculescu VE, et al : Serial analysis of gene expression. Science 270 : 484, 1995.
2) Schena M, Shalon D, Davis RW, Brown PO : Quantitative monitoring of gene expression patterns with a complementary DNA microarray. Science 270 : 467-470, 1995.
3) Hashimoto S, et al : 5′-end SAGE for the analysis of transcriptional start sites. Nat Biotechnol 22 : 1146-1149, 2004.
4) Barski A, Cuddapah S, Cui K, et al : High-resolution profiling of histone methylations in the human genome. Cell 129 : 823-837, 2007.
5) Johnson DS, Mortazavi A, Myers RM, et al : Genome-wide mapping of in vivo protein-DNA interactions. Science 316 : 1497-1502, 2007.

D. 線維症

1. Fibrocyte

　線維化は，病因を問わず臓器不全に至る共通進展機序である．したがって，臓器線維化の病態解明とその治療の確立が，臓器不全への進展阻止を考える上で重要である．近年，コラーゲン産生能を有する骨髄由来の白血球系細胞である fibrocyte が，心臓，肺，肝臓，腎臓および皮膚といった各種臓器線維化の進展過程に関与することが明らかとなり注目されている[1,2]．そこで本稿では臓器線維化，ことに腎線維化の進展過程を中心に，fibrocyte の生物学的性状，病態への関与ならびに治療標的細胞としての可能性についてふれる．

a. fibrocyte の生物学的性状

　1994 年，Bucala らはマウス皮膚創傷治癒モデルにおいて，皮下チャンバー内に浸潤する細胞の 10-15％ が CD34 陽性，かつ I 型コラーゲン陽性細胞であることを明らかにし，この細胞を fibrocyte と命名した[3]．fibrocyte は，末梢血白血球中の 0.1-0.5％ を占め，ヒトおよびマウス血中から分離可能である（図 1a）．fibrocyte の特徴的マーカーとして，骨髄由来白血球系細胞マーカーである CD34，CD45 ならびに CD13 陽性であり，同時に vimentin，I 型コラーゲン，III 型コラーゲンおよび fibronectin 陽性であることが挙げられる（表 1）．さらに fibrocyte は MHC class II および補助刺激分子である CD80 や CD86 を発現しており，T 細胞に対して抗原提示能を有することも報告されている．一方で，fibrocyte はさまざまな炎症性サイトカイン（IL-1β，TNF-α，IL-6 など）やケモカイン（MIP-1α，MCP-1 など），ならびに増殖因子（TGF-β，PDGF）の産生能を有することも明らかとなっており，マクロファージをはじめとした各種炎症・免疫担当細胞の活性調節に関与することも示唆されている（表1）．一方 TGF-β などの増殖因子刺激により，fibrocyte 自身は α-SMA 陽性筋線維

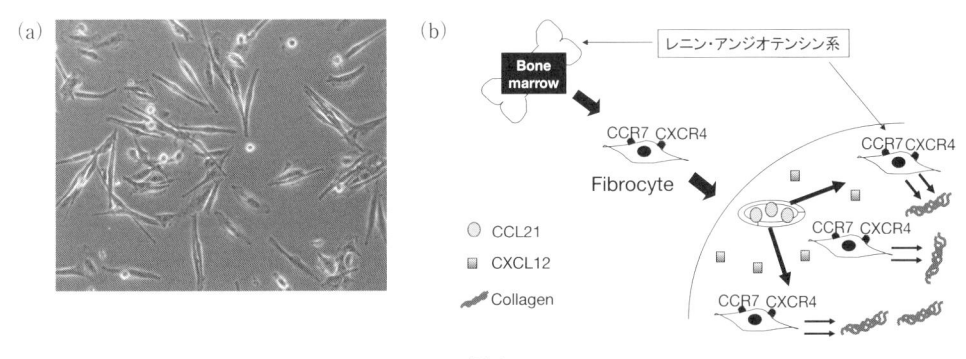

図 1
(a) ヒト培養 fibrocyte
(b) fibrocyte を介した臓器線維化機序

表1 Fibrocyte のマーカーおよび分泌分子

マーカー	分泌分子
CD11a	Type I collagen
CD11b (Mac-1)	
CD13	Platelet-derived growth factor A
CD18	Transforming growth factor-α
CD34	Transforming growth factor-β1
CD45 (LCA)	Basic fibroblast growth factor
CD80 (B7.1)	Vascular endothelial cell growth factor
CD86 (B7.2)	Angiogenin
MHC class II	
	Interleukin-1
α-Smooth muscle actin	Tumor necrosis factor-α
Vimentin	Interleukin-6
Fibronectin	Interleukin-8
Collagen I and III	
Type I procollagen	Macrophage inflammatory protein-1α
Prolyl 4-hydroxylase	Macrophage inflammatory protein-2
	Monocyte chemoattractant protein-1
CCR1	
CCR2	Macrophage-colony stimulating factor
CCR3	Granulocyte-macrophage-colony stimulating factor
CCR5	
CCR7	
CXCR1	
CXCR3	
CXCR4	

LCA;leukocyte common antigen

芽細胞に分化し，コラーゲン産生能が亢進することが報告されている．このことから，fibrocyte は末梢血から臓器への浸潤を契機として，局所の環境因子刺激により，分化・形質転換しながら線維化病態に関与することが示唆される．

b. 線維化病態における fibrocyte の調節機序

1) fibrocyte とケモカイン/ケモカイン受容体システム

fibrocyte の臓器浸潤機序の解明は，臓器線維化に対する治療戦略を考える上で重要である．末梢血白血球の臓器浸潤には，ケモカイン/ケモカイン受容体システムが関与することが知られている．一方 fibrocyte がケモカイン受容体として，CCR1，CCR2，CCR3，CCR5，CCR7，CXCR4 などを発現することは注目に値する．これまでマウス肺線維症モデルでは，MCP-1 (CCL2)/CCR2 システムおよび SDF-1 (CXCL12)/CXCR4 システムを介した fibrocyte の肺浸潤が病態に深く関与することが報告されている[4]．さらにマウス皮膚創傷治癒モデルを用いた検討において，病変組織に fibrocyte が浸潤し，CCR7 リガンドである secondary lymphoid tissue chemokine (SLC/CCL21) により病変組織に fibrocyte が遊走することが実証されている[5]．われわれの検討においても，腎線維化モデルであるマウス一側尿管結紮後の結紮腎において，腎浸潤 fibrocyte の 37.8% は CCR7 を発現していることが示された[6]．また抗 CCL21 中和抗体投与ならびに CCR7 ノックアウトマウスを用いて検討したところ，腎内 fibrocyte 浸潤数ならびに腎線維化面積はいず

れの群においても野生型マウス（WT）に比し有意に低下した．これらの知見より，ケモカイン/ケモカイン受容体システムはfibrocyteの誘導を介して臓器線維化に関与することが示唆される（図1b）．

2）fibrocyteとレニン・アンジオテンシン系

レニン・アンジオテンシン系は血圧調節系としてだけでなく，心血管リモデリングや慢性腎臓病をはじめさまざまな病態に重要な役割を担うことが明らかとなっている．アンジオテンシンⅡ（AngⅡ）の受容体には主として2つのサブタイプ，すなわちAT1受容体とAT2受容体が存在することが知られている．それらの作用として，皮膚線維芽細胞を用いた検討や心血管および肝線維化モデルにおいて，AT1受容体は細胞外基質産生促進から線維化亢進に，一方AT2受容体は細胞外基質産生抑制から線維化抑制に働くことが報告されている．fibrocyteにおいてもAT1受容体，AT2受容体が発現し，AngⅡ刺激によるⅠ型コラーゲン産生にAT1受容体は促進的に，一方AT2受容体は抑制的に機能することが明らかとなっている[7]．マウス腎線維化モデルにおいても，AT2ノックアウトマウスではWTに比し，腎線維化面積および腎・骨髄内fibrocyte数が増加し，一方AT1受容体阻害剤投与にて，両群ともに線維化に加えてfibrocyte数の低下が観察される[7]．以上の知見より，レニン・アンジオテンシン系は，AT1受容体/AT2受容体を介して骨髄内fibrocyte数，および直接fibrocyteに対して活性調節を行い，線維化病態に関与することが推測される（図1b）．

c．おわりに

臓器線維化は，臓器固有細胞，浸潤細胞，サイトカイン/ケモカイン，増殖因子などが複雑なネットワークを形成しながら成立しており，臨床上いまだ有効な治療法は確立していない．fibrocyteは臓器線維化における複雑なネットワークを調節する主たる細胞の1つとして機能し，治療標的細胞となる可能性がある．fibrocyteの機能・分化調節機序についてはいまだ不明な点が多く，今後の解明に期待したい．

［坂井宣彦，和田隆志］

■文献

1) Haudek SB, et al：Bone marrow-derived fibroblast precursors mediate ischemic cardiomyopathy in mice. Proc Natl Acad Sci USA 103：18284-18289, 2006.
2) Kisseleva T, et al：Bone marrow-derived fibrocytes participate in pathogenesis of liver fibrosis. J Hepatol 45：429-438, 2006.
3) Bucala R, et al：Circulating fibrocytes define a new leukocyte subpopulation that mediates tissue repair. Mol Med 1：71-81, 1994.
4) Moore BB, et al：CCR2-mediated recruitment of fibrocytes to the alveolar apace after fibrotic injury. Am J Pathol 166：675-684, 2005.
5) Abe R, et al：Peripheral blood fibrocytes：Differentiation pathway and migration to wound sites. J Immunol 166：7556-7562, 2001.
6) Sakai N, et al：Secondary lymphoid tissue chemokine（SLC/CCL21）/CCR7 signaling regulates fibrocytes in renal fibrosis. Proc Natl Acad Sci USA 103：14098-14103, 2006.
7) Sakai N, et al：The renin-angiotensin system contributes to renal fibrosis through regulation of fibrocytes. J Hypertens 26：780-790, 2008.

2. 線維化とサイトカイン

a. 概　要

　線維化疾患とは，肝硬変，肺線維症や皮膚の瘢痕治癒，ケロイドなどに代表される過剰な細胞外マトリックスの沈着と筋線維芽細胞による組織の瘢痕収縮によって組織（器官）にとって好ましくない状態（病態）に陥ることによる障害（疾患）である．中心的役割を演じる筋線維芽細胞は，間葉系細胞（線維芽細胞）や上皮細胞（上皮-間葉系移行によって）から変化する．この筋線維芽細胞出現の両者の過程に最も関与するサイトカインは，トランスフォーミング成長因子 β（TGFβ）である．本稿では，線維化疾患の病態，関与する細胞群とサイトカインの役割を中心に病態を解説した．TGFβ/Smad シグナルの抑制がこれらの疾患の予防と治療に有効である可能性を解説した．

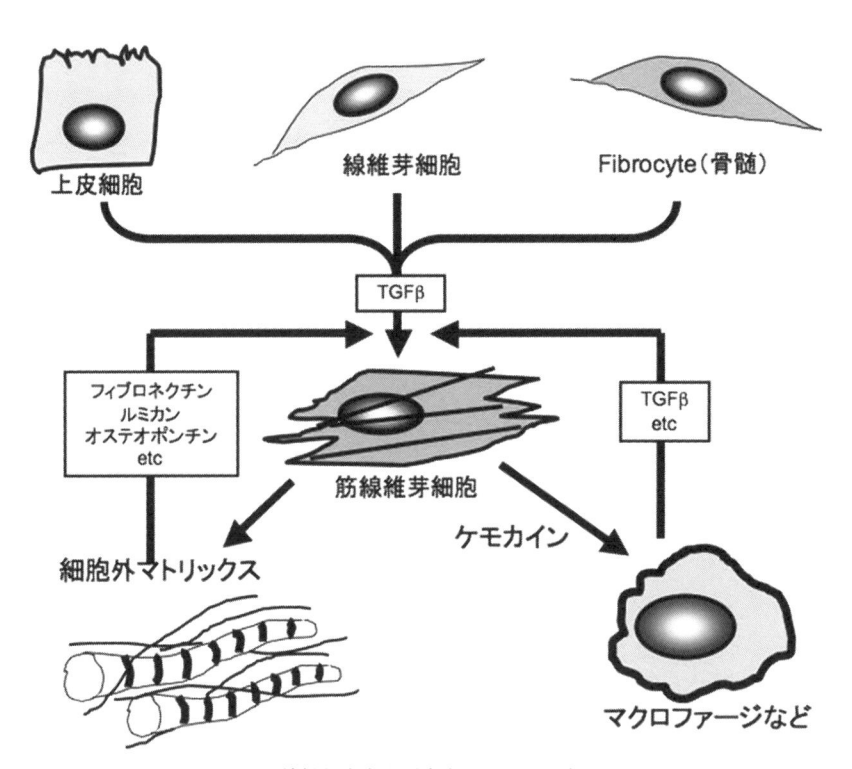

図1　線維化病変を形成するコンポーネント
線維性組織形成で中心的役割を演じる筋線維芽細胞は，局所の線維芽細胞や上皮系細胞からの変化によって出現する．とくに後者の現象は，上皮-間葉系移行（epithelial-mesenchymal transition；EMT）と呼ばれる．論議の余地は残されているが，血液循環を経て，骨髄由来の細胞も局所での筋線維芽細胞の供給源とされる．これらの筋線維芽細胞の出現に最も関与するサイトカインは transforming growth factor β（TGFβ）である．TGFβ は，monocyte/macrophage-chemoattractant protein-1 などの炎症細胞に対するケモカインの誘導を介するマクロファージの遊走，侵入による炎症と筋線維芽細胞への細胞外マトリックス発現による瘢痕化を惹起する．侵入したマクロファージはさらに TGFβ を発現し，線維化病変の形成を促進する．細部の足場となる細胞外マトリックスが，さらに筋線維芽細胞への変換を調節している．図には含まれないが，tumor necrosis factor α などが，この TGFβ 作用に拮抗して線維化病変の過度の進行を抑制している．

b. はじめに

細胞外マトリックスと細胞はそれぞれ厳密な制御のもとに組織を構築している．創傷治癒過程では，組織は一次的に修復された後，リモデリングを経て，形態的，機能的に本来の状態を復元する．しかし，時に組織は正常な状態の復元に失敗し，過剰な細胞外マトリックスの沈着と筋線維芽細胞の収縮が，組織（器官）に形態的，機能的障害をもたらす（図1）．これが，各組織での線維化疾患の病態のエッセンスである．組織の線維化には創傷治癒過程で侵入する炎症細胞の発現する液性因子（サイトカイン）の役割が重要で，なかでも，transforming growth factor β（TGFβ）の役割が最重要である．線維化病変では，種々の細胞がTGFβを発現するが，炎症細胞（主にマクロファージ）が主要な供給源と考えるのが妥当であろう．

c. 線維化・瘢痕性疾患の病態

肝硬変や肺線維症などの各臓器での線維化疾患の病態の本態は炎症（自己免疫性あるいは外傷などに伴う炎症），線維化・瘢痕化と血管新生である．線維性組織形成で中心的役割を演じる細胞は筋線維芽細胞である．筋線維芽細胞は，局所の線維芽細胞や上皮系細胞からの変化によって出現する．とくに後者の現象は，上皮－間葉系移行（epithelial-mesenchymal transition：EMT）と呼ばれ，腎硬化における腎尿細管上皮や肺線維症での2型上皮で観察される以外，肝硬変でも一部の肝実質細胞が線維化に関与していると報告された．しかし，これらの組織では，線維化病変に出現する筋線維芽細胞の中で，間葉系由来のものとEMTによるものが混在していると考えられる．一方，眼の水晶体という特異な組織では，上皮細胞のみがカプセルの内面に存在し，間葉系の細胞（線維芽細胞）が含まれないにもかかわらず，ある型の白内障や水晶体での創傷治癒過程（白内障に対する手術後も含めて）では筋線維芽細胞を主体とした線維化をきたす．この現象はこの組織ではin vivoでのEMTが線維化の主体である筋線維芽細胞を供給していることを示す．したがって，動物眼での水晶体外傷モデルは，in vivoで純粋にEMTによる線維化を研究するのに適したモデルといえる．さらに，近年では，血液循環を経て，骨髄由来の細胞も局所での筋線維芽細胞の供給源となっていると報告されているが，論議の余地は残されている．

炎症性，瘢痕性の眼表面疾患ではさまざまなサイトカインが病態に関与しているが，TGFβが線維芽細胞-筋線維芽細胞変換，EMTの両者において最も強く関与する．TGFβは，マクロファージの遊走，侵入による炎症と結膜（筋）線維芽細胞への細胞外マトリックス発現による瘢痕化と組織収縮を直接的に調節するだけでなく，正のフィードバックによる自身の発現増強や二次的にconnective tissue growth factorなどの組織線維化に関与する他のサイトカインやmonocyte/macrophage-chemoattractant protein-1などの炎症細胞に対するケモカインを誘導することによって，瘢痕化・線維化に最も関与していると考えられる成長因子である．

線維化・瘢痕形成でTGFβの作用は他のサイトカインによってさらに厳密な制御をうけていると考えられる．たとえば，腫瘍壊死因子α（TNFα）欠失マウスでは，肺や眼球の角膜で創傷後早期では，炎症性サイトカインの発現や組織学的な炎症所見が野生型マウスと比較して軽微であるが，創傷治癒の後期になると，TNFα欠失マウスは強い炎症所見，血管新生や瘢痕化を呈した．種々の検討から，この現象は，TNFαの抗TGFβ効果の喪失によるTGFβによる炎症や線維化反応の過剰発現によると結論づけられた．一方，TNFα中和抗体は，実験的マウス肺線維症に対して治療（抗線維化）効果を発揮する．TNFα欠失と中和による不完全な活性低下では生体内での効果が異

なる可能性がある．

d． TGFβシグナル伝達

一般的なサイトカインによるシグナル伝達経路には mitogen activated protein kinase（MAPキナーゼ）系，p38MAPキナーゼ系，および C-Jun N-terminal kinase（JNK）経路が存在する．さらに TGFβ スーパーファミリー群では，これらのシグナルを利用する以外に，特異的なシグナル伝達経路として Smad 経路がある．Smad2 または Smad3 が TGFβ のレセプターへの結合によってリン酸化され，Smad4 と複合体を形成して（さらに種々の転写制御因子と協調して）核内の遺伝子プロモーターに刺激を伝える．［ちなみに TGFβ スーパーファミリーの bone morphogenic protein（BMP）は Smad1/5/8 を利用する．］さらに，Smad は TGFβ とアクチビン以外のリガンドによっても活性化されることが判明した．近年の研究から TGFβ レセプターによって Smad はその C 末端をリン酸化され，Smad シグナルを伝達するが，Smad には他にもリン酸化可能領域があり，これは他の増殖因子からのシグナル（古典的 MAP キナーゼ系，p38MAP キナーゼ系，JNK 系）によってリン酸化され，TGFβ 刺激同様に細胞を活性化する．この領域は N 末側のドメインと C 末側のドメインの結合部位なので，middle linker region と呼ばれる．MAP キナーゼや p38MAP キナーゼによる Smad リン酸化が Smad シグナルの完全な発揮に必須であるという報告もある．

e． in vivo での EMT における TGFβ シグナル活性化

EMT に関与するシグナル伝達は，種々の培養細胞を用いて詳細に研究されているが，in vivo では，線維化病変の筋線維芽細胞の由来が線維芽細胞か上皮細胞かを特定することが困難で，研究が遅れている．その中で水晶体外傷では線維化病変の筋線維芽細胞がすべて上皮細胞由来ということで研究が進んでいる．in vivo での組織損傷後の EMT における TGFβ/Smad シグナルの活性化の状態は，水晶体損傷の研究で明らかにされている．水晶体は，胎生期に，前脳から伸長した眼杯直上の表層外胚葉の陥入によって形成される．眼内では，各種サイトカインの中でも TGFβ2 の濃度が高い．さらに，TGFβ2 ノックアウトマウスが，TGFβ1，または TGFβ3 ノックアウトマウスと異なり，眼各部に異常をきたすことは，TGFβ2 が眼内では主要な役割を担っていることを示す．水晶体は表面に基底膜構造を有し，内方に向かって上皮細胞が配列する．水晶体の損傷後の治癒過程では水晶体上皮細胞の増殖と筋線維芽細胞様細胞の出現による細胞外マトリックスの沈着が起こる．マウス水晶体では，損傷後12時間以内に Smad4 の核内移行が完了し，mRNA レベルで3日後，タンパク質レベルで5日後には EMT のマーカーである α 平滑筋アクチンが発現され，EMT が完成する．Smad3 欠失マウスでは，水晶体上皮細胞の EMT が観察されなかったと報告されている．

f． サイトカインシグナルを標的とした線維化疾患の予防・治療の可能性

上記のごとく，TGFβ/Smad シグナルが，組織の線維化に最も関与するサイトカインシグナルである．したがって，このサイトカインシグナルを抑制することで線維・瘢痕化疾患の予防・治療につながる可能性があり，動物実験レベルで種々の臓器で試みられている．化学的 TGFβ 受容体阻害薬や一部の漢方製剤の成分で抗 Smad 効果を有するものの抗線維化効果が期待できる．TGFβ に対する中和抗体も抗線維化効果を期待できるが，慢性関節リウマチでの抗炎症効果を期待した TNFα 中和抗体や新生血管抑制を目的とした vascular endothelial growth factor に対する中和抗体と異なり，治

験的臨床研究はなされているものの臨床応用には至っていない．動物実験レベルでは，抑制性 Smad である Smad7 の遺伝子導入や遊離型Ⅱ型 TGFβ 受容体の全身的発現が，肺（ブレオマイシン肺線維症），肝臓（薬剤誘発肝線維症），眼（網膜，角膜，水晶体）の線維化疾患などに予防・治療効果を発揮した．さらに，Smad7 以外の抗 Smad シグナル効果を持つ遺伝子（BMP-7，Id2/3 など）の導入はおしなべて抗線維化効果を発揮する．

また MAP キナーゼや p38MAP キナーゼによる Smad の middle linker 領域のリン酸化が，Smad2/3 が最大限にその機能を発揮するために必要であるという報告もあり，この領域のリン酸化も治療ターゲットになりうる．炎症細胞が TGFβ などの線維化を惹起するサイトカインの供給源であることから，炎症に関与するシグナルである NF-κB の阻害も抗線維化効果を in vivo で発揮する．厚生労働省による遺伝子導入による治験医療の対象疾患としては，生命を脅かす疾患と著しく quality of life を損なう可能性のある疾患が対象として可能性のある疾患群と規定されている．前者には，治療困難な悪性新生物や先天性免疫不全が，後者には四肢切断に至る可能性のある疾患（下腿の閉塞性血管疾患）や感覚器の疾患が挙げられている．したがって，眼の線維性疾患は，肝硬変などの内臓疾患と異なり，将来的に何らかの遺伝子導入による治療方法が臨床に入り込む余地が残されている．

g．線維化反応の細胞外マトリックスによる調節

瘢痕・線維化で中心的役割を演じる線維芽細胞-筋線維芽細胞変換は，上述のように TGFβ によって制御されており，とくに個々の細胞レベルでは，細胞によってそのシグナルは Smad2 または Smad3 を介するとされている．一方，細部の足場となる環境が，さらに線維芽細胞-筋線維芽細胞変換を調節していることが知られている．たとえばフィブロネクチンは，線維芽細胞-筋線維芽細胞変換を促進している．EMT にも類似の現象が観察される．水晶体上皮細胞の EMT は，TGFβ2/Smad3 シグナルを介するものの，さらに EMT に先だって同細胞に発現される細胞外マトリックス成分であるルミカンやオステオポンチンが Smad シグナルに影響して EMT を調節している．

［雑賀司珠也］

■文献

1) Tomasek JJ, Gabbiani G, Hinz B, et al：Myofibroblasts and mechano-regulation of connective tissue remodelling. Nat Rev Mol Cell Biol 3：349-363, 2002.
2) Gabbiani G：The myofibroblast in wound healing and fibrocontractive diseases. J Pathol 200：500-503, 2003.
3) Friedman SL：Mechanisms of disease：Mechanisms of hepatic fibrosis and therapeutic implications. Nat Clin Pract Gastroenterol Hepatol 1：98-105, 2004.
4) Saika S：TGFβ pathobiology in the eye. Lab Invest 86：106-115, 2006.
5) Wynn TA：Fibrotic diseases. Review series. J Clin Invest 117：524-586, 2007.

3. 組織リモデリング

a. 組織リモデリングとは

組織リモデリングとは,主にストレスや傷害をうけた組織で起こる現象であり,その局所の細胞の種類,構成,配置が変化し,細胞外マトリックスも種類,構成,配置を変化させて,組織の適応,修復や再生に至る一連の過程である.胎児期の形態形成でも組織の新生と解体が繰り返されて器官が形成され,組織リモデリングに類似した機構が働いている.組織の機能を担う実質細胞(上皮など)とそれを支持・維持する間質細胞(線維芽細胞,血管細胞など)の両者で,細胞の動員や増殖による増加とアポトーシスによる減少が起き,それらを支持する細胞外マトリックスも産生と分解が両方向性に生じ,それらの絶妙なバランスにより,病変組織を正常により近く修復・再生させる.本来の組織リモデリングは生体にとってポジティブに働く現象であるが,このバランスが一方向にかたよるとさまざまな疾患を引き起こす.最近,組織リモデリングという言葉は,線維化などの病変の進行過程で使われることが多いが,ポジティブ面とネガティブ面両方を持つ現象であることを強調しておきたい.

本項では上述のような組織リモデリングを概説するが,近年この言葉は広範な意味で使用される.構成細胞の更新(renewal)に伴う組織の変化(たとえば,骨組織リモデリング),構成細胞の変化による組織の機能的変化(脂肪組織リモデリングなど)などをはじめとし,血管収縮・拡張などの機能的なリモデリング(長期間続けば,狭義の組織リモデリングに移行する)や組織の生理学的機能の変化などに用いられることもある.違う分野の研究者間では意味する概念が異なっている可能性があることを認識している必要がある.

b. 一般的な組織リモデリング
　　創傷治癒[1,2)]

最も一般的な組織リモデリングは,創傷治癒である(図1左).皮膚などの上皮組織に傷害が生じたとき,上皮の剝脱した部分は出血し凝血が覆う.傷害された細胞や凝集した血小板や血液凝固反応から炎症性仲介物質やPDGFなどのサイトカインが放出される.好中球の浸潤が始まり,さらに炎症性物質やサイトカインが放出され,これらに反応してマクロファージが動員され活性化される.活性化されたマクロファージのサイトカインが加わり,線維芽細胞の動員と活性化が起き,血管新生が誘導され,マクロファージ,線維芽細胞,新生血管からなる肉芽組織の形成が始まる.この時期には,マトリックス細胞タンパク(matricellular proteins)と総称される一群のタンパクが発現し,マクロファージからオステオポンチン(osteopontin),線維芽細胞や上皮細胞などからテネイシン-C (tenascin-C, TN-C),血小板や線維芽細胞からトロンボスポンジン(thrombospondin)群,線維芽細胞からSPARCなどのマトリックス糖タンパクが産生・分泌される.これらのタンパクは,上皮や線維芽細胞の細胞外マトリックスへの接着を静的なものから動的なものへと変化させる.また,好中球・マクロファージからのマトリックスメタロプロテナーゼ(MMP)-9や肉芽組織を構成する細胞から分泌されるさまざまなマトリックス分解酵素により既存の細胞外マトリックスが改変され,血液からのフィブリンや血小板や細胞から分泌される細胞性フィブロネクチン(fibronectin;

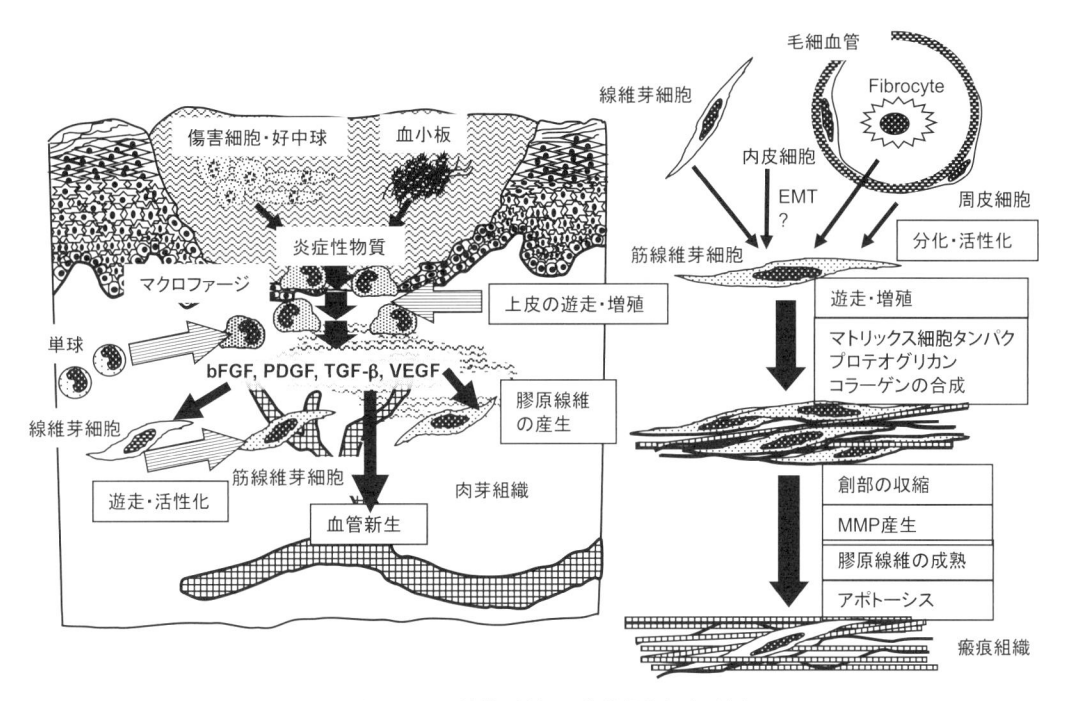

図1 創傷治癒の機構（左）と筋線維芽細胞（右）

FN），マトリックス細胞タンパクなどで，仮のマトリックス（provisional matrix）が形成される．この環境ではマクロファージ，上皮細胞，線維芽細胞や内皮細胞は発現するインテグリンを変化させ，創部を活発に遊走できるようになる．また，マトリックス細胞タンパクや分解されたマトリックスの断片は，種々の細胞の活性化や炎症性物質やサイトカインに対する細胞の反応性を修飾することも知られている．新生された血管は構造の不完全さとVEGFの作用で透過性が亢進しており，また線維芽細胞がプロテオグリカン（versican/PG-Mなど）とヒアルロン酸を産生するため，水分が保持され間質は浮腫状になる．

この時期に，間質リモデリングの主役である筋線維芽細胞（myofibroblast）が出現する（図1右）．この細胞は平滑筋アクチンを高度に発現することを特徴とし，局所の線維芽細胞，毛細血管周皮細胞，骨髄由来の線維芽細胞の前駆細胞（fibrocyte），上皮間葉移行した内皮細胞が由来であるとされており，TGF-βを分泌しオートクライン的に作用させ，上述のサイトカインなどさまざまな物質を産生する．さらに，筋線維芽細胞はTGF-βなどに反応しコラーゲン合成を行うとともに，コラーゲンマトリックスを収縮させ創部を縮小させる．創部の表層が数層の上皮で覆われるころに肉芽組織は最盛期となり，上皮が増殖・分化して上皮化が進むと，上皮からの刺激や炎症反応が消退し，肉芽組織は退縮を始める．サイトカイン環境が弱まり，筋線維芽細胞はコラーゲン合成をやめ，コラーゲン線維は互いに架橋して成熟する．筋線維芽細胞はアポトーシスにより消失し，新生された血管網も退縮する．残された余分な膠原線維はMMPなどで分解され，創部は時間とともに最小化されていく．創部には細胞成分が少なく密な膠原線維組織が残り，瘢痕（scar）と呼ばれる．

c. 病的な組織リモデリング

病的な組織リモデリングも，基本的には正常のリモデリングと同様の機構と過程によって起きるが，多くの病的なものでは原因が持続するため，組織リモデリングがいつまでも進行し生体にとって不利な結果をもたらす．

1) 癌組織における組織リモデリング[3,4]

腫瘍は治らない傷である（Tumors：wounds that do not heal.）．腫瘍組織を中心部から展開すると，創傷治癒組織と同じ構造になる（図2）．癌細胞は幼若な表現型を示す上皮であり，その周囲には腫瘍間質と呼ばれる肉芽組織が形成され，さらに血管新生が起こる．腫瘍の原発巣や転移巣はある程度の大きさになると，中心部に低酸素状態を起こし腫瘍細胞は傷害される．マクロファージは腫瘍組織に浸潤する主たる炎症細胞であり，腫瘍細胞の傷害に反応する．これらの細胞から，VEGF, TGF-β, PDGF, bFGF（FGF-2）などの成長因子が分泌され，腫瘍間質を構成する線維芽細胞を活性化し，筋線維芽細胞（cancer-associated fibroblastとも呼ばれる）に変化する．筋線維芽細胞は活発にTGF-βを分泌しオートクライン的に作用して，TN-C，細胞性FN（ED-A部位などを含む），SPARCなどのマトリックス糖タンパクやコラーゲンを豊富に産生し，一部の腫瘍では膠原線維が豊富な線維形成（desmoplasia）性間質を形成する．乳癌組織では中央部に瘢痕を残し，癌細胞は周囲へと浸潤し癌組織を拡大していく．腫瘍間質の線維芽細胞はTN-Cや細胞性FNなどの遊走を促進するタンパク，MMPなどのマトリックス分解酵素，癌細胞に作用する種々の成長因子やケモカインを分泌し，増殖や浸潤などの癌進展（progression）を促進していると考えられている．

2) 肝線維症と組織リモデリング[5]

肝臓が持続的に傷害を受けると肝線維症が生じる（図3）．肝硬変とは，肝傷害に伴う再生と線維化を経て肝小葉の改築が起きた肝疾患の末期状態を呼び，肝機能の低下を伴う．原因として，ウイルス感染，アルコール代謝物や胆汁うっ滞による実質細胞傷害，自己免疫機序によるリンパ球やKupffer細胞（肝固有のマクロフ

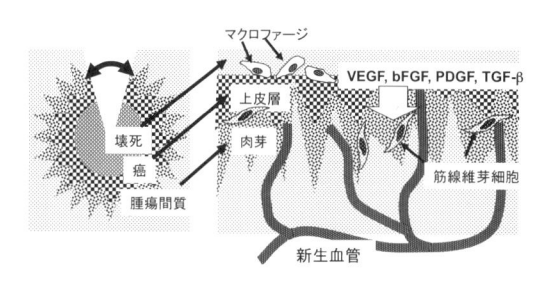

図2 癌組織のリモデリング

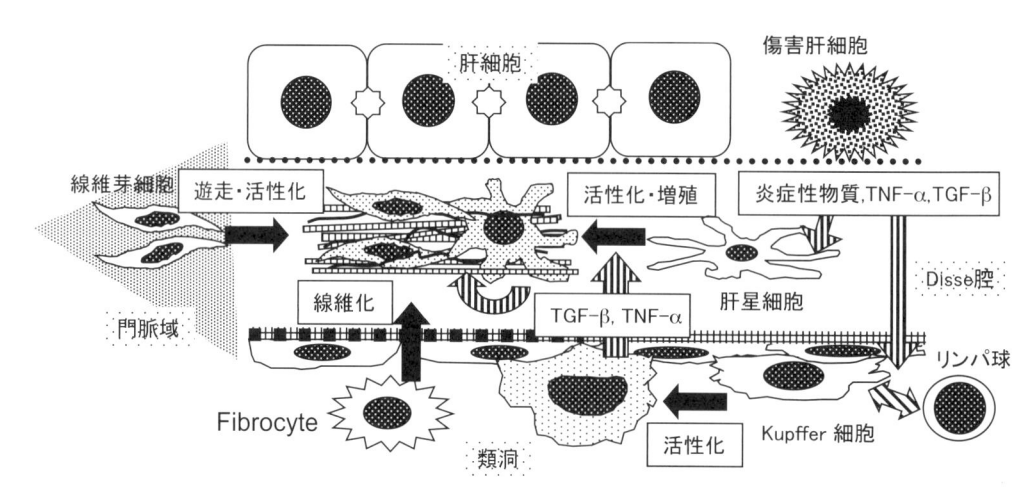

図3 肝線維化の機構

ァージ）の活性化，腸管からのリポポリサッカライド（lipopolysaccharide）流入による Kupffer 細胞の活性化，非アルコール性脂肪性肝炎（NASH；non-alcoholic steatohepatitis）での adipocytokines などの高サイトカイン血症などがあげられる．これらの病態からの炎症性物質やサイトカインは，直接的に，もしくは Kupffer 細胞の活性化をすることにより，類洞外側の Disse 腔に存在する肝星細胞（hepatic stellate cell：類洞の周皮でもある）を活性化する．活性型星細胞も平滑筋アクチンを高発現しており，TGF-β を自己分泌することにより活性化が持続し，コラーゲンを産生・沈着させる．沈着した膠原線維は，類洞と肝細胞間の物質輸送を阻害し，肝細胞をさらに傷害することになる．肝実質がまとまって傷害される場合や門脈域から炎症が拡大する場合には，門脈域（Glisson 鞘）の胆管周囲の線維芽細胞や血管周皮が，肝小葉内に浸潤し線維化に関与する．また，fibrocytes の関与も報告されている．

3）心血管の組織リモデリング[6]

血管リモデリングはおもに中膜平滑筋層の変化による血管外径・内径の大きさの変化と新生内膜形成の大きく 2 つの要素に分けて理解される．経皮的冠動脈形成術後，血管吻合術後などの内膜の線維性肥厚（図 4）は，急速に進む新生内膜形成の典型例である．これらの病態では，異常な血流による剪断応力（shear stress）の増加や炎症の波及により内皮の傷害が生じ，血栓形成を引き起こす．内皮の活性化はマクロファージを内膜に侵入させ，血小板やマクロファージから放出されるサイトカインは，中膜の平滑筋細胞を活性化させ内膜へ動員する．初期の新生内膜には TN-C などのマトリックス糖タンパクが沈着しており，活性型平滑筋細胞の侵入を容易にしている．新生内膜組織内に見られる細胞は平滑筋アクチン陽性で，筋線維芽細胞と形態が類似しており，中膜平滑筋の他に血管外膜の線維芽細胞や血液からの骨髄由来前駆細胞の侵入・遊走も示唆されている．その後，プロテオグリカンが沈着した新生内膜は容積を増し，血管内腔に突出する．バルーン拡張術やステント留置後の再狭窄はこの時期に生じるが，最近では薬剤溶出性ステントの使用により再狭窄率は改善した．創傷治癒と同様，新生内膜内の活性型平滑筋細胞はアポトーシスを起こして消失し，成熟した膠原線維が形成されていく．動脈硬化では，このような変化が時空間的にまだらに生じ，持続的に繰り返されて病変が進行する．硬化病変部の中膜では，平滑筋細胞と既存のマトリックスの減少が起き，血管内圧に耐え切れなくなると，中膜が伸展して菲薄化し，血管内腔は拡張して大動脈瘤などを引き起こす．

心臓では，心筋梗塞，拡張型心筋症などで心機能が低下して心室が拡張した状態を心室リモデリングと呼ぶことが多い．心筋のリモデリングは，傷害を受けた心筋細胞の壊死とそれに惹起される炎症，創傷治癒にほかならない．その際，産生される炎症性サイトカインは心筋収縮能に影響を与え，MMP 活性の上昇は心筋組織の脆弱性をきたし，心室拡張をきたす．また実質細胞である心筋細胞の再生能はきわめて低いため，組織変化の主体は心筋細胞の脱落した空間を膠原線維でうめる瘢痕形成である．したがって，リモデリングを起こした心筋には，生き残った心筋細胞の代償性肥大とともに間質の線維化が見られ，心室拡張能低下の原因となる．

［吉田利通，今中-吉田恭子］

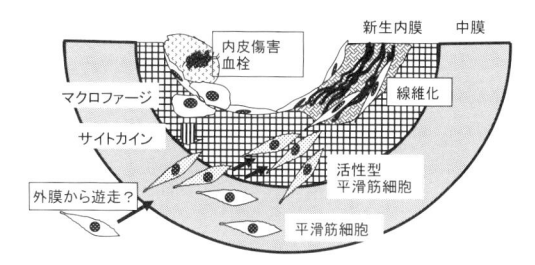

図 4　血管の新生内膜形成

■文献

1) Singer AJ, Clark RA : Cutaneous wound healing. N Engl J Med 341 : 738-746, 1999.
2) Gurtner GC, Werner S, Barrandon Y, Longaker M : Wound repair and regeneration. Nature 453 : 314-321, 2008.
3) Dvorak HF : Tumors: wounds that do not heal. Similarities between tumor stroma generation and wound healing. N Engl J Med 315 : 1650-1659, 1986.
4) Kalluri R, Zeisberg M : Fibroblasts in cancer. Nat Rev Cancer 6 : 392-401, 2006.
5) Bataller R, Brenner DA : Liver fibrosis. J Clin Invest 115 : 209-218, 2005.
6) Hansson GK : Inflammation, atherosclerosis, and coronary artery disease. N Engl J Med 352 : 1685-1695, 2005.

4. 肺線維症と癌

　肺線維症は難治性の慢性肺疾患であり，これまでに疫学的検討から肺における発癌との密接な関連が指摘されている．本疾患は慢性炎症を呈し，気道および肺胞上皮の損傷，修復を繰り返し，病巣内において多くの化生上皮を有することが知られている．一方で線維化病巣内の化生上皮や異型上皮の増殖が前癌病変である可能性を示す報告もされている．本稿では肺線維症と発癌，とくに肺癌との関連を中心に概説していく．

a．肺線維症とは

　特発性肺線維症は，原因不明の間質性肺炎の中でも呼吸器症状の発症後，平均生存期間2～3年とされる非常に予後不良な疾患である．治療薬としてはステロイド薬や免疫抑制剤が使用されるが，多くは治療抵抗性を示し，慢性進行性に病状悪化をきたす．また，胸膜，小葉間隔壁，肺胞壁の線維化亢進による拘束性肺障害や，ガス交換に支障をきたし，拡散障害を呈する．症状としては，乾性咳嗽や進行性の呼吸困難を特徴とし，時に急性増悪をきたし，急激な進行をきたすことがある．

　肺癌合併症例については，本疾患による低肺機能などの要因により標準的な治療を受けられないケースが多く存在する．また，肺癌に対する外科治療，放射線治療，化学療法を行う際にも重篤な急性増悪をきたし，致死的な転帰をたどることもあるため，十分な注意を払う必要がある．近年，肺癌に対する分子標的治療薬であるイレッサ（ゲフィチニブ）により，重篤な薬剤性急性肺障害・間質性肺炎が発生し，本邦でも多くの死亡例が出ている．基礎疾患としての肺線維症が危険因子である可能性が示唆されており，現時点で特発性肺線維症の合併例では本薬剤使用に際しては慎重投与となっている．

b．肺線維症と肺癌の関係

　肺線維症が肺癌合併と関連することは広く知られており，本疾患の経過中に10～30％が肺癌を合併し，その相対リスクは7～14倍であると報告されている．一方で肺癌外科治療症例における検討では約7.5％に本症の合併が報告されている．死亡原因としては病状の進行による呼吸不全が最も多いものの，肺癌死は約10％を占め，死亡原因の第3位である．肺線維症の経過を観察する上でも急性増悪と並んで最も注意すべき病態と考えられる．

　このように疫学的にも両疾患には特別な因果関係の存在が示唆されているが，実際に特発性肺線維症の患者を3～10年間追跡した結果，日本では6～15％，イギリスでは4～10％に肺癌が発生したとの報告もあり，一般に発症する肺癌の頻度と比べると，日本では5.3倍，イギリスでは14.1倍のリスクがあることになる．

　また，肺線維症と肺癌については，喫煙や職業性・環境性有害物質への曝露による発生頻度の増加が両疾患ともに広く知られている．喫煙は両疾患に共通の発症要因であり，肺線維症における肺癌罹患率の増加に関与しているとの見方もあるが，たとえ喫煙歴による補正を行っても，肺線維症の存在は肺癌の罹患率を一般に比べ有意に高める独立した因子であると報告されている．現在大きな社会的問題の1つであるアスベスト曝露による肺病変として肺線維症は最も代表的なものであるが，一方でアスベストによる悪性胸膜中皮腫や肺癌など呼吸器癌も高頻度に発症することが知られている．金属粉塵や

木材粉塵の吸入が肺線維症の発症リスクであると報告されているが，一方ではカドミウム，ニッケル，クロミウムなどの金属粉塵は肺癌の発癌因子であることが知られている．これらの疫学的検討から肺線維症と肺癌にはさまざまな共通の原因が可能性として示唆されている．

c．肺線維症による発癌メカニズム

肺線維症は，線維化および末梢気道リモデリングを特徴とし，持続する慢性炎症性疾患である．慢性あるいは持続性炎症疾患と発癌に関する知見については，肝細胞癌におけるB型C型肝炎，大腸癌における潰瘍性大腸炎，胃癌における Helicobacter pylori 感染など他疾患においても報告されている．

肺線維症と肺癌に関するさまざまな報告をうけ，これまでに肺線維症を含めた間質性肺疾患が肺癌の発生母地となりうるかについて精力的に研究されている．

発癌に至る機序については，肺線維症における慢性持続的な上皮細胞の傷害や修復の繰り返しにより，癌遺伝子へ形質転換をきたすことが示唆されているが，化生上皮あるいは細気管支上皮細胞が前癌病変であることを証明するためには，発癌に至る過程として遺伝子異常の存在を確認することが必要である．慢性炎症および線維化の二次的変化としての肺リモデリングと発癌の関与を裏付ける遺伝子異常の変化について，分子生物学的に検討した報告もみられ，機序の解明に向けた新たな知見が徐々に集積されつつある（表1）．

癌抑制遺伝子である p53 遺伝子は線維化巣部位での発現が認められている．また，異型性のある扁平上皮化生の他，線維化巣内における通常の扁平上皮化生においてもタンパク発現や点突然変異が確認されており，p53 遺伝子が発癌段階早期に重要な働きを示す可能性が示唆されている．実際，間質性肺疾患合併肺癌では，末梢発生型肺癌における扁平上皮癌の発生比率は通常の発生率より頻度が高い可能性が示されており，上皮病変の介在を示唆する可能性を示している．

癌遺伝子の1つである K-ras 遺伝子については，胸膜下の線維化病変における再生上皮に点突然変異が検出されている．また，肺癌を合併した肺線維症において II 型肺胞上皮細胞では，ras タンパクの過剰発現と codon12 における K-ras 点突然変異が確認され，発癌過程への関与が示唆されている．

FHIT 遺伝子は，肺癌発生において最も早期段階から確認されている遺伝子欠失部位である第3染色体短腕に存在し，その遺伝子欠失が喫煙と肺癌の発生に関連性を示す癌抑制遺伝子の1つである．特発性肺線維症における化生上皮あるいは細気管支上皮では，FHIT 遺伝子の欠失やタンパク発現の減弱が認められ，上皮化生

表1 肺線維化に関連した遺伝子異常の主な報告

遺伝子	変化	検体採取部位	陽性例/検体
p53	変異	線維化巣：扁平上皮化生	7/30
p53	変異	線維化巣：上皮化生	3/6
K-ras	変異	胸膜下線維化巣：再生上皮	15/156
K-ras	変異	線維化巣：肺胞 II 型細胞	2/41
FHIT	欠失	化生上皮，細気管支上皮	54/74
マイクロサテライト	不安定性，欠失	喀痰（特発性肺線維症）	13/26
マイクロサテライト	欠失	喀痰（特発性肺線維症）	20/52

が変異原に曝露されたのち肺癌を合併することが推察されている．

Wnt/β-cateninシグナル系については，肺線維症の過形成性細気管支病変では，上皮の核内移行やcyclin-D1とmatrilysinの発現量増加が認められ，Wnt/β-cateninシグナル伝達が不可逆な肺のリモデリングに関与すると報告されている．肺癌の発生過程においてβ-cateninの核内移行はよく観察され，この知見は肺線維症を背景に起こる肺癌発生を説明するメカニズムの1つと考えられる．

マイクロサテライト不安定性については，特発性肺線維症の喀痰検体でマイクロサテライト不安定性と遺伝子の欠失が認められた．マイクロサテライト不安定性の欠失部位については，1p34.3，3p21.32-p21.1，5q32-q33.1，9p21および17p13.1で種々の癌抑制遺伝子の存在部位にみられた．

d．おわりに

肺線維症と肺癌に関する疫学的検討や発癌に関連した分子生物学的研究などについて概説した．近年，新たな知見からは，肺線維症の上皮病変などにおいて，炎症や細胞生理逸脱に関わる癌関連遺伝子の変化が，肺線維症病変内から発生する前癌病変状態であることが推察されている．しかし，さまざまな遺伝子の解析が進む一方で，その遺伝子変化が前癌病変に特異的か，あるいは非特異的な変化なのかなど，現段階では，肺線維症から発癌に至る機序において，全容解明には至っていない．今後も引き続き，肺線維症と癌に関する多方面からの詳細な解析が進むことが期待される．

［山田忠明，矢野聖二］

■文献

1) Samet JM：Does idiopathic pulmonary fibrosis increase lung cancer risk? Am J Respir Crit Care Med 161：5-8, 2000.
2) Ma Y, Seneviratne CK, Koss M：Idiopathic pulmonary fibrosis and malignancy. Curr Opin Pulm Med 7：278-282, 2001.
3) 井内康輝，風呂中修：病理，末梢肺の扁平上皮癌の発生機序，発癌因子との関連．MOOK肺癌の臨床 2005-2006, 23-32, 2006.
4) 弦間昭彦：疾患の病因と病態，肺の線維化と発癌．Annual Review 呼吸器 2007, 117-121, 2007.
5) 吉村明修，弦間昭彦，工藤翔二：特発性肺線維症と肺癌．日本医事新報 4206：18-24, 2004.

II. 再生医学

A. 幹細胞

1. ES細胞

　胚性幹細胞（embryonic stem cells：ES細胞）とは，動物の発生初期段階である胚盤胞期の胚の一部である内部細胞塊由来の細胞株であり，試験管内で長期にわたって自らを新たに作り代える自己複製能力を持つと同時に，私達の体を構成するさまざまな細胞や組織を作り出す能力，多能性を併せ持つ万能細胞である．またこの細胞を発生過程の胚盤胞に注入することで，ES細胞は正常な胚発生過程に取り込まれ，生殖細胞を含む個体中のさまざまな組織に分化する．1998年にヒトES細胞株が樹立されて以来，それを特定の機能や形質を持った固有の細胞へ分化誘導し，個々の分化細胞を移植する細胞移植医療や医薬品開発における毒性試験・薬剤スクリーニングへの応用が期待されている．

a. ES細胞株の樹立・維持とその特性

　ES細胞株の樹立は，受精卵を胚盤胞まで発生させた後，内部細胞塊を取り出しフィーダー細胞（マウス線維芽細胞）とともに培養し，増殖してくる内部細胞塊由来の未分化細胞を選別し継代を繰り返すことで安定な継代維持が可能な細胞株として得ることができる．1981年に初めてマウスES細胞株が樹立されて以来，ES細胞の特性の1つである遺伝子改変技術によるマウス個体における特定遺伝子の機能解析によって，今日における発生学・医学研究が飛躍的に進んだ[1]．一方1998年にウィスコンシン大学の研究グループによって，マウス同様にヒトES細胞株も胚盤胞から分離した内部細胞塊をフィーダー細胞上で培養することで樹立され[2]，現在では世界各国で数多くのヒトES細胞株が樹立されている．マウス・ヒトいずれの場合も，ES細胞は自発的に分化しやすい性質を有しており，多能性を維持したまま継代を繰り返していく際には未分化特異的遺伝子の発現確認等を定期的に行う必要がある．一般にマウスES細胞の場合，サイトカインであるLIF（leukemia inhibitory factor，白血病阻害因子）を添加することで，フィーダー細胞がなくともその未分化性の維持が可能である．さらに最近になって，いくつかの化学合成阻害剤（FGF，MAPキナーゼ，GSK3シグナル伝達経路に対する阻害剤）を組み合わせることによって動物由来成分を含まない培養環境下でマウスES細胞株の樹立・維持が可能であることが報告されている．これに対してヒトを含む霊長類ES細胞の場合は，未分化状態を維持する上でフィーダー細胞が必須であり，LIFではフィーダー細胞の代替ができない．高濃度のbFGF（basic fibroblast growth factor，塩基性線維芽細胞増殖因子）やアクチビンの添加によってフィーダー細胞がなくともヒトES細胞を培養維持できるという報告もあるが，ヒトES細胞株は株間で異なった遺伝子背景を有することや，用いる培地の基本成分の違いによって細胞外因子に対する感受性が変化することから，フィーダー細胞に依存しない培養維持法の確立にはさらなる検討が必要である．このような問題点を早期に解決しより良い培養環境を見出すべく，国際的連携研究（International Stem Cell Initiative）

によって動物成分を排除した完全合成培地によるヒトES細胞株の樹立と長期培養を可能にする培養技術の確立に向けた研究が現在進められている[3]．

ES細胞の最大の特徴である多分化能は，試験管内で適当な環境下で培養することにより，三胚葉（内胚葉，中胚葉，外胚葉）に由来する各種細胞，たとえば心筋細胞や神経，肝細胞や膵臓ベータ細胞といった特殊な細胞に分化させることが可能である．またマウスES細胞の場合には，それをマウス胚に移植することによってES細胞は正常発生に組み込まれ，ホスト胚の細胞とES細胞由来の細胞が混ざり合った個体，いわゆるキメラマウスを作成することができる．マウスES細胞は，その高い増殖能から遺伝子操作を容易にし，その特性を応用した相同組み換え技術による特定遺伝子の破壊や，レポーター遺伝子等を任意の場所に自在に導入することによって遺伝子改変ES細胞を容易に樹立することができる．このような組み換えES細胞を用いてキメラマウスを作成し遺伝子改変マウスを得るという技術によって，今日における個体レベルでの遺伝子機能の解析が飛躍的に進歩している．これに対してヒトES細胞株の多分化能は，前述のマウスのようなキメラ作成は倫理的な問題からできないが，試験管内の分化誘導実験や細胞をマウス個体に移植することによって三胚葉性の組織からなる奇形種を作ることによって確認でき，マウスES細胞と同等の分化能を持った万能細胞であることが示されている．

b．ヒトES細胞の倫理的問題

ヒトES細胞株の樹立の場合には，前述のように樹立するには生命の萌芽である受精卵を滅失してしまうことから，倫理的な論議を呼んでいる．わが国のヒトES細胞株の樹立の際には，体外受精や顕微授精などの生殖補助医療のために準備された受精卵のうち，今後治療に使用しないことが確定した胚（余剰胚）に関して，その提供者にES細胞研究についての十分なインフォームドコンセントを行い，同意を得たあとに胚の提供を受け樹立研究が行われ，現在までに3株のヒトES細胞株が樹立されている．ヒトES細胞株の樹立やそれを使用する研究は「ヒトES細胞の樹立及び使用に関する指針（平成19年文部科学省告示87号，改正）」に基づいて行う必要がある[4]．ヒトES細胞株を用いた研究を行う場合，使用研究計画について使用機関の倫理委員会に諮り審議・承認を得た上で政府に使用申請する．政府においても専門委員会の審議を受けた上で，研究計画の妥当性について文部科学大臣の承認を受けるという，研究機関と文部科学大臣の二重審査を経て，承認された使用研究機関に無償（実費）で分配されている．

上述のようにわが国におけるヒトES細胞株の樹立およびその使用は，倫理的な観点から厳重な規制と審査が求められており，その結果としてわが国におけるヒトES細胞に関する研究は国際的に大きく遅れている．一方海外においては，ES細胞株の新たな樹立に伴う倫理的問題を回避するために，胚盤胞期以前の卵割期の胚の単一割球のみを取り出し，胚の発生能を損なうことなく，ES細胞を樹立することに成功している．この方法は遺伝病などの着床前診断と同じ方法であり，この技術により受精卵を破壊せずにヒトES細胞株の樹立を行うことが可能になった．またこれとは別に，発生停止したヒトの胚からES細胞を樹立することに成功したとの報告がなされ，不妊治療において廃棄されていた過剰な卵を用いることが可能になり，倫理問題を回避するためにさまざまな技術革新が進んでいる．

c．ES細胞を用いた医療応用とその課題（図1）

ヒトES細胞を用いた医療応用において主要

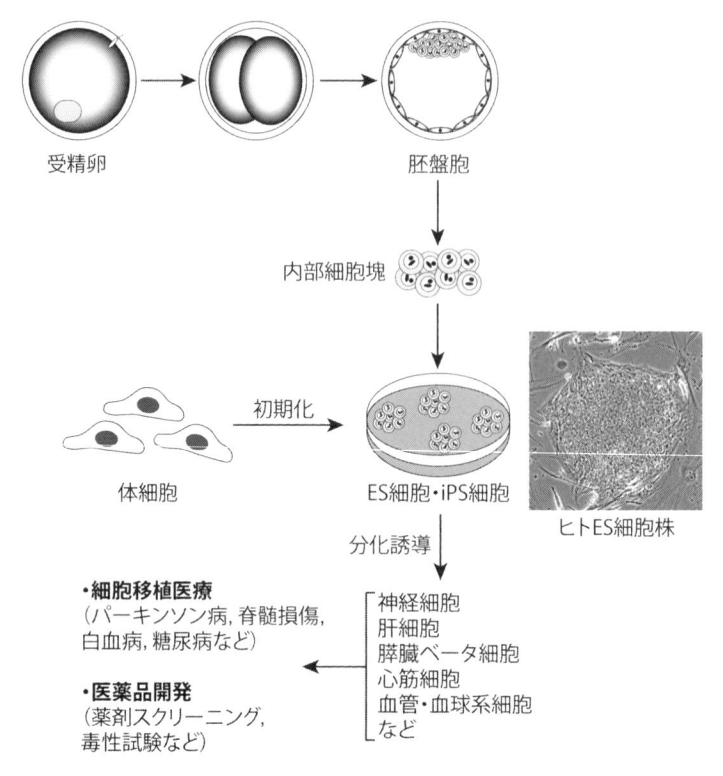

図1 ES細胞株の樹立と再生医療への応用
ES細胞株は受精卵から胚盤胞まで発生させた後、内部細胞塊を取り出し培養することで樹立される．また体細胞を初期化することによってES細胞と同じ能力を有するiPS細胞株が樹立される．再生医療においては，ES細胞から必要とされる特定組織の細胞に分化誘導した後，細胞移植治療や医薬品開発に応用することが期待されている．

な問題として取り上げられているのは，培養維持中に起こりうる細菌・ウイルス等の感染および移植細胞の免疫拒絶や癌化の問題である．ES細胞の培養はウシ胎仔血清やマウス由来フィーダー細胞など動物由来の成分を含んだ環境下で培養することが一般的であったが，最近になってヒト由来フィーダー細胞や動物由来成分を含まない培地を用いてヒトES細胞株の樹立・維持や分化誘導などの研究が進み，今後これらの問題は解決されていくものと期待される．またES細胞を長期間増殖させ続けると，染色体変異，遺伝子異常が生じることが報告されており，このような遺伝子異常は細胞を癌化させる可能性も指摘されていることから，医療への応用の際には注意が必要である．

ES細胞を再生医療に応用するためには，ES細胞を必要とされる細胞種，たとえば心筋細胞や神経細胞，膵臓ベータ細胞など細胞移植医療として有効性が高いと考えられる再生能力の低い細胞などに効率よく分化誘導する必要がある．これら細胞種への効率の良い分化誘導法の開発や，必要な細胞のみを純化する技術開発についての研究が世界中で盛んに行われている．いまだ分化誘導法・純化技術の確立されていない細胞種もあるものの，一部の細胞種，心筋細胞や神経細胞，膵臓ベータ細胞等に関しては，動物モデルを用いた移植実験において，病態を改善するとの報告もなされており，ES細胞を応用した細胞移植医療の実現化に向けた研究が進んでいる．このようにES細胞医療の実現化が期待される一方で，臨床応用するためには他にも解決すべき問題が残されている．たとえ

ば，ES 細胞は高い増殖性を有することから，細胞移植の際のわずかな未分化 ES 細胞の混入によって，それが体内で増殖し奇形腫等の腫瘍を形成する危険性が指摘されている．その予防策として，未分化 ES 細胞のみが選択的に死滅できるような遺伝子操作をあらかじめ施すなどの方法が考えられている．

別の問題点として，実際の移植医療においては分化した細胞を選択したのちに患者に移植するという操作が必要となるが，ヒト組織適合抗原（HLA；human leukocyte antigen）が患者と ES 細胞株との間で異なるために，移植した細胞が拒絶されるという問題点がある．これを克服するためにいくつかの方法が考えられており，たとえば多くの HLA 型を網羅する数の細胞株を樹立し ES 細胞バンクを設立することや，拒絶反応に関わる遺伝子を改変した ES 細胞株の樹立，あるいは患者由来の遺伝子を有する ES 細胞を樹立することができれば，拒絶されることはなく幅広い応用が可能になる．後者の例として，体細胞核移植の技術を利用し，患者の体細胞由来の核を卵の核と置換しクローン胚を作製することで，事実上免疫拒絶のない ES 細胞株の樹立がサルを含めた動物において可能になっている．ヒトにおいても技術的に可能であると考えられるが，クローン技術の成功率が低いために多量の卵を必要とすることや，クローン胚を母胎に戻すことでクローン人間を作製することが可能であるなど，倫理的に解決すべき問題がヒトクローン ES 細胞株の樹立の障害となっており，今後の技術革新とさらなる議論が必要である．一方最近，クローン胚技術とはまったく異なる画期的な方法で，数個の遺伝子を体細胞に導入することによって体細胞ゲノムを初期化し，ES 細胞と同じ能力を持つ iPS 細胞株（induced pluripotent stem cell）がヒトおよびマウスにおいて樹立された[5]．安全性などの問題点は残されているものの，この技術を応用すれば患者の体細胞から免疫拒絶反応の起こらない多能性 iPS 細胞株を得ることが事実上可能となり，このような細胞株を用いた細胞移植医療に向けた研究が世界各国で加速している．

［角　智行，中辻憲夫］

■文献

1) Evans MJ, Kaufman MH：Establishment in culture of pluripotent stem cells from mouse embryos. Nature 292：154, 1981.
2) Thomson JA, et al：Embryonic stem cell lines derived from human blastocysts. Science 282：1145, 1998.
3) International Stem Cell Forum ホームページ http://www.stemcellforum.org/
4) 文部科学省「生命倫理・安全対策に対する取組」ホームページ http://www.lifescience.mext.go.jp/bioethics/index.html
5) Takahashi K, Tanabe K, Ohnuki M, et al：Induction of pluripotent stem cells from adult human fibroblasts by defined factors. Cell 131：861-872, 2007.

2. 幹細胞の未分化性維持機構

個体発生あるいは生体の恒常性維持においては，自己複製能および分化能を有する幹細胞を頂点とした階層性幹細胞システムが重要な役割を果たしている．この幹細胞システムは各組織あるいは各発生段階にそれぞれ存在し，各幹細胞の未分化性は独自の分子メカニズムにより制御されている．ここでは，マウス胚性幹（embryonic stem：ES）細胞の未分化性維持機構を中心にこれまでの知見を総括する．

a. ES 細胞の未分化性

ES 細胞は，着床前初期胚に一時的に存在し胎仔を形成する基となる未分化幹細胞集団である内部細胞塊（inner cell mass）から樹立され，in vitro で未分化性を失うことなく半永久的に増殖（自己複製）する．また，適切な刺激により in vitro および in vivo で三胚葉（外胚葉・中胚葉・内胚葉）に由来するさまざまな細胞に分化し得る多能性（pluripotency）を有している．このような特異な性質から，ES 細胞は初期発生過程のモデルシステムを提供するのみならず，遺伝子改変マウスの作出といった発生工学技術における基本材料あるいは移植医療および薬理試験に用いる各種機能細胞の供給源となるなど多岐にわたる分野での利用が可能である．以下，ES 細胞の多能性維持機構について，増殖因子などの外因性シグナルと転写因子およびエピジェネティック修飾などの内因性プログラムに大別して概説する．

b. 未分化性を制御する細胞外シグナル

ES 細胞は当初内部細胞塊をマウス線維芽細胞（mouse embryonic fibroblast：MEF）上で培養することにより樹立された．その後，マウス ES 細胞においてはゼラチンコートをしたディッシュ上で LIF（leukemia inhibitory factor）を添加することによって，MEF 非存在下であっても未分化性を維持できることが示された．LIF は LIF 受容体および gp130 から成る受容体複合体を介して，JAK/Stat3，Ras/MAPK および PI3K/Akt 経路を活性化する．このうち，活性化 Stat3 の誘導により LIF の効果を代替できることから，JAK/Stat3 経路が LIF による未分化性維持の中心的役割を担っていると考えられる．

ところが，無血清条件下において ES 細胞は LIF のみでは自己複製することができない．N2 および B27 を含む神経分化用無血清培地においては，LIF に加えて BMP2/4 あるいは GDF6 が分化の抑制に必須である．BMP は Smad1 を介して Id ファミリータンパク質の発現を誘導し，神経外胚葉への分化を抑制する．一方，LIF は BMP の有する中内胚葉誘導活性を中和することで未分化状態を維持していると考えられる．また，詳細な作用機序は不明であるが，血清代替物を含む無血清培地において ACTH（adrenocorticotropic hormone）の添加が LIF 存在下での自己複製を可能にする．

LIF/Stat3 シグナルの他に，PI3K/Akt および Wnt/β-catenin シグナルの活性化が ES 細胞の未分化性維持に寄与することが示されている．PI3K の下流因子である Akt の恒常的活性型変異体の誘導は，ES 細胞の分化多能性を LIF 非依存的に維持する．また，Wnt3a あるいは GSK3 阻害剤による β-catenin の活性化が LIF との相乗作用により未分化性維持を促進することが報告されている．一方，MAPK シグナルの活性化は分化を促し，増殖を抑制する．

これらの細胞外シグナルは状況に応じて協調的に働き，ES細胞の自己複製を支持する微小環境を提供しているものと考えられる．

c. 転写因子およびエピジェネティクスによる未分化性制御

ES細胞において未分化状態特異的に発現する転写因子群の解析を中心に，未分化性維持に関与する転写因子の役割が明らかにされてきた．POUファミリーに属するホメオボックス遺伝子 *Oct3/4*（*Pou5f1*）は未分化ES細胞，内部細胞塊を含む初期胚多能性細胞および生殖細胞特異的に発現する．*Oct3/4* 欠損マウスでは内部細胞塊の多能性が失われ，胚体外細胞系譜である栄養外胚葉へと分化する．ES細胞の未分化性維持においては一定レベルのOct3/4の発現が必要であり，その発現抑制あるいは亢進はそれぞれ栄養外胚葉あるいは胚体外内胚葉を含む種々の細胞系譜への分化を引き起こす．Sox（SRY-related HMG box）ファミリーに属する転写因子 *Sox2* はES細胞，初期胚多能性細胞および生殖細胞に加え，神経幹細胞，栄養膜幹細胞などの組織幹細胞において未分化状態特異的に発現が認められる．*Sox2* 欠損マウスは初期胚多能性細胞の維持に異常をきたし，*Sox2* 欠損ES細胞は主に栄養外胚葉系譜へと分化する．NK2ファミリーに属するホメオボックス遺伝子 *Nanog* はES細胞，初期胚多能性細胞および胎生期の始原生殖細胞特異的に発現する．*Nanog* 欠損マウスの初期胚多能性細胞は未分化性を失い，胚体外内胚葉系譜へと分化する．ES細胞における *Nanog* の欠損は当初胚体外内胚葉への分化を誘導すると報告されたが，最近になって自発分化は亢進するものの自己複製も可能であることが示された．ES細胞において *Nanog* はLIF/Stat3シグナルの下流に位置し，その過剰発現はLIF非存在下でのES細胞の自己複製を可能にする．さらに，レチノイン酸およびBMPによる分化誘導に対しても抵抗性を与える．これらOct3/4, Sox2およびNanogはES細胞において多くの標的遺伝子を共有しており，同一遺伝子のプロモーター上に近接して結合し，協調的に下流遺伝子の発現を調節していることが，ChIP-on-chip（クロマチン免疫沈降-DNAマイクロアレイ）などの網羅的解析からわかってきた．これらはともに未分化特異的遺伝子の発現を正に，分化に関わる遺伝子の発現を負に制御している．興味深いことに，これら転写因子の標的には *Oct3/4*, *Sox2* および *Nanog* が含まれ，自らの発現を正に制御する自己活性化ループを形成している．これにより，一過性の変動に対する遺伝子発現の安定性および環境変化に素早く応答するための柔軟性を生み出していると考えられる．さらに，これらの転写因子複合体には多能性維持に関わるその他の転写因子群も数多く含まれ，より大きな複合体を形成しているようである．Kruppelファミリーに属するZnフィンガー型転写因子 *Klf4* もその1つであり，未分化ES細胞のみならず小腸上皮を含む各組織に発現が認められる．ES細胞においてはLIF/Stat3シグナルの標的因子であり，その過剰発現はLIF非依存的な未分化性維持を可能にする．上述の転写因子のうち，Oct3/4, Sox2およびKlf4は体細胞に分化多能性を賦与するリプログラミング因子として同定されたことから，これらは多能性を司る司令塔のような働きをしていると考えられる．

これらの転写因子群に加え，クロマチン修飾によるエピジェネティックな制御機構が未分化状態特異的な遺伝子発現に重要な役割を担うことが示されている．ES細胞においては，ヒストンアセチル化酵素やトライソラックス群複合体，クロマチンリモデリング因子，ヒストンシャペロンなどの働きによって全体的なクロマチン構造が弛緩し，転写因子が標的DNAに容易に接近できる状態にあると考えられている．また，細胞分化を制御する遺伝子の発現はポリコ

ーム群複合体により一時的に抑制された状態にあり，分化刺激に応じて速やかに発現誘導されるよう保証されている．一方で，DNA メチル基転移酵素やヒストン脱アセチル化酵素などは ES 細胞が分化する際に必要であり，未分化性維持には必須でないようである．このように，ES 細胞は比較的非制限的なクロマチン構造を有し，転写因子群による分化制御機構を許容する場を提供しているといえる．

d. 多能性幹細胞の階層性

　ES 細胞は遺伝子発現あるいは分化能の異なる細胞を含む不均一な細胞集団であることがわかってきている．たとえば，*Nanog* は *Oct3/4* 陽性の未分化 ES 細胞においてモザイク状に発現する．興味深いことに，*Nanog* 陽性および陰性細胞集団はそれぞれ自己複製するとともに可逆的に遷移しているようである．*Nanog* を欠損する ES 細胞は自発分化が亢進していることから，*Nanog* には分化に傾きかけた ES 細胞をより未分化な ES 細胞に引き戻す機能があると考えられる．逆に，ES 細胞自身が分泌する FGF4 による Erk シグナルの活性化が，ES 細胞をナイーブな状態（naive）から分化刺激に対して感受性を示す状態（primed）に誘導することが示唆されている．また，転写因子 *Rex1* 陽性および陰性 ES 細胞は，それぞれ着床前胚および着床後胚多能性細胞に相当する遺伝子発現あるいは分化能を示す．これとは別に，Notch シグナルの活性化が未分化 ES 細胞で不均一に起こり，これが分化の際に神経外胚葉への運命決定を左右しているという報告もある．

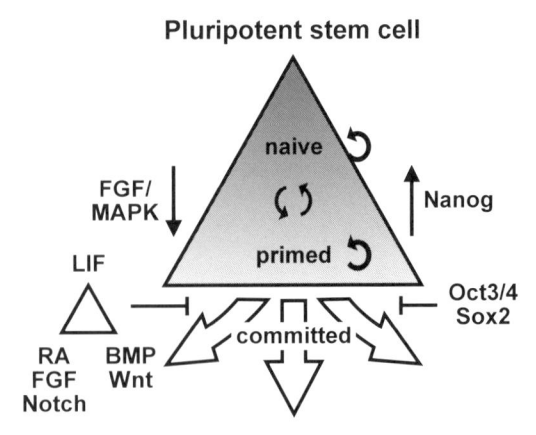

図1　多能性幹細胞の階層性
ES 細胞は不均一な細胞集団であり，遺伝子発現あるいは分化能の異なる細胞を含む．最も未分化な（naive）細胞は自己活性化ループを有する転写因子ネットワークにより自己複製が維持される．FGF/MAPK シグナルは ES 細胞を分化刺激に対して感受性を示す状態（primed）に誘導する．この状態では LIF，BMP および RA（retinoic acid）などの細胞外シグナルが均衡を保って分化プログラムを抑制できれば，細胞は未分化な状態で自己複製する．また，FGF/MAPK シグナルの減衰あるいは Nanog の活性化によって再びナイーブな状態に戻ることができる．しかし，いったんシグナルのバランスが崩れ，あるいは転写因子ネットワークが不安定化することで特定の分化プログラムが優位になると，細胞は運命決定され（committed），不可逆的に分化へと向かう．

る．このように多能性幹細胞の中には階層性あるいは多様性が存在し，それぞれ異なる分化状態にある個々の細胞は可逆的に遷移していると考えられる（図1）．ES 細胞の不均一性が in vivo での多能性幹細胞の発生，分化過程でも見られる現象なのかどうかは明らかでないが，こうした微視的なゆらぎが分化多能性の特質なのかもしれない．

　　　　　　　　　　　　　　　　［丹羽仁史］

3. 幹細胞の非対称分裂機構

a. 幹細胞の非対称分裂

幹細胞は,「新たな幹細胞ならびに分化細胞を生み出す能力を持った細胞」と定義される.この能力により,幹細胞は,個体の生涯を通じて分化細胞を生み出し続けることができる.幹細胞分裂により生じる2つの娘細胞の運命(幹細胞として留まるか分化するか)は厳密に制御される必要がある.すなわち,幹細胞が2つの幹細胞を生み出せば幹細胞の総数は増加する一方,2つの分化細胞(あるいは分化に運命づけられた細胞)を生み出せば,幹細胞の総数は減少する.1つの幹細胞から2つの幹細胞が生じる対称分裂は,発生過程において幹細胞の総和が増加する必要がある場合などには重要であるが,組織の恒常性が望まれる成体などにおいては細胞の異常増殖や癌化を招く恐れがある.逆に,1つの幹細胞から2つの分化細胞(あるいは分化を運命づけられた細胞)が生じる場合,幹細胞の総数が減少し組織の恒常性維持が損なわれる可能性がある.幹細胞の総数を維持する機構は,組織あるいは発生過程によってさまざまであるが,最も単純な機構として幹細胞の非対称分裂が知られている.幹細胞の非対称分裂とは,幹細胞が,1個の幹細胞と1個の分化細胞(または分化に運命づけられた細胞)を生み出す分裂のことをいう(図1).

幹細胞の非対称分裂には主に2種類の機構が存在する.1つは外因性因子による非対称分裂,もう1つは内因性因子による非対称分裂である.これらの機構は主にショウジョウバエの幹細胞でよく研究されており,以下にそのメカニズムについて概説する.

b. 内因性因子による幹細胞の非対称分裂

幹細胞が分裂する際に,運命決定因子を細胞内に非対称に分配することによる非対称分裂.

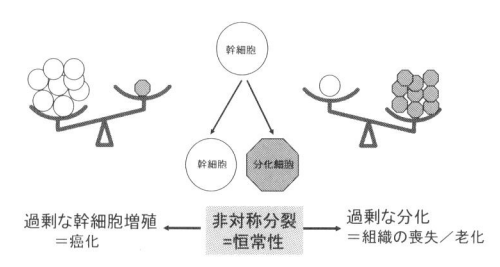

図1 幹細胞の非対称分裂と組織の恒常性

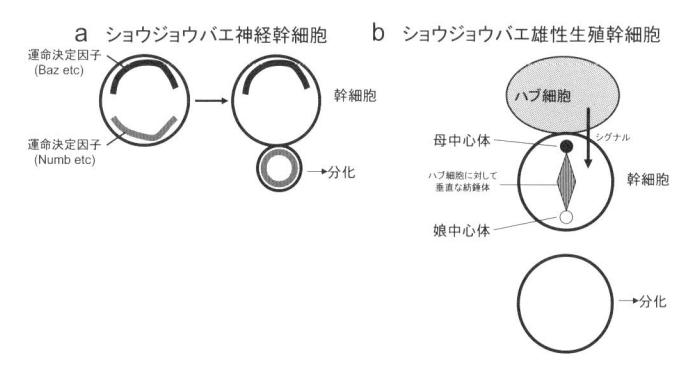

図2 主要な幹細胞非対称分裂機構
   a) 内因性
   b) 外因性による非対称分裂

ショウジョウバエの神経幹細胞がこの様式で非対称分裂を行う（図2a）[1]．ショウジョウバエ神経幹細胞は，分裂期に近づくに従って，2種類のタンパク質複合体を細胞の両極に形成する．一方の極（apical）は Pins, Insc, Gαi, aPKC/Baz/Par6 などといったタンパク質を含み，紡錘体の方向性/非対称性を担っている．他方の極（basal）は Numb, Prospero, Miranda, Pon, Brat といったタンパク質を含み，主に分化を促進/誘導（または幹細胞としての特性を阻害することで分化を許容）していると考えられている．ショウジョウバエ神経幹細胞以外では，哺乳類の神経幹細胞，筋幹細胞，Tリンパ球などが，内因性因子より非対称に分裂することが知られている[2]．

c．外因性因子による幹細胞の非対称分裂

幹細胞が分裂する際に，細胞自体は対称に分裂するが，2つの娘細胞が異なる細胞外環境におかれることによってその運命が非対称となる非対称分裂．ショウジョウバエの生殖幹細胞がこの様式で非対称分裂を行う（図2b）[3]．とくに，幹細胞の性質維持に関与する細胞外微小環境は幹細胞ニッチと呼ばれる[4]．すなわち，外因性因子による幹細胞の非対称分裂とは，幹細胞分裂によって生じる2つの娘細胞が，幹細胞ニッチの内部および外部に位置づけられる分裂のことである．ショウジョウバエ雄性生殖幹細胞はハブ細胞と呼ばれる細胞に接着しており，ハブ細胞が幹細胞維持に必要なシグナル分子（Upd と呼ばれる）を分泌している．Upd が幹細胞に作用することで，幹細胞内の JAK-STAT 経路が活性化し，幹細胞の性質が維持される．幹細胞が分裂する際には，紡錘体が必ずハブ細胞に対して垂直に形成されるため，1個の娘細胞はハブ細胞との接触を維持し，他方はハブ細胞との接触を失うために分化を開始する．すなわち，幹細胞ニッチに対する紡錘体形成の方向が，非対称分裂を規定している．近年の研究により，紡錘体の方向性は中心体の動きにより特定されることが明らかにされている[5,6]．雌性生殖幹細胞も同様に，幹細胞ニッチに対する垂直な紡錘体を形成することによって非対称に分裂することが知られている[7]．雌性幹細胞ではニッチはキャップ細胞と呼ばれる．ショウジョウバエ生殖幹細胞以外でも，哺乳類の造血幹細胞，精子幹細胞，毛根の幹細胞などがニッチ依存的に維持されていることが知られているが[4]，非対称分裂とニッチとの関係の詳細については未だ明らかになっていない．

〔山下由起子〕

■文献

1) Yu F, Kuo CT, Jan YN：Drosophila neuroblast asymmetric cell division：recent advances and implications for stem cell biology. Neuron 51：13-20, 2006.
2) Knoblich JA：Mechanisms of asymmetric stem cell division. Cell 132：583-597, 2008.
3) Fuller MT, Spradling AC：Male and female Drosophila germline stem cells：two versions of immortality. Science 316：402-404, 2007.
4) Morrison SJ, Spradling AC：Stem cells and niches：mechanisms that promote stem cell maintenance throughout life. Cell 132：598-611, 2008.
5) Yamashita YM, Jones DL, Fuller MT：Orientation of asymmetric stem cell division by the APC tumor suppressor and centrosome. Science 301：1547-1550, 2003.
6) Yamashita YM, Mahowald AP, Perlin JR, Fuller MT：Asymmetric inheritance of mother versus daughter centrosome in stem cell division. Science 315：518-521, 2007.
7) Deng W, Lin H：Spectrosomes and fusomes anchor mitotic spindles during asymmetric germ cell divisions and facilitate the formation of a polarized microtubule array for oocyte specification in Drosophila. Dev Biol 189：79-94, 1997.

4. 人工多能性幹細胞（iPS細胞）

a. ES細胞を用いた再生医学とその問題点

ヒトやマウスの初期胚に由来する胚性幹（ES）細胞は体を構成する多くの細胞へと分化できる多能性を維持したまま，無限に増殖できる．この性質からES細胞は，体外で増殖させ，目的の細胞に分化させた後，患者に移植する細胞移植治療の資源として期待されてきた．

しかしながら，ヒトES細胞を移植治療に用いるには，①ES細胞を樹立する際，生命の萌芽である胚を破壊するという倫理的問題，②一般に他家移植となるゆえの免疫拒絶反応，という2つの大きな問題点がある．これらを回避するため，患者自身から採取した体細胞から，ES細胞に類似した多能性幹細胞を創出することを目指した．

b. 特定因子導入による多能性誘導

これまでに，分化した体細胞核のエピジェネティック状態を初期化させ，多能性幹細胞を作製する2つの報告があった．すなわち，体細胞核を除核した未受精卵に移植し，胚盤胞まで発生を進めた後，ES細胞を樹立する方法と，体細胞とES細胞を細胞融合させ，多能性幹細胞を作製する方法である．これらの知見は，未受精卵やES細胞の中に，体細胞を初期化する多能性誘導因子が存在することを示唆する．そこで，多能性誘導因子の操作によって，患者由来の体細胞を，卵やES細胞を用いることなく多能性を再獲得させようと試みた．私達は，ES細胞に存在する多能性誘導因子は，ES細胞の特性を維持している因子であるという仮説をたて，候補因子を探索した．

まず，ES細胞の多能性維持に重要な役割を果たすことが知られていた因子に加え，公共データベースを用いて，ES細胞と分化細胞で発現している遺伝子を比較し，ES細胞に特異的に発現している遺伝子群を同定した．さらに，これらの機能解析の結果を考慮し，多能性誘導因子候補として24因子を選出した．この24個の遺伝子を，レトロウイルスベクターを用いて同時にマウス由来の線維芽細胞に導入すると，ES細胞様の細胞塊が出現した．さらにこれらを絞り込んだ結果，*Oct3/4*, *Sox2*, *Klf4* および *c-Myc* の4つの因子でES細胞に類似した細胞を作出することに成功した．私達はこの細胞を人工多能性幹細胞（induced Pluripotent Stem cell：iPS細胞）と名づけた[1]．

iPS細胞の細胞形態や増殖能はES細胞と同等であった．マイクロアレイ等による遺伝子発現や，DNAメチル化などのエピジェネティック状態も，ES細胞と大きな相違は認められなかった．iPS細胞はin vitroでの分化誘導，および奇形腫形成の実験から，三胚葉系への分化能を持つことが明らかとなり，さらに，生殖系列も含め全身に寄与したキメラマウスも生まれた．これらの結果から，iPS細胞はES細胞と同等の多能性を有することが明らかになった[2]．

次に，ヒト体細胞からiPS細胞の樹立を試みた．ヒトES細胞とマウスES細胞では多くの性質の違いが報告されているため，当初，マウスと同じ因子ではヒトiPS細胞を誘導できない可能性が危惧された．しかし私達は誘導方法に改良を加えることで，成人皮膚由来線維芽細胞から，マウスと同じ4遺伝子を導入することにより，ヒトiPS細胞の作製に成功した．ヒトiPS細胞はヒトES細胞と同様の細胞形態や増殖能，分化多能性を有することが確認され

た[3]. また, 時を同じくして, アメリカのグループが, われわれが用いた *OCT3/4*, *SOX2* に, *NANOG*, *LIN28* を加えた4つの因子により, 新生児の細胞からヒト iPS 細胞の樹立を報告した[4].

このように, マウスおよびヒト iPS 細胞は多能性において ES 細胞に匹敵することがわかった一方, 腫瘍発生という新たな問題が明らかになった. マウス iPS 細胞由来のキメラマウスおよびその子孫の20％は腫瘍を発生し, これらの腫瘍では, レトロウイルスに由来する癌原遺伝子, *c-Myc* が再活性化していた. そこで, *c-Myc* を用いずにマウス iPS 細胞の誘導を試みた. 4因子で誘導した場合と比較して iPS 細胞の誘導効率は低下したものの, 培養条件の工夫によって, *c-Myc* を除いた3因子でも iPS 細胞を樹立することに成功した. 3因子で作製されたマウス iPS 細胞でも, キメラマウスを作製でき, 4因子の iPS 細胞と同等の分化多能性を有すると考えられた. このキメラマウスでは, 生後9ヵ月が経過した現在も腫瘍発生が認められないことから, 4因子による iPS 細胞より安全性が向上したと考えられる. さらにヒトでも, *c-Myc* を除く3因子で, 分化多能性を有する iPS 細胞を作製することに成功している[5].

c. iPS 細胞の問題点と今後の課題 (図1)

iPS 細胞には依然として多くの問題や疑問が残されている. まず, 安全性の問題である. *c-Myc* を用いない iPS 細胞の作製が可能になったが, 残りの3因子をレトロウイルスにより導入しなければならない. レトロウイルスはゲノム上に挿入されることで, 安定した外来遺伝子の発現を可能にするが, 挿入部位近傍の遺伝子と相互に影響することで, 腫瘍形成を引き起こす危険性がある. そのため, 臨床応用に向けて, 一過性の遺伝子導入やタンパク質または低分子化合物などによる代替の誘導法の開発が課題となる. 次に, 現段階で iPS 細胞と ES 細胞が, さまざまな組織系列への分化誘導効率も含めて真に同じ性質か否かは明らかではない. 一方で, ヒト ES 細胞は樹立の過程で遺伝子操作を必要としないが, 細胞移植治療の臨床試験を実施する段階までの安全性を確保されていな

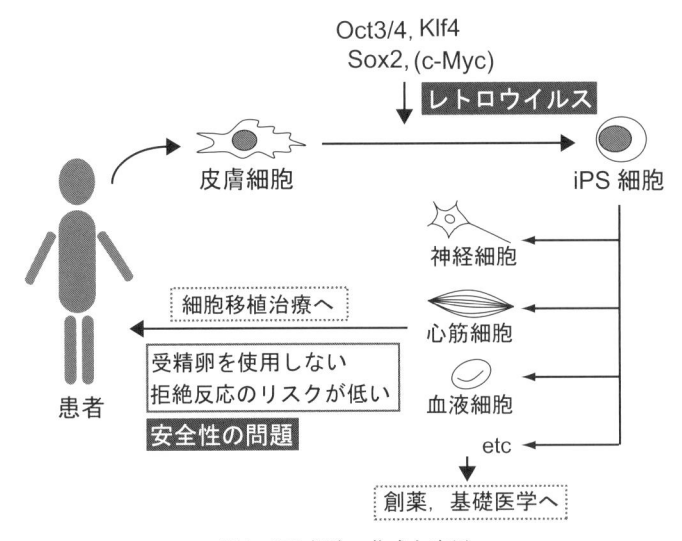

図1 iPS 細胞の作成と応用
iPS 細胞は, 体細胞への多能性誘導因子の導入で樹立される新しい多能性幹細胞である. 患者由来の体細胞から樹立された iPS 細胞は, 細胞移植治療のみならず, 創薬・基礎医学分野への応用が期待される.

い．したがって，iPS細胞と，ES細胞や体性幹細胞の研究は，今後も並行して進められ，得られた知見を相互に補完しあう必要性がある．

iPS細胞の創出は，自家多能性幹細胞の供給を可能とし，臨床応用への期待が高まっている．実際にマウスの実験系では，複数の疾患においてiPS細胞由来の細胞を用いた移植治療が成功している．だが，ヒトへの移植に先立ち，安全性を十分に確保しなければならず，迅速，かつ慎重に研究を進めることが求められている．一方，ヒトiPS細胞は，患者自身の細胞を用いた薬の奏効性や副作用の評価，また疾患モデル細胞を用いた新たな創薬スクリーニングや病態解明ツールとしてもきわめて有効である．これら創薬や基礎医学の分野での応用は，細胞移植治療と比較して，より早期の実用化が期待されている．

[坪岡則子，山中伸弥]

■文献

1) Takahashi K, Yamanaka S：Induction of pluripotent stem cells from mouse embryonic and adult fibroblast cultures by defined factors. Cell 126：663-676, 2006.
2) Okita K, et al：Generation of germline-competent induced pluripotent stem cells. Nature 448：313-317, 2007.
3) Takahashi K, et al：Induction of pluripotent stem cells from adult human fibroblasts by defined factors. Cell 131：861-872, 2007.
4) Yu J, et al：Induced pluripotent stem cell lines derived from human somatic cells. Science 318：1917-1920, 2007.
5) Nakagawa M, et al：Generation of induced pluripotent stem cells without Myc from mouse and human fibroblasts. Nat Biotechnol 26：101-106, 2008.

5. SP (side population) 細胞

Hoechst 33342 は DNA 結合色素であり，単一色素でありながら 450/600 (nm) という2つの波長の蛍光を発するという際だった特徴を持つ．その特徴ある染色パターン中，とくに，両波長を暗く発現している細胞集団 (SP 細胞) は高い幹細胞活性を持ち，骨髄以外では骨格筋ばかりでなく，脳，肝，膵，腎，心臓など，ほぼすべての組織に存在し，臓器幹細胞として機能している可能性がある．

a. SP 細胞とは？

Hoechst 33342 は，bisbenzimid というクラスに属する蛍光色素で，細胞透過性が非常に高く，そのため生きた細胞に細胞を固定することなく取り込まれる．また，単一の色素でありながら UV で励起された時に，400 nm から 600 nm 以上にわたる幅広い蛍光を発し，450 nm 前後の蛍光を縦軸に，600 nm 前後の蛍光を横軸に展開すると，通常の cell cycle アッセイで見られる G0/G1 および S/G2 の分画の他に，G0/G1 よりもさらに暗い部分に非常に特異なパターンを持つ Hoechst 陰性の細胞集団を観察することができる．この細胞群は Linear な細胞集団からやや横にずれて突出した形で存在することから side population cells (以下 SP 細胞) と名付けられた[1,2]（図1）．

この SP 細胞分画は verapamil などの multi drug resistance gene (MDR) 分子阻害剤を添加後に完全に消失することから，MDR 様の分子によって細胞内から色素が汲み出されること

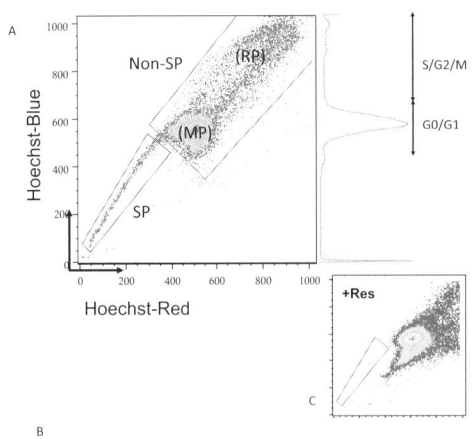

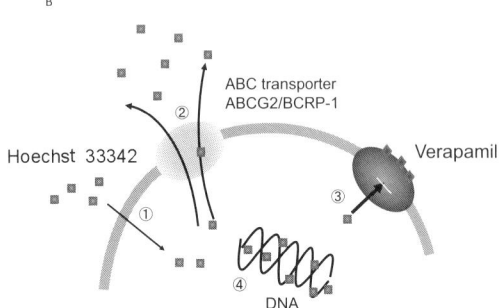

図1 マウス骨髄細胞に対する Hoechst 33342 染色とフローサイトメトリー解析と ABC トランスポーターによる色素の排出

A： Hoechst 33342 は UV レーザーで励起される．蛍光強度を linear scale でプロットし，縦軸に 400-450 nm (Hoechst-Blue)，横軸に 580-650 nm (Hoechst-Red) という2次元展開を行うと，G0/G1 細胞集団よりさらに暗い部分（プロット上の左下方向）にひげのように伸びる side population (SP) 細胞が観察される．

Hoechst 33342 は DNA 結合色素のため，DNA 量に応じて蛍光強度が決定する．G0/G1 に相当する集団を main population (MP) 細胞，S/G2/M に相当する細胞集団を replicating population (RP) と呼ぶ．また，MP と RP を総称して Non-SP と呼ぶ場合もある．

B： ① Hoechst 33342 は脂溶性色素であり，細胞を固定せずに細胞膜を透過する性質を持つ．② SP 細胞の細胞膜には，ABC family に属し，ある種のポンプのような役割を果たす分子が存在し，細胞内に入り込んだ色素を細胞外に排出する．③ ABC トランスポーターを阻害する薬剤 (verapamil, reserpine, etc) を加えるとポンプ分子が色素を排出できなくなる．④ 細胞内に留まった色素は DNA の poly AT 配列特異的に結合し，蛍光を発する．

C： ABC トランスポーター阻害剤を加えることにより，Hoechst 33342 を排出できなくなるため，SP 細胞は消失する．

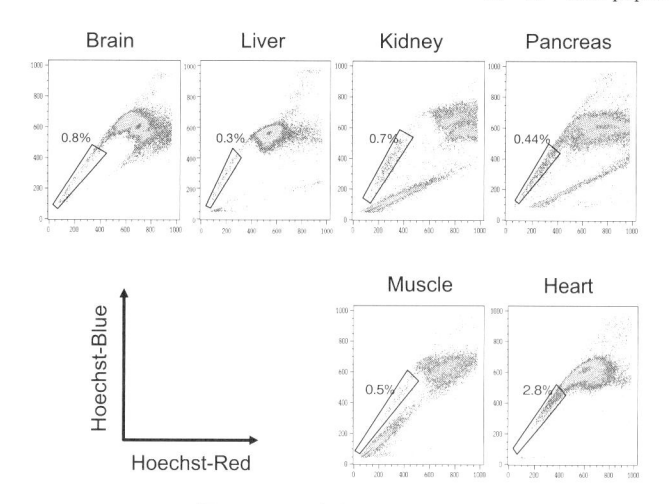

図2 マウス各臓器のSP細胞
マウス各臓器より細胞浮遊液を調製し，Hoechst 33342染色後のフローサイトメトリーにて解析すると，大脳，肝，腎，膵，骨格筋，心筋のすべてにSP細胞が観察される．これらすべてのSP細胞集団はABCトランスポーター依存的である．また，骨格筋および心筋由来のSP細胞が幹細胞様の性質を示すことが報告されている．

により，G0/G1よりもさらに暗い部分を生じせしめるものと考えられている（図2）．とくに，マウス骨髄の場合，SPという表現型を担う分子としてABCトランスポーターファミリーに属するBcrp-1/ABCG2がすでに同定されている[3]．

b. 組織幹細胞の分離マーカーとしてのSP細胞

マウス骨髄中のSP細胞には造血系再構築能を有した幹細胞が高頻度で濃縮されていることは広く知られている[1,4]．また最近の研究では，正常組織中の幹細胞の多くがABCトランスポーターを高発現しており，そのHoechst 33342排出能力を利用してさまざまな組織幹細胞の濃縮が可能であることが示唆されている[3,5]（図3）．現在までに，皮膚，筋，乳腺などさまざまな正常組織に存在するSP細胞が多分化能と自己複製能とを持ち，非SP細胞に比べ，分化・増殖に関連する遺伝子やタンパクの発現レベルが高く，sphereやcolonyなど高いクローン性を保持し長期に継代培養が可能であることなどが相次いで報告された[6-8]．このことから，

ABCトランスポーターによる色素排出能は幹細胞特異的な性質としてさまざまな細胞種で保存されている可能性が示唆され，SPという表現型がさまざまな幹細胞を同定・分離するための有用なマーカーになりうると考えられる．

c. 癌幹細胞研究におけるSP細胞

組織中の幹細胞がABCトランスポーターを高発現しており，そのHoechst色素排出能を利用することによって幹細胞の性質を利用した有効な幹細胞分離法として広く利用されうるということは，癌幹細胞分離にも応用できる可能性を秘めている．実際，癌治療の有効な手段として用いられている抗癌剤は癌の縮小にきわめて効果的であるが，抗癌剤による化学療法後に頻繁に癌が再発することはよく知られている．その1つの原因として，癌細胞の一部が前述のABCトランスポーターを発現しており，このABCトランスポーターによって抗癌剤が細胞外へ排出されることにより少数の細胞が残存することが抗癌剤抵抗性につながると考えられている[9,10]．また，この残存した細胞は高い造腫瘍性能を有していると考えられており，これら

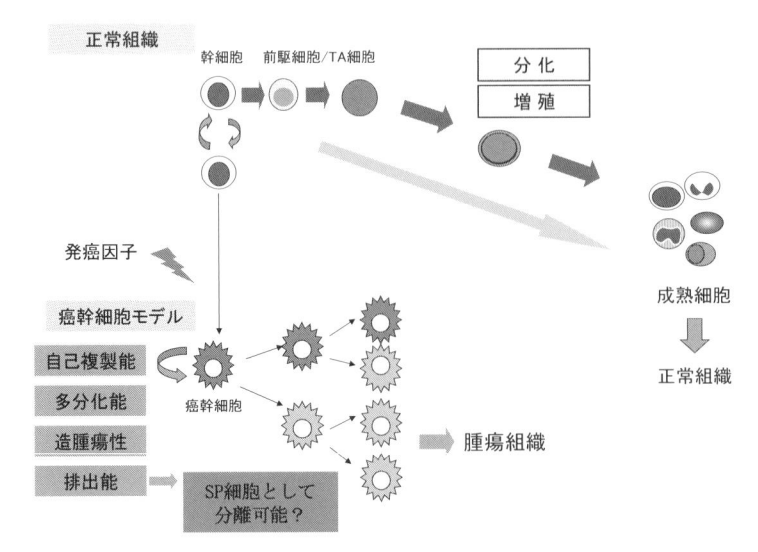

図3 正常組織幹細胞の自己複製および分化様式と癌幹細胞モデル
正常組織幹細胞は前駆細胞（あるいは transit amplifying cell：TA 細胞）を経て正常組織細胞へと分化する．また，自らの未分化性を維持したまま分裂することによって幹細胞が枯渇することのない機構（自己複製能）を持つと考えられている．一方，癌組織中には正常組織幹細胞と同様の性質を持つ非常に少数の細胞が存在し，癌幹細胞と名付けられている．多くの癌幹細胞に共通する性質の1つがポンプ分子による排出能であり，SP を指標に癌幹細胞を分離可能であることが報告されている．

が癌幹細胞であるとの報告もある[11]．

複数のグループがこの癌幹細胞における ABC トランスポーターによる排出能を利用し，SP 分画に濃縮されていると考えられる癌幹細胞を分離する試みを行っている[12-17]．これまでのところ，この SP 分離法を用い，肝癌[15,16]，卵巣癌[15]，グリオーマ[16]などの細胞株で癌幹細胞様の性質を持つ細胞集団が分離されており，SP という表現型が癌幹細胞の有効なマーカーになりうることが示唆されている（図3）．

d．おわりに

以上の点から，ABC トランスポーターによる色素排出能は幹細胞特異的な性質としてさまざまな細胞種で保存されている可能性が示唆され，SP という表現型がさまざまな幹細胞を同定・分離するための有用なマーカーになりうると考えられる．しかしながら，Hoechst 33342 という色素はロット差がきわめて大きく，別ロットを使うと以前のパターンが再現できないことが多々ある．また，染色条件を常に同一にしても反応液のわずかな pH の変化などによって大きく染色性に変動が起こることもある．さらには，SP 細胞は必ずしもすべての細胞株や癌組織に含まれるわけではないこと，SP 細胞を分離して得られる細胞集団は必ずしも均一な幹細胞集団というわけではなく，未分化幹細胞，前駆細胞，あるいは成熟細胞が混在したヘテロな細胞集団であることが多く，幹細胞を濃縮することは可能でも純化するには至らない点も常々考慮に入れるべきである．とはいえ，選択的なマーカーの存在しない細胞集団を対象とした時，最も簡便に幹細胞を高率に含む細胞群を分離するための指標として用いるならば，たいへん有用かつ妥当な方法であるといえる．

［松崎有未］

■文献
1) Goodell MA, Rosenzweig M, et al：Nat Med 3

(12) : 1337-1345, 1997.
2) Goodell MA, Brose K, et al : Nat Med Sep 7 (9) : 1028-1034, 2001.
3) Zhou S, Schuetz JD, et al : Nat Med 7 : 1028-1034, 2001.
4) Goodell MA, Brose K, et al : J Exp Med 183 : 1797-1806, 1996.
5) Zhou S, Morris JJ, et al : Proc Natl Acad Sci USA 99 : 12339-12344, 2002.
6) Yano S, Ito Y, et al : Stem Cells 25 : 834-841, 2005.
7) Gussoni E, Soneoka Y, et al : Nature 401 : 390-394, 1999.
8) Dontu G, Abdallah WM, et al : Genes Dev 17 : 1253-1270, 2003.
9) Gottesman MM, Fojo T, et al : Nat Rev Cancer 2 : 48-58, 2002.
10) Doyle LA, Yang W, Abruzzo LV, et al : Proc Natl Acad Sci USA 95 : 15665-15670, 1998.
11) Al-Hajj M, Wicha MW, et al : Proc Natl Acad Sci USA 100 : 3983-3988, 2003.
12) Hirchmann-Jax C, Foster AE, et al : Proc Natl Acad Sci USA 101 : 14228-14233, 2004.
13) Chiba T, Kita K, et al : Hepatology 44 : 240-251, 2006.
14) Haraguchi N, Utsunomiya T, et al : Stem Cells 24 : 506-513, 2006.
15) Szotek PP, Pieretti-Vanmarcke R, et al : Proc Natl Acad Sci USA 103 : 11154-11159, 2006.
16) Kondo T, Setoguchi T, Taga T, et al : Proc Natl Acad Sci USA 101 : 781-786, 2004.
17) Wechsler RR, Scott MP, et al : Ann Rev Neurosci 24 : 385-428, 2001.

6. 心臓SP細胞

再生医学の進歩により心臓も限定的な程度ではあるものの自己修復可能な臓器と位置づけられるようになってきた．心臓幹/前駆細胞はc-kit, Sca-1のような細胞表面マーカーや色素排泄能などの特徴から分類されているが，その特徴はさまざまである．本稿ではこれまでに報告されている心臓SP細胞について概説する．

a. 心臓SP細胞の特徴

心臓SP細胞分画を得る手段については他の臓器と同様であるため本稿では省略する．心臓SP細胞の存在頻度は細胞単離の手技的な相違のためか0.02～1％程度とばらつきがある．また，その頻度は発生段階に従って減少する．われわれの教室のTomitaら[1]の報告では，マウス心臓SP細胞は新生仔期に3.5％と比較的多いが，成長とともに減少して生後6週には0.02％となる．

SP細胞は色素排泄能に基づいて分けられた細胞集団であるため，その細胞表面マーカーは必ずしも均一ではない（表1）．Pfisterら[2]は，成体マウス心臓SP細胞の84％がSca-1陽性，75％がCD31陽性で，CD45, CD44, CD34, c-kitはほぼ陰性であると報告している．Ohら[3]は93％以上がSca-1陽性，CD45とc-kitはほぼ陰性と報告している．Asakuraら[4]によると，心臓SP細胞ではCD45陰性細胞が93.2％を占め，造血系細胞はほとんど存在しないとされている．

心臓SP細胞の大部分がSca-1陽性であるが，Sca-1陽性細胞の3.6％がSP分画に存在し，Sca-1陽性細胞が10～100倍濃縮されており，SP細胞はSca-1陽性細胞の幹細胞分画の一部と考えられる．

Pfisterら[2]の報告では，心臓SP細胞の75％がCD31陽性で内皮細胞の形質を有している．一方，Oyamaら[5]はCD31陰性細胞が心筋間質や毛細血管周囲に存在し，心筋細胞に分化することを示している．当教室のTomitaら[1]が報告した新生仔マウス由来の心臓SP細胞はCD29, CD44強陽性，CD34, c-kit, Sca-1, Flk-1陽性であった．このSP細胞に由来する多能性心筋幹細胞は，神経冠（神経堤）細胞の系譜を有していた．以上のように，心臓

表1 心臓SP細胞の存在頻度と表面マーカーの相違

報告者	年	頻度	動物	細胞表面マーカー	
Oh et al.[3]	2003	0.03％	6-12週マウス	陽性	CD31, CD38, Sca-1
				陰性	CD4, CD8, B220, Gr-1, Mac-1, TER119, c-kit, Flt-1, Flk-1, vascular endothelial-cadherin, CD45, CD34
Pfister et al.[2]	2005	<0.2％	8-12週マウス	陽性	Sca-1, CD31
				陰性	CD45, CD44, CD34, c-kit
Tomita et al.[1]	2005	3.50％ 0.02％	2日マウス 6週マウス	強陽性 CD29, CD44　陽性 CD34, c-kit, Sca-1, Flk-1	
Oyama et al.[5]	2007	0.24％ 4％ 2％ 1.2％	成体マウス 胎仔ラット 新生仔ラット 成体ラット	陽性 CD45（～14％），CD29（～59％），CD31（～8％）	

SP細胞は不均一な細胞集団であり，多彩な体性幹細胞を含んでいる．

b. 心臓SP細胞の最終分化

Pfisterら[2]はCD31陰性の成体マウス心臓SP細胞を単独で培養すると，心筋転写因子と心筋収縮タンパク陽性の細胞を認めたものの，これら細胞における横紋構造と自律拍動を認めなかった．一方，心筋細胞と共培養すると，自己拍動と細胞内カルシウムイオン変動を認める機能的な心筋細胞に分化した．細胞分化においては細胞融合による機能獲得も知られているが，この過程における細胞融合の関与は約2％とされており，大部分は心筋細胞との接着を介した情報伝達により心筋細胞へと分化したと考えられている．

Oyamaら[5]は，新生仔ラット心臓から単離したSP細胞にオキシトシンおよびHDAC(histone deacetylase)阻害薬トリコスタチンAを作用させることにより，自己拍動する心筋細胞へと分化させている．また心臓SP細胞は約80％がG0期にあるとしている．さらに心臓SP細胞が傷害された心筋組織の修復に寄与することをin vivoモデルにおいて示している．

Tomitaら[1]は，新生仔または成体のマウスおよびラットから心筋SP細胞を単離し，無血清浮遊培養にてcardiosphereを形成させた．cardiosphere由来の細胞はin vitroで自己拍動する心筋細胞，平滑筋細胞，末梢神経細胞へと分化した．また蛍光標識したcardiosphereをニワトリ胚の神経冠に移植する実験により，cardiosphereに由来する細胞が背側神経節，脊髄神経，交感神経節，心臓流出路の形成に寄与していることを示した．神経冠細胞起源の細胞がEGFPを発現するマウスに由来の心臓SP細胞からEGFP陽性のcardiosphereが得られたことより，心臓SP細胞の一部は神経冠細胞由来の多能性幹細胞であることが示唆された．

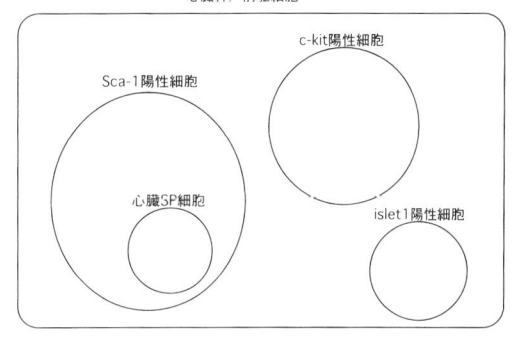

図1 心臓SP細胞の概念
心臓SP細胞は心臓幹細胞／前駆細胞の1つである．心筋細胞のみならず骨や神経，脂肪などへと分化する集団を含んでいる．概念図は簡素化してあるが，実際にはお互いの集団が複雑に重なり合っていると考えられる．

また，心臓SP細胞は心筋細胞のみならず，分化誘導剤などを添加することによって骨細胞や脂肪細胞にも分化しうる．

c. おわりに

心臓SP細胞はin vitro，in vivoにおいて心筋細胞のみならず，血管内皮細胞や神経系細胞へと分化しうることが判明している．しかしながら心臓SP細胞が実際の心筋傷害においてどの程度組織修復に関与しているかはまだはっきりしていない．マウス心筋梗塞モデルにおいて，梗塞後の心臓SP細胞のうち骨髄由来SP細胞が5〜25％存在するという報告がある．しかしながら，これらの細胞が機能的に有効な心筋細胞へと分化しているかは不明である．病気における心臓SP細胞の関与や機能回復における役割に関する詳細な解明が必要である．

［真鍋知宏，福田恵一］

■文献
1) Tomita Y, Matsumura K, Wakamatsu Y, et al：Cardiac neural crest cells contribute to the dormant multipotent stem cell in the mammalian heart. J Cell Biol 170：1135-1146, 2005.
2) Pfister O, Mouquet F, Jain M, et al：CD31⁻ but not CD31⁺ cardiac side population cells exhibit

functional cardiomyogenic differentiation. Circ Res 97：52-61, 2005.
3) Oh H, Bradfute SB, Gallardo TD, et al：Cardiac progenitor cells from adult myocardium：homing, differentiation, and fusion after infarction. Proc Natl Acad Sci USA 100：12313-12318, 2003.
4) Asakura A, Rundnicki MA：Side population cells from diverse adult tissues are capable of in vitro hematopoietic differentiation. Exp Hematol 30：1339-1345, 2002.
5) Oyama T, Nagai T, Wada H, et al：Cardiac side population cells have a potential to migrate and differentiate into cardiomyocytes in vitro and in vivo. J Cell Biol 176：329-341, 2007.

7. 腎臓SP細胞

骨髄以外の肝臓，心臓，腎臓等の固形臓器にもSP細胞が存在することが報告されているが，腎臓SP細胞の存在は，2002年にAsakura[1]らによって最初に報告された．以後マウス[1-4]，ラット[5]，ブタ[6]，ヒト[6]における腎臓SP細胞の存在が報告されているが，SP細胞のpopulationや分化能に関しては必ずしも結果が一致しない．腎臓SP細胞が腎臓再生過程に寄与するか[7]未だ不明の点が多いが，以下では主な報告を中心にこれまでの知見を概説する．

a. population

Asakuraらは Balb/c マウスを用い，Collagenase (Type B, 10 mg/ml), DispaseⅡ (2.4 U/ml), $CaCl_2$ (2.5 mM)を用い，37℃で10分処理した後，フィルター (74μM)を通し，10μg/ml の Hoechst 33342 で 37℃ で 90 分処理した後，FACS 解析を行っている[1]．その結果，腎臓には 5.8% の SP 細胞が存在すると報告している．Iwatani らは SD ラットを用い，M199/2% FCS/10 mml/l HEPES-NaOH/0.05% collagenase type Ⅰ を含む溶液で処理した後 (37℃で30分)，70μM のメッシュを通し，Lymphoprep (800g で20分)により中間部の分画を集め，5μg/ml の Hoechst 33342 で 37℃ で 90 分処理した後，FACS 解析している[5]．その結果，腎臓における SP 細胞は 0.03-0.1% であったと報告している．Hishikawa らは ddY, ICR, HIGA, ICGN の合計 4 種類のマウスを用い，腎臓 SP 細胞解析を行った．collagenase type Ⅰ-AS (0.1%)を用い，37℃で15-20分処理し，Cell-strainer (40μM)を通し，5μg/ml の Hoechst 33342 で 37℃ で 60 分処理し，FACS 解析を行った[3]．FACS 解析の結果，4 種類のマウス腎臓には 1-5% の SP 細胞が存在していた．Challen らは CD1 マウスを用い，E15.5 の胎児腎臓および 6-8 週齢の成体腎臓での SP 解析を行っている[4]．Collagenase B (7.5 mg/ml, 胎児腎臓では 1 mg/ml), DispaseⅡ (1.2U/ml), DNAse type Ⅰ (0.01%)のカクテルを用い，37℃ で 20 分処理し，Cell-strainer (40μM)を通し，5μg/ml の Hoechst 33342 で 37℃ で 90 分処理した後，FACS 解析を行った．その結果，胎児および成体ともに，0.1-0.14% の腎臓 SP 細胞が存在するとしている．また Inowa らはブタおよびヒト腎臓を用いて SP 細胞解析を行い，ブタでは 2.1%，ヒトでも 1.5% 程度の SP 細胞の存在を報告している[6]．

以上の報告から腎臓 SP 細胞の population には 0.03% から 5% と大きな開きがある．これらの差異は単に動物種や週齢によるものとも考えられるが，population は解析した細胞集団における比率であるため，FACS 解析以前に組織をどのように処理したかで大きな違いが出た可能性がある．言い換えれば，SP population は腎臓組織全体に存在する割合ではなく，あくまで FACS 解析に用いた細胞集団における比率であり，たとえば，腎臓 SP 細胞 5% とは，腎臓組織全体に占める割合が 5% という意味では決してない．たとえば，複雑な組織処理過程で SP 細胞の viability が低下すれば，この細胞は死細胞として FACS 解析から除かれ，SP 細胞の population は見かけ上低下することになる．骨髄細胞と異なり，腎臓 SP 細胞解析では FACS 解析以前の組織処理が結果の良否を決めかねず，今後最適化が望まれる．

b. 表面抗原マーカーとマイクロアレイ解析，局在部位

CD45 は FACS 解析における造血系細胞との区別に用いられる．Asakura らは腎臓 SP 細胞における CD45 陽性率を 41.2％ と報告しているが[1]，Iwatani らは 1-3％ であったと報告している[5]．一方 Hishikawa らは CD45 陽性率は 2％ 未満であると報告し[3]，Challen らも胎児腎臓，成体腎臓ともに 2-3％ 未満であると報告している[4]．また幹細胞マーカーとして用いられる Sca-1 に関しては，Hishikawa らは陽性率 70％ 以上とし[3]，Challen らは胎児腎臓，成体腎臓ともに 77-80％ であると報告している[4]ことから，腎臓 SP 細胞は heterogenous な細胞集団ではあるが，その大部分は CD45（-）Sca-1（+）と考えられる．

Hishikawa らは前述の 4 種類のマウスから得られた腎臓 SP 細胞のマイクロアレイ解析を行い，4 種類すべてにおいて，腎臓組織全体と比較して 6 倍以上高発現している遺伝子として，MyoR を報告した[3]．さらに，MyoR の免疫組織染色により，腎臓 SP 細胞が主に腎臓組織間質に局在していることを見いだした．Challen らは，E15.5 のマウス胎児腎臓および成体マウス腎臓 SP 細胞のマイクロアレイ解析を行い，両者に共通して腎臓組織全体より 2 倍以上高発現している 734 の遺伝子を報告し，Notch シグナル関連遺伝子がマーカーとして有望であると報告している[4]．さらに，これらの遺伝子の代表的なものを組み合わせ，腎臓 SP 細胞は主に近位尿細管に存在していると報告している．

c. 多分化能と細胞移植の効果

Asakura らは骨髄，骨格筋，脳，肝臓，腎臓，心臓，肺，腸管から得られた SP 細胞を用い，コロニー形成能による評価により造血系への分化能を比較している[1]．その結果，腎臓 SP 細胞は比較的高い血球系への分化能を有すると報告しているが，他系統への分化能については検討されていない．Hishikawa らはマウス成体腎臓から得られた SP 細胞を MEF 上で 7 日間 2 次元培養した後，21 日間コラーゲンゲルで 3 次元培養することにより，多分化能を持つことを明らかとした[2]．また Challen らは各種培養液の条件を変化させることにより，多分化能を持つことを報告している．これらの in vitro での検討では，評価手法に差異があるものの，他の固形臓器における SP 細胞同様に，腎臓 SP 細胞にも多分化能があることを示唆している[4]．

一方，in vivo での分化能は細胞移植によって検討されている．Iwatani らは EGFP ラットを用い，正常ラット，Thy1 腎炎モデル，ゲンタマイシン腎症モデルにおける移植実験から，腎臓 SP 細胞は血球系や骨格筋，肝細胞などへ分化するものの，腎臓系統へは分化せず，移植された腎臓 SP 細胞が腎不全の修復へ寄与する可能性は低いと報告している[5]．一方，Hishikawa らはシスプラチンによる急性腎不全モデルを用い，腎臓 SP 細胞を尾静脈的から投与（移植）することにより，腎不全の回復を促進し，移植された SP 細胞は腎間質に局在すると報告している[3]．さらに腎不全の回復機構として，移植された腎臓 SP 細胞が障害された細胞へ分化するのではなく，腎臓修復作用を持つ BMP7 等の液性因子を分泌することにより，腎不全の回復を促進すると報告した．Challen らはアドリアマイシン腎症を用い，腎臓 SP 細胞を腎静脈から投与（移植）し，タンパク尿が改善され，Hishikawa らと同様に移植された腎臓 SP 細胞は主に尿細管周囲の間質に局在し，液性因子を介して腎臓修復に寄与するのではないかと報告している[4]．

以上，腎臓 SP 細胞はヘテロな細胞集団ではあるものの，少なくともマウスにおける検討では多分化能や液性因子を介した組織修復能力を

表1 腎臓SP細胞の主な解析結果

	マウス	ラット	ブタ	ヒト
population	0.1-5.8%	0.03-0.1%	2.1%	1.5%
CD45	+	+	N.D	N.D.
Sca-1	+	+	N.D	N.D.
多分化能 (in vitro)	+	−	N.D	N.D.
多分化能 (in vivo)	N.D.	血球, 骨格筋, 肝臓	N.D	N.D
局在	腎臓間質, 近位尿細管	N.D.	N.D	N.D.
移植後の生着部位	腎臓間質, 近位尿細管	血球, 骨格筋, 肝臓	N.D	N.D.
移植による腎機能改善	+	−	N.D	N.D.

N.D.: 未報告

有すると思われ(表1), 今後細胞移植のみならず, 薬物治療のターゲットとして期待される[8].

[菱川慶一]

■文献

1) Asakura A, et al: Exp Hematol 30: 1339-1345, 2002.
2) Hishikawa K, et al: Biochem Biophys Res Commun 328: 288-291, 2005.
3) Hishikawa K, et al: J Cell Biol 169: 921-928, 2005.
4) Challen GA, et al: J Am Soc Nephrol 17: 1896-1912, 2006.
5) Iwatani H, et al: Kidney Int 65: 1604-1614, 2004.
6) Inowa T, et al: Int J Urol 15: 272-274, 2008.
7) Cantly LG: Nature Clinical Practice Nephrology 1: 22-32, 2005.
8) Imai N, et al: Stem Cells 25: 2469-2475, 2007.

8. 骨格筋 SP 細胞

a. 筋再生と筋衛星細胞

骨格筋は発生過程で筋前駆細胞が分化,融合することによって形成される多核で巨大な筋細胞(その形態から筋線維と呼ばれる)の束からなる.この成熟した筋線維は分裂能を持たないが,骨格筋は優れた再生能を有しており,それは筋衛星細胞によってもたらされると考えられている.筋衛星細胞とは,筋線維の細胞膜と基底膜の間に存在する単核の細胞であると形態学的に定義されている(図1).通常,筋衛星細胞は静止状態にあるが,骨格筋が損傷を受けると,活性化され,盛んに分裂,増殖し,互いにまたは既存の筋線維と融合することにより再生筋線維を形成する.

b. 骨格筋 side population (SP) 細胞

筋衛星細胞は生後の骨格筋組織の成長,再生,肥大といった現象を担う唯一の細胞と考えられてきた.ところが近年,筋衛星細胞以外の細胞も筋再生に参加し得ることが示された.その1つが骨格筋 SP 細胞である.SP 細胞はまず骨髄において見出され,造血幹細胞を高い割合で含むことが示された.次いで,骨格筋をはじめさまざまな組織においても SP 細胞の存在が確認され,幹細胞様の性質を有した細胞に富むことが報告されている.実際,骨格筋 SP 細胞を致死量照射マウスに移植すると造血系を再構築するだけでなく,筋再生にも参加する.骨格筋 SP 細胞と筋衛星細胞はペアードボックス転写因子 Pax7 の発現によって識別できる.Pax7 は骨格筋組織においては筋衛星細胞特異的に発現しているが,骨格筋 SP 細胞には発現が見られない(図1).さらに,Pax7 欠損マウスでは生後,筋衛星細胞が維持されず急速に枯渇してしまうが,骨格筋 SP 細胞は保たれる.これらから骨格筋 SP 細胞と筋衛星細胞はまったく異なる細胞であることがわかる.

われわれは骨格筋 SP 細胞の性質をより理解するべく,詳細な解析を行った.その結果,骨格筋 SP 細胞は均一な集団ではなく CD31 と CD45 の発現によって3つの亜集団に分かれることが明らかになった(図2).骨格筋 SP 細胞の中でも,CD31⁻CD45⁻SP 細胞は最も高い増殖能と間葉系細胞への分化能を示し(図2),

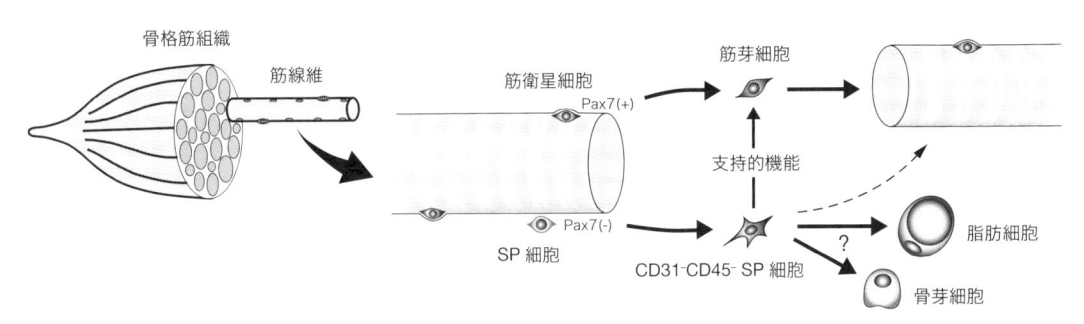

図1 概略図
筋衛星細胞は,成体において新たな筋線維を生み出すとともに筋衛星細胞自体も再構成する,骨格筋幹細胞として機能する.骨格筋 SP 細胞は筋衛星細胞とは異なる細胞で,ヘテロな細胞集団である.中でも,CD31⁻CD45⁻SP 細胞は高い増殖能と分化能を有し,筋衛星細胞による myogenesis を支持していると考えられる.

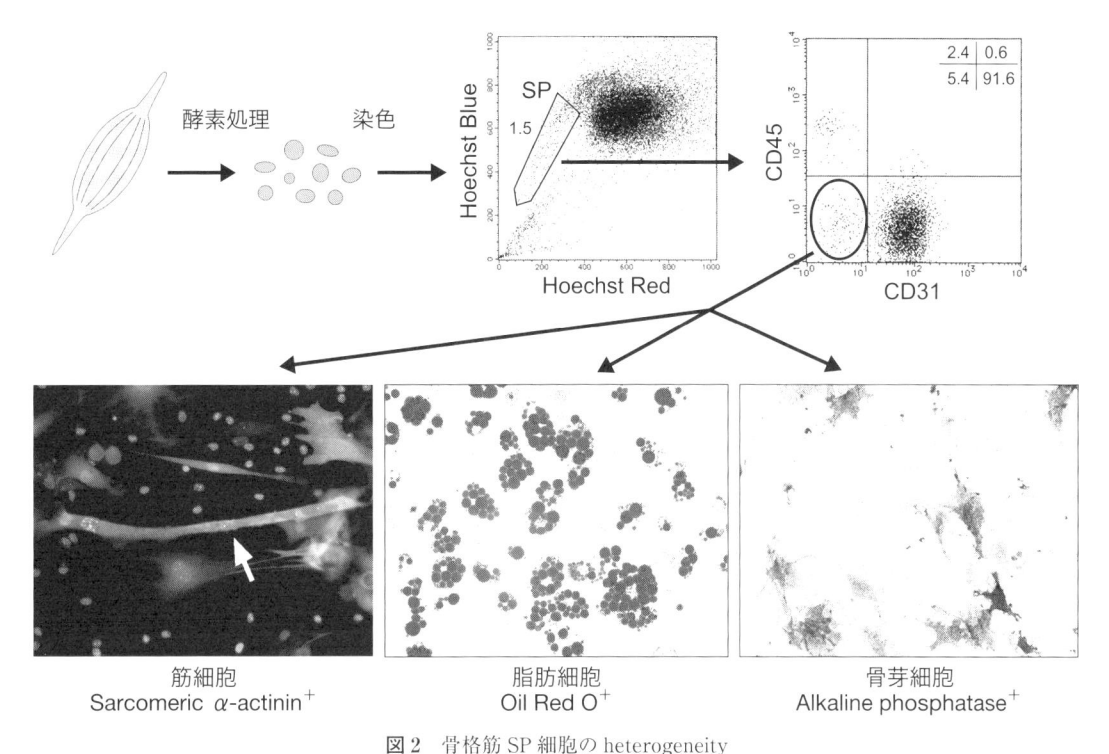

図2 骨格筋 SP 細胞の heterogeneity
骨格筋 SP 細胞は CD31 と CD45 の発現によって 3 分画される亜集団からなる．中でも，CD31⁻CD45⁻SP 細胞は高い増殖能と間葉系細胞（筋細胞，脂肪細胞，骨芽細胞）への分化能を持つ．

さらに，筋再生過程において骨格筋組織中で盛んに分裂，増殖しその数を増すことからとくに重要であることが示唆された[1]．しかしながら，CD31⁻CD45⁻SP 細胞は単独では骨格筋細胞へ分化することはできず，筋衛星細胞との共培養が筋分化には必要である．また，移植実験により in vivo で筋再生に参加することも確かめられたが，その筋再構築能は筋衛星細胞に比べるとはるかに低い．

c．支持細胞としての CD31⁻CD45⁻SP 細胞，骨格筋幹細胞としての筋衛星細胞

CD31⁻CD45⁻SP 細胞は筋再生過程で顕著に増殖するにもかかわらず，骨格筋細胞への分化効率は決して高くはない．では，この細胞の本質的役割は何であろう？　われわれはこの問いを追究する目的で，CD31⁻CD45⁻SP 細胞の網羅的遺伝子発現解析を行った．また，筋再生に重要な他の 2 つの細胞要素，筋衛星細胞とマクロファージに関しても同様に遺伝子発現解析を行い，3 者を比較することで，CD31⁻CD45⁻SP 細胞特異的遺伝子発現プロファイルを作製した．興味深いことに，そこにリストアップされた多くは細胞外マトリックスやサイトカイン等の細胞外への分泌因子であった．この結果は，CD31⁻CD45⁻SP 細胞の産生する因子が他の細胞に働きかけ，その機能を調整している可能性を示唆している．そこでわれわれは，CD31⁻CD45⁻SP 細胞の筋衛星細胞に対する作用を明らかにするため，CD31⁻CD45⁻SP 細胞と筋衛星細胞由来の筋芽細胞の共移植実験を行った．その結果，CD31⁻CD45⁻SP 細胞は筋芽細胞の増殖や移動を刺激することで筋再生を促進していることが示された[2]．これらから，CD31⁻CD45⁻SP 細胞は骨格筋を形成するという形で直接的に機能するというよりは，筋衛星細胞の

働きを支持し間接的に機能することで筋再生に貢献していると考えられる（図1）．

一方，筋衛星細胞の重要性が再認識されてきた．Collins等は筋線維を1本だけ移植する実験を行った．移植された単一筋線維には10個前後の筋衛星細胞が付随していたが，この少数の筋衛星細胞は多くの筋線維を形成するだけでなく，筋衛星細胞自身も再構成した[3]．この報告により，筋衛星細胞が分化した娘細胞を生み出す能力と自己複製能をあわせ持つことが示され，筋衛星細胞の骨格筋幹細胞としての地位が確立された．

骨格筋に存在するこれら2種類の細胞の相互作用（図1）について理解を深めることは，骨格筋組織の恒常性維持機構の理解につながると考えられ重要である．

ところで，CD31$^-$CD45$^-$SP細胞は脂肪細胞や骨芽細胞への高い分化能を示す．いくつかの病態下では骨格筋内に脂肪の蓄積を認めたり，異所性の骨形成に至ることがあるため，CD31$^-$CD45$^-$SP細胞のこうした病態への関与にも興味が持たれる．

［上住聡芳］

■文献
1) Uezumi A, et al：Functional heterogeneity of side population cells in skeletal muscle. Biochem Biophys Res Commun 341（3）：864-873, 2006.
2) Motohashi N, et al：Muscle CD31(-)CD45(-) side population cells promote muscle regeneration by stimulating proliferation and migration of myoblasts. Am J Pathol 173（3）：781-791, 2008.
3) Collins CA, et al：Stem cell function, self-renewal, and behavioral heterogeneity of cells from the adult muscle satellite cell niche. Cell 122（2）：289-301, 2005.

9. 体性幹細胞とニッチ

生体組織幹細胞の自己複製能と多分化能は幹細胞内因性の遺伝子プログラムによりコントロールされ，さらに，幹細胞内の遺伝子制御は幹細胞ニッチからの外因性のシグナルからの影響を強く受けている．この幹細胞ニッチは，細胞や細胞外マトリックス，さらに局所のシグナル分子により構成される微小環境であり，幹細胞を未分化な状態で維持している．組織幹細胞は再生医療などへの臨床応用が期待されているが，その実現のためには幹細胞の特性を理解し，幹細胞がニッチにおいて，いかにして維持されているのかを明らかにすることで，幹細胞を制御する技術基盤を確立する必要がある．

a. はじめに

幹細胞は特定の組織や臓器を構成する成熟細胞への多分化能と自己複製能を併せ持つ細胞であり，各組織が長期にわたる恒常性を維持することに貢献している．成体の各組織における幹細胞のふるまいは，隣接している細胞・組織からの影響を大きく受けており，幹細胞がその特性および機能を維持するためには，幹細胞周囲のニッチとの相互作用による調節が重要であることが明らかとなってきた．

ニッチという概念は，もともとは骨髄移植された造血幹細胞が骨髄や脾臓といった造血臓器に特異的に移動（homing）し，造血を再構築する現象について説明するものである[1]．ニッ

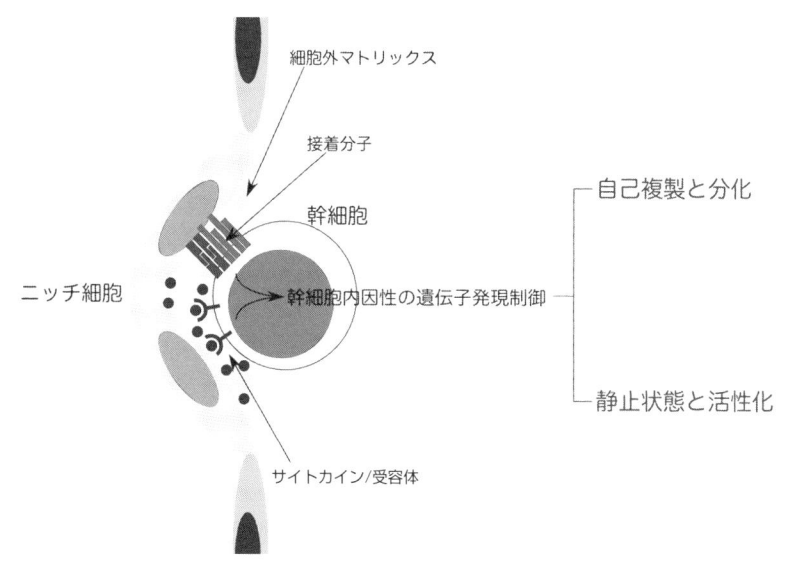

図1 幹細胞ニッチ（要約図）
幹細胞ニッチは幹細胞システムを支える微小環境であり，幹細胞を支持する細胞すなわちニッチ細胞，サイトカインや細胞外マトリックスなど，幹細胞を制御するニッチ因子から構成される．幹細胞のニッチからのシグナルは，幹細胞内在性の遺伝子プログラムを制御し，幹細胞の自己複製と分化，細胞周期の静止状態と活性化状態のバランスを保ち，組織全体として恒常性が維持されていると考えられる．また，幹細胞の自己複製と分化の過程では，ニッチとの接着が保持されている娘細胞が幹細胞として維持されるという，不均等分裂がなされている可能性もあり興味深いテーマである．

チは，隙間，壁龕を指す用語であり，組織の中で幹細胞が存在する特殊な環境がイメージできる．厳密には，幹細胞を支持する細胞（ニッチ細胞）や細胞外マトリックスにより構成される微小環境をさしてニッチといい，幹細胞はニッチと接着分子，未分化性を維持する因子・分化シグナルの抑制因子などを介した相互作用による制御を受け，これが幹細胞固有の遺伝子プログラムをコントロールし，自己複製や分化が調節されていると考えられる（図1）．幹細胞とニッチの相互作用は細胞周期の静止状態と活性化状態の調節にも関わっており，基本的に組織幹細胞はニッチにおいて静止期あるいは非常にゆっくりとした細胞周期の状態にあると考えられる．

現在では，造血系に加え，筋肉，中枢神経系，腸管上皮，毛包，毛包間表皮，生殖細胞など，数々の組織幹細胞が同定されたことにより，その局在，さらにはニッチ制御機構の解析が精力的に行われている．

本稿では，造血幹細胞をモデルとして，そのニッチの特徴と幹細胞制御の機構についての情報を整理しつつ，今後の展開について考察したい．

b. ニッチに存在する幹細胞

幹細胞は定常状態ではニッチに存在することにより，自己複製と分化のバランスを保つことで，長期にわたりその幹細胞システム全体の恒常性を維持していると考えられる[2]．また，ニッチに存在する幹細胞は細胞周期の観点から見ると静止期（G0期）にあることが知られている．組織幹細胞は胚性幹細胞とは異なり，その自己複製能には限界があることから，幹細胞が細胞周期上静止期にあるということは，幹細胞コンパートメントを長期にわたり未分化なまま保持するために重要な生物学的機構であると考えられる．また，これまでに複数の細胞表面マーカーの組合せにより，造血幹細胞の中でも長期骨髄再構築能を有する分画が同定されているが，これらの幹細胞分画のほとんどが細胞周期上静止期にある幹細胞であることが知られており，細胞周期の静止状態と造血幹細胞の高い骨髄再構築能は密接に関連していることがうかがえる．また，静止期にある幹細胞は，5-フルオロウラシル（5-FU）等の骨髄抑制刺激に対して抵抗性を持つ．こうした幹細胞の性質は，幹細胞自律的なものだけではなく，隣接する細胞・組織，すなわちニッチからの制御に依存しており，幹細胞がその特性および機能を維持するためには，幹細胞周囲のニッチとの相互作用による調節が重要であることが明らかとなってきた[3]．

実際，造血幹細胞は造血前駆細胞と比較して細胞周期がゆっくりと回転しており，細胞周期の静止状態の異常が幹細胞プールの枯渇につながることが明らかになっている．たとえば，細胞周期制御因子の1つである$p21^{Cip1}$欠損マウスでは，幹細胞の静止状態の維持に障害があり，結果として，造血幹細胞の自己複製能が失われる[4]．また，ATMやFoxo遺伝子欠損マウスでは酸化ストレスの影響により，造血幹細胞の自己複製能と静止状態が失われることで，幹細胞が枯渇する[5-7]．幹細胞が静止状態を維持することは，replication errorやDNAダメージが生じる頻度を下げるという点で有益であるといえる．しかし一方，活発に細胞周期の回転する前駆細胞などでは，DNAダメージを受けた細胞が速やかに排除されると考えられるが，静止期にある幹細胞においては，いったんDNAダメージが入るとこれが蓄積する可能性も考えられる[8,9]．

c. 造血幹細胞ニッチ

ニッチは幹細胞の支持細胞"ニッチ細胞"とサイトカインや細胞外マトリックスなどの制御因子"ニッチ分子"により構成されている．とくに，ショウジョウバエや線虫の生殖幹細胞のニ

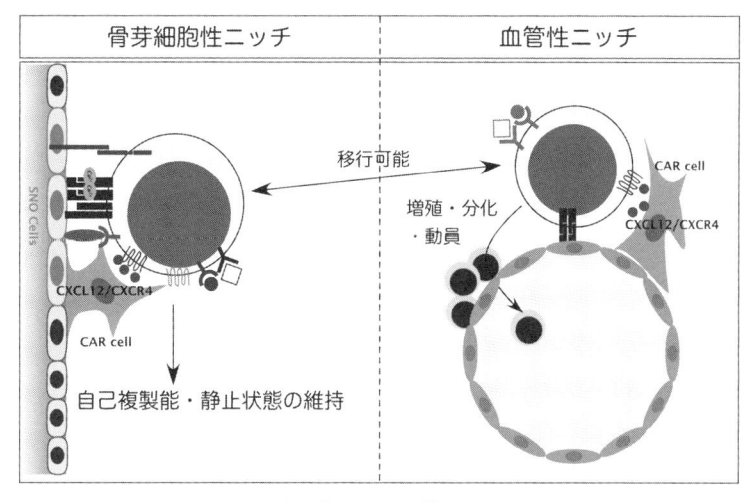

図2 造血幹細胞の2種類のニッチ
成体骨髄内には内骨膜表面の骨芽細胞性ニッチと類洞血管領域の血管性ニッチがあり，それぞれの領域において造血幹細胞が維持されている．また，CAR cell は2つのニッチにおいて造血幹細胞と接して存在している．骨芽細胞性ニッチでは，造血幹細胞は静止状態を維持することにより，自己複製を維持していると考えられる．一方，血管性ニッチは幹細胞の維持作用だけでなく，増殖や分化，さらに末梢への動員の調節に関わっている．造血幹細胞は，血管性ニッチに移動して分化し，また骨芽細胞性ニッチに戻ることにより静止状態を獲得するという造血のダイナミクスが予測でき，必要に応じてこの2つのニッチ間を幹細胞が移動することにより，造血機能のバランスを保っていると考えられる．

ッチでは，幹細胞およびニッチ細胞の同定とその可視化が進んでいることから，ニッチ制御の分子機構に関して詳細な解析がなされており，たとえば，精巣では Hub cell が，また卵巣では Cap cell がニッチ細胞として機能していることが証明されている[10]．

近年，骨髄組織中における幹細胞の局在についての解析精度の向上により，造血幹細胞の骨髄内での局在について詳細が明らかになってきたことにより，成体骨髄内の造血幹細胞のニッチとして，内骨膜領域の骨芽細胞性ニッチと傍血管領域の血管性ニッチの2種類が同定され，それぞれ骨芽細胞系の細胞，血管内皮とその周囲の細胞がニッチ細胞として造血幹細胞の制御に貢献していることが明らかになっている（図2）．これらに加え，ケモカイン CXCL12（SDF-1）を高発現する細網細胞（CAR cell）もニッチ細胞として，骨芽細胞性・血管性ニッチの両方で機能していることが示されている[11]．

骨芽細胞性ニッチについては，遺伝子改変マウスの解析から，骨芽細胞数の増減と造血幹細胞の細胞数が相関することがわかり，骨芽細胞がニッチ細胞として重要な機能をしていることが示されたことによりその存在が証明されている[12-14]．さらに筆者らは，静止期にある造血幹細胞が骨梁表面で骨芽細胞に接着して存在していることを見いだした[15,16]．また，骨髄内の骨芽細胞は，質的に不均一であり，N-cadherin 陽性の紡錘形の骨芽細胞（spindle-shaped N-cadherin-positive osteoblastic cell；SNO 細胞）がニッチ細胞の1つとして機能しており，造血幹細胞と SNO 細胞の接着面には N-cadherin/β-catenin 複合体が両者の接着に関わっていることが示されている[14]．骨髄内の SNO 細胞は骨端部に多く，またその数は限られている．このことは，骨髄内で造血幹細胞の分布の偏り，さらに幹細胞数の制限に関連すると推測される．

筆者らは，マウスに 5-FU を投与すると，投与2日目に静止期造血幹細胞が濃縮され，この

分画は骨表面に限局して存在していることを明らかにした．このことから，造血幹細胞-骨芽細胞性ニッチ間相互作用が幹細胞の細胞周期の静止状態の維持にとってきわめて重要であることが示唆される．実際，造血幹細胞の骨芽細胞性ニッチが消失すると，造血幹細胞が血管性ニッチに移動して増殖を開始するばかりか，myeloproliferative disease（MPD）を発症する一因ともなることも示されている[17,18]．

一方，造血幹細胞の血管性ニッチについては，SLAM（CD150, CD48, CD41）ファミリー分子の発現により標識される造血幹細胞の多くが，血管内皮細胞と接着して存在することにより，その存在が示唆された[19]．造血幹細胞と血管性ニッチの相互作用機構については，骨芽細胞性ニッチに比べて不明な点も多いが，造血幹細胞の維持とは別に，造血幹細胞の増殖や末梢への動員に関して重要な機能を果たしていると考えられ，とくに血小板産生において重要な役割を果たしている．

骨芽細胞性ニッチ・血管性ニッチと造血幹細胞の相互作用の様式については，血管性ニッチに接着している造血幹細胞が骨芽細胞から産生されるサイトカインにより制御される，造血幹細胞は骨芽細胞性ニッチで維持され，血管性ニッチを通過して末梢循環に移動する，骨芽細胞性と血管性の2つのニッチがそれぞれ独立して造血幹細胞を制御する，骨芽細胞と血管周囲の細胞の両方が単一のニッチを構成して造血幹細胞を維持する，といった複数の可能性が考えられる[10]．いずれにせよ骨髄内の2つのニッチは機能的に補完し合い，造血幹細胞の未分化性維持に貢献していると想定される[20]．

d. 幹細胞のニッチ因子とその機能

これまでに，骨芽細胞性ニッチで機能する分子（ニッチ）として，多くのサイトカインが報告され，その機能解析がなされている．筆者らはこれまでの研究で，細胞周期が静止期にある造血幹細胞を同定し，この分画に Tie2 受容体，Mpl 受容体が高発現していることを見いだした[15,16]．さらに，これらの受容体のリガンド angiopoietin-1（Ang-1），thrombopoietin（THPO）が骨芽細胞で発現していることがわかり，Tie2/Ang-1 シグナル，Mpl/THPO シグナルが造血幹細胞とニッチの相互作用に重要であることを明らかにした．これらのサイトカインシグナルは，造血幹細胞の骨芽細胞性ニッチへの接着を亢進させるとともに，$p21^{Cip1}$ や $p57^{Kip2}$ などの CDK インヒビターの発現を誘導し，造血幹細胞の静止状態の維持に関わっている（図3）[15,16,21]．とくに，β1-integrin や N-cadherin などの接着分子は Tie2/Ang-1 や Mpl/THPO シグナルにより活性化され，これが幹細胞のニッチへの接着を誘導するものと考えられた．また，細胞接着分子による造血幹細胞とニッチ細胞との接着は幹細胞をニッチに留める，あるいは幹細胞がニッチに移動するといったこと以外に，細胞周期の静止にも重要な働きをしていることが明らかになってきた．

最近，Li らのグループは，N-cadherin の発現レベルにより，長期骨髄再構築能を持つ造血幹細胞の状態が"primed"と"reserved"に分けられることを明らかにしている[22]．primed 造血幹細胞は，N-cadherin を低レベルで発現し（$N-cad^{low}$），増殖刺激や末梢への動員などに対する準備の整った集団であると考えられる．一方，reserved 造血幹細胞は N-cadherin を中等度（intermediate level）に発現する分画（$N-cad^{int}$）であり，細胞周期がきわめてゆっくりと回転する，あるいは静止した造血幹細胞で，さまざまなストレスに抵抗し，造血幹細胞のプールを維持するための蓄えとなっていると考えられる[22]．こうした造血幹細胞の状態の違いは，N-cadherin を介した骨芽細胞性ニッチとの接着の違いを反映しているものと考えることができる．また，幹細胞とニッチの接着は幹細胞の細胞分裂に際し，不均等分裂の制御に関わ

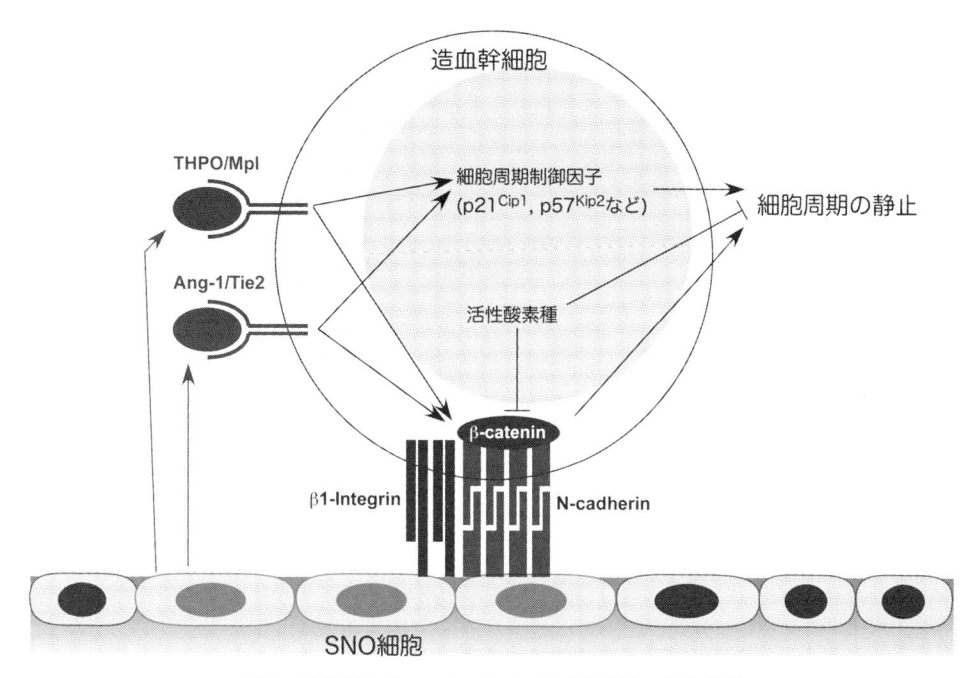

図3 骨芽細胞性ニッチにおける造血幹細胞の制御機構

造血幹細胞の中でも細胞周期の静止した分画は Tie2 受容体，Mpl 受容体を高発現しており，骨芽細胞から産生される Ang-1，THPO とのシグナルがニッチとの相互作用に関わっている．Tie2/Ang-1 シグナル，Mpl/THPO シグナルは $p21^{Cip1}$ や $p57^{Kip2}$ などの細胞周期制御因子の発現や N-cadherin や β1-integrin などを介した細胞接着を誘導することにより幹細胞をニッチに留め，また細胞周期を静止させることにより，長期にわたる造血幹細胞の維持に働く．また，活性酸素による酸化ストレスは造血幹細胞の自己複製能，静止状態を失わせ，幹細胞の枯渇に関わるが，これに加え，N-cadherin などの接着分子の発現を抑制することにより，幹細胞のニッチからの離脱にも関与している．

っていることが知られている．とくに，ショウジョウバエの生殖幹細胞はニッチ細胞との接着により，細胞分裂の分裂軸の形成が制御されることが報告されている[23]．生殖幹細胞の分裂軸は，正常ではニッチ細胞に対して垂直になり，分裂の際にこの接着が解かれる角度に分割した娘細胞は前駆細胞へ分化し，ニッチとの接着を保持している娘細胞は幹細胞として維持される．造血系でも同様のシステムが機能することで造血幹細胞の不均等分裂が制御されるのかは非常に興味深い課題である．

造血幹細胞と骨芽細胞間のサイトカインシグナルによる相互作用の操作は，造血幹細胞自体の活性化制御とニッチからの離脱にも関係しており，たとえば，マウスに Mpl 中和抗体を投与し，THPO/Mpl シグナルを抑制すると，骨髄非抑制条件下での骨髄移植が成立する[16]．これは，造血幹細胞-ニッチ間相互作用が阻害されたことにより，造血幹細胞がニッチに留まることができず，空きニッチが形成され，そこにドナー由来の幹細胞が定着したものであると考えられ，ニッチ分子の機能を修飾（増強・阻害）することで，造血幹細胞の動態を制御できることを示唆する結果であると考えられた．

また幹細胞の活性化と増殖を誘導するものとしては，Wnt/β-catenin シグナルが知られているが[24]，ニッチにおいて幹細胞の増殖を抑制するために，Wnt/β-catenin シグナルに対して抑制的な環境が形成されていると考えられる．たとえば，毛包のバルジ領域では Wnt シグナルの抑制因子が働き幹細胞の静止状態が保たれている．造血幹細胞においては，β-catenin の

機能は自己複製能の維持に重要であるが[25]、そのシグナルは適切なレベルで精密に調節されないと造血幹細胞の静止状態が維持できず結果として造血幹細胞が枯渇する[26-29]。また、骨芽細胞分化にもWnt/β-cateninシグナルは関わっており、これを抑制すると骨量が減少することも報告されている[27]。

造血幹細胞の静止状態を維持するには、CAR cellとの相互作用も重要であり、CXCL12とCXCR4のシグナルが阻害されると、静止期にある造血幹細胞が減少することが示されている[11]。

さらに、造血幹細胞の維持には酸化ストレス制御が不可欠であり、造血幹細胞で活性酸素が蓄積すると自己複製能・静止状態が障害される（図3）[5-7,30]。さらに、活性酸素の蓄積は造血幹細胞の接着分子の発現を抑制し、ニッチからの離脱・増殖を誘導することにも関わっている。これらの結果から、骨芽細胞性ニッチは低酸素環境であり、造血幹細胞は活性酸素の生じにくい低酸素ニッチに接着し、酸化ストレスを回避して静止状態を維持していると考えられる。

e．おわりに

Schofiledにより幹細胞ニッチの概念が提唱されて約30年が経過し、幹細胞の制御機構を解き明かす上で、ニッチ制御を理解することが欠かせなくなっている。幹細胞ニッチ制御解明は組織幹細胞の操作につながると考えられ、将来の再生医学をはじめ、多くの医療に貢献できると考えられる。　　　　　　　　［新井文用］

■文献

1) Schofield R : The relationship between the spleen colony-forming cell and the haemopoietic stem cell. Blood Cells 4 : 7-25, 1978.
2) Suda T, Arai F, Hirao A : Hematopoietic stem cells and their niche. Trends Immunol 26 : 426-433, 2005.
3) Arai F, Suda T : Maintenance of quiescent hematopoietic stem cells in the osteoblastic niche. Ann N Y Acad Sci 1106 : 41-53, 2007.
4) Cheng T, et al : Hematopoietic stem cell quiescence maintained by p21cip1/waf1. Science 287 : 1804-1808, 2000.
5) Ito K, et al : Regulation of oxidative stress by ATM is required for self-renewal of haematopoietic stem cells. Nature 431 : 997-1002, 2004.
6) Miyamoto K, et al : Foxo3a is essential for maintenance of the hematopoietic stem cell pool. Cell Stem Cell 1 : 101-112, 2007.
7) Tothova Z, et al : FoxOs are critical mediators of hematopoietic stem cell resistance to physiologic oxidative stress. Cell 128 : 325-339, 2007.
8) Rossi DJ, Jamieson CH, Weissman IL : Stems cells and the pathways to aging and cancer. Cell 132 : 681-696, 2008.
9) Rossi DJ, et al : Hematopoietic stem cell quiescence attenuates DNA damage response and permits DNA damage accumulation during aging. Cell Cycle 6 : 2371-2376, 2007.
10) Morrison SJ, Spradling AC : Stem cells and niches : mechanisms that promote stem cell maintenance throughout life. Cell 132 : 598-611, 2008.
11) Sugiyama T, et al : Maintenance of the hematopoietic stem cell pool by CXCL12-CXCR4 chemokine signaling in bone marrow stromal cell niches. Immunity 25 : 977-988, 2006.
12) Calvi LM, et al : Osteoblastic cells regulate the haematopoietic stem cell niche. Nature 425 : 841-846, 2003.
13) Visnjic D, et al : Hematopoiesis is severely altered in mice with an induced osteoblast deficiency. Blood 103 : 3258-3264, 2004.
14) Zhang J, et al : Identification of the haematopoietic stem cell niche and control of the niche size. Nature 425 : 836-841, 2003.
15) Arai F, et al : Tie2/Angiopoietin-1 signaling regulates hematopoietic stem cell quiescence in the bone marrow niche. Cell 118 : 149-161, 2004.
16) Yoshihara H, et al : Thrombopoietin/MPL signaling regulates hematopoietic stem cell quiescence and interaction with the osteoblastic niche. Cell Stem Cell 1 : 685-697, 2007.
17) Walkley CR, et al : A Microenvironment-induced myeloproliferative syndrome caused by retinoic acid receptor gamma deficiency. Cell 129 : 1097-1110, 2007.
18) Walkley CR, et al : Rb regulates interactions between hematopoietic stem cells and their bone marrow microenvironment. Cell 129 : 1081-

1095, 2007.
19) Kiel MJ, et al：SLAM family receptors distinguish hematopoietic stem and progenitor cells and reveal endothelial niches for stem cells. Cell 121：1109-1121, 2005.
20) Yin T, Li L：The stem cell niches in bone. J Clin Invest 116：1195-1201, 2006.
21) Qian H, et al：Critical role of thrombopoietin in maintaining adult quiescent hematopoietic stem cells. Cell Stem Cell 1：671-684, 2007.
22) Haug JS, et al：N-cadherin expression level distinguishes reserved versus primed states of hematopoietic stem cells. Cell Stem Cell 2：367-379, 2008.
23) Yamashita YM, Jones DL, Fuller MT：Orientation of asymmetric stem cell division by the APC tumor suppressor and centrosome. Science 301：1547-1550, 2003.
24) Reya T, et al：A role for Wnt signalling in self-renewal of haematopoietic stem cells. Nature 423：409-414, 2003.
25) Zhao C, et al：Loss of beta-catenin impairs the renewal of normal and CML stem cells in vivo. Cancer Cell 12：528-541, 2007.
26) Suda T, Arai F：Wnt signaling in the niche. Cell 132：729-730, 2008.
27) Fleming HE, et al：Wnt signaling in the niche enforces hematopoietic stem cell quiescence and is necessary to preserve self-renewal in vivo. Cell Stem Cell 2：274-283, 2008.
28) Kirstetter P, et al：Activation of the canonical Wnt pathway leads to loss of hematopoietic stem cell repopulation and multilineage differentiation block. Nat Immunol 7：1048-1056, 2006.
29) Scheller M, et al：Hematopoietic stem cell and multilineage defects generated by constitutive beta-catenin activation. Nat Immunol 7：1037-1047, 2006.
30) Ito K, et al：Reactive oxygen species act through p38 MAPK to limit the lifespan of hematopoietic stem cells. Nat Med 12：446-451, 2006.

10. 癌幹細胞

　癌幹細胞の概念は数十年以上も前から提唱されていたものであるが，直接的な証明方法の欠如により広く受け入れられることはなかった．しかし幹細胞生物学・発生生物学の急速な進展により明らかにされた組織幹細胞特異的なマーカーの発見により，癌にもまた正常組織同様のヒエラルキーが存在し，その頂点に位置する癌幹細胞のみが強い自己複製能と癌形成能を有することが明らかにされた[1]．現在までの報告をまとめると癌幹細胞の存在比率は数％以下と考えられ，癌を形成する大方の細胞は癌幹細胞が生み出した限定された増殖能力を有する癌前駆細胞と分裂能力を失った癌細胞であると考えられる．さらに癌幹細胞はさまざまな抗癌剤や放射線療法に抵抗性を示す癌再発の原因細胞であると考えられる．先行する正常組織幹細胞の研究結果を踏まえると，癌幹細胞の有する治療抵抗性は2つの異なる機構によることが示唆される．1つは癌幹細胞が抗癌剤排出能力，中和能力，優れたDNA修復能力を有していることである．もう1つは癌幹細胞が正常組織幹細胞と同様に特別な微小環境（ニッチ）内で休眠状態として存在しているため，増殖する細胞を標的とする従来の癌治療法は効果がないことである．このように癌幹細胞を殺傷できる方法の開発には癌幹細胞の性状とそのニッチを正確に理解することがきわめて重要である．

a．癌幹細胞の特徴

　現在真の癌幹細胞が精製されていないことから癌幹細胞の性質を正確に記すことは難しい．しかし今までの癌研究，治療法および組織幹細胞研究から推察した癌幹細胞の特徴を以下に推察することができる（図1）．

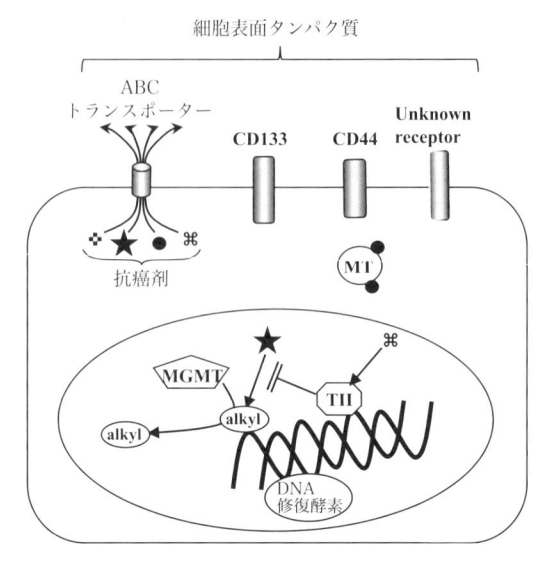

図1　癌幹細胞の特徴
癌幹細胞はさまざまな分子を発現し，抗癌剤を細胞外に排出（ABCトランスポーター），不活化（メタロチオネイン（MT），トポイソメラーゼⅡ（TⅡ）），また傷害を受けたDNAを修復（MGMT，DNA修復酵素）する．加えて細胞運動・浸潤・転移に関わる接着因子CD44および幹細胞特異的因子CD133（機能は不明）を発現している．

1）組織幹細胞マーカーの発現

　造血幹細胞研究の著しい進展により多くの幹細胞特異的細胞表面マーカーが明らかにされ癌幹細胞の分離に利用されている．最も解析の進んでいる急性白血病（acute myeloid leukemia；AML）幹細胞は正常造血幹細胞と同様にCD34陽性/CD38陰性であるが，正常造血幹細胞とは異なりc-kitの発現を失いCD123の発現を獲得していることが発見された．このような癌幹細胞表面マーカーの発現パターンの同定は癌幹細胞を検出する有効な手段および抗体を利用した治療の標的となる．同様にグリオーマおよび髄芽腫幹細胞は広範な幹細胞マーカーCD133陽性群，乳がん幹細胞はCD44陽性

/CD24 陰性細胞群，メラノーマ幹細胞は CD20 陽性細胞群に濃縮されることが報告されている．

2） 抗癌剤耐性

グリオーマを含む悪性腫瘍は抗癌剤投与後頻繁に再発することから，癌幹細胞は抗癌剤に対して耐性能力を有していることが推測される．実際に癌細胞がさまざまな抗癌剤や蛍光色素を細胞外に排出する一群の ABC トランスポーター（multi-drug resistant gene（MDR），multi-drug resistant protein（MRP），breast cancer resistant protein（BCRP）1 等）を発現していることが明らかにされている．とくにさまざまな組織幹細胞に共通する蛍光色素ヘキスト 33342 を排出する能力を指標にいくつかの癌に幹細胞画分 side population（SP）が確認されている．しかし SP の存在しない癌細胞も存在するため，抗癌剤耐性に関わる他の因子（メタロチオネイン，グルタチオン，トポイソメラーゼⅡ，O6-methylguanine-DNA-methyltransferase（MGMT）等）が癌幹細胞で機能しているかどうか検討する必要がある．

3） 放射線療法耐性

抗癌剤療法同様に癌治療に頻用されている放射線療法は増殖の盛んな癌細胞を効率よく殺すことができるが，放射線療法後癌の再発が頻繁に見られる．これは組織幹細胞マーカー CD133 陽性癌幹細胞画分が放射線療法に耐性で，癌再発の原因細胞として働いていると示唆されている．

4） 細胞運動能力（浸潤能）

脳が有する特殊な機能のため，正常な脳組織に浸潤している癌細胞を全摘出することはきわめて難しい．取り残された癌細胞が再発の原因となることが多いことから，癌幹細胞は浸潤能を有している可能性がある．事実，細胞移動に関わる膜タンパク質 CD44 陽性/CD24 陰性/分化マーカー陰性画分に乳癌幹細胞が濃縮されること，CD133 陽性グリオーマ細胞が CD44 を高発現していることなどが報告されている．

b．癌幹細胞とニッチ

組織幹細胞維持に対するニッチの重要な役割は生物種を超えて数多く報告されている．たとえば，造血幹細胞数はニッチサイズにより増減する．現在までに明らかにされているニッチの性状は，(1) ニッチは組織幹細胞の維持に働く特定の領域に存在する細胞群から構成されている．(2) ニッチ細胞が発現する細胞間接着因子と細胞外マトリックスにより組織幹細胞をニッチにつなぎとめる．(3) ニッチ細胞は細胞外因子を分泌し組織幹細胞の自己複製，未分化性維持，休止状態維持に働く．(4) 組織幹細胞の非等分裂を制御する．

癌幹細胞の自己複製もまたニッチ依存的である可能性が示唆されている（図2）．たとえば細胞接着因子 CD44 が急性骨髄性白血病細胞，慢性骨髄性白血病細胞のニッチへの接着および自己複製に重要な働きをしていることが証明されている．また血管内皮細胞と接着した

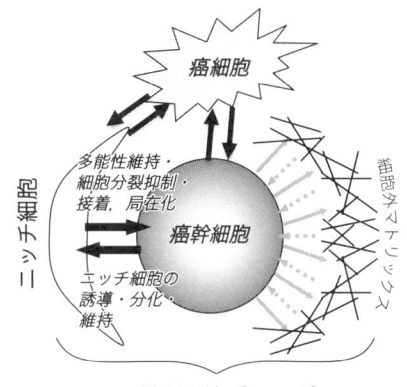

図2 癌幹細胞と微小環境

正常組織幹細胞と同様に癌幹細胞は特殊なニッチ内に存在すると考えられている．ニッチ細胞が発現する細胞膜タンパク質，分泌因子は癌幹細胞の未分化性維持，細胞分裂，局在化に働き，逆に癌幹細胞が発現するさまざまな因子はニッチ細胞の維持に関与している可能性がある．癌細胞もまた癌幹細胞，ニッチ細胞とコミュニケートしていると考えられる．加えて癌幹細胞がニッチ細胞やニッチとして働く細胞外マトリックスを生み出す可能性も示唆されている．

CD133陽性脳腫瘍細胞が強い自己複製能と腫瘍形成能を有していることも示されている．さらにニッチの除去またはその機能不全が癌発生を抑制することも報告されている．癌幹細胞がニッチ内では休止状態で維持される可能性があることから，癌幹細胞を取り巻くニッチの詳細な解析は癌根治達成のために欠かせない．

c．癌幹細胞の分離

現在組織幹細胞を濃縮・分離する方法を利用して癌幹細胞が濃縮・解析されている．たとえば神経幹細胞は成長因子を添加した特殊な無血清培地中で未分化状態を保ちながら浮遊細胞塊（ニューロスフェアー）を形成して増殖する．グリオーマ，乳癌，メラノーマ等に存在する癌幹細胞も同様の条件下で浮遊細胞塊（癌細胞塊）を形成し，増殖することが明らかにされている．加えて組織幹細胞マーカーCD133を発現している癌細胞群が自己複製能，多分化能，強い腫瘍形成能を有していることが示された．また，組織幹細胞が有する蛍光色素ヘキスト33342の排出能力を指標に，さまざまな癌細胞株から分離されたSP細胞が強い自己複製能，腫瘍形成能を有することも報告されている．

現在用いられている癌幹細胞の分離方法は正常組織幹細胞の調整方法であるため腫瘍から幹細胞画分を分離した場合，腫瘍に集積する正常組織幹細胞も癌幹細胞とともに分離・濃縮される．現在癌幹細胞と正常幹細胞を区別するマーカータンパク質が同定されていないが，2つの方法で癌幹細胞の分離が可能である．1つは分離した癌細胞を通常の細胞培養下（増殖因子非存在下・血清存在下）で一定期間培養する方法である．この培養条件下では正常組織幹細胞は幹細胞能力を維持できず速やかに分化する．つづいて，血清存在下から増殖因子を加えた無血清培地に培地転換することにより，癌幹細胞を濃縮している浮遊細胞塊の形成を誘導することが可能である．同様の発想から，既存の癌細胞株から癌幹細胞の分離が可能であることが推測される．長期間血清存在下で培養されている癌細胞株は強い自己複製能と腫瘍形成能を保持している．この条件下では正常組織幹細胞の混入は考えられない．実際にさまざまな癌細胞株にSPやCD133陽性細胞の存在が確認されている．

d．癌幹細胞の作製

癌幹細胞研究を遂行する上で腫瘍または癌細胞株から癌幹細胞を分離し，その性状解析を行うことは正攻法である．しかし癌幹細胞の精製法が確立されていない現時点では真の癌幹細胞の性状解析は非常に難しい．加えて癌幹細胞の精製法が確立され，性状解析が進んでも癌幹細胞の発生機構の解析はきわめて困難である．これらの問題点を克服する方法として，癌幹細胞を作製する試みが行われている（図3）．たとえば精製した造血幹細胞と前駆細胞に白血病細胞で発見された癌遺伝子（MLL-ENLとMLL-AF9）を導入し白血病幹細胞の誘導が数多く報告されている．同様に乳腺前駆細胞に染色体転座により生み出されるETV6-NTRK3融合癌遺伝子を強制発現させた乳癌のモデルも作製されている．これらの報告は精製した幹細胞/前駆細胞に癌遺伝子を導入し癌幹細胞を試験管内で作ることが可能であること，作製された癌細胞集団には癌幹細胞が濃縮されていることを実証している．今後同様の操作により試験管内で作製された癌幹細胞を用いて，真の癌幹細胞の精製法の確立，性状解析，新規治療法の創出が期待される．

e．おわりに

近年の分子生物学，発生生物学，再生医学の発展により腫瘍発生および再発のもととなる癌幹細胞の存在が明らかになったことにより，癌研究が新たな局面を迎えていることは明らかである．癌幹細胞研究が癌根治に貢献できること

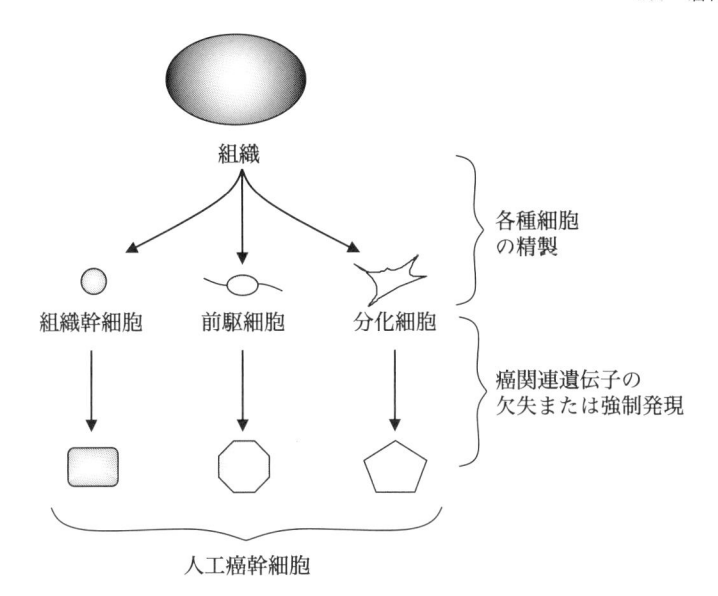

図3 癌幹細胞の作製
組織幹細胞，前駆細胞，分化細胞にさまざまな癌遺伝子または癌抑制因子の変異体を導入し，自己複製能・腫瘍形成能を有する人工癌幹細胞を作製する．

を願っている． ［近藤　亨］

■文献
1) Reya T, Morrison SJ, Clarke MF, Weissman IL : Stem cells, cancer, and cancer stem cells. Nature 414 : 105-111, 2001.
2) Sell S : Stem cell origin of cancer and differentiation therapy. Crit Rev Oncol Hematol 51 : 1-28, 2004.
3) Kondo T : Stem cell-like cancer cells in cancer cell lines. Cancer Biomark 3 : 245-250, 2007.
4) Lobo NA, Shimono Y, Qian D, Clarke MF : The biology of cancer stem cells. Ann Rev Cell Dev Biol 23 : 675-699, 2007.
5) Rossi DJ, Jamieson CH, Weissman IL : Stems cells and the pathways to aging and cancer. Cell 132 : 681-696, 2008.

11. 造血系癌幹細胞（白血病幹細胞）

a. 白血病幹細胞の概念

幹細胞生物学をベースにした白血病幹細胞研究は，1997年のDickらの報告によって大きな展開を示した．すなわち彼らは免疫不全マウスであるNOD/SCIDマウスを用いたヒト急性骨髄性白血病細胞（AML）の異種移植を行い，NOD/SCIDマウスにおいてAMLを引き起こす能力を持った細胞（SCID-leukemia initiating cell；SL-IC）が，ヒトAMLの末梢血単核球細胞10^6個のうち0.2-100個というごくまれな頻度で存在することを明らかにした[1]．また，SL-ICsが正常なヒト造血幹細胞と同じ$CD34^+CD38^-$分画に高頻度に存在していることも示した．このDickらの報告は白血病を構成する細胞の中にも正常造血システムと同様に階層性が存在することを見事に証明したものであり，癌幹細胞の存在を実証した画期的なものである．ヒト白血病幹細胞はDickらが示したように$CD34^+CD38^-$分画に高頻度に存在している．より詳細な解析においては，大部分のAMLでlineage marker$^-CD34^+CD38^-$分画の中でCD33陽性細胞にSL-ICが存在するとされている．一方，CD90（Thy-1）とCD117（c-Kit）は正常造血幹細胞に発現しているものの，白血病幹細胞には発現していないとされている（図1）．

白血病幹細胞がすべての白血病細胞のうちどの程度の比率で含まれているのかは未だ結論がでていない．しかし，当初Dickらが示した10^6個のうち0.2-100個という頻度よりは多い可能性が白血病マウスモデルにおいて提唱されている．ArmstrongらのMLL-AF9マウスモ

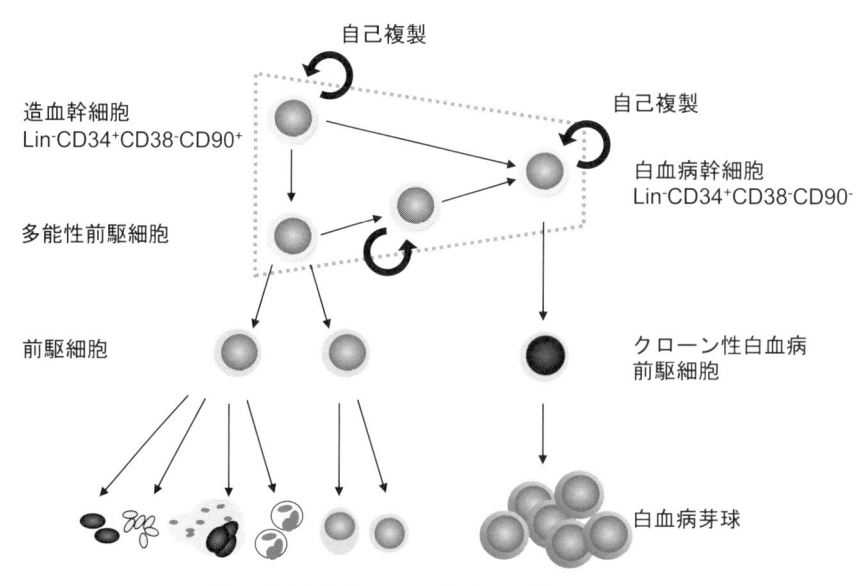

図1 造血幹細胞システムと白血病幹細胞システム
白血病幹細胞の発症母地として造血幹細胞とともに骨髄球系前駆細胞があげられる．後者の場合，白血病関連遺伝子産物によるリプログラミングにより，自己複製プログラムが前駆細胞において再活性化され，白血病幹細胞化するものと考えられる．

デルでは，150細胞に1個の割合で白血病幹細胞が含まれているのではないかと結論づけている[2]．さらにClearyらのグループはMLL-AF9マウスモデルにおいて，白血病化したマウスより単核球を分離し，メチルセルロース培地で培養を行ったところ，播種した細胞の20-30％がコロニーを形成し，個々のコロニーを拾い別なマウスに移植したところ全例が白血病を発症したという．このことからコロニーを形成した細胞はすべて白血病幹細胞であると結論づけ，その頻度は約3割に達するという結果となった[3]．この3割という驚くべき数字の妥当性については今後の議論を待たなくてはいけないが，これまで報告されてきたヒト白血病細胞のNOD/SCIDマウスへの異種移植の系では，移植した細胞が白血病幹細胞であったとしても，生着などの問題からその頻度を低く算出してしまう可能性が高い．今後は，生着率が高くなるように改良された免疫不全マウスの使用や，大腿骨骨髄腔への直接移植等，実験法のさらなる改良が必要であろう．

b．白血病幹細胞の起源

白血病幹細胞の発症母地としてまず造血幹細胞があげられる．確かに造血幹細胞は自己複製能を有しており，一定の分裂の後，分化・死滅する前駆細胞・成熟細胞に比して，長期間にわたり個体に存在し続けることになる．したがって，遺伝子変異が蓄積しやすく，白血病化の標的細胞になりうる可能性が指摘されてきた（図1）．実際，多くの白血病で造血幹細胞が白血病化の標的となるものと考えられ，慢性骨髄性白血病（CML）におけるBCR-ABL遺伝子異常などは造血幹細胞を標的とすることが実験的に証明されている[4]．一方で，MLL-ENLなどの複数の白血病融合遺伝子の強制発現の系において，骨髄球系前駆細胞から急性白血病を誘導しうることが確認されている．したがって，造血幹細胞が発症母地となる場合以外に，本来自己複製能を有しない前駆細胞が自己複製能を獲得し白血病幹細胞として機能する場合も存在するものと考えられる（図1）．興味深いことに，慢性骨髄性白血病が急性白血病に急性転化する過程においても，前駆細胞が標的となっている可能性が示唆されている．

c．白血病幹細胞の自己複製制御

造血幹細胞と白血病幹細胞で機能する自己複製分子は多くが共通である[5]．造血幹細胞で機能する自己複製制御の破綻，すなわち過剰な自己複製活性は白血病化に直結する．実際，造血幹細胞の自己複製に重要とされるBmi1やSTAT5，Wnt-β-catenin経路，Notchなどが，白血病幹細胞の自己複製においても重要な役割を果たしていることが明らかになりつつある．一方，自己複製能を持たない前駆細胞・分化細胞において白血病関連遺伝子変異に伴い自己複製分子機構の活性化が誘導されることが明らかになりつつある．たとえば，MLL-ENL，MLL-AF9，MOZ-TIF2といった融合遺伝子は，造血幹細胞のみならず，本来自己複製能を持たない骨髄球系前駆細胞であるcommon myeloid progenitors（CMP）およびgranulocyte/macrophage progenitors（GMP）といった前駆細胞にも自己複製能を付与し，白血病を誘発することが証明された．MLL-AF9をGMPに遺伝子導入し白血病化させたマウスの骨髄細胞をFACSで分画し2次移植を行ったところ，GMPと同じ分画（IL-7R$^-$Lin$^-$Sca-1$^-$c-Kit$^+$CD34$^+$FcgRⅡ/Ⅲ^{hi}）に高頻度に白血病幹細胞（L-GMP）が存在することが示された．L-GMP分画の網羅的発現解析から，L-GMPはきわめてGMPに類似するものの，造血幹細胞に特異的に発現亢進のみられる自己複製関連遺伝子群の発現レベルも高く，これらの白血病関連遺伝子は自己複製能を喪失した前駆細胞に自己複製機構を再活性化することができるものと考えられる[2]．

d. 白血病幹細胞と治療戦略

現在，化学療法のみで高率に治癒が期待できる白血病には限りがあり，大部分の白血病では同種造血幹細胞移植を治療の選択肢に入れる必要がある．イマチニブなどチロシンキナーゼ阻害薬の出現でCMLの治療成績は明らかに向上しているが，服薬を中止すると再びCML細胞が増加することも示されており，本当の意味の治癒ではない．このような治療反応性の違いは，白血病幹細胞の概念を理解することで容易に理解できるようになる[4]．白血病幹細胞は正常な造血幹細胞と同様に，ニッチに潜んでquiescent（静止）の状態を保っている細胞が多く存在し，このため細胞周期依存性の薬剤に対する耐性が高いとされる．急性前骨髄球性白血病（APL）（FAB M3）ではATRAや亜砒酸による分化誘導療法によって，すべての白血病幹細胞を強制的に分化させ，枯渇させることで治癒に導く可能性がある．一方，イマチニブや一般的な抗癌剤による治療では，PCRでも微小残存病変の検出ができないレベル（分子学的寛解）にまで腫瘍量を減らせても，白血病幹細胞を根絶できず，たった1つの白血病幹細胞が生き残ってしまうだけで白血病は再発しうる．つまり，すべての白血病幹細胞を直接の標的とした治療が治癒に必須であるといえる．

このような状況の中，白血病幹細胞をターゲットとした特異的治療法が模索されている．CD44は白血病幹細胞に高発現しており，その骨髄への生着や未分化性の維持に必須であり，抗体療法の標的分子として注目されている．さらに自己複製分子の中には造血幹細胞と白血病幹細胞との間で機能が異なるものが存在することが少しずつ明らかにされており，PTEN，mTOR，FOXO，FBXW7などがあげられる．通常白血病幹細胞の維持に関与する分子は造血幹細胞にも同様に重要であり，このような分子を治療の標的とした場合，正常造血も障害を受けることになる．ところが，PTENに関しては，正常な幹細胞と癌幹細胞のPTEN依存性の違いに着目した新規治療法の可能性が示されている．このような正常幹細胞と癌幹細胞の間の違いを精力的に明らかにすることが，癌幹細胞を選択的に排除する治療法につながるものと考えられる． ［岩間厚志］

■文献

1) Bonnet D, Dick JE : Human acute myeloid leukemia is organized as a hierarchy that originates from a primitive hematopoietic cell. Nat Med 3 : 730-737, 1997.
2) Krivtsov AV, Armstrong SA : MLL translocations, histone modifications and leukaemia stem-cell development. Nat Rev Cancer 7 : 823-833, 2007.
3) Somervaille TC, Cleary ML : Identification and characterization of leukemia stem cells in murine MLL-AF9 acute myeloid leukemia. Cancer Cell 10 : 257-268, 2006.
4) Huntly BJ, Gilliland DG : Leukaemia stem cells and the evolution of cancer-stem-cell research. Nat Rev Cancer 5 : 311-321, 2005.
5) Clarke MF, Fuller M : Stem cells and cancer : two faces of eve. Cell 124 : 1111-1115, 2006.

12. 上皮-間葉転換

a. 概念

上皮-間葉転換（epithelial-mesenchymal transition；EMT）とは，上皮細胞が，細胞極性を持って基底膜上に規則正しく配列していたものが，細胞極性を失い間葉系細胞（間充織細胞）に変化することを指す．1960-1980年代にElizabeth Hayらによって提唱された概念であり，臓器形成における原腸陥入や体節形成過程において上皮細胞が間葉細胞へ形態変化することをEMTと呼んだことにはじまる．胎児発生や器官形成過程において，上皮と間葉（間充織）は，構造と機能を完成させる目的のために，それぞれの細胞群独自の役割を果たす．しかし時としてお互いが柔軟に互いの細胞へと変換することが，胎児発生や器官形成において必要な過程が存在する．上皮が間葉に変換する過程が，上皮間葉転換（epithelial mesenchymal transition；EMT）であり，あるいはその逆が，間葉上皮転換（mesenchymal epithelial transition；MET）である．さらに，器官形成の過程のみでなく，完成された器官が正常に機能するためには，上皮と間葉の相互作用が重要である．最近，EMTの分子メカニズムの解明が進むにつれて，発癌，癌細胞の浸潤・転移，さまざまな臓器における線維化などにEMTが関連することが注目されている（図1）．

b. EMTの分子機構

EMTは，早期にE-カドヘリンなど上皮マーカーから間葉マーカーへの変換が行われる．E-カドヘリンは，上皮細胞間の接着分子であり，その喪失はEMTの指標となる．E-カドヘリンの転写因子は，Snail, Slug, δEF1ファミリー，E2A, Twistなどがある．他にCUTL1, HMGA2, ILEIなどの転写因子が，E-カドヘリン，クローディン，サイトケラチンなどの上皮マーカーの発現を抑制し，フィブロネクチン，N-カドヘリン，ビメンチン，

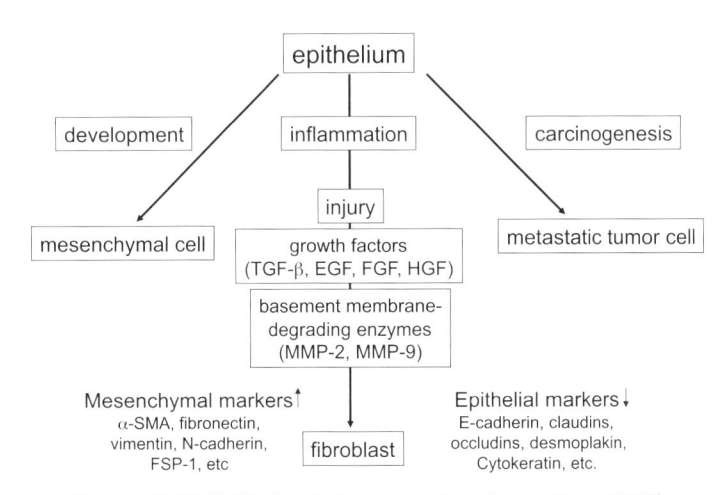

図1 上皮-間葉転換（epithelial-mesenchymal transition；EMT）
上皮-間葉完成された器官が正常に機能するためには，上皮と間葉の相互作用が重要である．最近，EMTの分子メカニズムの解明が進むにつれて，器官形成の過程のみでなく，発癌，癌細胞の浸潤・転移，さまざまな臓器における線維化などにEMTが関連することが注目されている．

α-SMA，FSP-1，MMP など間葉マーカーの発現を上昇させる．その結果，細胞間接着の喪失，細胞の極性の喪失が生じる．アクチンフィラメントが再構築され細胞骨格が変化し，敷石状から紡錘状に形態が変化し，細胞外プロテアーゼが活性化され，細胞外マトリックスのリモデリングが起こり，運動能，浸潤能が亢進し，EMT を獲得する．

c．上皮細胞極性の喪失

上皮細胞は基底膜の成分であるラミニンに対するリセプターである α3β1，α6β4 インテグリンが細胞基底部に限局し，基底膜に接着することで apico-basal 極性を形成している．また，カドヘリンなど細胞間接着因子を介して互いに結合している．線維芽細胞のような間葉細胞は，全表面が細胞外マトリックスに接しており apico-basal 極性は存在しない．細胞外マトリックスは，組織の支持体としての働きだけでなく，さまざまな細胞の増殖，分化，細胞死，接着，運動など基本的な機能を調節する．環境の変化により細胞間接着を喪失した上皮細胞は基底膜を分解する．極性を失った上皮細胞は，コラーゲン，エラスチン，フィブロネクチン，ビトロネクチン，複合多糖などを成分とする細胞外マトリックスと接することによって EMT が促進される．すなわち，基底膜は EMT を抑制しているといえる．基底膜のラミニンからインテグリンを介して伝えられるシグナルは，アクチンフィラメントを細胞間接着部位に局在させるが，基底膜を喪失すると，インテグリンシグナルも変化し，アクチンフィラメントは細胞外マトリックスのフィブロネクチンと接するようになり，細胞骨格が再編成される．Cdc42，Rac1，RhoA などの Rho ファミリーはこの細胞骨格の再編成を制御する．間葉細胞に転換した上皮細胞は，移動を開始し，癌細胞であれば浸潤転移する．

d．transforming growth factor-β（TGF-β）による EMT 誘導

transforming growth factor-β（TGF-β）は，

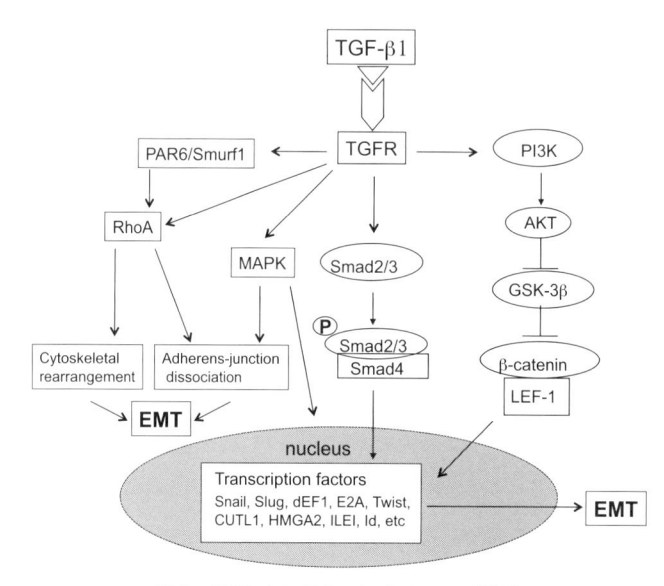

図 2 TGF-β シグナルによる EMT 誘導
TGF-β による EMT 誘導は，Smad 経路によって，上皮マーカーと間葉マーカーの発現を制御する転写因子の調節を介するシグナルと，Par6，Smurf，RhoA，MAPK などを介するタンパクのリン酸化や分解，活性化によって，細胞接着や細胞骨格の変化をきたす経路がある．

元来,線維芽細胞が足場依存性の増殖を獲得するサイトカインとして発見されたが,その後,発癌,細胞マトリックス産生,線維芽細胞増殖による線維化促進,アポトーシス,血管新生,抗炎症作用など多彩な作用を有することが明らかとなった.TGF-β が EMT に関わる転写因子の発現を調節し,EMT の強力な誘導因子であることが明らかとなるにつれて,発生,発癌,浸潤・転移,線維化の過程などにおいて TGF-β が誘導する EMT は重要な役割を果たすと考えられる(図2).培養細胞において EMT は TGF-β によって強力に誘導され,動物実験モデルにおいても,各臓器における線維化について TGF-β による EMT の重要性が報告されている.

e. 癌の進展と EMT

細胞外マトリックス,サイトカイン,プロテアーゼの相互作用によって EMT が誘導される.悪性化に伴って apico-basal 極性を喪失し,EMT を生じ,それに伴って浸潤・転移能を獲得する.癌細胞とヒトの癌において重要な Ras 誘導性の腫瘍では,腫瘍の増殖と細胞極性の喪失に伴って,JNK が活性化し,同時に E-カドヘリンの発現が低下し,基底膜の分解酵素である matrix metalloproteinases(MMPs)が活性化する,あるいは癌の微小環境において基底膜構成タンパクの産生が低下することで,EMT,浸潤・転移能を獲得する.線維芽細胞様の形態へと変化した癌細胞は,間質内へ浸潤し,脈管内へ侵入し遠隔転移を起こす.微小環境における EMT 誘導因子の代表が TGF-β であり,fibroblast growth factor(FGF),hepatocyte growth factor(HGF),epidermal growth factor(EGF),insulin-like growth factor(IGF),platelet-derived growth factor(PDGF),tumor necrosis factor-α(TNF-α)などのサイトカインは EMT 誘導能を持つ.E-カドヘリンの転写因子である,Snail,Slug,δEF1 ファミリー,Twist や,CUTL1,HMGA2,ILEI などの間葉細胞の転写因子は,ネットワークを形成し,EMT や MET を誘導することによって癌の進展に関与する.いったん転移浸潤した癌細胞が再び上皮細胞様の形態へ変換することが転移巣の形成には必要であり,MET の1つの例である.さらに EMT によって薬剤耐性を獲得すること,あるいはさまざまなストレスに対して生き残った細胞に EMT が誘導されることも注目されている.

f. 線維化と EMT

本来,EMT は,胎生期における分化,癌細胞の浸潤と転移において知られた現象であったが,組織損傷における治癒過程における意義が注目されてきた.組織の損傷修復過程で中心的役割を果たすのは,上皮細胞と(筋)線維芽細胞の相互作用である.この過程において最近注目されているのは,細胞死に陥って脱落した上皮細胞の再生と,再生不可能な部位を埋める線維芽細胞である.(筋)線維芽細胞の由来は,間質の前駆細胞,骨髄からの幹細胞の動員,および上皮細胞が線維芽細胞に変化する EMT が考えられる.培養細胞においては,TGF-β によって EMT が強力に誘導される.動物実験モデルにおいては,肺,腎,肝,心,眼などにおける線維化における EMT の役割が注目されている.これらの線維化過程における EMT において TGF-β/Smad 経路をはじめとして,線維化に重要な役割を持つ細胞外マトリックス,JNK,MAPK,オステオポンチン,テネイシンなどの分子が EMT 誘導に関与することが知られている.ヒトの疾患においては,肺線維症における再生上皮や過形成の肺胞 II 型上皮細胞において,上皮細胞と間葉細胞両者の特異的タンパク発現を蛍光免疫二重染色によって検出することで EMT の存在を証明している.しかし疾患に対しどれだけの重要性を持つかはまだ検証の積み重ねが必要である.

[桑野和善]

■文献

1) Kalluri R, Neilson EG : Epithelial-mesenchymal transition and its implications for fibrosis. J Clin Invest 112 : 1776-1784, 2003.
2) Lee JM, Dedhar S, Kalluri R, Thompson EW : The epithelial-mesenchymal transition : new insights in signaling, development, and disease. J Cell Biol 172 : 973-981, 2006.
3) Thiery JP, Sleeman JP : Complex networks orchestrate epithelial-mesenchymal transitions. Nat Rev Mol Cell Biol 7 : 131-142, 2006.

B. 体性幹細胞と組織修復

1. 脳神経

　中枢神経は一般的に自己修復能力に乏しい組織として知られている．Ramon y Cajal が 20 世紀の初めに中枢神経においては有効な軸索再生が得られないことを報告して以来，中枢神経において組織再生は得られないというのが生命科学に携わる者の共通の認識であった．しかし近年の幹細胞医学の発展によってこの分野にも新しい希望がもたらされようとしている．中枢神経においては内在性の神経幹細胞が存在し，損傷後の組織修復に関与していることが示されたことに加え，さらにはこういった細胞の移植によって組織の再生を得ようという試みも動物レベルで成功を収めており，脳や脊髄の損傷によって重大な後遺症に悩む患者や家族，治療に携わる医療従事者の間にもこのような材料を用いた再生医療の実現への期待が大いに高まっている．本稿では近年の神経幹細胞を対象とした研究の発展，および治療への応用の試みについて概説する．

a. 神経幹細胞
1) 神経幹細胞の同定と分離

　神経幹細胞とは，中枢神経系を構成するニューロンやグリア（オリゴデンドロサイト，アストロサイト）を生み出す多分化能を持ち，かつ増殖し継代を繰り返すことができる自己複製能を持つ未分化な細胞である（図1）．この比較的性質の均一な神経幹細胞が，脳神経系の発生

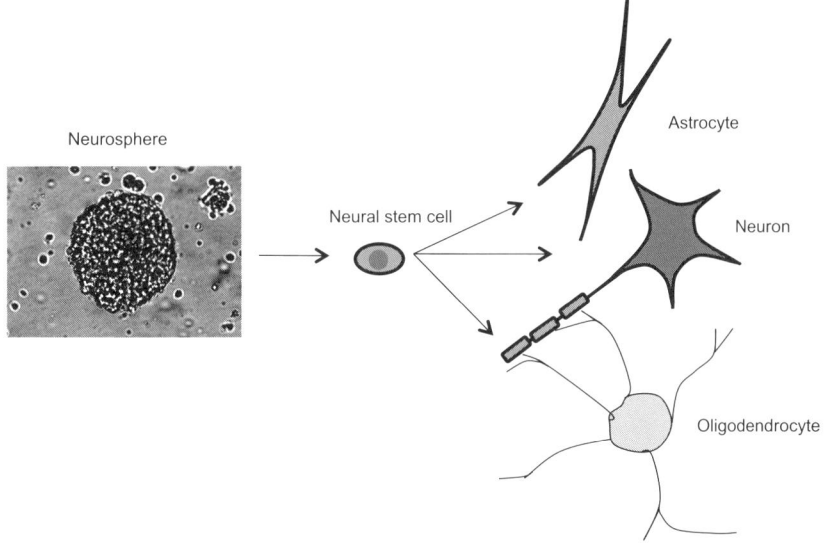

図1　神経幹細胞の分化
　神経幹細胞は自己増殖能を持ち（neurosphere を形成），ニューロン，オリゴデンドロサイト，アストロサイトへ分化する中枢神経系幹細胞である．

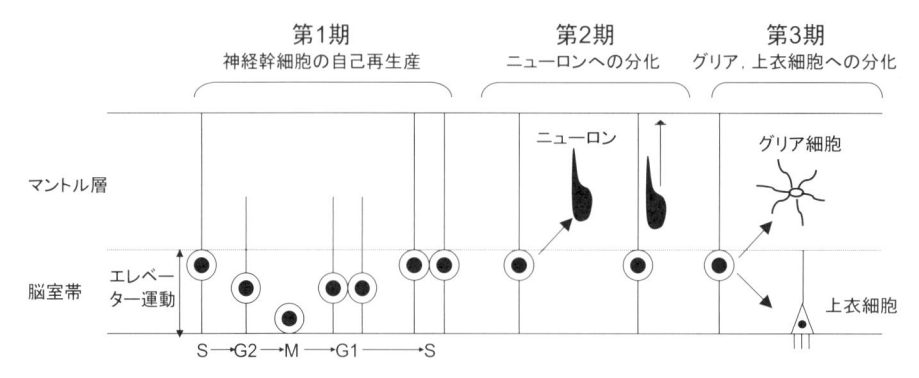

図2 生体内における神経幹細胞の役割
神経発生過程における3つの段階．第1期では神経幹細胞は盛んに分裂しエレベーター運動により自己再生産を行う．第2期では神経幹細胞からニューロンが分化し一部は放射状グリアに沿って脳表面へ移動する．第3期では神経幹細胞が上衣細胞とグリア系細胞へ分化すると考えられている．

過程において増殖を繰り返しながら1,000億個のニューロンとその10倍数のグリア細胞へ分化し，またその一部は生涯を通して未分化な状態で成体に維持されている．

既に19世紀末には，神経幹細胞は神経系の初期発生における"神経管の脳室周囲部の細胞"として言及されていたが，1990年代に入ってからの神経幹細胞の選択的マーカー分子であるNestinあるいはMusashi-1の発見，また神経幹細胞の分離培養の手法としてのneurosphere法の開発といった数々の研究成果によってその存在は確定され，容易に同定，分離が可能となった．実際の臨床応用は倫理的な問題をクリアできていないが，技術的にはヒトの胎児組織からこういった神経幹細胞を分離培養することも可能となっている．また最近ではNestin等の遺伝子の発現を指標とした分離など，さらに特異性の高い分離手法も開発されている．

2) 神経幹細胞の局在

神経幹細胞の局在部位は発達の過程に沿って変化していることが知られている．

われわれヒトを含む脊椎動物の胎生期における中枢神経系の発生過程は，神経幹細胞の挙動から3つの段階に分けて理解されている（図2）．第1期では，形成された神経管において神経幹細胞が盛んに分裂し数を増やす．この際幹細胞の細胞核は，脳室帯（ventricular zone）において上皮の内腔面直下で分裂し（M期），DNA合成期（S期）を深部で過ごすエレベーター運動といわれる単層円柱上皮の分裂に特徴的な増殖様式を示し，自己再生産のみを行い続ける．第2期では幹細胞は放射状の形態をとり，放射状グリア（radial glia）と呼ばれるようになる．この放射性グリアは脳室帯においてニューロンを生み出し，さらにそのニューロンは，脳表面へ向かう放射状グリアの突起に沿って脳室帯から脳の表層へ移動する．第3期では放射状グリアは上衣細胞とグリオブラスト（グリア細胞の共通の幹細胞）へ分化し，後者は順次アストロサイト，オリゴデンドロサイトを産生し，最後には自らミクログリアに変わって増殖を停止すると考えられている．このように中枢神経系の多様な細胞は脳室帯に存在する神経幹細胞に由来し，時間的および空間的にそれぞれの系譜をたどって分化する．

一方成体哺乳類における神経幹細胞は，脳室下層（subventricular zone；以下SVZ）および海馬歯状回と門部の間にある顆粒細胞層下部（subgranular zone；以下SGZ）に存在し，成体脳におけるニューロン新生に寄与していると考えられている．SVZではアストロサイト

(Type B), 未熟な前駆細胞 (Type C), 移動するニューロブラスト (Type A), および上衣細胞 (Type E) の4タイプの細胞から構成されている. SVZにおける神経幹細胞の局在をめぐっては, それが上衣細胞であるとする説とアストロサイトであるとする説が対立し一時物議を醸した (2つの論文は同年の Cell 誌に掲載されている). 前者においては, 脳室に DiI を注入すると脳室壁を構成する細胞のみに取り込まれ, 10日後に嗅球におけるニューロンが DiI で標識されたことから, 嗅球へ移動したニューロンは上衣細胞由来であるとし, さらに上衣細胞のマーカーである Notch 1 発現細胞をソーティングすると高率に neurosphere が形成されたとしている. それに対し後者では, BrdU を長期投与した結果, 上衣細胞では BrdU は検出されず Type B において陽性所見が得られ, また GFAP プロモーター制御下に GFP が発現するアデノウイルスを遺伝子導入し分離培養を行うと GFP 陽性の neurosphere が形成されたことから, 神経幹細胞は Type B のアストロサイトであるとしている. ここで重要なのは, Type B の中には上衣細胞の間隙へ繊毛を出し脳室に接して存在する細胞もあるということであり, DiI でラベルされる細胞のすべてが上衣細胞とはいえない, との結論から現在では Type B のアストロサイトが神経幹細胞とする説が主流である. 形態学的にも分裂する GFAP 陽性細胞は双極性あるいは単極性の突起を有し, 多極性の分裂しないアストロサイトとは異なるとされている. Type B は自己複製するとともに Type C である前駆細胞を経て Type A であるニューロブラストを生じ, Type A はニューロンへ分化して嗅球やその他の場所へ移動する. また, SVZ のアストロサイトはオリゴデンドロサイトも生み出すとの報告もある. SGZ においても Type B であるアストロサイトが幹細胞としての機能を果たし, Type D を経て granule neuron へ分化する.

またこれら SVZ, SGZ 双方においては, 血管を形成する内皮細胞と細胞を囲む基底層が神経幹細胞の微小環境 (niche) に重要な役割を果たしている. 内皮細胞はアストロサイトに付随し, 幹細胞の自己複製や系譜の運命決定を支配するさまざまなシグナルを生み出している. たとえば BMP シグナルはグリア系へ系譜し神経系への系譜を阻害するのに対して, そのアンタゴニストである noggin は BMP を抑制してニューロン新生に関わっている. こういった細胞の微小環境との関わりも神経発生のメカニズムの全体像を理解する上で非常に重要であると考えられる[2].

b. 幹細胞と組織修復—内在性幹細胞の活性化

中枢神経系は他の組織に比べ再生能力が非常に低く, とくに成体の中枢神経組織は一度損傷を受けると再生は困難であることはよく知られている. しかしその中枢神経にも幹細胞が存在することが明らかとなり, 微力ながら組織修復への関与がみられることがわかってきており, 幹細胞を対象とした治療研究を進める上での重要なよりどころとなっている.

SVZ や SGZ において生理的条件下でニューロンが新生することは先に述べたが, 虚血のような何らかの障害を脳に与えると本来ニューロンの新生が起きないような線条体等で, 代償性にニューロンの新生が誘導されてくることが明らかになっている[3]. われわれもサルの大脳皮質において, 一過性の全脳虚血後に神経幹細胞 (前駆細胞) の分裂とニューロンの新生が誘導されることを報告したが, これら病的状態におけるニューロン新生の現象は insult-induced neurogenesis (傷害誘導性のニューロン新生) と呼ばれ, 哺乳類成体脳に再生能力と呼べるものが存在することを示している. しかし実際には新生ニューロンによる直接の機能回復への関与には懐疑的な見方が優勢であり, その理由と

して，①低効率であること，②シナプスを形成できないため新生ニューロンが短命であること，③機能回復に至るほどニューロンが成熟していないことが挙げられている．こういった内在性の幹細胞の反応をより損傷修復に有利な方向へ誘導することで機能回復へとつなげるというのも疾患の治療を考える上では1つの考え方であるかもしれない．損傷後の神経幹細胞のニューロン，アストロサイト，オリゴデンドロサイトの分化の割合は細胞の由来，培養環境といった条件により大きく異なってくることから，その分化にはさまざまな因子が関与していると考えられているが，とくに損傷後の環境には炎症に関連したタンパクの発現が著明であり，それらの幹細胞分化へ与える影響は興味深い．たとえば炎症性サイトカインとして損傷後の脊髄に高発現するIL-6は神経幹細胞のアストロサイトへの分化をSTAT3を介したシグナルにより誘導していることがin vitroの系で示されており，一方でin vivoではIL-6およびIL-6受容体を強発現することによってグリア瘢痕形成が促進されることが報告されている．これらはIL-6シグナルが炎症反応の誘導だけではなく，内在性幹細胞の分化誘導によりグリア瘢痕形成に関与している可能性を示唆している．さらにNakashimaらはIL-6ファミリーの1つであるLIFとBMPファミリーのBMP2をともに加えると，それぞれ単独ではみられない神経上皮細胞からアストロサイトへの分化を強力に誘導することを報告したが，このメカニズムとして彼らはSTAT3とSmadがCBP/P300というコアクチベーターを介して複合体を作り，GFAPの転写活性化を行うというモデルを提唱している．一方でSunらはbHLH型転写因子であるneurogenin1を介したneurogenesisの促進のプロセスで，プロモーター部位へ結合する複合体形成にSmad1が必要であることを示し，結果として幹細胞のニューロンへの分化のプロセスがアストロサイトへの分化を阻害するというモデルを提唱した．神経損傷後には神経幹細胞のほとんどがアストロサイトへ分化するが，IL-6をはじめとするサイトカインによるSTAT3シグナルの活性化はそのプロセスにおいて重要な寄与をしていると考えられている．

これらが意味するところは組織損傷に伴う反応が組織幹細胞の挙動に大きく影響を与えうるということである．このような内在性の神経幹細胞からの分化の過程の制御メカニズムに関する研究に基づき，組織修復の促進という治療研究においての新たなアプローチの方法についても今後さらに検討が進むに違いない．また，こういった研究は将来的には神経幹細胞移植との併用などにおいてもその意義を見出すことができるかもしれない．

c. 幹細胞と組織修復—幹細胞移植の可能性

意外にも臨床における細胞移植治療の歴史は古く，中枢神経系における再生阻止のメカニズムの詳細が明らかになる以前の1980年代にスウェーデン Lund 大学の Olle Lindvall のグループが Parkinson 病患者へ胎児中脳を移植し機能回復を得たことを報告している[4]．この実験的治療により細胞移植が一定の効果をもたらすことがわかったことはその後の幹細胞医学の発展に大きく寄与したが，移植する細胞の標準化，純度・生存率の規格化，倫理的問題などの多くの問題により一般的な応用には至らなかった．そこで移植細胞の別の選択肢として，特定のニューロンへ分化し得る神経幹細胞が中枢神経再生への期待をこめてクローズアップされてきたわけである．実際にわれわれは，幹細胞からドパミン作動性ニューロンへと分化誘導した細胞を Parkinson 病モデルラットの線条体に移植し，症状の回復が認められることを報告した．また中枢神経系の外傷疾患である脊髄損傷でも幹細胞移植の研究が進んでいる．受傷直後は脳と異なり内在性神経幹細胞がアストロサイトへしか分化しないが，Ogawa らはラット頸髄損

傷モデルに対し至適時期である受傷9日目に神経幹細胞を移植することにより，細胞がニューロンへ分化しシナプスを形成していることを確認した．さらにIwanamiらは前臨床試験として，サル損傷脊髄に対しヒト胎児脊髄由来神経幹細胞移植を行い，細胞の生着および機能の回復を認め，霊長類脊髄損傷に対するヒト神経幹細胞移植の有効性を示した[5]．さらに，より有効な神経幹細胞移植法の確立を助けるものとして，①損傷脊髄内環境の修飾，②神経栄養因子の投与，③軸索伸展阻害因子の抑制といった補助療法の検討もすすんでいる．効率よく神経再生を誘導し，劇的な機能回復を可能にするには，これらの戦略を系統的に組み合わせつつ改良を重ねていくことが重要と考えている．

一方これらの神経幹細胞は胎生期や成体の脳室下層・海馬に存在する細胞を回収しているのが現状であり，実際に細胞移植治療による臨床応用を考えた場合に技術的・倫理的問題が大きな障害となる可能性がある．そこで近年は細胞ソースを他に求める研究も盛んに行われている．とくに神経幹細胞よりも未分化な形態である胚性幹細胞（ES細胞）や最近話題をさらっている人工多能性幹細胞（iPS細胞）からの細胞の誘導は注目を集めているが，これらの細胞は多様な分化能に起因する安全性の問題が完全に解決しているとはいいがたく，臨床応用に至るには越えるべきハードルは未だ相当に高いのが現状である．これらの研究が幹細胞医療の臨床応用として実を結ぶにはさらに詳細なリスク要因の解明が必要不可欠である．

d．おわりに

中枢神経系における神経幹細胞の存在，またその役割と新しい治療への応用の可能性について述べてきた．中枢神経系は人間の諸活動のすべてを制御する役割を担っており，その損傷は重篤な後遺症をしばしば残すのに対し，医療者にできることは未だに少ない．幹細胞生物学の分野におけるさらなる研究の進展は，もう一度失った機能を蘇らせたいという患者，医療従事者共通の切実な願いである．

［向野雅彦，名越慈人，中村雅也，戸山芳昭，里宇明元，岡野栄之］

■文献

1) Loeffler M, et al : in " Stem cells and cellular pedigrees — a conceptual introduction", pp1-27, Academic Press, London, 1997.
2) Li L, et al : Stem cell niche : structure and function. Ann Rev Cell Dev Biol 21 : 605-631, 2005.
3) Arvidsson A, et al : Neuronal replacement from endogenous precursors in the adult brain after stroke. Nat Med 8 : 963-970, 2002.
4) Lindvall O, et al : Transplantation strategies in the treatment of Parkinson's disease : experimental basis and clinical trials. Acta Neurol Scand Suppl 126 : 197-210, 1989.
5) Iwanami A, et al : Transplantation of human neural stem cells for spinal cord injury in primates. J Neurosci Res 80 : 182-190, 2005.

2. 皮　膚

　皮膚は表皮と真皮と皮下組織から成り立っている．表皮はバリア機能を担うために主にケラチノサイト（角化細胞）がお互いに強固に結合した，多層構造をなしている．表皮は見た目には変化がなくても，毎日角層が更新しており，個々の細胞はダイナミックに変化し続けている．また表皮は毛包や脂腺とも連続している．とくに毛包は周期的に再生と脱落を繰り返すユニークな'小器官'であり，幹細胞研究のモデルとして有用である．また遺伝子改変動物において毛の異常は一目瞭然なので，毛に関わる因子について多くの知見が集積されている．

a. 表皮の幹細胞

　ケラチノサイトは表皮の最深部の基底層で細胞分裂し，基底層を離れて上層に移動すると増殖能を失い，細胞骨格であるケラチンの発現パターンを変えて分化を始める．ケラチノサイトは最終的に脱核して角質層となり，剥離脱落する．したがってケラチノサイトの幹細胞は基底層で自己複製するとともに，娘細胞（transit amplifying cell；TA 細胞）を産生し続ける'単能性'幹細胞とみなされてきた．表皮の幹細胞は分化した細胞に比べて小さい細胞で，ゆっくり分裂し，細胞接着能力が高く，有害な物質を排出する能力も高いという性質を持つ．一方で長らく表皮の幹細胞と毛包脂腺系の幹細胞の異同について議論されてきた．1990 年代に毛包のバルジ領域（立毛筋付着部位）に存在する細胞は増殖能が高いが，あまり活発に分裂していない細胞であることが示され，'究極の'幹細胞として注目されるようになった．2001 年に毛包のバルジ領域の細胞が毛だけでなく表皮や脂腺にも分化できることが証明され，バルジ領域に表皮と毛包脂腺系の共通の幹細胞が存在することが認知された．バルジ領域の幹細胞マーカーについてはマウスとヒトで多少相違がみられる．マウスでは $\alpha 6$ インテグリン陽性，CD34 陽性，ケラチン 15 陽性細胞が候補とされており，ヒトのバルジ領域においては CD200 陽性，CD34 陰性，CD71 陰性分画に増殖能の高い細胞が多く含まれると報告されている．一方で毛の存在しない手掌や足底の表皮にも幹細胞は存在しているので，バルジの細胞だけでケラチノサイトの幹細胞がすべて説明できるわけではない．また創傷という非常事態においてのみバルジ領域から一過性に細胞が表皮に供給され，一定期間後にはバルジ由来の細胞は表皮から消失していることがマウスでの細胞追跡実験により示された．つまり定常状態の表皮ではバルジ領域の細胞は関与せず，表皮独自の幹細胞システムが働いていることが再認識された．脂腺においても同様に，通常では脂腺内の Blimp 1 を発現する細胞が前駆細胞として働いていることが報告されている．2007 年に発表された創傷治癒に関する論文では，大きな皮膚欠損（成体マウスで $1.5 \times 1.5\,\mathrm{cm}$ 以上）の治癒後に新規の毛包が誘導されうることが示された．これまで皮膚全層欠損では毛包の細胞がすべて失われるために毛包の再生は望めないと考えられていたが，成体の皮膚にも発生段階と同様な過程を経て，新たに毛包を誘導する能力が備わっていることが示唆された．創傷治癒において上皮化が終了した後，毛を含む幹細胞システムが再構築されたことになり，表皮の幹細胞は非常にフレキシブルである．

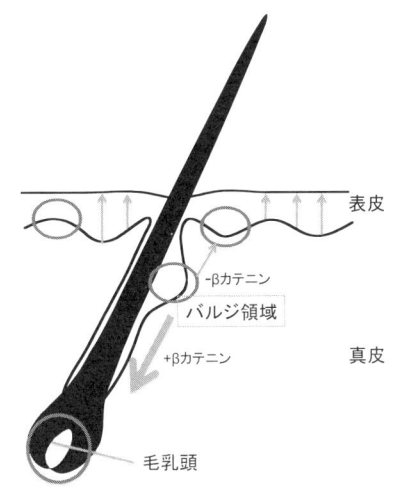

図1 皮膚の幹細胞システム
バルジ領域の細胞は表皮にも毛包にも分化でき、その鍵となる分子の1つがβカテニンである。通常、表皮は表皮内の独自の幹細胞システムによって維持されており、バルジ領域の細胞は毛周期に応じて毛包の細胞に分化する。毛乳頭部には間葉系幹細胞の存在が示唆されている。丸印は幹細胞の存在部位を示す。なお脂腺と汗腺は省略した。

b. ケラチノサイトの幹細胞の制御機構

　幹細胞の維持機構には周囲の微小環境が重要と考えられている。遺伝子改変マウスの解析により、Wntシグナルの下流にあるLEF/TCF family（転写因子）やc-Myc, βカテニンなどが幹細胞の維持に重要な役割を果たしていることが明らかにされた。とくにβカテニンの発現量によってバルジ領域の細胞の運命が決定され、発現量が多いと毛包の細胞へ分化する（図1）。表皮にβカテニンを過剰発現させると新たに毛包や毛包系腫瘍を生じることが証明された。LEF1は毛母に発現しTCF3はバルジ領域に発現している。TCF3はWntシグナル系に抑制的に働き、幹細胞を未分化な状態に保つのに重要であることが示された。c-Mycを表皮細胞に強制発現させると、バルジ領域のゆっくりした細胞周期を持つ細胞が減少するとともに毛が消失し、表皮が肥厚した。この結果よりc-Mycは幹細胞の毛への分化誘導を抑制して表皮細胞への分化を促進すると考えられた。癌抑制遺伝子p53のファミリータンパクであるp63の発現を表皮で抑えると表皮が重層化しないことからp63が表皮形成に必須の因子であることが証明された。またLig-1 (Lrig1) は表皮基底層に発現し、発現を抑えると増殖が亢進することから、表皮幹細胞の静止期の維持に重要な役割を果たしていることが報告された。一方細胞骨格を制御するタンパクでRhoファミリーの1つRac-1はやはり幹細胞の維持に必要であることが示された。EDA（ectodysplasin）に遺伝子変異があるとヒトでは先天性無汗性外胚葉形成不全症となり、汗腺が欠如し毛や歯にも異常がみられる。したがってEDAは付属器形成に重要な遺伝子の1つと考えられるようになった。

c. 毛包に存在するneural crest（神経堤）由来幹細胞

　毛包の幹細胞という場合、外胚葉由来のケラチノサイトの幹細胞をさす場合が多いが、最近neural crest（神経堤）由来の細胞の報告がみられる。毛包の外毛根鞘内に多能性を持ったneural crest由来の細胞の存在がWnt1-cre/R26Rマウスを使って証明された。このマウスではneural crestでWnt1遺伝子が特異的に発現することを利用して、Wnt1遺伝子を発現した細胞だけがβ-ガラクトシダーゼを発現するように工夫されている。このマウスのバルジ領域の1個の細胞から増殖させた細胞はβ-ガラクトシダーゼを持ち、神経細胞、平滑筋細胞、Schwann細胞、メラノサイトに分化したことからepidermal neural crest stem cellsと名付けられた。バルジ領域には以前よりメラノサイトの幹細胞が存在することが報告されており、またバルジ領域のネスチン陽性の細胞がケラチノサイトにもメラノサイトにも分化したとの報告もみられる。細胞の多能性の証明はin vitroの培養条件によるところが大きいので、これらの細胞の異同についてはさらなる検討が

d. 真皮の幹細胞（毛乳頭細胞）

真皮には血管や神経も存在するが，構成成分の大部分はコラーゲン線維であり，その産生を担うのが線維芽細胞である．線維芽細胞は形態的に紡錘形の細胞の総称であり，血液細胞のように分類に適した表面マーカーが存在しないためにどの程度均一な集団なのか，多様性を持つのか未だにはっきりしていない．表皮や毛包に近いところに存在する線維芽細胞は幹細胞維持の微小環境に何らかの役割を持っていると考えられており，細胞外基質である laminin10/11 が存在すると分化した角化細胞の増殖能を復活させることができる．2001年に真皮の中に浮遊培養によって増殖し，神経や平滑筋や脂肪細胞になりうる多能性幹細胞の存在が示され，SKP（skin-derived precursor cells）と名付けられた．最近この真皮の多能性幹細胞は毛包の毛乳頭部に存在し，neural crest 由来の細胞であることが報告された．またヒトの皮膚からも単離できることが報告され，マウスの移植実験で SKP は軸索をミエリンで囲んだ Schwann 細胞になったと報告された．一方毛乳頭細胞は骨芽細胞や脂肪細胞に分化することが報告され，C2C12 という筋芽細胞と共培養すると骨格筋のマーカーを発現するとの報告もある．

毛乳頭細胞は上皮細胞と相互作用して毛包を誘導できることが特徴である．毛乳頭細胞を表皮直下に移植すれば，新規に毛包を誘導できる．ただ毛乳頭細胞を体外で培養すると毛包誘導能が低下してしまうことが問題とされており，新しい培養法や移植法の開発により脱毛症の治療にむけた研究が進行中である．

e. 培養皮膚

皮膚科や形成外科領域では以前より皮膚を移し替える植皮術が行われており，植皮は'皮膚の幹細胞移植'ということができる．また浅く採皮した部位は周囲からの上皮化に加えて毛穴から上皮化がみられることも臨床的によく知られている．約30年前より表皮の細胞の培養が可能になり，採皮部がわずかしか残っていない重症の熱傷患者の治療に培養表皮が用いられてきた．日本でも一部の大学病院では熱傷や難治性の皮膚潰瘍に対して，自家培養表皮シートの移植が行われている（図2）．これまで角化細胞の培養法には大きく分けて2通りあり，1つは分裂能力をなくしたマウスの線維芽細胞を feeder layer として用い，もう1つはウシ脳下垂体抽出液を培養液に加えるものである．2007年10月に日本では初めて前者の製造方法による培養表皮（ジャパン・ティッシュ・エンジニアリング社の商品名ジェイス）がヒト組織・細胞を組み込んだ再生医療製品として厚生労働省から製造承認を受けた．1枚あたりおおむね80-100 cm^2 程度の大きさである．ただ体表面積30％以上受傷の重篤な熱傷患者に適用が制限されている．人工皮膚の問題点としては，毛や汗腺，脂腺などの付属器を含んだ培養皮膚を試験管内で作ることはできない．すなわち広範囲に培養皮膚を植皮した場合，汗腺がないために発汗による体温調節機能が働かず，また神経を

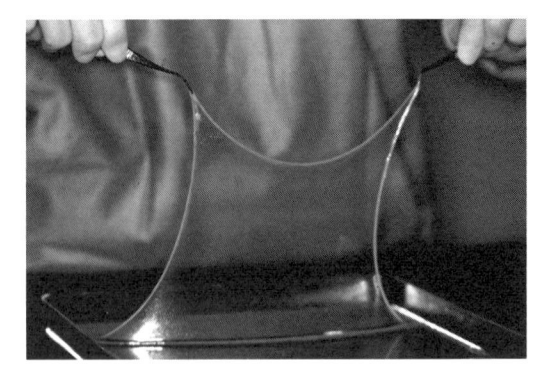

図2 培養表皮シート
切手大の皮膚を採取し，ケラチノサイトを酵素処理によっていったんばらばらにした後，培養する．細胞を重層化させると図のような移植に耐えうる強度を持った培養シートが完成する．真皮シートや表皮と真皮を併せ持つ複合皮膚の作製も可能である．（写真は愛媛大学皮膚科橋本公二教授提供）

欠くために感覚がないという問題が生じる．汗腺や神経を持った機能性培養皮膚が望まれるゆえんである．また脱毛患者には毛を持った培養皮膚あるいは細胞療法による発毛誘導が望まれる．iPS細胞がヒトでも樹立されたことより，今後培養皮膚に遺伝子導入して遺伝性疾患の治療に使う研究も加速すると思われる．

［大河内仁志］

■文献
1) 大河内仁志：皮膚に存在する多能性幹細胞—最近の進歩．最新皮膚科学大系 2008-2009, 玉置邦彦総編集, 104-111, 中山書店, 2008.
2) 大河内仁志：表皮由来幹細胞．進みつづける細胞移植治療の実際 上巻, 田畑泰彦編集, 115-118, メディカルドウ, 2008.
3) 西村栄美：皮膚の幹細胞．再生医療へ進む最先端の幹細胞研究（実験医学）, 山中伸弥, 中内啓光編集, 107-112, 羊土社, 2008.
4) Blanpain C, Horsley V, Fuchs E : Epithelial stem cells : turning over new leaves (Review). Cell 128 : 445-458, 2007.
5) Gurtner GC, Werner S, Barrandon Y, Longaker MT : Wound repair and regeneration (Insight review). Nature 453 : 314-321, 2008.

3. 眼

視覚を担う眼球は角膜および水晶体などの工学系を構築する前眼部と，神経網膜や視神経などの視機能情報伝達を司る後眼部に分けることができる．カメラをアナロジーにすると，前眼部はレンズと絞りの役割を果たし，神経網膜はフィルムに相当する．眼球は中間透光体が透明であることが視機能的に不可欠であり，たとえ生体防御機構による炎症であっても，瘢痕化などによる混濁は不可逆的な視力低下をきたす．過剰な炎症を起こさないために網膜血管にはblood/retinal barrierがあり，また前眼部にもblood/aqueous barrierと呼ばれる隔壁が存在する．免疫寛容を維持するメカニズムも多く存在する眼内は常に安定した状態が維持されており，最大限に透明性を維持している．一方で，眼表面は外界とのインターフェースとして重要な働きをしており，眼内に比べると過酷な環境に曝されている．感染，外傷などによる炎症に対する反応は眼表面と眼内ではまったく異なり，眼球全体として精巧な光学系を維持していることは奇跡といっても過言ではない．

a. 眼表面と角膜上皮幹細胞

ocular surface（眼球表面）とは，角膜上皮，結膜上皮，そして眼球表面全体を覆う涙液層を含む概念である．角膜上皮細胞は5～6層よりなる重層扁平上皮であり，最表層のsuperficial cellsは細胞間のtight junctionが緻密で外界とのバリアーとして機能している．上皮の最下層はbasal cell layerと呼ばれ，円柱形をしている．basal cellが分裂しながらsuperficial layerまで移動し，最終的に脱落するまでのターンオーバーは約7日間とされている．basal cellには数回の分裂能が残っているが，角膜上皮細胞を恒常的に供給する幹細胞は角膜を囲む輪部に存在する．幹細胞が分裂し，transient amplifying cell（TAC）を角膜中央部へ供給することから角膜上皮のターンオーバーは始まるが，TACのcharacterizationや分裂回数など，不明な点が多い．

角膜上皮幹細胞の同定は自己複製能と，比較的長い細胞周期を持つという特徴を利用して行われることが多い．Cotsarelisらは，BrdUをウサギに投与して，すべての増殖細胞核が染色するまで持続した[1]．一定期間後（一般的には2～3ヵ月）の染色性を根拠に細胞周期が長い細胞を幹細胞であると示唆している．BrdUは細胞分裂ごとに各細胞に分散・希釈されるため，長期観測すると徐々に組織からその染色像は消失する．しかし，幹細胞のような分裂回数が少ない細胞だけBrdUによる染色が残る．この特徴から，これらの細胞をlabel retaining cell（LRC）とも呼ぶ．

一方で，自己複製能を未分化の指標とする実験系として，colony forming efficiency（CFE）が一般的に普及している．本法は，分化細胞に増殖能が残っていないことを利用して，より自己複製能が高い未分化細胞のみを培養系にて抽出する．通常の培養では評価できないため，フィーダー細胞と呼ばれるサポート役の細胞とともに培養する．フィーダー細胞には一般的にマウス由来の線維芽細胞株（3T3など）が用いられ，それらの細胞が増殖しないようにマイトマイシン，あるいは放射線にて前処置してから培養する．フィーダー培養した上皮細胞は，その増殖能力の強さによって，さまざまな大きさのコロニー（細胞集団）を形成する．分化細胞はコロニーを形成しないとされており，一定期

間（約2週間）後に確認できるコロニーは幹細胞，あるいはその第一世代にあたる transient amplifying cell（TA 細胞）由来と考えられている．

CFE による幹細胞の解析は比較的簡便であるが，形成されたコロニーの大きさをどう解釈するべきなのか，その評価がまだ定まらない面もある．より未分化なほど大きなコロニーを形成するとは限らず，また，個々の細胞が示す形態も加味する必要がある．一般的に，より小さい細胞の集団を未分化であると判断する．また，その後に継代できる回数を計算して未分化度を評価することもできる．細胞をフィーダー培養して，増殖能の違いから3種類のクローンに分類する方法もある[2]．角膜上皮では Pelligrini らによって最初に報告された手法である[3]．single cell から増殖したコロニーを継代し，新たに生じたコロニーが分化コロニーである比率が5％未満であればホロクローン，5％以上100％未満であればメロクローン，100％であればパラクローンと定義した．CFE よりは煩雑であるが，細胞の自己複製能をより反映しているといわれている．

現在のコンセンサスでは，in vivo（生体内）では BrdU による LRC の証明，in vitro（培養系）では CFE を示すことで未分化度を表すのがスタンダードとされている．しかし，ここ数年で多くの手技，手法が報告されるようになり，幹細胞研究は急激に発展する様相を示している．新しい手法の多くは，主に骨髄幹細胞や神経幹細胞の研究から波及したものであり，徐々に他の専門分野で応用されるようになった．しかし，今度は各臓器，組織に存在する幹細胞によって同じ実験系に対する反応が同一でないことも判明したため，データの評価法がますます混沌としてきた．

b．角膜実質幹細胞

角膜実質細胞（keratocyte）は，上皮細胞と異なって活発にターンオーバーをしていないとされている．また，幹細胞の存在については長く不明であったが，われわれは少なくともマウスにおいては自己複製能，多分化能を持つ幹細胞が角膜実質に存在することを報告した[4]．角膜実質細胞は発生学的に神経堤由来であり，われわれが分離した角膜実質幹細胞（cornea-derived progenitors：COPs）も神経堤マーカーを発現していた．また，神経堤組織が EGFP 陽性となるマウスでも，COPs は EGFP 陽性となった．COPs は角膜実質細胞に固有な遺伝子を10継代培養した細胞でも確認することができ，また condition medium を用いることで神経細胞，グリア細胞，脂肪細胞などの間葉系細胞への分化も認められた．

皮膚からも同様の神経堤由来幹細胞が分離されており[5]，sphere を形成するなど共通の特徴を持ち備えている．しかし，これらの細胞が相互的に分化しうるのか，あるいは生体内での局在（ニッチ）などについてはまだあまり知られていない．われわれが調べた限りでは骨髄移植モデルから COPs を分離することはできなかった．しかし，これは組織の移行が極端に少ないか，あるいは創傷治癒などの刺激がないと動員されないという可能性はある．今後はこれらの神経堤由来幹細胞の characterization が進むことが期待される．

c．網　膜

網膜は神経組織であり，脳と同様，一度分化・成熟すると分裂能を失うとされる．実際，網膜剝離や糖尿病網膜症などの後天的疾患，外傷，遺伝子異常による網膜変性症などで，神経網膜が障害されると，原疾患の活動性が抑えられたとしても，失った細胞を補うことはできず，視機能障害の治療は不可能と信じられ，あきらめられてきた．ところが，脳や脊髄を含む中枢神経系の幹細胞に関する研究が近年進んだことにより，網膜でも再生治療の可能性が浮上

してきた．実用されている tissue engineering の方法はまだないが，どのようなストラテジーを念頭に置いて研究が進められているかを述べる．

網膜は6種類の神経細胞と1種類のグリア細胞が規則正しく重層し，多次元にシナプスを構成する神経網膜と，その外層にあり，神経網膜の機能維持に重要な網膜色素上皮から成る．また，神経網膜内の特定の層では血管が走行する．このうち，視機能を直接司るのは神経網膜であり，欠損した網膜神経細胞を補填するための研究が盛んに行われている．加えて，網膜色素上皮細胞の障害による二次的な神経網膜障害を防ぐために，網膜色素上皮細胞を再生させる研究も行われている．

網膜神経細胞再生のストラテジーは，次の2つに分けられる．1つは，薬物などで組織内在性の細胞を賦活化し，増殖させて組織内自己再生を誘導する方法で，もう1つは in vitro で増殖させた未分化細胞を手術により移植し，分化誘導するという考え方である．さらに移植する細胞の由来から，2つに分けられる．1つは，組織内幹細胞を含む内在性細胞であり，もう1つは，ES 細胞などの多能性幹細胞由来で網膜細胞に分化誘導した細胞である．どの方法にも利点と欠点がある．

d. 組織内在性の細胞を賦活化する方法

中枢神経系の一部である神経網膜の細胞が，ヒトでは見た目に明らかなほどの増殖はしない．しかし，魚類や両生類では，胎生期だけでなく成体でも網膜は分裂・分化可能であり，神経幹細胞/前駆細胞が存在することが知られている．最近では哺乳類でも，薬剤投与により賦活化すると組織内自己再生につなげ得る細胞の存在が報告されるようになった．この方法での組織再生には，ある程度時間が必要であろうが，移植と異なり拒絶反応，移植手術自体の合併症，移植細胞を得るための倫理的問題などは

ないことになる．

成体網膜での細胞分裂には2つのシステムがあることが知られていた．1つは生理的状況下で起こりうるもので，ciliary marginal zone (CMZ) と呼ばれる網膜最周辺部での分裂である．このシステムは，鳥類や哺乳類などの網膜では，発生過程で保存されていることが知られており，近年，成長因子を眼球内投与することで，発達期をすぎても，周辺部網膜および毛様体無色素上皮で，賦活化できることが報告された[6]．もう1つは，網膜が障害されると反応性に起こる分裂・分化である．この場合，分裂する細胞は，より広範囲に存在することが知られていた．このシステムが高等動物でも保存されている可能性が報告されたのは，ごく最近のことである[7,8]．ただし，いずれにしても，まだ少数の再生細胞が観察されただけであること，視細胞を含む一部の細胞種には分化しにくいことが，今後の課題として残されている．再生治療を行うべき，障害されて炎症を起こしている成体網膜では，網膜組織内の微小環境が異なることが，一因と考えられている．とくに視細胞への分化は，炎症性シグナルにより抑制されるメカニズムが知られている[9,10]．さらに，一度視細胞に分化しても，炎症性シグナル下では機能的タンパクであるロドプシンが分解され機能を果たせないことも，そのメカニズムとともにわれわれが報告した[11]．したがって，障害により炎症を起こしている網膜で再生をもくろむためには，少なくとも環境因子をコントロールする必要がある．

e. 多能性幹細胞を用いた方法

ES 細胞から網膜神経細胞，網膜色素上皮細胞を分化誘導する方法は既に報告された[12]．現在は iPS 細胞を用いた方法も検討されている．この細胞の利点は一度に多くの細胞を得られることであり，ヒト細胞を用いた研究が始まっている．

［榛村重人，小沢洋子，坪田一男］

■文献

1) Cotsarelis G, Cheng S-Z, Dong G, et al：Existence of slow-cycling limbal epithelial basal cells that can be preferentially stimulated to proliferate：Implications on epithelial stem cells. Cell 57：201-209, 1989.
2) Barrandon Y, Green H：Three clonal types of keratinocyte with different capacities for multiplication. Proc Natl Acad Sci USA 84：2302-2306, 1987.
3) Pellegrini G, Golisano O, Paterna P, et al：Location and clonal analysis of stem cells and their differentiated progeny in the human ocular surface. J Cell Biol 145：769-782, 1999.
4) Yoshida S, Shimmura S, Nagoshi N, et al：Isolation of multipotent neural crest-derived stem cells from the adult mouse cornea. Stem Cells 24：2714-2722, 2006.
5) Toma JG, Akhavan M, Fernandes KJ, et al：Isolation of multipotent adult stem cells from the dermis of mammalian skin. Nat Cell Biol 3：778-784, 2001.
6) Fischer AJ, Reh TA：Identification of a proliferating marginal zone of retinal progenitors in postnatal chickens. Dev Biol 220：197-210, 2000.
7) Fischer AJ, Reh TA：Muller glia are a potential source of neural regeneration in the postnatal chicken retina. Nat Neurosci 4：247-252, 2001.
8) Ooto S, Akagi T, Kageyama R, et al：Potential for neural regeneration after neurotoxic injury in the adult mammalian retina. Proc Natl Acad Sci USA 101：13654-13659, 2004.
9) Ozawa Y, Nakao K, Shimazaki T, et al：SOCS3 is required to temporally fine-tune photoreceptor cell differentiation. Dev Biol 303：591-600, 2007.
10) Ozawa Y, Nakao K, Shimazaki T, et al：Down-regulation of STAT3 activation is required for presumptive rod photoreceptor cells to differentiate in the postnatal retina. Mol Cell Neurosci 26：258-270, 2004.
11) Ozawa Y, Nakao K, Kurihara T, et al：Roles of STAT3/SOCS3 pathway in regulation of the visual function and ubiquitin proteasome-dependent degradation of Rhodopsin during retinal inflammation. J Biol Chem 2008.
12) Osakada F, Ikeda H, Mandai M, et al：Toward the generation of rod and cone photoreceptors from mouse, monkey and human embryonic stem cells. Nat Biotechnol 26：215-224, 2008.

4. 耳鼻咽喉

耳鼻咽喉科領域では，再生医療は未だ研究段階ではあるが，各臓器でさまざまな試みが行われている（表1）．本稿では，内耳，中耳，嗅上皮，唾液腺における現在まで得られた再生研究の知見について紹介したい．

a. 内 耳

内耳は聴覚と平衡覚を担う感覚器である．感覚細胞は有毛細胞とも呼ばれ，側頭骨に囲まれた最深部に位置している．有毛細胞はさまざまな疾患によって障害されるが，哺乳動物では障害された有毛細胞は再生することはなく，機能障害が一生涯続き，QOLの低下をもたらす．また，加齢によっても有毛細胞やらせん神経節細胞は減少し，老人性難聴を引き起こす（図1）．難聴や平衡機能障害の身体障害者数が50万人を越えていることからも，その重要性は明らかである．内耳はその複雑な形態から，再生医療を適用するのは容易ではない．人工内耳が開発され，高度難聴に対する治療の中心となっている．しかしながら，有毛細胞を再生させる研究も行われており，2種類のアプローチが注目されている．1つは非感覚細胞を形質転換させて有毛細胞を再生する方法で，1つは幹細胞に代表される幼若な細胞を移植する方法である．転写因子であるAtoh1は多能性前駆細胞を有毛細胞に分化させる遺伝子として同定された．最近では，アミノグリコシド系抗菌薬を用

表1 耳鼻咽喉科分野の再生医学

耳	内耳	感音性難聴	遺伝子導入，細胞移植による感覚細胞の再生
	中耳	中耳炎症性疾患	tissue engineeringによる中耳構造の再生
鼻	嗅覚	嗅覚脱失	細胞移植による神経細胞の再生
咽喉頭	唾液腺	ドライマウス	前駆細胞移植による腺組織の再生
	喉頭	反回神経麻痺	tissue engineeringによる神経再生

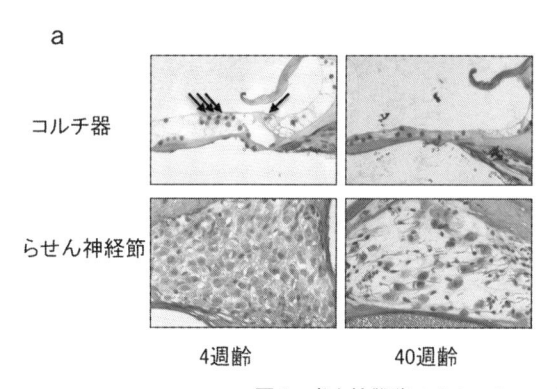

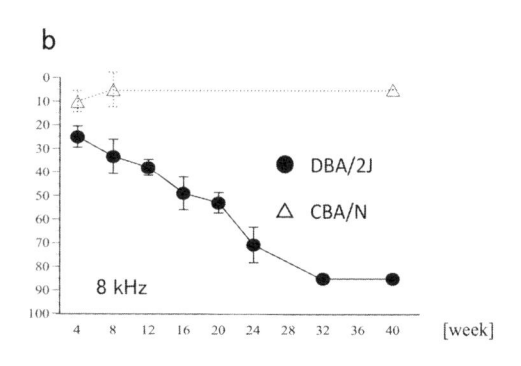

図1 老人性難聴モデルマウスの内耳における加齢による変化
加齢によって，有毛細胞（矢印）らせん神経節細胞が減少するが，通常再生されることはない（a）．聴覚を聴性脳幹反応（ABR）を用いて評価した（b）．モデルマウス（DBA/2J）では細胞の減少に伴って．ABR閾値が増加し，聴覚障害が進行している．

いて障害した内耳へ,アデノウイルスベクターを用いて Atoh1 遺伝子を導入すると,支持細胞が有毛細胞に形質転換し,聴覚が改善するという結果が報告されている[1].内耳障害より長時間が経過すると支持細胞が増生し内耳の形態が変化することから,この実験モデルを臨床応用するには解決すべき点が多い.またウイルスベクターを用いることから安全性の確認が不可欠であるが,哺乳動物で有毛細胞が再生し,機能回復するという初めての報告であり,今後の研究の発展に期待したい.

一方で,前駆細胞を移植する試みも行われている.以前より成熟した哺乳動物の有毛細胞は再生しないと信じられてきたが,一定の条件下で細胞分裂が生じることが明らかになっている[2].その後,成熟したマウスの前庭感覚上皮に幹細胞が存在することが報告された[3].これらの内耳幹細胞や ES 細胞より誘導された細胞を内耳へ移植する試みが行われているが,内耳に生着することは確認されるものの,障害された有毛細胞の機能回復を示した報告はなく,研究の進展が待たれる.

b. 中 耳

中耳における疾患は主として炎症性疾患である.なかでも真珠腫性中耳炎は骨破壊を伴って進展するため,合併症が出現する前に手術的治療が選択される.しかし,難治例では手術をしても十分な術後成績を得られない場合がある.術後の中耳(乳突蜂巣)形態が大きく変形すると,予後が不良となる.したがって,乳突蜂巣を生来の形態に近づけるための臨床研究が行われている.蜂巣構造をしたハイドロキシアパタイトをブタコラーゲンで被覆処理し,手術終了時に中耳腔内に留置する.これが体内の足場(scaffold)として作用し,本来の乳突蜂巣様の再構築を目指すものである[4].これまでの報告では,正常に近い乳突蜂巣様の構造が再生できる症例も認められる.

c. 嗅 覚

嗅覚の感覚細胞は外界に非常に近い部位(嗅上皮)に存在する.外部からのさまざまなストレス(薬剤,炎症等)によって障害を受けやすいことから,常に新しい嗅細胞に置き換わるという特徴がある.そのため,マウスなどで実験的に嗅球除去や嗅糸断裂を行うと,ほとんどの嗅細胞はアポトーシスを起こすが,4週間ほどで嗅細胞は再生され,ほぼ障害前の状態にまで改善する.これは,実際の臨床で嗅覚障害が治癒する例が非常に多いことに矛盾しない.しかし,加齢によって嗅細胞の再生能力は減少する.さらに,アルツハイマー病では,より中枢側の嗅球,嗅索での障害が顕著となり,においの検知は変化しないが,においの種類を同定する能力が低下することが最近明らかにされた.動物実験レベルであるが,骨髄間質幹細胞を経静脈的に全身投与,または局所投与すると,嗅上皮に生着し,嗅細胞に分化することが確認されている.これらの研究が進めば,嗅覚障害に悩む患者にとっての福音となるかもしれない.

d. 唾液腺

唾液腺の障害は口腔乾燥を引き起こし,多くの患者の QOL を低下させる.シェーグレン症候群に代表される疾患や頭頸部癌に対する放射線治療による唾液腺の分泌障害が原因となる.この分野でも再生医療を目指した研究が行われている.動物実験では,正常唾液腺細胞や唾液腺管細胞の移植が行われている.これらの細胞を皮下に移植しても生着はするが,分泌に必要な腺管構造は形成されない.一方,障害された唾液腺内に移植すると,萎縮腺に生着し腺管構造を形成する.ヒトの口腔小唾液腺から唾液管細胞を同定する研究も行われており,近い将来,再生医療が臨床応用される分野であると考えられる[5].

[山下裕司,菅原一真]

■文献

1) Izumikawa M, et al：Auditory hair cell replacement and hearing improvement by Atoh1 gene therapy in deaf mammals. Nat Med 11：271-276, 2005.
2) Yamashita H, et al：Induction of cell proliferation in mammalian inner-ear sensory epithelia by transforming growth factor alpha and epidermal growth factor. Proc Natl Acad Sci USA 92：3152-3155, 1995.
3) Li H, et al：Pluripotent stem cells from the adult mouse inner ear. Nat Med 9：1293-1299, 2003.
4) Kanemaru S, et al：Regeneration of mastoid air cells in clinical applications by in situ tissue engineering. Laryngoscope 115：253-258, 2005.
5) 河南崇典, 他：ヒト口唇小唾液腺培養細胞からの唾液腺幹細胞の同定. 日本臨床免疫学会会誌 30：455-460, 2007.

5. 骨格筋

骨格筋は傷害を受けると再生する（図1）．筋傷害シグナルにより骨格筋特異的幹細胞である筋衛星細胞（muscle satellite cells）が活性化され，分裂・増殖し，やがてお互いに融合，あるいは既存の筋線維と融合して筋線維を再生する．デュシェンヌ型筋ジストロフィー（Duchenne muscular dystrophy；DMD）等の重篤な遺伝性筋疾患に対して筋・幹細胞を移植する再生医療が期待されているが，その確立のためには，筋組織の再生がどのように制御されているかを理解することが重要である．

a. 骨格筋衛星細胞

筋衛星細胞は筋基底膜と筋線維の間にある単核の細胞で1961年にAlexander Mauroによって初めてその存在が記載された．通常，細胞周期のG0の状態にあるが，筋傷害時に活性化され，増殖して筋線維を再生する．生直後は骨格筋組織の中の核の30％程度が筋衛星細胞の核であるが，成体になると5％程度とほぼ一定になる．体幹と四肢の骨格筋の発生学的な起源は沿軸中胚葉由来の体節であり，その中に形成されるdermomyotomeに出現するPax3，Pax7陽性の筋前駆細胞（muscle progenitor cells）が増殖し，やがてMyf5，MyoD等の筋分化制御遺伝子を発現して筋芽細胞（myoblast）となり，次に増殖を止め，融合して，筋線維を形成する．筋衛星細胞はその過程で派生してく

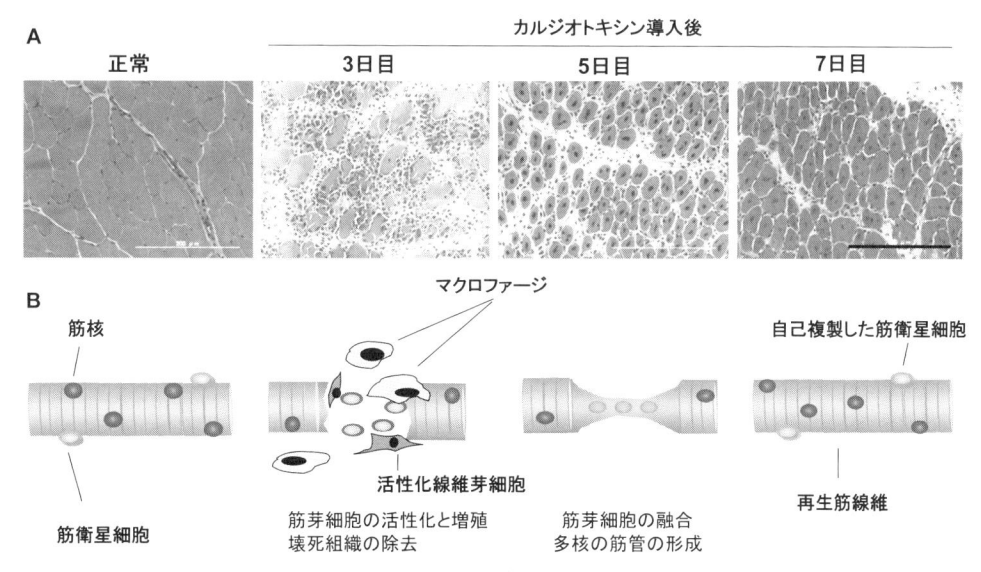

図1 骨格筋の再生
A) C57Bl/6マウス骨格筋に蛇毒であるカルジオトキシンを導入して筋傷害を引き起こした後の組織修復過程を示す．ヘマトキシリン・エオジン染色．スケールバー：200ミクロン．
B) 骨格筋特異的幹細胞である筋衛星細胞は，静止期の状態では筋基底膜と筋線維の間に存在するが，筋傷害時には活性化し，増殖する（筋芽細胞）．やがてお互いに融合し，あるいは既存の筋線維と融合して筋再生が完了する．この過程には好中球やマクロファージ等による壊死組織の貪食機能が重要である．活性化した筋衛星細胞の一部は，元の筋衛星細胞の状態に戻る（自己複製）．

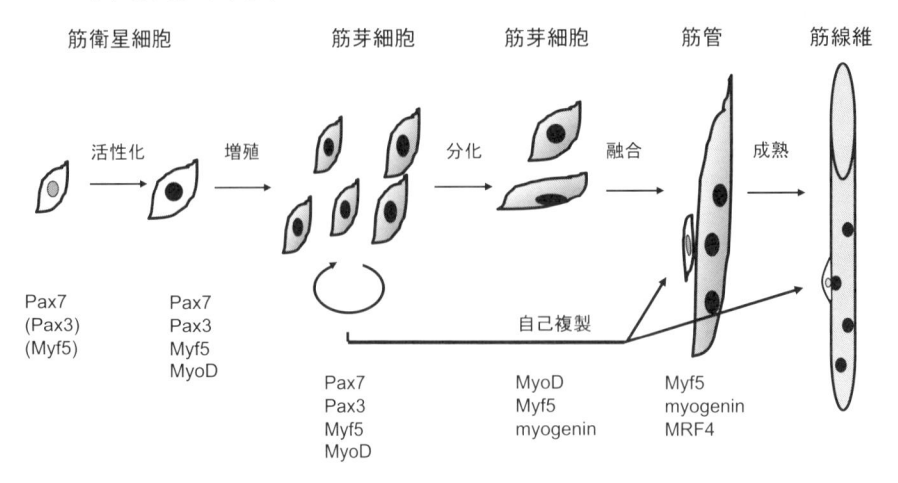

図2 筋衛星細胞の分化過程とその制御因子
筋衛星細胞の筋分化は，発生過程の筋分化と類似しているが，その維持にはPax7が重要な働きを持つ．筋衛星細胞が不均等分裂により自己複製すると考えられているが，そのタイミングや制御分子に関しては不明な点が多い．

る．c-Met，Pax7，Myf5，M-cadherin，CD34等が筋衛星細胞特異的マーカーとして知られているが，昨今の網羅的遺伝子発現研究等の結果，新しいマーカー（カルシトニン・レセプター，odz4等）がリストに加わってきた．筋衛星細胞研究には実験動物の骨格筋から筋衛星細胞を高い純度で分離する方法が有用だが，従来は，線維芽細胞との培養皿への接着性の違いを利用したpreplating法，現在は各種細胞表面マーカーで染色しセル・ソーターで分離する方法が用いられている．筋衛星細胞は自己複製することで，一生涯にわたって筋再生能を維持する（図1，図2）．その機構として不均等分裂が提唱されているが，その分裂様式，制御因子等，不明な点が残されている．

b．筋衛星細胞の活性化，増殖，分化

骨格筋が傷害されるとnitric oxide synthase（NOS）が活性化され，nitric oxide（NO）が産生され，hepatocyte growth factor（HGF；肝細胞増殖因子）を活性化し，c-Metレセプターへ結合する．c-Metを介したシグナルが筋衛星細胞を活性化し，筋衛星細胞は活発に増殖する．筋衛星細胞の増殖能は分裂を繰り返すと徐々に低下する．とくに筋ジストロフィー等の，筋変性・壊死，再生を繰り返す筋疾患では，筋衛星細胞の増殖能は徐々に低下し，筋再生が筋壊死に追いつかなくなり，筋線維が脱落し，筋力が低下していく．筋衛星細胞は筋細胞の他に脂肪細胞，骨細胞にも分化することが報告されているので，筋疾患の進行した段階で認められる脂肪変性や，徐々に筋組織の骨化が進行する進行性骨化性線維異形成症等の遺伝性の疾患の発症に関与する可能性がある．

c．筋・幹細胞と再生医療

1990年代前半，近親者から得た筋衛星細胞を培養後，DMD患者の骨格筋へ移植する筋芽細胞移植が行われたが，その効率は低かった．移植直後に多くの筋芽細胞が死んでしまうこと，移植後筋芽細胞があまり移動しないこと，免疫抑制が不十分であったこと等が原因であったと推察されている．1998年，骨髄細胞が筋線維へ分化し，さらに筋衛星細胞へ分化することが示され[1]，造血幹細胞の可塑性との関連で，DMDへの治療応用が期待されたが，その筋線維再生への寄与率はわずかであり，またその分化機序は依然不明で，大部分は細胞融合に

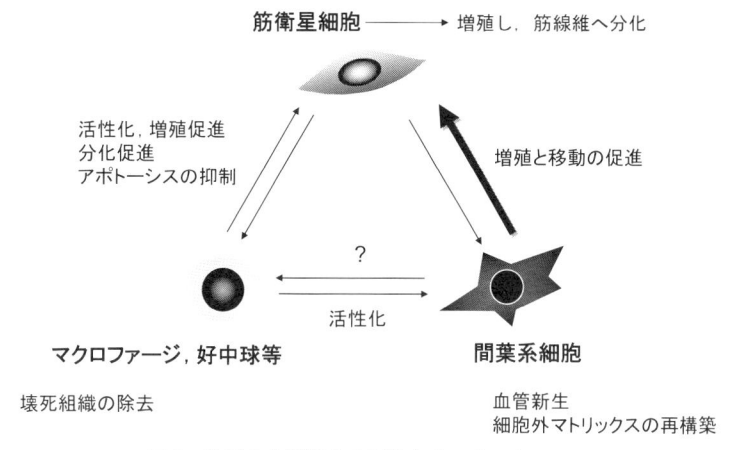

図3 筋再生を制御する細胞とそのネットワーク
筋再生過程では,筋前駆細胞である筋衛星細胞が中心的な役割を果たすが,その他に,壊死組織の除去を担うマクロファージ,好中球等が重要な細胞である.さらに間葉系細胞が間質に存在し,筋傷害時に活性化し,細胞外マトリックスの分解と再構築を促進し,血管新生を制御することで筋再生を制御している.これらの細胞は,直接相互作用する他に,サイトカイン等を介してお互いの活性化,増殖や移動,生存,分化を制御している.

よると思われた.しかし血中のAC133陽性細胞は移植すると効率よく筋線維に分化するという報告もあり,循環している細胞の中に筋分化能を持つ特別な細胞が存在する可能性は否定できない.一方,骨格筋組織の間質や血管周囲にも,多能性を持ち,筋細胞へも分化する細胞が数多く報告されているが,これらの細胞の相互関係ははっきりしない.それらは,ヘキスト色素を排出する能力に富むside population細胞(SP cells),血管周囲に存在するペリサイト(pericyte),同じく血管組織に由来するメソアンギオブラスト(mesoangioblast),muscle-derived stem cells, myo-endothelial cells等である.数量的には筋衛星細胞が筋線維再生に最も寄与していることは広く認められているが,筋変性疾患に対する移植治療という観点では,移植後の生存率が低く,局所にしか生着しない筋衛星細胞に対して,経動脈的,あるいは経静脈的に移植可能なこれらの多能性幹細胞の利用が期待されている[2].

d. 筋再生におけるマクロファージや線維芽細胞の役割

筋再生はさまざまな細胞間の相互作用によって完了する.なかでもとくに重要な細胞はマクロファージと間質の線維芽細胞様の間葉系細胞であろう(図3).マクロファージは壊死組織の除去の他に,筋衛星細胞の活性化やアポトーシスの抑制,筋分化の促進等の機能があると考えられており[3],その機能不全で筋再生は障害される.間葉系細胞も筋再生時に活性化され,増殖し,MMPs等のプロテアーゼを分泌し,細胞移動の促進,細胞外マトリックスの分解・再構築,血管新生,各種成長因子の活性化に関わっている.また,各種ケモカインを分泌しており,炎症細胞,免疫担当細胞の制御にも関与していると思われる.間葉系細胞はin vitroでも脂肪細胞へ分化しやすい傾向を持ち,この細胞の機能低下や異常な活性化が,筋再生の遅延,筋組織の線維化,脂肪変性に関わっていると考えられるので,再生医療の良き標的である.

[鈴木友子,武田伸一]

■文献

1) Ferrari G, Cusella-De Angelis G, Coletta M, et al：Muscle regeneration by bone marrow-derived myogenic progenitors. Science 279(5356)：1528-1530, 1998.
2) Boldrin L, Morgan JE：Activating muscle stem cells：therapeutic potential in muscle diseases. Curr Opin Neurol 20(5)：577-582, 2007.
3) Arnold L, Henry A, Poron F, et al：Inflammatory monocytes recruited after skeletal muscle injury switch into antiinflammatory macrophages to support myogenesis. J Exp Med 204(5)：1057-1069, 2007.

6. 骨・軟骨

　骨の組織は常にリモデリングとしての作り変えが行われ，骨の吸収と骨の形成が繰り返し進行する．概ねのカルシウム量について見ると，成人の骨においても数年間ですべてが入れ替わる量の骨の改変が行われている．すなわち，骨においては恒常的に新たな細胞の供給があり，骨の形成側にもまた骨の吸収側にもこの細胞の数や個々の活性によって決まる形成と吸収の平衡が保たれる．骨折の治癒についても，骨折の後，吸収が一部進行し，損傷部ならびに損傷近傍で壊死した骨の除去とほぼ並行し，骨の形成がやや遅れて始まり，その後，形成が主体となり，最終的な骨折の治癒が完成する．この際においても，骨の形成と骨の吸収の平衡が最終的には保たれ，骨折部の融合（再生）が完成する．このような骨のリモデリングや損傷の修復ならびに再生の過程においては，骨に存在するあるいは骨に供給される幹細胞が存在し，これによって担われる細胞の供給とともに，細胞自体が制御するマトリックスやサイトカイン等のシグナルが協調して骨代謝の活性が維持されている．

　サイトカインの中でとくに骨折の際の骨の治癒，すなわち局所的な再生に関わるサイトカインとしてBMP2の存在が検討された．すなわちBMP2の全身ノックアウトでは，間葉系の形成ができず胎生致死となるので，四肢においてのみPrx1のプロモーターのcreを用いてBMP2の欠損が作製された．この動物では前肢あるいは後肢の形がほぼ正常に作られ形態形成にはBMP2は必須ではない．一方，骨量は低下し，長管骨は骨折を起こし，その後の治癒はBMP欠失マウスではまったく生じない．このBMP2と近縁のBMP4の欠失では正常に骨折の治癒が起こることから，BMP2に特異的な骨折治癒における成体の体性幹細胞を含めた治癒過程の維持の機構の存在が推察される．

　骨髄由来の骨芽細胞の幹細胞に加え，末梢血流中に存在する幹細胞の存在が報告されている．すなわち，成人（平均37歳）の男子ならびに思春期（平均約14歳）の男子の血液を用い，解析が行われ，末梢血中にはオステオカルシンならびに骨特異的なアルカリフォスファターゼ陽性の細胞が単核球の約1～2％の割合で存在し，若い世代では成年世代よりも約5倍オステオカルシン陽性の細胞が多く，また骨形成マーカーとしてアルカリフォスファターゼの陽性率はいずれも2～3％で年齢的には同等であった．オステオカルシン陽性の細胞はFACSで分離した後，培養することにより分別しなかった細胞に比べ，石灰化結節の形成を示し，I型コラーゲンの陽性率やアルカリフォスファターゼも高いレベルを示すとともに，マウスに移植することにより，生体内での骨の形成活性がオステオカルシン陽性の細胞でオステオカルシン陰性の細胞に比べ，高い石灰化を伴う．またコラーゲン配向の観察できる骨形成が認められている．これらの観察から，ヒトの末梢血の中における骨芽細胞系の系列細胞の存在，またこれらの細胞が組織の上で骨形成活性を持つことが示唆されている．パラビオーシスを行った実験からも，骨髄の細胞が異所性骨化をBMP2によって誘導した骨形成部分の形成に関与し，造血系の幹細胞とは別のグループを形成しており，さらには血流中の移動により，その所在を変え得るとされている．また，破骨細胞については，造血幹細胞に由来し，マクロファージからの分化の共有過程を持ちRANKL，NFATc1，

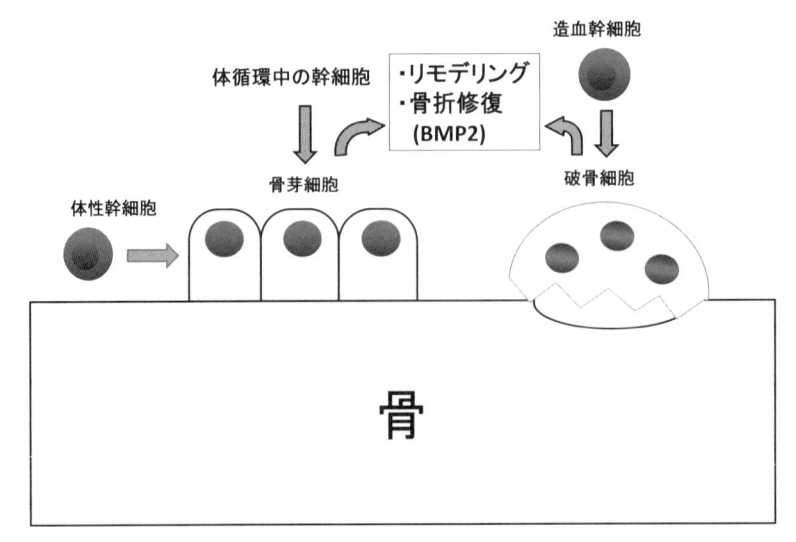

図1 骨のリモデリング，骨折修復

ITAM等の共受容体等の制御により分化する．この新たな破骨細胞の供給は，古い骨を新しい骨に造り変えるポイントである点で重要である．

イリザロフ法のような脚延長術においては，いったん人為的な骨切り術を行った後，徐々に延長を行うことにより，骨組織がほぼ正常に回復し，またこれとともに筋肉・皮膚・血管等一体として複合組織が再生し，患肢の部分的な再生が達成され延長が完成する．このような事実は，骨・筋肉等をはじめとする組織における幹細胞が，一定の時間が必要ではあるが，周辺組織を含めて再生する事実を示すもので，成人における幹細胞の供給の存在を示唆している．

軟骨は，関節軟骨の修復が困難であり，その修復におけるメカニズムには不明の点が多い．滑膜を用いたペレット培養やサイトカインの一定条件の存在のもとに軟骨の形成がヒトにおいても観察され，この領域の研究が実際の軟骨の再生医療の上での応用に向けて進展しつつある．骨折の治癒過程では生体においても一時的には軟骨マトリックスが形成され，その後に骨化する．その過程は内軟骨性骨化の過程をたどり，大きな欠損に対しても骨による修復を可能としている．軟骨細胞の再生に向けた検討はその細胞の培養の立体的あるいはサイトカインを含む生化学的な条件，力学的な条件を含め今後の検討課題である．

細胞の運命を決定する要因は，細胞のバックグラウンドやまた液性因子とともに周辺マトリックスからのシグナルが規定因子となっている．未分化な間葉系細胞の接着の足場における硬さのレベルが，幹細胞からの骨芽細胞への分化，神経細胞への分化を決定する要因となることを示すとされる．細胞外要因が幹細胞の分化を規定することは，骨のリモデリングがメカニカルストレスに応答することと合わせて興味深い．

以上のように，骨・軟骨組織においては，その修復やリモデリングにおいて特徴的な細胞の働きがあり，そのシグナルのメカニズムや骨の形成や修復に関わる体性幹細胞との関連について今後の検討が待たれる．

［野田政樹，江面陽一］

■文献
1) Eghbali-Fatourechi GZ, Lamsam J, Fraser D, et al : Circulating osteoblast-lineage cells in hu-

mans. New Engl J Med 12 : 1959-1966, 2005.
2) Tsuji K, Cox K, Bandyopadhyay A, et al : BMP4 is dispensable for skeletogenesis and fracture-healing in the limb. J Bone Joint Surg 90 Suppl 1 : 14-8, 2008.
3) Tsuji K, Bandyopadhyay A, Harfe BD, et al : Nat Genet 12 : 1424-1429, 2006.
4) Stier S, Ko Y, Forkert R, et al : Osteopontin is a hematopoietic stem cell niche component that negatively regulates stem cell pool size. J Exp Med 201 : 1781-1791, 2005.
5) Ono N, Nakashima K, Rittling SR, et al : Osteopontin negatively regulates parathyroid hormone receptor signaling in osteoblasts. J Biol Chem 2008 in press.

7. 心　臓

　一部の魚類や両生類を除いて，成体の心筋は損傷を受けると不可逆的な機能障害をきたして再生しないことから，心臓には組織修復に寄与する幹細胞は存在しないと考えられていた．しかし，近年，成体の心臓にも成熟した心筋細胞や血管構成細胞へ in vitro, in vivo で分化する細胞分画が存在することが明らかになった．このような心臓幹/前駆細胞は，その特徴からc-kit 陽性細胞，Sca-1 陽性細胞，islet1 陽性細胞，cardiosphere 由来細胞，side population (SP) 細胞が報告されている (表1)．本稿では，それぞれの心臓幹/前駆細胞について概説する．なお，心臓 SP 細胞については他項を参照されたい．

a. c-kit 陽性細胞

　c-kit は stem cell factor (SCF) の受容体型チロシンキナーゼであり，造血幹細胞とその系譜の未分化な細胞に発現する．c-kit の発現は細胞の分化とともに消失するが，肥満細胞，メラノサイト，腸管の間質の Cajal 細胞には認められる．Anversa らのグループは成体マウスの心筋の間質領域に，未分化細胞の表面マーカーである c-kit および Sca-1, MDR-1 を発現する細胞を同定した[1]．成体のラット心筋から単離した Lin$^-$ c-kit 陽性心筋幹細胞は心筋細胞 10^4 あたり1個の頻度であり，7-10% の細胞は心筋転写因子 Nkx2.5, GATA4, MEF2 を，0.5% の細胞は収縮タンパクを発現していた．c-kit 陽性心筋幹細胞株は，分化誘導培養液中では一部の細胞にサルコメアタンパクが発現して心筋細胞様の細胞に分化し，また，内皮細胞，平滑筋細胞にも分化した．BrdU で標識した c-kit 陽性心筋幹細胞株を梗塞作成5時間後の梗塞境界領域に移植したところ，梗塞巣にBrdU 陽性かつ横紋構造の明らかな心筋細胞や

表1　各種心筋幹/前駆細胞の特徴

	マーカータンパク発現	in vitro 分化誘導方法	サルコメア形成自律拍動	多分化能	in vivo 移植モデルでの検討	細胞株化
c-kit 陽性細胞	(+/−)GATA4, Nkx2.5 MEF2, Sca-1 (−)CD34, CD45 収縮タンパク	分化誘導培地	(−)サルコメア (−)自律拍動	(+)	心機能改善 心筋細胞，血管へ分化	Yes
Sca-1 陽性細胞	(+)GATA4, Nkx2.5 MEF2 (−)c-kit, CD34, CD45 収縮タンパク	5-aza-cytidine	(−)サルコメア (−)自律拍動	(+)	心機能改善 心筋細胞へ分化 (分化と細胞融合の両者を介する)	Yes
		oxytocin	(+)サルコメア (+)自律拍動			
islet-1 陽性細胞	(+)Nkx2.5, GATA4 (−)Sca-1, c-kit 収縮タンパク	心筋細胞との共培養	(+)サルコメア (+)自律拍動	(+)	未検討	No
cardiosphere	(+)c-kit 20-30% cardiac and vascular markers	自発的(マウス) 心筋細胞との共培養(ヒト)	(+)サルコメア (+)自律拍動	(+)	心機能改善 心筋細胞へ分化	Yes

血管が存在し，有意な心機能改善が認められた．したがって，c-kit 陽性心筋幹細胞は，臓器幹細胞としての多能性，clonality，in vivo における組織修復能力を備えた幹細胞と考えられる．c-kit 陽性心筋幹細胞と周囲の心筋細胞や心筋線維芽細胞との間にはコネキシン 43，E-，N-カドヘリンを介した細胞間接着構造が存在し，cardiac niche を構成している．また，基底膜の細胞外マトリックスであるラミニン，とくに α_2-laminin に囲まれている c-kit 陽性細胞は α_4 インテグリンを強発現しており，cardiac niche 内の細部外マトリックスとインテグリンの重要性が示唆された．内在性の心筋幹/前駆細胞が傷害心筋の修復に寄与するためには，傷害部位へ遊走して生着・増殖する必要がある．c-kit 陽性心筋幹細胞は hepatocyte growth factor（HGF）受容体と insulin-like growth factor-1（IGF-1）受容体を発現し，HGF は c-kit 陽性心筋幹細胞の遊走活性を亢進させ，IGF-1 は c-kit 陽性心筋幹細胞に対して抗アポトーシス効果と増殖促進効果を示した．また，緑色蛍光色素（EGFP）を発現するレトロウイルスを房室間溝領域に注入して c-kit 陽性心筋幹細胞を EGFP で標識し，心筋梗塞後の c-kit 陽性心筋幹細胞の動態を多重フォトン顕微鏡により ex vivo で追跡した結果では，HGF は c-kit 陽性心筋幹細胞を梗塞部位に向かって 70 μm/h の速度で遊走させた．また，IGF-1 を心筋組織に注入すると，c-kit 陽性心筋幹細胞の増殖活性を亢進させた．

b．Sca-1 陽性細胞

Sca-1 は Ly6 スーパーファミリーに属し，glycosylphosphatidylinositol anchor によって細胞膜と連結しているマウスに特異的な膜タンパクである．Sca-1 は内皮細胞，乳腺上皮幹細胞，造血系幹細胞，リンパ球，マクロファージ，骨髄間葉系幹細胞，骨格筋細胞，骨格筋前駆細胞などさまざまな組織に発現している．Sca-1 の機能については不明な点が多いが，Sca-1 null マウスを用いた解析から，Sca-1 は造血幹細胞の自己複製と分化，骨格筋前駆細胞の増殖・分化，細胞融合による骨格筋管の形成の各段階，骨髄間葉系幹細胞の自己複製において重要な役割を果たしていると考えられている．

Oh らとわれわれのグループは成体のマウスの心臓の Sca-1 陽性細胞分画に心筋幹細胞が存在することをそれぞれ報告した[2,3]．心筋 Sca-1 陽性細胞は成体マウス心臓の全細胞数のうち 0.3-2.1 % を占めており，CD34，c-kit，血球系の細胞表面マーカーの発現は低値であるが，CD31，CD38 は 10-15 % 程度の Sca-1 陽性細胞に発現が認められる．心筋組織における Sca-1 の発現を免疫組織染色法により検討した結果では，Sca-1 は CD31 陽性の血管内皮にも発現しており，単離された Sca-1 陽性細胞の中の CD31 陽性細胞は内皮細胞と考えられる．心筋幹/前駆細胞は CD31 陰性 Sca-1 陽性細胞の分画に存在すると考えられ，このような細胞は心筋間質に存在する．Oh らは Sca-1 陽性心筋幹細胞を赤色蛍光色素である PKH2-GL で標識した後に，心筋虚血/再灌流モデルマウスへ経静脈的に移植した．Sca-1 陽性細胞は梗塞周辺部位に homing し，2 週間後にはそのうち 60 % 以上が収縮タンパクである sarcomeric actin を発現し，収縮タンパクを発現する細胞に形質変換していた．心筋特異的に Cre タンパクを発現する α-MHC-Cre マウスから単離した Sca-1 陽性細胞を，Rosa26 Cre reporter（R26R）マウスに移植したところ，梗塞周辺部位の Cre 陽性移植細胞のうち半数は β-galactosidase を発現しており，移植した Sca-1 陽性細胞のうち半分が細胞融合，残り半分が trans-differentiation を経て心筋細胞の形質を獲得したことが明らかになった．

Sca-1 陽性心筋幹細胞は初期心筋転写因子（CSX/Nkx2.5，GATA4，MEF2c）の遺伝子を発現しているが，収縮タンパク遺伝子は発現

していない．Ohらはin vitroにおいてSca-1陽性心筋幹細胞に5′-azacytidineを加えたが，収縮タンパク遺伝子（α-MHC，β-MHC）を発現したものの自律拍動する心筋細胞には分化しなかった．われわれはSca-1陽性細胞にオキシトシンを添加させることによって自律拍動する機能的に成熟した心筋細胞へと分化させることに成功した．マウスの心臓から磁気ビーズ法によりSca-1陽性細胞を回収し，in vitroにおいて100 ng/mlオキシトシンを添加した培地を用いて培養した．その結果，4週間後に心筋転写因子の遺伝子，収縮タンパクの遺伝子・タンパクが発現しただけでなく，分化した細胞には明確なサルコメア構造がみられ，全体の約1％の細胞が自律拍動をした．したがって，Sca-1陽性細胞は機能的に成熟した心筋細胞へと分化したと考えられる．内因性Sca-1陽性心筋幹細胞のin vivoでの動態については不明な点が多い．

c．isl1陽性細胞[4]

isl1陽性細胞は，secondary heart field領域，すなわちpharyngeal regionのsplanchnic mesodermに発現し，流出路，心房，右心室，左心室の一部の心筋を形成する．Laugwitzらはisl-Cre/loxシステムを用いて，in vivo, in vitroでのisl1陽性細胞の心筋細胞への分化について検討した．isl 1-mER-Cre-mER/R26Rマウスはtamoxifenを投与することにより，Creが核内移行してLacZ遺伝子を発現する．胎生17日のmER-Cre-mER/R26Rマウスにtamoxifenを投与すると，新生仔期の心臓の流出路，右房，右室にβ-galactosidase陽性細胞（isl1を発現している未分化な細胞）が存在した．また，彼らは新生仔mER-Cre-mER/R26Rマウスの心臓間葉系細胞を培養してtamoxifen処理するとβ-galactosidase陽性細胞が存在し，時間経過とともにβ-galactosidase陽性細胞数が増加すること，心臓間葉系細胞からβ-galactosidase陽性細胞を分取して，新生仔心筋細胞と共培養するとβ-galactosidase陽性かつ心筋タンパク陽性細胞が認められることを報告している．また，isl1陽性細胞はc-kit，Sca-1陰性であり，後述するside populationにも属さなかった．

isl1陽性細胞は成体の心臓では極端に少ないことから，成体の心臓での役割，動態は不明であるが，その発生学的系譜に関してES細胞をもとにした知見が報告されている．MorettiらはisI1陽性心筋前駆細胞の多能性におけるflk1の重要性を報告した．floxed isl1 nlacZ遺伝子をノックインしたES細胞は，embryoid body形成後4-6日でβ-galおよびisl1タンパクを共発現した細胞に分化した．形成後5日目のembryoid bodyから単一のES細胞を心臓間葉系細胞上で共培養して得られたクローンを用いたところ，isl1$^+$/Nkx2.5$^+$/flk1$^+$細胞のみが心筋細胞，平滑筋細胞，内皮細胞の3系統の細胞へ分化し，isl1$^+$/Nkx2.5$^+$/flk1$^-$細胞からは内皮細胞への分化は認められず，心筋細胞と平滑筋細胞のみに分化した．胎生8-8.5日の心臓から単離された細胞にも，isl1$^+$/Nkx2.5$^+$/flk1$^+$細胞が存在し，ES由来細胞と同様に，単一細胞を心臓間葉系細胞上で共培養すると，コロニーの拡大に伴いflk1の発現は低下した．その結果，胎仔心臓由来isl1$^+$細胞は，そのほとんどが心筋細胞と平滑筋細胞の2系統への分化にとどまった．

d．cardiosphere[5]

MessinaらはマウスとヒトのThe心筋組織片培養中の非接着細胞から，球状の浮遊細胞塊（cardiosphere）として増殖する幹細胞を単離した．cardiosphereは，中心の増殖活性のあるc-kit陽性細胞と周囲の未熟な心筋と内皮細胞から成り立つ．Smithらは，ヒト心筋生検サンプルから作成したcardiosphereを接着細胞として増殖させた細胞を心筋梗塞モデル動物に移植する

と，梗塞部位に生着して梗塞範囲を縮小すると報告した．Oh らも同様の手法でヒト心臓および骨格筋から cardiosphere 由来細胞の in vitro, in vivo における分化能と移植効果を報告している．これらの内因性心筋幹細胞は恒常的な組織の turn over に重要であると考えられるが，成体の心筋組織を補充するためには，絶対数，増殖速度，分化効率の点で不十分であり，移植細胞ソースには適さない．むしろ，これらの内因性心筋幹細胞をいかに増殖・分化させるかが課題となる． ［永井敏雄，小室一成］

■文献

1) Leri A, Kajstura J, Anversa P : Cardiac stem cells and mechanisms of myocardial regeneration. Physiol Rev 85 : 1373-1416, 2005.
2) Oh H, Bradfute SB, Gallardo TD, et al : Cardiac progenitor cells from adult myocardium : homing, differentiation, and fusion after infarction. Proc Natl Acad Sci USA 100 : 12313-12318, 2003.
3) Matsuura K, Nagai T, Nishigaki N, et al : Adult cardiac Sca-1-positive cells differentiate into beating cardiomyocytes. J Biol Chem 279 : 11384-11391, 2004.
4) Garry DJ, Olson EN : A common progenitor at the heart of development. Cell 127 : 1101-1104, 2006.
5) Barile L, Messina E, Giacomello A, Marbán E : Endogenous cardiac stem cells. Prog Cardiovasc Dis 50 : 31-48, 2007.

8. 呼吸器

脊椎動物において，呼吸器官は生命維持に必須であるガス交換を担うため，常に外界と交通している．したがって，外的侵襲に曝されやすく，機能維持のため，それらに対して迅速に反応し恒常性を維持することが求められる．独特な免疫系により速やかに異物・病原体などを排除し，炎症を収束させる機構は徐々に解明されつつあるが，炎症下における組織障害がどのように修復され組織再生がなされるかについては未だ不明な点が多い．近年の再生医学・幹細胞生物学では，成体には器官固有の幹細胞（体性または組織幹細胞）が常在し，組織再生において中心的な役割を担うと考えられており，その同定と生物学的解析が主要課題の1つである．さまざまな難治性呼吸器疾患において，炎症遷延・線維化・組織再生不全が慢性的な呼吸機能障害を引き起こし，また不可逆的な肺胞壁の破綻を基本病態とする慢性閉塞性肺疾患が世界の死亡原因の上位である事実を考えると，呼吸器組織幹細胞を同定し組織再生機構を解明することは，難治疾患克服に向けた研究の基礎を構築するものと考えられる．

呼吸器で提唱される組織幹細胞群と組織修復

呼吸器は胎生初期（ヒトで3~5週，マウスで9日）に前腸腹側より肺芽が出現することからその発達が始まる．肺芽は主に内胚葉とそれを取り巻く中胚葉から構成され，両者の相互作用が呼吸器の正常な発達に不可欠となる．したがって，成体の呼吸器には40種類以上の形態的に区別可能な分化細胞が存在しているが，それらの多くは内胚葉由来の上皮系細胞か中胚葉由来の間葉系細胞に属していると考えられる．自己複製可能で未分化な組織幹細胞が，寿命が有限な分化細胞の欠落を補填するという概念に基づけば，両系統において個々の分化細胞に対応する幹/前駆細胞が存在し，互いに協調しながら組織の恒常性維持・修復/再生に寄与するであろうことは想像に難くない．

現在，呼吸器では気管・気管支/細気管支・細気管支肺胞結合部領域の各部位において上皮系幹細胞群が提唱されており，また，生体外の証左ではあるが，間葉系幹細胞の存在も示されている．一方，薬剤排出能を保有する群（side population 細胞）も組織幹細胞特性を見出されている．

a. 気管

ポリドカノールや二酸化硫黄による中枢気道反復障害モデルにおいて，障害過程にチミジンの誘導体であるブロモデオキシウリジン（bromodeoxyuridine；BrdU）を投与し長期経過した肺では，上位気管粘膜下腺上皮および下位気管基底細胞に標識保持細胞（BrdU 陽性細胞）が見られる．とくに前者ではケラチン5陽性細胞も認められており，のちに ex vivo におけるコロニー形成能が高いことも証明された．また，ナフタレンによる気道障害モデルでは，ケラチン14陽性の基底細胞が増殖応答し，円柱・繊毛・クララ・基底細胞といった気管上皮の主要構成細胞に分化することが生体内で示された．

b. 気管支/細気管支

ヒトの細気管支では従来，非繊毛円柱上皮であるクララ細胞が気道上皮の前駆細胞の1つであると考えられていた．マウス肺はクララ細胞またはクララ細胞分泌タンパク発現（Clara

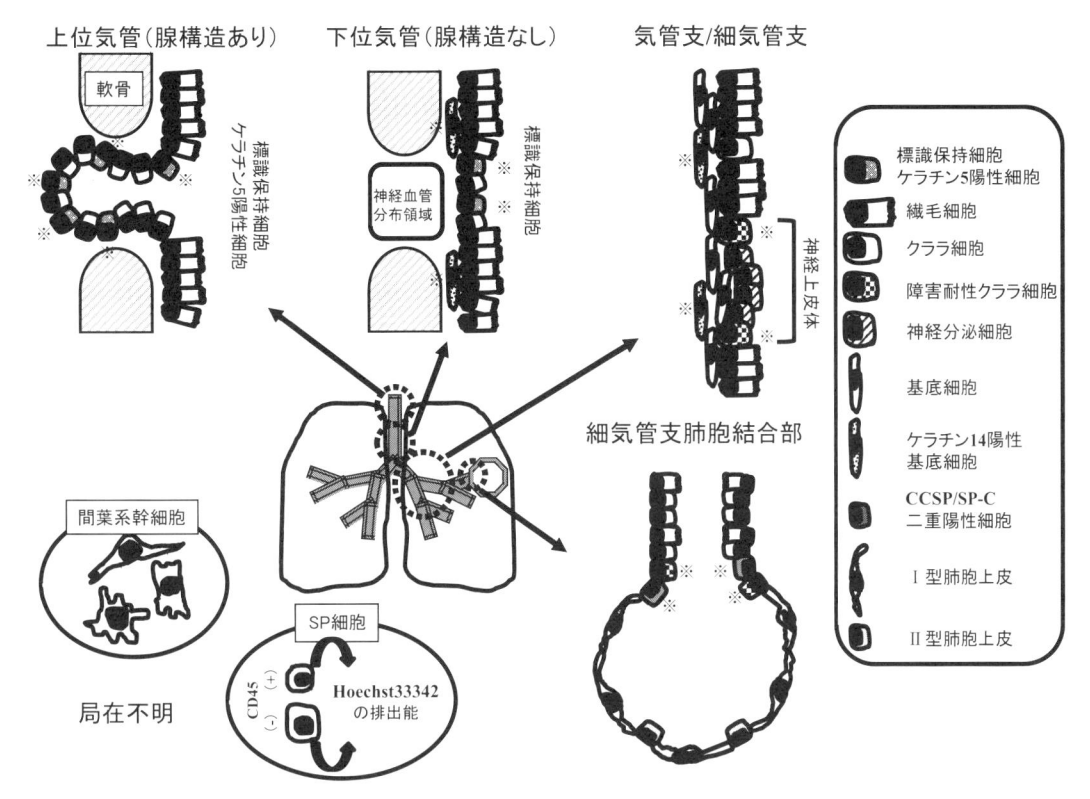

図1 呼吸器で提唱される組織幹細胞群
現在同定されている呼吸器組織幹細胞群を，区域ごとに模式化する．※は各区域の幹細胞を示す．本図では気管における杯細胞・基底細胞などを含めた組織図の詳細は省略している．

cell secretory protein（CCSP）expressing；CE）細胞に富み，その存在は気管から終末細気管支にまで及ぶため，気管支/細気管支領域の気道修復・幹細胞研究に広く用いられている．Strippらの一連の仕事において，クララ細胞を標的としたナフタレン誘導気道障害では肺神経分泌（pulmonary neuroendocrine；PNE）細胞が構成する神経上皮体の過形成が起こり，その中にCE細胞が認められることから，当初両者がこの領域の幹/前駆細胞候補であった．その後，CCSPプロモーター調節下に単純ヘルペスウイルスチミジンキナーゼを発現するトランスジェニックマウスに対するガンシクロビル投与によりCE細胞を除去する実験モデルにおいて，PNE細胞に増殖応答が認められるものの，CE細胞欠落気道に置き換わる現象がみられなかったため，神経上皮体内の障害耐性CE細胞（variant CE細胞）がより有力な候補となった．さらに，ナフタレン誘導気道障害ではケラチン14陽性の基底細胞が増殖応答を示し，CE細胞に分化しうることから，これらも幹/前駆細胞候補である可能性が示唆されている．

c．細気管支肺胞結合部

終末細気管支の最末端であるこの部位には，低細胞回転（標識保持性）のナフタレン耐性クララ細胞が存在し，CCSPとサーファクタントプロテイン（surfactant protein；SP）Cを二重に発現する細胞も認められることから，細気管支肺胞領域の幹細胞ニッチである可能性が示唆されている．とくに後者は，bronchioalveolar stem cells（BASCs）と呼ばれ，CD31・CD45陰性かつSca1・CD34陽性の細胞として

純化可能で，試験管内での自己複製能やクララ細胞・Ⅰ型/Ⅱ型肺胞上皮（alveolar type 1/2；AT1/2）細胞への分化能が示されている．BASCsは，ナフタレン気道障害・ブレオマイシン肺障害モデル・変異K-ras遺伝子の特定条件下発現による肺癌誘発モデルにおいて増殖応答を示すことから，組織修復ばかりでなく発癌機構にも関与することが示唆されている．さらに，MAPキナーゼファミリーである$p38\alpha$の胎生・成体マウスにおける遺伝子的失活に基づく，肺胞構築不全（出生後死）・成体肺内BASCsおよびAT2細胞の異常増殖・肺腫瘍形成促進の報告や，サイクリン依存性キナーゼ阻害因子である$p18^{Ink4c}$のノックアウトマウスにおける，正常肺内および担癌肺腫瘍内BASCs増殖の報告のように，BASCsの恒常性維持に関わる分子機構も徐々に明らかになってきている．

d．間葉系幹細胞

造血支持・免疫抑制・他系統への分化転換能などから臨床応用も期待されている骨髄間葉系幹細胞に比し，呼吸器常在間葉系幹細胞の報告はいまだ少ない．ヒト胎生・成体肺，マウス成体肺などにおいてはその存在が確認されており，ヒトの移植肺気管支肺胞洗浄液細胞から分離培養される間葉系幹細胞の約97％はレシピエントの骨髄由来でなくドナー肺由来であることから，呼吸器病態を考える上での重要性が示唆されている．しかしながら，解剖学的局在が未同定であり，肺線維芽細胞との相違・異同も未知であるなど不明な点も多く，課題は残されている．

e．side population（SP）細胞

1996年にMulliganらにより提唱された，色素（Hoechst 33342）排出能に長け，幹細胞性格を有する細胞群（SP細胞）の単離法は，骨髄以外のさまざまな器官における組織幹細胞および癌幹細胞の同定に応用されている．呼吸器SP細胞は全体の0.1％以下と稀少であるものの，上皮・間葉・血球・内皮系マーカーなどにより分画可能なヘテロな細胞群である．組織上での描出が困難であり，病態における動態も不明であることから，組織再生への貢献度に関してはさらなる検討が必要である． ［西脇　徹］

■文献
1) Engelhardt JF : Stem cell niches in the mouse airway. Am J Respir Cell Mol Biol 24 : 649-652, 2001.
2) Rawlins EL, Hogan Brigid LM : Epithelial stem cells of the lung : priviledged few or opportunities for many? Development 133 : 2455-2465, 2006.
3) Kim CF : Paving the road for lung stem cell biology : bronchioalveolar stem cells and other putative distal lung stem cells. Am J Physiol Lung Cell Mol Physiol 293 : L1092-L1098, 2007.
4) Kotton DN, Fine A : Lung stem cells. Cell Tissue Res 331 : 145-156, 2008.
5) Stripp BR, Reynolds SD : Maintenance and repair of the bronchiolar epithelium. Proc Am Thorac Soc 5 : 328-333, 2008.

9. 消化管（腸管）

　消化管上皮細胞は，生体で最も広い表面積で外界と宿主が接する場に位置している．消化管は口腔から食道，胃，小腸，大腸，肛門に至る管腔臓器である．なかでも腸管は，外敵の侵入を防ぐ免疫機能が発達している一方，生存に必須である栄養素等を消化，吸収するなど多彩な機能を果たしている．腸管上皮は円柱細胞（columnar cell），腸管内分泌細胞（enteroendocrine cell），杯細胞（goblet cell）およびパネト細胞（Paneth cell）の4系統の細胞群から成り，小腸では解剖学的に絨毛と陰窩を形成している（図1）．腸上皮細胞は，陰窩の基底部近傍に存在する共通の体性幹細胞（腸上皮幹細胞）から供給されると考えられている．パネト細胞以外の3系統の細胞群は，分化とともに内腔側に移動して行き3〜4日ごとに脱落と再生を繰り返す．パネト細胞は，小腸陰窩の最基底部で3週間ほど生存する．図2に腸上皮細胞群と幹細胞が小腸陰窩を構成する様子を示した．近年しだいに腸幹細胞マーカーが明らかになり，腸上皮細胞の再生・分化に関わるシグナル伝達研究が進んでいる．胚性幹細胞（ES細胞）の研究は先行しており，マウスES細胞を用いて腸管組織を分化誘導させ，杯細胞や腸管

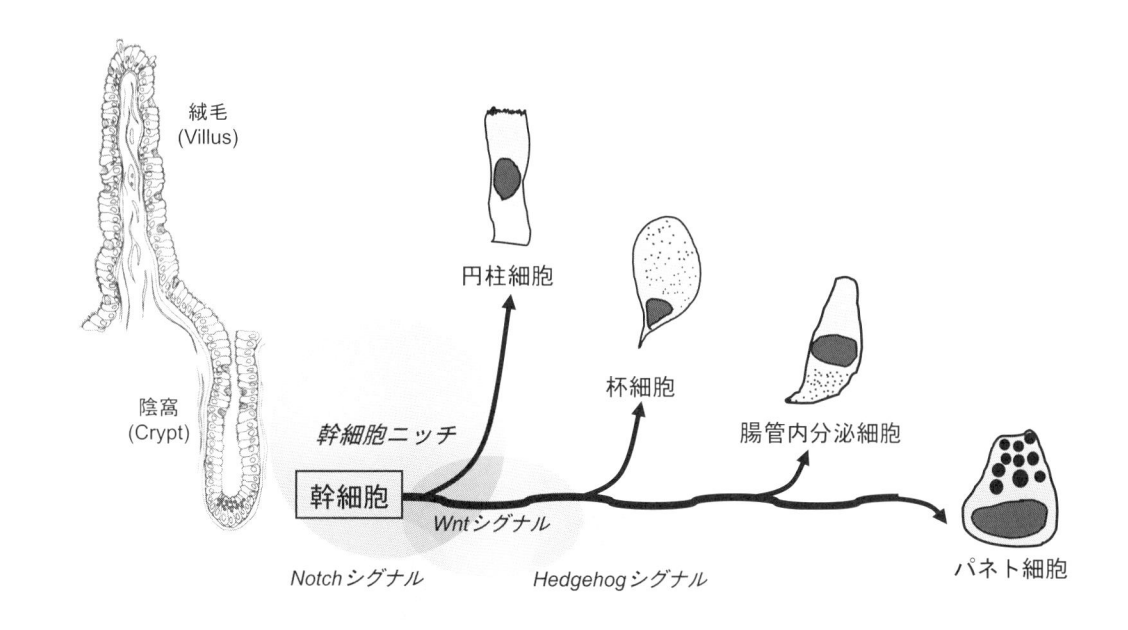

図1　消化管（腸管）
腸粘膜を覆う一層の上皮細胞は，その全表面積がテニスコート1面半ほどにもなり，多彩な腸管機能に関与している．絨毛と陰窩を構成する小腸上皮細胞（円柱細胞，杯細胞，腸管内分泌細胞，パネト細胞）は，共通の腸上皮幹細胞から分化する．
腸管は，発生学的に内胚葉系細胞に由来する腸上皮と，中胚葉および外胚葉由来のマトリックスを形成する細胞群から成る複雑な器官であり，腸上皮幹細胞ニッチではWntシグナルやNotchシグナルなどによる制御を受けている．

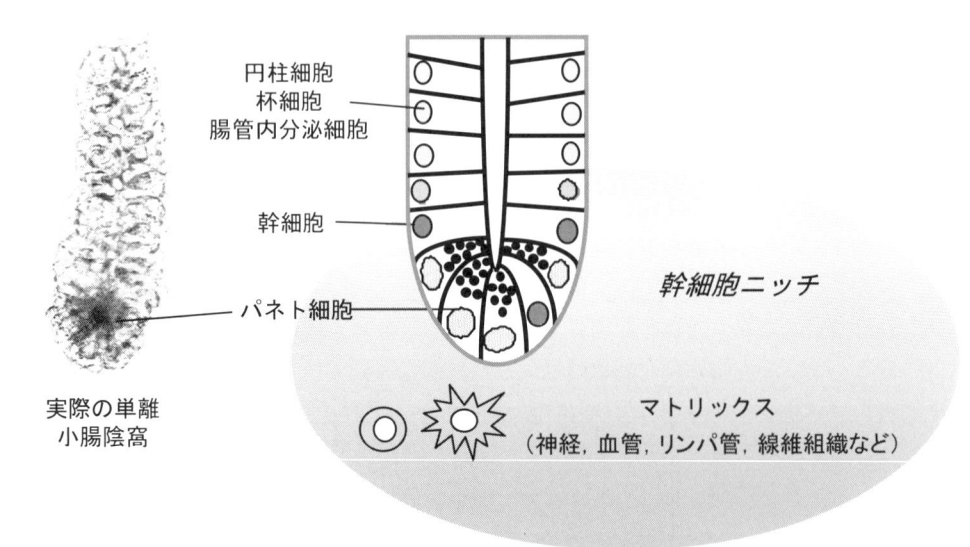

図2 陰窩を構成する腸上皮細胞と幹細胞
消化管粘膜では,生まれてから死ぬまで上皮細胞の再生と分化を繰り返している.小腸陰窩は,小腸絨毛の周りを取り囲むように存在する4系統の上皮細胞と幹細胞が筒状構造を形成する腸管の機能単位である.小腸陰窩において,腸上皮幹細胞および前駆細胞は基底部にあるパネト細胞近傍に存在すると考えられている.幹細胞の維持に,周辺のマトリックスや血液系細胞などが形成する微小環境である幹細胞ニッチが関与する.

内分泌細胞などの上皮,および筋層を含む腸管類似構造を確認している[1].また,人工多能性幹細胞(iPS細胞)が開発され,消化器領域でも肝臓と胃のiPS細胞が報告された[2].未解決の問題が解明され,腸管組織のiPS細胞が確立されることが期待される.

腸管は発生学的に内胚葉系細胞に由来するが,その他に中胚葉および外胚葉由来の細胞群が混合し,複雑な形態に分化して器官としての機能を果たしている.腸管上皮をはじめとする内胚葉系の体性幹細胞に関わる分子機構が近年急速に明らかになってきた[3].骨髄には多くの体性幹細胞が存在していることが以前から知られている.腸上皮細胞もまた骨髄から必要に応じて動員され,とくに慢性炎症や移植などの強いストレス下ではその割合が増加することが示されている[4].細胞の再生・分化や組織の創傷治癒過程では,多くのシグナル伝達系が活性化する.発生生物学,幹細胞,細胞極性,細胞運動など多彩な細胞機能調節に関与するシグナル伝達系の重要性が明らかになった[5].Wntシグナルは,β-cateninを介する経路,planar cell polarity経路およびCa^{2+}経路により,生体の多彩な細胞機能に関与している.幹細胞や前駆細胞の自己複製能,すなわち未分化能保持にもWntシグナルが深く関与していることが知られている.腸管上皮の再生・分化とWntシグナルの関与については,転写因子TCF-4のターゲット遺伝子である*EphrinB2, B3*を介して腸上皮細胞の増殖と陰窩における腸上皮細胞の配列に貢献していることが知られている[6].Wntシグナルはパネト細胞の分化に関与している[7].また,Indian Hedgehogによるパネト細胞分化抑制をPPARβが阻害することが示された[8].さらに,腸上皮幹細胞マーカー分子としてLgr5(leucine-rich-repeat-containing G-protein-coupled receptor 5)が報告された[9].Notchシグナル下流の転写因子Hes-1を欠損するマウスでは,腸上皮細胞のうち分泌型細胞が増加し[10],転写因子Math1欠損マウス

では逆に分泌型細胞が減少する[11]ことが知られており，Notchシグナルも腸管上皮の再生・分化に重要な分子機構である．腸上皮幹細胞は，幹細胞周囲の微小環境である幹細胞ニッチにおいて生存可能であり維持される．幹細胞ニッチでは，Wntシグナル，Notchシグナル，BMP，Hedgehog，粗面小胞体ストレス応答に関わる転写因子などが相互作用しながら再生と分化を制御していると考えられる．また，肝細胞増殖因子（HGF），上皮細胞増殖因子（EGF），線維芽細胞増殖因子（FGF）など主に組織修復過程で活躍する細胞増殖に関わる多くの因子も関与する．再生・分化と組織修復は切り離しては考えられず，両者が的確に制御されることが重要である．

幹細胞等を利用した細胞移植治療や再生医工学的アプローチを応用した治療法の開発により，臓器移植の現場で生じているレシピエントにおける重篤な拒絶反応およびドナー不足など，従来型の移植治療が持つ問題点を解消できることが期待されている．組織構築が要らない血球細胞移植や移植した細胞が分泌するタンパク質の機能が治療効果を生む場合とは異なり，腸管の再生・分化には複雑な三次元的組織構築（図2）が必要である．腸上皮幹細胞および幹細胞ニッチの分子機構に関する理解がさらに進むことにより，腸管の再生医療が確立する日が来るであろう． ［綾部時芳］

■文献

1) Yamada T, et al：In vitro functional gut-like organ formation from mouse embryonic stem cells. Stem Cells 20：41-49, 2002.
2) Aoi T, et al：Generation of pluripotent stem cells from adult mouse liver and stomach cells. Science 321：699-702, 2008.
3) Zaret KS：Genetic programming of liver and pancreas progenitors：lessons for stem-cell differentiation. Nature Rev Genet 9：329-340, 2008.
4) Okamoto R, et al：Damaged epithelia regenerated by bone marrow-derived cells in the human gastrointestinal tract. Nature Med 8：1011-1017, 2002.
5) Nusse R, et al：Wnt genes. Cell 69：1073-1087, 1992.
6) Batlle E, et al：Beta-catenin and TCF mediate cell positioning in the intestinal epithelium by controlling the expression of EphB/ephrinB. Cell 111：251-263, 2002.
7) Varnat F, et al：PPARbeta/delta regulates paneth cell differentiation via controlling the hedgehog signaling pathway. Gastroenterology 131：538-553, 2006.
8) van Es JH, et al：Wnt signalling induces maturation of Paneth cells in intestinal crypts. Nature Cell Biol 7：381-386, 2005.
9) Barker N, et al：Identification of stem cells in small intestine and colon by marker gene Lgr5. Nature 449：1003-1007, 2007.
10) Jensen J, et al：Control of endodermal endocrine development by Hes-1. Nature Genet 24：36-44, 2000.
11) Yang Q, et al：Requirement of Math1 for secretory cell lineage commitment in the mouse intestine. Science 294：2155-2158, 2001.

10. 肝　臓

a. 肝再生の様式

肝再生には2つの異なった様式があると考えられている．1つは，外科的切除後の肝再生にみられるような単純な細胞更新（simple duplication）に基づくもので，これが肝再生の古典的な理解である．すなわち，肝傷害時において残存している成熟肝細胞（分化細胞）が肝細胞増殖因子（hepatocyte growth factor；HGF）などの作用により少数回（1-3回）分裂することにより，失われた肝細胞容量（hepatocyte mass）を代償的に補填するという再生様式である．たとえば，外科的切除により肝細胞容量が1/2に減少した場合でも，仮にすべての成熟肝細胞が等しく反応するのであれば，それらがわずかに1回分裂するだけで元の肝細胞容量は回復する．

もう1つの肝再生の様式は，simple duplicationが機能できないほど肝傷害の程度が強い場合，すなわち，分化した成熟肝細胞がほとんど存在しないほど破壊されてしまった場合に生じる再生である．たとえば，劇症肝炎にみられるように，残存する成熟肝細胞がほとんど存在しないような重度の肝傷害状態下においては，肝小葉門脈域を中心に偽胆管の増生が生じる．この偽胆管を構成する細胞の一部は肝細胞と胆管細胞の両方への分化能を有することが判明しており，また，これらの偽胆管構造は肝幹細胞（hepatic stem cell）の局在部位であると考えられているヘリング管（毛細胆管と小葉間胆管の連結構造）に連続していることから，肝再生プロセスにおける肝幹/前駆細胞の一過性増殖（transit amplification）を反映した病理学的な組織像であるといえる．このような肝幹細胞の増殖と分化に基づいて成熟肝細胞の大規模な更新が生じるとする考え方（stem cell activation）は，血液学領域では常識であるが，肝臓領域では最近になってようやく認知されるようになったコンセプトである．

このように，肝臓においては，正常組織における恒常性維持や軽度の肝傷害後の修復は分化した成熟肝細胞の単純な更新により担われている．しかし，成熟肝細胞の単純な細胞更新では補いきれないほどの重度の組織傷害が生じた場合には，肝幹細胞の活性化に基づく大規模な組織再構築のスイッチが入ることになるのである．

b. 肝臓における組織幹細胞（図1）

1) 肝臓の器官形成

マウスの場合，妊娠8.5日目に心臓中胚葉に近接した前腸門付近の前腸腹壁内胚葉が肥厚し，臍腸間静脈に向かって突出した憩室が生じることにより肝臓原基が形成される．発生が進むにつれ，肝憩室が横中隔間充織に向かって伸長するとともに，周囲に存在する間充織や心臓内胚葉からの作用を受けるようになり，肝芽細胞が出現する．妊娠9.5日目になると肝憩室は頭部・尾部の2部分より構成され，このうち頭部憩室は周囲の間充織に細胞索を伸ばし，この部分が将来の肝実質部を形成する．この時点の細胞質に乏しい肝芽細胞は，癌胎児性抗原として知られているαフェトプロテイン（AFP）やアルブミンを発現し未分化な状態にある．

妊娠13.5日目頃より，頭部憩室の肝芽細胞のうち門脈周囲に位置した細胞群が，門脈周囲に発達した結合組織からの誘導を受けて肝内胆管上皮細胞へと分化し，門脈分枝周囲に肝内胆管の前駆体を形成する．この前駆体は当初

Hepatic stem cells

High growth potential

Common progenitors
（Oval cells?）

Self-renewing cell division

Mature hepatocytes

Multi-lineage differentiation

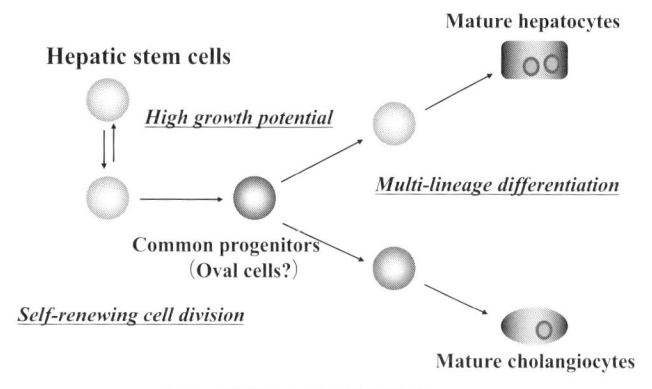

Mature cholangiocytes

図1　肝臓における幹細胞系モデル

AFP陽性，アルブミン陽性であるが，胆管上皮細胞への分化・成熟化が進むにつれ，AFPやアルブミンの発現が消失し，サイトケラチン19やサイトケラチン7の発現が認められるようになる．一方，頭部憩室周囲に位置した肝芽細胞は成熟した肝細胞へと分化していき，アンモニア代謝や解毒機能などを段階的に獲得してゆく．胆管上皮細胞の分化誘導機構については，NotchシグナルのリガンドであるJagged1やNotch2が胆管上皮細胞の分化誘導因子として機能しており，これらの遺伝子異常が肝内胆管形成不全を引き起こすことが明らかになっている．また，CCAAT/エンハンサー結合タンパク質α（C/EBPα）および，その下流因子である肝特異的転写因子（HNF-6，HNF-1β）が正常な胆管細胞分化において重要な役割を果たすことが明らかにされている．尾部肝憩室は尾側方向に進展・増殖し，肝外胆管と胆嚢を形成する．Notchシグナルの下流で作用する転写制御因子Hes1遺伝子のノックアウトマウスにおいて，肝外胆管や胆嚢の形成異常をみとめ，同時に肝内胆管と肝外胆管の連結プロセスも阻害されることが報告されている．

これらの肝臓の器官形成に関する知見からは，明らかに肝芽細胞から肝細胞と胆管上皮細胞の異なる2つの細胞系列が分化してくることを示している．肝芽細胞は発生が進むにつれて不均質な細胞集団へと分化していくが，その一部は未分化性を維持し存在し続けると考えられており，このような細胞が肝幹細胞ではないかと推測されている．

2）胎児肝臓中の肝幹細胞

個体中に極少数しか存在しない造血幹細胞を純化する手段として確立されたFACS（fluorescence activated cell sorting）と蛍光標識モノクローナル抗体を用いた精度の高い細胞分離法を用いて，妊娠13.5日目のマウス胎仔肝臓から単離した細胞集団の中から，少数しか存在せず，かつ形態によって区別することが難しい肝幹細胞が分離・同定されている．

FACSによる細胞分画化の指標として，門脈周囲に限定して存在する細胞外マトリックスであるラミニンに特異的なレセプターであるα6β1インテグリンが重要である．これは肝幹細胞の予想存在部位が肝小葉門脈域のヘリング管周辺であることに基づいている．胎仔肝臓中の非血球細胞画分（$CD45^-TER119^-$細胞）におけるα6インテグリン（CD49f）とβ1インテグリン（CD29），さらにc-Kit（stem cell factor receptor）およびc-Met（hepatocyte growth factor receptor）の発現を指標として，胎仔肝臓中の約0.3％を占めるにすぎないきわめてマイナーなポピュレーションである$c-Met^+c-Kit^-CD49f^{+/low}CD29^+CD45^-TER119^-$細胞に限定して，クローン性コロニー形成能と肝細胞と胆管上皮細胞への多分化能を有した細胞が

高頻度に存在することが明らかになっている．これらの細胞の一部は多分化能を有したまま6カ月以上にわたりin vitroで増殖可能なことが，クローンソーティングを繰り返す実験により明確に証明されており，幹細胞の性質として重要な自己複製能を有していると考えられる．これらの細胞は肝小葉構造および胆管構造を生体内において長期間にわたり再構築することが可能である．

これらのデータは，妊娠13.5日目のマウス胎仔肝臓中に存在する肝芽細胞のうち，門脈周囲に存在すると考えられるc-Met$^+$ c-Kit$^-$ CD49f$^+$/lowCD29$^+$CD45$^-$TER119$^-$細胞が肝幹細胞としての性質を有した細胞であることを明確に示している．

3) 成体肝臓中の肝幹細胞

成体肝臓における肝幹細胞の代表候補として，卵形細胞（oval cell）が挙げられている．たとえば，ラットにエチオニン，2-アセチルアミノフルオレン，3'-メチル-4-ジメチルアミノアゾベンゼンなどの薬剤やコリン欠乏食を与えた場合，2-アセチルアミノフルオレン（2-AAF）投与後に部分肝切除を行うなど発癌を促す条件に置いた場合，あるいはD-ガラクトサミン投与後によって広範囲な肝障害を起こさせた場合など，残存する肝細胞の増殖が強く抑制されている場合において，代わりに肝非実質細胞であるoval cellが門脈域に出現し増殖してくる．oval cellは肝細胞と胆管上皮細胞の二方向性に分化することができ，多分化能を有していることが明らかにされている．また，oval cellは発癌剤処理によって出現してくることから，肝癌の前駆細胞であるとも考えられている．

Oval cellは細胞質に乏しく，卵形の核を持った小型の細胞であるが，形態的には胆管上皮細胞や肝細胞に似ているものなどさまざまな細胞が存在することから，ヘテロな細胞集団であることが知られている．免疫組織学的にもα-フェトプロテイン，アルブミン，サイトケラチン18，サイトケラチン19，γ-GTPなどを発現していることが示されているが，未分化な細胞の形質だけでなく，成熟した肝細胞や胆管上皮細胞の形質も有している．さらに，c-Kit，およびThy-1，CD34など造血幹細胞に認められる細胞表面分子も発現していることが知られている．

現在のところ，正常の成体肝臓において，oval cellがどこに存在しているのかは依然として議論の余地はあるものの，oval cellは小型肝細胞への分化が進む前に胆管上皮マーカーを発現すること，2-AAF投与＋部分肝切除直後に胆管障害薬剤であるDAPMを投与した場合にoval cellの出現がキャンセルされること，肝細胞特異的転写因子の発現が2-AAF投与＋部分肝切除直後に胆管において上昇することなどの観察から，oval cellは胆管上皮細胞由来であると考えられている．すなわち，oval cellは胆管上皮中に存在しており，肝実質に重篤な障害があった場合に活性化され，肝細胞と胆管上皮細胞の両方へと分化することが示唆されている．

［谷口英樹］

11. 膵　臓

a. 膵臓の発生

　膵臓は役割のまったく異なる2種類の組織から構成されている．1つは消化酵素を産生・分泌し導管を通じて消化管に放出する外分泌組織で，もう1つはホルモンを産生・分泌し循環血中に放出する内分泌組織である．膵内分泌，外分泌細胞はいずれも胎生期の原始腸管前腸に存在する内胚葉上皮細胞から形成される膵芽（膵原基）に由来する．マウスでは胎生9.5日前後に背側から，やや遅れて腹側から膵芽が現れる．両側の膵芽は旋回，融合し，やがて1つの膵臓となる．

　転写因子 Pdx1 は，膵臓の予定領域を含む十二指腸領域全体に発現している．Pdx1 遺伝子を欠損したマウスでは，膵原基は生じるもののその後の発育が認められず，成熟した膵臓が形成されない．したがって Pdx1 は，膵臓の「マスター遺伝子」であると考えられる．また，Cre/loxP システムを応用した cell lineage tracing 法によって，成体の膵臓を構成するすべての細胞が Pdx1 陽性細胞に由来することが証明されている．Pdx1 の発現は成熟細胞では β 細胞に限局され，β 細胞機能に関わる遺伝子発現を制御している．一方，Ptf1a は従来，膵外分泌細胞の分化に重要な転写因子であると考えられていたが，膵芽に限局して発現することが明らかとなったうえ，Ptf1a を欠損すると本来膵臓になる部分の細胞が十二指腸の細胞になったことから，前腸上皮細胞が膵臓へ分化するためには，Ptf1a の発現が必要であると考えられる．したがって，Pdx1 と Ptf1a の両方を発現している細胞が膵臓の前駆細胞であるといえる．

　膵臓前駆細胞は内分泌，外分泌に分化していくが，内分泌細胞はすべて Ngn3 陽性細胞を経由していることが明らかとなっている．これは，Ngn3 欠損マウスで内分泌細胞を欠くことと，cell lineage tracing によって Ngn3 陽性細胞がすべての内分泌細胞に分化することが示されていることによる．しかし，Ngn3 の発現は一過性であり，成熟した内分泌細胞ではその発現は認められない．外分泌細胞へ分化する細胞は Ngn3 を発現せず，Ptf1a を発現し続ける．

b. 膵臓の再生

　膵臓の再生に関しては内分泌細胞，とくに β 細胞について最も盛んに研究が行われている．これは，β 細胞が生体における唯一の血糖降下ホルモン，インスリンを産生・分泌する非常に重要な細胞であり，その研究結果が糖尿病の再生医療に応用できる可能性があることに起因する．

　膵臓の細胞は血液細胞や腸管上皮細胞とは異なり，日々更新される必要はない．しかしながら，一度分化した細胞が生涯にわたって存在し続けるわけではなく，非常にゆっくりとではあるが，ターンオーバーしているものと考えられている．また，肥満や妊娠などインスリン抵抗性が増大する状況では，β 細胞量が増加することが知られている．実験的には，膵臓に何らかの傷害（膵管結紮や部分膵切除など）を与えたときに β 細胞の再生が認められるとの報告が多く存在する．

　膵 β 細胞が新たに生まれる経路としては主に，①既存の β 細胞の複製によるもの，②未知の組織幹（前駆）細胞からの新生によるもの，③他の分化細胞からの分化転換によるもの，が考えられる（図1）．

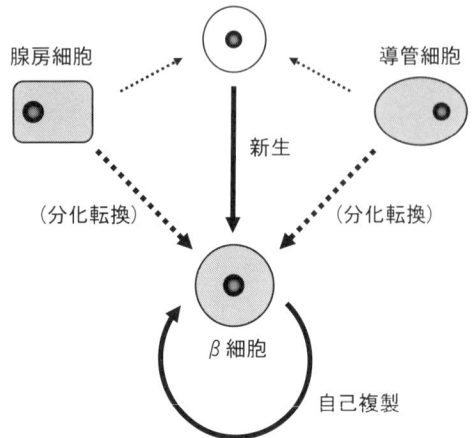

図1 膵β細胞再生のルート
膵β細胞が再生するルートとしては，①既存のβ細胞の自己複製によるもの，②未同定の体性幹（前駆）細胞からの新生によるもの，③腺房細胞や導管細胞の分化転換によるもの，が想定される．

1) 膵β細胞の自己複製

成体における膵β細胞量は，既存のβ細胞の複製のみで説明できるとの結果が報告されている．Cre/loxPシステムによって成体マウスで既存のβ細胞を標識してこれを追跡すると，生理的な状態におけるβ細胞量の増加も，膵臓傷害時のβ細胞の再生も，ほとんどすべてが既存のβ細胞に由来するものであり，幹（前駆）細胞を含む非β細胞の寄与はないと結論している[1]．しかしながら，これはある特定の実験条件下での結論であり，膵臓における体性幹（前駆）細胞の存在を完全に否定するものではない．

2) 膵臓の体性幹（前駆）細胞

成体の膵臓においても幹細胞システムが臓器の維持に寄与している可能性があることから，体性幹細胞の単離・同定の試みがなされている．いずれの報告でも，分離した細胞が実際に生体の膵臓で幹細胞として機能しているか，また，十分機能する本物のβ細胞に近い細胞にまで分化する能力があるのかは明らかではない．実際にマウスを用いた研究で，発生期の膵臓の前駆細胞量を減少させると，肝臓の場合とは異なり，正常より小さな膵臓しかできないことが報告されている[2]．これは，膵臓のサイズは発生期の前駆細胞量によって規定され，成体においてその減少分を代償することができないことを意味しており，体性幹（前駆）細胞の存在に疑義を生じさせる結果である．

一方で，in vivoで機能する体性幹（前駆）細胞を単離・同定したとの報告もある．膵臓の傷害モデルにおいて，導管からNgn3陽性細胞が出現し，これがβ細胞へ分化することが示された．さらに，新たに出現したNgn3陽性細胞を単離して，マウス胎児から取り出した未分化膵臓とともに培養すると，in vitroでも内分泌細胞への分化が認められた[3]．このことは，成体の膵β細胞にも幹（前駆）細胞が存在することを強く示唆する結果である．しかしながら，この体性幹（前駆）細胞はNgn3陽性細胞に変化して初めて検出されるものであるため，もともとどこに存在してどのような特性を持つ細胞であるのかについては必ずしも明確とはいえない．

3) 分化転換による膵β細胞の再生

上述した体性幹細胞からの再生以外に，膵β細胞が腺房細胞や導管細胞から分化転換（transdifferentiation）によって生じる可能性がある[4]．マウスやラットの実験的な膵臓傷害モデル（膵管結紮モデル，部分膵切除モデル，IFNγトランスジェニックマウス，TGFαトランスジェニックマウスなど）において，外分泌領域に導管様の構造が増生し，そこから内分泌細胞が再生する像が観察されている．一部で，アミラーゼ/サイトケラチン，アミラーゼ/インスリン，サイトケラチン/インスリンの二重陽性細胞が認められることから，導管細胞，あるいは，腺房細胞がβ細胞に分化転換した可能性が考えられた．しかしながら，最近のCre/loxPシステムを応用したcell lineage tracing法を用いた研究から，in vivoにおける膵β

細胞の再生において，このような分化転換は，少なくとも正常な状態では，きわめて限定的な寄与しかしないものと考えられている．

一方，in vitro においては，最終分化した細胞も in vivo で想定される以上の可塑性を示すことがわかってきた．導管細胞や腺房細胞を特殊な条件下で培養することによって分化転換が生じ，β 細胞に類似したインスリン分泌細胞を誘導できることが報告されている．また，分化転換の過程で幹（前駆）細胞様の細胞が誘導される可能性も示唆されている．このことは，再生 β 細胞を利用した糖尿病の細胞治療への応用や膵臓組織の病的変化を理解する上で重要な研究である．

c．まとめ

膵臓の再生医学の研究は β 細胞を中心に進んでいる．マウスなど実験動物を用いた検討から，膵 β 細胞は成体においては既存の β 細胞の自己複製によってかなりの部分が維持されていることが明らかになっている．しかしながら，膵臓の体性幹（前駆）細胞の存在を示す証拠もあり，「幹細胞システム」が膵臓組織の維持に関与している可能性もある．少なくとも，ある種の条件下では，幹（前駆）細胞様の細胞を人為的に誘導することが可能で，応用面からの意義は大きい．

［南　幸太郎］

■文献

1) Dor Y, Brown J, Martinez OI, Melton DA：Adult pancreatic beta-cells are formed by self-duplication rather than stem-cell differentiation. Nature 429：41-46, 2004.
2) Stanger BZ, Tanaka AJ, Melton, DA：Organ size is limited by the number of embryonic progenitor cells in the pancreas but not the liver. Nature 445：886-891, 2007.
3) Xu X, D'Hoker J, Stangé G, et al：Beta cells can be generated from endogenous progenitors in injured adult mouse pancreas. Cell 132：197-207, 2008.
4) Minami K, Seino S：Pancreatic acinar-to-beta cell transdifferentiation in vitro. Front Biosci 13：5824-5837, 2008.

12. 腎　臓

　腎臓は代謝産物の排泄，体液量調節，電解質平衡，ホルモンの産生・分泌を行うことにより体内環境を一定に保っている．このため腎臓は生存に不可欠であるが，自然には再生しない．よって末期腎不全に至れば，腎移植あるいは人工透析を選択することになる．腎移植は慢性的なドナー不足や免疫抑制薬の副作用などの問題を抱えている．医療の発達により改善したものの，人工透析では厳しい食事制限や生活の質の低下を招くことは否めない．さらに人工透析は腎機能の一部を代償するに過ぎず，さまざまな長期合併症を引き起こす．しかも透析医療費は年間1兆円を超えており，医療経済の観点でも問題を抱えている．このため従来の治療にかわる新しい治療法として，再生医療が注目を浴びている．

a. 体性幹細胞と組織修復

　幹細胞とは多分化能と自己複製能を持つ細胞のことである．すなわち，1個の細胞が腎臓を構成するさまざまな細胞をつくりだす能力を有すると同時に，自己と同じ能力を持つ幹細胞をつくる能力を持つことが特徴である．腎臓分野ではこの2つの特徴に言及した論文は少ないため，'幹細胞'ではなく'前駆細胞'と表現するのが適当と思われる．前駆細胞は，幹細胞が分化して分化の方向性がある程度決まった細胞のことで，自己複製能はない．しかし細胞の臨床応用の観点からは腎臓幹細胞にこだわる必要はなく，必要とする細胞の前駆細胞を同定・利用できればよいという考え方もある．

b. 胎仔性前駆細胞

　腎臓は中間中胚葉から発生し，前腎，中腎，

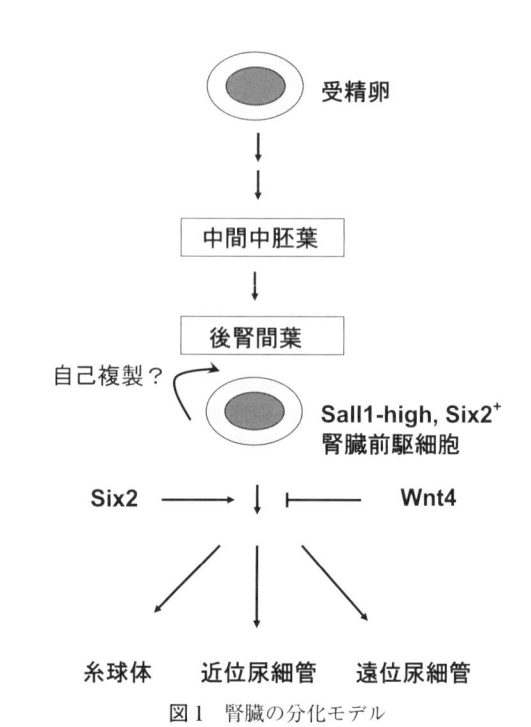

図1　腎臓の分化モデル

後腎の3段階を経て形成される．ヒトを含めた哺乳類では前腎と中腎は発生期に退行し，最終的に後腎から腎臓が形成される．後腎の発生は後腎間葉とウォルフ管から伸びる尿管芽との相互作用から始まり，間葉はWnt4の作用による上皮化を経ていわゆるネフロンを形成する．よって胎生期の後腎間葉には，ネフロンを構築する多種の細胞の前駆細胞が存在すると考えられていた．そこでマウス胎生11.5日の後腎間葉を解離しWnt4を発現する細胞上で培養すると，1個の細胞からシート状コロニーが形成され，糸球体，近位尿細管，遠位尿細管などのマーカーを発現した（図1）．これは最初にまかれた1個の細胞が多系統に分化したことを示し，間葉中に腎臓の多能性前駆細胞が存在することを示している[1]．

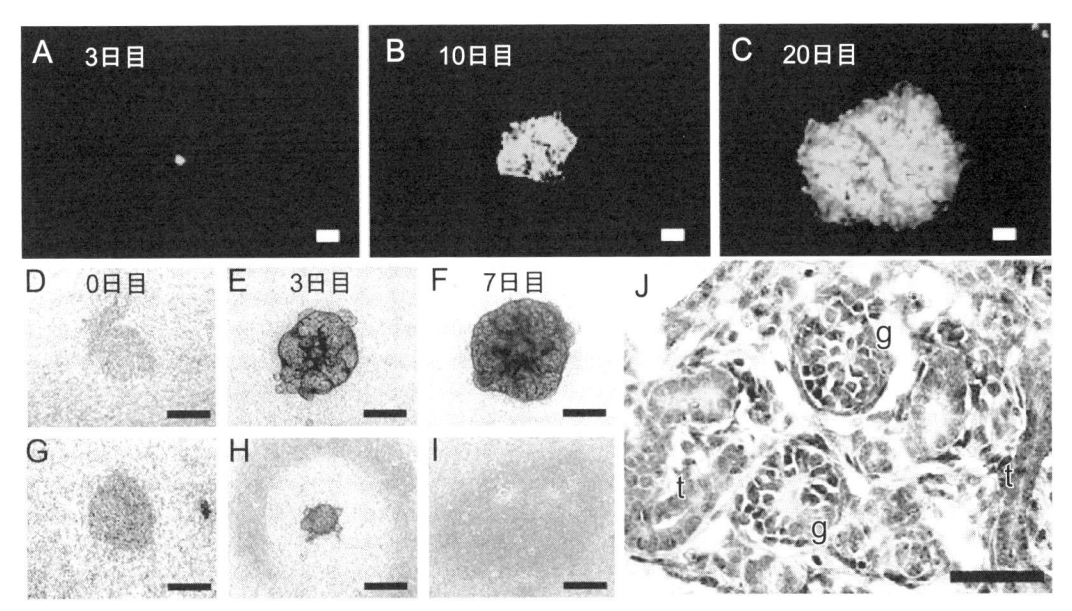

図2 後腎間葉細胞の培養（口絵参照）
(A-C) Wnt4を発現する細胞上で後腎間葉細胞を培養すると，1個の細胞からコロニーを形成し多系統への分化を示した．(D-F) Sall1-GFP^{high}の細胞群を選別・再凝集させ器官培養すると三次元立体構造を構築した．(G-I) Sall1-GFP^{low}細胞群ではこの現象を認めない．(J) Sall1-GFP^{high}の細胞群を選別・再凝集させると糸球体様構造と管腔様構造を認める．
g：糸球体様構造，t：管腔様構造．Scale bars：50 μm in A-C, 500 μm in D-I, 25 μm in J.

後腎間葉に発現する核内因子 *Sall1* は腎臓発生に必須であり，*Sall1* ノックアウトマウスは腎臓を欠損し出生直後に死亡する[2]．*Sall1* の遺伝子座に蛍光タンパク質 GFP を挿入したマウスを作成し後腎間葉をフローサイトメトリー（FACS）で選別したところ，Sall1-GFP を強発現する分画のみからコロニーが形成された．つまりこの分画に多能性前駆細胞が存在することになる．さらに，この分画を再凝集させ，Wnt4を発現する細胞上で器官培養すると糸球体や尿細管などの三次元構造を構築した．これは *Sall1* を強発現する前駆細胞分画をいったん解離して再集合させただけでも，腎臓様の構造を構築できるということである（図2）．また，この実験系では発生期の腎臓が前駆細胞から分化していく過程を単一細胞レベルで解析できると考えられる．さらに ES 細胞などを分化させ，その細胞が腎臓前駆細胞の特徴を備えているかを検定する系として使用できる可能性があり，腎臓の再生医療に役立つと考えられる．

この Sall1-GFP 強発現の前駆細胞には転写因子 *Six2* が発現しているが，*Six2* は腎臓前駆細胞の未分化性の維持に関与していることが明らかになった[3]．*Six2* はマウス胎生10.5日から未分化な後腎間葉に発現するが，その発現領域は Wnt4 のそれとは異なる．*Six2* ノックアウトマウスでは Wnt4 の発現が過剰となり，後腎間葉における異所性上皮化を認め，前駆細胞が減少することにより腎臓が低形成となる．すなわち，*Six2* は Wnt4 シグナルによる間葉の上皮化を阻害し，後腎間葉に前駆細胞を未分化状態に保つ役割を担っていると考えられる．

c．成体前駆細胞

このように胎児期の後腎間葉には多能性前駆細胞が存在するが，この間葉は成体では消失してしまう．成体の腎臓に幹細胞が存在するかについてはさまざまな候補が報告されているが，

確実な証拠は得られていない．細胞の同定には大きく分けて，slow-cycling 細胞を同定する方法，side-population（SP）細胞を識別する方法，表面抗原マーカーで識別する方法，培養条件により選択する方法の4つがある．幹細胞には細胞分裂が静止期にあるものが多いことを利用して，DNA 標識物質ブロモデオキシウリジン（BrdU）が蓄積する分裂の遅い細胞（slow-cycling 細胞）がラット腎尿細管やマウス腎乳頭に存在することが報告されている．また，別のグループは Hoechst dye 排泄能の高い SP 細胞を識別する方法を報告している（II.A.7 腎臓 SP 細胞の項目参照）．さらに，CD133 やCD24，Sca-1 などの表面抗原マーカーにより幹細胞を分離する方法も報告されている[4]．また成体ラット腎を特殊な条件で培養し，多分化能を持つ腎臓前駆細胞を分離した報告もある[5]．これらの細胞は近位尿細管に存在し，CD90 や Pax2，Oct3/4，Rex1 などを発現している．しかし，いずれの細胞も腎臓への多分化能および自己複製能の in vitro での機能的評価，in vivo での移植実験における細胞融合の否定はなされていない．

急性の尿細管障害時には再生が起こるが，この再生細胞が何に由来するかは結論が出ていない．障害を受けていない近傍の尿細管細胞が関わる説や，成体幹細胞（前駆細胞）が再生に関わる説がある．後者の例として急性腎不全モデルマウスに CD133$^+$ 腎臓前駆細胞を経静脈的に注入すると，この細胞が近位あるいは遠位尿細管に分布することが確かめられている[4]．また，腎臓前駆細胞を腎被膜下に注入すると管腔構造を形成したとする報告もある[5]．しかし，これらの実験では細胞融合が否定されておらず，注入した細胞が尿細管に分化したことが組織修復に寄与したかについては不明である．成体骨髄細胞を移植すると腎不全モデルにおいて有利に働くという報告もなされたが，その効果の大部分は移植細胞から分泌されるパラクライン因子によるものであり，骨髄細胞からの腎臓への分化はほぼ否定されている．このように腎臓の修復過程に幹細胞/前駆細胞が関与するかについては今後も検討が必要である．

［井上秀二，西中村隆一］

■文献

1) Osafune K, et al：Identification of multipotent progenitors in the embryonic mouse kidney by a novel colony-forming assay. Development 133：151-161, 2006.
2) Nishinakamura R, et al：Murine homolog of SALL1 is essential for ureteric bud invasion in kidney development. Development 128：3105-3115, 2001.
3) Self M, et al：Six2 is required for suppression of nephrogenesis and progenitor renewal in the developing kidney. EMBO J 25：5214-5228, 2006.
4) Bussolati B, et al：Isolation of renal progenitor cells from adult human kidney. Am J Pathol 166：545-555, 2005.
5) Gupta S, et al：Isolation and characterization of kidney-derived stem cells. J Am Soc Nephrol 17：3028-3040, 2006.

C. 血管の再生

1. 血管発生

a. 血管形成の概略

血管形成は血管構築の現場における未分化血管内皮細胞の発生とその成熟化，管腔形成，そして原始的な血管叢の形成という脈管形成/血管発生（vasculogenesis）の過程に始まり，血管の融合あるいは血管内皮細胞と壁細胞の相互作用による血管の成熟化（管腔の拡張，マトリックスの被覆）が営まれ，また嵌入型，発芽型の血管新生（angiogenesis），余剰の血管の退縮を主体とした原始血管のリモデリング（再構築）を経て，全身細部への血管支配領域の拡大により営まれる（図1)[1]．血管形成の間には動脈化，静脈化の振り分けが必要であり，またこれら血管に伴走するリンパ管や，神経との相互関係の維持がなされる．

この数年の間に血管形成のさまざまな局面において重要な役割を果たす分子の単離や機能解析が進められ，血管内皮成長因子（vascular endothelial growth factor；VEGF）や肝細胞成長因子（hepatocyte growth factor）による血管再生治療，あるいは血管構築に関わる細胞機能を利用して，骨髄内の造血幹細胞あるいは成熟血液細胞による血管新生促進作用を応用した虚血疾患に対する細胞治療，血管内皮前駆細胞移植による細胞治療も発展してきた．また逆に，炎症性疾患やがんといった血管形成が旺盛になることが病態の悪化につながる治療法においては，血管形成の分子機序を抑制する薬剤の開発が進められてきている．そこで本章では，近年明らかにされてきた血管形成の分子メカニズムについて概説したい．

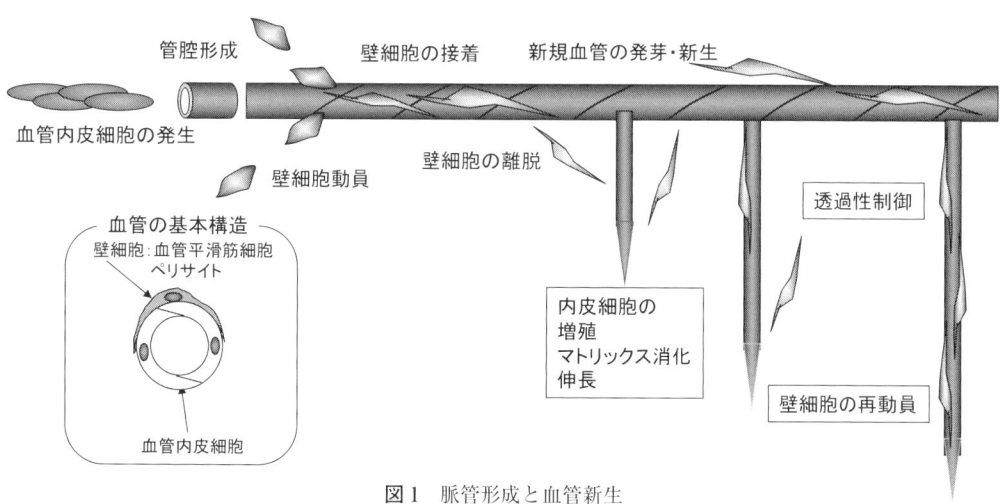

図1 脈管形成と血管新生
血管の基本構造と，血管新生の進行過程の模式図を示した．内容は本文参照．

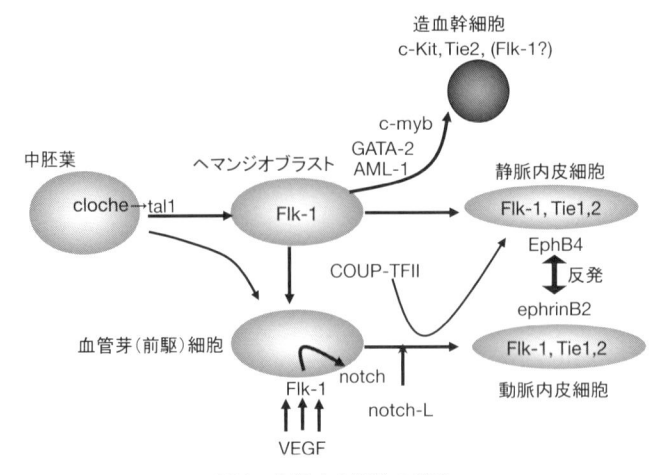

図2 血管内皮細胞の発生
中胚葉細胞から造血系と血管系の共通祖先細胞であるヘマンジオブラストを経て，血管内皮細胞が発生する過程を示した．内容は本文参照．

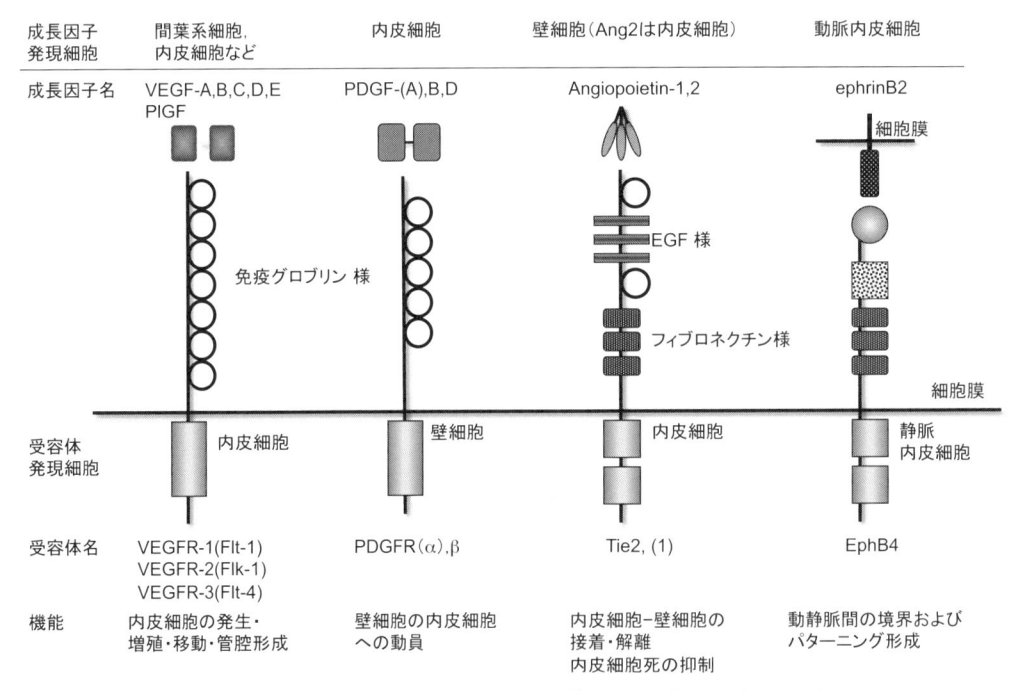

図3 血管形成に必須とされるレセプター型チロシンキナーゼファミリー
成長因子およびその受容体と，これらを発現する細胞を示している．下段には主な受容体の機能を示した．

b．脈管形成/血管発生（vasculogenesis）

血管の構成細胞は最も内腔を覆う血管内皮細胞と，その周囲を裏打ちする血管壁細胞（血管平滑筋細胞，ペリサイト）に大別される（図1）．血管内皮細胞は一部を除いて主に中胚葉細胞から分化する（図2）．内皮細胞の分化過程に多くの成長因子/サイトカインあるいは核内転写因子が関わることが明らかにされてきている[2]．中でも中心的機能を果たす成長因子は，VEGF（図3）であり，転写因子ではSCL/

TAL-1 があげられる．VEGF の受容体 VEGF-R2/Flk-1 は，成熟した内皮細胞にも発現するが，未分化血管細胞および血液細胞の共通祖先細胞に発現しており，SCL は Flk-1 の下流で働いて，SCL が欠損すると血管，造血ともに発生が抑制されるが，SCL の過剰状態では内皮細胞と血液細胞の発生が増強し，壁細胞の発生が抑制される．このことから VEGF の刺激によって誘導される SCL の量的バランスが，血液，血管内皮細胞，血管壁細胞の発生を制御していると考えられる．血管は大きく動脈と静脈に区別されるが，血管内皮前駆細胞の段階で，たとえば VEGF の刺激の強く入った内皮前駆細胞では，notch リガンド-notch シグナル経路が活性化して，ephrinB2 陽性の動脈内皮細胞に分化することが知られている．また，この際に，核内オーファン受容体の COUP-TFII が機能すると，この動脈化が抑制されて，ephrinB2 に対する受容体である EphB4 を発現する静脈内皮細胞に分化するとされている．動静脈のパラレルな走行は，この ephrinB2 と EphB4 の結合が内皮細胞同士の反発する運動性を持たせることにより生じることが明らかになりつつある（図3）．このように発生した血管細胞は，内皮細胞同士の接着，壁細胞の動員と裏打ち，管腔の拡張によっていわゆる原始血管叢を形成するが，ここで血管数の増加が必要でなくなった際は，内皮細胞および壁細胞からのマトリックス成分の分泌により構造的に安定な血管が形成される．これら一連の過程は，血管のまったく存在しない胎児の初期に観察される過程であり，脈管形成あるいは血管発生と呼ばれる（図1）．

この過程における内皮細胞の増殖に VEGF とその受容体である VEGF 受容体（VEGF-R1/Flt1，VEGFR2/Flk-1）がとりわけ必須の役割を果たす（図3）．同じ VEGF ファミリーでも，VEGF-C は形成された管腔の内皮細胞同士の接着の維持に重要な役割を果たし，また後にリンパ管形成に関わる．ここで内皮細胞の接着に触れたが，内皮細胞同士の接着には接着結合（adherent junction）を形成する VE-カドヘリンを主体として，密着結合（tight junction）やギャップ結合（gap junction）ではそれぞれ種々のオクルディンやクローディン，そしてコネキシンが機能して接着に貢献する．またその他，CD31/PECAM-1 や種々のインテグリンも内皮細胞間の接着に寄与する．

血管による酸素，養分，血液細胞の迅速な運搬が可能になるのはもちろん血管が管状構造であるためだが，これまで脈管形成の最も初期にどのようにして内皮細胞が管状構造を呈するのかについて，その分子機序については不明であった．しかし最近，管腔形成において，内皮細胞から分泌されるマトリックス様の分子である上皮成長因子様ドメイン7（EGF like domain 7；Egfl7）が，集合し接着しあった内皮細胞の外腔側（細胞集塊の外側）に発現することで内皮細胞の内腔側と外腔側の極性が生じることがゼブラフィッシュにおいて証明され，本分子はヒトでも相同遺伝子が存在することから，これまで不明とされてきた管腔形成の初期の血管の極性を解明する糸口と考えられる．しかしこのようなマトリックス分子による管腔構造の決定機構は比較的大きな血管に成長する際に必要となるのではないかと考えられる．毛細血管のような管腔の細い血管では，内皮細胞が数珠状に連結し，内皮細胞内に形成された小胞が融合して，連結する内皮細胞同士間でも融合・伸張して管腔が形成されることも証明されている．

c. 発芽的血管新生

血管の構造的安定化は，血管形成の最終段階に必要となる過程である．この過程は壁細胞の内皮細胞への動員と接着および細胞外マトリックスの産生というイベントにより誘導され，本過程ではおもに血小板由来成長因子（platelet derived growth factor；PDGF）-B とその受容

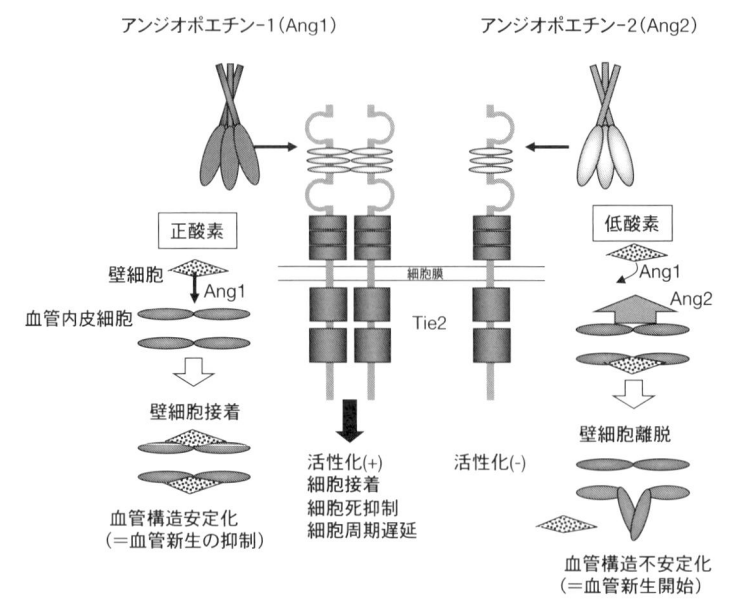

図4 Tie2受容体の血管安定化,不安定化の分子機序
血管内皮細胞に発現するTie2受容体が,壁細胞から分泌されるAng1で刺激を受けると,両者の細胞が接着して,血管は構造的に安定化する.この血管の安定化は血管内皮細胞から分泌されるAng1の拮抗分子Ang2により破綻され,内皮細胞と壁細胞間の細胞間接着が抑制される.壁細胞の縛りから解放された内皮細胞は血管の必要とされる領域に発芽を開始する.

体PDGFRβ（図3）,アンジオポエチン-1（angiopoietin-1；Ang1）とその受容体Tie2（図3,4）,TGFβとその受容体TGF-βRⅡのシステムにより制御される[3].PDGF-Bは血管内皮細胞および壁細胞に発現するが,その受容体は壁細胞に発現しており,壁細胞の増殖や移動に関わる.とくに血管形成の過程ではPDGF-Bは壁細胞の内皮細胞への動員に重要な役割を果たす.壁細胞が動員された後の血管内皮細胞と壁細胞の接着は,壁細胞から恒常的に分泌されるAng1が内皮細胞上のTie2を刺激することにより生じ（図4）,この接着には内皮細胞におけるインテグリンの活性化が壁細胞-内皮細胞間の接着を誘導する.血管内皮細胞と壁細胞が接着して構造的に安定化する血管では,これら血管構成細胞の果敢な増殖は不必要となる.内皮細胞や壁細胞の細胞周期を遅延化させる役割をTGFβが担い,さらに本分子は線維芽細胞の壁細胞への分化転換を誘導し,さらに内皮細胞や壁細胞から細胞外マトリックスの分泌を誘導することで血管をマトリックスで被覆化された安定な血管構造を維持させる役割を有する.

脈管形成の最終段階で,内皮細胞に接着した壁細胞が分泌するAng1は,この両者間の接着のみならず,血管内外からの環境因子の変化から血管内皮細胞の細胞死を抑制し,構造的にも,機能的にも安定な血管を構築するのに重要な役割を果たしている.このような安定な血管が,虚血や炎症などの病態に応じて新しい血管分枝を伸長するためには,いったん安定血管を不安定化させなければならない.この際Ang1に対して拮抗して機能する（Tie2と結合してもリン酸化を誘導しない）Ang2が,低酸素などに応じて内皮細胞から分泌されTie2を不活性化する.これをきっかけに,内皮細胞がマトリックス消化酵素を分泌して,基底膜や血管を覆っていた周囲の細胞外基質を消化し,細胞の

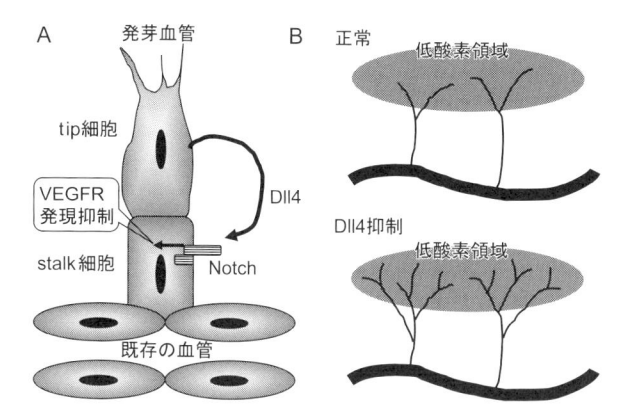

図5 血管分岐の決定機構とnotchシグナル
(A) 発芽血管の最先端の細胞であるtip細胞がDll4を分泌して、その手前に存在するstalk細胞のnotchが活性化すると、VEGF受容体(VEGFR)の発現が減少して、VEGF反応性が弱まり、内皮細胞の増殖や移動が抑制される。(B) Dll4の機能を抑制すると、虚血部などに過剰な血管分岐が誘導される。

運動能を亢進させて虚血領域に侵入していくと考えられている(図4)[4]．この血管の不安定化は，血管の機能として重要な血管透過性の制御とも密接に関わる現象である．

d．血管の分岐数を決定するメカニズム

血管新生の過程では，余剰に分岐した新生血管も形成されてしまう．通常低酸素が軽減されると，内皮細胞からAng2の産生が消失して，今度は再度動員されてきた壁細胞の分泌するAng1により，内皮-壁細胞間の接着が誘導され，新規血管の再安定化が生じる．しかし，余剰の血管からはAng2の産生が継続され，壁細胞の接着が抑制されたままの状態が持続する．壁細胞は血管構造の構造的，機能的安定化に重要であり，壁細胞の欠損したままの血管は，内皮細胞の細胞死とともに，いずれ退縮して消失する．これが血管の分岐数を決定するメカニズムの1つであるが，最近，分岐して伸長していく内皮細胞の先端の細胞（tip細胞）とその手前に存在する内皮細胞（stalk細胞）の間で，分岐伸長するかどうかを決定する細胞間相互作用があることが判明している．stalk細胞にはdelta-like 4(Dll4)に対する受容体notchが発現しており，tip細胞がDll4を発現する際には，stalk細胞のnotchが活性化され，内皮細胞増殖に必要なVEGF受容体の発現に抑制をかけることで，細胞の伸長を抑制させるしくみである（図5）．Dll4の発現がどのように制御されるのか不明であるが，血管の再生や抑制の治療に応用可能な興味深い機序と考えられている[5]．

［高倉伸幸］

■文献

1) Risau W : Mechanisms of angiogenesis. Nature 386 : 674-674, 1997.
2) Oettgen P : Transcriptional regulation of vascular development. Circ Res 89 : 380-388, 2001.
3) Jones N, Iljin K, Dumont DJ, Alitalo K : Tie receptors: new modulators of angiogenic and lymphangiogenic responses. Nat Rev Mol Cell Biol 2 : 257-267, 2001.
4) Gale NW, Yancopoulos GD : Growth factors acting via endothelial cell-specific receptor tyrosine kinases : VEGFs, angiopoietins, and ephrins in vascular development. Genes Dev 13 : 1055-1066, 1999.
5) Thurston G, Noguera-Troise I, Yancopoulos GD : The Delta paradox: DLL4 blockade leads to more tumour vessels but less tumour growth. Nat Rev Cancer 7 : 327-331, 2007.

2. 血管新生

a. 成体における血管内皮再生

従来,胎児期の血管新生と成体における血管新生は異なっており,血管発生(vasculogenesis),血管新生(angiogenesis)という2つの用語で語られていた.しかし,最近の血管生物学の進歩により,成体における血管新生もvasculogenesisと同じ機序があることが明らかとなり,その区別は明確なものではなくなってきている.その意味から,多くの部分において,前章と重複する可能性があるので,なるべく重複を避けて言及する.

成体における血管新生は,通常の場合認められない.しかし,生理・病理学的にいえば,1. neoplasmに対する栄養,酸素供給(腫瘍),2. 組織増加に伴う栄養,酸素供給(創傷治癒,動脈硬化),3. 血栓等に伴う栄養,酸素供給不足の補給(糖尿病性網膜症),4. 無血管組織の異常(加齢黄斑変性),などにより血管新生が引き起こされる.一方,生化学的にいうと,種々の刺激や環境変化により,血管新生促進因子と抑制因子の均衡が崩れ,促進側に傾いたときに血管新生が引き起こされる.

その機序としては,現在2つの機序があると考えられている.組織で血管新生促進因子が産生されると,1)その周囲に存在する細静脈より周皮細胞(壁細胞,ペリサイト)が離脱し,血管を構築していた血管内皮細胞が活性化され,基底膜,間質のタンパク成分を消化しなが

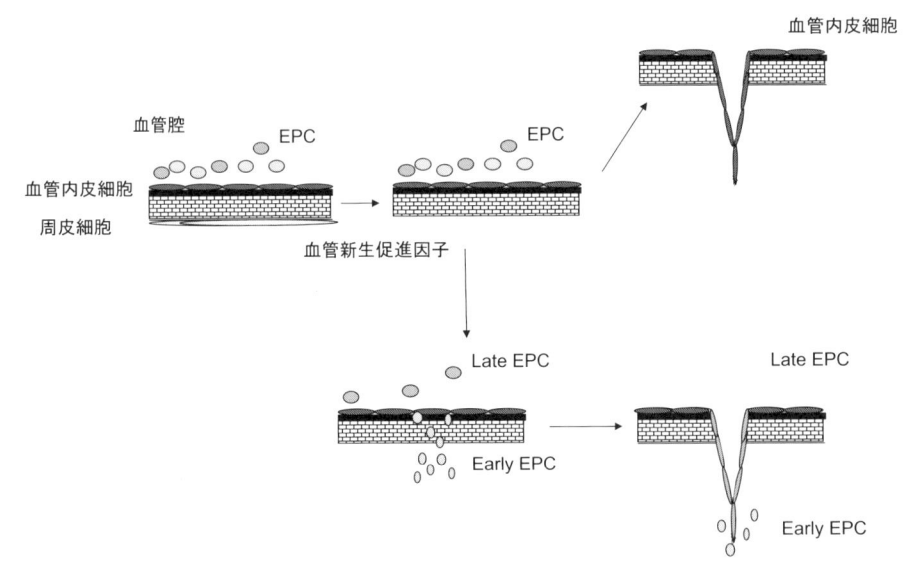

図1 成体における血管新生
成体において,血管は静的な状態を維持しているが,炎症,ガンなどで,血管新生因子が産生されると,周皮細胞が血管から離脱する.その後,(上図)血管腔に存在していた血管内皮細胞は,MMP-2などのマトリクスメタロプロテアーゼにより基底膜,細胞外マトリクスを分解しながら,新たな血管を構築する.もしくは,(下図)血液内に存在していたEPC(early)が血管内皮細胞と接着し,血管内皮細胞間の間隙を通り,カテプシンLを放出し,基底膜,細胞外マトリクスを分解しながら血管外に集積する.このearly EPCから血管新生促進因子が放出され,late EPCが血管外に呼び寄せられ,新たな血管を構築する.

ら，血管新生促進因子の濃度勾配により遊走，増殖，管腔形成を繰り返しながら組織に血管を新たに構築するとする機序（従来考えられていた angiogenesis の概念），2）血管内を流れている血管内皮細胞前駆細胞（early EPC）が血管内皮細胞の間隙を通り，基底膜に達したのち，1）と同様にタンパク成分を消化しながら，血管外に到達する．この EPC は自ら VEGF を産生する能力が高いことより，血管内から新たな血管内皮細胞前駆細胞（late EPC, OEC）を，その組織に呼び込む．この OEC が遊走，増殖，管腔形成を繰り返しながら血管を新たに構成するとする機序である．しかし，実際には生体内ではこれらが複合するかたちでの血管再生が行われていると考えるのが妥当であろう（図1参照）．

early EPC と late EPC の性質の違いに関しては，多くの研究者が報告しているが，ここではわれわれの研究室でヒト臍帯血より単離・培養して性質を調べた結果を述べる[1]．early EPC は培養後7日程度で出現してくるが，spindle タイプで VEGF 産生，IL-8 産生などが高く，一方，VEGFR2 の発現は弱い．一方，late EPC は培養後 13〜15 日で出現してくるが，形態は血管内皮細胞の特徴である cobble-stone タイプであり，VEGFR2 発現が非常に高く，長期継代培養が可能な細胞である（図2）．

また，このようにして新生した血管は，より成熟した細胞になり，基底膜を作り，周皮細胞をリクルートし，血管が再生される．

b．血管新生に関与する因子

上述したように，血管新生の調節は血管新生促進因子と抑制因子のバランスによるが，これまで多くの因子が生体内で血管新生を調節していることが確認されている．それらを表1にまとめた．これらの因子の中で成体における血管新生において最も重要なシグナルは血管内皮細胞増殖因子（VEGF）-VEGFR であることは間違いのないところであるが，この VEGF に関しては前章を参考していただくとして，ここではアンジオポエチン（Ang）-Tie2 シグナルについて紹介する．Ang には Ang-1, Ang-2 などがあり，Ang-1 は周皮細胞で産生されており，血管内皮細胞上の Tie2 との結合により，血管構造の維持に働いている．一方，Ang-2 は VEGF 存在下に血管から周皮細胞を離脱させることが知られている．しかし，従来，Ang-1-Tie2 シグナルは血管内皮細胞の遊走を促進し，血管新生を促進することも数多く報告されており，構築された血管における役割と，

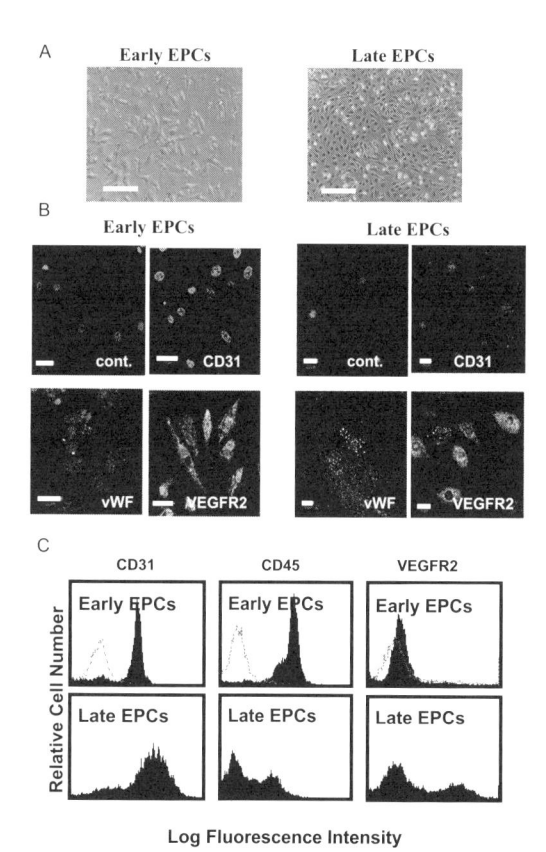

図2　early EPC と late EPC の細胞の形態と細胞マーカーによる染色[1]（口絵参照）
ヒト臍帯血から単核球を単離，培養すると，7日目から early EPC が，13〜14 日後から late EPC が出現する．それらを単離，培養し，その形態（A），細胞マーカーを組織化学的（B）に調べるとともに，FACS でその発現量を調べた（C）．

表1 成体における血管新生調節因子

血管内皮細胞増殖因子	VEGF
線維芽細胞増殖因子	FGF
肝細胞増殖因子	HGF
内分泌腺由来血管成長因子	EG-VEGF
血小板由来血管内皮細胞増殖因子	PD-ECGF
血小板由来増殖因子	PDGF
トランスフォーミング成長因子	TGF
プロスタグランジン E2	PGE2
ケモカイン	SDF-1, MCP-1, IL-1, IL-8, fractalkine など
アンジオポエチン	Ang-1, -2
マトリクスメタロプロテアーゼ	MMP-1, MMP-9 など
カテプシン	カテプシン D, E, L など
エンドスタチン	
アンジオスタチン	
トロンボスポンジン	
色素上皮由来因子	PEDF
コンドロモデュリン	ChM-1
バソヒビン	
インターフェロン	IFN-α など
インターロイキン 12	IL-12
レチノイン酸	RA
組織メタロプロテアーゼ阻害物質	TIMP-2 など

血管新生促進状態では異なる役割を演じていた．その機序に関して最近，Mochizuki らのグループ[2]と Alitalo ら[3]のグループが各々その機序を明らかにした．すなわち，構築されている血管においては，オリゴマーの Ang-1 と結合した Tie2 は血管内皮細胞同士の接着部位に移動して，Akt の活性化を促し，血管内皮細胞のアポトーシスの抑制などを介し，血管構造の維持に働く．一方，血管新生時のような血管内皮細胞が他の血管内皮細胞と接着していない状態においては，Ang-1-Tie2 は細胞外マトリクスと細胞の間にシフトし，FAK（focal adhesion kinase）の活性化などを介し，Erk を活性化し，細胞の増殖，遊走を引き起こしたり，Dok-R docking protein のリン酸化を介して細胞の遊走を引き起こし，血管新生を促進することを明らかにした．

また，プロテアーゼの中で最も注目されているものにカテプシン L があげられる．カテプシン L は真核生物のリソゾームに存在しているが，核にも集積し細胞増殖に関与したり，とくにガン化細胞では細胞外にも遊離され，細胞外マトリクスの分解や基底膜の分解に関与している．Urbich ら[4]は EPC の血管新生能に重要な役割を果たす可能性のある遺伝子群を同定するために，EPC および臍帯血静脈由来血管内皮細胞の遺伝子発現プロファイリングを行い，EPC でカテプシン L が高い発現をしていることを見出した．そこで，カテプシン L の阻害薬およびカテプシン L 欠損マウスを用いて下肢虚血モデル実験を行ったところ，カテプシン L の活性が抑制された状態では血流回復が認められないことを見出した（図3）．われわれの研究室でも，加齢黄斑変性モデルとして，レーザー照射による脈絡膜血管新生を観察しているが，カテプシン L の阻害薬投与，ノックアウトマウスでは血管新生が起こらないことを確認している．以上のことより，虚血など血管新生が促される場合には，まず，循環血中で高いカテプシン L 活性を持つ early EPC がこのカテプシンを細胞外に放出し，基底膜・細胞外マトリクスを消化し，虚血部位に集積し，この集積

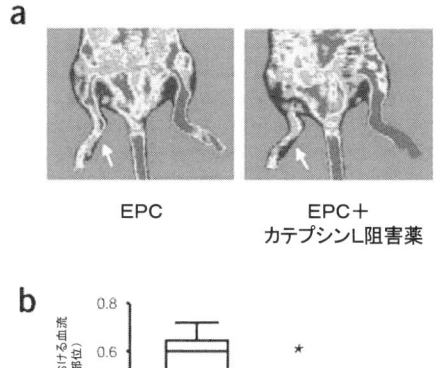

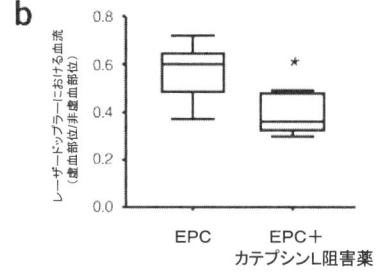

図3 下肢虚血モデルにおけるカテプシンLの重要性[4]
（口絵参照）
カテプシンLの阻害薬（Z-FF-FMK）を前もってEPCに処理し，その細胞を作成した下肢虚血モデルに静脈注射し2週間後の血流回復をドップラー法で測定した（a　矢印が虚血下肢）．その血流を定量化したところ，$p<0.01$の有意さを持ってカテプシンL阻害薬投与群で血流回復の低下が認められた（b）．

したearly EPCが産生する血管新生促進因子により既存の血管内皮細胞およびlate EPCが，その部位で血管を構築するという説が成り立つ．

c．血管再生の意義と現状

大人の血管の長さを合わせると約10万kmにもなり，地球を2周半することは知られているが，そのうちの95%は毛細血管であることを考えあわせると，毛細血管をいかに再生するかということは重要な課題である．現在までの血管再生の歴史は，直径6mm以上の大血管に関しては人工血管，ハイブリッド型人工血管（人工血管の内側に血管内皮細胞を播種・付着させた血管）を，直径1-3mm程度の血管はバイパス手術を，それ以下の血管に関しては自己再生力に任せるという方法が用いられてきた．血管の再生により症状が改善される疾患として，褥瘡，心筋梗塞，創傷治癒，組織移植，バージャー病，閉塞性動脈硬化症（ASO）などがあげられる．これらの疾患に対する治療として，現在最も注目を浴び，先進医療として成功しているものが細胞療法である．すなわち，骨髄液もしくはG-CSFを前もって投与した患者末梢血より単核球細胞を単離し，この単核球をバージャー病，ASO患者の下肢の血管に沿って低血流状態の筋肉内に移植する方法である．本方法は当初，投与した細胞の中に含まれる幹細胞やEPCが新たな血管を構築すると考えられていたが，最近では，単核球が血管新生促進因子を放出することにより血管新生を促すとする考え方に変わってきているように思われる．これら細胞療法の臨床結果は予想以上であり，今後，細胞移入による血管再生法が多くの施設で行われると考えられる．骨髄細胞移植とG-CSF前投与後の末梢血単核球細胞移植の効果を比較した論文は数多くないが，HuangらはASOの患者に両細胞治療を行い，比較検討した．その結果，投与後12週における足関節・上腕血圧指数，皮膚温度，休息痛などの事項の改善は末梢血由来細胞移植で有意に高かったが，歩行距離，経皮酸素分圧などの改善は両群で差がなかったと報告している[5]．

また，世界的にはVEGF，FGF遺伝子を用いて血管再生治療が行われているが，我が国では現在，HGF遺伝子を用いた治験が行われている．

d．血管再生の未来展望

ASOやバージャー病などに対する血流回復術は，従来は投薬，運動指導，ステント，バイパス術などが用いられてきたが，最近では細胞移植，遺伝子治療に徐々にシフトしてきている．しかも，患者本人の骨髄液，末梢血より採取した単核球を用いることにより，拒絶反応の心配のない血管再生法が確立しつつある．一方，この治療の対象者であっても，糖尿病患者

などでは，その効果が弱いこともあり，ガン患者同様，除外疾患として対象にしないケースが多いことが問題点としてあげられる．その解決策としては，現在の細胞移植療法とは異なり，体外で細胞の数を増幅させる，性質を変えるなどの操作を加えたのち，体内に戻す方法が考案されている．また，ガンに影響を与えない血管再生に関しては，われわれの行っている転写技術を用いた局所的な血管再生技術[6]が応用されるようになると思われる．

[森田育男]

■文献

1) Mukai N, Akahori T, Komaki M, et al：A comparison of the tube forming potentials of early and late endothelial progenitor cells. Exp Cell Res 314：430-440, 2008.
2) Fukuhara S, Sako K, Minami T, et al：Differential function of Tie2 at cell-cell contacts and cell-substratum contacts regulated by angiopoietin-1. Nat Cell Biol 10：513-526, 2008.
3) Saharinen P, Eklund L, Miettinen J, et al：Angiopoietins assemble distinct Tie2 signalling complexes in endothelial cell-cell and cell-matrix contacts. Nat Cell Biol 10：527-537, 2008.
4) Urbich C, Heeschen C, Aicher A, et al：Cathepsin L is required for endothelial progenitor cell-induced neovascularization. Nat Med 11：206-213, 2005.
5) Huang PP, Yang XF, Li SZ, et al：Randomised comparison of G-CSF-mobilized peripheral blood mononuclear cells versus bone marrow-mononuclear cells for the treatment of patients with lower limb arteriosclerosis obliterans. Thrombosis Haemostasis 98 (6)：1335-1342, 2007.
6) Kobayashi A, Miyake H, Hattori H, et al：In vitro formation of capillary networks using optical lithographic techniques. Biochem Biophys Res Commun 358：692-697, 2007.

D. 間葉系幹細胞

1. 間葉系幹細胞

a. 概説

　間葉系幹細胞は，多能性幹細胞の1つであり，さまざまな細胞に分化する．試験管内および生体内において，間葉系幹細胞は骨芽細胞，軟骨細胞，筋芽細胞，脂肪細胞，心筋細胞，神経細胞への分化形質を示す．また，肝細胞，膵β細胞への分化形質を示すことも明らかにされた．しかしながら，すべての分化が完全といえるわけではなく，分化マーカーが発現するだけであるという主張もある．この多彩な分化形質と試験管内での高い増殖能が間葉系幹細胞の特徴であり，培養が容易であることより，多くの研究者が注目するのみならず，再生医療でのドナー細胞として利用され始めている．

　間葉系幹細胞は，英語では mesenchymal stem cell となり，間葉系幹細胞の供給源の1つであり最も利用されている骨髄間質細胞は英語で marrow stromal cell となり，いずれも MSC と略される．少数だが，multipotent stromal cell との呼び方を提唱する研究者もいる．多くの場合，いずれも略語で MSC として示されるのできわめて紛らわしい．その一方，骨髄間質細胞の一部に間葉系幹細胞があることは間違いないので，似たような言葉で異同をはっきりさせずに使用している場合もある．間葉系幹細胞の間葉とは中胚葉に由来する胎生期結合織を指し，間質細胞とは組織で機能する細胞が存在するところで支持構造を形成する結合織細胞を指す．これらの間葉系幹細胞を説明する記述は正確ではあるものの，近年における組織修復または再生医療における間葉系幹細胞の役割とは異なる．

b. 間葉系幹細胞の供給源

　間葉系幹細胞の供給源として，骨髄間質は最もよく利用される組織であるが，現在では骨髄以外の組織から採取することが可能である．臍帯の Wharton's jelly や歯髄より間葉系幹細胞が採取されている．そもそも，間葉系幹細胞とは骨，軟骨，脂肪，骨格筋，真皮，靱帯，腱といった結合織細胞を総称しており，発生学的に沿軸中胚葉（paraxial mesoderm）由来の細胞である．1999 年，ヒト間葉系幹細胞から骨，軟骨，脂肪に分化する多分化能を有する間葉系幹細胞を同定したという報告を Pittenger らが行った．また，この沿軸中胚葉の他に，心筋，平滑筋，血管内皮といった発生学的に臓側中胚葉（visceral mesoderm）由来の細胞があり，間葉系幹細胞のなかに臓側中胚葉にも分化できる幹細胞が見出された．またさらに，一部の間葉系幹細胞は，神経上皮由来である[1]．間葉系幹細胞は，分化能に応じて階層構造を形成しているものと考えられている．このような間葉系細胞の供給源として，骨髄，臍帯血，臍帯，胎盤，月経血，子宮内膜，胎児，真皮，脂肪，末梢血等があげられる．それぞれの組織・臓器由来の間葉系幹細胞は，その性格が異なり，やはり表面マーカーで規定し，「スペック」を決める必要がある．

1) 臍帯血

　臍帯血から間葉系細胞が単離できる．得られた間葉系細胞は胎児由来であり，きわめて増殖

能力が高い．また，骨髄由来の間葉系細胞に比較しても寿命が長いと思われ，分裂回数が多い．臍帯血バンクに使うことができない血液を今後は研究用に使用することが可能になる手続きが進められており，臍帯血は間葉系細胞の重要な供給源の1つとなりえる．臍帯血の検体に含まれる間葉系細胞は臍帯血を採るときに臍帯中に含まれるWharton's jellyに存在する間葉系細胞が採取されてしまっている可能性は否定できず，本当に臍帯血中に間葉系細胞が含まれているのかどうかは疑問が残る．

2）胎盤

胎盤の魅力は，その大きな組織量である．組織内には，母親由来の脱落膜組織がみられるであろうし，さらに胎児由来の絨毛組織がある．脱落膜は母親の子宮内膜の間質細胞が上皮様になったものである．絨毛組織でも，間葉系細胞がみられる．得られた間葉系細胞は，母親由来の細胞か胎児由来の細胞かで寿命の面で大きく異なると予想される．医療廃棄物として扱われてきた胎盤を有効活用できることになり，それ自体素晴らしいことである．もし胎盤を利用できるのであれば，HLAをすべて揃えることができる．

3）月経血

月経血には大量の間葉系細胞が含まれる[2]．月経血には，月経期に剥離した子宮内膜細胞が組織量として多いために大量の間葉系細胞が得られると考えられている．ゆえに月経血中の間葉系細胞は大部分は子宮内膜に由来する．月経血由来の間葉系細胞には，子供の遺伝病に対し間葉系細胞を用いる際に免疫学的に有利な点がある．たとえば，先天性代謝異常の患者に間葉系細胞を移植する際には母親の月経血由来の細胞は免疫学的に拒絶されにくいことが骨髄移植における研究から知られている．子宮内で胎盤を介して，胎児の中に母親の細胞が混じり合うこと（microchimerism）によって，母親の細胞は免疫寛容になっていると理解されている．

4）子宮内膜

子宮内膜とは，月経血とは異なり手術検体から採取する場合，生検・掻爬によって採取する場合を指す．月経血が子宮内膜の剥離に由来する考えからすると，子宮内膜と月経血は同じ組織に由来する間葉系細胞ということになる．子宮内膜は，増殖期，分泌期，月経期では異なる間葉系細胞が存在する可能性がある．

5）真皮，脂肪，末梢血

真皮由来の間葉系幹細胞に関する研究も進んでいる．試験管内において増殖が速いことが知られる．陰茎包皮をその供給源とする．また，美容目的に行っている吸引した脂肪や手術材料に付着する脂肪組織に由来する間葉系細胞に対しても注目が集まっている．末梢血より間葉系幹細胞を単離できたという報告があるが，採血時に皮下組織の間葉系細胞が採取されている可能性も否定できない．

c．分化形質

幹細胞という言葉は，さまざまな意味を持ち，幹細胞ごとに異なる意味を持つ．造血幹細胞の定義は主に生体内においてなされ，放射線を受けたマウスの脾臓にコロニーを形成する細胞が多分化能および自己複製能を有していることを明らかにした．すべての幹細胞を具体的に定義することが可能であることを示すアッセイを提示できた点がすばらしい．一方，間葉系幹細胞を生体内で示すことが可能なアッセイはまったく存在していない．1つの間葉系細胞から由来する試験管内コロニーを免疫不全動物に移植した場合に骨，軟骨，脂肪を含んだ場合は多分化能と自己複製能が示されており間葉系幹細胞としての定義を満たすが，実際的には試験管内において分化誘導した場合にそれぞれの形質，すなわち骨，軟骨，脂肪の形質を認めれば間葉系幹細胞と示されることが通常である．科学的には，造血幹細胞ほど厳密ではないものの，間葉系幹細胞も試験管内アッセイによりそ

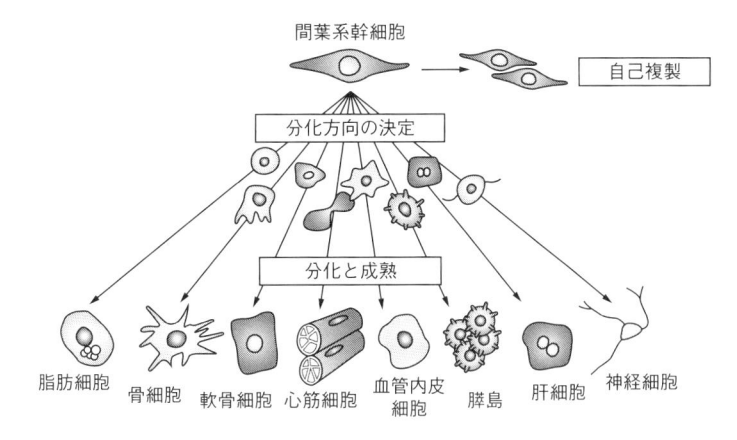

図1 間葉系幹細胞とは
脂肪，骨，軟骨，心筋，血管といった主に中胚葉由来細胞に分化形質を示し，試験管内にて自己複製能を呈する．分化方向の決定が確率的に生じているか，環境やサイトカインによって誘導されるのかは不明である．一度，分化方向が決定されれば，それぞれの細胞の前駆細胞といえる．

の定義がなされている．これらの間葉系幹細胞の分化は，培地中に含まれる誘導剤の存在により影響を受ける．具体的には，アスコルビン酸，無機リン，デキサメサゾンにより骨分化が誘導され，transforming growth factor-beta（TGF-β）により軟骨分化が誘導される．試験管内における間葉系幹細胞の分化形質として，骨芽細胞，軟骨細胞，筋芽細胞，脂肪細胞，心筋細胞[3]，神経細胞があげられる（図1）．また，肝細胞，膵β細胞への分化を示すことも明らかにされた．しかしながら，これらの分化形質が，誘導剤により幹細胞が分化するのか，ある一定頻度で確率的に生じる前駆細胞を分化させるのかは，結論を得ていない．

d．形態とマーカー

造血幹細胞はTillとMcCullochにより報告され，間葉系幹細胞はFriedensteinにより初めて報告され[4]，骨髄由来の間質細胞・間葉系細胞はCFU-f（colony-forming unit-fibroblasts）として定量するアッセイが開発された．間葉系幹細胞として報告されている細胞の形態はさまざまなものがある．線維芽細胞に近い形態から，小型で細胞質に乏しく，核は相対的に大型で円形を示す形態とも報告されており，多分化能，自己複製能を有するという観点から間葉幹細胞を規定することとすると，形態的には多彩であると考えるのが妥当であろう．

間葉系幹細胞の定義に合致する，個々の細胞レベルで検出可能なマーカーは，合意をみていない．他の幹細胞で報告され，きわめて有用なマーカーを決めることは，前臨床研究のみならず臨床研究を進める上でも有用である．現在のところは，骨髄に由来するヒト間葉系幹細胞の分離は，骨髄細胞に対して，CD29，44，73，105，166を陽性抗体として，CD14，34，45を陰性抗体として使用することによる分画に間葉系幹細胞が含まれるという認識がある（表1）．同定されたマーカーを用いることで，培養開始前に，STRO-1などの抗体を用いてフローサイトメトリーで分離することも行われているが，現実的に骨髄の場合は間葉系細胞の割合が少ないため，分離しないほうが分離過程における細胞の損失を防ぐことができる．

比重遠心法で分離することで骨髄の場合は赤血球を除くことができるが，分離培養せずに直接培養を開始することも可能である．間葉系細胞の培養は，他の上皮細胞や幹細胞に比較する

表1 細胞表面抗原（骨髄由来の間葉系細胞）

陽性抗原：	CD13, CD29, CD44, CD55, CD59, CD73, CD90, CD105, CD106, CD166
	・1つ挙げるとすれば，CD105 または CD29 となる．
	・CD44 は，間葉系細胞において発現量にばらつきが多い．
	・CD271（low-affinity nerve growth factor receptor, pNTR），CD10, STRO-1 も間葉系細胞に発現する．
陰性抗原：	CD14（マクロファージ），CD34（造血幹細胞，血管内皮細胞），CD45（リンパ球，単核球），CD117, CD133, HLA-DR（クラスII抗原）
	・陰性抗原については，臨床上の必要に応じ，考慮にいれる．

と容易である．10％程度のウシ血清とDMEMなどの基礎培地を用いることで，培養可能である．ある種の間葉系細胞を除くと，血清のロット管理もむずかしくはない．増殖培地を無血清とし化学的に規定された培地で培養することが既に可能となっており，特定の細胞には特定の増殖因子が必要となる．1種類だけの増殖因子で増殖することは少なく，複数の増殖因子によって増殖できるようになる．無血清培地を開発するということは，この複数の増殖因子の組み合わせを発見することに他ならない．血清自身は増殖因子を適切に含んでおり，血漿はその増殖因子を含まない．血清が増殖因子を含むのは血液が凝固する時に血小板が壊れて，血小板が持っている platelet-derived growth factor（PDGF）が出てくるためである．しかし，間葉系細胞の増殖には PDGF だけでは十分ではなく，epidermal growth factor（EGF）や insulin-like growth factor（IGF）も必要となる．

e．臨床応用

間葉系幹細胞を用いた臨床応用はすでに開始されている．骨欠損部への移植，軟骨欠損部への移植，また心筋内への直接注入が現実の医療としてスタートした．皮下への移植も，創傷治癒目的にて行われている．metachromatic leukodystrophy および Hurler 症候群（mucopolysaccharidosis type IH）といった先天性代謝異常症候群の患者に対しても，骨髄移植後に静注されており，その有効性に関する評価が待たれている．分化形質および酵素産生とは別に，間葉系幹細胞は樹状細胞や T 細胞の機能を抑えることにより，サイトカイン産生を通じて局所的な免疫寛容状態を形成することができる．ヒト間葉系幹細胞の免疫調節機能は，interferon-gamma（IFN-γ）が関与する炎症環境で増強するという報告がある．この間葉系幹細胞の機能を利用して，臨床的に骨髄移植における GvHD を抑制する治療に利用され，治験を含めた臨床研究がなされている[5]．

［梅澤明弘］

■文献
1) 江良択実, 高島康弘, 西川伸一：間葉系幹細胞の起源．蛋白質核酸酵素 53（1）：59-64, 2008.
2) Cui CH, Uyama T, Miyado K, et al：Menstrual blood-derived cells confer human dystrophin expression in the murine model of Duchenne muscular dystrophy via cell fusion and myogenic transdifferentiation. Mol Biol Cell 18（5）：1586-1594, 2007.
3) Martin-Puig S, Wang Z, Chien KR：Lives of a heart cell：Tracing the origins of cardiac progenitors. Cell Stem Cell 2（4）：320-331, 2008.
4) Friedenstein AJ, Gorskaja JF, Kulagina NN：Exp Hematol 4：267-274, 1976.
5) Le Blanc K, Frassoni F, Ball L, et al：Mesenchymal stem cells for treatment of steroid-resistant, severe, acute graft-versus-host disease: a phase II study. Lancet 371（9624）：1579-1586, 2008.

2. 脳神経

成体哺乳類の脳脊髄などの中枢神経は，末梢神経と異なり一度障害を受けると再生不能であると考えられてきた．障害を受けると神経線維が変性し神経細胞体が死に陥るため，細胞の脱落によって機能障害となる．神経細胞は最終分裂を終えているために補充がきかない．このことが中枢神経の再生を困難にしている理由の1つである．しかし，最近の幹細胞研究の進歩により，ES細胞，神経幹細胞などを移植し適切な環境を導入することで，障害を受けた中枢神経を修復し得る可能性が示されつつある．ただし臨床応用を考えた場合，受精卵や胎児組織の使用に伴う倫理問題や他家移植に起因する免疫学的拒絶などが問題となりうる．これらの問題を解決しうる自家移植可能な細胞の1つに骨髄中の骨髄間葉系細胞（bone marrow stromal cells；MSC）がある．MSCは採取・培養が容易であり必要量の細胞を比較的簡単に準備できることから，移植細胞のソースとして実用性がある．本項では骨髄間葉系細胞の特性，末梢性グリア細胞であるシュワン細胞や神経細胞への分化転換，さらに神経損傷・変性疾患への応用の可能性などを含めて解説する．

a. 骨髄間葉系細胞とは

骨髄には骨髄間葉系細胞が存在し，造血系細胞をサポートする作用を持つ．骨髄液を直接培養すると，接着性細胞として回収でき，浮遊細胞である造血系細胞とは分別可能である．腸骨から数十mlの骨髄液を採取し培養を行うことで，数週間で1,000万個の細胞が得られることから，増殖力に優れていることがわかる．こうして得られる骨髄間葉系細胞の細胞表面マーカーを調べると，ほとんどの細胞は間葉系マーカーであるCD90，CD21などを発現しているが，数％は間葉系以外のマーカーに陽性であることから均質な集団ではない[1]．

この細胞が同じ間葉系である骨・軟骨・脂肪細胞へ分化することは以前から知られていた．加齢によって脂肪髄になるのは，脂肪分化によるとされており，また骨折における治癒過程では，骨・軟骨への分化が寄与するといわれている．しかし1999年に発表された論文[2]では，培養で特定の誘導操作をすることで骨・軟骨・脂肪になることが示され，この細胞の多分化能が示された．

b. 神経疾患への骨髄間葉系細胞の利用

骨髄間葉系細胞を分化誘導などをせずに，そのまま脊髄損傷や虚血性脳疾患モデルに静脈注射や局所注入で移植すると機能回復がある程度認められている．骨髄間葉系細胞はそもそも骨髄内にあり造血系細胞の支持をするために種々のサイトカインや成長因子，たとえばinterleukin 6, interleukin 7, leukemia inhibitory factor（LIF），stem cell factor, macrophage colony-stimulating factors, thrombopoietin, tumor necrosis factor $\beta 1$, $\beta 2$ や interferon γ などを分泌する．その他にcolony-stimulating factor-1（CSF-1），interleukins, stem cell factors, NGF, BDNF, HGFやVEGFなど神経細胞の保護や生存を助ける因子も産生することが知られている．一方，組織内で移植細胞が神経細胞に自発的に分化転換しているという所見は観察されていない．このために神経損傷・変性疾患における効果はこれらtrophic効果によるものであると一般的に考えられている．

c. 軸索の再生をもたらす細胞，シュワン細胞の誘導

末梢神経が軸索再生能を呈するのに対し，中枢神経は再生能が乏しく，損傷後の機能再建はたいへん難しい．これは中枢・末梢神経のグリア環境が異なることが1つの要因と考えられている．中枢神経を構成するグリア細胞はアストロサイトやオリゴデンドロサイトであり，一方末梢神経はシュワン細胞である．損傷を受けた際に，末梢神経ではシュワン細胞が軸索再生を促進する作用を示すのに対し，中枢神経のグリア細胞は両者とも概ね抑制する作用を示す．しかし興味深いことに，シュワン細胞を中枢神経損傷部位に移植すると，中枢神経でも軸索再生がみられる．これらのことから，十分な数のシュワン細胞が得られれば，中枢神経での軸索再生促進が可能であると考えられる．しかしヒトでの細胞移植治療を考えると，シュワン細胞を採取するためには新たに末梢神経を損傷しなくてはならないこと，さらに移植に必要な十分な細胞数確保が困難であることなどが問題となる．

こうした背景から，骨髄間葉系細胞からのシュワン細胞誘導を検討した．その結果，還元剤であるβ-メルカプトエタノール（BME）で細胞の状態をリセットし，次にレチノイン酸で未分化状態に戻し，最後にシュワン細胞発生に関わる因子（フォルスコリン，塩基性線維芽細胞増殖因子（bFGF），ニューレグリン，および血小板由来増殖因子（PDGF））で刺激する方法を開発した．誘導細胞はシュワン細胞様の形態を呈し，シュワン細胞マーカーの発現が免疫組織化学法やRT-PCRによって確認された．最終的に97％前後の高い効率でシュワン細胞のマーカー（p75など）を発現する細胞群が得られた[3]．

シュワン細胞の重要な機能は，1. 軸索再生促進作用，2. 髄鞘形成とそれに伴う跳躍伝導の付与である．これらを検証するため，末梢神経損傷動物への移植治療実験を行った．成体ラットの坐骨神経を一部切除し，物質透過性チューブに誘導シュワン細胞とmatrigelを充填したものを移植すると6ヵ月後，移植片内は再生した軸索が多くみられ，移植細胞による髄鞘形成が認められた．神経伝導速度の回復，歩行機能の改善という機能的側面からも誘導シュワン細胞の有効性が確認された[4]．

胸髄一節分を完全切除したラット脊髄損傷モデルへ，同様の移植片を移植したところ，欠損脊髄組織が再建され，7ヵ月後には移植片内に再生軸索の存在が確認され，機能的改善も認められた[5]．これらの結果から，骨髄間葉系細胞から誘導したシュワン細胞は，末梢・中枢の両神経組織における細胞移植治療において有用であることが強く示唆された．その後サル・ヒト細胞用にこの系を最適化し，ヒト骨髄間葉系細胞から誘導したシュワン細胞も生体で末梢神経再生において機能しうることを移植実験にて示した．このシュワン細胞誘導では遺伝子導入操作が入らないので，比較的高い安全性が期待される．

d. 神経細胞誘導

神経変性疾患では特定の神経細胞が失われ，その疾患特異的な症状を呈する．ドーパミン作動性神経細胞が失われるパーキンソン病はその一例であるが，以前から上頸神経節細胞や胎児神経細胞の移植治療が試みられてきた．これらの治療で一定の効果は得られるが，細胞供給や倫理的な問題がある．その他，ES細胞からのドーパミン作動性神経細胞誘導や，筋萎縮性側索硬化症（ALS）等運動神経疾患の移植治療を目的とした運動神経細胞誘導の試みもなされている．

われわれは前述のシュワン細胞誘導の実験の過程で，偶然にも神経細胞の誘導方法を見出した．シュワン細胞は神経堤細胞由来であり，その発生にグリア誘導因子であるNotch遺伝子

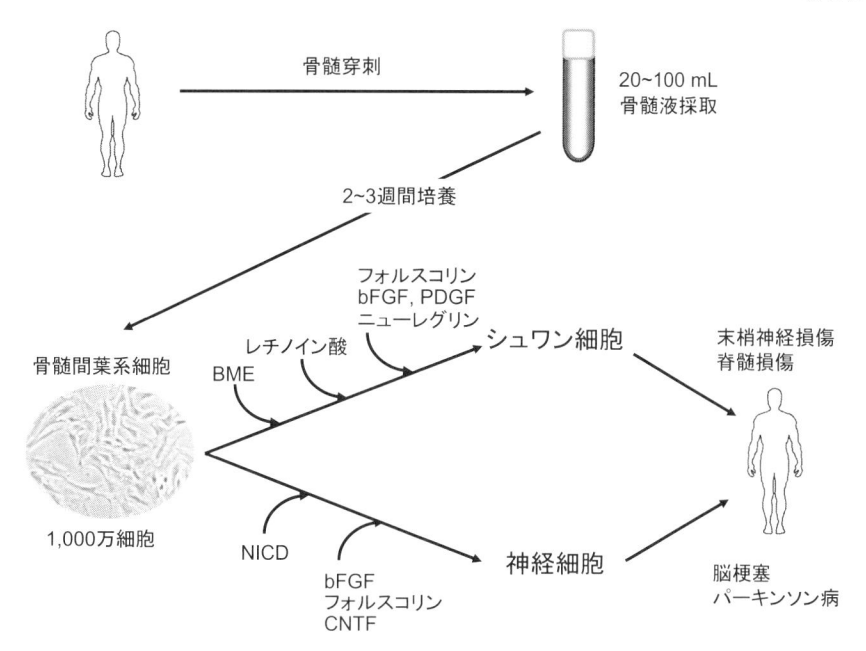

図1 骨髄間葉系細胞を用いた神経系損傷・変性疾患への自己細胞移植
骨髄液を培養すると2-3週間で1,000万個ほどの細胞数が確保できる．この細胞を用いて誘導操作をすることでシュワン細胞や神経細胞が誘導され，各種疾患に細胞治療として移植することができる．

の関与が知られている．そこで骨髄間葉系細胞にNotch遺伝子を導入し，神経系の分化に関わるサイトカインを投与することによってシュワン細胞が誘導されると期待したのであるが，結果として意外にも機能的な神経細胞が誘導されることがわかった．Notchタンパク質の構成的活性型（Notch-1 intracellular domain：NICD）遺伝子をpCI-neo plasmidに組み込み，骨髄間葉系細胞へ導入し選択すると，nestin，GLAST, Sox2等の，神経幹細胞/神経前駆細胞のマーカーが発現される．これらのことから，骨髄間葉系細胞はNICDの導入で神経幹細胞または神経前駆細胞の性質を，少なくとも一部は獲得したであろうと推測した．さらにNICD遺伝子導入後のサイトカイン投与法の最適化を行い，96％前後の高い効率で神経細胞誘導を可能とする系を開発した[1]．すなわち，bFGF，フォルスコリン，毛様体神経栄養因子（CNTF）の3因子を同時に投与する方法である．誘導した細胞は神経細胞のマーカーを発現するだけでなく，最終分裂を終えており，また一部の細胞では活動電位を呈することから神経細胞としての特性を持つと思われた．もう1つの特徴として，誘導した細胞群にはグリア細胞が含まれないことである．したがってこの誘導系では，骨髄間葉系細胞から機能的神経細胞が選択的に誘導されたと考えられる[1]．

誘導神経細胞は神経細胞の特性を有するものの，この時点では特定の神経伝達物質を産生する細胞にcommitしていなかった．そこでパーキンソン病で失われるドーパミン作動性神経細胞の発生に関わる因子であるグリア細胞株由来神経栄養因子（GDNF）の投与を試みた．この方法は効果的であり，全体の3~4％であったドーパミン作動性神経細胞が40％程度へとその割合が増加した．さらに脱分極に伴うドーパミン放出もHPLCで確認された．こうしたことから，培養条件下で骨髄間葉系細胞から機能的神経細胞，さらに機能的ドーパミン作動性神経細胞を誘導する系の確立が示された[1]．この

誘導ドーパミン作動性神経細胞をラットパーキンソン病モデルへ移植すると，線条体に生着し，薬剤投与による異常回転運動出現の顕著な抑制を認めた．これらのことから，骨髄間葉系細胞から誘導したドーパミン作動性神経細胞は生体内で機能する神経細胞であると考えられる（図1）[1]．

骨髄間葉系細胞を用いた神経細胞誘導については，他の研究グループからの報告も少なからず存在する．BME等の還元剤を用い遺伝情報をリセットし，これに成長因子投与等を組み合わせる方法も試みられているが，これにより得られる神経細胞が生体内で機能しうるかどうかの検証はなされておらず，これらの方法では機能的な神経細胞には分化しないのではないかという否定的な意見が出されている．

e．臨床応用にむけて

幹細胞生物学の発展により，欲しい細胞を，欲しい時に，欲しい場所に，欲しい数だけ再配置する，という理想的な治療法の開発が期待されているが，しかし各種幹細胞を用いることで，今すぐにそうした治療法を実現することは難しい．骨髄間葉系細胞の利用は，こうした現状を打破することのできる可能性を秘めている．採取の容易さや旺盛な増殖力もさることながら，現在行われている骨髄移植では骨髄間葉系細胞は事実上既に移植されている細胞である．さらに患者本人から細胞を採取可能であり，倫理的問題のハードルが低く，拒絶反応の生じない「自己細胞移植治療」も可能である．ただし，遺伝性疾患を対象とする場合は自らの細胞は利用できないが，家族や骨髄バンクのドナー登録者から提供を受けることで拒絶反応を最小限にとどめることが可能であろう．筆者らはこうした骨髄間葉系細胞からシュワン細胞，神経細胞を誘導するシステムを開発し，末梢神経損傷，脊髄損傷，脳梗塞，パーキンソン病のそれぞれのモデル動物で有効性を確認してきた．しかし実際に治療に応用するためには，さらなる大型哺乳類での安全性・有効性の追求が必要であると考えている．また神経誘導の場合にはNotchの遺伝子導入が入るため，この点の安全性の検討は十分に行う必要がある．さらに，分化誘導メカニズムの解明や，遺伝子導入によらない分化誘導システムの開発も検討中である．

［出澤真理］

文献

1) Dezawa M, Kanno H, Hoshino M, et al：Specific induction of neuronal cells from bone marrow stromal cells and application for autologous transplantation. J Clin Invest 113：1701-1710, 2004.
2) Pittenger M-F, Mackay A-M, Beck S-C, et al：Multilineage potential of adult human mesenchymal stem cells. Science 284：143-147, 1999.
3) Dezawa M, Takahashi I, Esaki M, et al：Sciatic nerve regeneration in rats induced by transplantation of in vitro differentiated bone-marrow stromal cells. Eur J Neurosci 14：1771-1776, 2001.
4) Mimura T, Dezawa M, Kanno H, et al：Peripheral nerve regeneration by transplantation of bone marrow stromal cell-derived Schwann cells in adult rats. J Neurosurg 101：806-812, 2004.
5) Kamada T, Koda M, Dezawa M, et al：Transplantation of bone marrow stromal cell-derived Schwann cells promotes axonal regeneration and functional recovery after complete transection of adult rat spinal cord. J Neuropathol Exp Neurol 64：37-45, 2005.

3. 心　臓

　昨今の医療技術の進歩に伴い，傷害を受けた組織や臓器の治療方法として幹細胞を用いた再生療法の応用が期待されている．循環器領域の再生医療には血管再生治療と心筋再生治療があるが，拡張型心筋症などの重症心不全には，心筋と血管の両者を再生させることが理想である．近年，心不全に対する再生医療として，骨髄単核球（mononuclear cells；MNC），骨格筋芽細胞，間葉系幹細胞（mesenchymal stem cells；MSC）などのさまざまな細胞系を用いた細胞移植治療が試みられるようになってきた．非自己の細胞を用いる場合には拒絶反応への対応が必要であり，倫理的な問題がある．これらの問題を回避し得るものとして自己細胞を用いた再生医療，とくに骨髄由来の幹細胞や前駆細胞を用いた細胞移植治療が注目されている．MSCは自己複製能と多分化能を有する細胞であり，体性幹細胞の1つとして分類され，成体組織においては骨髄間質や真皮・骨格筋・脂肪組織などに存在する[4]．組織の修復や恒常性の維持，造血幹細胞の増殖や分化の制御に機能するだけでなく，骨・軟骨・骨格筋・脂肪・靭帯などに分化しうるが，血管内皮，平滑筋，心筋にも分化する能力を持っている[1,2]．MSCは，脱メチル化によって，また心筋細胞との共培養によって，拍動する心筋細胞に分化することが報告されてきた[2]．本稿では，間葉系幹細胞を用いた心臓の再生，心不全治療の可能性について述べる．

a. 心臓に対する細胞移植治療の現状

　心臓に対する再生医療には大きく2つに分けて，血管の再生と心筋の再生がある．狭心症らの心筋虚血には血管を再生できれば十分である．一方，心不全の病態に至った場合，血管のみでなく心筋組織を再生できれば理想的である．心不全治療に用いる細胞種として，これまでに動物実験では，新生児心筋細胞，皮膚線維芽細胞，胚性幹細胞（embryonic stem cell；ES細胞）等，さまざまな種類の細胞が移植源として研究されてきた．現在，臨床応用に向けて研究の進んでいるものとしては，骨髄単核球，血管内皮前駆細胞（endothelial progenitor cells；EPC），骨格筋芽細胞，間葉系幹細胞，心臓由来幹細胞等，生体内に存在する体性幹細胞を用いた再生医療がある．

　骨髄細胞は，造血幹細胞が多数をしめているが，EPCやMSCが一部存在する．1997年にAsaharaらは，EPCが虚血心筋での脈管新生（vasculogenesis）や血管新生（angiogenesis）を促進させることを報告した[3]．その後，MNCが虚血肢での血管新生をもたらすことが明らかとなり，わが国において臨床応用され，その安全性と有効性が報告された[4]．さらに，虚血心筋に対してもMNCを注入する方法が臨床応用され，成果を挙げている．Tseらは8人の狭心症患者に自己骨髄由来のMNCを経カテーテル的に移植し，心筋血流と局所壁運動の改善を報告している[3]．骨髄細胞から分泌されるvascular endothelial growth factor（VEGF），basic fibroblast growth factor（bFGF），hepatocyte growth factor（HGF）ら多くのサイトカインが血管新生に大きな役割を果たしていると考えられている．また，拡張型心筋症に対するMNCの治療効果を検討するために，IshidaらはドキソルビシンMNC投与不全心ラットを用いてMNC移植を行い，心機能改善効果を証明した．しかし，実際の臨床において，虚血を有さ

ない拡張型心筋症や陳旧性心筋梗塞などによる慢性心不全に対してMNCが有効か否かは今のところ明らかではない．そこで，血管のみでなく心筋への分化能を持った，また多くの血管新生因子・成長因子を分泌する間葉系幹細胞が注目されるようになってきた．

b. 間葉系幹細胞移植

自己の細胞を少量の組織より採取培養し，また保存できれば，比較的低侵襲で繰り返し細胞移植ができる可能性があり，理想的である．MSCは自己複製能と多分化能を有する細胞であり，体性幹細胞の1つとして分類され，生体組織においては骨髄間質や真皮・骨格筋・脂肪組織などに存在する[1]．組織の修復や恒常性の維持，造血幹細胞の増殖や分化の制御に機能するだけでなく，骨・軟骨・骨格筋・脂肪・靱帯などに分化しうるが，血管内皮，平滑筋，心筋にも分化する能力を持っている[1,2]．MSCは骨髄中に存在するため採取が比較的容易であり，また増殖能力が高いことから生体外でも大量に培養することが可能である．すなわち，患者の少量の骨髄より分離したMSCを培養し，必要な数に増殖させた後に患部へ移植するという治療が可能である．

MSCは，脱メチル化によって，また心筋細胞との共培養によって，拍動する心筋細胞に分化することが報告されてきた[2]．我々はこのMSCを体外で分化させることなく未分化な状態で増殖させ心筋内へ移植することにより，わずかではあるが心筋と血管が同時に再生されることを報告した[6]．MSCの心筋への移植によってラット拡張型心筋症の心機能は有意に改善した．また，病理学的検討では心筋のコラーゲン含量の減少を確認した．また，心筋内に注入したMSCの一部は免疫組織染色にて心筋組織の指標であるTroponin T・Desmin・Connexin43陽性であった．さらにMSCは心筋壁内で

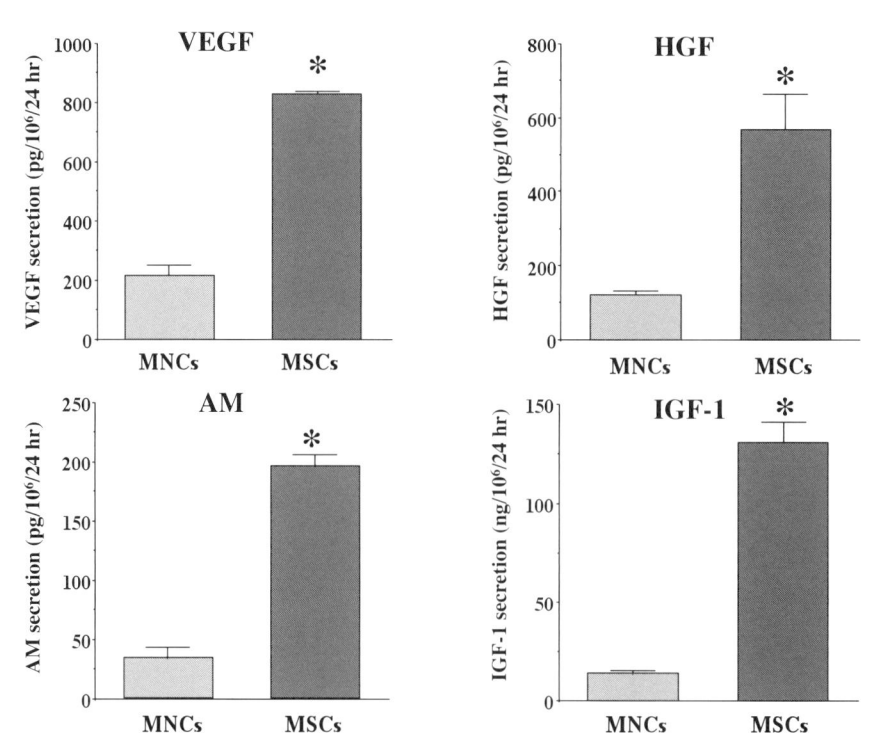

図1 MSCとMNCから分泌される血管新生因子・成長因子の比較
MSCはMNCと比較して多量のVEGF, HGF, AM, IGF-1を分泌した．*$p < 0.05$ vs MNC．

血管内皮細胞や平滑筋細胞に分化し管腔構造を形成した．また，Perinらは虚血性心筋症によるイヌ慢性心不全モデルにMSCを移植し，心機能改善効果を確認した[7]．しかしながら実際にこれらの成熟細胞に移植したMSCが分化する率はきわめて低い．

c．間葉系幹細胞のパラクライン効果

興味深いことに培養したMSCはMNCと比較して大量のVEGF，HGF，adrenomedullin（AM）を分泌することが明らかとなった（図1）[6]．これらの因子は血管新生，アポトーシス抑制，線維化抑制に働くことが知られている．またMSCはgrowth hormone（GH）の下流にあり，心筋や骨格筋の成長を促すinsulin like growth factor-1（IGF-1）を分泌する．マイクロアレイを用いてMNCと比較すると，MSCは発生や形態形成，細胞接着や増殖に関与する遺伝子を多く発現しているのに対し，MNCは炎症反応やケモタキシスに関与する遺伝子を多く発現している[8]．また，低酸素刺激に対する分泌タンパク質遺伝子の応答をみても，VEGFやAMはMSCとMNCともに低酸素に反応して発現が上昇するが，MSCではVEGF-Dやplacenta growth factor（PGF），pre-B-cell colony enhancing factor 1（PBE-F1），heparin binding epidermal growth factor-like growth factor（HB-EGF），matrix metalloproteinase（MMP-9）の発現が上昇しているのに対し，MNCではinterleukin-1α（IL-1α）やCXCL2の発現が上昇した[8]．心筋幹・前駆細胞（cardiac progenitor cells：CPC）が心筋内に存在するといわれているが，近年我々はMSCの培養上清がCPCの増殖を促し，またCPCの心筋細胞への分化を促進することを報告した[9]．したがって，MSCはMNCとは異なり，細胞の増殖や生存に有利な種々の因子を分泌し，心筋血管再生に寄与していると考えられる．さらに，骨髄に内在するMSCがgranulocyte-colony stimulating factor（G-CSF）により動員され，心筋梗塞後の心筋組織へのホーミングおよび心筋細胞への分化を促進したとの報告や，MSCの移植が内因性の心筋細胞や血管に作用して分裂刺激を与えているとの報告がある[10]．

このように，MSCは分化・分泌・動員・自身の生存といった多彩な作用により組織の修復・再生に寄与していると考えられる．Dzauらのグループは，急性心筋梗塞ラットの心筋にAkt遺伝子導入したMSCを移植し，72時間後にはすでに梗塞範囲の縮小と心機能の改善が得られることを示した．このような早期の機能改善はMSCの心筋への分化では説明がつかない．さらにin vitroにおいて，低酸素条件で得られたMSCの培養上清液が心筋細胞のアポトーシスを抑制する心保護作用を示すことを明らかにした．また同様の方法で得た培養上清液を前下行枝結紮後の心筋梗塞境界部位に注入するのみで，梗塞範囲が縮小することを示した．これら一連の結果から，MSCの移植の効果はMSCのパラクライン効果によるところが大きいと考えられる．

d．間葉系幹細胞を用いたハイブリッド再生治療

組織再生には，適切な細胞と細胞が成育する環境（生着のための足場と成長因子）が必要である．心筋内に移植した細胞の生存率はきわめて低いことが知られている．このためMangiらは生存因子として知られているAkt遺伝子をMSCに導入した後に細胞移植を行っている[11]．その結果，MSCの生存率が高まり，治療効果を高めることに成功した．我々は，多分化能を持つMSCを細胞源とし，adrenomedullin（AM）やIGF-1によって細胞の生存や増殖を促す，または細胞シートらの足場材料を用いて，いわゆる組織再生のためのハイブリッド治療を開発した．抗アポトーシスに働く内因性

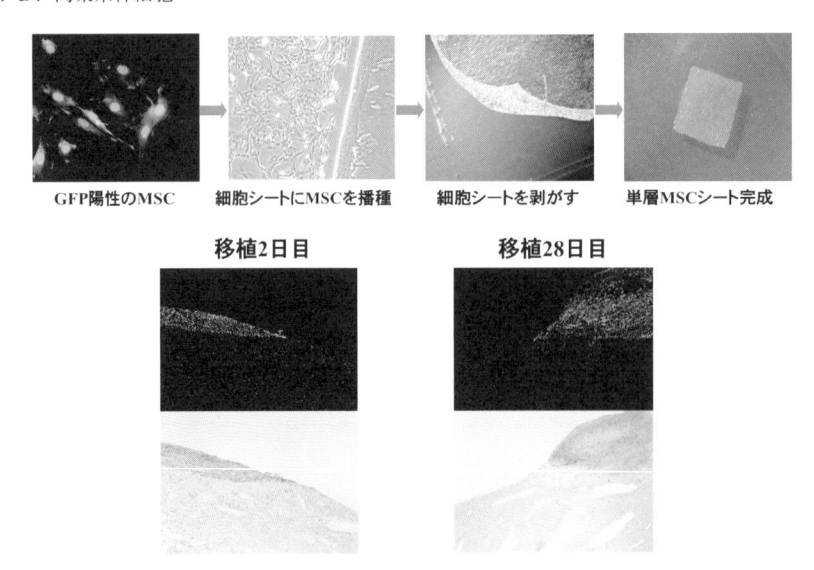

図2 単層間葉系幹細胞シートによる心筋様組織再生（口絵参照）
単層間葉系幹細胞シートは，移植後にシート内に多くの血管網を構築しながら成長し，1ヵ月後には厚い心筋様組織を形成した．

ペプチドである AM や IGF-1 を細胞と併用投与することで，MNC や MSC の生存率をあげて治療効果を高めることに成功した．そのメカニズムとして MSC の Akt リン酸化によるアポトーシス抑制が大きく関与していた．

従来，薬物および手術治療に抵抗性の重症心不全に対して，細胞懸濁液の心筋内直接注入による細胞移植治療が行われてきた．しかし，移植細胞が心筋組織内で散乱し，その多くが長期間生存できないため，心機能改善効果が少なく，また厚みのある心筋組織再生は不可能であった．これらの問題を解決するために，我々は皮下脂肪由来の MSC を用いて単層の細胞シートグラフトを作製し，心不全治療効果を検討した[12]．間葉系幹細胞シートは VEGF や HGF などの血管新生および抗アポトーシス因子を分泌するため，自身の血管組織への分化能のみならず，ホスト由来の細胞をグラフト内に誘導することで，高密度の血管網を構築した．この血管形成により豊富な血流供給を受けることで生存および増殖能を維持し，約 600 μm の実質組織に成長した（図2）．その結果，菲薄化した前壁の梗塞巣の厚みが増し，拡張期の wall stress が減少することで，心機能が改善したと考えられる．我々が MSC のソースに用いた皮下脂肪は，心血管疾患を持つ患者には不要な組織であり，脂肪吸引等の低侵襲な手技で採取できるため，理想的な再生治療法といえる．

e. 間葉系幹細胞移植の臨床応用

これまでの動物実験の結果をふまえ，間葉系幹細胞移植による難治性心不全治療の臨床試験を行っている．この細胞移植治療は，虚血性心疾患や拡張型心筋症等が原因で心不全を有し，既存の治療（利尿剤，ACE 阻害薬，β 遮断薬，両室ペーシング，外科的治療など）に抵抗性を示す症例を対象に行っている．まず，患者自身の骨髄液約 20 ml と自己末梢血 400 ml を採取する（図3）．末梢血から分離した血清を用いて骨髄液を培養する．MSC の特異的表面抗原は存在しないことや，培養の操作過程を簡略化するために，MSC の接着性を用いて浮遊系細胞との分離を行う．こうして MSC を体外で3週間培養増殖させ，カテーテルを用いて心内膜

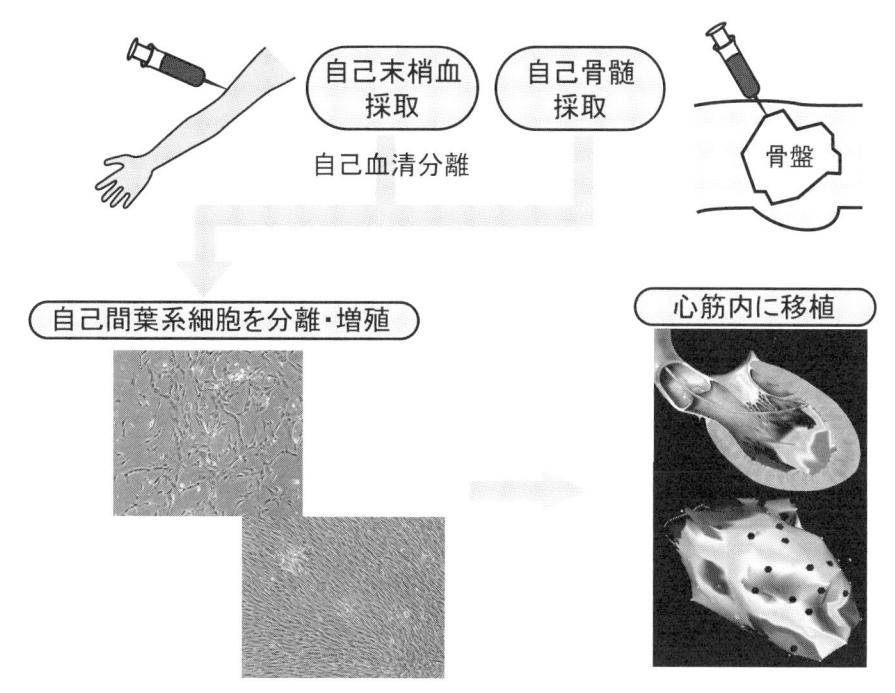

図3 慢性心不全に対するMSC移植の臨床応用
約20 mlの自己骨髄を採取し，自己血清を用いて培養し，カテーテルにより心内膜側より移植する．

側より心筋内へ移植する．この方法では自己の細胞を用いるため，拒絶反応や副作用を避けることができ，また少量の骨髄液で治療に十分な細胞を確保できるという点が今までの細胞移植治療と大きく異なる点である．8例の難治性心不全症例に対して自己MSC移植を行ったが，重度の不整脈やその他重篤な副作用はみられず，左室駆出率の有意な改善が得られた．

おわりに

MSCは心筋分化能のみでなくパラクライン効果で血管や心筋の再生に関与する．心不全に対する細胞移植治療としてMSCが有用である可能性があり，今後，臨床試験にてその安全性と有効性が検証されるべきである．また，細胞のみを用いた治療から，成長因子の併用や細胞シートを用いた組織再生のためのハイブリッド治療の開発が期待される． ［永谷憲歳］

■文献

1) Pittenger MF, Mackay AM, Beck SC, et al：Multilineage potential of adult human mesenchymal stem cells. Science 284：143-147, 1999.
2) Makino S, Fukuda K, Miyoshi S, et al：Cardiomyocytes can be generated from marrow stromal cells in vitro. J Clin Invest 103：697-705, 1999.
3) Asahara T, Murohara T, Sullivan A, et al：Isolation of putative progenitor endothelial cells for angiogenesis. Science 275：964-967, 1997.
4) Tateishi-Yuyama E, Matsubara H, Murohara T, et al：Therapeutic angiogenesis for patients with limb ischaemia by autologous transplantation of bone-marrow cells：a pilot study and a randomised controlled trial. Lancet 360：427-435, 2002.
5) Tse HF, Kwong YL, Chan JK, et al：Angiogenesis in ischaemic myocardium by intramyocardial autologous bone marrow mononuclear cell implantation. Lancet 4：47-49, 2003.
6) Nagaya N, Kangawa K, Itoh T, et al：Transplantation of mesenchymal stem cells improves cardiac function in a rat model of dilated cardiomyopathy. Circulation 112：1128-1135, 2005.
7) Silva GV, Litovsky S, Assad JA, et al：Mesenchymal stem cells differentiate into an endothelial

phenotype, enhance vascular density, and improve heart function in a canine chronic ischemia model. Circulation 111 : 150-156, 2005.
8) Ohnishi S, Yasuda T, Kitamura S, Nagaya N : Effect of hypoxia on gene expression of bone marrow-derived mesenchymal stem cells and mononuclear cells. Stem Cells 25 : 1166-1177, 2007.
9) Nakanishi C, Yamagishi M, Yamahara K, et al : Activation of cardiac progenitor cells through paracrine effects of mesenchymal stem cells. Biochem Biophys Res Commun 374 : 11-16, 2008.
10) Mazhari R et al : Nat Clin Pract Cardiovasc Med 4 Suppl 1 : S21, 2007.
11) Mangi AA, Noiseux N, Kong D, et al : Mesenchymal stem cells modified with Akt prevent remodeling and restore performance of infarcted hearts. Nat Med 9 : 1195-1201, 2003.
12) Miyahara Y, Nagaya N, Kataoka M, et al : Monolayered mesenchymal stem cells repair scarred myocardium after myocardial infarction. Nat Med 12 : 459-465, 2006.

4. 肝　臓

　末期の肝不全に陥った患者を救う唯一の方法は肝移植であるが，慢性のドナー不足や高いコストなどの問題から，肝移植に代わる新たな治療法の開発が急務であり，そこで注目されるのが再生医学である．再生医学とは生物に元来そなわっている自己再生能力を最大限に引き出し，難病治療に対する新しい手法を開発する学問領域である．とくに近年では受精卵から樹立された胚性幹細胞（ES細胞）や万能細胞であるiPS細胞はもちろん，倫理面や安全性などの理由から，生体内に存在している体細胞由来の幹細胞が脚光を浴びており，多くの研究機関で幹細胞の分離や同定，そして可塑性，多分化能についての詳細が明らかにされつつある．体細胞由来の代表的な幹細胞として，骨髄細胞が挙げられるが，最近では，脂肪組織中に含まれる間葉系幹細胞の利用も盛んに研究され，乳がんの温存手術後の乳房再建では既に臨床に応用され始め，また慢性心疾患や急性心筋梗塞，脳梗塞等への臨床応用研究も始まっている．本稿ではこの脂肪幹細胞の利用を中心に，間葉系幹細胞が果たす肝臓再生への応用と展望を概説したい．

a. 研究の背景

　近年，さまざまな臓器障害の修復に幹細胞を用いた再生医療の応用への期待が高まっている．国立がんセンター研究所がん転移研究室ではマウスES細胞（胚性幹細胞）を用いて，複数の肝機能を有した肝細胞に分化誘導する技術を開発してきた．マウスに続いて，霊長類であるカニクイザルのES細胞への応用をはかったものの，同様の技術を用いた場合の肝細胞への分化誘導効率はわずか数％であり，肝臓のような大型の臓器を対象とした再生医療を構築する上では，この低い分化誘導に起因する少ない細胞数では，実現は困難といわざるを得ない[1,2]．ES細胞のような万能細胞にかわって注目を集めるのが生体のさまざまな組織に存在する間葉系幹細胞（MSC）である．このMSCは本来，中胚葉系の細胞であるため，培養条件を変えることで，骨，軟骨そして脂肪の3種類の細胞へと分化することが知られている．このような可塑性を有するMSCを用いた自家移植の方法は，ES細胞等に比較して，倫理的な問題や拒絶反応の危険性を回避する利点がある．

b. ヒト脂肪組織に由来する間葉系幹細胞の肝細胞分化

　われわれの研究グループはヒト皮下脂肪組織由来の間葉系幹細胞（AT-MSC）に注目している[3,4]．皮下の脂肪組織はメタボリックシンドローム等の象徴的存在として嫌われものだが，そのなかに存在している幹細胞の潜在能力には目をみはるものがある．まず骨髄の間葉系幹細胞と比べて，採取が容易である．骨髄液は骨盤骨（腸骨）から注射器で採取されるが，通常は全身麻酔の措置がとられるなど，危険性がないわけではない．しかし，皮下脂肪の場合は，脂肪吸引等の簡便で安全性の高い技術が発達しており，局所麻酔で十分な措置であり，容易である．さらに組織当たりの幹細胞の収率も100倍から1,000倍とはるかに高い．間葉系幹細胞自体の性状は骨髄のそれとは多少異なってはいるものの，やはり可塑性を持っており，軟骨，骨，脂肪細胞へよく分化する．この脂肪組織由来の間葉系幹細胞をHGF，FGF1，FGF4のサイトカイン・カクテル[5,6]で処理し，さら

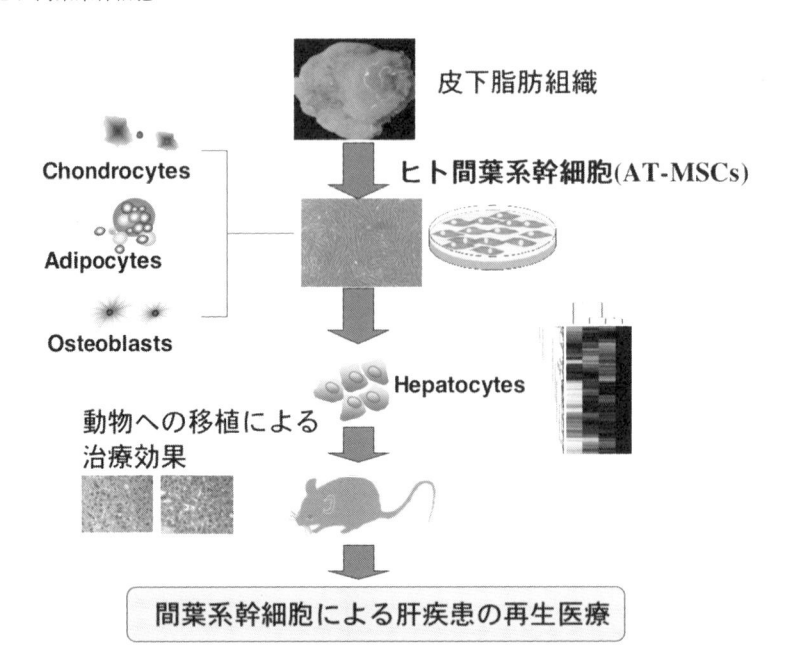

図1 脂肪組織に由来する間葉系幹細胞による肝疾患の再生医療（口絵参照）
ヒトの皮下脂肪組織に存在する間葉系幹細胞（AT-MSCs）は，もともと骨，軟骨，脂肪へと分化する中胚葉系の細胞であり，肝細胞へと分化する可塑性を持つことが明らかとなった．この細胞は，マイクロアレイの解析等から，肝特異的遺伝子発現パターンを示し，さらに肝疾患モデルマウスに移植することで，肝障害を治癒する能力があることもわかってきており，再生医療としての重要な細胞ソースとして期待されている．

に肝細胞への成熟を促すとされるオンコスタチンMやデキサメサゾンで刺激すると，肝細胞の形質を示す細胞が分化してくる．形態は完全にヒト肝細胞と同様とはいえないが，細胞間には擬胆管様構造が出現し，アルブミンなどの肝細胞特異的な生物学的分化も認められる．さらにわれわれは，国立国際医療センターと共同で，同センターで腹部のがん手術を受けた患者さん複数人から，インフォームドコンセントのもとに手術の際に皮下脂肪を5gずつ採取し，その中から間葉系幹細胞を分離・培養し，前述のサイトカインを3種類加えて，約40日間ほど培養したところ，ほぼすべてが肝細胞に似た細胞へと変化した．この肝細胞の性質を調べたところ，血漿成分であるアルブミンや薬物代謝酵素など，肝臓でしか合成されないタンパク質が14種類以上検出され，有用なタンパク質の合成機能が確認された[7]．マイクロアレイによる網羅的遺伝子発現解析やパスウェイ解析により，糖代謝，血液凝固，脂質代謝等の肝臓特有の遺伝子群の活性化も明らかとなった[8]．また，薬物で人工的に肝機能不全に陥らせたマウスに，この肝細胞を1匹当たり約1,000万個，注射で移植したところ，上昇していたアンモニア濃度が24時間で正常レベル近くまで低下したことから，生命を維持する上で重要な肝臓のアンモニア分解機能が正常に働くことも確かめられた[9]．また，この細胞は肝臓の機能として重要な薬物代謝の機能である多様なチトクロームP450基礎代謝活性を有していることも明らかにした．とくに，CYP2C9，CYP2B6などは，対照としたヒト初代培養肝細胞のそれと同等であり，CYP1A1，2C9，2D6，3A4などは1/5から1/10であった．

c. 肝細胞分化誘導法の改良

肝細胞の機能を有する細胞の作成には35日以上を有するため，実際の臨床応用を考えた場合，不便な点が多い．そのために，より短期間でAT-MSCsから肝細胞を分化誘導する方法の改良を行った．まず，中胚葉から内胚葉への分化を促進するための方法を模索した結果，アクチビンAを用いることで，HNF4等の肝特異的転写因子の発現が早期から誘導され，その上で，従来発見されていた増殖因子を段階的に添加した結果，2週間という短期間で，ほぼ100％の未分化AT-MSCsをアルブミン陽性細胞に変化させることが可能となった[9]．これらの細胞を詳細に検討した結果，さまざまな肝機能と，肝臓特異的遺伝子を発現していることを確認した．

d. 肝障害モデル動物への移植によるAT-MSCsの検討

さらに，分化したヒト肝細胞様細胞を，四塩化炭素の投与によって肝障害を惹起させた動物モデルに移植した．組織染色等の解析から，移植した肝細胞は，24時間後には肝臓に生着しており，他の肝細胞の索状構造に入り込む形で存在した．生着数はおよそ10^5個であることが推測できた．この移植によって，障害を受けた肝臓の値，たとえば，アルブミンの総量，アンモニア値，AST，ALT値などが正常値近くまで回復していることが明らかとなった．さらに組織像を検討した結果，AT-MSCs由来の肝細胞を移植した群では，肝細胞の壊死そのものが有意に抑制されていることも明らかとなった．

この実験では，AT-MSCs由来の肝細胞と，同じドナーの未分化AT-MSCsを用いた．この細胞は，in vitroでは何ら肝臓の機能も示さないはずが，移植した場合，肝障害を回復させる能力があることが明らかとなった[10]．その血清学的な回復度や病理組織学的な障害の抑制度は，分化した肝機能を持つ細胞の移植群に比較して，劣ることはなかった．こうした未分化なAT-MSCsの持つ肝疾患治癒能力は，細胞が産生するさまざまな種類のサイトカイン，ケモカイン等の因子によるtrophic effectである可能性が，プロテインアレイ等の解析により示唆された．特筆すべきは，抗炎症性サイトカイン類の産生も豊富であるという事実である．

e. これからの展望

脂肪組織の間葉系幹細胞が，自家移植可能な自身の肝細胞に分化できるという発見は興味深い．しかし，このような分化誘導した「肝細胞」と称する細胞が，本当にどこまで成熟肝細胞としての能力を持っているのか，腫瘍を造る危険性はないのか，もとの未分化な細胞に変化してしまう恐れはないのか，等々の多くの疑問にこれから答えを慎重に出していく必要がある．

さらに，将来の肝疾患に対する再生医療実現に向けて，分化誘導した肝細胞はもちろん，ヒト間葉系幹細胞そのものに肝疾患治癒能力を見いだした点は，今後の応用研究に重要な知見である．以上の研究成果は，成人では肝炎ウイルスなどによる重篤な肝不全や，小児の場合の胆道閉鎖症などに対する画期的な新規治療法の確立への道を開くものと期待されるばかりか，新規薬物の毒性試験や安全性試験にも本研究によって得られるヒト肝細胞は有用であり，従来の動物などに代わる信頼性の高いヒト肝細胞の利用が可能になればその科学的，経済的効果は大である．しかし，まだまだわれわれには幹細胞の持つ大きな可能性を十分に理解したといえる段階にはなく，ES細胞や間葉系幹細胞が持つ未知の部分を探求する努力が必要である．

［落谷孝広］

■文献

1) Banas A, Yamamoto Y, Teratani T, Ochiya T : Stem cell plasticity: learning from hepatogenic

differentiation strategies. Dev Dyn 236 (12) : 3228-3241, 2007.
2) Banas A, Quinn G, Yamamoto Y, et al : Stem cells into liver — basic research and potential clinical applications. Adv Exp Med Biol 585 : 3-17, 2006.
3) Pittenger MF, MacKay AM, Beck SC, et al : Multilineage potential of adult human mesenchymal stem cells. Science 284 (5411) : 143-147, 1999.
4) Lee RH, Kim B, Choi I, et al : Characterization and expression analysis of mesenchymal stem cells from human bone marrow and adipose tissue. Cell Physiol Biochem 14 (4-6) : 311-324, 2004.
5) Teratani T, Yamamoto H, Aoyagi K, et al : Direct hepatic fate specification from mouse embryonic stem cells. Hepatology 41 : 836-846, 2005.
6) Yamamoto Y, Teratani T, Yamamoto H, et al : Recapitulation of in vivo gene expression during hepatic differentiation from murine embryonic stem cells. Hepatology 42 : 558-567, 2005.
7) Banas A, Teratani T, Yamamoto Y, et al : Adipose tissue-derived mesenchymal stem cells as a source of human hepatocytes. Hepatology 46 (1) : 219-228, 2007.
8) Yamamoto Y, Banas A, Murata S, et al : A comparative analysis of the transcriptome and signal pathways in hepatic differentiation of human adipose mesenchymal stem cells. FEBS J 275 (6) : 1260-1273, 2008.
9) Banas A, Teratani T, Yamamoto Y, et al : A rapid hepatic fate specification of adipose-derived stem cells (ASCs) and their therapeutic potential for liver failure. J Gastroenterol Hepatol, in press.
10) Banas A, Teratani T, Yamamoto Y, et al : *In vivo* therapeutic potential of human adipose tissue mesenchymal stem cells (AT-MSCs) after transplantation into mice with liver injury. Stem Cells, in press.

5. 脂肪組織由来間葉系幹細胞

　全世界で毎年100万件を超えて施行される痩身目的の脂肪吸引術において廃棄される皮下脂肪組織は，骨髄に代わる再生医療の新たな細胞源として近年注目を浴びるようになった．従来は脂肪間質細胞（adipose stromal cell，間質血管細胞 stromal-vascular cell とも呼ばれる），脂肪前駆細胞（preadipocytes, adipose progenitor cells）などと呼称されていた線維芽細胞様細胞の中には，脂肪細胞や血管のみならず多様な lineage への分化能を有する細胞が存在することが指摘され[1]，脂肪由来幹細胞（adipose-derived stem cell；ASC，ADSC などと略される），脂肪組織由来間葉系幹細胞（adipose tissue-derived mesenchymal stem cell；AT-MSC，AD-MSC などと略される）などと呼ばれている．皮下脂肪組織は大量に（＞1*l*）採取することが可能であり，採取細胞中の多分化能を持つ細胞の割合が高いこと，大量培養も容易であること，骨髄由来間葉系幹細胞とほぼ同等の機能を持っていること，などから，骨髄に代わる新たな組織幹細胞源として注目されている．

a．脂肪組織の構造およびその細胞成分

　脂肪組織は体積の90％以上を脂肪細胞が占めるが，他の細胞成分も豊富であり，組織内の細胞数でみると脂肪細胞は半数未満であると予測される（図1）．すべての脂肪細胞は毛細血管と直接接して栄養を受けているといわれており，脂肪組織は非常に毛細血管に富んだ組織で，脂肪の新生，増生には必ず血管新生を伴うことが知られている．

　脂肪組織を酵素処理することにより，脂肪細胞以外の細胞群である間質血管細胞群（stromal vascular fraction［以下 SVF］）を分離することができる（図1）．この SVF の中で，脂肪由来幹細胞を含む間質細胞群を総称して，脂肪（組織由来）間質細胞（adipose-derived stromal cells, adipose stromal cells；以下 ASC）と呼ぶ．SVF は，末梢血由来の細胞群（マクロファージ，好中球など）が有核細胞の半数程度を占め（割合は混合する血液の量に左右される），残りは脂肪間質細胞をはじめ，血管内皮細胞，血管壁細胞など脂肪組織由来の細胞群である（図2，図3）．

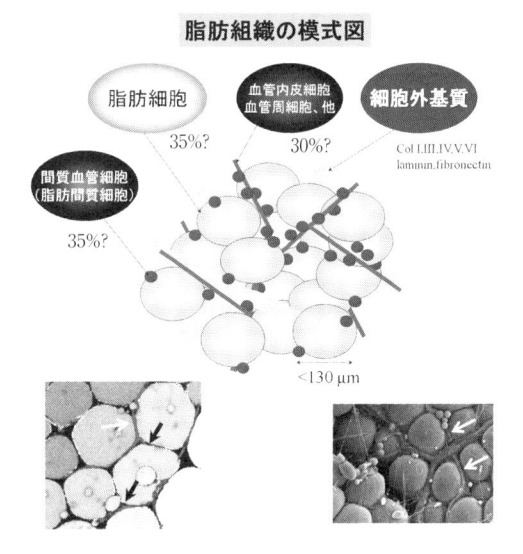

図1　ヒト正常脂肪組織の構造（口絵参照）
（上段）ヒト脂肪組織の模式図．（下段左）ヒト脂肪組織の whole mount 染色像．Bodipy［脂肪細胞：黄色］，lectin［血管：赤色］および DAPI［核：青色］．（下段右）ヒト脂肪組織の走査顕微鏡像．
　ヒト脂肪組織には脂肪細胞以外の細胞も数多く存在している．脂肪細胞の間に毛細血管（白矢印）が走行しており，毛細血管はすべての脂肪細胞に接触している．脂肪細胞間，毛細血管の周囲に脂肪間質細胞（黒矢印）と思われる細胞が存在する．

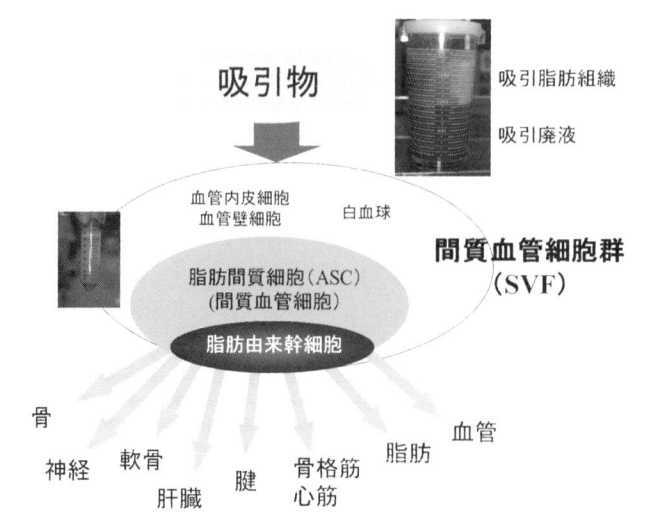

図2 吸引脂肪組織から採取される細胞群
脂肪組織をコラゲナーゼ処理することにより回収される細胞群を間質血管細胞群（SVF）と呼ぶ．SVFは不均一な細胞群で，血球や脂肪細胞以外の脂肪組織由来細胞群が含まれている．生理的には脂肪組織の前駆細胞として機能する脂肪間質細胞（ASC）の中には，多分化能を持つ細胞（脂肪由来幹細胞）が含まれている．

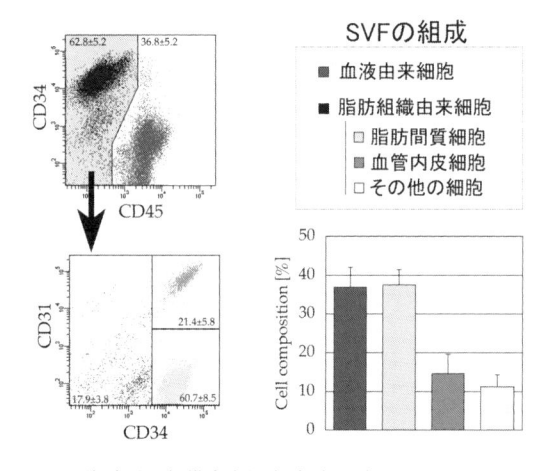

図3 脂肪吸引組織由来細胞群（SVF）のマルチカラーフローサイトメトリー解析
吸引脂肪から採取されるSVFは，脂肪由来細胞（CD45陰性）と末梢血由来細胞（CD45陽性）からなる．血液由来細胞の割合は術中の出血量に左右される．CD31，CD34，CD45の発現により，SVFを4種類に分類できる．脂肪組織由来細胞（CD45陰性）の大半はCD34陽性であり，CD34陽性細胞はASC（CD31陰性）と血管内皮細胞（CD31陽性）に分けることができる．脂肪組織由来細胞のうち，成熟脂肪細胞は処理過程で破壊もしくは廃棄されるため，SVFには含まれない．

b．脂肪吸引によって得られる吸引脂肪組織

脂肪吸引手術で採取される吸引物は，吸引瓶の中で2層に分離される．上層は，浮遊する吸引脂肪組織からなり，下層は吸引廃液である（図2）．この吸引廃液は，Tumescent液（生理食塩水，リドカイン，アドレナリンなど），末梢血，組織破砕小片などからなる．吸引された破砕脂肪組織は正常脂肪組織に比べて，大きな血管や細胞外基質が少ない．これは細い金属カニューレを通して，陰圧によって柔らかい部分だけが吸引されるためである．吸引脂肪組織からASCを採取してみると，正常脂肪組織から採取した場合の半数程度の数しか回収できない．

c．脂肪組織由来間質細胞（ASC）の特徴
1) 培養法

ASCは接着細胞であり，DMEMやDMEM/F12などの培地で容易に培養が可能である．血管内皮細胞用の培地なども使われる．

bFGFやPDGF添加によって細胞増殖が促進されることが知られている．

2) 表面抗原発現

ASCは新鮮な状態ではCD31(-)CD34(+)CD45(-)CD90(+)CD105(-)CD146(-)細胞であり，培養するとCD105を強く発現する[2]．間葉系幹細胞（MSC）や皮膚由来線維芽細胞（DF）と形態的には酷似しているが，表面抗原発現でのいちばん大きな違いは培養ASCではCD34，CD105の発現が多くみられることである[2]．ヒト吸引脂肪組織から回収したSVFの細胞構成を図3に示す．

3) 局 在

CD31(-)CD34(+)細胞の局在から，ASCは毛細血管に随伴して脂肪細胞間に存在しているとともに，大きな血管の周囲（外膜内）に局在していると考えられる[3]．とくに後者に高密度に存在している．脂肪細胞間では毛細血管に隣接して局在する所見などから，ASCは血管周細胞として存在，機能しているとの見解も近年複数報告されている[3〜4]．

4) 機 能

生理的には脂肪組織特有の前駆細胞として，脂肪組織の増生，ターンオーバーや傷害に伴う組織修復を担い，脂肪細胞や血管内皮細胞などに分化すると考えられている．また，脂肪組織から分泌される炎症性サイトカインやアディポカインの多く（レプチンとアディポネクチンは除く）は脂肪細胞以外の細胞から分泌されており，ASCが重要な役割を果たしている可能性が高い[5]．ASCには多分化能を持つ幹細胞が含まれており，脂肪，血管，骨，軟骨，骨格筋，心筋のほかに，神経や肝臓など胚葉を超えた多能性が示されているとともに，最近ではhemangioblastの性質を持つ細胞の存在も指摘されている．低酸素刺激によりVEGFやHGFの分泌促進，EGFやbFGF刺激によるHGF分泌促進がみられ，肥満に伴う阻血や炎症においても，ASCが複雑な機能を果たしていることが示唆されている[6]．

5) 前臨床研究における用途，有用性

これまでに，下肢や皮膚などの阻血組織の血行改善（血管新生誘導），脂肪組織の新生・再生・組織増大，骨組織の再生，骨格筋再生（ジストロフィー筋など），心筋再生（梗塞モデルなど），瘢痕や線維化改善（HGFを介して）[6]，などにおいて有効性が示唆されている．投与方法はさまざまであるが，scaffoldを使用しない細胞治療の形態をとるものが多くみられる．

6) 臨床応用

これまでに，脂肪組織増大治療（豊胸や乳がん再建，顔面脂肪委縮症などの治療），クローン病に伴う直腸膀胱瘻などの治療における血管新生促進，難治性潰瘍治療，骨欠損修復促進，GVHDに対する治療，心筋梗塞に対する細胞投与治療，などが試行，報告されている．

d．おわりに

最近，ASCと血管周細胞との同一性を示唆する研究結果が散見されるとともに，動脈の血管壁外膜内（平滑筋のすぐ外側）に血管新生に関わる前駆細胞の局在が報告された[7]．こうした血管随伴細胞は，多様な組織に局在する血管前駆細胞であり，またASCの本態である可能性もある．いずれにしても広範囲の臨床応用が可能な血管幹細胞が吸引脂肪組織から採取できるとすれば，その医学的意義は非常に大きい．

［吉村浩太郎］

■文献

1) Zuk PA, Zhu M, Ashjian P, et al：Human adipose tissue is a source of multipotent stem cells. Mol Biol Cell 13：4279-4295, 2002.
2) Yoshimura K, Shigeura T, Matsumoto D, et al：Characterization of freshly isolated and cultured cells derived from the fatty and fluid portions of liposuction aspirates. J Cell Physiol 208：64-76, 2006.
3) Tang W, Zene D, Suh JM, et al：White fat progenitor cells reside in the adipose vasculature. Science 322：583-586, 2008.

4) Traktuev DO, Merfeld-Clauss S, Li J, et al : A population of multipotent CD34-positive adipose stromal cells share pericyte and mesenchymal surface markers, reside in a periendothelial location, and stabilize endothelial networks. Circ Res 102 : 77-85, 2008.

5) Fain JN : Release of interleukins and other inflammatory cytokines by human adipose tissue is enhanced in obesity and primarily due to the nonfat cells. Vitam Horm 74 : 443-477, 2006.

6) Suga H, Eto H, Shigeura T, et al : FGF-2-induced HGF secretion by adipose-derived stromal cells inhibits post-injury fibrogenesis through a JNK-dependent mechanism. Stem Cells 27 : 238-249, 2009.

7) Zengin E, Chalajour F, Gehling UM, et al : Vascular wall resident progenitor cells: a source for postnatal vasculogenesis. Development 133 : 1543-1551, 2006.

E. 再生誘導因子

1. BMP

a. BMPの発見

1960年代にUCLAのMarchall Uristは,皮下組織や筋肉内に注入すると骨形成を誘導する物質がヒト血中や脱灰した骨基質中に存在することを発見した.Uristはこの物質に,皮下組織や筋肉内の未分化間葉系細胞を骨芽細胞に分化させる作用があると考え,bone morphogenetic protein(骨形成因子,BMP)と名づけた.その後この活性を持つタンパク質の精製が試みられてきたが,1988年Wozneyらがついに BMPを精製,その部分アミノ酸配列からcDNAをクローニングし,さらに組換えタンパク質を用いてその骨誘導活性を実証した.Sampathらも骨基質からOP1(osteogenic protein-1)を精製し,後にこれがBMP7と同一であることが確認されている.

b. BMPのシグナル伝達

BMPはtransforming growth factor-β(TGF-β)スーパーファミリーに属し,現在までに20種以上のBMPが同定されている.BMPは細胞外に分泌され,細胞表面のII型およびI型セリン/スレオニンキナーゼ受容体に特異的に結合し,細胞内にシグナルを伝達する.I型受容体としてALK2(activin receptor-like kinase 2, ActRI),ALK3(BMPRIA)およびALK6(BMPRIB)の3種類が,またII型受容体としてはBMPRII,ActRIIA,ActRIIBの3種類が知られている.最近ではI型受容体に結合してBMP2や4の作用を増強するDRAGON,RGMAaといったGPIアンカー型の共受容体も同定されている.BMPはこれら受容体に結合し受容体複合体の形成を促進することでI型受容体を活性化し,さらにI型受容体セリン/スレオニンキナーゼによって細胞内シグナル伝達因子Smadタンパク質がリン酸化されることでSmadが核に移行し,組織特異的な転写因子群と協調して下流の遺伝子発現を調節する.BMPシグナルによって活性化されるSmadはSmad1, 5, 8であり,Smad4と複合体を形成して転写調節に関与する.また,抑制型SmadとしてはSmad6が比較的BMPシグナル特異的に抑制作用を示すが,Smad7はBMP以外に他のTGF-βファミリーメンバーのシグナルも強力に抑制する.BMPはSmadを経由するシグナル伝達経路の他に,TAK1/TAB1を介してERK1/2, p38, JNKなどのMAPKを活性化し,アルカリフォスファターゼやオステオカルシンの発現を誘導することで骨芽細胞の分化を促進することが示されている.軟骨形成においてはp38を介したシグナル経路の必要性が指摘されている.

c. BMPファミリー因子の構造と機能

Wozneyらによって精製・クローニングされたBMPのうち,BMP1はメタロプロテアーゼであったが,BMP2-7はTGF-βファミリーのメンバーであることが確認された.現在では図1に示すように多くのBMPが分類されている.BMPは他のTGF-βスーパーファミリーと同様に分子量2-4万Daの前駆体として細胞外に分泌された後,C末の百数十アミノ酸から

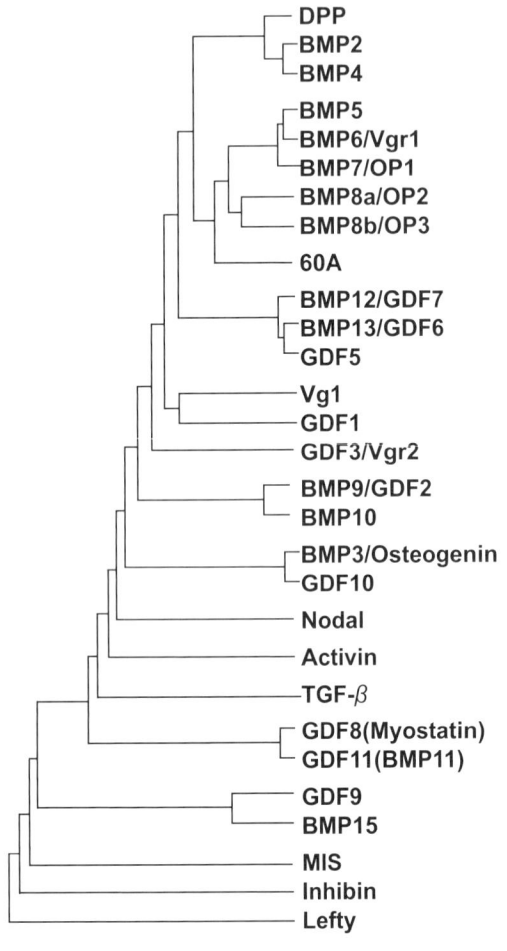

```
┌─── DPP
├─── BMP2
└─── BMP4
   ┌─── BMP5
   ├─── BMP6/Vgr1
   ├─── BMP7/OP1
   ├─── BMP8a/OP2
   ├─── BMP8b/OP3
   └─── 60A
      ┌─── BMP12/GDF7
      ├─── BMP13/GDF6
      └─── GDF5
         ┌─── Vg1
         └─── GDF1
            ─── GDF3/Vgr2
               ┌─── BMP9/GDF2
               └─── BMP10
                  ┌─── BMP3/Osteogenin
                  └─── GDF10
                     ─── Nodal
                     ─── Activin
                     ─── TGF-β
                     ┌─── GDF8(Myostatin)
                     └─── GDF11(BMP11)
                        ┌─── GDF9
                        └─── BMP15
                        ─── MIS
                        ─── Inhibin
                        ─── Lefty
```

図1 BMPファミリーとその他のTGF-βファミリーメンバーの系統樹

なるペプチドが切り出され，システイン二重結合を介した2量体を形成し，これが受容体に結合することで生理的作用を発揮する．BMP1-7は骨関連組織で発現しており，とくにBMP2，4，6は骨芽細胞の培養下で容易に検出される．多くのBMPはin vivoで骨，軟骨を異所的に誘導する作用を持つ．これ以外に細胞増殖抑制，後脳や指形成過程でのアポトーシス誘導，神経分化抑制，中胚葉の腹側化，体節形成など発生のさまざまな過程で重要な働きをする不可欠な因子であることが明らかとなってきている．表1には，BMPシグナル関連因子のノックアウトマウスにおける表現型を要約した．な

お，BMP15は卵巣特異的に発現し顆粒膜細胞の増殖を制御しており，同じく卵巣特異的に発現するGDF9とともに卵胞細胞の発生に重要であることが報告されている．また，GDF8は別名myostatinと呼ばれる骨格筋特異的に発現する増殖抑制因子であり，ノックアウトすると骨格筋量が著しく増大することが知られているが，受容体としてアクチビンシグナル伝達系を介しており，むしろアクチビンファミリーに近いと考えられている．

このように多くのBMPが存在するが，生体内にはこれらBMPの活性を細胞外で厳密に調節するさまざまな分泌型アンタゴニストが存在する．初期発生の過程で背側外胚葉を神経化し中胚葉を背側化するシュペーマンのオーガナイザー因子として同定されたnogginやchordinは，BMPに結合しその活性を中和することが明らかとなった．また，follistatinは卵胞刺激ホルモン（FSH）の分泌を抑制する因子として同定されたが，アクチビン結合タンパク質として再発見された後にmyostatinやBMPをも中和する作用があることがわかってきた．中でもnogginは比較的BMPに特異的な中和因子であり，複数のBMPと強力に結合し阻害するBMP中和ツールとして利用されている．また，BMP2，4，7に強く結合するgremlinの骨格特異的なコンディショナルノックアウトマウスでは骨量が40％も増加することから，生体内で実際に骨形成を制御していると考えられる．これら以外にもDAN，cerberus，SOST，ectodin等が報告されている．

d． 幹細胞に対する作用

BMPはES細胞の維持に必要である．BMP I型受容体ALK3ノックアウトマウスではES細胞を樹立できないが，興味深いことにp38キナーゼ阻害剤であるSB28580で処理することによりES細胞の樹立が可能になる．また，BMPのSmad依存的なシグナル伝達に必要な

表1 BMPシグナル関連因子のノックアウトマウスの表現型

改変遺伝子	方法*	フェノタイプ
BMP1	KO	致死，腸ヘルニア，異常な膠原線維形成
BMP2	KO	胎性致死（E7.5-10.5）羊膜，絨毛膜，心臓の異形成
BMP3	KO	骨量の増加
BMP4	KO	胎性致死（E6.5-9.5）中胚葉の欠損
BMP2/4	CKO	膜性骨の欠損（Prx-1-Cre CKOマウス）
BMP4	CKO	骨形成不全（Col1a1-Cre CKOマウス）
BMP4	TG	致死 軟骨性骨格，軟骨細胞の肥大
BMP5	KO	小さな耳（short ear）長骨の短縮，胸骨の剣状突起の異常，肺，腎臓の異常
BMP6	KO	胸骨の骨化の遅れ
BMP7	KO	致死 前後肢や頭蓋骨の骨格パターンの不全，腎臓形成不全，眼の異常
BMP8a	KO	精巣上体の異常と精子形成不全
BMP8b	KO	始原生殖細胞，精巣索，精子の形成不全
BMP11	KO	前後軸骨格のパターン形成異常
BMP12	KO	水頭症，精囊形成不全
BMP15	KO	卵形成不全による受精率の低下
GDF1	KO	左右非対称性の異常
GDF5	KO	肢骨の短縮，指の骨の本数の減少
GDF8	KO	骨格筋肥大
ALK2	KO	近位内胚葉形成不全による中胚葉の欠損
ALK3	KO	致死（E7.5-9.5）胚盤葉上層の増殖不全による中胚葉の欠損
ALK6	KO	精囊の発達などの生殖異常，短肢症
BMPR II	KO	原腸胚形成異常，中胚葉の欠損
Smad1	KO	致死（E10.5）胚体外外胚葉と中胚葉の欠損，始原生殖細胞の減少
Smad5	KO	卵黄嚢血管形成異常，中胚葉形成不全，始原生殖細胞の異常，左右非対称性の異常
Smad7	KO	強皮症に類似したフェノタイプ

*KO：ノックアウトマウス，CKO：コンディショナルノックアウトマウス，TG：トランスジェニックマウス

Smad4を欠損したマウスからES細胞を樹立することができること，Smad6過剰発現がマウスES細胞の多能性に影響しないことから，BMPがSmad非依存的な経路でES細胞の多能性維持に関与していることが示唆されている．また，ES細胞で高発現しているGDF3は細胞外に分泌されBMPに結合してその作用を調節していることが報告されている．

ノックアウトマウスの解析から，BMPは始原生殖細胞の維持にも必要であることがわかってきた．近位内胚葉や胚体外外胚葉から分泌されるBMPは始原生殖細胞の初期発生に重要であり，ALK2ノックアウトマウスでは始原生殖細胞が欠損し，BMP4ノックアウトマウスでも始原生殖細胞がみられないが，これらの表現型は活性型ALK2の過剰発現によりレスキューされる．初期の始原生殖細胞の発生にはBMP4が関与し，またBMP2, 7, 8bは始原生殖細胞の数を調節している．

BMPは神経幹細胞の分化制御にも関与している．BMPはLIFと協調して作用しp300を介したSmad1とStat3との複合体形成によりGFAPの発現を活性化する一方で，この複合体形成を阻害するOlig2の発現を抑制し，神経前駆細胞のアストロサイトへの分化を促進する．また，BMPはドミナントネガティブ型転写因子Idの発現を誘導することで神経分化に必要なNeurogenin1やMash1といったbHLH型転写因子の機能を負に制御し，神経分化を抑制する．前駆細胞の細胞増殖を維持する作用を持つLIFと異なり，BMPは細胞増殖をむしろ抑制し神経幹細胞の分化を促進する作用を示す．

BMPは心筋分化にも関与する．心臓は中胚葉から分化誘導され最初に形成される臓器であり，BMP-2/4, Wnt, FGF-2などが側板中胚

葉から心臓原基への運命決定に寄与するが，とくにBMPは心臓形成に必要なhomeobox転写因子Nkx2.5/Csxの発現を誘導する．実際に，無血清培養系ではマウスES細胞から低濃度のBMP4処理により心筋への分化が促進される．また，胚発生期に心臓予定領域で時期特異的にnogginが発現することをヒントに，血清培養条件下では短時間nogginを処理することにより心筋分化が促進されるとの報告がある．

また，BMPは膵臓分化を抑制し幹細胞の維持に関わると考えられている．BMPは膵臓前駆細胞の増殖を促進する一方で，Id2の発現を誘導してNeuroDを不活性化し，Pax6の発現を抑制することで膵臓分化を抑制する．

BMPは胎生期において眼の形成も制御する．BMP4を浸したビーズをニワトリ胚の眼杯（optic cup）に移植するとアポトーシスを誘導するが，BMP4アンタゴニストであるnogginを浸したビーズを移植するとむしろ細胞増殖が抑制され，小さな眼杯が形成される．一方，レンズ組織に対してはまったく逆で，BMP4は細胞増殖を引き起こし，nogginはアポトーシスを誘導する．

胚発生時においてBMPは胚の前後軸に沿って間葉系前駆細胞を規定し，その分化能を決定している．胎生期には体軸の後端をピークとするBMPシグナルの勾配が形成され，これにより体幹と尾の位置関係が決定される．このような濃度勾配は，nodalやその下流でBMPシグナル強度を調節するchordinやfollistatinによって調節されていると考えられる．

e．BMPの臨床応用

ヒト組換えBMPタンパク質は臨床で既に使用されている．腰椎分離すべり症，椎間板ヘルニアなどの脊椎変性疾患の治療法として脊椎固定術が行われているが，骨盤から削り取った骨の自家移植法に加え，最近ではBMPタンパク質の利用が効果的であると考えられてきている．2001年にBMP7（OP-1）が，また2004年にはBMP2が米国FDAによって臨床への使用が承認され，InfuseやInductOsなどの商品名で臨床応用されている．しかしながら，現時点では骨を増加させるために多量のBMPを必要とするため，整形外科や歯科領域での広範な臨床応用には問題が残されている．

また，BMP7は腎臓で最も発現量が高く，BMP7ノックアウトマウスでは腎臓，眼，骨格の形成不全が起こることが知られている．TGF-βによる上皮間葉転換を介した筋線維芽細胞の増加や尿細管萎縮による腎線維症のモデルマウスでは，BMP処理により巣状糸球体硬化症に伴う糸球体の減少の抑制が観察されていることから，慢性腎疾患（CKD）の治療への応用も期待されている．

BMP阻害因子nogginのヘパリン結合ドメインを欠損した変異体は，プロテオグリカンへの結合を減弱させることでBMP中和作用を改善したと報告されており，異所的に骨が形成される進行性骨化性線維形成異常症（FOP）などの遺伝子治療への応用が期待される．

［浅島　誠，栗崎　晃］

2. VEGF

a. VEGF（血管内皮増殖因子）ファミリーの全体像

ヒトゲノムに存在するVEGF関連遺伝子としては，VEGF-A，VEGF-B，PlGF（胎盤成長因子），VEGF-C，VEGF-Dの5種類がある[1]（図1）．ヒトゲノムに存在しないものとしては，Orfウイルスゲノムに見出されたVEGF-E，ハブ毒にタンパクの存在するT.f. svVEGFなどが知られている．VEGF-AはVEGFファミリーの中で中心的な役割を果たし，胎生期の血管発生，生理的な血管新生のみならず，ほとんどすべての病的血管新生に深く関与する[2]．VEGF-C，VEGF-Dはリンパ管の発生・新生の中心的な制御系である[3]（図1）．VEGF-Eは浮腫の少ない血管新生を[4]，svVEGFは血管透過性亢進を主に引き起こす．VEGF-Aとその受容体は新しい癌治療「血管新生阻害療法」の主要な標的であり，すでに数種の薬剤が臨床に登場している[5]（表1）．

b. VEGF-Aの構造とサブタイプ

主な構造的特徴は分子量約20,000のサブユニットがホモ2量体を形成すること，また血小板由来増殖因子（PDGF）と類似性を示すことであり，VEGFとPDGFは遺伝子スーパーファミリーを形成する．コア領域に8個のシステインを保存し，これらにより分子内に3個のS-S結合（3個のループ構造）と，2個の分子

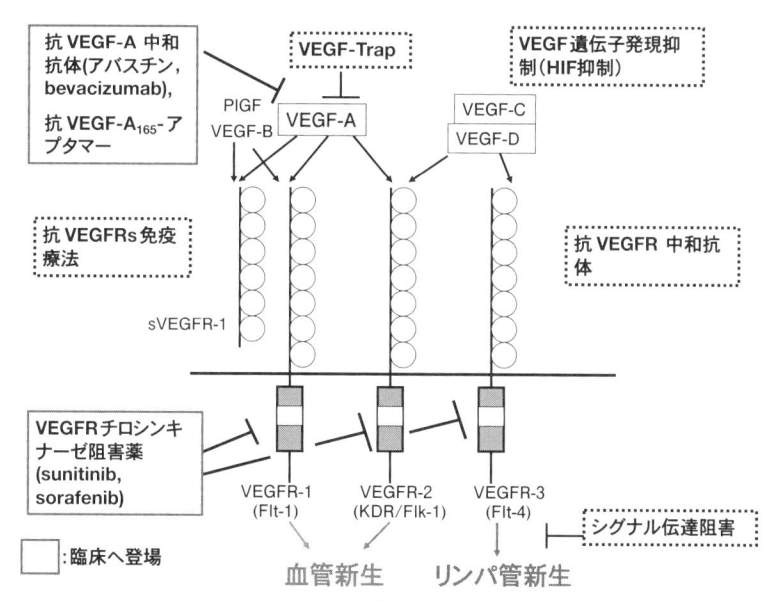

図1 VEGFとその受容体，およびその分子標的薬剤
VEGFファミリーの代表的なものとして7種類のタンパクが知られている．受容体としては3個の遺伝子から4種類のタンパクが産生される．VEGF-VEGFRが血管・リンパ管の中心的制御系であることから，多くの分子標的薬が開発されつつある．本図では示していないが，VEGF-EはVEGFR-2と，T.f.svVEGFは主にVEGFR-1と結合する．

表1 血管新生阻害剤の現状

2008年現在，抗VEGF-A中和抗体，VEGF-A$_{165}$阻害アプタマー，2種類の低分子キナーゼ阻害剤が米国で承認されている．日本においても，迅速審査により抗VEGF-A中和抗体と2種類の低分子キナーゼ阻害剤が承認されている．

1. 癌
   大腸・直腸癌，乳癌，肺癌（抗VEGF-A抗体）．
   腎臓癌，肝臓癌（低分子VEGF受容体活性阻害剤）．
2. 変性症
   加齢黄斑変性症（改変VEGF-A抗体，VEGF-A$_{165}$中和アプタマー）
   副作用：軽度高血圧，タンパク尿，まれに血栓症
   問題点：やや高価

間S-S結合が形成される．

VEGF-Aの他の特徴はサブタイプの存在であり，主なものは121，165，189アミノ酸タイプである[2]．中でも主要なものはサブタイプVEGF-A$_{165}$で，塩基性ドメインを介してヘパリンやニューロピリン-1と会合する（図1）．これらによりVEGF-Aの受容体への結合とシグナル伝達が増強される．VEGF-Aは，特異的受容体としてVEGFR-1（Flt-1），VEGFR-2（KDR/Flk-1）と結合し，シグナルを伝達する[1]．

*VEGF-A*遺伝子の発現は増殖因子や性ホルモン，低酸素などにより誘導される．なかでも，癌などに関係が深いものは，低酸素による発現誘導である．これは転写因子HIFを介する転写亢進と，mRNA分解の抑制の両者によって引き起こされる．

c．PlGF（placenta growth factor）とVEGF-B

これらはともに，VEGFR-1にのみ結合する．VEGFR-1のキナーゼ活性が低いことを反映して，これらのリガンドの直接的な内皮細胞増殖活性はやや弱い[1]．PlGFは主に胎盤や腎癌などで発現する．PlGF遺伝子欠損マウスでは，病的血管新生が部分的に抑制されることが報告されている．

d．VEGF-CとVEGF-D

各々，前駆体タンパクのプロセシングにより成熟タンパクが生成される．VEGFR-3を強く活性化し，リンパ管新生を引き起こす．また，これらを強く発現する癌ではリンパ節転移が増大することから，VEGF-C/D-VEGFR-3はリンパ節転移抑制の重要な分子標的である[3]．VEGFR-3不活性化変異を持つ家系では，リンパ管形成不全による浮腫が認められる．

e．VEGF-EとT.f.svVEGF

ヒツジ，ヤギに主に感染するparapoxウイルスの1つOrfウイルスゲノムにVEGF関連遺伝子が見出された．その遺伝子産物VEGF-EはVEGFR-2のみに結合して強い血管新生活性と，やや弱い透過性亢進活性を持つ[4]．類似したタンパク質としてVEGF-E$_{NZ-7}$，VEGF-E$_{NZ-2}$など5種類が報告されている．VEGF-Eの発見により，VEGFR-2単独の刺激でVEGF-Aとほぼ同程度の生物学的活性を発信することが明らかにされた．また，VEGF-Eは浮腫・出血斑など副作用の少ない血管新生を引き起こすことから，今後，血管再生への応用が期待される．

一方，ヘビ毒からVEGF様タンパクが分離された．中でもハブ毒に見出されたT.f.svVEGFは毒腺にのみ遺伝子発現すること，VEGF受容体のうちVEGFR-1に強く，VEGFR-2に弱く結合して主に血管透過性を亢

進させることが明らかにされた．VEGF-E は標的動物の体内で，ハブ毒中の毒性物質の効果を高める作用があると考えられる．

f. VEGF 受容体（VEGFR，Flt チロシンキナーゼ群）

VEGF-A 受容体である VEGFR-1（Flt-1）と VEGFR-2（KDR/Flk-1），VEGF-C/D 受容体 VEGFR-3（Flt-4）は典型的な受容体型チロシンキナーゼである[1]（図1）．VEGFR は細胞外に7個の免疫グロブリン様構造を，またキナーゼドメイン内には約70アミノ酸のキナーゼ挿入領域（KI=kinase insert region）を持つ．これらは VEGFR が PDGFR ファミリーと近縁であることを示すが，VEGFR の KI 領域は PDGFR とかなり異なっており，両者にはシグナル伝達機構に大きな違いがある．

VEGFR-2 は強いキナーゼ活性を持ち血管新生シグナルを発信するが，下流では Ras 系ではなく主に C-キナーゼ系を利用して MAP キナーゼの活性化と DNA 合成を誘導する．VEGFR-1 は胎生期には VEGF-A との強い結合活性により血管新生抑制作用を持つが，成熟個体の段階ではマクロファージ系の遊走などを促進して疾患の悪性化に関与する．

g. VEGFと癌
1) 固形癌の増殖に対する VEGF の関与

癌は種々のサイトカインや増殖因子を産生するが，分泌される血管新生因子の中で中心的なものは，低酸素誘導を受けた VEGF-A と考えられる．VEGF とその受容体システムは癌の増殖のみならず血行性転移も促進する．モノクローナル抗ヒト VEGF-A 抗体や sVEGFR-1 の投与により，動物個体レベルで固形癌の増殖が著しく抑えられることが報告された．これらをもとに，2003年，抗ヒト VEGF 中和抗体を用いた大腸癌患者への第Ⅲ相臨床試験が行われ，化学療法と抗体の併用療法は著しい延命効果を示した[5]．この結果をうけて，米国では2004年2月，抗 VEGF 抗体は新規制癌剤として認可された．2008年現在，VEGF-VEGFR 阻害剤は大腸・直腸癌，乳癌，腎癌，肺癌の一部，肝臓癌の新規制癌剤として承認されている（表1）．

2) 腹水癌への関与

VEGF-A は腹水癌細胞から大量に分泌され，血管透過性亢進を介して腹水貯留に関与する．また腹壁からの出血を引き起こす．したがって，VEGF-VEGFR は腹水癌治療の新たな標的と考えられる．

h. VEGFと癌以外の疾患

加齢黄斑変性症やリウマチでは VEGF-A などが発現亢進しており，病的血管新生・浮腫・炎症細胞の遊走を促進して疾患の悪性化を引き起こす．一方，妊娠高血圧症候群では胎盤における遊離型 VEGFR-1（sol-Flt-1）が異常に発現し，内因性 VEGF-A をトラップして高血圧症，腎障害を引き起こす．VEGF-A を阻害する中和抗体や RNA 製剤は，加齢黄斑変性症の治療薬として承認され，視力低下の抑制や，視力回復に効果をあげている（表1）．［渋谷正史］

■文献

1) Takahashi H, Shibuya M：The vascular endothelial growth factor（VEGF）/VEGF receptor system and its role under physiological and pathological conditions. Clin Sci（Lond）109：227-241, 2005.
2) Ferrara N, Davis-Smyth T：The biology of vascular endothelial growth factor. Endocrine Rev 18：4-25, 1997.
3) Alitalo K, Carmeliet P：Molecular mechanisms of lymphangiogenesis in health and disease. Cancer Cell 1：219-227, 2002.
4) Shibuya M：Vascular endothelial growth factor receptor-2：its unique signaling and specific ligand VEGF-E.（review）Cancer Sci 94：751-756, 2003.
5) Ferrara N, Kerbel RS：Angiogenesis as a therapeutic target. Nature 438：967-974, 2005.

3. HGF

a. HGFの発見と構造

HGF（hepatocyte growth factor：肝細胞増殖因子）は初代培養肝細胞の増殖を強力に促進する因子として発見・精製・クローニングされた[1,2]。HGFは約69kDaのα鎖と約34kDaのβ鎖がジスルフィド結合を介したヘテロ2量体であり，α鎖はクリングルドメインと呼ばれる特徴的構造を4個有している（図1）。HGFは線維芽細胞，マクロファージ，血管平滑筋細胞など，主に間葉系細胞により産生される。一方，HGFに対する受容体はc-Metチロシンキナーゼである。c-Metは約50kDaのα鎖と約145kDaのβ鎖からなり，β鎖はシグナル発信器であるチロシンキナーゼドメインを有している（図1）。c-Metはほとんどの上皮系細胞，血管内皮細胞，一部の間葉系細胞に発現されており，HGFは多くの細胞に対して増殖促進，運動促進，形態形成誘導，抗アポトーシスなど多彩な生物活性を発揮する[3-5]。

b. HGF-c-Metシグナル伝達カスケード

HGFの多彩な生物活性は活性化（チロシンリン酸化）されたc-Metに結合してくる分子群のバリエーションによって発揮される（図

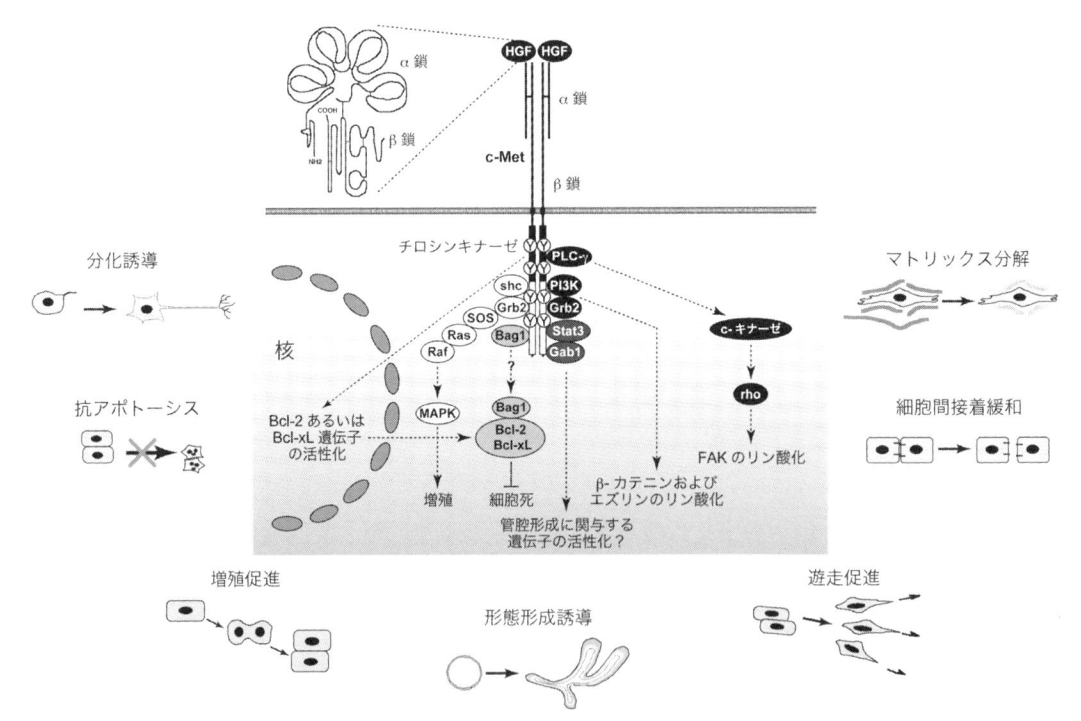

図1 HGFおよびc-Met受容体の構造，シグナル伝達カスケードと代表的な生物活性
HGFはc-Met受容体の2量体化を引き起こし，それを引き金として複数のチロシン残基がリン酸化される。とりわけ，C末端近傍に存在する2カ所のチロシン残基（Tyr1349およびTyr1356）のリン酸化はHGFの生物活性を発揮する上で重要であり，これらのリン酸化チロシン残基を足場として，さまざまなシグナル伝達分子やアダプター分子が結合する。

1).細胞増殖促進にはShc,Grb-2の結合につづくMAPK経路の活性化が必須であり,一方,細胞遊走促進にはPLC-γ(phospholipase C-γ)やPI3K(phosphatidylinositol-3-kinase)の活性化につづくRhoの活性化が必須である.また,HGFはβ-カテニンやFAK(focal adhesion kinase)のリン酸化を介して,細胞間あるいは細胞と細胞外マトリックス間の接着をルーズにすることにより細胞の遊走能を高めている.さらに,HGFにユニークな生物活性として上皮細胞の管腔形成に代表される形態形成誘導活性が知られているが,この生物活性にはGab-1およびStat3の活性化が必須である.HGFはBcl-2およびBcl-xLの発現誘導を介して強い抗アポトーシス活性を発揮することに加え,抗アポトーシス分子であるBag-1がc-Metに結合する.Bag-1がBcl-2やBcl-xLと相互作用することで,HGFの抗アポトーシス活性が増強されると考えられる.

c. 上皮間葉相互作用を介した器官形成

腎臓,肺,肝臓,消化管などの器官形成において,上皮間葉相互作用と呼ばれる組織間相互作用が必須であることが古くから知られている.HGFは発生過程において,上皮間葉相互作用のメディエーターとして,さまざまな組織・器官の形態形成に関与している[3-5].HGFノックアウトマウスは肝臓の形成不全を呈するとともに,胎盤の形成不全により胎生致死となる.さらに,HGFは筋芽細胞に対するmotogen(遊走因子)として機能しているため,HGFノックアウトマウスでは骨格筋に分化・成熟すべき筋芽細胞の体節から四肢への遊走が起こらない.これらの表現系はc-Metのノックアウトマウスにおいてもほぼ同様にみられる.また,チロシンキナーゼ部分を欠失させたc-Metをアフリカツメガエル胚に過剰発現させることで内在性のc-Metの機能が阻害されると,肝臓や腎管,腸管の形成不全が認められることから,器官形成におけるHGFの生物機能は長い進化の過程で保存されてきたことがわかる.その他,HGFは腎臓,肺,乳腺,歯の形態形成において重要な役割を担っている.とりわけ,腎臓,肺,乳腺の器官培養系にHGFの作用を中和すべく抗体等を加えると,上皮細胞の管腔形成が阻害されることから,HGFはこれら器官における上皮組織の形態形成誘導因子といえる.

d. 病態・線維化とHGF

組織・臓器は生体の持つ再生・治癒力を上回る傷害に曝されることにより機能不全や線維化といった疾病の発症に至る.各種線維性疾患の病態形成と細胞外マトリックスの沈着を引き起こす主たる原因因子とされるのがTGF-βである.さらに,TGF-βはHGFの発現を抑制することによって,組織・臓器の再生・治癒力を低下させる[5].一方,HGFはTGF-βの発現を抑制するとともに,細胞外マトリックスの分解を促進する.肝硬変や腎糸球体硬化症などを発症させた線維性疾患モデル動物にHGFを投与すると,TGF-βの発現が著しく低下するとともに間質の線維化が減少し,病態の著しい改善が認められる(表1).一方,自然治癒が可能な程度の臓器傷害を与えた動物に,抗HGF抗体を投与して内因性HGFの作用を阻害すると,傷害組織の線維化が引き起こされる.したがって,組織の線維化と抗線維化・再生は,傷害に伴って発現するHGFとTGF-βを両極におくシーソーバランスに影響されると考えられる.HGF＞TGF-βのバランスは再生あるいは線維化の改善につながる一方,傷害が長期におよぶとHGF＜TGF-βのバランスが持続され,やがて組織の線維化に至る[4,5].

e. 臓器再生因子としてのHGF

HGFは肝臓のみならず腎臓,肺,胃,血管系などさまざまな組織・臓器の再生を促す.そ

表1 各種疾患モデル動物でのHGFの治療効果

臓器（モデル）	成果	文献
急性臓器疾患		
肝炎・劇症肝炎		
ANIT	肝再生促進	Ishiki Y et al. Hepatology (1992)
CCl_4	肝炎発症阻止	Kaido T et al. BBRC (1996)
Fas刺激	肝細胞死抑制	Kosai K et al. BBRC (1998)
エンドトキシン	肝細胞死抑制	Kosai K et al. Hepatology (1999)
アルコール性肝炎	脂肪肝抑制	Tahara M et al. J Clin Invest (1999)
胆管閉塞性肝炎	肝再生促進・炎症抑制	Li Z et al. Am J Phys (2007)
急性腎不全		
シスプラチン	発症予防・腎機能回復	Kawaida K et al. PNAS (1994)
免疫抑制剤	尿細管空胞化抑制	Amaike H et al. Cytokine (1996)
腎虚血	尿細管の再生・保護	Ohnishi H et al. Am J Physiol (2008)
肺傷害		
誤嚥性肺炎	肺胞構造の修復	Ohmichi H et al. Am J Phys (1996)
気管支喘息	アレルギー反応抑制	Ito W et al. Am J Respir Cell Mol Biol (2005)
その他		
急性心筋梗塞	心筋保護・心機能改善	Nakamura T et al. J Clin Invest (2000)
脳虚血	遅延性細胞死抑制	Miyazawa T et al. J Celeb Blood (1998)
慢性臓器疾患		
肝硬変		
DMN	肝機能と線維化の改善	Matsuda Y et al. J Biochem (1995)
ブタ血清	肝機能と線維化の改善	Matsuda Y et al. Hepatology (1997)
胆管結紮	炎症軽減・再生促進	Li Z et al. Am J Phys (2007)
慢性腎不全		
ネフローゼ症	線維化と腎機能の改善	Mizuno S et al. J Clin Invest (1998)
糖尿病性腎症	糸球体傷害の軽減	Mizuno S et al. Am J Phys (2003)
腎硬化症	尿細管間質線維化軽減	Inoue T et al. FASEB J (2003)
その他	尿細管間質線維化軽減	Mizui M et al. Kidney Int (2004)
慢性呼吸器疾患		
肺線維症	線維化解除・換気能是正	Mizuno S et al. FASEB J (2005)
肺性高血圧	動脈硬化予防	Ono M et al. Circulation (2004)
肺気腫	肺胞構造再建	Ishikawa K et al. BBRC (2004)
慢性心疾患		
拡張型心筋症	線維化予防・心機能改善	Nakamura T et al. Am J Phys (2005)
虚血性心疾患	血管新生・心機能改善	Aoki M et al. Gene Ther (2000)
免疫性心筋炎	抗原感作の抑制	Futamatsu H et al. Circ Res (2005)
移植後の免疫寛容		
腎移植	炎症抑制・タンパク尿改善	Azuma H et al. J Am Soc Nephrol (2001)
心移植	心機能改善	Yamaura K et al. Circulation (2004)
骨髄移植	TH1/TH2バランス是正	Kuroiwa T et al. J Clin Invest (2001)
神経疾患		
ALS	運動ニューロン保護	Sun W et al. J Neurosci (2002)
パーキンソン病	錐体外路系異常是正	Koike H et al. Gene Ther (2006)
難聴	聴覚応答の改善	Oshima K et al. FASEB J (2004)
その他		
皮膚潰瘍	糖尿病性皮膚潰瘍改善	Yoshida S et al. Growth Factors (2004)
ASO	血管新生促進	Morishita R et al. Hypertention (1999)

の大きな理由はHGFが多種にわたる細胞を標的とし,それらに対して多様な生物活性を発揮することにある(図1).肝臓を例にとると,HGFは細胞外マトリックス間の接着をルーズにすることにより肝細胞が分裂を起こしやすい状況をつくりあげると同時に肝細胞の増殖を促す.また,急激な肝細胞死を伴う肝疾患が劇症肝炎であるが,HGFはアポトーシスを強力に抑制することで劇症肝炎の発症を抑える.各種疾患モデルでのHGFの治療効果を表1に示す[4,5].組織・臓器が異なっても,HGFは共通のメカニズムで再生促進,発症抑制,線維化の改善作用などの生理活性を発揮すると考えられる.組換えHGFタンパク質,あるいはHGF遺伝子を医薬とする臨床治験が進められている.HGFは再生促進や線維化の改善を介して疾患の治癒を促す再生医薬として利用されるであろう.

[中村隆弘,松本邦夫]

■文献

1) Nakamura T, et al：Partial purification and characterization of hepatocyte growth factor from serum of hepatectomized rats. Biochem Biophys Res Commun 122：1450-1459, 1984.
2) Nakamura T, et al：Molecular cloning and expression of human hepatocyte growth factor. Nature 342：440-443, 1989.
3) Matsumoto K, et al：Hepatocyte growth factor (HGF) as a tissue organizer for organogenesis and regeneration. Biochem Biophys Res Commun 239：639-644, 1997.
4) 中村敏一・荻原俊男監修,松本邦夫・森下竜一編集：HGFの分子医学.メディカルレビュー社,大阪, 1998.
5) 松本邦夫・田端泰彦編集：細胞増殖因子と再生医療.メディカルレビュー社,大阪, 2006.

4. Wntシグナル

 多細胞生物の発生・再生においてWnt-β-cateninシグナルは，数多くの組織のさまざまな場面で繰り返し使われている．たとえば，Wnt-β-cateninシグナルは胎生期の体軸形成や組織の領域化，さらにES細胞や組織幹細胞・前駆細胞の増殖と分化系譜の決定を制御することが明らかにされてきた．またWntシグナルの制御の破綻が組織の形成不全やガンなど重篤な疾患を引き起こすことが報告されている．同じWntシグナルが，さまざまな場面で状況に応じて異なる役割を果たすこと自体はたいへん興味深い現象であるが，一方その多様性ゆえにWntシグナルの全体像を捉えにくいように感じられる．本稿ではまずWntシグナル経路の構成因子を概説し，次に発生・再生におけるWntシグナルの役割を組織共通性に力点をおきつつ説明し，最後に応用的な側面に触れる．

a. Wnt-β-cateninシグナルの構成因子
1) 3つのWntシグナル経路

 Wntシグナルは，リガンドのWntが受容体のFrizzledと相互作用して活性化される細胞内シグナル伝達経路である．WntリガンドとFrizzled受容体は脊椎動物で広く保存され，数多くのファミリー遺伝子が存在する．WntリガンドがFrizzled受容体と相互作用すると，その下流で少なくとも3つのシグナル経路，すなわち，(1) β-cateninの蓄積を介して転写を制御するWnt-β-catenin経路（またはcanonical経路），(2) RhoAまたはRacを活性化して平面内細胞極性に関与するWnt-PCP (planer cell polarity) 経路，(3) 細胞内カルシウムの放出，CamK ⅡやPKCの活性化を引き起こすWnt-カルシウム経路が活性化される．本稿ではこの3つの経路のうち，多くの組織幹細胞・前駆細胞の運命を制御するWnt-β-catenin経路（以下Wnt-β-cateninシグナルまたはWntシグナルと表記）に焦点をあてる．PCP経路とカルシウム経路は，動物発生において重要な役割を果たすことが主にショウジョウバエやアフリカツメガエルを用いた研究により示されており，下記の総説が参考になる（Seifert and Mlodzik, Nat Rev Genet 2007；Kohn and Moon, Cell Calcium 2005）．

2) Wnt-β-cateninシグナルの構成因子

 Wntリガンドが存在しないときは，細胞質のβ-cateninはリン酸化依存的に分解されていて，その量が低く保たれている（図1）．β-cateninのリン酸化を担うAxin複合体は，スキャフォールドタンパク質Axin，家族性大腸ガン原因遺伝子APC, GSK3キナーゼおよびCK1キナーゼなどにより構成される．リン酸化されたβ-cateninは，E3-ユビキチンリガーゼのサブユニットβ-TrCPにより認識され，ユビキチン-プロテアソーム系によって分解される．WntリガンドがFrizzled受容体およびLRP5/6受容体と相互作用すると，Axinが膜に移行しβ-cateninのリン酸化と分解が抑制される．そして蓄積したβ-cateninが，核へと移行して転写因子TCF/LEFなどと結合して標的遺伝子の転写を促進または抑制する．

b. Wnt-β-cateninシグナルによる幹細胞・前駆細胞の制御
1) Wntシグナルが活性化する組織

 各組織におけるWnt-β-cateninシグナルの活性を調べるために，これまでTCF1結合コンセンサス配列（CCTTTGAT）の下流でレポ

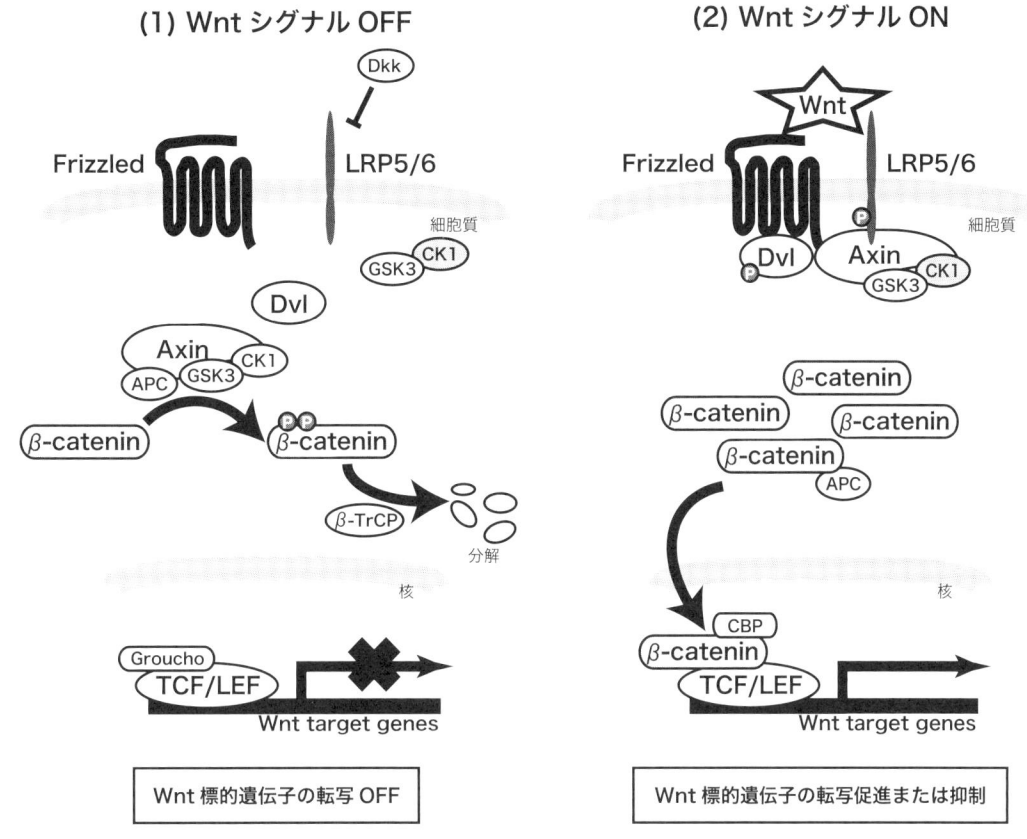

図1 Wnt-β-catenin シグナルの概略
(1) Wnt が受容体に作用していない状態では，β-catenin が Axin 複合体により分解される．
(2) Wnt が受容体に作用すると，β-catenin が蓄積し標的遺伝子を転写誘導する．

ーターを発現するトランスジェニックマウスが解析されてきた．β-catenin レポーターの活性が高い組織としては，胎生期では少なくとも原始線条・体節・肢芽・肺上皮・神経系・毛包など，成体でも腸・腎臓・脾臓・脳を含む多くの組織が報告されている．

2) Wnt-β-catenin シグナルの発生・再生における役割

Wnt-β-catenin シグナルは，発生・再生のさまざまな場面で幹細胞・前駆細胞の増殖，分化系譜の決定，最終分化を制御する．各組織における Wnt-β-catenin シグナルに関する役割を表1にまとめた．

まず Wnt-β-catenin シグナルが組織の幹細胞・前駆細胞の増殖を促進して，細胞の数を増やすことが多くの組織で報告されている．その強い根拠となっているのが，TCF/LEF ファミリーをノックアウトすると小腸上皮や毛包の幹細胞・前駆細胞の増殖が顕著に抑制されて組織が形成不全になることと，それに加えて，組織特異的に Dkk を発現して LRP を機能阻害すると幹細胞・前駆細胞の増殖が減少することである．一方十分性に関しては，安定型 β-catenin を発現する系などを用いて Wnt-β-catenin シグナルの活性を亢進すると，幹細胞・前駆細胞の増殖が促進されて組織が肥大することが小腸上皮・毛包・造血系・神経系などで示されている．とくに造血系では，Wnt シグナルが幹細胞の自己複製を促進することが示唆されている．そして生理的な発生・再生に加えて，損傷

表1 Wnt-β-catenin シグナルが幹細胞・前駆細胞に与える効果に関する代表的な報告

刺激	Wnt活性	細胞種	効果	文献
造血組織				
リコンビナント Wnt3a の添加	↑	造血幹・前駆細胞	自己複製の促進	Willert et al. 2003
安定型 β-catenin の発現	↑	造血幹細胞	自己複製の促進	Reya et al. 2003
安定型 β-catenin の発現	↑	造血幹・前駆細胞	増殖促進，分化抑制，再構築能の低下	Kirstetter et al. 2006 ; Scheller et al. 2006
Axin の発現	↓	造血幹細胞	自己複製の抑制	Reya et al. 2003
β-catenin のノックアウト	？	造血幹・前駆細胞	自己複製の抑制	Zhao et al. 2007
β-catenin のノックアウト	？	造血幹・前駆細胞	自己複製は正常	Koch et al. 2008; Jeannet et al. 2008
ニッチ細胞で Dkk1 の発現	↓	造血幹・前駆細胞	幹細胞休止状態の阻害，幹細胞の枯渇	Fleming et al. 2008；新井 細胞工学 2008
腸上皮				
R-spondin1 の発現	↑	腸陰窩の幹・前駆細胞	増殖促進	Kim et al. 2005
TCF4 のノックアウト	↓	腸陰窩の幹・前駆細胞	増殖抑制	Korinek et al. 1998
Dkk1 の発現	↓	腸陰窩の幹・前駆細胞	増殖抑制	Pinto et al. 2003
Fz5 のノックアウト	？	腸陰窩のパネート細胞	成熟の阻害	van Es et al. 2005
表皮				
安定型 β-catenin の発現（1倍量）	↑	毛包の幹・前駆細胞	休止期の幹細胞が，増殖を開始し成長期に入る	Lowry et al. 2005
安定型 β-catenin の発現（2倍量）	↑↑	毛包の幹・前駆細胞	幹細胞の増殖が亢進し，毛が異所的に新生する	Lowry et al. 2005
LEF1 のノックアウト	↓	表皮	毛包の減少	van Genderen et al. 1994
脳				
安定型 β-catenin の発現	↑	発生期の神経幹・前駆細胞	増殖促進，組織の肥大	Chenn and Walsh. 2002, 2003
Wnt3a タンパク質の添加	↑	発生期の神経幹・前駆細胞	ニューロン分化の促進	Muroyama et al. 2004
Wnt7a/安定型 β-catenin の発現	↑	発生期の神経幹・前駆細胞	ニューロン分化の促進	Hirabayashi et al. 2004
Axin の発現	↓	発生期の神経幹・前駆細胞	ニューロン分化の抑制	Hirabayashi et al. 2004
Wnt1 と Wnt3a のダブルノックアウト	↓	発生期の神経幹・前駆細胞	増殖抑制	Ikeya et al. 1997
LRP6 のノックアウト	↓	発生期の神経幹・前駆細胞	ニューロン産生の減少，増殖抑制	Zhou et al. 2006
Wnt3 の発現	↑	成体の海馬の神経幹・前駆細胞	ニューロン分化の促進	Lie et al. 2005
安定型 β-catenin の発現	↑	成体の脳室下帯の神経幹・前駆細胞	ニューロン前駆細胞の増殖促進	Adachi et al. 2007
ES 細胞				
APC の変異	↑	ES 細胞（マウス）	分化異常，未分化性の維持	Kielman et al. 2002
GSK3 阻害剤の添加	↑	ES 細胞（マウス，ヒト）	未分化性の維持	Sato et al. 2004
リコンビナント Wnt3a の添加	↑	ES 細胞（ヒト）	増殖促進，未分化性の維持に十分ではない	Dravid et al. 2005
リコンビナント Wnt3a の添加	↑	ES 細胞（マウス）	LIF と協調して，未分化性の維持に貢献	Ogawa et al. 2006
網膜				
Wnt2b の発現	↑	網膜前駆細胞	増殖促進，分化抑制	Kubo et al. 2003, 2005
優性抑制型 LEF1 の発現	↓	網膜前駆細胞	増殖抑制，分化促進	Kubo et al. 2003, 2005
Wnt3a の添加	↑	損傷時の網膜	ミュラーグリア由来の前駆細胞の増殖促進	Osakada et al. 2007
Dkk1 の添加	↓	損傷時の網膜	ミュラーグリア由来の前駆細胞の増殖抑制	Osakada et al. 2007
肢芽				
Wnt3a の発現	↑	発生期の肢芽（ニワトリ）	外胚葉性頂堤の形成を誘導	Kengaku et al. 1998
β-catenin の発現	↑	再生中の肢芽（ニワトリ）	外胚葉性頂堤の形成を誘導し，再生を誘導	Kawakami et al. 2006
Axin1, Dkk1 の発現	↓	再生中の肢芽（ニワトリ）	再生の阻害	Kawakami et al. 2006

時の組織再生の場面でもWntシグナルが幹細胞・前駆細胞の増殖を促進することが網膜と肢芽で示されている[4]．

一方，Wnt-β-cateninシグナルが幹細胞・前駆細胞の分化を促進することも報告されている．たとえば，Wntシグナルは胎生期大脳の幹細胞・前駆細胞のニューロン分化を促進し，また毛包幹細胞の毛細胞への分化を促進する．神経系ではAxinの過剰発現やLRPのノックアウトなどにより，分化促進におけるWntシグナルの必要性も示されている．

Wnt-β-cateninシグナルが，同じ組織で幹細胞・前駆細胞の増殖促進効果と分化促進効果を状況に応じて使い分けるメカニズムは未だ解明されていない．最近β-cateninの量が下流の表現系を決める上で重要であることが毛包で示唆されており，今後この観点からの研究が待たれる．

3) Wnt-β-cateninシグナルの標的遺伝子

Wnt-β-cateninシグナルの標的遺伝子については，これまで数多くの標的遺伝子が報告されている．異なる組織でも共通する標的としてはAxin2が挙げられる．Axin2はWnt-β-cateninシグナルの構成因子であり，シグナルを負に制御する因子である．それゆえAxin2はWntシグナルのネガティブフィードバックとして働くと考えられる．また幹細胞・前駆細胞またはガン細胞の増殖促進においてはc-Myc，N-Myc，Cyclin D1などがWntの標的遺伝子として重要であることがわかっている．一方，分化促進においては，神経系ではニューロン分化を促進する転写因子Neurogenin1/2がWntシグナルにより直接制御されることが報告されている．興味深いことにES細胞において，未分化性維持に必須の転写因子Oct4とSox2とNanogが発生・再生で重要な役割を果たす数多くの遺伝子のプロモーターに共通して結合することが示されているが，これらのOct4やNanogの標的遺伝子をWntシグナルの構成因子TCF3が共有していることが最近報告された．これらの結果から，発生・再生においてWntシグナルは，数多くの標的遺伝子の中からそれぞれの組織で状況に応じて異なる遺伝子セットを発現誘導している可能性が考えられる．

c. 今後期待される応用研究

1) ES細胞/iPS細胞関連技術

Wnt-β-cateninシグナルは組織幹細胞・前駆細胞のみならずES細胞の増殖と分化を制御する（表1）．さらに体細胞からiPS細胞へのリプログラミングにおいて，ウイルスベクターによるc-Mycの遺伝子導入の代わりの操作として，リコンビナントWnt3aの添加が検討されている．またES細胞/iPS細胞を各組織幹細胞へと分化誘導する場面でも，Wntシグナルが重要な役割を果たすことが次々と明らかになってきた．これらのメカニズムの正確な理解が，ヒトの各臓器の最終分化した細胞を自在に調整するための基盤になるだろう．将来の再生医療の実現化と，よりヒトへの外挿性の高い低分子化合物の生理活性評価系の構築に向けて，今後の研究が期待される．

2) Wnt-β-cateninシグナルをターゲットとした抗ガン剤

Wnt-β-cateninシグナルの恒常的な活性化は腫瘍の原因となることが知られており，抗ガン剤としてWntシグナルの活性を抑制する低分子化合物が期待されている．大腸ガンなどの腫瘍で報告されているWntシグナル構成因子の変異としては，APC変異に代表されるAxin複合体を不活性化する変異，β-cateninを安定化する変異，さらにSFRP/WIFなどのWntリガンド抑制因子の発現量を減らす変異が挙げられる．それゆえ広い範囲の大腸ガンを標的とした抗ガン剤をデザインするなら，下流のTCF/β-catenin複合体の形成阻害剤や，TCF/β-catenin転写複合体の転写活性化複合体との結合阻害剤が良い候補になると考えられる[5]．

現状では，Wntシグナルの活性を抑制する低分子化合物はEGF経路などと比べるとまだ少ない．今後この分野のさらなる発展が期待される．

［桑原　篤，後藤由季子］

■文献

1) Nusse R : The Wnt homepage "http://www.stanford.edu/~rnusse/wntwindow.html"
2) Clevers H : Wnt/beta-catenin signaling in development and disease. Cell 127 (3) : 469-480, 2006.
3) 菊池　章：幹細胞のシグナル伝達〜Wntシグナル〜再生医療のための分子生物学（仲野　徹編），. pp187-200, コロナ社, 東京, 2006.
4) 中川真一：Wnt研究の新機軸. 実験医学 26 (3) : 356-397, 2008.
5) Barker N, Clevers H : Mining the Wnt pathway for cancer therapeutics. Nat Rev Drug Discovery 5 (12) : 997-1014, 2006.

5. 線維芽細胞増殖因子（FGF）

　線維芽細胞増殖因子（fibroblast growth factor；FGF）は細胞外シグナル分子の1つで，ヒトで20種類以上の遺伝子にコードされタンパク質ファミリーをなす．その作用は線維芽細胞に対する細胞増殖だけでなく，上皮系，神経系，血球系，間葉系細胞（骨，軟骨，筋肉，脂肪細胞）にも作用し，細胞分化，移動，細胞死抑制など多様である．個体レベルでの機能は，初期発生，器官形成，恒常性維持，代謝，組織修復，再生，腫瘍形成など多岐にわたる．

a. FGFの生化学
1）FGFサブファミリー

　ヒトで22個の Fgf 遺伝子があり，分子量17～34kDaのタンパク質をコードする．マウスFGF15は近傍のゲノム構造の類似性からヒトFGF19と相同である．FGFファミリーは構造が互いに類似した7つのサブファミリー（FGF1/2/5，FGF3/4/6，FGF7/10/22，FGF8/17/18，FGF9/16/20，FGF15/19/21/23，FGF11-14サブファミリー）に分かれ，サブファミリーメンバー間で結合するレセプターや機能が類似する．特徴的なFGFサブファミリーとして，細胞内に存在するiFGF（FGF11-14），ホルモンとして作用するhFGF（FGF19/21/23）が区別されている．hFGFは，アミノ酸レベルでの相同性が比較的低いが，いずれも核内受容体によって転写活性が調節されている（FXR $\Rightarrow$ $Fgf19$，PPARα $\Rightarrow$ $Fgf21$，VDR $\Rightarrow$ $Fgf23$）．

　FGFにはシグナルペプチドがあるものとないものが存在する．典型的なシグナルペプチドを持つFGF（FGF3-8，10，15/19，17，18，21，22）は小胞体-ゴルジ体経路で分泌される．非典型シグナルペプチドを持つFGF9，16，20も細胞外へ分泌される．FGF1，2はシグナルペプチドを持たないが，細胞の破壊あるいはエキソサイトーシスによって細胞外へ分泌される．

2）Fgf 遺伝子の構造

　通常，3つのエクソンからなる．$Fgf8$，17両遺伝子は第1エクソンがさらに3～4個のサブエクソンに分かれており，さまざまなアミノ基末端をコードするスプライスフォームができる．$Fgf13$ 遺伝子など $iFgf$ は5つのエクソンを持つ．ヒト Fgf 遺伝子は12本の染色体に散在し，$Fgf3$，4，19のように染色体（11q13）上に互いに隣接して存在するものもある．FGFサブファミリーメンバーは，生物の進化の過程で $Fgf13$ 様の Fgf 先祖遺伝子が重複，転位，多様化して生じたと考えられている．

3）FGF受容体（レセプター）

　受容体型チロシンキナーゼファミリーに属する膜貫通タンパク質で，脊椎動物で4つのFGFレセプター遺伝子（$Fgfr$）にコードされる．通常3つの細胞外免疫グロブリン様（Ig）領域，酸性領域，ヘパリン結合領域，膜貫通領域，細胞内キナーゼ領域からなる（図1）．FGFが結合するとFGFRは2量体化するが，このとき細胞表面のヘパラン硫酸プロテオグリカン（HSPG）がコファクターとしてはたらく．$Fgfr1$，2，3遺伝子は選択的スプライシングにより，各FGFに対する結合性の異なるアイソフォームをつくる．第三Ig領域の後半部分をコードする2つのエクソンIgⅢbとIgⅢcのいずれが選択されるかにより，たとえばFGFR2-ⅢbはFGF3，7，10，22と高い親和性で結合し，FGFR2-ⅢcはFGF1，8，19な

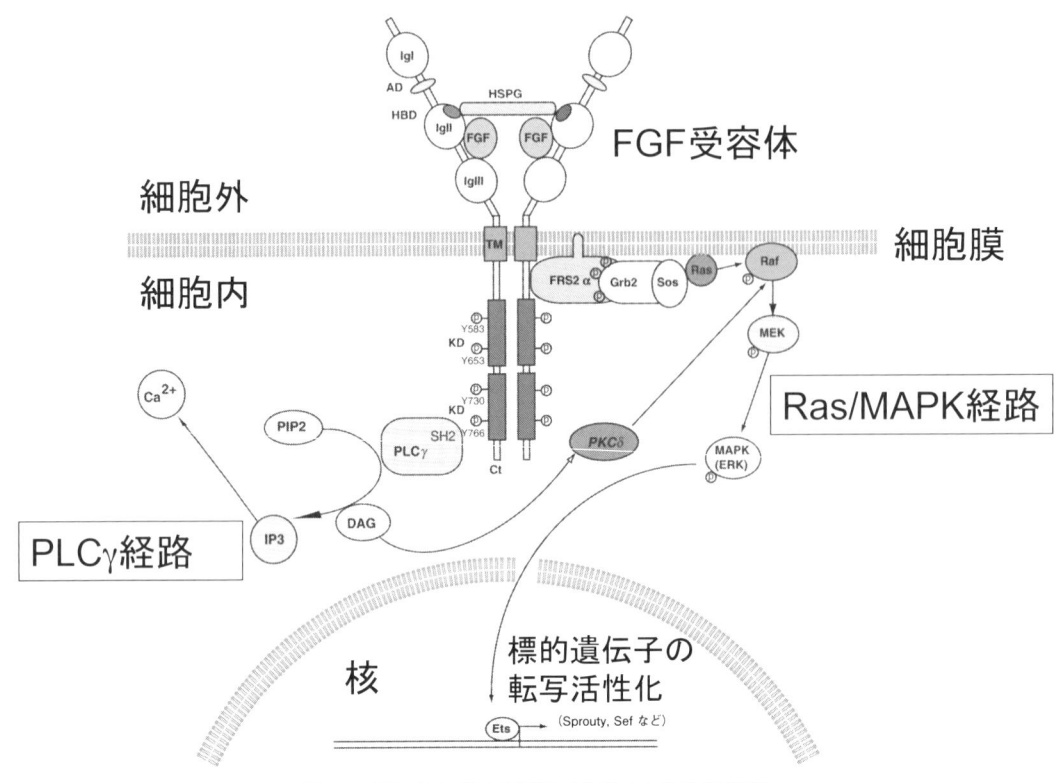

図1 FGFRとシグナル伝達（文献4より改変引用）
FGFRは細胞外免疫グロブリン様領域（IgI～Ⅲ），酸性領域（AD），ヘパリン結合領域（HBD），膜貫通領域（TM），細胞内キナーゼ領域（KD）からなる．FGF，HSPGが結合するとFGFRは2量体を構成して，KDによりチロシン残基をリン酸化してRas/MAPK経路，PLCγ経路を活性化させシグナル伝達を行う．

どと結合する．*Fgfr2*遺伝子の選択的スプライシングは組織特異的な遺伝子発現調節により制御されており，上皮にはFGFR2-Ⅲbが，間葉にはFGFR2-Ⅲcが発現する．

4) FGFのシグナル伝達とmodulators

FGFが結合して2量体化したFGFRは，細胞内キナーゼ領域により特定のチロシン残基をリン酸化してシグナル伝達を行う．主なシグナル経路は，Ras/MAPキナーゼ（MAPK）系とホスホリパーゼC-γ（PLCγ）系である（図1）．細胞内Jak/Stat系が関与する場合もある．リン酸化カスケードにより活性化されたMAPKは核へ移行し，Ets転写因子ファミリーをリン酸化して，標的遺伝子の転写を誘導する．Sprouty，Sef，MAPK phosphatase 3はRas/MAPK系のフィードバック阻害因子として作用する．iFGFサブファミリーは，シグナルペプチドを欠きFGFRに結合することなく，電位開口型ナトリウムチャネル（VGSCs）の細胞内領域やneuronal MAPK scaffold proteinであるislet-brain-2と結合してシグナル伝達を行う．

FGFシグナルの細胞外modulatorとしてFGF結合タンパク質，HSPG（syndecan, glypican, perlecan），ヘパリンがある．ヘパリンやHSPGは，FGFの変性や分解，拡散を防ぎ，FGFがパラクリン分子として分泌された細胞の近傍で作用するのを助ける．また，FGFのオリゴマー化を促す，あるいはFGF-FGFR複合体を安定化させる役割を持つ．膜貫通タンパ

ク質 Klotho は，ヘパリン存在下で FGF23-FGFR 複合体を安定化させ，FGF23 のシグナル伝達に関与している．骨から産生された FGF23 は，Klotho を介することで特異的に腎臓に作用する．*Fgf23* 遺伝子のノックアウトマウスと *Klotho* 変異マウスとでは，ともに高リン酸血症，高 1,25 ジヒドロキシビタミン D ($1,25(OH)_2D$) 血症がみられ，FGF23 の血中リン酸・ビタミン D レベルの調節作用には Klotho が必要である．他の hFGF メンバーである FGF19 と FGF21 は βKlotho を介して，FGFR との結合を安定化している．他に integrin，NCAM，N-cadherin，ガングリオシドなども FGF シグナルを調節するが，これらは必ずしも FGF の FGFR への結合を必要としない．

5) FGF タンパク質の構造

いずれの FGF も約 120 アミノ酸からなるコア領域を持ち，trefoil core 構造（12 の逆並行 β シート構造）をなす．コア領域でレセプターやヘパリンと結合する．hFGF サブファミリーは，β-trefoil 構造のうち strand 11 がないためにヘパリン親和性が低く，拡散しやすい性質があり，内分泌性ホルモンとしてはたらく．

b．FGF の機能

ノックアウト（KO）マウスの表現型解析から個体レベルの FGF の機能が明らかにされている（表1）．各 FGF は，初期発生や，脳，感覚器，皮膚構造物，四肢，肺，腎臓，膵臓，脾

表1 *Fgf/Fgfr* 遺伝子 KO マウスの表現型

Fgf/Fgfr 遺伝子	KO マウスの表現型
Fgf2	大脳皮質神経細胞の減少・移動異常，創傷治癒遅延，低血圧，造血異常，骨形成異常・骨量減少
Fgf3	尾，内耳，中枢神経系の形成異常
Fgf4	発生初期に致死（内細胞塊の増殖停止）
Fgf5	毛の異常な伸長
Fgf6	筋再生の異常
Fgf7	毛幹の形成異常，腎臓の形成異常（尿管芽の発生異常），脾臓の形成異常
Fgf8	発生初期に致死（原腸形成異常），<u>第一鰓弓症候群，脳形成の異常，左右軸の異常，四肢の発達異常</u>
Fgf9	肺の形成異常，精巣形成不全，心血管と腸管の形成異常，生直後に致死
Fgf10	四肢と肺の欠損，下垂体，涙腺，唾液腺，甲状腺，膵臓，腎臓，生殖器などの多臓器形成不全，生直後に致死
Fgf12	神経筋の異常
Fgf14	運動失調，運動過多など運動障害
Fgf15	心臓発生異常，胆汁酸代謝異常，発生初期に致死
Fgf16	軽度の心臓形成異常
Fgf17	小脳の形成異常
Fgf18	頭蓋と四肢の骨軟骨形成異常（骨化遅延，成長板の伸長），肺の形成異常，生直後に致死
Fgf23	成長遅延，リン酸とビタミン D の代謝異常
Fgf3 & Fgf10	耳胞の無形成
Fgfr1	発生初期に致死（中胚葉形成異常）
Fgfr2	発生初期に致死
Fgfr2b	四肢，肺の欠損，下垂体，唾液腺，脾臓，毛などの多臓器形成不全，生直後に致死
Fgfr3	内耳の発達異常，長管骨の過剰な成長
Fgfr4	胆汁酸の合成促進などコレステロール代謝異常
Fgfr3 & Fgfr4	肺胞の無形成

下線は hypomorphic allele またはコンディショナル KO で得られた表現型．
（文献1，5 より改変引用）

臓，心臓などの器官形成においてさまざまな役割を担っている．

　Fgf7 をインスリンプロモーター下にマウスで過剰発現させると，膵島に肝細胞が形成される．また，*Fgf8* をグルカゴンプロモーターで発現させたマウスでも膵島に肝細胞が異所性に形成されることより，FGF シグナルが肝臓形成に関与している．FGFR4 と結合親和性の高い FGF19 は，肝細胞で cholesterol 7 α-hydroxylase の発現を抑制し，胆汁酸合成を抑える作用がある．

c． FGF と疾患

　Fgf 遺伝子は，ガン関連遺伝子として同定されたものが少なくない（*Fgf3-6*, *8*, *9*, *10*, *23*）．また，*Fgfr1-3* 遺伝子の変異により頭蓋骨癒合症（craniosynostosis）や四肢の軟骨異形成症が起こる．最近，*Fgf* 遺伝子の変異もさまざまな遺伝性疾患に関与していることが明らかにされている．

　Fgf3： 常染色体劣性 Michel 無形成症（I 型小耳症，小歯症，内耳欠損による先天聾）において *Fgf3* 遺伝子のホモ変異がある．

　Fgf10： 涙腺唾液腺無形成症（aplasia of lacrimal and salivary glands），lacrimo-dento-digital（LADD）症候群において，*Fgf10* 遺伝子が変異している．

　Fgf14： 常染色体優性小脳失調症（autosomal dominant cerebellar ataxia）で *Fgf14* 遺伝子が変異（F145S）している．

　Fgf23： 常染色体優性低リン酸血症骨軟化症（autosomal-dominant hypophosphatemic rickets：ADHR）の原因遺伝子として発見された．251 アミノ酸からなる FGF23 は，furin など subtilisin 様プロテアーゼ認識配列 RXXR を持ち，R179/S180 で 2 つのペプチドに切断されて活性を失う．ADHR で同定されたミスセンス変異（R176，R179）はいずれも furin 切断部位に存在し，変異 FGF23 タンパク質はプロセッシングされず不活化されない（機能獲得型変異）．一方，低リン酸血症骨軟化症を伴う腫瘍（oncogenic hypophosphatemic osteomalacia（OHO）tumor）組織からも FGF23 が単離された．FGF23 は主として骨から産生されて，腎近位尿細管でのリン再吸収と小腸でのリン吸収を抑制するホルモンである．ガン原性骨軟化症（tumor-induced rickets/osteomalacia）の患者では FGF23 の血中レベルが高く，FGF23 は骨軟化症を起こす腫瘍因子としても作用する．また *PHEX* 遺伝子の機能喪失型変異である X 染色体性低リン酸血症（XLH）でも FGF23 の血中レベルが高い．*Fgf23* 遺伝子のホモ変異（S71G）による家族性腫瘍状石灰沈着症（familial tumoral calcinosis；FTC）では，FGF23 のプロセッシングによる不活化亢進，FGF23 の分泌不全が認められる．FGF23 には 3 つの O-グリコシル化部位があり，グリコシルトランスフェラーゼ遺伝子である *GALNT3* 遺伝子変異による FTC においても，FGF23 のグリコシル化不全による不活化が病態に関与している．一方，*Klotho* 遺伝子の変異（H193R）による FTC では，FGFR と Klotho を介した FGF23 シグナル伝達が阻害されるために高リン酸血症，高 Ca 血症となり，血中 FGF23 レベルは補償的に高値になる．

　Fgfr1： P252R 変異で Pfeiffer 症候群，Jackson-Weiss 症候群が起こる．

　Fgfr2： Crouzon 症候群，Jackson-Weiss 症候群，Apert 症候群，Pfeiffer 症候群，Beare-Stevenson cutis gyrata 症候群，Saethre-Chotzen 症候群，LADD 症候群で *Fgfr2* 遺伝子が変異している．Apert 症候群の病因には，① FGFR2c と FGFR2b のリガンド結合特異性が変化する（S252W，P253R），②分子内ジスルフィド結合によりレセプターが構成的に活性化される（W290C，S351C），③ FGFR2c，FGFR2b の異常なスプライシングが起こるなどがある．

Fgfr3: 軟骨無形成症, thanatophoric dysplasia, 軟骨低形成症, Crouzonodermoskeletal 症候群などが*Fgfr3*遺伝子のさまざまな変異で起こる.　　　　　　　　［**大内淑代**］

■文献

1) Itoh N, Ornitz DM : Functional evolutionary history of the mouse Fgf gene family. Dev Dyn 237 : 18-27, 2008.
2) Fukumoto S, Yamashita T : FGF23 is a hormone-regulating phosphate metabolism—unique biological characteristics of FGF23. Bone 40 : 1190-1195, 2007.
3) Zhang X, Ibrahimi OA, Olsen SK, et al : Receptor specificity of the fibroblast growth factor family. The complete mammalian FGF family. J Biol Chem 281 : 15694-15700, 2006.
4) Thisse B, Thisse C : Functions and regulations of fibroblast growth factor signaling during embryonic development. Dev Biol 287 : 390-402, 2005.
5) 大内淑代：発生分化因子としてのFGF. Hum Cell 13 : 169-175, 2000.

6. IGF

a. IGFの調節システム[1]

IGF (insulin-like growth factors；インスリン様成長因子) は、プロインスリンに構造が類似したペプチドホルモンで、IGF-IとIGF-IIの2つの分子種が存在する．ヒトIGF-I，IGF-IIは，それぞれ70, 67アミノ酸からなる分子量約7,500の単鎖ペプチドで，両者のアミノ酸配列は約70%の相同性を示す．IGFの合成・分泌は，広範な組織・細胞で観察される．血中IGFの主要産生臓器は肝臓と考えられており，このIGFが「エンドクリン様式」の活性を示し，それぞれの細胞で産生・分泌されたIGFが局所的に「パラクリン/オートクリン様式」の生理作用を発揮する．IGF-Iの合成・分泌は，出生直後から顕著となり，成長ホルモン・インスリンなどによって促進されることが明らかになっており，成長ホルモンの成長促進活性の大部分はIGF-Iの産生を介していると考えられている．さらに，IGF-I合成・分泌は，生体の栄養状態の悪化に伴って減少するという特徴を有する．一方，IGF-IIは，とくに胎児期に血中濃度が高く，各臓器のIGF-II遺伝子発現量も多い．しかし，生後短期間のうちにIGF-II遺伝子発現は低下し，IGF-IIの産生量は成長ホルモンにほとんど依存していない．

分泌されたIGFは，体液中あるいは細胞近傍に存在する6種類の特異的結合タンパク質 (IGF-binding proteins；IGFBPs) に結合して存在する．どのIGFBPも分子量30,000前後で，IGFBP間のアミノ酸配列はアミノ末端部分とカルボキシ末端部分のアミノ酸配列の相同性が高く，システインの位置もよく保存されている．IGFBPも広範な臓器で生産されており，それぞれ特有な生合成・分泌制御を受けている．血中のIGFBPは主にIGFの寿命を調節し，細胞近傍に存在するIGFBPは各組織でのIGF活性を促進あるいは抑制する．IGFが結合する受容体として，IGF-Iに高親和性を示すIGF-I受容体が存在し，これはリガンドが結合するαサブユニットとチロシンキナーゼドメインを有するβサブユニットがジスルフィド結合したダイマーが，2つ結合した4量体構造をとっている．IGF-I受容体はインスリン受容体とも相同性が高く，IGFは低親和性ながらインスリン受容体とも結合する．さらにIGF-I受容体のαとβサブユニットのダイマーとインスリン受容体のダイマーが会合したIGF-I受容体-インスリン受容体ハイブリッドとも結合する．IGFとの結合によって活性化されたIGF-I受容体，インスリン受容体，受容体ハイブリッドのチロシンキナーゼは，インスリン受容体基質 (IRS) やShcといった細胞内基質をリン酸化し，リン酸化チロシン残基を含むモチーフを認識してSH2ドメインを持ったシグナル分子が結合，下流のPI3-kinase経路やras-MAP kinase経路などを活性化し，次に述べるような広範な生理活性を発揮する．これに対して，IGF-IIに特異性の高いIGF-IIレセプターはマンノース6-リン酸レセプターと同一であり，IGF-IIのスカベンジャー受容体として機能していると考えられている．

b. IGFの生理活性[1]

細胞レベルでIGFは，多種多様な細胞の増殖や分化の誘導，細胞死の抑制，細胞機能の維持，細胞遊走の促進，細胞癌化の誘導など，長時間かけて細胞の運命を決定するような作用を発現する．これらの活性は，一般にIGF単独

では弱く，他の成長因子やホルモン，細胞外基質の存在下で増強される点が特徴である．たとえば，PDGF，EGF，FGF などと IGF の組み合わせで線維芽細胞の増殖は促進され，トロピックホルモンと IGF の組み合わせで，卵巣・精巣のホルモン産生や甲状腺の増殖が増強される．このようなクロストークは，IGF の生理活性を特定の組織で最も適した時期に発揮するために必要な機構と考えられる[2]．また IGF は，タンパク質の合成を促進・分解を抑制，糖利用を促進・糖産生を抑制といったインスリン様の代謝制御活性も示す．in vivo レベルで IGF-I は，主に IGF-I 受容体を介して，胎児期・出生後の動物の成長や発達・成熟を促進し，一方 IGF-II は，胎児期にわたり IGF-I 受容体を介して，さらに出生直前にはインスリン受容体も介してシグナルを伝え，とくに胎児期の動物の成長に必須な役割を果たしていることが明らかとなってきた．出生後・成熟後の動物では，IGF は主に IGF-I 受容体を介してタンパク質代謝を制御し生体のホメオスタシスを維持しているが，老齢期には成長ホルモンの分泌低下に伴い IGF-I 産生が低下しタンパク質同化活性が抑制され，これが老化の一因になると考えられている．これに対して，IGF シグナルが必要以上に高いと動物の寿命が短くなることも報告されており[3]，制御された IGF 活性の維持が動物の健全な一生には必要と考えられる．現在，IGF-I は，成長ホルモン不応症，インスリン受容体異常が原因の糖尿病などの治療に臨床応用されている．

c． IGF による再生誘導[4]（図1）

これまで IGF が有する生理活性から，再生誘導因子としての機能が注目されてきた．とくに，筋幹細胞や脂肪細胞の前駆細胞を用いた解析により，IGF は筋肉や脂肪細胞への分化に必須であることが古くから知られている．最近になり，IGF は多分化能を保持する幹細胞集団の確立・維持にも重要な役割を担うことが報告された[5]．ヒト胚性幹細胞は IGF-I 受容体を発現しており，自身が存在する幹細胞集団により分泌される IGF-II にパラクリン様式で応答，多能性を保持したまま自己再生を続けて集団を維持することができる．IGF-I 受容体を介した幹細胞集団維持と分化誘導の機構の解明は，再生医療へ幹細胞を利用するためには急務な研究課題である．組織レベルでは，損傷部位において局所的に産生される IGF が，骨格筋，皮膚，神経，骨などの組織再生を促進することが明らかになっている．たとえば，骨格筋が損傷すると，IGF-I の血中濃度はほとんど変化しないにもかかわらず，損傷部で局所的に IGF-I 産生が亢進する．産生された IGF-I に応答して周囲の筋衛星細胞が増殖・遊走し，筋特異的タンパク質の合成が誘導され，分化が進行して骨格筋が再生される．また，皮膚組織の創傷部においても IGF-I 産生が一過的に亢進し，周囲の角化細胞が遊走・増殖して皮膚組織が再生される．これに対して糖尿病患者の皮膚組織では IGF 産生を誘導するインスリンの供給が低下しているので，創傷治癒が遅滞する．

一方，末梢神経の損傷部では主にグリア細胞の一種である Schwann 細胞により IGF が産生され，神経細胞の突起伸長を促進するほか，Schwann 細胞の増殖・遊走および軸索への接着を促進，さらには脂肪酸合成促進を介してミエリン鞘の形成を誘導，短期間での組織再生を可能にする．骨組織においても，骨基質中に豊富に存在する IGF-I が走化性因子として作用，骨芽細胞や前破骨細胞を損傷部位に誘引して骨再生を促進しているが，加齢とともに骨組織中の IGF-I 濃度が低下し，骨粗鬆症の一因となっている．したがって，局所的な IGF 投与は，筋再生，創傷治癒，神経再生，骨粗鬆症の治療などへの適用が期待される．先にも述べたように，生体内で IGF は他の因子のシグナルとのクロストークによって組織特異的・時期特異的

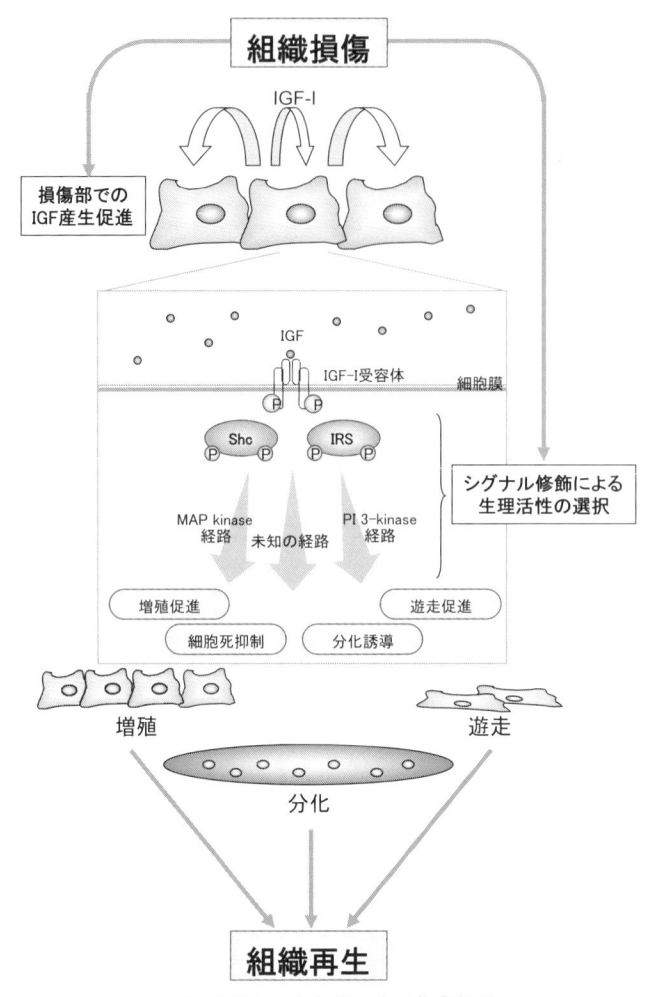

図1 IGF による組織再生の作業仮説
組織が損傷すると，損傷部における IGF 産生が促進され，オートクリン・パラクリン様式で産生細胞あるいはその近傍の細胞に IGF が作用する．同時に，細胞外基質や液性因子などの変化が引き金となって細胞増殖・遊走や分化を誘導する IGF シグナルが修飾され，細胞のおかれた状況に応答した適切な生理活性がダイナミックに選択される．これらの生理活性が相まって，組織が再生される．

に特定の生理活性を発現すると考えられている．これらのシグナルクロストークを制御することにより目的とした生理活性を発揮できるようになれば，IGF の適応疾患の拡大のみならず，多面的に再生医療への利用が可能となる．

［岡嶋裕志，伯野史彦，高橋伸一郎］

■文献
1) Jones JI, Clemmons DR：Insulin-like growth factors and their binding proteins: biological actions. Endocr Rev 16 (1)：3-34, 1995.
2) 福嶋俊明，伯野史彦，高橋伸一郎：IGF が特定の生理活性を発現する分子メカニズム．ホルモンと臨床 55 (4)：295-306, 2007.
3) Rincon M, Muzumdar R, Atzmon G, Barzilai N：The paradox of the insulin/IGF-1 signaling pathway in longevity. Mech Ageing Dev 125 (6)：397-403, 2004.
4) Guvakova MA：Insulin-like growth factors control cell migration in health and disease. Int J Biochem Cell Biol 39 (5)：890-909, 2007.
5) Bendall SC, Stewart MH, et al：IGF and FGF cooperatively establish the regulatory stem cell niche of pluripotent human cells in vitro. Nature 448 (7157)：1015-1021, 2007.

7. 上皮増殖因子（EGF）

epidermal growth factor（EGF）は，1962年，マウスの顎下腺抽出液中に，新生マウスの眼瞼の開裂と切歯の発生を促進する因子として報告された．成熟ヒトEGF分子は53個のアミノ酸からなるペプチドで，生物活性に必須の3つのジスルフィド結合を介して形成されるトリプルループ構造を持っている．EGFは，ほとんどの組織で発現している170kDaの糖タンパク質であるEGF受容体（EGFR）に高親和性で結合する．EGFRを介して生物活性を示すEGFファミリーの増殖因子には，EGF以外にTGF-α，ヘパリン結合性EGF様増殖因子（HB-EGF），アンフィレグリン（AR），ベータセルリン（BTC），エピレグリン（EPR），epigenならびにneuregulin（NRG）1-6が知られている．これらの因子は，EGFと構造的類似性を持つ．

本章では，EGFならびにEGFRを介して生物活性を示す代表的EGFファミリー増殖因子について概説する．

a. EGF

EGFは，1,217個のアミノ酸からなるpre-pro型として生合成される．proEGFは9個のEGF様ドメインと膜貫通領域を有し細胞膜表面に発現し，細胞膜表面に最も近い9番目のEGFドメインがタンパク質分解酵素により切断され，分泌型EGFとなる（図1）．ほとんど

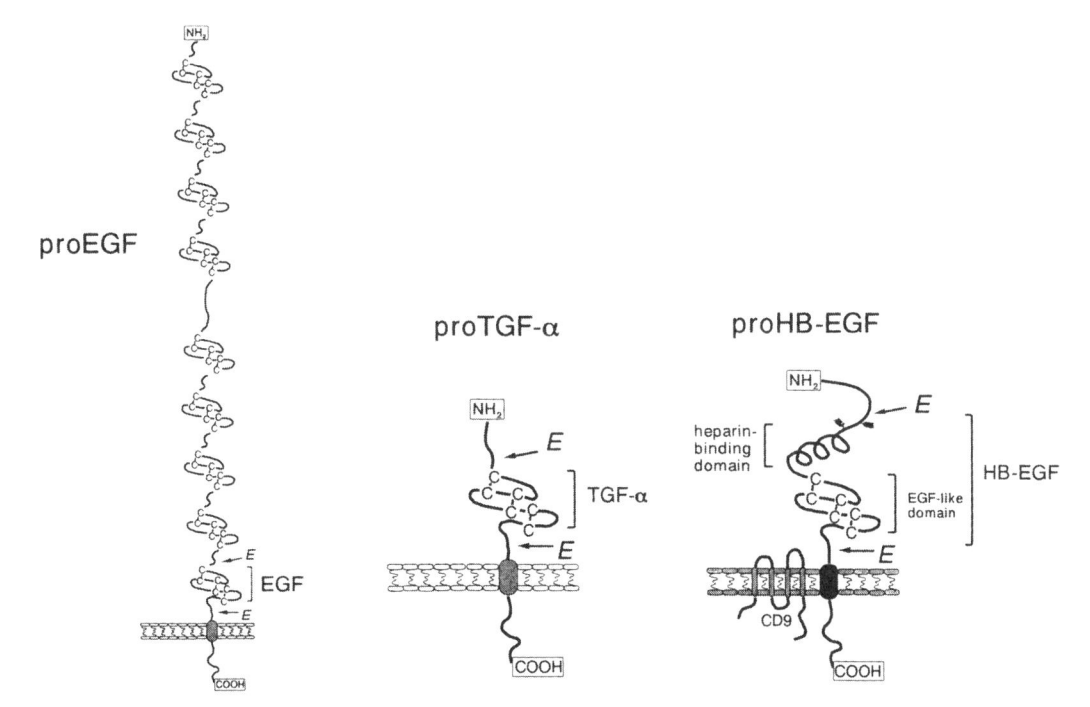

図1 EGF，TGF-α，HB-EGFの前駆体の構造
膜貫通領域，EGF様ドメインを持ったプロフォームが，細胞表面に発現し矢印（E）のところでタンパク分解酵素により切断され分泌型になる．

すべての体液, 分泌液で EGF は存在し, 多様な生理作用を示している. 炎症や再生への関与では, 眼における網膜創傷治癒を促進, 腎では近位尿細管細胞の分裂促進, 肝臓における肝細胞の分裂促進と再生促進, 皮膚における創傷治癒促進作用, 血管内皮細胞の分裂, 遊走促進作用などが知られているが, 多くは in vitro の検討であり, 生体内における詳細な特異的生理作用に関しては不明な点も多い.

b. TGF-α

TGF-α (transforming growth factor-α) は, レトロウイルスで形質転換した線維芽細胞の培養上清中に正常ラット線維芽細胞の寒天培地で可逆的に形質転換させる因子として 1978 年に発見された. 成熟 TGF-α は, 50 個のアミノ酸からなる. TGF-α は, 胎児組織や癌組織で発現している. TGF-α は, EGF と 30-40% の相同性を有し, EGF に認められる特徴的 EGF 様ドメインを有する. EGF 同様 prepro 型として生合成され pro 型として細胞表面に発現後, プロテアーゼにより切断をうけ分泌型 TGF-α として細胞外へ放出される (図 1). TGF-α も EGFR を介して作用するため, EGF と同様の働きをする. 肝細胞や線維芽細胞, 乳腺上皮細胞, 表皮ケラチノサイトの増殖を in vitro で促進することが報告されている.

c. HB-EGF

HB-EGF (heparin-binding EGF-like growth factor) は, 1991 年 Higashiyama らによりヒト末梢血から単離し培養したマクロファージが産生, 分泌する血管平滑筋細胞の増殖因子として同定された. 細胞膜アンカー型の proHB-EGF (図 1) は, ジフテリア毒素受容体であることが判明した. proHB-EGF が shedding を受けた遊離型 HB-EGF は, 肝細胞やケラチノサイトの増殖因子として作用するが, proHB-EGF は, 細胞と細胞の接着により増殖のシグナルを惹起するジャクスタクリン (juxtacrine) 因子として, 遊離型 HB-EGF 同様に増殖因子活性を有する. HB-EGF 遺伝子は, 正常では骨格筋, 肺, 心筋に多く, 脳, 膵臓, 腎, 胎盤にも存在する. HB-EGF は, 血管平滑筋細胞, 線維芽細胞, 肝細胞, ケラチノサイトの増殖を促進する. 部分肝切除後の肝再生時 HB-EGF は, 非実質細胞から分泌され HGF と同様に肝再生因子として作用する. また, 表皮の創傷治癒にも関与することが報告されている.

d. アンフィレグリン

アンフィレグリン (amphiregulin；AR) は, 癌細胞株に対して, 増殖の促進あるいは抑制の相反する活性を有する因子として発見された. 増殖と抑制という相反する活性を示すことから両性の (amphi) の regulator という意味で amphiregulin と名付けられた. AR は, EGFR に直接結合しシグナルを伝える. AR 遺伝子は, 正常では, 卵巣, 胎盤に強く発現し, 膵臓, 心臓, 卵巣, 大腸, 肺, 腎などで認められる. ラットシュワノーマ細胞株 JS1 細胞上清から同定された SDGF (schwanoma-derived growth factor) は, その一次構造においてヒト AR と高い相同性を示し, ラット AR と考えられている. AR は, ヒトおよびラット肝障害時に発現し, 肝再生に関与するとの報告がある.

e. ベータセルリン

ベータセルリン (BTC) は, マウス膵臓の β 細胞癌より樹立した細胞株 BTC-JC10 細胞の上清中から同定された増殖因子で, Balb/c3T3 線維芽細胞の増殖を促進する. 正常組織では, 肝臓, 腎臓に多く, 心筋, 肺, 小腸にも認められる. BTC は, EGF (ErbB1) 以外に ErbB4 にも直接結合し, BTC にみられる分化誘導能に関与していると考えられている (図 2).

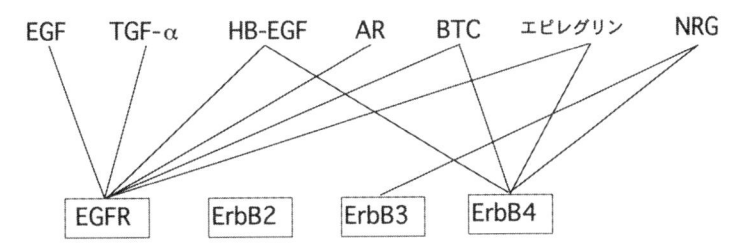

図2 EGFファミリーに属する増殖因子と受容体ErbBファミリーとの結合対応
EGF受容体（EGFR）はErbB1としても知られ，受容体ファミリーに属している．EGFRファミリーには，NeuあるいはHER2としても知られるErbB2，ErbB3，ErbB4が存在する．EGFファミリーに属する増殖因子とEGF受容体ファミリーの対応は上記のようになる．

BTCは，膵β細胞の増殖・分化に関与していると考えられている．

f．エピレグリン

エピレグリン（epiregulin）は，マウス線維芽細胞由来の癌細胞NIH3T3/T7の培養上清から単離された因子である．エピレグリン遺伝子は，正常組織ではマクロファージ，胎盤に認められる．ラット肝細胞に対して強い増殖促進作用の報告がある．エピレグリンは，ErbB4にも結合し，ErbB2，ErbB3を活性化する（図2）．

[木曽真一]

■文献
1) Thomson AW, Lotze MT(ed)：The Cytokine Handbook (Fourth Edition). Elsevier, New York, 2003.
2) Carpenter G (ed)：The EGF receptor family. Elsevier, New York, 2003.
3) Higashiyama S, et al：Membrane-anchored growth factors, the epidermal growth factor family: Beyond receptor ligands. Cancer Sci 99：214-220, 2008.

8. Oncostatin M

　Oncostatin M（OSM）は，株化メラノーマの増殖を抑制する因子として1989年に遺伝子が見出されたIL-6ファミリーのサイトカインである．この多機能性サイトカインの機能を述べる前に，受容体の構造を説明する必要がある．当初からOSMはLIFに類似した機能が認められていた．この類似性は，LIFの機能的な高親和性受容体（LIFR）はgp130とLIFへの低親和性を示す（LIFRb）からなるヘテロダイマーであり，これにOSMが作用することから，当初LIF受容体がOSMとの共通の受容体であると考えられた．その後，OSMに対する結合能を持つ分子（OSMRβ）が見つかり，それがgp130とともに機能的なOSM受容体を構成することが示された．そこで，LIFRをⅠ型OSMR，OSM独自の受容体をⅡ型OSMRという場合がある．しかし，このLIFRを共有するという現象はヒトに特有であり，マウスのOSMはLIFRには低い親和性でしか作用しない．一方，ヒトOSMはマウスのOSMRよりLIFRに高親和性で作用することが，このサイトカインの機能の解釈を複雑にしている．すなわち，マウスではOSMとLIFの機能は明確に区別されるが，ヒトの場合にはしばしばOSMとLIFは同じ作用を示す場合がある．さらに，2006年にIL-31の受容体がgp130類似の分子IL-31Rα（GPL）とOSMRβからなるヘテロダイマーであることが示された．OSMは他のIL-6ファミリーのサイトカインと同様に，JAKキナーゼを介してSTAT3およびRASを活性化するが，さらにSTAT5を強く活性化する．

　OSMは線維芽細胞が産生する因子として発見されたが，その後長らくマウスOSMは発見

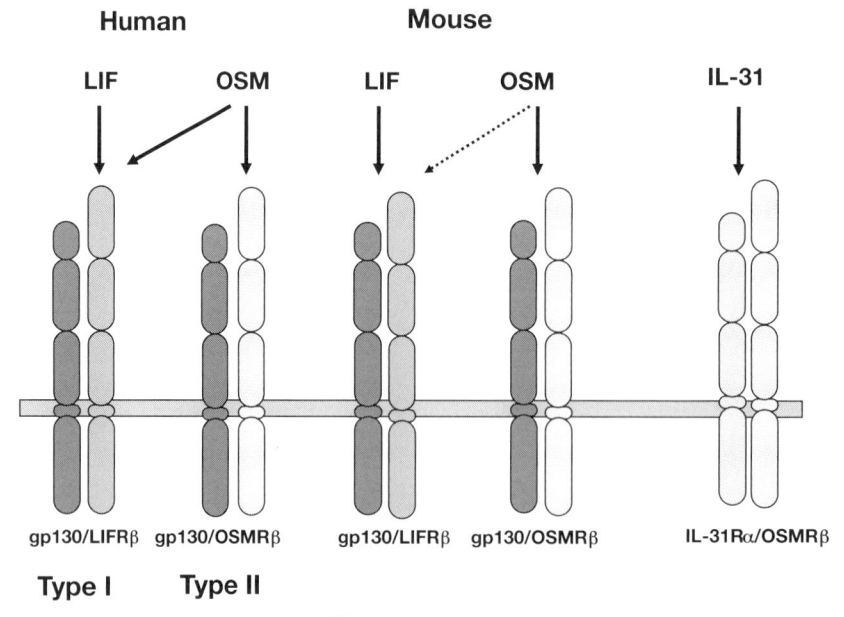

図1　Oncostatin M

されなかった．これはヒトとマウスの OSM の遺伝子の相同性が低く，当時の hybridization による遺伝子検索では同定が困難であったと考えられる．マウス OSM は 1996 年に，IL-3 など造血因子が活性化する STAT5 の標的遺伝子として発見された．OSM は線維芽細胞に加えて，T 細胞や樹状細胞など多くの血球から産生される．

OSM および OSMRβ のノックアウトマウスが作成されたが，いずれのマウスもほぼ正常に発生し成長する．OSM 欠損マウスでは，骨髄で造血能の低下が認められる．OSM は preadipocyte から adipocyte への分化を抑制する作用が見いだされているので，OSM が骨髄の造血環境に影響を与えている可能性が示唆されている．OSM を lck プロモーターで発現するトランスジェニックマウスでは末梢リンパ節などでの T 細胞の増加がみられる．一方，胸腺上皮細胞には OSMR が発現しており，OSM 欠損マウスの胸腺は小さく未発達である．さらに，胸腺内マクロファージの誘導にも OSM が寄与している．OSM 欠損では樹状細胞の活性化が昂進され，加齢に伴い自己免疫症状を呈する．このように OSM は免疫系において重要な機能がある．

gp130 欠損マウスの肝臓は，形態的な異常は認められないが，機能的には未分化である．OSM は肝細胞の in vitro での分化を強く誘導するので，肝細胞の分化誘導の研究に汎用されている．また，胎児肝臓は造血器官であり，血球が OSM を産生することから，OSM が胎児肝臓におけるパラクライン因子として肝細胞の分化を誘導している可能性が示唆されている．一方，OSM 欠損マウスでは肝臓の発生は正常であるので，他の因子による相補性が考えられる．OSMRβ 欠損マウスでは，肝障害に対する感受性が高く，再生が著しく遅れる．これは OSM が肝細胞の細胞死を抑制することや星細胞からの TIMP の発現誘導を介して MMP の活性を制御することなどによるものと考えられている．

神経系においては，後根神経節に OSMR が発現しており，OSM 欠損マウスでは刺激に対する感受性が低下していることから，OSM が後根神経の発達に寄与している可能性が考えられる．

上記のように，OSM の作用はヒトとマウスでは異なる場合がある．さらに，ヒト OSM をマウスの系で使っている文献においては，この点を注意することが肝要である． ［宮島　篤］

F. 再生医療

1. 人工臓器

　一時的または永久的に，生体の臓器機能を代行する人工的な補綴物ないし装置を人工臓器（artificial organs）という．

　疾病や外傷により，生体としての機能をなくした臓器を入れ替えて根本的に治療する置換外科では，生体の臓器を移植するか人工機械である人工臓器を用いるという2つの方法がある．臓器移植には，臓器の提供と保存，提供者の死の判定，組織結合性，免疫拒絶反応の抑制など，医学的に解決すべき多くの問題がある．さらに社会通念，倫理，法律あるいは宗教などの問題もあり，その解決は容易ではないと考えられる．これに対して人工臓器の場合，もし理想的なものが完成すれば，大量生産も長期保存も可能である．また，提供者を探す必要もなく，臓器移植の場合のような倫理的あるいは社会的な問題はなくなる．しかし現時点では，機能の完全さ，大きさ，体内植え込みの問題，経済性，患者の利便性などから考えて，臓器移植は人工臓器に比してはるかに優れている．将来，再生医学が進歩すれば，この分野の応用の面で，新しい展開が期待され，様相が一変することになる．

a. 人工臓器の分類

　人工臓器は現在，人工頭蓋，人工視覚，眼内レンズ，人工中耳，人工鼻，人工神経，人工血管，人工心肺，人工弁，人工心臓，ペースメーカー，人工気管，人工食道，人工胆管，人工肝臓，人工膵臓，人工腸，人工腎臓，人工尿管，人工膀胱，人工卵管，人工子宮，人工血液，人工骨，人工関節，人工皮膚，人工の手・足などが開発されている．すなわち，脳，内分泌器官の一部，あるいは胃を除いて，ほとんどすべての臓器の人工化が研究され，その一部はすでに臨床に応用されて，多くの患者を救っている．

　開心術の際に人工心肺を用いるように，一時的に臓器の機能を代行することで，十分にその目的を果たす人工臓器もある．しかし，人工臓器の最終目的は，長期にわたりその対象の臓器の機能を代行し，その装置を小型化して，体内に内蔵することである．そこで，このような見地から，人工臓器は現在，次のように4つの群に分類される．

　第1群：　人工血管や人工骨あるいは人工弁のように，長期間にわたり体内に植え込まれ，その機能を代行しているもの．

　第2群：　人工心肺や人工腎臓のように，長時間にわたり代行が可能であるが，装置が大型であるために，体外にあって利用されるもの．

　第3群：　人工肝臓のように，生体臓器の機能の部分的代行が可能なもの．

　第4群：　人工子宮のように，近年ようやく研究が進められたもの．

b. 人工臓器の技術的問題点

　人工臓器の研究および開発には，臓器の本質的な機能の分析，その結合の際の手術方式，装着中の操作，術後の管理，治療効果や病態生理など，医学的に解明すべき問題は多い．さらに，人工臓器を試作するための材料，駆動装置，計測，制御，エネルギー源など，理工学分

野の協力により解決すべき技術的問題もある．

人工臓器の材料には，生体になじむ生体適合性と，目的の臓器の機能を代行する生体機能性とが必要となる．前者には，血液と接触しても凝固しない抗血栓性，細胞培養を容易にする接着機能，細胞を増殖させる機能，生体に異物反応を起こさせない機能などがある．後者には，酸素や炭酸ガスを透過させるガス透過機能，尿素やクレアチニンを透析する透析膜の機能，重量や磨耗に耐える強靭な機械的機能などがある．近年，高分子化学が進歩し，生体と材料の界面における現象を分子レベルで解析する方法が進歩し，新しいバイオマテリアルの設計と試作が行われている．

人工骨や人工血管は，機械的な支持あるいは血液の通路としての構造のみで十分であるが，人工関節や人工弁となると，メカニズムが必要となってくる．ペースメーカーのエネルギー源は，現在リチウム電池が使用され，7～8年の寿命が期待されている．体内に植え込む人工心臓では，さらに強力なエネルギー源が必要となり，高効率の電池の開発とともに体外より電磁誘導で電気エネルギーを伝送するもの，体内の磁石を体外から動かすものなどが検討されている．また将来のものとして，機能性高分子や形状記憶合金を利用するもの，自己の横紋筋を訓練して生体エネルギーとして利用するもの，などが研究されている．

生体の巧妙な臓器の機能を小型の装置にして完全に代行することは，現代の科学技術をもってしても困難である．そこで，生体と人工物との特色をいかし，混合したハイブリッド型人工臓器が，人工臓器の発展の一過程として考えられる．たとえば，複雑な機能を有する肝臓を人工的につくり上げることは不可能であるので，血液濾過膜の外側面に肝細胞を培養して，膜を介して肝臓の機能を行わせる人工肝臓が研究されている．また，膵臓の細胞を高分子のマイクロカプセル内に封入して，腹腔内に利用する人工膵臓もある．これらのハイブリッド型人工臓器は，細胞培養や高分子の分子設計などの組織工学技術の応用により将来の発展が期待されている．

c．主要な人工臓器
1）人工心肺

心臓の開心手術の場合，出血を防ぐために一時的に心臓と肺とをバイパスさせる必要がある．その際，血液を人工肺で酸素化し，ポンプで動脈に送り込んで全身の循環を行う装置が人工心肺である．人工肺としては，血液に酸素を直接送り込む気泡型が使用されていたが，長時間使用の際，血液破壊が生じた．そこで現在は，膜を介して酸素や炭酸ガスを交換する膜型人工肺が利用されている．血液を送り込むポンプとしては，定常流のローラポンプが多く使用されるが，拍動流ポンプも利用されている．

2）人工血管

現在，臨床に使用されている人工血管はテフロンなどの人工高分子繊維の管である．平織，メリヤス編，ベロアなどの布で管をつくり，各種の枝をつけて蛇腹状に加工して生体内での屈曲を防止するようにつくられている．人工血管のメッシュの網目が粗いと生体組織化が速いが，一方，手術中の出血が多くなるので，適当な粗さが必要である．現在，心臓の出口にある大動脈から内径数 mm の末梢血管までの置換が可能である．それより細い血管では，内面に血液が凝固して血栓をつくるので，応用は困難である．そこで，新しい高分子材料の応用が研究されている．近年は，人工血管の内面に培養した内皮細胞を付着させる試みもなされている．

3）人工弁

心臓弁膜症で弁の変性や破壊が高度になると，修復手術が困難となり，人工弁による置換手術が行われる．人工弁には，金属や高分子材料を用いた機械弁と，生体材料を用いた生体弁

とがある．機械弁には，球状弁，ディスク弁（円板弁），ちょうつがい弁などがある．球状弁はシリコーン球を金属の枠内に入れるもので，ディスク弁はその高さを低くして，心臓内面の損傷を防止したものである．ちょうつがい弁は生理的な中心流を保つことができる．弁の材料としては，炭素系材質は優れた耐久性を持つが，抗血栓性が必ずしも十分でない．生体弁は，ブタの大動脈弁やウシの心膜をグルタアルデヒドで処理したものが多く利用される．中心流が保たれ，抗凝固療法が不要という長所があるが，耐久性が不十分で，劣化や石灰化に問題がある．

4) ペースメーカー

心臓の神経の伝導路に異常が起こると完全房室ブロックになり，徐脈が起こり，脳への血流が不十分となって失神発作を起こす．このように極端な徐脈あるいは頻脈の際に，心臓への電気刺激により心拍数を生理的に保つ装置をペースメーカーという．ペースメーカーは電極と刺激発生装置からなる．体内に植え込むものには，7〜8年以上という長寿命のリチウム電池が利用される．電気刺激の方法としては，自己の心拍との競合を避ける方式や，心房と心室とを連動させる方式，さらに最近は両室を駆動するものなどがあり，より生理的なペーシングが可能となった．また，集積回路（IC回路）の進歩により50gという超小型のものがつくられ，かつ出力，刺激方法，感度などを遠隔操作で変えられるものが開発されている．

5) 人工腎臓

腎不全により血液中にたまる尿素，クレアチニン，カリウムなどを透析，濾過，吸着などの方法により体外に除去する装置である．血液透析では，血管につくられた出入り口から血液が体外に引き出され，装置内で透析液に接触し，血液中の毒物は透析液のほうに移動する．装置としては，従来の平板型，コイル型に代わって近年では中空糸型が多く利用されている．血液濾過は，濾過膜によって水分などを濾過するものである．腹膜灌流は腹膜を利用して透析を行うもので，家庭で透析液を交換できる簡便な方法である．

6) 血漿交換

濾過膜により血漿のみを濾過し，各種の吸着剤を使用して目的物を吸着し，再び血漿を体内に返す方法をいう．各種の毒物の吸着，免疫機能の調整，人工肝臓への利用などがあるが，最近はコレステロールを吸着して，血管の狭窄の治療に利用したり，各種の毒物，化学物質などを除去する方法に利用されつつある．

7) 人工心臓

一時的に心不全を補助する補助心臓と，心臓を置換して完全に代行する完全人工心臓とがある．また補助心臓には，血液ポンプを空気圧で駆動する拍動流型と，遠心ポンプなどの定常流型とがある．

補助心臓の臨床例は，2005年現在世界で約3,000例あり，そのうち，心臓が回復して血液ポンプを取り除いた離脱例が46％，長期生存例は25％であった．日本では，東京大学と国立循環器病センターで開発された補助心臓の臨床応用の認可がなされ，2000年現在約500例であり，離脱例は48％，長期生存例は25％であった．

一方，完全人工心臓においては，永久使用を目的とした症例が欧米で数十例試みられ，最長生存は約2年におよぶものがある．近年，心臓移植への橋渡しとして完全人工心臓が利用されている．

d．人工臓器の未来

2010年から2020年頃までを近未来，2020年から2050年頃までを中未来，2050年から2080年頃までを遠未来とすると，人工臓器は次のように発展するものと予測される（表1）．

近未来では人工腎臓や人工肝臓においては，科学的あるいは遺伝的操作を加えられた生体細

表1 主要な人工臓器の現状と将来

人工臓器	現状	10年後	20〜30年後	50〜100年後
人工心肺	体外の装置で，2週〜1ヵ月代行	装置の小型化 数ヵ月の代行	体内内蔵用にて，1年間代行	iPS細胞による心臓，肺の再生
人工腎臓	体外の装置で，連続2〜3週代行	腎細胞を膜に装着し，ハイブリッド型人工腎臓で，数ヵ月の代行	体内内蔵用にて，数ヵ月代行	iPS細胞による腎臓の再生
人工心臓	体外式完全人工心臓で1年間代行	内蔵型完全人工心臓で1年間代行	体内内蔵用にて，5年代行	iPS細胞による心臓の再生
	補助心臓（体外内蔵型）で，2〜3ヵ月代行	内蔵型補助心臓で2年間代行	iPS細胞の心臓壁への注入	
人工肝臓	体外式人工肝臓で数週間代行	肝細胞を利用したハイブリッド型で1年間代行	内蔵型人工肝臓で，2年間代行	iPS細胞による肝臓の再生

胞を使用し，高分子の泡状の立体的構造物の中に培養したものが，ハイブリッド型人工臓器として開発され，臨床に応用されるようになる．一方，ヒトの万能細胞（iPS細胞）から再生された骨，心臓，神経などの細胞が，臓器の病的部位に細胞移植され，その組織の機能を代行するようになろう．現在すでに，再生された血管細胞が，閉塞した血管内に注入され，血管新生を目的とする臨床応用が始まっている．

中未来では，補助心臓あるいは完全人工心臓が，5年以上という長期間使用を目的とした臨床応用に実現するであろう．遠未来となると，自己のiPS細胞から心臓や腎臓などの臓器が体外で再生され，免疫拒絶反応のない自己臓器移植が可能となり，人工臓器の開発の必要性は少なくなるであろう．このような画期的進歩は，医療のみならず，経済・社会通念すらも抜本的に変えることになろう．

［渥美和彦］

2. 細胞シート工学

a. 温度応答性インテリジェント表面

ポリ（N-イソプロピルアクリルアミド）（poly(N-isopropylacrylamide); PIPAAm)は，32℃に下限臨界溶液温度（lower critical solution temperature; LCST）を有する温度応答性高分子である．溶液条件下において，LCSTより低温側ではアミド基に対する強い水和により，イソプロピル基の側鎖が溶液側に向いた疎水性水和が促進し，引き延ばされた高分子鎖となって，親水性を示す．一方，LCSTより高温側では水和していた水分子が脱水和することで疎水基同士の凝集に伴い，不溶化し沈殿を生ずる．親水性/疎水性の物性変化は可逆的であり，電子線グラフト重合法を用いることで，PIPAAmが持つ温度に対する物性変化の特性を損なわずに基材表面上へ共有結合的に固定化（グラフト）させることが可能となった．この温度応答性培養皿は，通常の細胞培養で用いられる37℃の温度では市販のポリスチレン製組織培養皿と同程度の軽度な疎水性を示し，細胞は接着し伸展状態を呈する．その後，培養温度をLCST以下に下げることで，基材表面は軽度な疎水性から親水性へと変化し，細胞は形態を伸展状態から球状に変化させながら基材から脱着する．この表面特性の発現には，均一にグラフトされたPIPAAm層の厚さを約20nmに制御することが重要であった．このように，ナノスケールレベルでの高分子グラフト化技術が

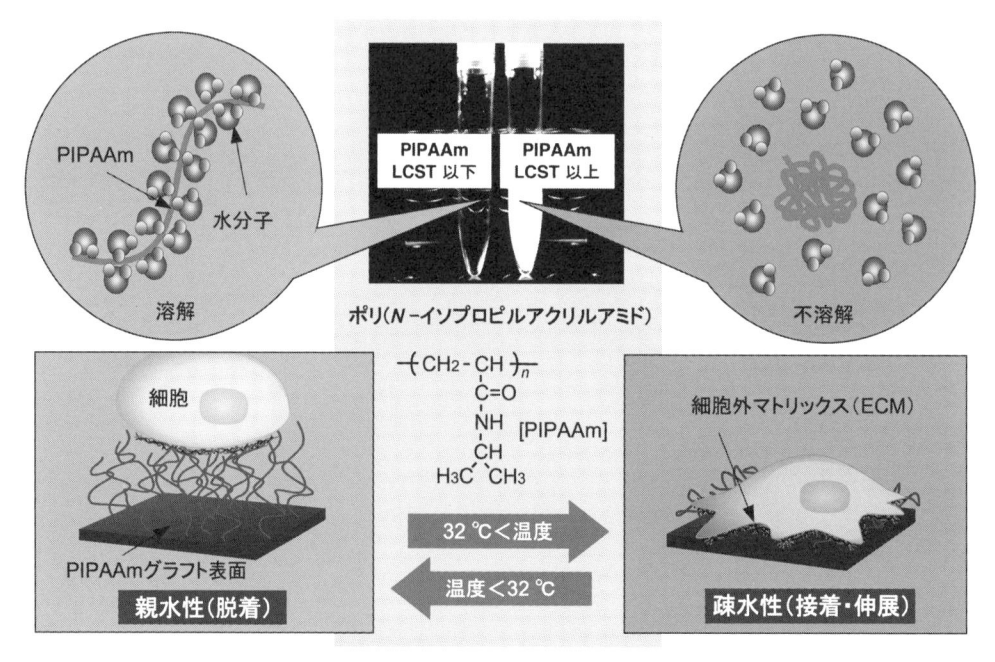

図1 温度応答性高分子とそのグラフト表面
相転移温度である32℃付近を境に水との親和性を大きく変化させる温度応答性高分子のポリN-イソプロピルアクリルアミド（PIPAAm）が基材表面上で共有結合的に固定化されており，温度変化のみで細胞の接着/脱着を制御できる．

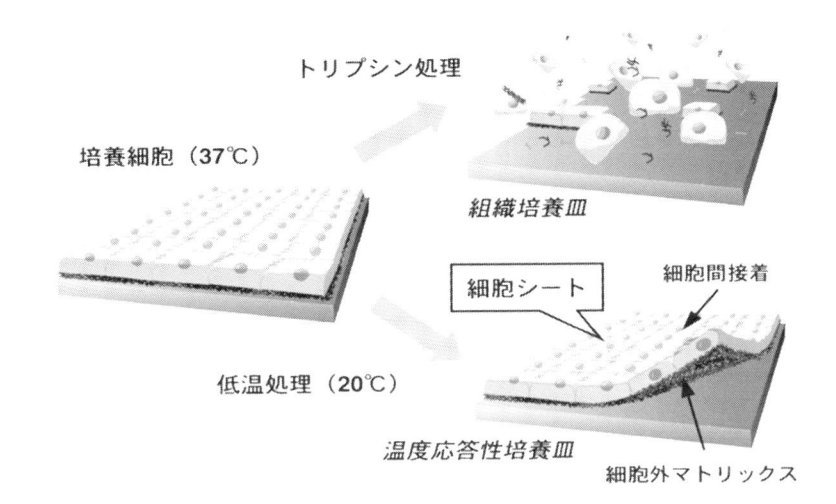

図 2 細胞シートの特性
細胞をコンフルエント状態まで培養すると細胞間接着因子により細胞と細胞が互いに接着する．トリプシンなどのタンパク質分解酵素で処理すると，細胞と培養皿の接着が解離するとともに，細胞間接着も破壊されるため，それぞれの細胞が解離して浮遊状態となる．これに対し，温度応答性培養皿上で培養した場合，低温処理を施しても細胞間接着にはまったく影響が及ばず，培養細胞下面にある細胞外マトリックス成分と基材表面の接着のみが解離するため，シート状態で細胞を回収することができる．

基盤となって，細胞の接着/脱着を制御する温度応答性インテリジェント表面の作製が可能となった．

b. 細胞シート工学

培養細胞を密集した（コンフルエント）状態まで増殖させた場合，個々の細胞間では細胞間接着が形成され，単層組織様の状態となる．この時，細胞底面と培養皿表面との間には，培養中に産生したフィブロネクチンなどの細胞外マトリックス（extracellular matrix：ECM）成分が沈着される．通常，これらの細胞を培養皿表面から剥離・回収するためには，細胞-培養皿間に形成された ECM をトリプシンなどのタンパク質分解酵素で処理する必要がある．その場合，酵素処理により細胞間接着も同時に破壊されるため，個々の細胞が解離した浮遊状態として回収される．一方，温度応答性培養皿を用いた場合では，培養温度を LCST 以下に下げても，細胞間接着には影響がないため，細胞は 1 枚のシート状態で非侵襲的に回収することができる．さらに，回収された細胞シートには培養中に産生した ECM 成分が保持された状態にあるため，それが糊のような働きをして細胞シート同士の積層化や生体組織への再接着が可能である．この新しい組織工学的技術を「細胞シート工学」と呼び，これに基づいて作製した細胞シートを基本単位として，単層のまま，あるいは層状に重ねることにより組織を再構築するというアプローチで再生医療への応用が展開されている．

c. 細胞シート工学を用いた再生医療への応用

細胞シートの利用法としては，(1) 単層シート移植，(2) 同一の細胞シートの積層化による均一な組織の構築，(3) 数種の細胞シートの積層化による層状構造を呈する組織の構築の 3 つに大別される．以下に代表的な具体例を挙げる．

1) 単層シート移植

a) **角膜**　角膜移植に関しては，ドナー角

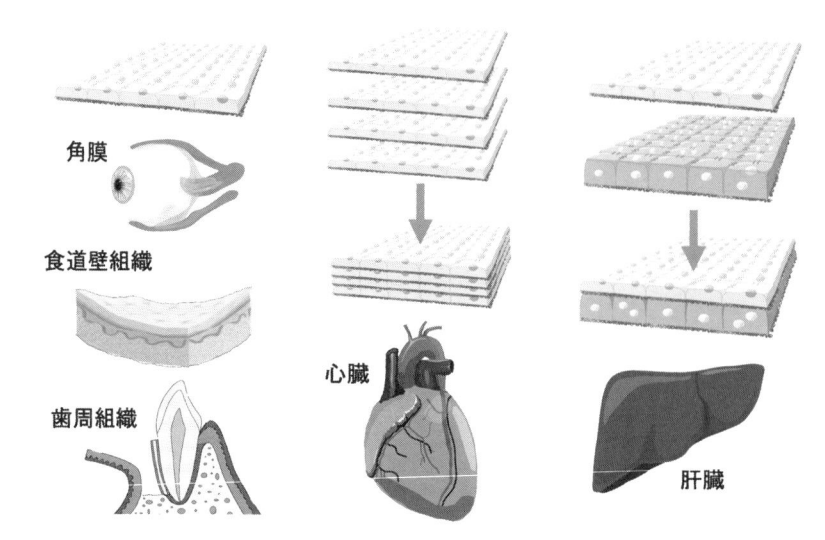

図3 細胞シート工学を用いた再生医療への応用
再生医療を目指した細胞シート利用法は大きく3つに分けられる．単層シートの移植（左側）．同一の細胞シートを積層化した均一な組織の構築（中央）．数種の細胞シートの積層化による層状組織の構築（右側）．

膜の不足が問題となっており，組織工学的手法による角膜再生が追求されてきた．角膜組織は上皮層，実質層，内皮層の3層構造を呈しているめ，細胞シート移植による再生医療に適した応用例の1つである．幹細胞生物学的研究により，角膜上皮の幹細胞は角膜と結膜の境界部にあたる輪部の上皮組織中に局在することが明らかとなっている．そこで自己の健常側角膜輪部により採取した細胞を培養して角膜上皮細胞シートを作製し，これを片方の病変角膜部に移植する治療法が開発された．また，両眼性疾患に対しては，自己の口腔粘膜組織から採取した上皮細胞を用いて作製した口腔粘膜上皮細胞シートの移植法が確立されている．通常の角膜移植では移植後の縫合が必要となるが，細胞シートの底面にはECM成分が保持されており，移植数分後には角膜実質層への生着が認められるため，縫合の必要性がないのが特徴である．既に，ヒトへの臨床応用が行われ，視力回復という大きな成果を上げている．2007年9月よりセルシード（株）はフランスで治験を開始しており，再生医療の一般化に向けて検討が進められている．

b) **食道壁組織** 食道壁は内腔側から粘膜層，粘膜下層，筋層，外膜の4層構造になっており，癌は粘膜層から発生することが知られている．早期の粘膜癌はほとんど転移しないため，近年では高い安全性そして侵襲性の低さから内視鏡的粘膜下層剥離術（endoscopic submucosal dissection；ESD）による治療が広まっている．しかし，広範囲な表在食道癌切除の場合では，術後における炎症反応および瘢痕拘縮に起因する食道狭窄が新たな問題となっている．そのため，予防として内視鏡的食道拡張術の反復施行が必要となり，患者のQOL（quality of life）は著しく低下することとなった．そこで，この問題を解決するために粘膜下層剥離後に自己の口腔粘膜上皮細胞シートを内視鏡的に移植する方法が開発され，潰瘍面における創傷治癒の促進および術後の狭窄抑制効果が示された．現在，ヒトでの臨床試験がスタートした．

c) **歯周組織** 歯周組織は歯肉，歯槽骨，歯根膜，セメント質から構成される．歯周病原

性細菌に感染し歯周病に罹患すると，歯肉の炎症により歯槽骨の吸収および歯根膜の喪失が起こり，さらに症状が悪化した場合には歯の支持が不可能となる．現在では，欠損部位の歯根表面への歯肉由来細胞の侵入を阻止するため遮断膜で被い，周囲の歯根膜組織から再生に必要な細胞の増殖を待つGTR（Guided Tissue Regeneration）法と，歯の発生期に関与するエナメルマトリックスタンパク質を欠損部位に填入・塗布し，歯周組織の再生を促すエムドゲイン法が有効とされている．しかし，これらの治療法においても歯根膜組織の残存量が少ない場合には再生が期待できない．そこで，歯根膜組織から採取した細胞を用いて歯根膜細胞シートを作製し，歯周組織欠損部位へ移植する試みがなされた．その結果，歯周組織が再生され，その有効性が示唆された．現在，早期実用化に向けてトランスレーショナルリサーチが進められている．また，この技術は歯周組織の再生医療はもとより，歯根膜を持った次世代の人工歯根（インプラント）開発にも大きく貢献するものと期待されている．

2) 同一の細胞シートによる積層化

心臓 心筋組織に対する組織工学的なアプローチとしてコラーゲンゲル，ポリ乳酸，アルギン酸などの生体吸収性高分子からなる支持体（スキャフォールド）を用いた心筋細胞の三次元培養に関する研究が行われている．しかしながら，スキャフォールドを用いた心筋細胞培養では細胞の密な接着や電気的結合，自由な収縮弛緩が妨げられる．これらの問題点を解決するため，心筋細胞シートを積層化することにより，細胞が均一かつ密な状態にある生体に近い心筋様組織の再構築が可能となった．積層化心筋細胞シート間には電気的・形態的に結合が生じ，再生組織全体が同期して拍動することが示された．また，心筋梗塞モデル動物へ移植した場合，虚血によって低下した心機能が改善することも示された．現在では，心筋細胞シートを管状にすることでポンプ機能を付与した心筋チューブの作製も可能となり，ポンプ機能が衰えた心臓に対する補助もしくは代替を視野に入れた応用研究も展開されている．将来，幹細胞生物学の発展によりヒトに移植可能な心筋細胞の分化誘導法が確立されれば，生体外で再生した心筋組織を不全心に移植することも可能となることが予想される．

3) 数種の細胞シートによる積層化

肝臓 肝組織は肝実質細胞と血管内皮細胞が層状に配列し，生体分子の合成・代謝を効率的に行っている．肝実質細胞は，通常の培養条件下ではその分化機能を著しく低下させ，長期培養も困難であることが知られている．そこで，肝実質細胞の単層培養系に血管内皮細胞シートを積層化し共培養を行うことで，アルブミン合成能を2ヵ月以上にわたって維持することが可能となった．これは，肝実質細胞と血管内皮細胞との層状の接着により生体に類似した環境が再現され，細胞相互間のコミュニケーションを可能としたことによるものと考えられる．この手法を基盤として，三次元的な肝組織を再生し移植するための技術開発が進められている．

[笹川　忠，岡野光夫]

■文献

1) Yang J, Yamato M, Shimizu T, et al：Reconstruction of functional tissue with cell sheet engineering. Biomaterials 28：5033-5043, 2007.
2) Matsuda N, Shimizu T, Yamato M, Okano T：Tissue engineering based on cell sheet technology. Adv Mat 19：3089-3099, 2007.
3) Yamato M, Akiyama Y, Kobayashi J, et al：Temperature-responsive cell culture surfaces for regenerative medicine with cell sheet engineering. Prog Polymer Sci 32：1123-1133, 2007.
4) Masuda S, Shimizu T, Yamato M, Okano T：Cell sheet engineering for heart tissue repair. Adv Drug Deliv Rev 60：277-285, 2008.

3. 人工膵島

糖尿病治療における再生医療，すなわち代替え臓器としての人工膵島（バイオまたはハイブリッド型人工膵島）とは，生体外細胞操作と細胞外環境による三次元モジュール工学を総称したものである．それを構成するものには，1) 代替え臓器として，移植に耐え得る臓器＝器（device）の開発，2) 安定したインスリン産生細胞の供給，が必要である（図1）．

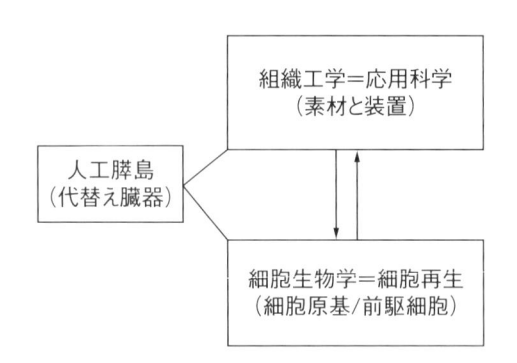

図1 人工膵島の開発

a. 組織工学＝応用科学（素材と装置）

deviceの開発には，免疫隔離膜と細胞の機能維持を保てるような三次元モジュール基材（scaffold：生体外再構築性基材）がある．

免疫隔離膜としての必要条件は，免疫担体細胞であるリンパ球やマクロファージの通過を防ぎ，さらに補体の透過性の減少や不活性化が生じる一方，インスリンやグルコース，酸素は自由に通過する選択的透過膜である．まずdeviceの形状として，拡散型チャンバーを考案した．チャンバーを構成している選択的透過膜には，電粒子によって均一に孔を開けたポリカーボネート膜およびポリエステル膜を採用した．透過性はその孔径によって異なる．

免疫隔離能は0.1 micrometer（μm）の孔径を有する選択的透過膜とdevice内の細胞とscaffoldとの相互作用による．すなわち移植に用いる細胞を少なくともある期間培養することにより細胞表面の抗原決定基を修飾（減弱）させることにより，膜を透過してしまった抗体や補体の作用を減弱させることができる．

scaffoldには種々の高分子重合体やマトリゲルの応用が提唱されてきた．最も新しいものにキトサンがある．キトサンはキチン（甲殻類および爬虫類の外骨格成分として自然界に豊富に存在する天然高分子で，創傷治癒促進効果があることから，皮膚や粘膜の創傷被覆材などの医用材料として広く使用されている）を苛性ソーダ等で処理し，脱アセチル化したものである．このキトサンは細胞傷害性のマクロファージの活性化を減弱し，キチンの脱アルカリ化により抗菌，抗カビ作用を生じ，かつ起炎性の低い材料であることから，再生医工学の足場材料（scaffold）として広く用いられるようになった．以上のことから，われわれは，拡散型チャンバー内のscaffoldにキトサンシートを用いた（図2）．

b. 細胞生物学＝細胞再生（細胞原基/前駆細胞）

安定した膵細胞の供給と維持には，方法論的に2つの可能性がある．すなわち，すでに形成された細胞の長期機能維持もしくは不死化による方法と，いわゆる胚性膵幹細胞（stem/precursor cells）などのprimitiveな細胞を獲得し供給源とするものである．

1990年代の後半頃から，遺伝子工学（遺伝子導入技術）の著しい発展により，異細胞に他細胞誘導因子をレトロウイルスベクターをもち

Porcine Pancreatic Endocrine cells

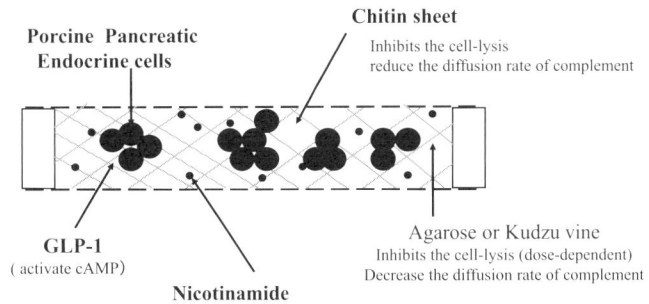

Chitin sheet
Inhibits the cell-lysis
reduce the diffusion rate of complement

GLP-1
(activate cAMP)

Nicotinamide
cyclic(ADP-ribose)synthetase inhibitor
replication of insulin-producing cell
Inhibits the expression of MHC class II gene
free-radical scavenger

Agarose or Kudzu vine
Inhibits the cell-lysis (dose-dependent)
Decrease the diffusion rate of complement

図2 Bio-AEP

いて導入して，本来の細胞機能とは異なった細胞機能を持たせようとした，いわゆるgene targetting cellの開発が注目を浴びるようになった．さらに最近，人工多能性幹（iPS；induced pluripotent stem）細胞の作製の成功から，これらの遺伝子工学（細胞工学）に拍車がかけられた．

しかし，一方では，ある種の動・植物から単離した低分子の生理活性物質を膵由来のstem/precursor cellsに直接作用させると，効率的にインスリン産生細胞に誘導するという，細胞（発生）生物学に基づいた研究もなされている．

最後に留意すべきことは，ドナーとなる細胞の選択である．バイオ人工膵島の最終目的は，ヒトの糖尿病治療のためである．すなわち，癌の発生や人畜共通感染症を念頭において移植細胞になりうる動物細胞を慎重に選び，使用にあたって厳重な追跡調査ができる社会的環境を整えなければならない．

［大河原久子］

■文献

1) Ohgawara H, Hirotani A, Miyazaki J-I, Teraoka S : Membrane immunoisolation of a duffusion chamber for a bioartificial pancreas. Arti Organs 22 : 788-794, 1998.
2) Lahiji A, Sohrabi A, Hungerford DS, Frondaza CG : Chitosan supports the expression of extracellular matrix proteins in human osteoblasts and chondrocytes. J Biomed Mater Res 51 : 586-589, 2000.
3) Hughes ST, Johnson JH, Quaade C, Newgard CB : Engineering of glucose-stimulated insulin secretion and biosynthesis in non-islet cells. Proc Natl Acad Sci USA 89 : 688-692, 1992.
4) Minami K, Okuno M, Okumachi A, et al : Lineage tracing and characterization of insulin-secreting cells generated from adult pancreatic acinar cells. Proc Natl Acad Sci USA 102 : 15116-15121, 2005.
5) Takahashi K, Tanabe K, Ohnuki M, et al : Induction of pluripotent stem cells from adult human fibroblasts by defined factors. Cell 131 : 861-872, 2007.

4. ティッシュエンジニアリング

　Tissue engineering という用語は 1987 年の米国国立科学財団パネル会議で提唱されたものである．その概念はマサチューセッツ工科大学の化学者 Langer とハーバード大学の医師 Vacanti 兄弟らの一連の仕事により広く知られるようになったのであるが，当初は研究成果に対して反響がなく評価も得られない状況であった．そこで彼らは再生組織そのものよりもその形態付与の自由度を利点ととらえ，それが最もいきるのは形態が複雑な耳介だと考えた．耳介欠損に対して形成外科ではまず耳相当部皮膚を伸ばす手術，つぎにその皮下に肋軟骨を移植する手術，生着してからさらにそれを起こして耳の形に仕上げる手術がされるが，立体的に自然感のある耳を再現するのは難しい．彼らはこれにかわるものとしてヒトの耳介にかたちづくった生分解性ポリマーにウシ由来の培養軟骨細胞を播種したものを調製し，これをヌードマウス背部皮下に埋入して tissue engineering の有用性を示した（図 1）．このネズミは *Auriculosaurus* と呼ばれ，大きな耳を背中につけて歩き回る様子が 1995 年に BBC 放送で報道され世界中で話題となった．

　Vacanti によれば tissue engineering の定義は「生体組織機能を回復，維持，あるいは改善させる生物学的代替物を開発するために工学と生命科学の原理を組み合わせて応用する技術分野」である[1]．訳語としては単に「ティッシュエンジニアリング」あるいは「組織工学」とされるが，最近では「再生医療」や「再生医（工）学」を意識して用いられることが多い．これは工学的に調製した生体材料「バイオマテリアル」について基礎研究をする段階から実際に医療現場で臨床応用をする段階に時代が移っ

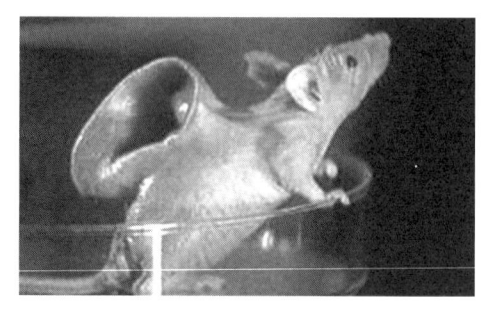

図 1　ティッシュエンジニアリング耳のネズミ
Vacanti らはヒトの耳介にかたちづくった生分解性ポリマーにウシ由来の培養軟骨細胞を播種したものを調製し，これをヌードマウス背部皮下に埋入してティッシュエンジニアリングの有用性を示した．
（出典：http://news.bbc.co.uk/2/hi/science/nature/77764.stm）

たことによるものであり，その変遷を象徴するできごととして，この領域の代表的な学会である Tissue Engineering Society International は 2005 年に Tissue Engineering & Regenerative Medicine International Society に発展し，日本組織工学会は 2007 年に日本再生医療学会に合併したことがあげられる．

a. 組織の修復と再生

　組織に欠損が生じるような疾患に罹患したときに施すべき医療は，その原因を除去して全身状態および局所環境を整えることであり，あとは治癒を待つことになる．すると生体に備わる自然治癒能により受動的に組織が形成される．創傷部位で起こる修復過程に組織再生の一部をみることができる（図 2）．組織に損傷が生じ血管が破綻すると，そこに血小板が凝集し粘着するとともに，トロンビンとカルシウムの存在下で血漿中のフィブリノーゲンがフィブリンとして析出する．ここで形成されたフィブリン網にとりこまれた血小板から因子群が放出され，

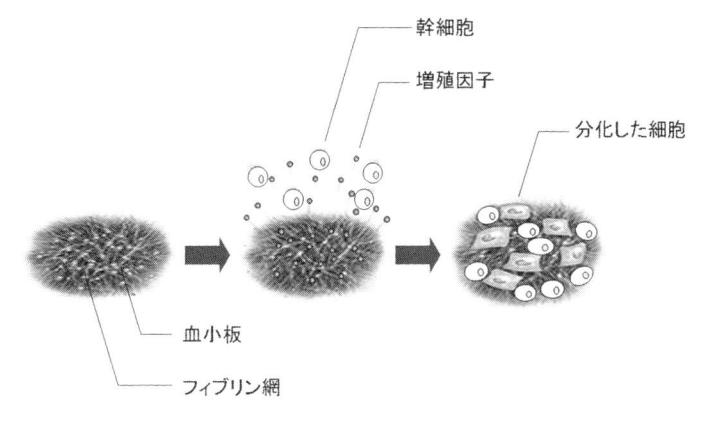

図2 組織修復過程
組織損傷部位では幹細胞が血小板由来のシグナル因子などによりフィブリン網を足場にして働くことで組織形成がなされる．このときに時間的，空間的に必要条件を満たせばもとの組織が再生するが，そうでなければ瘢痕のような代替組織で修復されるにとどまる．

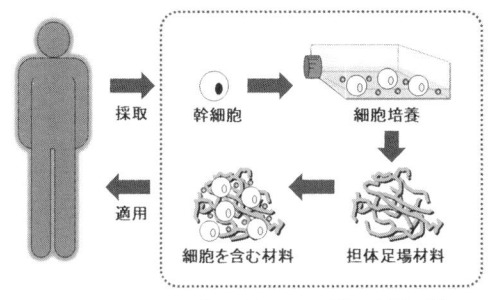

図3 ティッシュエンジニアリングの基本的な概念
必要な要素をあらかじめ用意して生体外で組み合わせて移植材料を調製し，それを生体内に適用して組織再生を図る．

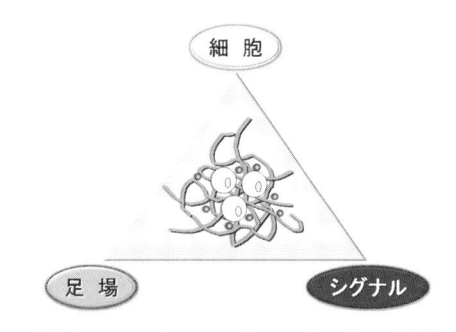

図4 ティッシュエンジニアリングの3要素
組織をつくる細胞，その細胞が身動きをとる際の足場，動きを指示するシグナルになる因子であり，さらに血行や力学的負荷が加わり組織再生のための4あるいは5要素とされることもある．

周囲のマクロファージや幹細胞が導かれる．マクロファージが不要なものを貪食する一方で，幹細胞は増殖し分化して必要な組織を形成する．つまりここでの組織形成は，幹細胞が血小板由来のシグナル因子などによりフィブリン網を足場にして働くことでなされる．このときに時間的，空間的に必要条件を満たせばもとの組織が再生するが，そうでなければ瘢痕のような代替組織で修復されるにとどまる．そのため本来の組織を得るには不足する要素を人為的に加える能動的な介入が必要になる．そこで必要な要素をあらかじめ用意して生体外で組み合わせて移植材料を調製し，それを生体内に適用して組織再生を図るのがティッシュエンジニアリングの基本的な概念である（図3）．

b．ティッシュエンジニアリングの3要素

組織を再生させるために必要なティッシュエンジニアリングの3要素として，組織をつくる細胞，その細胞が身動きをとる際の足場，動きを指示するシグナルになる因子があげられる[2]（図4）．これに血行や力学的負荷が加わり組織再生のための4あるいは5要素とされることもある．血行を得るための血管系は細胞にとって

の生命線であり，再生する組織が大きくなれば細胞が必要とする酸素や栄養の需要は増え，組織液中の拡散だけでは不十分になるだけでなく，代謝産物がうまく排出されなければ細胞周囲環境は悪化し細胞自体が生活できなくなる．また力学的負荷は組織を増大させ，その形態を制御するうえで重要な役割を担っており，メカニカルストレスは細胞レベルでも大きな影響をおよぼす．これらは組織の規模を維持するにも重要であり，組織は血行が途絶えれば壊死に陥るし，適度な負荷がかからなければ廃用性萎縮が生じる．

c. 組織再生のための細胞

組織再生には機能分化した状態の一定数の細胞が必要であり，これは未分化な幹細胞から誘導される．胚性幹細胞は自己複製能，増殖能，分化能の点で優れるが，その利用には倫理性の高い壁がある．体性幹細胞は自己由来のものが得られ免疫拒絶の心配がないため，現状の臨床応用に適している．対象になる個々の細胞については他項を参照されたい．

細胞は一定の環境下で培養され，これはCO_2インキュベータ内で管理されたフラスコやディッシュなどの培養器中におさめられた培養液として無菌的に保たれる．培養液には，基礎栄養成分が含まれpHや浸透圧が適正に調整された基本培地に加えて，細胞の増殖や生理機能発現あるいは分化誘導のために血清やミネラル，増殖因子，ホルモンなどが調合され用いられる．この環境設定は細胞の培養方法によってさらに変わる．静置培養は最も基本的な方法であり，培養器壁に付着した細胞が単層状態で増殖するものである．この変法で，増殖能を不活化した細胞をフィーダー層としその上に目的とする細胞を播種して重層するものもあり，たとえば放射線照射処理をした線維芽細胞層上で上皮細胞が培養される．回転培養は培養器を回転ドラム内に設置して培養器の周面全体に細胞が付着し増殖するものであり，培養液が流動することから効率がよい．これらに対して付着しない細胞には浮遊培養が基本になり血液細胞などが対象となる．さらに肝細胞などにはこの変法のスフェロイド培養がある．スフェロイドは丸い細胞集塊のことであり，複数の浮遊細胞が互いに穏やかに接する状態にあると形成される．細胞間相互作用により親和性の高い細胞同士が集まってもとの組織の構造に部分的にでも近づくことにより特異的な機能が現れる．この概念を発展させて生体組織を模倣するものがバイオリアクターであり，細胞の足場になる担体を加えて立体的に高密度に細胞を培養することができる．またこの模倣がさらに高度になれば人工臓器になる．

d. 組織再生のための足場

生体組織には細胞が活動する際の足場（スキャフォルド）として細胞外基質（マトリックス）があり，それを細胞自身がつくるようになるまでは人工的に維持される必要がある．足場材料が備えるべき条件としては，生体に無害であり親和性がよいことはもちろん，細胞が接着できること，細胞が生活するのに十分な酸素や栄養がとどく構造であることなどがあげられる．これらを満たす生体由来あるいは人工合成の生分解性あるいは生体吸収性の材料が多用される．材質としてはポリ乳酸やポリグリコール酸などの生分解性ポリエステル類，ゼラチンやその構成要素であるコラーゲンなどのタンパク質類，ヒアルロン酸や甲殻類の甲羅の成分であるキチン・キトサンあるいは藻類由来のアルギン酸などの多糖類，リン酸カルシウムやハイドロキシアパタイトなどの無機質など，さまざまなものがある．その微視的構造としては線維，粒子，膜，多孔，トンネル，窪み，溝など細胞の好む何らかの形態複雑性があり，それらが組み合わせられることもある．いずれにしても細胞が棲息するには至適な形と大きさがある．先

の *Auriculosaurus* では多孔性のポリグリコール酸が用いられた．これは理想的には一定期間で吸収されると同時にその中の細胞自身が軟骨基質を合成することにより置換する．

e. 組織再生のためのシグナル因子

細胞の方向性を決めるシグナルは単一のものではなく，さまざまな増殖因子や生理活性物質などが関係し，その伝達系を構成している．またこれらは時期によっても違いがあるため，必要なときに必要なものが添加あるいは放出されなければならない．そこで足場材料にはこれらを含んで適切に保ち必要分を徐放する性質も求められる．次項「生体材料学」を参照されたい．

f. ティッシュエンジニアリングの現状と動向

ティッシュエンジニアリングの対象のおもなものは大別すると，①皮膚，軟骨，骨などの構造を保つ支持組織，②心臓，肝臓，膵臓などの機能を持った実質臓器である[3]．このうち実用化相当レベルにあるのは①であり，欧米の企業がすでに製品を上市しており，本邦においても2007年に自家培養表皮が製品として製造承認を得たところである．②では細胞移植が試される一方で，バイオリアクターを発展させて人工臓器をつくる試みもある．今後の生体材料工学と幹細胞学の発展に伴って，ティッシュエンジニアリングは再生医療のツールとして，また再生医学の一分野として将来ますます重要になるであろう．

［日比英晴，上田　実］

■文献
1) Langer R, Vacanti JP : Tissue engineering. Science 260 : 920-926, 1993.
2) Lanza R, Langer R, Vacanti J : Principles of tissue engineering. 3rd ed. 1-1344, Academic Press, London, 2007.
3) 上田　実：再生医療とはなにか．1-191, メディア，東京，2004.

5. 生体材料学（バイオマテリアル）

a. 生体材料学（バイオマテリアル）の全体像と変遷

生体内および生体成分と直接触れて使用される材料をバイオマテリアル（biomaterial, biomedical material）と呼んでいる．一般には，バイオマテリアルは外科や内科治療において人工臓器に用いられる材料として知られているが，そのカバーする範囲はきわめて広い．外科・内科治療に用いられる材料は，すべてバイオマテリアルであり，それ以外の，たとえば移植医療のための周辺基材や臓器保存液，再生医療で重要となる細胞の増殖，分化を促すための材料も含まれる．治療薬物と組み合わせて，その治療効率を高めるドラッグデリバリーシステム（DDS）分野に対しても多くのバイオマテリアルが利用されている．遺伝子治療，細胞治療，血管内治療などの最新治療分野においても，バイオマテリアルの役割はますます大きくなっている．

これまでのバイオマテリアルは，血液凝固のない，生体になじむ（生体適合性），生体に対して毒性を示さないなどの性質を追求する形で研究開発されてきた．DDSに対しても，生体防御システムに認識されないような生体になじむ方向性を目指して研究されている．しかしながら，現在は，これまでのような生体になじみ融和する材料ではなく，生体に積極的に働きかける，たとえば，病気の治癒を促す性質を持つような材料開発へとバイオマテリアルは変遷してきている[1]．

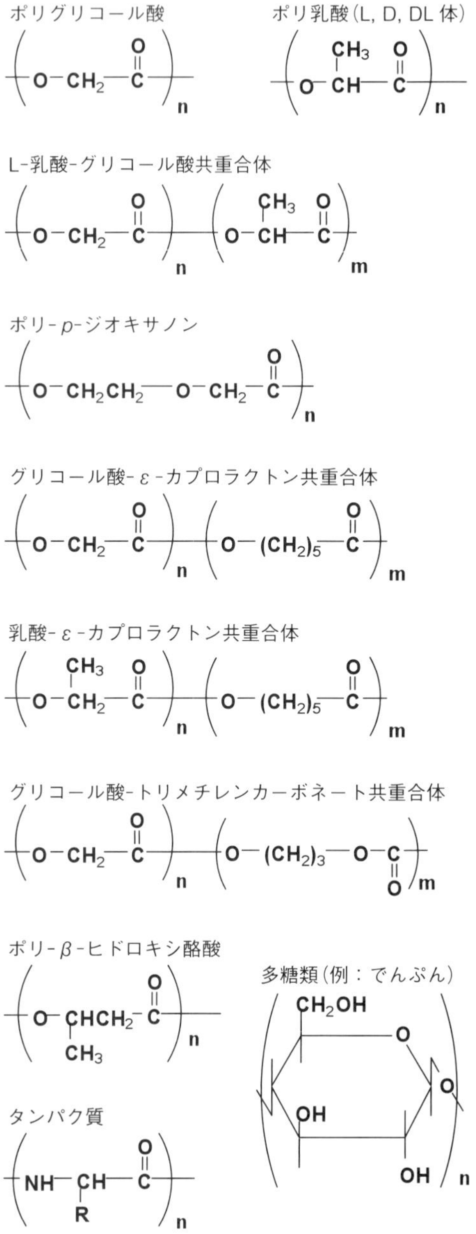

b. 先端医療に利用されるバイオマテリアル

先端医療には，生体吸収性あるいは生体非吸収性の種々の材料が用いられている．その中

図1 代表的な生体吸収性高分子バイオマテリアルの化学構造

表1 代表的な生体吸収性のバイオマテリアル

		略号	結晶・非晶性	代表的な足場形状
合成高分子	ポリグリコール酸	PGA	結晶性	線維
	L-乳酸-グリコール酸共重合体(10:90)	P(L-LA/GA)(10:90)	結晶性	線維
	D, L-乳酸-グリコール酸共重合体(50:50)	P(D, L-LA/GA)(50:50)	非晶性	スポンジ
	D, L-乳酸-グリコール酸共重合体(85:15)	P(D, L-LA/GA)(85:15)	非晶性	線維, スポンジ
	グリコール酸-ε-カプロラクトン共重合体(75:25)	P(GA/CL)(75:25)	非晶性	線維
	ポリ-L-乳酸	P-L-LA	結晶性	線維
	ポリ-D, L-乳酸	P-D, L-LA	非晶性	スポンジ
	L-乳酸-ε-カプロラクトン共重合体(75:25)	P(L-LA/CL)(75:25)	結晶性	線維
	L-乳酸-ε-カプロラクトン共重合体(50:50)	P(L-LA/CL)(50:50)	非晶性	スポンジ
	ポリ-ε-カプロラクトン	PCL	結晶性	線維
	ポリ-p-ジオキサノン	PDS	結晶性	線維
天然高分子	コラーゲン		結晶性	ゲル, スポンジ
	ゼラチン		非晶性	ゲル, スポンジ
	フィブリン		結晶性	ゲル
	多糖類		結晶性	ゲル, スポンジ
無機材料	リン酸三カルシウム	TCP	結晶性	多孔体
	炭酸カルシウム（珊瑚）	$CaCO_3$	結晶性	多孔体

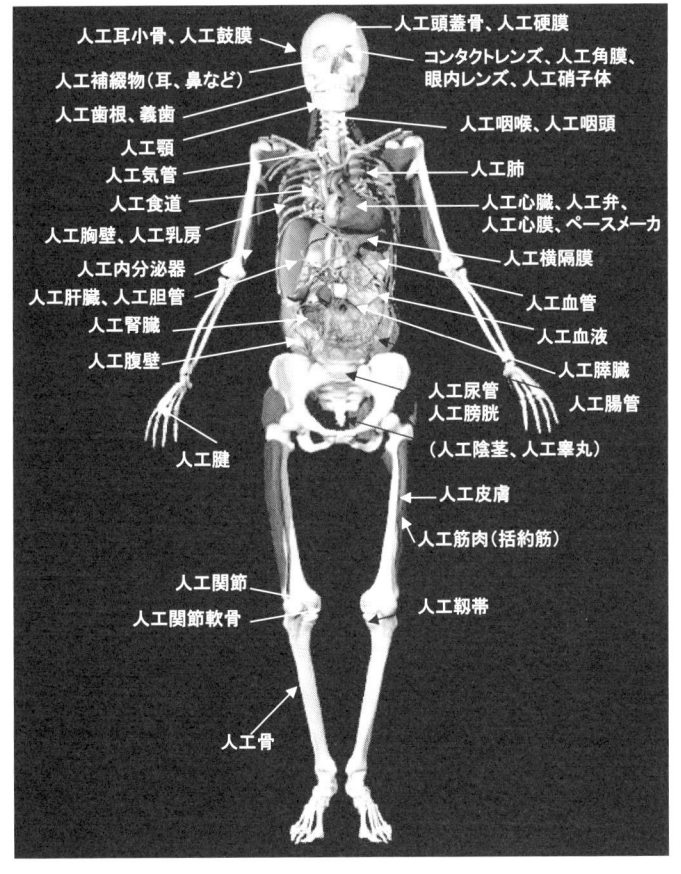

図2 研究開発あるいは臨床使用されている人工臓器

で，再生医療では生体組織の再生の邪魔にならないように修復過程とともに材料がなくなることが望ましい．生体吸収性とは，酵素的であれ非酵素的であれ，材料の重量が減少して最終的には生体内から材料が消滅してしまう性質である．表1と図1には，現在利用されている生体吸収性バイオマテリアルの種類と形状と化学構造を示す．合成高分子は加水分解あるいは酸化分解によって，合成ポリペプチドと天然高分子は加水分解酵素によって分子鎖が切断され，材料が体内で消滅する．これらの生体吸収性バイオマテリアルは種々の方法により，織物状，不織布状，チューブ状，スポンジ状などに成形され，形状と内部構造の異なる材料として利用されている[2]．

c．人工臓器のためのバイオマテリアル

図2には現在，研究開発あるいは臨床使用されている人工臓器を示す．使用されている材料は，高分子，金属，セラミクスやその複合体である．すべてのものが完成しているわけではなく，以下に臨床で使用されているものについて，少しの説明を加える．

人工血管には，材料の表面とバルクとの両方の生体適合性が必要である．抗血栓性表面にも完全なものがなく，また，血管の力学バルク特性に合う物性を持つ材料の開発が急がれる．臨床成績のよい人工血管があるが，より細い内径4mm程度の人工血管の開発が望まれている．ハイドロキシアパタイトなどのセラミクス材料技術は進歩し，骨組織とのなじみのよいバイオマテリアルが臨床で用いられている．生体吸収性高分子からなる3次元スポンジ，不織布などが人工真皮として利用されている．白内障の治療に用いられる眼内レンズやコンタクトレンズは非常に性能のよいものが得られ，患者に福音をもたらしている．骨折治療には，これまで，金属製のプレート，スクリュー，ネジなどが用いられてきたが，これらは生体内で分解せず，

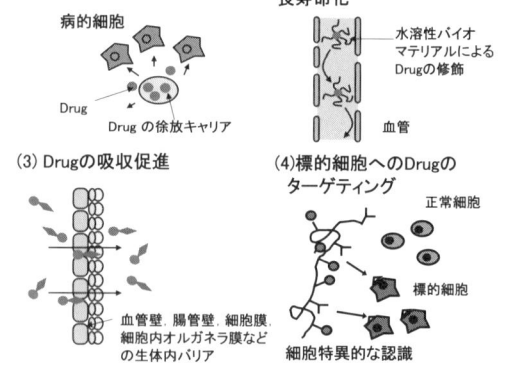

図3　Drugの生物活性を高めるためのDDS用バイオマテリアルの4つの役割

骨折治癒後に抜去する必要があった．この点を解決した生体吸収性の骨折治療バイオマテリアルが開発されている．

d．DDSのためのバイオマテリアル

図3にはDDSの目的を示す．現在，多くのDDS用バイオマテリアルの研究開発が行われているが，その中で臨床応用されているのは抗がん剤，ホルモンなどの徐放性製剤，難水溶性薬物の水可溶化，皮膚からの吸収促進製剤などである．DDSの対象となるDrugはこれまで治療薬物のみであった．ところが，Drugを診断薬，予防薬と読み替えれば，DDSは診断，予防効果を改善，増強させることができる．また，Drugを化粧品と考えれば化粧効果が高まる．すなわち，DDSとは生物活性を持つ物質（＝Drug）とバイオマテリアルとを組み合わせることによって，その活性を最大限に高めることを目的としたさまざまな自然科学分野に適用できる普遍的な技術，方法論である（表2）．DDS概念を利用したバイオマテリアル分野は，今後ますます発展，広がっていく可能性を持っている[3]．

e．再生医療のためのバイオマテリアル

生体の持つ自然治癒力によって，欠損した生

表2 DDS技術・方法論が必要とされる基礎生物医学，医療，ヘルスケア，およびその他の自然科学分野

基礎生物医学	細胞学	物質の細胞内への導入，物質の細胞内動態の制御，幹細胞工学，分子イメージング，細胞の増殖，分化の制御
	分子生物学	細胞機能の遺伝子改変，遺伝子発現制御，遺伝子解析
	発生学	発生プロセスの解明と制御
	免疫学	免疫エフェクター細胞の機能とサイトカイン作用の解明と制御
	生化学	タンパク質，遺伝子の安定化
	実験動物学	病態モデル動物作製，医療をめざした基礎研究
医療	治療学	薬物治療，遺伝子治療，免疫化学療法，放射線治療，温熱療法，超音波療法，外科治療（再建外科治療，移植医療，再生誘導治療），内科治療（血管内カテーテル治療，再生誘導治療）
	予防学	全身免疫，局所免疫（ワクチン），脱感作療法，免疫寛容誘導
	診断学	X線造影，超音波造影，MRI造影，光診断，マクロアレー（タンパク質，核酸，糖など），体内トレーシング
ヘルスケア	化粧品学（シャンプー，リンス）	油成分の水可溶化と乳化，界面活性能の制御
	食品学	油成分の吸収促進，乳化
機能材料	表面化学	表面修飾と表面機能化，生体適合性の研究
	材料科学	複合材料の作製と機能化，界面相互作用の制御

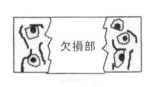

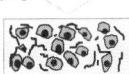

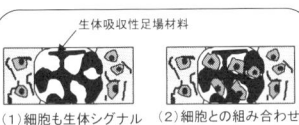

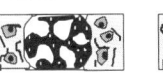

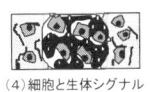

(A) 生体組織の生体内再生誘導のための足場バイオマテリアル

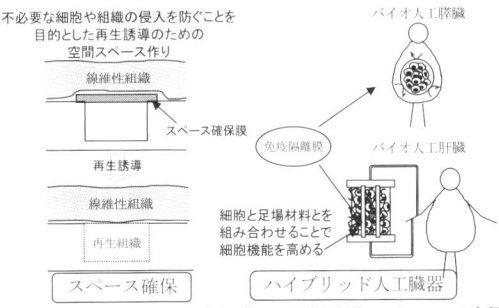

(B) 生体内での生体組織の再生誘導スペースの確保のためのバイオマテリアル

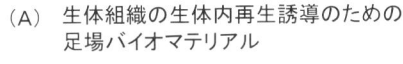

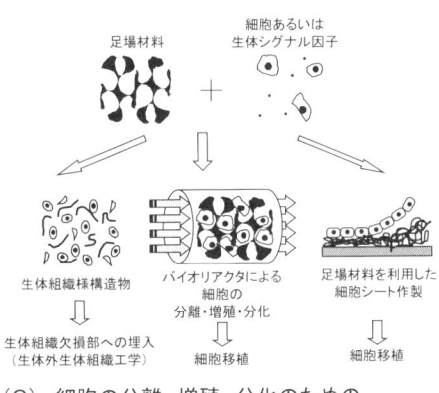

(C) 細胞の分離，増殖，分化のための足場バイオマテリアルと細胞培養技術

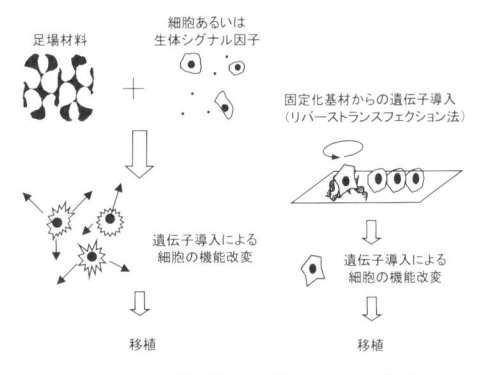

(D) 細胞の生物機能の増強，改変のためのバイオマテリアル

図4 再生医療を実現させるためのバイオマテリアルの重要な役割

表3 生体吸収性ハイドロゲルからの細胞増殖因子の徐放化技術を利用した生体組織・臓器の再生誘導治療

ハイドロゲル材料	徐放化細胞増殖因子	動物	標的組織・臓器と効果	再生治療目標
酸性ゼラチン（等電点5.0）	bFGF	マウス, ラット, イヌ	血管新生	糖尿病治療のためのランゲルハンス島移植
		ラット	血管新生	酵素欠損症治療のための肝細胞移植
		ラット	血管新生	腎機能補助のための腎集合管上皮細胞移植
		ラット	血管新生	血管つき2次移植骨による骨欠損修復
		ラット	血管新生	血管つき2次移植軟組織による皮膚欠損修復
		ラット, イヌ	血管新生	心筋梗塞治療のための心筋細胞移植
		ラット, モルモット	血管新生	皮膚真皮層の再生修復促進, 培養皮膚の生着促進
		ラット, ブタ	血管新生	心筋梗塞治療
		ウサギ	血管新生	下肢虚血治療
		イヌ	血管新生	肺気腫の再生修復
		ウサギ	末梢神経保護	末梢神経障害に対する再生治療
		ラット, イヌ, サル	骨再生, 血管新生	胸骨とその周辺軟組織の再生修復
		ラット, ウサギ, サル	骨再生	頭蓋骨の再生修復
		ラット, ウサギ, イヌ, サル	骨再生	長管骨の再生修復
		ウサギ	膝半月板の再生	膝半月板の再生修復
		マウス	脂肪再生	乳房の再生修復, 組織欠損部の形成外科的補填修復
		マウス	血管新生, 毛包組織の活性化	毛髪伸長の促進
		イヌ	歯根膜再生	歯周組織の再生修復
		イヌ	末梢神経再生	神経の再生修復
		イヌ	骨再生	下顎骨の再生修復
		ウサギ	組織器質化促進	組織器質化による脳動脈瘤カテーテル治療
	TGF-β1	ウサギ, サル	骨再生	頭蓋骨, 長管骨, 下顎骨の再生修復
		ヤギ	軟骨再生	気管軟骨輪の再生修復
	HGF	マウス	血管新生, 毛包組織の活性化	毛髪伸長の促進
		ラット, ブタ	血管新生, アポトーシス抑制	拡張型心筋症治療
		ラット	アポトーシス抑制, 線維組織の消化分解	肝硬変の再生治療
	bFGF/TGF-β1	ウサギ	骨再生	頭蓋骨の再生修復
	bFGF/PDGF, bFGF/HGF	マウス	血管新生	下肢虚血治療
	CTGF	ウサギ	軟骨再生	膝関節軟骨の再生修復
	FGF-10	ラット	間葉系細胞の増殖	歯周組織の再生修復
	BDNF	マウス	神経細胞の保護	内耳の再生治療
	IGF-1	ラット	軟骨再生	膝関節軟骨の再生修復
塩基性ゼラチン（等電点9.0）	BMP-2	ラット, イヌ, サル	骨再生	頭蓋骨, 下顎骨の再生修復
		イヌ	軟骨再生	気管軟骨輪の再生修復
コラーゲン	TGF-β1	ウサギ	骨再生	頭蓋骨の再生修復
	VEGF	ブタ	血管新生	心筋梗塞治療
		ウサギ	血管新生	軟組織移植片の生着促進
		ウサギ	骨再生	脊柱固定のための骨再生
		マウス	血管新生, 毛包組織の活性化	毛髪伸長の促進

bFGF：塩基性線維芽細胞増殖因子, TGF：トランスフォーミング増殖因子, HGF：肝細胞増殖因子, CTGF：結合組織増殖因子, VEGF：血管内皮細胞増殖因子, BMP：骨形成因子, PDGF：血小板由来増殖因子, BDNF：脳由来神経成長因子, IGF-1：インスリン様細胞増殖因子-1

体組織・臓器を再生修復する再生医療では，細胞の増殖・分化能力の活用がkeyとなる．しかしながら，幹細胞を移植するだけでは，生体組織の再生修復を期待できない場合も多い．これは，細胞はその周辺環境と相互作用しながら生存，機能しているからである．細胞の増殖・分化を促す環境を作るための医工学技術・方法論がティッシュエンジニアリング（組織工学）であり，バイオマテリアルが，5つの役割で利用されている[4]（図4）．

1つ目の技術は，体内での細胞の増殖・分化を促すための足場である（図4A）．細胞親和性，細胞を入りやすくするとともに十分な酸素や栄養物の供給を可能にするための多孔性，および材料の残存が組織再生を物理的に邪魔をすることのないような生体吸収性が必要である．足場に生体シグナル因子を組み込んだ機能性足場（人工細胞ニッチ）の研究開発が望まれている．2番目の役割は，宿主側のタンパク質や細胞の侵入からの再生スペースの確保である（図4B）．

3番目は，分化能の高い幹細胞を臨床応用に必要な質と数にまで増殖させる技術である（図3C）．たとえば，生体内での足場や細胞培養技術，装置（バイオリアクタ）の工夫により，生体内環境を模倣し，細胞を効率よく増やす．また，4番目として，細胞の生物機能を改良，増強する技術も大切である[5]（図4D）．5番目の役割は，生体内寿命が短く不安定な生体シグナル因子の組織再生効果を高めるためのDDSである[3,6]（図3）．この場合のDrugは生体シグナル因子である．たとえば，生体吸収性ハイドロゲルを用いて，種々の細胞増殖因子およびプラスミドDNAをその生物活性を維持した状態で徐放することができ，種々の生体組織の再生誘導が可能となっている[3,7]（表3）．

細胞増殖因子や遺伝子などの生体シグナル因子のDDS徐放化のためにゼラチンハイドロゲルが用いられている．この技術によって，血管，皮膚，骨，軟骨，神経，歯周組織などの再生修復が実現している．bFGFの徐放化による下肢虚血に対する血管新生治療，糖尿病性潰瘍や歯周組織の再生治療などは臨床成果が得られている[8]．移植細胞の生着率と機能発現率，細胞移植効果を高めるために，bFGF含有ゼラチンハイドロゲルを利用した血管新生[9]および細胞の機能改変増強のための非ウイルス遺伝子導入技術[5]などが研究開発されている．また，薬物治療法を用いて線維化組織を分解消失させ，周辺の健康組織の自然治癒力で難治性慢性線維性疾患の治療あるいは，血管内治療に組織再生能を組み合わせた脳動脈瘤の器質化カテーテル治療[4]などの内科的再生医療も始まっている．再生医療を含めた今後の先端医療の発展には，それらを科学的に支える幹細胞の基礎生物医学研究の発展が重要である．幹細胞の増殖・分化メカニズムの解明と制御，遺伝子改変による幹細胞機能の修飾などの研究を進めるためにも，バイオマテリアル技術は必要不可欠である．

[田畑泰彦]

■文献
1) 田畑泰彦：再生誘導治療のためのバイオマテリアル技術．バイオマテリアル―生体材料― 26-3：226-233，2008．
2) 田畑泰彦 編：再生医療のためのバイオマテリアル．コロナ社，2006．
3) 田畑泰彦 編：ドラッグデリバリーシステムDDS技術の新たな展開とその活用法．遺伝子医学別冊，メディカルドゥ，2003．
4) 田畑泰彦 編：再生医療へのブレイクスルー．メディカルドゥ，2004．
5) 原島秀吉，田畑泰彦 編：ウイルスを用いない遺伝子導入法の材料，技術，方法論の新たな展開．メディカルドゥ，2006．
6) 田畑泰彦 編：絵で見てわかるナノDDS．メディカルドゥ，2007．
7) 松本邦夫，田畑泰彦 編：細胞増殖因子と再生医療．メディカルビュー，2007．
8) 田畑泰彦：DDS技術の最前線－再生医療を実現しつづける―．Medical Science Digest 34：103-126，2008．
9) 田畑泰彦：進みつづける細胞移植治療の実際（上・下巻）．メディカルドゥ，2008．

索引

和文索引

あ

アクアポリン4 217
悪性関節リウマチ 243
アクチビン 512
足場 552,559
アスピリン 127,166
アスベスト 269,328,331
アスベストーシス 269
アズール顆粒 3
アディポサイトカイン 288
アディポネクチン 288
アテローム斑 50
アトピー性皮膚炎 219,338
アナフィラトキシン 141,143
アナログペプチド 319,319,321
アポトーシス 2,42,51,101
アポトーシス関連遺伝子 349
アミノペプチダーゼ 157
アミロイドβタンパク質 211
アラキドン酸 127,165
アラキドン酸代謝 136
アルツハイマー病 211,451
アルブミン 504
アレルギー 24,33,40,160,339
アレルギー・カスケード 256
アレルギー性炎症 14,63
アレルギー性結膜炎 234
アレルギー性疾患 19
アレルギー性鼻炎 240
アレルギーの増悪回路 14
アレンドロネート 246
アンカーモチーフ 319
アンギオテンシン変換酵素 159
アンキリンリピート 96
アンジオテンシンII 379
アンジオポエチン 485
アンジオポエチン-1 482
安全性試験 505
アンフィレグリン 536
アンフォールディング 155

い

胃 356
胃・十二指腸潰瘍 342
移植対白血病効果 300
移植片拒絶 24
移植片対宿主病 300

異染性 13
痛み 335
一塩基多型 267
一過性全脳虚血 208
一酸化炭素 150
一酸化窒素 52,150,339
遺伝子治療 348,554
遺伝子導入 445
遺伝子発現解析 352
胃粘膜 163
異物型巨細胞 47
イマチニブ 432
インスリン 532
インターフェロン 88,109
インターフェロンβ 218
インターフェロンγ 156
インターロイキン15 72
インテグリン・ファミリー 118
インテグリン $\alpha v \beta 3$ 249
インバリアント鎖 44
インフラマソーム 180
インフリキシマブ 345
インプリント 197
インフルエンザ菌 266
インフルエンザ脳症 342

う

ウイルス 178,328,330,331
ウイルス性肝炎 278
運命決定因子 401

え

エイコサノイド 127,136,165,209
エイコサペンタエン酸 131
エオタキシン 7
液性免疫 62
エコシステム 358
エチドロネート 246
エナメルマトリックスタンパク質 547
エピジェネティック状態 403
エピレグリン 537
エフェクター記憶T細胞 121
エムドゲイン法 547
エリスロポエチン 109
沿軸中胚葉 489
炎症 24,160,294,328,329,330,331,363
炎症細胞 51,332
炎症性眼疾患 234

炎症性血管新生 238
炎症性サイトカイン 16,54,189,250,
　260,295,332,363
炎症性自己免疫疾患 58
炎症性疾患 332
炎症性腎疾患 285
炎症性腸炎 57,58
炎症性腸疾患 120,180,184,185,275
炎症性疼痛 335
炎症の収束 166
炎症の病態 363
炎症マーカー 363
炎症マーカーの臨床検査 364
炎症メディエーター 160
円柱細胞 467
エンドソーム 44

お

オステオポンチン 106,384
オートクリン・パラクリン様式 534
オートファゴソーム 192,275
オートファジー 176,192
オピオイド受容体作動薬 336
オリゴクローナルバンド 217
温度応答性培養皿 544

か

回転培養 552
外胚葉 395
角化細胞 231
拡散型チャンバー 548
拡張型心筋症 387
獲得免疫 16,171,353
獲得免疫系 323
核内移行シグナル 73
角膜実質幹細胞 447
角膜上皮幹細胞 446
角膜上皮細胞シート 546
下限臨界溶液温度 544
下降性疼痛抑制経路 336
過酸化水素 146
カスパーゼ-1 54,76,180
ガスメディエーター 150
家族性地中海熱 315
可塑性 475
顎骨壊死 343
活性型ビタミン 246
活性型平滑筋細胞 387

活性化マクロファージ 50
活性化ループ 14
活性酸素 198,331,424
活性酸素種 145,146,329
カテプシン B 281
カテプシン B 説 281
カテプシン L 486
カドヘリン・ファミリー 118
カプサイシン 338
花粉症 240
痒み 338
可溶性 TNF レセプター 244
可溶性グアニル酸シクラーゼ 151
ガラクトシルセラミド 37
カリクレイン 160
カリクレイン・キニン系 157
カリクレイン遺伝子ファミリー 158
カリジン 157
顆粒球 2
顆粒球・マクロファージコロニー刺激因子 48
顆粒細胞下層 208
カルシウム 246
カルシウムシグナル 248
カルジオリピン 311
カルシトニン 250
カルシトニン遺伝子関連ペプチド 338
カルシトニン製剤 246
加齢黄斑変性 237,484,486
加齢黄斑変性症 517
癌 19,370
肝移植 503
癌遺伝子 428
肝炎 278
感覚細胞 450
肝芽細胞 470
肝癌 472
癌幹細胞 325,407,426
肝幹細胞 470
癌関連遺伝子 349
眼球表面 446
管腔形成 519
がん抗原 324,325
肝硬変 278,386,519
肝再生 280,470
がん細胞 323
幹細胞 407,419,428,435,442
幹細胞因子 109
癌細胞塊 428
幹細胞システム 474
幹細胞ニッチ 402,419,469
肝疾患治癒能力 505
間質血管細胞群 507
間質細胞 384
間質性肺炎 389
肝障害 539
肝障害モデル 505
癌進展 386
肝星細胞 387
関節炎 243
関節症性乾癬 225

関節リウマチ 17,243,247,296,297,332,344
感染 40
乾癬 81,328,330,331,360
肝線維化 280
感染症 19,370
完全人工心臓 542
感染防御 16
感染免疫 24
乾燥性角結膜炎 317
冠動脈硬化症 251
眼内レンズ 556
肝不全 503
がん免疫 323
間葉系幹細胞 489,497,503
間葉系細胞 416,455
間葉細胞 433,434
間葉上皮転換 433
寛容性樹状細胞 325

き

記憶 B 細胞 32
器官形成 471
気管支拡張症 266
気管支喘息 256
器質化カテーテル治療 559
器質化肺炎 264
寄生虫 328,330,331
喫煙 389
基底膜 434
気道障害モデル 464
キトサン 548
キニナーゼ I 159
キニナーゼ II 159
キニノゲン 160
キニノゲン遺伝子 158
キニン 160
キニン受容体拮抗剤 160
キニン分解酵素 159
キマーゼ 13
キメラマウス 395
キャセリシジン 353
吸光度法 148
急性炎症 364
急性炎症型分画像 364
急性間質性肺炎 264
急性冠症候群 251,253
急性期タンパク 203,363
急性骨髄性白血病細胞 430
急性細菌性腹膜炎 14
急性腎不全 520
急性膵炎 281
急性痛 335
共刺激分子 CD28 345
狭心症 251
共生関係 167
胸腺 190,191,369
胸腺依存性抗原 32
胸腺髄質上皮細胞 190
胸腺非依存性抗原 32

胸腺プロテアソーム 156
虚血・再灌流 286
虚血後再灌流障害 208
虚血性心疾患 251
虚血性脳疾患 208
拒絶反応 359
筋衛星細胞 416,453
筋芽細胞 453
筋再生 416,453
筋線維芽細胞 385,386

く

クライオピリン関連周期性症候群 315
クラススイッチ 31
クラスター形成 360
グラニュリシン 28
クララ細胞 464
グランザイム 28
グリオブラスト 438
グリセロリン脂質 133
グルタチオン 147
グルタチオンペルオキシダーゼ 147
クロスプレゼンテーション 44
クロマチン構造 371
クロマチンリモデリング 371
クローン病 180,345

け

蛍光プローブ法 148
蛍光法 148
経口免疫寛容 183
形質細胞様樹状細胞 309
形質転換 390,451
形態形成 519
劇症肝炎 470,520
血圧降下 160
血圧調節 159
血液幹細胞 13,59
血液透析 542
血液脳関門 212
血液脳関門輸送 212
血液濾過 542
結核菌 64
血管新生 332,384,479,484,515,559
血管新生阻害剤 350
血管新生阻害療法 515
血管透過性 515
血管透過性亢進 157
血管透過性亢進作用 160
血管内治療 554
血管内皮細胞 214,237,332,480,507
血管内皮細胞シート 547
血管内皮細胞前駆細胞 485
血管内皮細胞増殖因子 109
血管内皮前駆細胞 481,497
血管内皮増殖因子 237,515
血管発生 479,484,515
血管平滑筋細胞 480
血管壁細胞 480,507
血行性転移 517
結合組織型マスト細胞 13

索　引

血漿カリクレイン　157
血漿交換　542
血小板活性化因子アセチルヒドラーゼ（PAF-AH）　133
血小板由来成長因子-B　481
血清アミロイドA　296
血清アミロイドAタンパク　364
血清タンパク分画検査　364
血清メタロプロテアーゼ3　243
ゲノムワイド多型解析　309
ケモカイン　4,14,16,105,114,178,196,209,231,258,260,286,377
ケモカイン/ケモカイン受容体　378
ケモカインCXCL12（SDF-1）　421
ケモカイン受容体　109,196
ケラチノサイト　221,338,442
ケラチン5陽性細胞　464
ケロイド　233

こ

抗CD33抗体　347
抗GPI抗体　17
高IgD症候群　315
抗IL-6レセプターモノクローナル抗体　245
抗M3R抗体　319,321
抗TNF-α　344
抗TNF-α抗体　299
抗VLA4（α4インテグリン）抗体　218
抗うつ薬　336
好塩基球　6,13
抗炎症作用　81,166
抗炎症性サイトカイン　505
抗炎症薬　341
抗カルジオリピン抗体　311
抗癌剤　427,525
抗環状シトルリン化ペプチド抗体　243
高感度CRP　253
抗菌ペプチド　81,179,353
口腔粘膜上皮細胞シート　546
抗血栓性　541
抗原抗体複合体　32,308
膠原線維　385,386,387
抗原提示　50
抗原提示細胞　317
抗原特異的免疫応答　321
膠原病　187
抗好中球細胞質抗体　285
抗サイトカイン療法　344
好酸球　9,256,258,361
高周波発熱凝固　337
抗腫瘍活性　38
恒常性　401
高親和性IgE受容体　14
合成高分子　556
合成ポリペプチド　556
光線力学療法　238
光線療法　225
酵素法　148
抗体　31,142
抗体医薬　344

抗体療法　325
好中球　2,14,17,165,231,361,453
好中球エラスターゼ　160
好中球減少　5
好中球先天的機能異常　5
抗てんかん薬　337
高内皮細静脈　360
抗二重鎖DNA抗体　308
抗ヒトTNFαモノクローナル抗体　244
高病原性鳥インフルエンザA　262
抗不安薬　337
抗不整脈薬　337
高分子キニノゲン　157
後毛細血管細静脈　196
抗リウマチ薬　244
抗リン脂質抗体　311
抗リン脂質抗体症候群　311
抗β2GPI抗体　311
呼吸器感染症　260
呼吸器常在間葉系幹細胞　466
呼吸細気管支　266
骨格筋　453
骨格筋SP細胞　416
骨格筋幹細胞　418
骨芽細胞　418
骨形成因子　511
骨髄　369
骨髄間葉系幹細胞輸注　303
骨髄間葉系細胞　493
骨髄細胞　413
骨髄培養マスト細胞　13
骨髄由来免疫抑制細胞　325
骨髄抑制　352
骨折　457
骨折治療バイオマテリアル　556
骨粗鬆症　245,247,343
骨代謝　457
骨軟化症　530
古典的MAPK　100
古典の経路　141,142
個別化医療　348
コラゲナーゼ　124
コラーゲン　231,232,385
孤立リンパ小節　182
コレステロール　254
コロニー　476
コロニー形成能　414,471
コンタクトレンズ　556

さ

細気管支肺胞結合部領域　464
細菌感染　14
細菌感染症　365
再構築　479
最終分化　475
再生・分化　469
再生医学　475,540,550
再生医療　489,550,556
再生工学　550
再生スペース　559
再生治療　559

サイトカイン　4,102,167,178,209,243,324,377,380,384,385,387,435
サイトカインシグナル　109
再表皮化　232
細胞移植治療　404
細胞外基質　552
細胞外マトリックス　123,384,420,434,435,471,545
細胞間生合成　165
細胞間接着　434
細胞骨格　434
細胞質型PLA$_2$（cPLA$_2$）　133
細胞質センサー　178
細胞シート　500,545
細胞シート工学　544,545
細胞周期関連遺伝子　349
細胞周期の静止状態　420
細胞傷害性T細胞　300,321
細胞傷害性Tリンパ球　28
細胞性免疫　18,62
細胞接着分子　196
細胞治療　554
細胞内シグナル伝達　349
細胞培養技術　559
細胞融合　461
細胞遊走　333
サーファクタントプロテインC　465
サブスタンスP　338
酸化LDL　254
酸化ストレス　145
酸化損傷　146
酸化ダメージ　145
酸化リン脂質　137
三次元モジュール基材　548
三胚葉　395

し

次亜塩素酸　199
シアル酸レセプター　262
シアロムチン・ファミリー　119
シェーグレン症候群　317,451
軸索再生　494
シグナル伝達　333
シクロオキシゲナーゼ　128,166
シクロスポリン　302
自己炎症性症候群　314
自己寛容　25,190,191
自己抗原　188,190,191
自己抗体　33,188
自己反応性T細胞　24
自己複製　398,453
自己複製能　419,431,437,472
自己複製分子　431
自己免疫　24
自己免疫疾患　17,19,40,187,190,191,216,235
自己免疫症　58
自己免疫症状　539
自己免疫性水疱症　227
自己免疫性皮膚疾患　227
自己免疫性リンパ球増殖症候群　309

歯根膜細胞シート 547
シスタチオニンβ-シンターゼ 151
シスタチオニンγ-リアーゼ 151
システインプロテアーゼインヒビター 158
脂腺 442
自然型アトピー性皮膚炎 78
自然記憶T細胞 74
自然治癒力 556
自然免疫 14,142,167,171,263,353
自然免疫機構 314
自然免疫系 323
疾患感受性遺伝子群 310
疾患モデル細胞 405
実験的アレルギー脳脊髄炎 106
実験的自己免疫性脳脊髄炎 216
実質細胞 384
疾病 145
シデロファージ 48
シトクロム c_{558} 201
シトクロム c オキシダーゼ 151
脂肪間質細胞 507
脂肪細胞 288,418,507
脂肪酸 295
脂肪前駆細胞 507
脂肪組織 503
脂肪毒性 291
脂肪由来幹細胞 507
若年性関節炎 299
シャペロン介在性オートファジー 192
周期性発熱 314
重症複合免疫不全症 57
周皮細胞 484
粥状動脈硬化 251,252,254
樹状細胞 42,91,104,196,323
受動免疫療法 325
腫瘍 386,525
腫瘍間質 386
腫瘍関連マクロファージ 324
腫瘍血管新生 163
主要組織適合抗原 369
主要組織適合抗原（MHC）クラスⅠ分子 28
主要組織適合性遺伝子複合体 156
主要組織適合複合体 190
受容体型チロシンキナーゼ 527
腫瘍免疫 24
腫瘍免疫学 327
シュワン細胞 494
消化管障害 342
消化器障害 352
ショウジョウバエ 401
小腸陰窩 467
上皮-間葉転換 433
上皮間葉相互作用 519
上皮間リンパ球 183
上皮細胞 433,434,435
上皮細胞増殖因子受容体 346
上皮増殖因子 535
初期化 403
食細胞 NADPH オキシダーゼ 199

ショック 160
塵埃細胞 48
心因性疼痛 335
侵害刺激 162
侵害受容性疼痛 335
心筋梗塞 251,253,387
心筋細胞シート 547
心筋チューブ 547
神経因性疼痛 335
神経ガイダンス因子 168
神経幹細胞 208
神経冠細胞 411,437,438
神経幹細胞移植 441
神経原線維変化 211
神経細胞誘導 494
神経成長因子 338
神経堤 443
神経ブロック 337
神経ペプチド 162
心血管系障害 342
人工癌幹細胞 429
人工血管 541,556
人工腎臓 542
人工心臓 542
人工心肺 541
人工真皮 556
人工臓器 552,554
人工多能性幹細胞 403,441,468,549
人工弁 541
滲出性変化 238
尋常性乾癬 223
尋常性天疱瘡 227
新生血管 231,237
新生内膜 387
心臓 SP 細胞 410
腎臓 SP 細胞 413
心臓幹/前駆細胞 410,460
腎臓再生 413
心臓再生 497
シンドローム X 293
真皮樹状細胞 42
心不全 497

す

膵炎 281
水疱性類天疱瘡 228
スカベンジャー受容体 252
スキャフォールド 547,552
スタチン 254
ステロイド 341
ステロイド大量点滴静注療法 218
ステロイド薬 238,244
ステロイド療法 308
ストレス活性化キナーゼ 100
ストローマ細胞 369
ストロムライシン 124
スーパーオキサイド 146,150,198,199
スーパーオキサイドジスムターゼ 146
スピントラッピング 148
スフェロイド培養 552
スレオニンプロテアーゼ 156

せ

制御性T細胞 20,24,58,257,325
星細胞 280
静止期 420
生体外再構築性基材 548
生体機能性 541
生体シグナル因子 559
生体適合性 541,554
生体防御レクチン 142
静置培養 552
成長ホルモン 532
正の選択 156
生物学的製剤 189,225,244,344
生理活性分子 355
赤芽球島 48
赤沈値 364
石綿肺 269
セツキシマブ 346
赤血球沈降速度 364
接触型細胞間相互作用 15
接着因子 209,271
接着分子 118
セマフォリン 168
セマフォリン3A 338
ゼラチナーゼ 124
ゼラチナーゼ顆粒 3
ゼラチンハイドロゲル 559
セリン/トレオニンキナーゼ 350
セリンプロテアーゼ 157
セレクチン・ファミリー 119
線維化 377,380
線維芽細胞 384,435,444
線維芽細胞増殖因子 232,527
線維性疾患 519
前癌病変 390
前駆細胞 428,435,476
センサー 178
全身炎症 214
全身性アナフィラキシー 7
全身性エリテマトーデス 188,344
全身性自己免疫疾患 187,308,344
喘息 256
選択的透過膜 548
先端医療 554
前単球 46
セントラル記憶T細胞 121
前脳室下帯 208
腺房細胞 474
せん妄 214
線溶均衡型 DIC 305
線溶亢進型 DIC 305
線溶抑制型 DIC 305
前立腺癌特異抗原 158

そ

走化性因子 130,144
臓器移植 359,540
臓器特異性 191
臓器特異的自己免疫疾患 187
臓器保存液 554

索引

造血環境　539
造血幹細胞　46,431,490
造血幹細胞移植　326
創傷治癒　384,442
増殖　534
増殖因子　492
増殖因子受容体　349
臓側中胚葉　489
創薬スクリーニング　405
続発性骨粗鬆症　245
疎血・再灌流障害　359
組織因子　304,312
組織カリクレイン　157
組織幹細胞　426
組織球　48
組織工学　550,559
組織修復　469
組織増大治療　509
組織特異的リンパ球ホーミング　195
組織リモデリング　384
粗面小胞体ストレス応答　469
損傷治癒　231

た

体液性免疫　18
第3成分　141
退縮　483
体性幹細胞　474,476,552
大腿骨頸部骨折　245
大動脈瘤　387
第二経路　141,143
胎盤成長因子　515
退薬症候群　343
大理石骨病　247
大理石病マウス　48
タクロリムス　302
多形核白血球　2
多臓器不全　365
脱ユビキチン酵素　155
多能性　394,398
多能性幹細胞　448,489
多能性誘導因子　403
多発性硬化症　216
多分化能　419,437,471
多分化能血液幹細胞　13
多面の薬理作用　254
単芽球　46
単球　46
単球/マクロファージ　231

ち

遅延型過敏反応　60
知覚神経　162
中心体　402
中枢性自己寛容　31
中枢性トレランス　187
中枢性免疫寛容　45
中大脳動脈閉塞　208
中胚葉　395
腸　356
聴覚　450

腸管関連リンパ組織　182
腸管上皮細胞　276
腸管内分泌細胞　467
腸管フローラ　183,185
腸間膜リンパ節　197
腸管免疫恒常性維持　276
長期生存型形質細胞　32
蝶形紅斑　308
腸上皮幹細胞　467
腸内細菌　183,184,185
直接感作　360
チロシンキナーゼ　350,518

つ

椎体骨折　245

て

低酸素　482
低酸素誘導　516
ティッシュエンジニアリング　550,559
ティッシュエンジニアリングの3要素　551
滴状乾癬　226
デスモグレイン　227
デスモグレイン代償説　227
テネイシン-C　384
デフェンシン　353
デュシェンヌ型筋ジストロフィー　453
電極法　148
電子常磁性共鳴法　148
電子線グラフト重合法　544
転写因子　372
転写活性　72
転写記憶　374
転写調節因子　88,349
天然高分子　556
天疱瘡　227

と

導管細胞　474
糖脂質抗原　37
糖尿病　288,473
糖尿病腎症　286
糖尿病性網膜症　484
動脈硬化　50,136,252,253,343,387
動脈硬化症　251
特殊顆粒　3
毒性試験　505
特発性間質性肺炎　263
特発性肺線維症　264
突然変異　329,331
ドナー細胞　489
ドナー樹状細胞　359
ドナー不足　503
トラスツズマブ　346
ドラッグデリバリーシステム　554
トランスクリプトーム　375
トランスジェニックマウス　159
トリグリセリドリパーゼ　136
トリプシノーゲン　281
トリプシン　281

トリプターゼ　13,160,339
トレランス　187
トロンビン-アンチトロンビン複合体　305
トロンボキサン　127
トロンボキサンA_2　339
トロンボスポンジン　384
貪飲　47
貪食　46,47
貪食細胞　212

な

内因性発熱因子　54
内科の再生医療　559
内在性T_{reg}　25
内耳幹細胞　451
内視鏡的粘膜下層剥離術　546
内臓脂肪細胞　294
内臓脂肪蓄積　293
内胚葉　395
内胚葉系細胞　468
ナイーブ細胞　30
内部細胞塊　394,398
軟骨異形成症　530
軟骨細胞　458
難治性慢性線維性疾患　559

に

肉芽組織　232
二次応答　29
二次リンパ系器官　195
ニッチ　426,427
ニッチ細胞　420
ニトロキシルラジカル　145
ニトロシル化　152
ニューロブラスト　439
尿酸　147,179
尿酸結晶　79
妊娠高血圧症候群　517

ぬ

ヌクレオソーム　371

ね

粘膜型マスト細胞　13
粘膜固有層　182
粘膜免疫　182,185

の

脳虚血　209
脳梗塞　210
能動免疫法　325,326
膿疱性乾癬　226
ノシセプチン　339
ノックアウトマウス　159,539

は

パイエル板　94,182,185,197
肺炎球菌　260
バイオフィルム　267
バイオマーカー　329,330

バイオマテリアル 550,554
バイオリアクター 552,559
肺芽 464
敗血症 365
敗血性ショック 160
杯細胞 467
肺サーファクタント 133
肺小葉 263
肺神経分泌細胞 465
胚性幹細胞 394,398,441,503,552
胚性膵幹細胞 548
肺線維症 263,389
ハイドロキシアパタイト 451
ハイブリッド型人工臓器 541
ハイブリッド再生治療 499
ハイブリッドプロテアソーム 156
肺胞タンパク症 49
肺胞マクロファージ 47
培養皮膚 444
培養表皮 444
ハーゲマン因子 157
破骨細胞 48,247
破骨細胞活性化因子 54
破骨細胞分化因子 247
バージャー病 487
播種性血管内凝固症候群 304
パスウェイ解析 504
パターン認識受容体 184
発芽的血管新生 481
発癌 389
発癌剤 472
白血球浸潤 114
白血球数 364
白血球像 364
白血病 430
白血病幹細胞 430
ハッスル小体 45
発痛作用 159
バニロイド受容体 159
パネト細胞 467
パーフォリン 28
パーフォリン/グランザイム 34
パラクライン効果 499
パラクリン/オートクリン様式 532
パラクリン様式 533
バルジ領域 442
瘢痕 385
万能細胞 503,543
反応性予測 352

ひ

ヒアルロン酸 385
皮下脂肪細胞 294
微小環境 426
ヒスタミン 14,339
非ステロイド系抗炎症薬 213,244,341
ヒストン 371
ヒストンコード仮説 372
ヒストンの化学修飾 372
ビスフォスフォネート 246
ビスフォスフォネート製剤 250,343

脾臓の微小環境 94
非対称分裂 401
ビタミン A 197
ビタミン C 147
ビタミン D 197
ビタミン D_3 誘導体 225
ビタミン E 147
ビタミン K_2 製剤 246
ヒト型化抗 IL-6 受容体抗体 297,299
ヒト型化マウス 367
ヒト型抗 IL-5 抗体 12
ヒト型人工免疫組織 370
ヒト型モノクローナル抗体 370
ヒト化マウス 367
ヒト肝細胞 504
非特異性間質性肺炎 264
ヒト主要組織適合抗原 300
ヒト造血幹細胞 367,369
ヒト唾液腺上皮細胞株 320
ヒトパピローマウイルス 325,328
ヒト免疫細胞 369
ヒト免疫不全症 370
皮膚 338
非ホジキンリンパ腫 347
非麻薬性鎮痛薬 336
肥満細胞 6,13,104,105
びまん性汎細気管支炎 266
非メチル化 CpG モチーフ 174
標準/構成型プロテアソーム 156
表皮 338,442
表皮の γδ 型 T 細胞 74
表面抗原マーカー 478
非リンパ系組織 195
ピルフェニドン 265
ピロリ菌 180

ふ

ファゴゾーム 2
ファゴリソソーム 2
不安定プラーク 253
フィコリン 142
フィーダー細胞 394
フィブロネクチン 384
封入体 193
副腎皮質ステロイド 189,302,341
副腎不全 343
腹水癌 517
副鼻腔炎 241
浮腫 238
負の選択 190,191
不飽和脂肪酸 130
浮遊細胞塊 428
浮遊培養 552
ブラキンファミリー 229
プラスミノゲンアクチベーターインヒビター 305
プラスミン-$α_2$プラスミンインヒビター複合体 305
ブラジキニン 157
フリーラジカル・スカベンジャー 145
ブレオマイシン肺障害モデル 466

プレカリクレイン 157,160
プレドニゾロン 343
プレバイオティクス 356
プロカルシトニン 365
フローサイトメトリー 508
プロスタグランジン 14,127
プロスタグランジン E_2 339
プロスタサイクリン 130
プロテアーゼ 160,243,435
プロテアーゼ活性化受容体 339
プロテアソーム 154,155,192
プロテオグリカン 385,387
プロテオリピッドタンパク 216
プロトンポンプ阻害薬 342
プロバイオティクス 185,356
フローラ 356
プロリン指向性キナーゼ 101
分化 534
分化多能性 404
分化転換 474
分化能 413
分子標的薬 348
分泌型 IgA 183
分泌小胞 4
分泌性 PLA_2 133

へ

閉経後骨粗鬆症 245
平衡覚 450
閉塞性動脈硬化症 487
ヘキスト33342 428
ペースメーカー 542
ベータセルリン 536
ベーチェット病 345
ベバシズマブ 346
ヘパラン硫酸プロテオグリカン 527
ヘパリン親和性 529
ペプチドグリカン 16,180
ヘミデスモゾーム 228
ヘムオキシゲナーゼ 150
ペリサイト 480
ヘリング管 470
ペルオキシナイトライト 147
ベール細胞 42
ヘルパー T 細胞 18
辺縁帯マクロファージ 48
辺縁メタル好性マクロファージ 48
変性神経突起 211
扁平上皮化生 390

ほ

放射状グリア 438
放射線療法 427
紡錘体 402
泡沫細胞 48
飽和脂肪酸 290
補助心臓 542
ホスファチジルセリン依存性抗プロトロンビン抗体 312
ホスホリパーゼ A_2 128,133
補体 141,211

索 引

ポドソーム 249
ホーミング 195
ホーミング受容体 195, 196
ホメオスタシス 533
ポリ（N-イソプロピルアクリルアミド） 544
ポリコーム群遺伝子複合体 373
ポリフェノール類 147
ポリユビキチン遺伝子 154
翻訳制御機構 72

ま

マイクロアレイ 504
マイクロサテライト 391
マイナー組織適合抗原 300
膜傷害複合体 141, 144
マクロオートファジー 192
マクロファージ 46, 47, 88, 251, 252, 288, 294, 323, 333, 361, 384, 453
マクロファージコロニー刺激因子 48, 109
マクロライド療法 267
マスト細胞 13, 33, 256, 339, 361
末梢神経 338
末梢性トレランス 187
マトリックス 552
マトリックス細胞タンパク 384
マトリックスメタロプロテアーゼ 123
マトリックスメタロプロテアーゼ 384
マトリライシン 124
麻薬性鎮痛薬 336
マルチプルリスクファクター症候群 293
慢性炎症型分画像 364
慢性骨髄性白血病 431
慢性進行性 389
慢性腎臓病 285
慢性腎不全 520
慢性膵炎 282
慢性唾液腺炎 317
慢性肉芽腫症 200
慢性反復性多発性骨髄炎 316
慢性副鼻腔炎 266

み

ミエリン塩基性タンパク 216
ミエロペルオキシダーゼ 199
ミクロオートファジー 192
ミクログリア 48, 212
ミコフェノール酸モフェチル 302
ミッシングセルフ仮説 36
未分化性維持 398
脈管形成 479

む

無血清培地 492
ムスカリン作動性アセチルコリン受容体 318
ムチン5B 267

め

メソアンギオブラスト 455
メソトレキサート 302
メタクロマジー 13
メタゲノミクス解析 357
メタボリックシンドローム 253, 288, 293, 294
メチルプレドニゾロン 343
メトトレキサート 244
メモリーCD8T細胞 75
メモリーTh2細胞 374
メモリー細胞 30
メラノサイト 443
メラノファージ 48
免疫 323
免疫寛容 359, 490
免疫グロブリン・スーパーファミリー 119
免疫グロブリン様受容体 248
免疫実効組織 182
免疫セマフォリン分子 168
免疫バランス 20
免疫賦活剤 326
免疫複合体 33
免疫不全マウス 367
免疫プロテアソーム 156
免疫誘導組織 182, 185
免疫抑制薬 189, 361
免疫療法 120, 325

も

毛乳頭細胞 444
毛包 442
網膜 447
網膜剥離 237
モノクローナル抗体 324, 326
モルヒネ 339

や

薬剤性急性肺障害 389
薬物代謝酵素 504

ゆ

遊走 534
誘導性T_{reg} 25
有毛細胞 450
遊離脂肪酸 290
ユビキチン 154, 192
ユビキノール 147

よ

養子免疫療法 326
抑制性T細胞 24
抑制性受容体 258

ら

ライソゾーム 46
落葉状天疱瘡 227
ラジカル 145
卵形細胞 472
ランゲルハンス細胞 42

り

リウマトイド因子 243
リソソーム 192
リソソーム型PLA_2 133
リソソーム酵素 281
リゾホスファチジン酸 138
リゾホスホリパーゼ 136
リツキシマブ 345
リプログラミング 525
リポキシゲナーゼ 128, 165
リポキシン 131, 165
リポコルチン 342
リポ多糖 355
リポタンパク質 136
リモデリング 256, 258, 479
リモデリング因子 372
硫化水素 150
緑色蛍光色素 461
緑膿菌 260, 266
リン脂質 128
臨床試験 327
リンパ管新生 516
リンパ球活性化因子 54
リンパ節 94
リンパ節転移 516
リンフォトキシン 93

る

ループスアンチコアグラント 311
ループス腎炎 308

れ

レクチン経路 141, 142
レジスチン 293
レセドロネート 246
レチノイン酸 197
レトロウイルス 404
レトロウイルスベクター 59
レニン・アンジオテンシン系 379

ろ

ロイコトリエン 11, 14, 127, 256
ロイコトリエンB_4 339
ロイシンリッチリピート 172

わ

ワクチネーション 321
ワクチン 30, 326, 370
ワクチン治療 348

欧文索引

Ⅰ型/Ⅱ型肺胞上皮細胞　466
Ⅰ型 IFN　45,309
3T3-L1マウス前駆脂肪細胞　289
4型分泌装置　272
8-oxodG　330,331
8-ニトログアニン　330,331
Ⅻ因子　157
12-HHT　130
14員環マクロライド系薬　266

【A】

$\alpha 1\beta 1$ インテグリン　170
$\alpha 4\beta 7$　196
$\alpha 4\beta 7$ インテグリン　277
$A\beta$ ワクチン　212
AA アミロイドーシス　296
ABC トランスポーター　407,426,427
acquired immune system　171
acquired immunity　16
ADAM　123
ADAMTS　125
adaptive T_{reg}　25
ADHR　530
adiponectin　293
AID　66
AIP　264
AIRE　190,191
Akt　486
ALPS　309
ALS　520
alternative splicing　73
AMD　237
amphiregulin　536
amyloid β-protein；$A\beta$　211
ANCA　285
Ang-1　422,482,485
Ang-2　482,485
angiogenesis　479,484
angiotensin converting enzyme 2　261
angiotensin Ⅱ　261
Annexin-1　51
antiphospholipid antibodies；aPL　311
antiphospholipid syndrome；APS　311
APC　91,522
apico-basal 極性　434
apoptosis　2
ASC　76
ASO　487
AT1受容体　379
AT2受容体　379
ATG 遺伝子　192
ATM　420
Atoh1　450
atopic dermatitis；AD　219
autoactivation 説　281
autoinflammatory syndrome　314
autophagy　176,192

Axin 複合体　522
azurophil granule　3

【B】

β-catenin　443,522
β-catenin レポーター　523
β-XⅡa　157
β2GPI　311
βc　66
β 細胞　473
B-1細胞　31,66
B_1受容体　158,159
B_2受容体　159
B 型肝炎ウイルス　278,325
B 細胞　31,323
B 細胞受容体　31
B リンパ球　31
BAFF　45
BAI-1　51
BASCs　465
basophil　13
Bcrp-1/ABCG2　407
bFGF　509
Bifidobacterium 属　357
bispecific 抗体　258
Blau 症候群　316
Blimp-1　66
BMK　100
BMMC　13
BMP　439,469,511
BMP2　440
BMP7　414
BMP15　512
BP180（ⅩⅦ型コラーゲン）　228
BP230　228
Btk　248
bullous pemphigoid　228
BWF1マウス　309

【C】

c-Fos　206
c-Jun　206
c-kit 陽性細胞　460
c-Met　518
c-Myc　403,443,525
C-reactive protein（CRP）　203,363
c-Rel　96
C-type lectin receptors（CTLs）　171,174
C/EBPβ（NF-IL-6）　203
C/EBPε　10
C3　141
C3H/HeJ マウス　290
C3分解酵素　142
C. rodentium　82
C 型肝炎ウイルス　278,328
C 線維　162

Ca^{2+}非依存性 PLA_2（iPLA2）　133
cag pathogenicity island　272
CagA　272
calcitonin gene-related peptide　162
CAPS　315
CAR cell　421
CARD　178
cardiac niche　461
Cardif　178
cardiosphere　411,460
cathelicidin　353
Cbl　113
CBS　151
CCL25　196
CCP　243
CCR2　289,295,378
CCR5　378
CCR7　378
CCR9　196
CCSP　464
CCSP expressing（CE）細胞　465
CD1d　37
CD1拘束性 NKT 細胞　75
$CD4^+CD25^+$制御性 T 細胞　25
$CD8\alpha\alpha$ 型腸管上皮間リンパ球　74
CD14　491
CD16陽性　34
CD20　345
CD29　491
CD31　508
CD34　491,508
$CD34^+$細胞　13
CD40-CD40L　14
CD40リガンド　8
CD44　11,426,427,432,491
CD45　414,491,508
CD56　34
CD73　491
CD90　509
CD95L　34
CD100/Sema4D　169
CD105　491,509
CD133　426,427
CD146　509
CD166　491
cDC（conventional DC）　43,108,175
CDP（common DC precursor）　43
CDR3領域　318
cell lineage tracing　473
CFU-f　491
CGD　200
cGMP　151,153
CGRP　162
Charcot-Leyden タンパク　9
chemokines　270
chemotactic factor　144
chordin　512

索引　569

CIA　22
CKD；chronic kidney disease　285
CLA　225
CO　150
cognate interaction　15
columnar cell　467
common γ鎖　58
COP　264
corticosteroids　341
costimulatory 分子　17
COX　151,341
COX-1　341
COX-2　56,214,341
craniosynostosis　530
CRMO　316
CRP　204,253,363
CSE　151
CTGF　233
CTMC　13
CTL　28,60,300
CXCR4　378
Cyclin D1　525
cyclooxygenase　341

【D】

danger signal　359
DAP12　170,248
DBA/2J　450
DDS　554
defensin　353
delta-like 4（Dll4）　483
dendritic cell；DC　16,42,323
dermal DC　42
dibutyltin dichloride（DBTC）　282
DIC　304
DIC 診断基準　306
diffuse alveolar damage　262
diffuse panbronchiolitis；DPB　266
Dkk　523
DNA 損傷　329,330,331
Dok-R docking protein　486
Duox1　201
Duox2　201
DX5　34

【E】

E-キニン　160
E-セレクチン　119
E1　154
E2　154
E3　154
EAE　22,106
early EPC　485
EBV　328,331
ECP　9
EDA　443
EDN　9
EGF　492,535
EGF 受容体　535
EGFP　461
ELISA 法　228

EMT　263,433
endogenous pyrogen；EP　54
enteroendocrine cell　467
eosin　9
eotaxin　7,9
EPA　291
EphB4　481
ephrinB2　481
epiregulin　537
EPO　9,10,109,112
EPO 受容体　110
ErbB　537
ERK1　100
ERK 1/2　271
ERK2　100
ERK5　100
erythromycin　266
ES 細胞　394,398,403,512
ESD　546
Ets 転写因子　528
extracellular matrix；ECM　123,545

【F】

FACS　471
FACS 解析　413
FAK　486
Fas L　34
FcεRI　6,14,104
FcRγ　248
Fgf KO マウス　529
FGF 受容体　527
$Fgfr$ KO マウス　529
$FHIT$ 遺伝子　390
fibrocyte　377
flagellin　174
FLIP　94
flk 1$^+$　462
FMF　315
FOG-1　10
follistatin　512
Foxo　420
Foxo3a　106
Foxp3　25,59
Foxp3$^+$　80
Foxp3$^+$制御性 T 細胞　45
Frizzled　522
FTC　530

【G】

γ-modulator　213
γc 鎖　61
G-CSF　110,112,487
G0期　420
G タンパク質共役型受容体　128
Gab-1　519
GATA-1　10
GATA-3　18,62,373
GDF8　512
GDF9　512
gelatinase granule　3
glatiramer acetate（copolymer-1）　218

glucocorticoids　341
glucose-6-phosphate isomerase　17
GM-CSF　9,48,64,112
goblet cell　467
gp91^{phox}　198
gp130　110,538
GPCR　103
granulocyte　2
gremlin　512
GSK3キナーゼ　522
GSK3β　102
GTR 法　547
gut microbiota　183
GVHD　300,509
GVL　300
GVL 効果　301,326

【H】

H_2S　150
H5N1　262
HB-EGF　535,536
HBV　278
HCV　278,328,331
Hedgehog　469
$Helicobacter\ pylori$　272,328,330
hemozoin　175
hepatocyte nuclear factor；HNF　205
HER2　346
HES　67
HGF　265,280,461,487,509,518
HIDS　315
HIF　516
histamine　17
histiocyte　48
HLA　300,490
HLA-B54抗原　266
HLA 遺伝子　369
HLA 分子　317
HMG-CoA 還元酵素阻害剤　254
HO　150
HOE140　159
Hoechst 33342　406
HPS-1　265
HPV　328,330
HSPG　527,528

【I】

IκB　96
IFN　88,109
IFN-γ　10,34,112,277
IFN-γ 誘導因子　76
IFNα/β　112
IgA　183
IgE　13,33,339,347
IGF　492,532,534
IGF-1受容体　461
IGF-binding proteins；IGFBPs　532
IgG 自己抗体　227
IIPs　263
IKK（IκB kinase）　96
IKK 複合体　55

IKKα 96,98
IKKα/β 97
IKKβ 97,98
IKKγ 97,98
IL-1 16,54,109,203,204,205,270,296,304
IL-1RⅠ 54
IL-1RⅡ 54
IL-1ra 54
IL-1ra 欠損マウス 56
IL-1RAcP 55
IL-1スーパーファミリー 54
IL-1レセプターアクセサリータンパク質 55
IL-1レセプターアンタゴニスト 54
IL-1α 56
IL-1β 282
IL-1β converting enzyme；ICE 54
IL-1β 欠損マウス 56
IL-2 57,65,112
IL-2Rβ 鎖/γc 鎖 73
IL-2受容体γ鎖 110,111
IL-2受容体γ鎖遺伝子欠損マウス 368
IL-3 6,10,64,112
IL-4 7,14,60,301
IL-5 10,64
IL-5Rα 鎖 10,65
IL-5Rβ 鎖 65
IL-6 16,68,112,203,205,277,282,296,345,440,538
IL-6阻害薬 203,297
IL-8 270
IL-8 (CXCL8) 51
IL-10 112,301,325
IL-12 82,91,104,301
IL-13 7,14,16
IL-15 72
IL-15 mRNA 72
IL-15Rα 73
IL-15前駆タンパク質 72
IL-17 21
IL-18 76,91
IL-18R 77
IL-18過剰発現マウス 78
IL-18欠損マウス 79
IL-21 80
IL-22 81,224
IL-23 22,82,223,276
IL-23R 275
IL-27 84
IL-28 85
IL-29 85
IL-30 86
IL-31 86,538
IL-32 86,283
IL-33 86
IL-34 87
IL-35 84
immune privilege 213
immunoproteasome 156
inducible Treg；iT$_{reg}$ 25

inflammasome 76
infliximab 276
innate immune system 171
innate immunity 14
innate T$_{reg}$ 25
inner cell mass 398
iNOS 52,209,330,331
insult-induced neurogenesis 439
interferon regulatory factor 88
IPEX 26
IPF 264
IPS-1 178
iPS 細胞 397,403,468,543
IRAK 55
IRF-1 64
IRF-3 178
IRF-7 108,178
ISGF3 89
islet1陽性細胞 460
ISRE 89

【J】
JAK 109,111
JAK-STAT 61
JAK1 66,74
JAK2 66
JAK3 74
JAK キナーゼ 538
JNK 101,205,288

【K】
K-ras 遺伝子 390
K/BxN マウス 17
$K.\ pneumoniae$ 82
$Klf4$ 399,403
KLK 158
Klotho 528
Kupffer 細胞 48,278,386,387

【L】
L-セレクチン 119
$L.\ gasseri$ OLL2716 (LG21) 357
$Lactobacillus$ 属 357
LADD 症候群 530
LAF 54
LAK 細胞 36
Langerhans 細胞 220
Langhans 型巨細胞 47
large granular lymphocyte；LGL 34
late EPC 485
LC 42
LC3 192
LCST 544
LDL 252,253,254
$Leishmania\ major$ 77
leucyl-methionyl-lysyl-BK 160
LGP2 178
LIF 398,440,538
lipopeptides 174
lipophage 48
LPA 138

LPS 14,16,173,355
LRR (leucine rich repeat) 172,179
LTα1β2 93
LTα2β1 93
LTα3 93
LTβR 93
lymphotoxin (LT) 93

【M】
μオピオイド受容体 339
M-CSF 48,109
M1マクロファージ 289
M2マクロファージ 289
M3R 318,319
MAC 141,144
macrophage 47
MAdCAM-1 196
Majeed 症候群 316
mannan 174
MAPK 100,528
MAPK カスケード 101
MAPK ホスファターゼ 101
MAPKAP kinase-2 102
marginal metallophilic macrophage 48
marginal zone macrophage 48
MASP 142
mast cell 13
MAVS 178
MAVS/IPS-1 90
MBL 142
MBP 9
MCP 10
MCP-1 52,295
MC$_T$ 13
MC$_{TC}$ 13
MDA5 90,178
melanophage 48
mesenchymal stem cells；MSC 497
MET 433
metachromasia 13
MFG-E8 51
MHC 42,60,156
MHC class Ⅰ 17,44
MHC クラスIb拘束性 CD8 T 細胞 74
MHC class Ⅱ 17,44
minor histocompatibility antigen 300
MIP 10
MIP-1α 16
MIP-2 16,52
MKP 113
MKP-1 289
MLL 374
MMP 123,435
MMP-3 243
monocyte 46
Mpl 受容体 422
MRL/lpr マウス 310
mucosal immune system 182
mucosal type mast cell；MMC 13
multi drug resistance gene 406
multiple sclerosis；MS 216

Musashi-1 438
MxA 89
MyD88 77,89,108,173,174
myeloid DC precursor；MDP 43
Myf5 453
MyoD 453
MyoR 414
myostatin 512

【N】

n-3 多価不飽和脂肪酸 291
N-cadherin 421
N-Myc 525
N-アセチルシスチン 265
NADPH oxidase 198
NALP3 76,314
nalp3/cryopyrin 271
NALP12異常症 316
Nanog 399,525
natural T_{reg}；nT_{reg} 25
Nestin 438
neural crest 443
neuregulin 535
neurogenin 1 440
Neurogenin1/2 525
neuromyelitis optica 217
neuropilin (NP) 168
neurosphere 437
neutropenia 5
neutrophil 2
NF-κB 55,96,109,155,178,204,271, 288,312
NF-κB p65 204
NFATc1 247
NGF 10
Ngn3 473
niche 439
NK1 34
NK1.1 34
NK1.1陽性CD4 T 細胞 75
NK2 34
NK4 283
NK 細胞 34,323,361
NK 細胞レセプター 36
NKG2D 11
NKT 細胞 37,323
Nkx2.5 514
NMDA 受容体阻害薬 337
NO 52,150,329,330
NO 合成酵素 150
NOD-like receptors (NLRs) 171,314
NOD-$scid$ マウス 368
NOD2 275,314
NOD ファミリー 178
noggin 439,512
Notch 414,468,481
Notch1 439
Nox 198,201
NSAIDs 213,336,341
NSIP 264
nude mouse 367

【O】

O_2^- 150
OAF 54
OAS 89
$Oct3/4$ 399,403
OLETF 283
Oncostatin M 538
ONOO$^-$ 152
OP1 511
Opn 106
OSM 538
osteoporosis 245
oval cell 472
OX40 (CD134) 120
OX40リガンド (OX40L) 120

【P】

P-セレクチン 119
p18^{Ink4c} 466
p19 82
p21^{Cip1} 420
p22^{phox} 201
p35 82
p38 101,205
p38 MAPK 312
p38α 466
p40 82
p50 98
p50/p105 96
p52/p110 96
p52/Rel B 98
p53 89
$p53$遺伝子 390
p62 193
p63 443
p65 98
p65 (Rel A) 96
p85α 103,104,105
p100 98
p110γ 103,104,105
p110δ 105
p300 204
PAI 305
PAMPs 142,171
Paneth cell 467
PAPA 316
PAR 282
Pax7 416,454
PCT 365
pDC (plasmacytoid DC) 43,106,175
PDGF 233,270,481,492
PDGFRβ 482
Pdx1 473
pemphigus 227
peptideglycan (PG) 173
peroxynitrite 152
PFAPA 316
PGES 341
PGN 16
PGRP 180

phagocytosis 47
phagolysosome 2
phagosome 2
PI 103
PI3K 103,104,105,109
PIC 305
pinocytosis 47
Pit 細胞 278
PKR 89
PLCγ 109,528
Plexin 168
Plexin-A1 169
pluripotency 398
PMN 2
PMN-E 282
PNPLA 136
poly (N-isopropylacrylamide) 544
$Pou5f1$ 399
PPARγ 290
Prausnitz-Küstner 反応 (P-K 反応) 13
pre-pDC 43
probiotics；Pb 356
prostaglandin 163
proteinase-3 76
PRRs 171
PSA 158
PSTI 281
Ptf1a 473
PU.1 10
pulmonary neuroendocrine；PNE 465

【Q】

Qa-1拘束性 CD8$^+$T$_{reg}$ 25
quorum sensing 機構 267

【R】

R-リボ酸 147
Rac 201
radial glia 438
RALDH 197
RANKL 247,347
RANTES 10,16
Ras 109
Ras-ERK 109,113
Ras 遺伝子群 350
RAW264マクロファージ 290
recall 29
redox シグナル 271
Rel B 96
Rel ホモロジードメイン 96
retinal dehydrogenase 197
reverse transmigration 360
rheumatoid arthritis；RA 243,296
RIG-I 88,90,178
RIG-I ファミリー 178
RIG-like receptors (RLRs) 171
RLH 88,89,90
RNA 175,356
RNA ヘリカーゼ 178
RNase L 89
Ro/SS-A52kD 318

RORγt 21,80
ROS 146,270,329,330,331

【S】

Sall1 477
SARS coronavirus 261
Sca-1 410,414
Sca-1陽性細胞 460
SCF 109
SCID 57,111,367
scurfy マウス 26
secondary heart field 462
secretory vesicles 4
Sema4A 169
Sema6D 169
Sema7A 170
serum amyloid A；SAA 203,296,364
sGC 151
SHP 113
SHP-2 272
side population（SP） 406,427
siderophage 48
Six2 477
Sjögren 症候群（SS） 317
SKP 444
SLAM 422
SLE 308,345
slow-cycling 細胞 478
Smad 109,440,511
SNP 267
SOCS 113
SOCS3 111
Sox2 399,403
SP 細胞 406,410,416,460,478
specific granule 3
sPLA₂ 133
splanchnic mesoderm 462
Spred 113
Sprouty 528
stalk 細胞 483
STAT 109
STAT 3 74,111,203,206,440,538
STAT 4 112
STAT 5 59,66,74
STAT 6 61,112
STRO-1 491
stromal vascular fraction 507
super Th1細胞 78
Syk 73

【T】

T-bet 18,63
T 型マスト細胞 13
T 細胞 16,17,254,256,323
T 細胞エピトープ 318,319,321
T 細胞補助シグナル分子 120
T 細胞免疫寛容 120
T 細胞レセプター 317
TAM 324
TAT 305
TARIL 34

TBI 301
TBK1 176
TC 型マスト細胞 13
TCF-4 468
TCF/LEF 522
TCF3 525
TCR 317
TCR 遺伝子 318
Tec 248
TGF-α 232,535,536
TGF-β 12,52,109,223,270,325,385,
  386,434,482,511,519
TGF-β1 66,232
TGF-βRⅡ 482
TGFβ シグナル伝達 382
Th0型細胞 62
Th1 112
Th1/Th2 パラダイム 310
Th1/Th2 バランス 8,19
Th1型細胞 62
Th1型免疫応答 106
Th1細胞 18,21,78,80,216
Th2 7,112,301
Th2型免疫応答 106
Th2サイトカイン 256,373
Th2サイトカイン遺伝子座 373
Th2細胞 18,21,60,80,219
Th2タイプのサイトカイン 14
Th17 112,223,250
Th17型免疫応答 276
Th17細胞 20,21,80,216
thrombopoietin（THPO） 422
Thrombospondin-1 51
Thy1腎炎モデル 414
thymoproteasome 156
Tie2 482,485
Tie2受容体 422
Tim-4 51
TIMPs 124
tingible body macrophage 48
tip 細胞 483
TIRAP 176
tissue factor；TF 304
TLR（Toll-like receptor） 4,11,14,
  88,103,171,186,260,326,359
TLR/IL-1R（TIR）ファミリー 77
TLR2 8,16,294
TLR3 16,44
TLR4 14,16,290
TLR7 16
TLR9 16
TLR リガンド 65
TNF 109,300,304
TNF-α 16,93,203,204,223,270,282,
  288,293,296
TNF-α 産生 14
TNF-α 受容体-Fe 結合タンパク 299
TNF-α 阻害薬 203
TNF 受容体関連周期性症候群 315
TNF 阻害薬 345
TNFR1 93

TNFR2 93
TNFSF15 275
Toll/IL-1R homology ドメイン 172
Touton 型巨細胞 47
TRADD 93
TRAF 93,94
TRAF6 55
TRAM 176
transcriptome 375
transdifferentiation 461,474
transmigration 360
TRAPS 315
trefoil 構造 529
Treg 112,325
Treg 細胞 22,80,120
Trem-2 170
TRIF 89,174
TRIF/TICAM-1 89
trinitrobenzene sulfonic acid 282
trophic effect 505
Tyk2 111
type-1 IFN 108,172

【U】

UNC93B1 176

【V】

VAK 90
variant CE 細胞 465
vasculogenesis 479,484
VE-カドヘリン 481
VEGF 109,163,293,332,346,386,479,
  485,509,515
VEGF-A 232,333
VEGF-C 333
VEGF 中和抗体 238,517
VEGFR-1 333,516
VEGFR-2 333,485,516
VEGFR2/Flk-1 481
veiled cells 43
velcade 156
VISA 178

【W】

W/Wᵛ マウス 14
WBN/Kob ラット 283
Wnt/β-catenin シグナル 391,423,522
Wnt4 476
Wnt シグナル 102,468,522

【X】

X 連鎖重症複合免疫不全症 57
XSCID 57

【Y】

Yaa 遺伝子 310

【Z】

zymosan 174

炎症・再生医学事典　　　　　　　　定価は外函に表示

2009 年 6 月 15 日　初版第 1 刷

編集者　松　島　綱　治
　　　　西　脇　　　徹
発行者　朝　倉　邦　造
発行所　株式会社　朝倉書店
　　　　東京都新宿区新小川町 6-29
　　　　郵便番号　162-8707
　　　　電　話　03（3260）0141
　　　　FAX　03（3260）0180
　　　　http://www.asakura.co.jp

〈検印省略〉

Ⓒ 2009〈無断複写・転載を禁ず〉　　　　　真興社・渡辺製本

ISBN 978-4-254-30099-4　C 3547　　　　　Printed in Japan

東大 松島綱治・京府医大 酒井敏行・
東大 石川　昌・富山大 稲寺秀邦編

予 防 医 学 事 典

30081-9 C3547　　　　　　B 5 判 464頁 本体15000円

「炎症・免疫，アレルギー，ワクチン」「感染症」「遺伝子解析，診断，治療」「癌」「環境」「生活習慣病」「再生医療」「医療倫理」を柱として，今日の医学・医療において重要な研究テーマ，研究の現状，トピックスを，予防医学の視点から整理して解説し，現在の医療状況の総合的な把握と今後の展望を得られるようにまとめられた事典。
医学・医療・保健・衛生・看護・介護・福祉・環境・生活科学・健康関連分野の学生・研究者・実務家のための必携書。

鈴木和男監修

生 体 防 御 医 学 事 典

31090-0 C3547　　　　　　B 5 判 376頁 本体15000円

生体が「自己のからだをまもる」とは，どのようなメカニズムで，どのような作用が行われることなのかを解説する。分子レベル・器官レベルから個体レベルまでの最新の知見を，項目ごとに読み切り形式でわかりやすく記述し，健康の維持・管理・増進および疾病への対応・克服の指針を提示する。
〔内容〕感染症と生体防御／生体防御異常からみた免疫機構／自然免疫の機構と細胞／サイトカイン／補体／生体防御に必要な活性酸素産生機構／生体防御異常が誘発する難治性疾患／他

都老人研 鈴木隆雄・東大 衞藤　隆編

からだの年齢事典

30093-2 C3547　　　　　　B 5 判 528頁 本体16000円

人間の「発育・発達」「成熟・安定」「加齢・老化」の程度・様相を，人体の部位別に整理して解説することで，人間の身体および心を斬新な角度から見直した事典。「骨年齢」「血管年齢」などの，医学・健康科学やその関連領域で用いられている「年齢」概念およびその類似概念をなるべく取り入れて，生体機能の程度から推定される「生物学的年齢」と「暦年齢」を比較考量することにより，興味深く読み進めながら，ノーマル・エイジングの個体的・集団的諸相につき，必要な知識が得られる成書

医歯大 佐々木成・明薬大 石橋賢一編

からだと水の事典

30094-9 C3547　　　　　　B 5 判 372頁 本体14000円

水分の適切な摂取・利用・排出は人体の恒常性の維持に欠かせないものであり，健康の基本といえる。本書は，分子・細胞・器官・臓器・個体の各レベルにおいて水を行き渡らせるしくみを解説。
〔内容〕生命の誕生と水(体内の水，水輸送とアクアポリン，水と生物の進化，他)／ヒトの臓器での水輸送とその異常(脳，皮膚と汗腺，口腔と唾液腺，消化管，腎臓，運動器，他)／病気と水代謝(高血圧，糖尿病，心不全，肝硬変，老化，妊娠，熱中症，他)／水代謝異常の治療(輸液療法，利尿薬)

溝口昌子・大原國章・相馬良直・高戸　毅・
日野治子・松永佳世子・渡辺晋一編

皮 膚 の 事 典

30092-5 C3547　　　　　　B 5 判 388頁 本体14000円

皮膚は，毛・髪・爪・汗腺などの付属器をも含めて，からだを成り立たせ，外界からの刺激に反応し対処するとともに，さまざまなからだの異変が目に見えて現れる場所であり，人の外見・印象をも左右する重要な器官である。本書は，医学・生物学的知識を基礎として，皮膚をさまざまな角度から考察して解説するもの。皮膚のしくみ，色，はたらき，発生，老化，ヒトと動物の比較，検査法，疾患，他臓器病変との関連，新生児・乳児，美容，遺伝，皮膚と絵画・文学など学際的内容。

高戸　毅・天笠光雄・葛西一貴・古郷幹彦・
須佐美隆史・鈴木茂彦・谷口　尚・新美成二編

口 と 歯 の 事 典

30091-8 C3547　　　　　　B 5 判 436頁 本体15000円

口と歯は，消化管の入口として食物の摂取や会話など多くの機能を有するとともに，外見や印象にも大きく影響を与え，生物学的にも社会的にもヒトの生存および生活にとって，たいへん重要な器官である。本書は，医学，歯学，生物学的知識をベースにして，口と歯にまつわるさまざまな現象をとりあげ，学際的・総合的な理解を通じて，人々の健康保持・増進の願いにこたえられる成書としてまとめられたもの。医療，保健，看護，介護，福祉，美容，スポーツ，心理など広範な内容。

上記価格（税別）は 2009 年 5 月現在